“十一五”国家重点图书
中国中医药名家经典实用文库

夏桂成
实用中医妇科学

主　编　夏桂成

中国中医药出版社
·北　京·

图书在版编目（CIP）数据

夏桂成实用中医妇科学/夏桂成主编．—北京：中国中医药出版社，2009.10（2024.12 重印）

（中国中医药名家经典实用文库）

“十一五”国家重点图书

ISBN 978－7－80231－686－7

Ⅰ．夏…　Ⅱ．夏…　Ⅲ．中医妇科学　Ⅳ．R271.1

中国版本图书馆 CIP 数据核字(2009)第 115756 号

中国中医药出版社出版

北京经济技术开发区科创十三街 31 号院二区 8 号楼

邮政编码　100176

传真　010－64405721

河北新华第二印刷有限责任公司印刷

各地新华书店经销

开本 787×1092　1/16　印张 35.75　彩插 1.25　字数 803 千字

2009 年 10 月第 1 版　2024 年 12 月第 14 次印刷

书号　ISBN 978－7－80231－686－7

定价　198.00 元

网址　www.cptcm.com

服 务 热 线　010－64405510

购 书 热 线　010－89535836

维 权 打 假　010－64405753

微信服务号　zgzyycbs

微商城网址　https://kdt.im/LIdUGr

官 方 微 博　http://e.weibo.com/cptcm

天猫旗舰店网址　https://zgzyycbs.tmall.com

如有印装质量问题请与本社出版部联系(010－64405510)

版权专有　侵权必究

《中国中医药名家经典实用文库》

编 委 会

主　编　王国辰

副主编　傅　芳　张年顺　林超岱　李秀明

编　委　（按姓氏笔画排序）

王淑珍　包艳燕　伊丽蓁　刘　喆

芮立新　李占永　肖培新　罗会斌

罗海鹰　周艳杰　徐　珊

执行主编　华中健　刘菊妍

总策划　华中健　张钢钢

出版者的话

21世纪的今天，随着现代医学模式由生物模式向生物、心理、社会和环境相结合模式的转变，现代的医学理念由治愈疾病向预防疾病和提高健康水平方向做出调整，以中医药为代表的传统医药的理论思维和辨证论治方法的生命力正在、并将进一步凸显出来，中医药继承创新和发挥特色优势比任何时候都显得更为紧迫和重要。与此同时，党和国家更加关心和支持中医药工作，反复强调“要大力扶持中医药和民族医药发展，充分发挥祖国传统医药在防病治病中的重要作用”，并采取了一系列重大措施，中医药事业迎来了前所未有的发展战略机遇期。正是在这样的大背景下，我们不失时机地推出了《中国中医药名家经典实用文库》（简称《文库》）大型系列丛书，被国家新闻出版总署列为“十一五”国家重点图书出版项目。

突出传统中医特色，吸收现代研究成果，浓缩名医大家经验，贴近当前临床实际，为读者提供一套特色鲜明、质量上乘、规范实用的中医临床参考书籍，打造出具有时代特征和典范作用的中医临床学术精品，这是策划、编写此套大型《文库》的宗旨。

整套《文库》既有中医临床学科，也有中医临床专科疾病，第一批将出版《周仲瑛实用中医内科学》、《夏桂成实用中医妇科学》、《徐福松实用中医男科学》、《石学敏实用针灸学》、《孙桂芝实用中医肿瘤学》、《邵长荣实用中医肺病学》等。每册均以该学科或专病领域德高望重、学验俱丰、卓有建树的名医专家冠名，意在彰显专著的权威性和名医特色。主编则由该名家或本领域一流权威专家领衔担纲，以确保专著质量，做到名副其实。《文库》的编写框架，从基本体例到具体内容都力求遵从中医辨证论治规律，尽可能符合当代中医临床医师的临证思维和实际操作过程，并充分吸收现代研究成果，严谨规范，切于实用，较好地反映出当代中医临床学科水平。

名老中医药专家的临床经验是他们数十年长期临床实践、学术研究的积淀，并与中医药理论、前人宝贵经验有机结合的智慧结晶，是他们融古贯今、继承与创新的成果，在一定程度上代表着当今中医学术和临床发展的水平，是中医临床学科体系中不可或缺的重要部分，也是中医临床的特色之一。因此，《文库》尤其注重融入名医成熟的辨治经验，除在各部分内容中有机结合，很好体现外，还专设“临证经验”栏目，集中选介名医诊查辨治的心得体会、处方用药的技巧要诀以及典型验案举例等，从而更加符合中医临床实际，更好地体现中医特色，这是此套文库的一大亮点。

今年是新中国60华诞，又恰逢中国中医药出版社建社20周年。作为重点献礼图书，这套《文库》的出版，既是对正处于蓬勃成长期的出版社综合实力的很好检验，也是所有中医药出版人志存高远、欲成大器的具体体现。我们有信心在各位专家和广大同仁的支持和帮助下，精心制作，认真修订，使之不断充实、完善，共同打造出无愧于时代的精品、好书，充分展示新时期中医药的别样风采。

中国中医药出版社
2009年8月

夏桂成实用中医妇科学

编　委　会

主　编　夏桂成

副主编　谈　勇

编　委（按姓氏笔画排序）

赵可宁　胡荣魁　钱　菁　殷燕云

医家小传

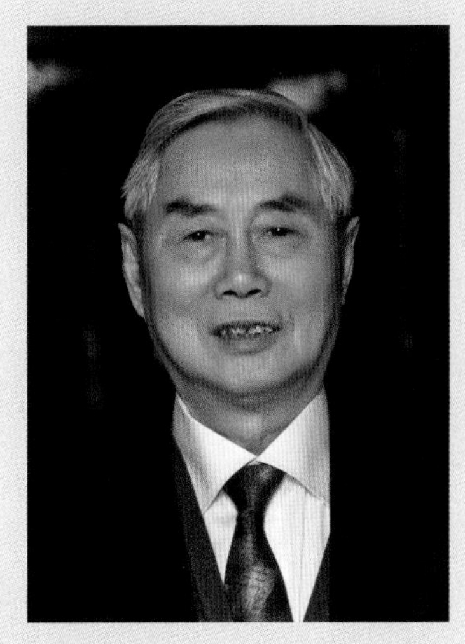

夏桂成（1932 ~），汉族，江苏无锡江阴人。主任医师，教授，全国著名妇科专家，首届全国中医妇科名家。曾任江苏省中医院妇科主任，南京中医药大学妇科教研室主任，兼任江苏省中医学会妇科专业委员会主任委员，全国中医妇科专业委员会常务委员等职。现为全国 500 名老中医药专家学术经验继承工作指导老师，享受国务院特殊津贴。

夏桂成早年拜江阴名医夏奕钧为师，苦读三载，初入中医学之门径。20 世纪五十年代中期考入江苏省中医进修学校，结业时被评为“优秀生”。1956 年于江苏省中医院就职，开始在内科，后来转入妇科，并于翌年拜妇科黄鹤秋老主任为师，侍诊经年，得其心传。当时，南京中医学院中医妇科缺乏师资，教务处的领导请他承担中医妇科学的教学工作。经过一个阶段的教学，他结合临床，不断地总结，将源于临床的认识循环往复地实践，逐渐积累并上升为理论。在他的努力和影响下，南京中医药大学妇科学学科在全国首批获得医学硕士学位授予权，并开始招收研究生。

1960 年，夏桂成参加了在青岛召开的全国中医高等教育教材《中医妇科学》（第 1 版）的编写工作。此前，他已经在《中医杂志》上发表有关傅青主妇科学研究的文章，提出“经间期”的概念。20 世纪七八十年代，他开始从事“月经周期及调整月经周期节律法”的研究，同时运用“调周法”治疗不孕不育。九十年代，他深研易学八卦，提出心（脑）－肾－子宫生殖轴观点，后又研究易经数律，提出对未病进行防治，在临床诊治不孕症方面卓有成效，被患者誉为

“送子观音”。他曾多次赴欧美、澳大利亚、日本、香港、台湾等地讲学，阐述月经周期与“调周法”，并用易经数律学说探讨月经周期中生殖节律的变化。进入21世纪以来，他又提出“月经周期七期”的新概念，更加深层地拓展了调整月经周期节律的意义和方法。

他从事中医临床妇科60余载，苦心钻研，精于求证，仁爱有加，患者络绎不绝，临床疗效显著，蒙病人口碑相传而誉满金陵。主要著作有《中医临床妇科学》、《不孕不育与月经周期调理》、《实用妇科方剂学》、《月经病的中医诊治》、《中医妇科理论与实践》、《妇科用药心得十五讲》。发表论文近百篇，培养学生数千人，可谓桃李芬芳。他老骥伏枥，常自勉曰:“不求闻达于诸侯，一心只在三指间，修得岐黄有所成，愿效傅翁济坤人。”

不顾闻达于诸侯
一心只在三指间
修得岐黄有所成
愿效傅翁济世人

夏桂成书

诗以言志

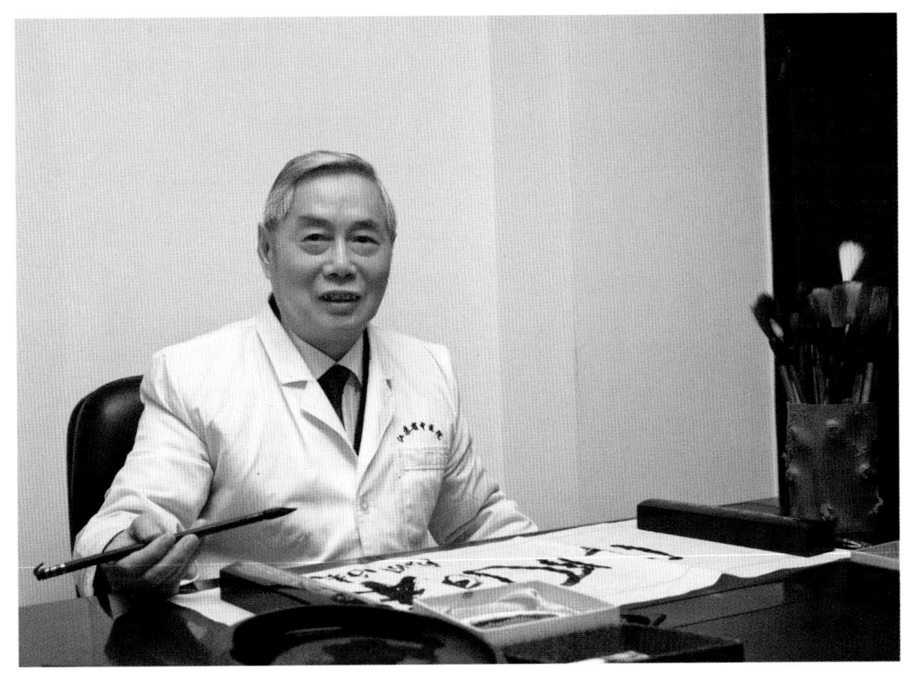

诊余挥毫

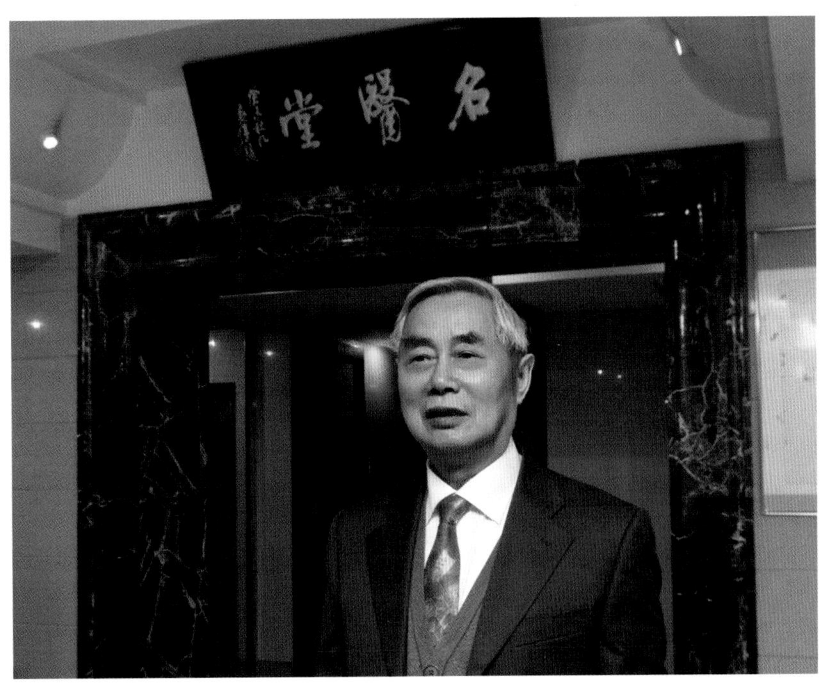

壮心不已

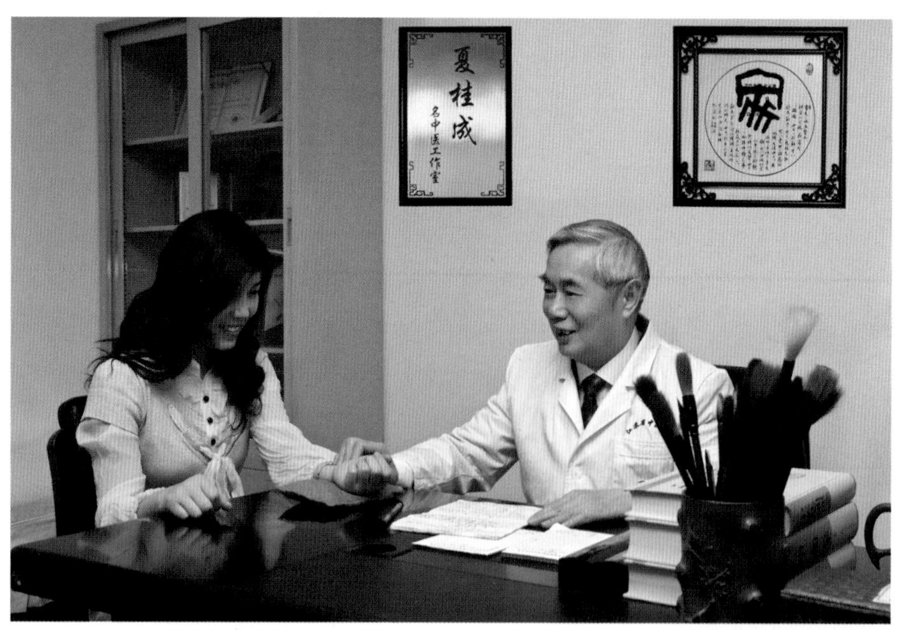

倾心诊疗

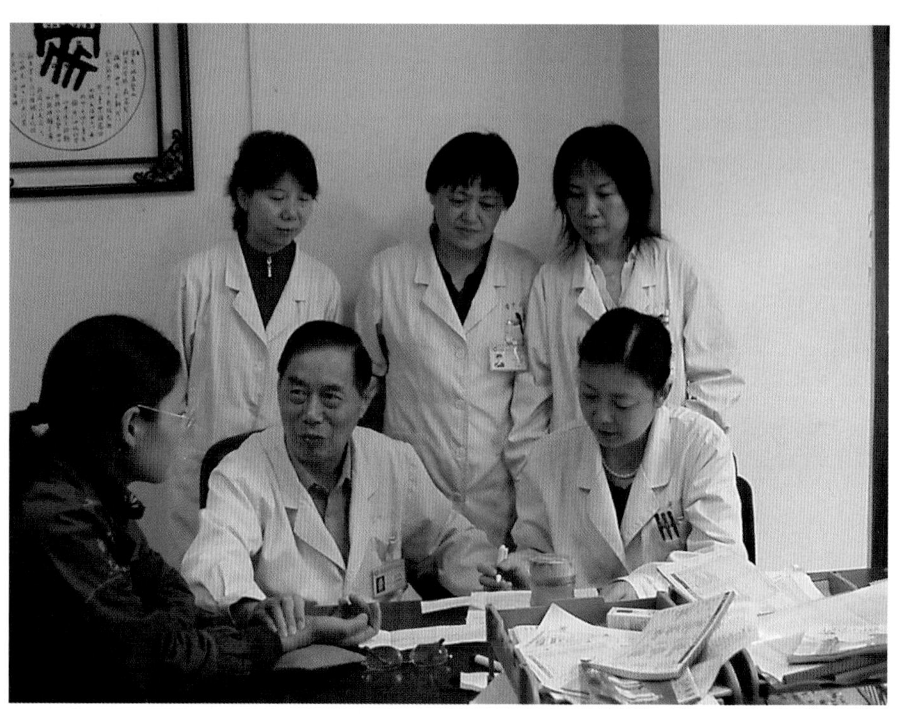

医学传薪

江苏省中医院

張婦　三月五日　初診

帶下淋漓，色白质稀，尤以經后期為著，形寒神疲，大便時溏，脉细，苔白，从脾虚論治，拟進完帶湯，服后証減，但帶下仍多，或时腰痠，完帶湯去柴胡，加入補骨脂、炒烏賊、赤石脂、炒黄芩、淮山藥等品而獲效

夏桂成　处方

911200.94.12

处方手迹

自 序

余从事中医妇科医、教、研工作60年，常常扪心自问，我的学术究竟有何特色？又有何提高？经再三推敲，反复归纳，认为有五：其一是月经周期与调周法的深入。余极为重视《本草纲目·妇人月水》中一段文字："女子，阴类也，以血为主，其血上应太阴（月亮），下应海潮。月有盈亏，潮有朝夕，月事一月一行，与之相符，故谓之月水，月信，月经。"月之盈亏规律，水潮之涨落，喻之月经周期的内在变化及周期的重要性。余认为，中医妇科学是以讨论月经、生殖为主的一门学科，而月经、生殖学的内涵，尤以讨论月经周期、生殖节律为前提。如果说调经是中医妇科学的一大特色，则调理月经周期（简称调周）则更为重要，更具有特色，所以我们提出"调经必须调周"，"调周才能更好调经"。月经周期一般划分为4个时期，即行经期、经后期、经间期、经前期。为了反映女性疾病的分类特点及防治需要，我们将经前期又划分为两个时期，即经前前半期、经前后半期。古人所称的经前期，实即经前后半期，这样形成5期分类。尔后，根据临床实际我们又把经后期划分为经后初期、中期和末期，这样形成7期分类。强调经间排卵期的重要性，充分反应出月经周期与调周法的特色。其二是周期中的系统性理论。该理论运用太极八卦学说，从阴阳盛衰到阴阳消长转化，结合阴阳升降的运动形式，形成圆运动生物钟的理论。其三是重视心-肾-子宫生殖轴结合的观点，尤其强调心肾合治。"欲补肾者，先宁心，心宁则肾自实；欲宁心者，先补肾，肾实则心自宁。"子宫者，通过胞脉胞络与心肾直接关联，子宫之泻主宰于心，子宫之藏主宰于肾，心肾才是子宫藏泻的主宰者，因而月经周期包括生殖节律中的阴阳运动亦受此调节。其四是"7、5、3"奇数律的重要性。"7、5、3"奇数律不仅可以观察月经周期，包括生殖节律的变化，且有助于对论治未病以及优生方面的认识。其五是时辰钟的运用。“阴时服阴药，阳时服阳药”。阴静阳动，阴时滋养潜降，静则扶正，阳时助阳升发，动则除邪。务必注意阴阳的时相特点，待时来复，此又是特点。理论来源于实践，又高于实践；从实践中汲取认识，上升为理论，还需反复验证。理论上有所突破，实践才能真正提高。在实践中创造特色，在特色中提高疗效，在提高疗效中不断总结，进而创造新的理论，推动中医妇科学术的自身发展，是我们所迫切期待的，也是继承和发扬中医学关键的所在。愿后学者务必重视！

夏桂成

于金陵石头城

2009 年 5 月

编写说明

夏桂成教授从事中医妇科事业已有60载。在从医生涯中，他为了千家万户的幸福，刻苦钻研，不断实践，逐渐将感性认识上升为理性知识，并不断修正完善。其精湛的医术，厚重的理论，在妇科学术界享有很高的声誉。北京中医药大学肖承悰教授主编全国第1版妇科研究生教材时，高度评价了夏师的学术影响，认为“其对理论的探索从《周易》阴阳消长转化观点出发，根据女性生殖生理轴的圆运动生物钟节律，提出心（脑）-肾-子宫轴调节月经周期及生殖的演变规律，对月经周期的内在规律有了新的认识。他拟定了新的调周法用于指导临床，为中医妇科学术的发展及研究生教育作出了巨大的贡献”。

中医妇科应接不暇的患者，迭迭变幻的病症，使夏师对妇科知识的渴求日益俱增。20世纪，夏师就将临证认识和方药悉心整理，奉献给同道。而今，他仍亲临诊疗第一线，时时不忘提高认识，升华学术，在求索真知的历程中锲而不舍，自强不息地奋斗着！他要将经过辛勤医疗实践所探得的真知留给后学，让中医妇科后继有人，让中医事业日益昌盛。值此中国中医药出版社成立20周年庆典，暨夏师行医60载之际，谨向大家奉献此册作为薄礼！

全书分为总论与各论两大部分，总论部分集中体现夏师对中医妇科理论的认识，包括生理病理、周期学说、经间期学说等，较其以前的著作更系统、更深入、更全面。此外，夏师将他多年的“硬功夫”融入“辨证施治”、“诊断与鉴别诊断”、“临证经验”等内容中，引导后学在错综复杂的妇科疾病面前，练就敏锐的洞察力，清晰的思维能力和通晓诊疗的路径，更好地征服病魔，为患者解除痛苦。各论部分以对疾病的认识为先导，根据临床实际，对经带胎产等妇科疾病发生发展过程所呈现的不同证候间的主辅、兼夹、演变等关系加以论述，以实用为宗旨，有别于教科书，使学习者阅后犹如身临医疗现场，从而更好地理解每一妇科疾病的演变过程，领略其诊治策略和组方规律。各论经、带、胎、产诸病中均载有概述、病因病机、诊断与鉴别诊断、辨证施治、其他治疗、转归及预后、预防与调护、临证经验等内容，最后集中介绍夏师的临证经验和验案，每节末均附有小结，以归纳要点、展望学科发展的前沿动态。

夏师的医学经验源于其不断地临证、深入地思索，要想全面准确地体现出来，具有相当的难度，幸而在夏桂成工作室这一天地里，我们有更多请教、修正和提高的机会，使得医学、教学、科研三方得益匪浅。

夏师虽年近80，仍然每天将点滴的心得和认识孜孜不倦地写成文章和书籍。每日诊务之余，他的身影在图书馆出现，足迹在名医堂往返，流连在医院的里里外外……学科的发展使他耕耘不怠，其精神激励着我们永不停顿。临床是取之不尽的源泉，恩师是永远攀学的表率。现将我们的学习所获与同道分享，让我们以此为契机，传承名医学术，发扬妇科精萃！

江苏省中医院夏桂成名医工作室　谈勇

2009. 5. 1

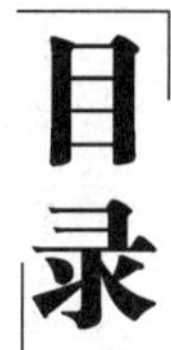

目录

夏桂成实用中医妇科学

总 论

各 论

总　论

□第一章□

月经的产生、调节及分期

月经是女子特有的生理现象。月经的来潮，表示女性生殖功能发育逐渐趋向成熟，具有繁殖下一代的可能。之所以命名为月经者，是把“一月一次，经常不变”的“月”、“经”结合起来，就称为“月经”。月经，不仅能排出经血，而且其本身就有着一定的时间规律性，所以《素问·上古天真论》说：“女子……二七而天癸至，任脉通，太冲脉盛，月事以时下，故有子……七七而任脉虚，太冲脉衰少，天癸竭，地道不通，故形坏而无子也。”月事以时下，说明经血排泄的时间规律性。从 14 岁左右开始，到 49 岁左右结束，月经均是按周期来潮，因而多少年来，在中医妇科学领域内，人们不断地学习、研究、探讨月经的产生机理和调节系统，特别是对于“天人相应”的圆运动生物钟节律尤为重视。

第一节　月经的产生

月经虽然来源于子宫内的血海，按时排泄于体外，但其产生的机制十分复杂，不仅与脏腑、经络、气血、阴阳，特别是天癸的活动有关，而且与天、地、人之间的圆运动生物钟亦有联系。历来论述月经的产生着重于气血，如全国中医院校第 2 版《中医妇科学》教材指出：“月经的产生是脏腑、经络、气血作用于胞宫的正常生理现象。”“月经的成分主要是血，而血为脏腑所生化，通过经脉，才能到达子宫。月经的产生和它的正常与否，都是直接受着脏腑经脉盛衰的影响。脏腑无病，气血充足，经脉畅通，月经也就正常。”冲脉为十二经气血汇聚之所，是全身气血运行的要冲，故《灵枢·海论》称之为“十二经之海”和“血海”。女子发育成熟后，脏腑气血俱盛，血海盈满，盈则溢，故下行为月经。任脉主一身之阴，血、津、液、水等阴液均属任脉所总司，为人体妊养之本。任脉之气通，冲脉盛，子宫内的胞脉胞络（实际上就是冲任两脉在子宫内者，也即是月经来潮的血海）盈满则溢，故月经以时下。第2版《中医妇科学》教材还指出："月经的主要成分是血。"血的生成、统摄、运行有赖于气，所谓"气为血帅"，"气能生血"。反过来说，气亦需要血的营养与内守。气血之间既互相生成，又互相调节。气血来源于脏腑，脏腑之中，心主血，肝藏血，脾统血。胃主受纳，腐熟水谷，与脾气包括肝在内，同为气血生化之源。肾藏精而主骨髓。精髓是化生血液的先天之本，肺主一身之气，朝百脉而输精微，是以五脏安和，气血通畅，则血海按时满，经事如期。我们在长期的实践中，尤其是在"月经周期与调周法"的观察中发现，月经所排泄的物质，表面上看起来是血，实际上是天癸水样物质及血海内应排除的陈旧样物质。所以在前人诸多论述中，均称之为"经水"，意味着癸水的重要。考天癸的命名含义，天者，有两个方面的意义：其一是前人所谓天真之气，即指肾气而言。天癸者，原属于肾，又在肾气盛的前提下产生，在肾气衰的前提下竭绝，属肾范围内的一种物质。其二，天者，天干地支之意也。癸者，北方壬癸，即水的意思。天干地支本是运气学说者的内容。十天干中的天癸，是一种运动着的水样物质，壬为阳水，癸为阴水。明代张景岳称之为无形之水，即肉眼不能及，又确亦存在，能促进经水来潮的物质。有了这种物质，才能促进子宫发育，冲任盛，经脉通，血海盈满，使月经来潮；有了这种物质，才能促进卵子发育，以至成熟而能排卵。这种癸水样物质内含阴阳两者，形成阴阳消长转化的月节律变化，亦形成月经周期及生殖节律的变化。由于癸水样物质消长转化运动的激烈，故要靠一系列的调节机能维持阴阳气血的运动在生理范围内，直至绝经为止。

第二节　月经的调节

月经的来潮及其周期的演变不仅需要气血的活动，而且靠癸水阴阳的作用，因而不能从单一的脏腑功能来理解其调节功能。根据我们的长期临床观察，月经的调节系统主要有三个方面，一是心－肾－子宫轴的主调作用，二是冲任督带为主的奇经八脉的调节作用，三是肝脾气血的协调作用。

一、心－肾－子宫轴的主调作用

心－肾－子宫生理生殖轴是我们在长期临床实践以及从事"月经周期与调周法"的观察中，根据太极八卦的理论所提出。所谓心者，火也，八卦中的离卦，为君主之官，属手少阴心经，是脏腑经络的主宰者，又为神明之府。肾者，水也，八卦中的坎卦，为生殖之本，藏精，为天癸之源，阴阳之宅，属足少阴肾经。子宫者，为女子独有的器官，也是女性生殖的主要脏器。子宫之排泄、受孕、分娩，即所谓"经、孕、产、带"等生理活动均与心肾有着直接的关联。同时，子宫又有着自身的调节作用。

（一）子宫的调节作用

子宫在行使“经、带、胎、产”的生理功能时，主要赖其“藏”、“泻”作用。藏者，闭阖也，含有生新的意义，具有五脏的功能，可补其不足；泻者，泻而不藏，开放也，排泄也，含有除旧的意义，类似六腑的作用。因此，后人有子宫似脏似腑，非脏非腑，属于奇恒之府的说法。我们认为，子宫之所以具有这些特殊的功能，正是为了适应调节月经周期与生殖节律运动的需要。藏者，藏精、气、津液、血液以及胚胎等物质，并有些补不足的作用；泻者，排除瘀浊、水湿、陈旧性的物质等，亦包括娩出成熟胎儿。泻而不藏，泻之必须彻底、干净。藏而不泻，藏之必须坚固。藏是为了泻，泻是为了更好地藏。藏之坚固，泻之顺利。行经期子宫行泻的作用，体现在排除应泻之经血。所谓除瘀务尽，留得一分瘀，影响一分生新。如泻之不尽，留有瘀浊，以致阴长不利，影响子宫之藏。经后期阴长为主，子宫行藏的作用。只有藏之坚固，有利于阴的持续滋长，才有利于卵子的发育，血海（子宫内膜）的盈满，津液的充盛，然后阴长至重，重阴转阳，子宫开放，排出卵子，子宫再次行泻的作用。反过来，排卵顺利，子宫开放，大量陈旧性浊液排出，亦保证了经前期阳长充盛。阳长至重，重阳必阴，行经期排经顺利，亦保障了阴阳消长转化周期节律的健康演变。上述过程中子宫起着较为重要的调节作用。

在阴阳消长转化的周期演变过程中，很难避免外邪（湿热、风寒）及情志等因素的干扰。当癸水阴阳波动起伏较大，出现阴阳滋长太过时，可通过子宫之藏中寓泻的作用排除一些有余之阴阳，使之处于正常的波动。或者，出现阴阳滋长不足时，可通过子宫藏的作用补充之。此外，在泻时又必须通过泻中寓藏的作用控制其好血流失，以免损害健康。

（二）心肾交合的调节作用

心肾交合，实际上是水火阴阳的交济。只有心肾阴阳交济，才有可能推动阴阳之间的消长转化，所以，心肾是调节阴阳的主轴。现从以下几个方面说明心肾之间的密切关系：

其一，心肾相交。心居上焦为阳，肾居下焦为阴。肾阴上济心阴，以防心阳过亢；心阳下温肾水，以促其气火蒸腾。心肾相交，意在阴阳协调。

其二，水火相合。心属火，居南方；肾属水，居北方。心火下交于肾，使肾水不寒；肾水上济于心，使心火不亢。水火相合，则寒热协调矣。

其三，坎离既济。坎卦为阴，离卦为阳。坎者属水，与肾有关；离者属火，与心有关。坎离既济，心肾相交，此乃后天八卦之意也。正由坎离为轴心，才能推动阴阳运动的进展。

其四，精神互依。肾藏精，心藏神，精神互依。精能养神，神能驭精（包括生殖之女精）。肾藏精而主骨髓，精能生髓，髓通脊背骨腔，上达于脑。脑为髓之海，又为元神之府。髓能养神，神能驭精，是以心脑神明才是驾驭排卵之所在。心肾交合，精神互依，是生殖生理的主要调节轴。

其五，手足少阴经脉相连。心者为手少阴经脉，肾者为足少阴经脉。心肾之间通过少阴经脉，主要是足少阴肾的经脉发生直接的联系。据经络循行图所载，足少阴肾经属于肾脏，联络膀胱，其直行的经脉从肾上行，通过肝脏和横膈，进入肺中，沿着喉咙，夹于舌根部；从肺分出的支脉联络心脏，流注于胸中。可见，心肾通过少阴经脉紧密地联系在一处。心为君主之官，主一身之血脉，推动调节一身血液的运行，包括冲任奇经血海在内，所以前人有手少阴心的经脉及其相应的手太阳小肠经与冲任脉主月经之说。《女科经纶》引齐仲甫曰："夫人月水本于四经，二者冲任，二者手太阳小肠，手少阴心，然冲为血海，妊主胞胎，二者相资，故令有子。小肠经属腑，主表为阳，少阴经为脏，主里属阴，此二经上为乳汁，下为月水。"其实，早在《灵枢》中就已有记述："冲脉起于胞中……为十二经脉之海，其出入皆少阴经以行，故为血海。"此不仅说明心肾通过经脉发生直接联系，而且说明心主血脉与冲任的关联。

心肾之间的联系是多方面的，包括水火阴阳及精神等多方面。因此，心肾调节系统也是多方面的。

（三）心－肾－子宫轴的纵横调节

心－肾－子宫轴之间的直接联系主要是通过络脉血液来完成。子宫的胞脉胞络与心肾有直接的联系，如《傅青主女科·种子门》说："胞胎居于心肾之间，且上属于心而下系于肾。"又说："胞胎上系于心包，下系于命门。系心包者通于心，心者，阳也；系命门者通于肾，肾者，阴也。"接着，又从病理方面说："心肾不交，则胞胎之血两无所归，而心肾二经之气不来照揖，听其自便"，临床可形成出血性疾病。在"下部冰冷不孕"中亦说："盖胞胎居于心肾之间，上系心而下系于肾，胞胎之寒凉乃心肾两火之衰微也。"由此看来，心、肾与子宫之间存在着密切的联系，而其联系的主要途径是经脉。子宫的作用全在心肾主持。心为君主之官，内藏神明，又主血脉。心气下降，胞脉通畅，子宫开放，行泻的作用。肾为生殖之本，藏精，又为封藏之脏。子宫闭阖，行藏的作用，与肾有关。所以，子宫的藏泻功能实际上受心肾所主宰。心肾主宰子宫的藏泻，必须在心肾交合的情况下完成。因为子宫的藏泻并不是单一的，而是藏中有泻，泻中有藏，需要藏泻两种不同功能的统一。在一定程度上，心尤为重要，这就体现了心主神明的重要性。心在纵向调节子宫的过程中可有两种形式：一种是心通过肾作用于子宫，主宰藏泻功能；一种是心直接对子宫调节，主要是主宰子宫之泻。这两种方式，一般都在子宫反馈情况下进行。

横向调节，一般指心－肾－子宫轴三个脏器的自身调节，如子宫的藏泻功能，就是自身调节阴阳气血的有余与不足。有余者，通过泻排除之，泻就是排除有余，但藏中有泻，实际上就是在稍有余的情况下自身调节；不足者，通过泻中有藏可弥补之，藏就是补充不足。肾轴者，阴阳之所在也。阳不足，阴滋之；阴不足，阳助之。心轴者，其气血阴阳的不足亦依赖相互间滋生以助之，如有余，亦赖相互制约的作用以协调之。这样才有可能行其主轴的调节作用。

二、冲任督带为主之奇经八脉的调节作用

以冲任督带为主的奇经八脉在妇科学上有着极为重要的意义。冲任与月经的重要关系在《素问·上古天真论》中已经阐明，但是对月经的周期节律和生殖节律而言，任督尤为重要。首先，从经络循行路线来看，冲任督三脉内起于子宫，外始于会阴，一源而三歧。督向后行，任向前行，冲脉行其中。督脉向后循脊柱两侧上行，在腰部与带脉相连，受带脉的约束，再上行至大椎穴与诸阳经交会，继而至巅顶，复向前下行，络于上口唇龈交穴；任脉向前循小腹上行，在曲骨、神阙、关元穴与诸阴经交会，在腹部与带脉相连，受带脉所约束，再向上行，至胸中，又循咽喉；冲脉行中为血海，上行至咽喉，与任脉相会合，然后由任脉继续上行，环绕唇口，络于上唇龈交穴。冲任脉的支络可达乳房，与乳头直接关联。任脉上行头额再向上，止于两目中。当目瞑口闭时，任督交合，形成任督循环。在心肾交合下，任督贯通，阴阳交会，目的在于调节阴阳的动态平衡，推动阴阳消长转化，尤其是生殖节律的发展。阴阳维、阴阳跻四脉亦是为任督阴阳服务的。阴维脉起于小腿内侧，循大腿内侧上行，经腹、胁、胸至咽喉部；阳维脉起于下肢外侧，上行，过胸、髋、胁、肩，至外侧头颈部；阴跻脉起于然骨后方，经腿内侧直上，过阴部、胸颈、颧面部至目内眦；阳跻脉起于足跟外侧，循外踝上行，经胸胁外侧至头面侧部。阴阳维脉者，维持阴阳之运动以协助之用也。阴阳跻脉者，协助任督贯通阴阳以助阴阳之和谐也。此四脉均为阴阳的动态平衡协助之用也。至于明清时期，之所以重视奇经八脉在妇科学上的作用，乃鉴于冲任血海及任督循环把血气阴阳融合为一体，是以反映女性的生理特点。

三、肝脾气血升降的调节

肝脾气血不仅对冲任血海有着直接的调节作用，而且对心－肾－子宫轴所主调的阴阳消长转化节律亦有着重要的协调作用。

首先，血海本身就需要血的支持。肝为藏血之脏，主疏泄，冲任之血海必得藏血之助，故有“女子以肝为先天”之说。脾为生化之源，是后天之本。肝之疏泄主要亦在于协助脾胃升降运化，所以肝脾同为生化之源。而且，肝主疏泄，并有协助排经、排卵的作用。在一定程度上，脾胃之升降与肝之疏泄同样有调节冲任奇经的作用，因而在排经、胎产方面有其重要性。

其次，肝脾通过升降疏泄功能协助心肾相交，以调节阴阳的动态平衡。肝有主疏泄的作用，疏者，升也，泄者，降也，肝气疏泄不仅作用于消化系统，协助脾气升清，胃气降浊，而且有多方面的协助作用。正如《傅青主女科》在“经前大便下血”的方药后注释说：“不知肝乃肾之子，心之母也，补肝则肝气往来于心肾之间，不啻介绍之助也。”此乃心肾相交之一大法门，不特调经而然也。脾胃居中焦，为上下升降之枢纽。心居上焦，属火，宜下降；肾居下焦，属水，宜上济。心肾相交，水火交济，上下交合，必涉及升降，所以需得脾胃升降枢纽的协助。前人曾有“童男（指心火）垞女（指肾水）交合，需得

黄婆（指脾胃）为之媒合”之说。黄婆者，即指中央脾胃之土而言，因土为黄色，其性敦和，升降枢纽，亦即媒合之意也。

再次，通过母子生化关系，肝脾亦有助于心肾交合。以肝而言，肾为肝之子，即水生木之意，肝又为心之子，即木生火之意，所以肝木既为肾水之子，又为心火之母，母子相生，乙癸同源，肾藏精，肝藏血，精血互生，且肝血供应心血，自然形成母子供养，把心肾联系在一处，形成女性生殖调节的又一特点。脾胃为后天之本，气血生化之源。水谷之精，既能养先天天癸之水，又能化血奉养心神。癸水阴血充盈，自然能促进心肾交合，进而调节生殖节律，包括月经周期节律。所以前人谓“下血证（包括崩漏）当以四君子汤收功”，即指脾胃而言。

肝脾气血之间亦有着互相协调的作用。女性的生理特点在于血偏少，气偏多，气血之间极易失调，所以必须依赖气血之间、肝脾之间的协调关系。前人“心脾平和，经候如常”之说，意即在心脾平和下，肝气才能平和，以保证月经周期的正常。

第三节　月经周期七期分类

整个月经周期（简称月周），一般分为行经期、经后期、经前期。随着现代妇科医学的介入及微观手段的应用，人们发现经间排卵期很重要，因而提出了经间期的概念。这样，整个月周应为：行经期→经后期→经间（排卵）期→经前期，然后又进入行经期。把月周分为四个时期，从理论上提出了阴阳消长转化的太极阴阳钟，是根据阴阳运动形式提出的，不仅在理论上有所突破，提高了临床的治疗效果，形成了调周的系统治法，而且吸取了现代妇科学的诊治手段，强调治未病。随着实践的深入，我们发现，阴阳在消长运动的较长过程中运动形式又有所不同，因而提出了七期分类，更加符合阴阳运动的特点及女性的生理特征。

一、月周四期分类与太极阴阳钟的关系

月经周期划分为四个时期，即行经期、经后期、经间期、经前期，与太极阴阳鱼钟有着密切的关系。行经期是重阳转阴的时期，经前期是阳长阴消的时期。两个消长期，两个转化期，是由这四个时期阴阳运动的形式特点所决定的。阳长与阴长的运动形式不同，而重阳转阴的动态形式也是不一样的，所以反映出这四个时期的内容是不同的，试观图1－1。

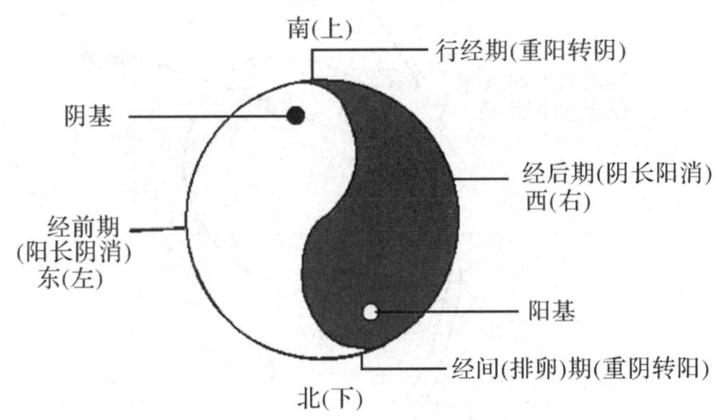

图 1-1　月周四期阴阳消长示意图

太极阴阳鱼钟所表示的四期，不仅分界很清楚，而且运动形式的特点也是非常明显的。行经期重阳转阴，排出经血，除旧迎新，结束本次周期，开始新周期的运动。经后期由阳转阴后，开始阴长阳消的运动，阴长是重要的，阳消是次要的。阳之所以消，其目的是为了保障阴长。只有阴长才能促进卵子、血海（即子宫内膜）以及水湿津液的发育和提高。阴长至重，即进入经间排卵期，重阴转阳，排出卵子。在转化过程中气血活动十分明显，前人称之氤氲状，有较多的黏稠状带下排出。转阳之后，即进入经前期，阳长阴消，阳长十分明显，基础体温呈高温相。阳长的目的在于温煦子宫，渗利因重阴带来的较多水湿津液，为受孕或排经做准备。阳长至重，维持一定时间后，重阳转阴，进入行经期，再开始新周期的演变。由于经周四期的阴阳运动变化特点非常明显，故妇科医师乐于接受。

二、阴阳运动的形式特点与月经周期七期分类

随着对月经周期演变的认识深入，我们发现，阴阳运动的形式特点不同，特别在两个消长时期，运动的速度以及动态有所不同，故需再分期。于是，将经后期再分为初、中、末三个时期，经前期再分为前半期、后半期，再加上两个转化期，行经期重阳转阴，经间期重阴转阳，形成了七期分类。以下详细论述之。

（一）两个消长期按阴阳特性及其运动形式分期

所谓两个消长期，即经前期阳长阴消，经后期阴长阳消。消长期不仅时间较长，而且运动形式不同，性质也不同，经前期阳长快速刚强，呈上升状运动，很快就能达到“重”的水平，故分为二期：经前前半期（一般仍称之为经前期）和经前后半期；经后期阴长较为缓慢，故分为三期，也符合女性以奇数分类的要求，即经后初期、经后中期、经后末期。

1. 经前期

阳长阴消，由于运动的形式不同，故有经前前半期（简称经前期）及经前后半期的不同。见图 1-2，3。

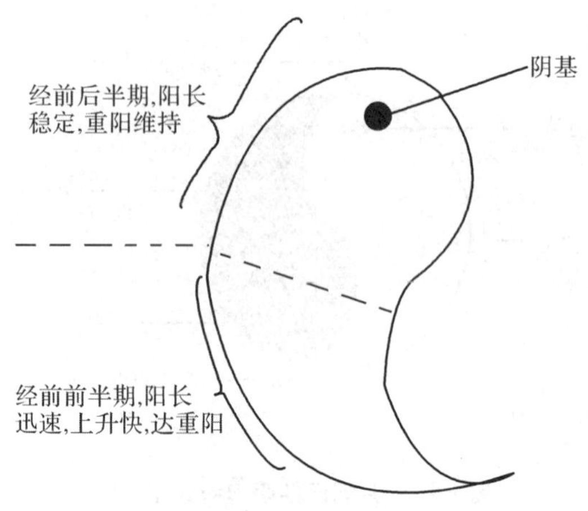

图1－2 阳长阴消图

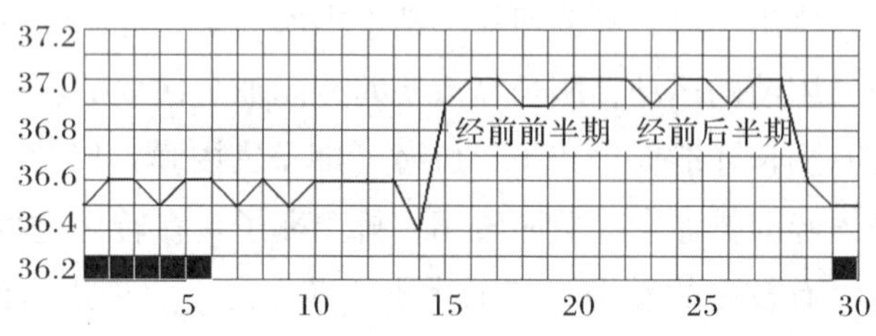

图1－3 正常体温图

经前期（即前半期），阳长迅猛刚强，上升极为明显，在基础体温（BBT）高温相6～7天时，基本上已达重阳，此乃阳长的特点。阳长则阴消，阴消才能保证阳长，但在阳长达重时，阴消必须见长，即消中有长，出现阴亦在长。所以阳长则上升，阴长则下降，升中有降，以升为主。快速上升，升中稍降，是这一时期的动态反应特点。

经前后半期，阳长运动趋缓，升降似达平衡，但仍以升为主，亦即是阳长阴消已达阴阳俱长，阳长运动呈上升状，阴长运动呈下降状。此时阴阳俱盛，升降几乎平衡，但仍以上升为主。这一时期阴阳气血俱盛，但仍以阳盛为明显，故可出现心肝气火偏旺的反应。

由于经前后半期出现明显的心肝气火偏旺，冲任气血旺盛的反应，所以前人所谓的经前期，实际上是指经前后半期而言，故我们提出月经周期五期分类者，即单纯将经前期分为两个时期，有证可见，较易区别之。

2. 经后期

阴长阳消，亦由于阴长及阳消的运动形式不同，故有经后初期、中期、末期之别。虽然在临床上有少数女性的经后期偏短，很难按初、中、末三期分类，但大多数女性的经后期较长。阴长运动呈下降式，运动较缓慢，特别是初期，故类乎“静”的状态，是经后期的特点。见图1－4。

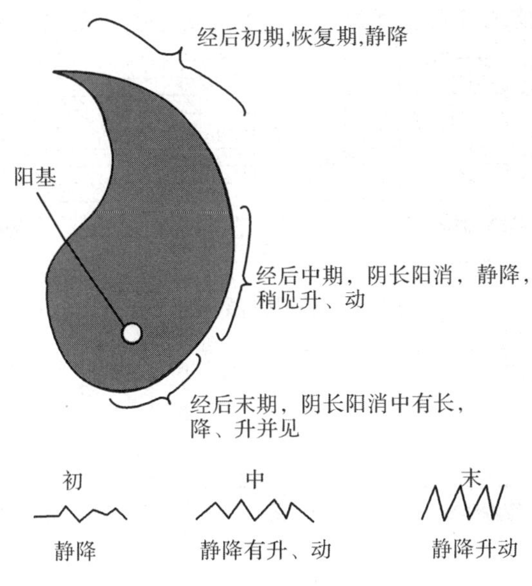

图1－4 经后期动静变化图

经后初期：阴血恢复期，阴长阳消尚不明显，其运动几乎处于静止状态，但仍有降的表现。

经后中期：阴长阳消，阴长必须阳消，阳消才能保证阴长，但阳消中已有见长的动态，故可出现一些上升的状态。降中有一些上升，因而可出现白带状分泌液体。

经后末期：阴长阳消，十分明显，运动趋剧，降中有升，升降几达平衡，但仍以降为主，出现较多的黏稠的分泌物。阳消亦随之见长，甚则以长为主，达到阴阳俱盛，降升并见的状态，是经后末期的最大特点。

经后期之所以分为三个时期，虽然取决于经后期阴长阳消的升降运动特点，也与女阴以阳奇为动力的属性有关。如少数女性经后期偏短者，不必按此分类。

（二）两个转化期的运动形式特点

两个转化期，即重阳转阴，重阴转阳的时期。重阳转阴，排除经血谓之行经期。重阴转阳，排除卵子谓之经间排卵期。两个转化期的运动形式不同，但作为一个周期中的两个不同时期，有着密切的内部关联。

1. 行经期

重阳转阴，阴阳气血活动极为明显，运动的形式呈下降状，因而能排出经血。根据我们多年的临床观察，其基础体温下降形式又有以下三种：

（1）基础体温下降迅速，排经顺利，是一种正常的健康的行经期下降形式。见图1－5。

（2）基础体温下降稍缓慢，排经基本顺利，但可能有所不畅，色质或有所变。与阳长达重或阴有所不足或体质因素或感受轻度外邪有关，基本上属于生理变化。见图1－6。

（3）基础体温下降而复升，但又下降，排经尚顺利，或有不畅，或稍多，色质抑或有所改变。可能与体质、情绪等因素有关，亦基本上属于生理变化。见图 1－7。

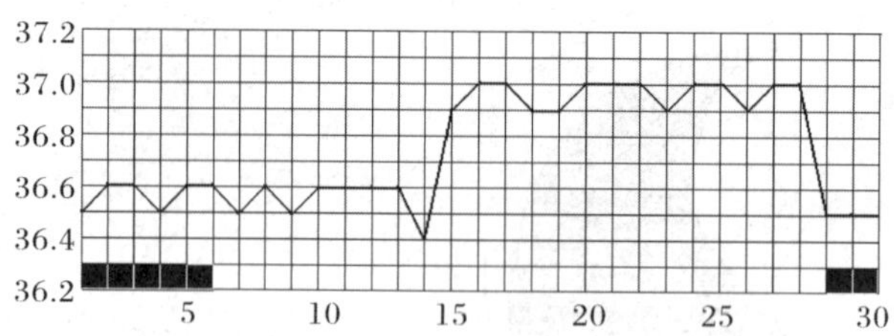

图 1－5　基础体温快速下降

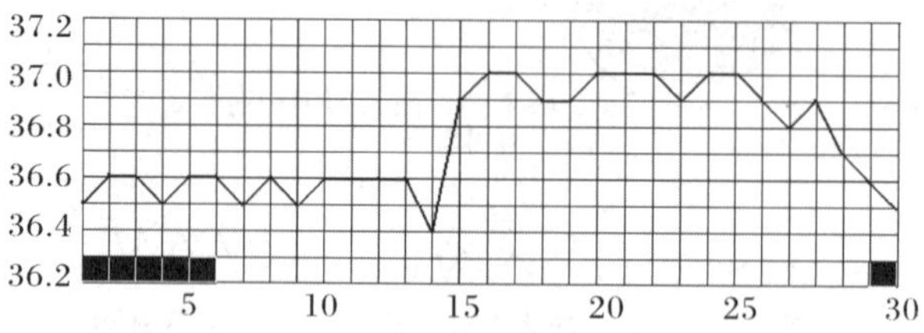

图 1－6　基础体温下降稍缓慢

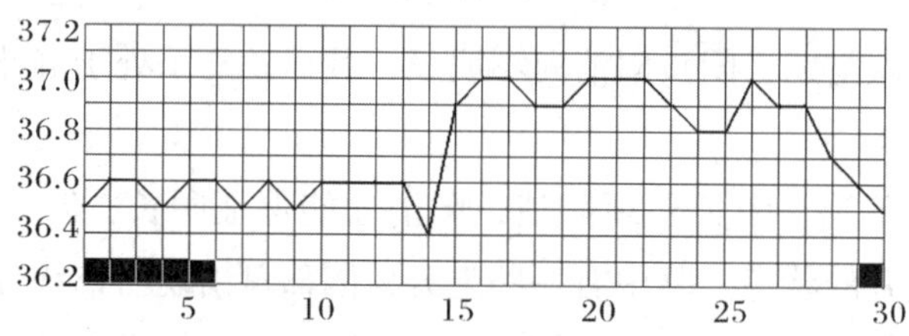

图 1－7　基础体温降后复升

2. 经间排卵期

重阴转阳，阴阳气血活动亦极为明显，运动的形式呈上升状，由于上升活跃，故能顺利排出卵子，所以前人有“氤氲”状之喻。本期基础体温的上升形式亦有三种：

（1）基础体温上升迅速，由低至高呈直线上升，排卵顺利，氤氲状不一定明显，是一种健康的排卵形式。见图 1－8。

（2）基础体温上升稍缓慢，由低至高呈斜直线上升，排卵基本顺利，氤氲状较明显，与阴长达重或阳稍有不足或体质、外邪、情志等因素有关，但仍属于生理变化范围。见图 1－9。

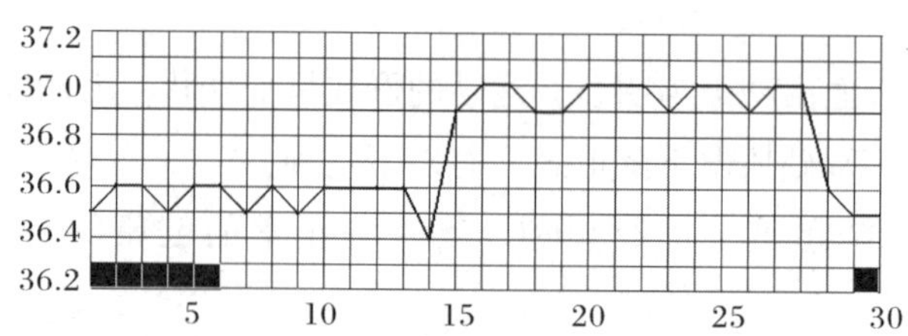

图 1－8　基础体温上升迅速

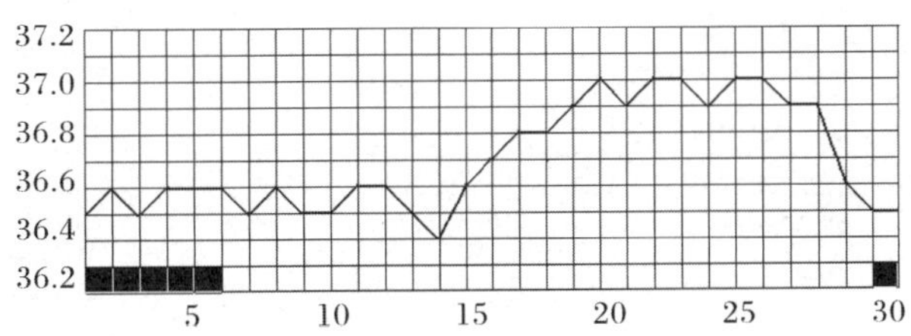

图 1－9　基础体温上升稍缓慢

(3) 基础体温上升后稍降，然后再上升，稍有不稳定状态，排卵尚顺利，氤氲状较明显，与阴长达重稍差或体质、外邪、情志、失眠等因素有关，但亦属于生理变化范围。见图 1－10。

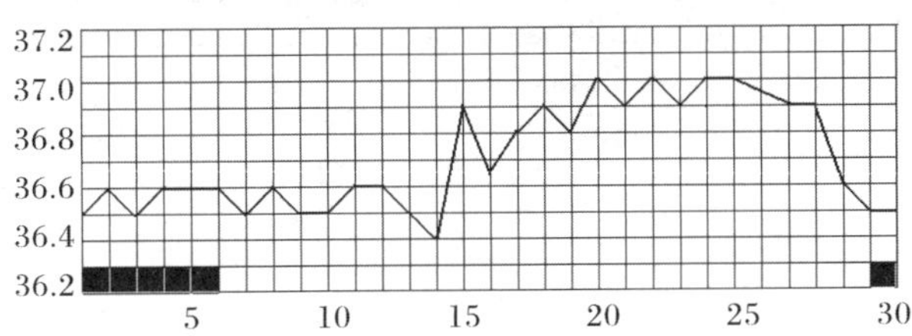

图 1－10　基础体温上升后稍降

□第二章□

月经周期七期的生理概况

女性自青春期开始，到更年期为止，生殖系统呈周期性的变化，称为性周期。性周期最明显的标志为月经，月经的周期变化具有明显的规律性，所以又称之为月经周期节律。月经与生殖节律紧密相关，一般在13～15岁来潮。第一次月经来潮称为初潮。现在，由于生活状况的改善，营养的加强，有的女性初潮年龄提早到11岁，极少数人因体质较差，先天不足，也可推迟到18岁。初潮后的一段时期内，由于肾气初盛，天癸初至，冲任尚有所不足，月经可能失调，如无明显症状者，可不予治疗。月经延续到48岁至55岁时绝止，称之为绝经期或更年期。更年期时，由于肾气衰，天癸竭，冲任亦衰退，故月经失调，此时，如无明显症状，亦可不予治疗。月经周期一般为1个月，即28～32天。由于每个女子的月经周期并不完全一致，故凡在23～40天之间来潮1次，且无任何不适者，可不做病症论。还有极少数生理异常，2个月行经1次，且有一定规律者，称为并月；3个月行经1次，且有一定规律者，称为居经、按季；每年1次，且有一定规律者，称为避年；终身不行经，但能受孕，称为暗经。对此虽有论述，但因例数太少，无法深入研究。每次行经的持续时间，称为经期。根据我们的临床统计，经期5天者占多数，7天者次之，3天者占少数，4天或者6天的更少。每次月经的排泄量一般在30～100ml，有的可能较多，有的可能较少，可按行经时的一贯排泄量衡量之。月经的经色先淡后红，再转淡。月经的质地黏稠而不凝，一般无血块。在行经期出现轻度的腰酸、小腹胀以及经前期出现轻度的胸闷、烦躁、乳房乳头胀痛等现象，均不作病症论。

月经周期，前人亦有经前、经期、经后三个时期的分类。明清时期，虽然有人提出“凡经一月一度，必有一日氤氲之候……此生化之机，乃的候也”，但未提出分期。全国高等中医院校第5版《中医妇科学》教材由夏桂成提出“经间期出血”，因而将月经周期划分为行经期、经后期、经间期（即排卵期）、经前期四期。由于临床上经前后期（相当于基础体温高温相6～7天后，经前6～7天时）常出现胸闷烦躁、乳房乳头胀疼、夜寐差等反应，所以有五期分类，即把经前期分为经前前半期和经前后半期。随着实践的深入，经后期亦分为初、中、末三个时期，因此提出七期分类，即行经期、经后初期、经后中期、经后末期、经间期（排卵期）、经前期、经前后半期。

第一节　行经期生理

月经的来潮表示本次月经的结束，新的周期的开始，反映出新旧交替，经血排出与重阳必阴的转化。

一、经血排出

月经来潮时，阴道排出血性分泌物，初时较少，色淡红，质地较稀，抑或有黏腻状。中期经色转红，经量增多，质地稍黏，是月经排泄的高峰时期。所谓排经者，即指此期而言。末期经量又转少，经色转淡红，质地又转稀。一般来说，行经初期短，中期稍长，末期较长。实际上，行经末期一面在排泄月经，祛除陈旧性的瘀浊，另一方面已开始生新，为新周期服务。由于女性的个体差异，一般存在着7、5、3奇数律的差别。根据临床统计，5数律者占多数，故按5、7、3的顺序叙述之。

5数律者，是指每次行经期均是5天，有规律性。初期1天，中期1～1.5天，末期2.5到3天。行经初期是排泄经血的发动时期，行经中期是排泄经血的高峰时期，行经末期是排泄与生新的交替时期。7数律者，是指行经期均是7天，亦有规律性。初期1天或1.5天，中期2天或2.5天，末期4天或3天。排经的顺序与5数律同。3数律者，是指每次行经期均是3天，很有规律。初期0.5天或1天，中期1天，末期1.5天或1天，排经顺序亦与5数律数同。还有少数5数与7数交替，或3数与5数交替者，其行经初期与中期介于5数律与7数律之间，且有一定的波动性，大多属于一种亚健康状态。

二、重阳转阴

月经之所以来潮，固然依靠子宫冲任的气血活动排出经血，更在于重阳必阴的转化。重阳者必须转化，不转化则重阳的生理极限无法纠正，其结果将形成病变。转化者，在于纠正重阳的不平衡状态，是基础体温从高温相迅速下降的过程，气血活动表现为排出月经。经血下泄后，经前期所出现的胸闷、烦躁、乳房或乳头胀或痛等阳热现象均告缓解或消失，亦足以证明重阳必阴的转化。根据临床观察，地处亚热带的中国女性受中国传统文化以及其他因素的影响，其重阳的转化可能有以下几种形式。

其一是重阳水平高，阴的基础亦好，转化迅速而顺利，BBT高温相迅速下降到原低温相水平，而且在整个行经期均处于正常的低水平，不受外界或内在因素的干扰，是一种重阳必阴的健康转化；其二是重阳水平有所不足，或者阴的基础稍差，必阴的转化有所不利，BBT 高温相下降稍缓慢，排经略有不畅，无明显反应，不作病症论；其三是重阳水平有所不足，或阴的基础稍差，或因内外因素的干扰，必阴的转化亦有所不利，BBT 高温相下降后又有所上升，排经亦不畅，一般亦无明显反应，亦不作病症论。

三、几点说明

在行经期的生理特点中，尚有几点需加以说明。

其一是排经（除旧）务尽。行经期主要是旧周期的结束，因此，凡旧周期所遗漏下的一切陈旧性物质又须“完全干净，全部彻底”地加以排除。留得一份瘀浊，将影响一份生新。

其二是水血之争。关于行经期所排下的经血，在中医妇科发展史上曾有着很大的争论。我们认为月经所排出的物质有多种成分，包括血、水（液体）、少量内膜组织及其他物质。

其三，行经期基础体温的快速下降，以及小腹轻微胀痛、胸闷烦躁、乳房乳头胀痛迅即消失等均可以说明阳升阴降的运动形式，但降者并非绝对之降，乃降中有升，以降为主。如出现绝对之降，有降无升，则月经排泄过多。

第二节　经后初期生理

行经期结束至经间（排卵）期，称为经后期。一般来说，经后期是一个较长的时期，因此，根据阴阳运动形式特点、有无带下及带下的变化，可分为经后初期、经后中期、经后末期三个时期。经后初期在经后期中稍长，无带下，阴长运动处于静止状态，实际是排经后的恢复时期。

根据临床观察，由于女性的生殖周期不同，经后初期“7、5、3”奇数律有明显的个体差异性。7 数律者，一般经后初期有 6 天，即 2 个 3 天，甚则可延长到 9 天；5 数律者，一般有 5 天；3 数律者，一般有 4 天，甚则 5 天，最少者 3 天。至于少数不规律交替者，如 5 数与 7 数交替，3 数与 5 数交替，可按其较多数律为主者推算，即以 5 数律出现为多者，仍以 5 数律推算之。极少数 4 数或 6 数者，可以接近的数律推算之。如 4 数律者以 5 数律推算，6 数律者以 7 数律推算之。或者就以带下为标准，如无带下出现，均可从经后初期论治，但有部分女性，其带下分泌需要通过阴道检查始能明确。

经后初期阴血有所不足。血海空虚，癸水之阴处于低水平，阴长运动相对静止。这里血海包括两种情况，一是血海之血，二是阴长之水。因月经来潮，血海空虚，子宫内膜脱落，所以必须生新。由于天癸之阴水的水平很低，血海空虚者滋长缓慢，甚则有所静止，所以在前人的一些著作中，曾有把经后喻作产后者，亦说明排经与分娩性质虽不同，但有相似之处，故以恢复为前提。该时期虽有阴长运动，但非常缓慢。

第三节　经后中期生理

经后中期介于经后初期与经后末期之间，为经后卵泡发育的重要时期，与经后末期紧密相连，主要的标志是带下，色白质稀。一般来说，这一时期较经后初期稍短，较经后末期稍长。根据临床观察，由于个体差异，经后中期的奇数律亦有差别。一般 3 数律者为 3 ~4天，5 数律者为2 ~3 天，7 数律者为2 ~2.5 天。至于3 数律与5 数律交替者，应以为主的数律推算之，5 数律与7 数律交替者亦同上。当然，有少数人在时间变化上可能有所延长或缩短。总之，经后中期有了白带，在一定时数内应该进入经后末期，而随着阴长运动的进展，这一时期阴长水平已达到中等度，并逐步明显起来。

阴长者，是指天癸阴水滋长也。癸水溶入血分，到达血海及与肾有关的卵巢，最主要的目的是滋养卵子，促进卵子发育。经后中期已有带下，卵子发育渐趋明显。涵养血海，促进血海充盈，即子宫内膜的增长，是经后中期的重要任务。其次是促进水湿津液的增加，润泽生殖道，营养生殖器官，维护性功能，且有助于经间排卵期的卵泡活动和受孕。经后中期阴长水平已达中等程度，故出现带下，其运动形式降中有升，以降为主。降则升，升则降，波浪式向前推进，但降多于升。降则偏于静，偏于缓慢，所以经后的阴长运动远较经前期阳长运动为迟缓，也是经后期阴长运动的形式特点。

阳消是为了阴长，阴长必须阳消，此乃阴阳互根的关系。阳消在经后初期不明显，但到了经后中期就较为明显。随着阴长水平不断提高，阳消亦必随之加快加深，是以在阴长的同时不能忽略阳消的存在。

第四节　经后末期生理

经后末期与经后中期紧密相连，且为时甚短，与经间排卵期也有着紧密关联，其主要的标志是带下的分泌数量增多，质量上亦显得稍黏稠，甚则有少量锦丝状带下。此时，其阴长水平已达高或中高度。

经后末期在整个经后期中为时最短。根据我们的临床观察，经后末期一般为 1 ~2 天，少数人亦可达到 2.5 天，甚或 3 天。由于“7、5、3”奇数律的个体差别，3 数律者经后末期可达到 2.5 天甚或 3 天，5 数律者经后末期一般在 2 ~2.5 天，7 数律者经后末期一般在 1 天或 1.5 天。总之，这一时期短暂，亦可能出现一些反复，即突然带下减少，返回经后中期，甚至经后初期。经后末期缩短，即带下增多 1 天，甚则半天后即见较多的锦丝状带下，迅速进入经间排卵期。根据我们的临床观察，有极少数人经后初期、中期均很短，即经净后 3 ~5 天内带下突然增多，并出现锦丝状带下，迅速进入经间排卵期；亦有少数经后中末期延长者，带下虽较多，质地稍黏，但无锦丝状带下，需延后 1 周或 1 ~2 次倒退后才趋正常。凡无明显的症状者，均可不作疾病论。这一时期的阴长阳消形式显然与经后中期不同。

阴长运动的特点在于以降为主，降中有升，其运动显然较经后中期明显、快速。此期静中有动，动静结合，静降动升几乎相等，推动阴长运动进入经间排卵期。

阴长运动进入到后半期，阳消越发重要。近高水平的阴必须有充足的阳，因而阴长阳消，消中有长，甚则一面在消，以保证近高水平的阴的需要，另一方面又大量补充，形成了消长并存的局面。这就是经后末期阳消的错杂变化。

第五节 经间排卵期生理

经间期不仅指两次月经的中间时期，而且必须出现锦丝状带下，且后者较前者更为重要。由于这一时期是排卵时期，现代医学称之为排卵期，前人又有“氤氲期”、“真机期”、“开花期”等不同称呼。这一时期的生理特点主要在于氤氲状排出卵子以及重阴转阳的变化。

一、排出卵子

经间期最大的生理特点是通过氤氲状活动排出卵子。《女科准绳》引袁了凡说：“天地生物，必有絪缊时……凡妇人一月经行一度，必有一月絪缊之候……此的候也……乃生化之真机，顺而施之则成胎。”并在此文之前指出：“天地生物必有絪缊时，万物化生必有乐育之时，猫犬至微将受妊也，其雌必狂呼而奔跳，以絪缊乐育之气触之不能自止耳。”絪缊者，氤氲也。氤氲时即排卵期，也是最易受孕的时期。人非猫犬，虽不至于狂呼乱跳，但的确亦有一定的反应，如带下增多，性欲有所增强，腰俞稍有酸楚，少腹或有轻度胀痛，或有烦躁寐差等兴奋性反应。通过B超可以观察到卵泡发育成熟而排出。在每一个女性的排卵期，其氤氲状并不是一致的，有的存在着明显的反应，甚则可见两少腹隐痛、漏红或赤白带下，但出血量甚少，时间短暂；有的可见烦躁失眠、情怀焦虑忧郁等反应。有的氤氲状一般，反应也一般，排卵较顺利，基本上属于正常的排卵反应。有的氤氲状不明显，反应亦不明显，排卵顺利，属于健康的经间排卵。

二、重阴必阳

经间排卵期之所以到来，排卵之所以顺利，固然与氤氲状的气血活动有关，但更为重要的是阴阳运动必须达到重阴。重阴者，不仅是天癸之阴已达高水平，出现锦丝状带下，维持其固有的数律，而且还包括卵子发育成熟，津液水湿的充盛。重阴必阳，说明阴长已达重，即已到阴阳不平衡状态，所以由阴转阳，排出卵子，重阴下泄，让位于阳，开始阳长运动。阳动则升，故排卵后BBT迅即上升，亦说明阳长的迅速刚猛与阴长之缓慢完全不同。由于重阴的水平各有不同，在生理范围内，人体反应亦有一定的差异性。健康的重阴，不仅阴长已完全达到重的水平，锦丝状带下较多，而且符合个体数律的要求，阳亦较为充盛，转化顺利，排卵快速，BBT 上升亦快，不易受到内外界因素的干扰，亦不易发生病变；一般的重阴，阳长基本上达到重的水平，锦丝状带下虽较多，但与个体时数律的要求有些差距，转化较顺利，排卵亦较快，BBT 上升较差；稍差的重阴，阴长基本上达到重的水平或稍有不足，阳的充盛亦稍差，转化排卵稍有差别，BBT 上升稍有缓慢，或升后复降，容易受到内外因素干扰而转变为病理。

三、几点说明

1. “7、5、3”奇数律的重要性

经间排卵期是重阴必阳的转化时期，所以仍然以阴为主。阴赖阳动，是以奇数律为主。由于体质的不同，主要有 7、5、3 三者的特异类型。7 数律者，每月行经期均达到 7 日，很有规律，其经间期的锦丝状带下亦必须达到 7 天，而且有 1 ~ 2 天锦丝状带下多，说明卵子发育较好；5 数律者，行经期均在 5 天，很有规律，其经间期的锦丝状带下亦必须达到 5 天，而且有 1 ~ 2 天锦丝状带下多，说明卵子发育较好；3 数律者，行经期均在 3 天，且很有规律，其经间期的锦丝状带下必须达到 3 天，且有 1 天锦丝状带下多，说明卵子发育较好。行经期重阳转阴，是周期的开始，经间排卵期重阴转阳，亦属于转化期。两个时期性质虽有所不同，但均属月节律运动，前后呼应，为阴阳运动健康的标志。

2. 转化的特异性

有少数女性存在生理上的特异性，且不论并月、居经、避年、暗经等特殊生理，即使在正常的女性周期中，亦可能在 1 年中有 1 ~ 2 次出现二次转化，即二次排卵，特别在 3 数律或 5 数律中尤为多见。二次转化，即在正常的排卵期出现一次排卵未获成功，不得在 3 日或 5 日后再见锦丝状带下，第二次转化排卵才能成功。因其无明显的临床症状，亦不作疾病论。

3. 经间期与排卵期的不一致

根据我们的临床观察，亦有少数人的经间期与排卵期存在不一致，有个别的可能提早，即经净后 3 天或 5 天出现排卵，个别的可能延后，于经净后半月或 20 天排卵。因无任何不适，故可不作病理论。根据观察，大多数正常女性的经间期与排卵期是一致的，因而仍以经间期名之。

第六节　经前前半期生理

经前期是指排卵后 BBT 上升呈高温相的 6 ~ 7 天，确切地说，应称之为经前前半期。这一时期的生理特点在于阳长阴消，阳长的形式特点与阴长的形式完全不同，而且阳长至重，达到重阳很快，充分反映出阳长运动的特点。由于阳长赖阴，阴为偶数，故经前期高温相呈“2、4、6”偶数律变化。

一、阳长

经前前半期的主要反应为阳长，可通过测量BBT和观察高温相的变化来了解阳长的情况。排卵后BBT迅速上升呈高温相，反应了重阴转阳后，阳长迅速刚猛的特性。一般高温相维持6~7天，阳长即已达到“重”的水平。阳长运动呈上升状，但升中寓降，以升为主。升者，动也，动态明显，但动必寓静降，否则有升无降，非生理变化。升中寓降，亦形成波浪式或螺旋式运动。阳长的目的在于温煦子宫，溶解子宫内膜，为受孕或排泄月经作准备，同时分利因重阴所带来的水湿津液，清除生殖器官（既包括子宫，又包括卵巢、输卵管）处的瘀浊水液，为阴阳运动的发展扫除障碍。由于个体的差异性，阳长运动赖阴，阴为偶数，故又有“2、4、6”的不同。2数律者，BBT高温相维持12天或14天，以12天为主，或12天与14天相交替，且有一定的规律性；4数律者，BBT高温相维持12天或16天，一般以12天为主，或12天与16天相交替，且有一定的规律性；6数律者，BBT高温相维持12天或18天，一般以12天为主，或12与18天相交替，且有一定的规律性。临床上以2数律者多见。

二、阴消

阳长必须阴消，阴消才能保持阳长。阳长迅猛刚强，因此，更需要阴的坚实基础，且阳长快速，一般在BBT高温相至6~7天时，阳长即已达重。重阳者，阴亦需充实，是以阳长阴消，阳愈长，阴愈消。阴消快，才能保证阳的快速增长，这就需要阴消的同时大量补充之，所以阴消中又有阴长，而且在保证重阳时，阴亦大量滋长，即一面大量消耗，一面大量滋长。长甚于消者，即滋长大于消耗。阴的滋长在于静，在于降，所以经前期在阳长升动为主时，必将出现明显阴长静降运动。这种快速的升降运动，形成经前期阳长至重的生理运动特点。若阴消有所保证，或者正由阴本身有所不足，不能保证阳的快速增长，使重阳亦有所不足，因而会出现BBT高温相的不稳定以及心肝气火偏旺的现象，如无明显的症状者，可不作病症论。

第七节　经前后半期生理

经前后半期与前半期紧密相连，一般指BBT高温相7~8天后到行经期的一段时期，也即前人所称的经前期。这一时期的生理特点是重阳延续，升降运动趋缓，以冲任气血偏盛，心肝气火偏旺为特点，预示月经将要来潮。有少数女性在这一时期反应较为明显。

一、重阳延续，升降趋缓

经前后半期是重阳延续时期，因为阳长至重，远较阴长为快，所以在阳长6~7天时即可达到重的水平。重阳必阴，然而阳长仅6~7天，在总体上不符合阳半月的要求，是以必须重阳延续至半月，以达到阴阳各半月的相对性平衡。阳水虽然下降，阳气代之维持，故出现阳气偏旺的现象。在动态反应上，虽然以上升为主，但已达重阳，所以上升与下降的波浪式或螺旋式已趋向缓和，即波动的幅度和速度均有所减小。此时 BBT 仍维持在高温相上，或稍有波动，因而反映出以升为主的升降运动。

二、冲任气血偏盛，心肝气火稍旺

经前期血海充盈，冲任气血较旺盛，子宫内膜较厚，松软易脱落，为排经或受孕做好准备。由于这一时期阳气偏甚，因而心肝气火亦较旺，所以常可出现一些胸闷烦躁、乳房乳头或胀或痠、头昏头痛、睡眠较差等症状，此亦可能与阳的上升运动及阳长至重的程度有关。

□第三章□

月经周期七期的病理概况

中医妇科学的病因及病理机制，历来均从脏腑失调、经络气血失和的角度来论述，且重在血气，以肝脾为主。单纯地从一脏一腑一气一血的概念去阐发，自然缺乏系统性、规律性。我们在多年的摸索中提出了月经周期（包括生殖节律）的三大调节系统，即心－肾－子宫轴的主调作用，任督冲带为主的奇经调节作用和肝脾气血的协调作用，并把阴阳消长转化及其升降沉浮的月节律运动作为中心加以论述。在实际的临床应用中，月经周期（包括生殖节律的具体病理变化）更有意义。在分析月经周期中某一时期的病理特点时，必须要有整体观念，因为某一时期的病理或整体阴阳消长转化与升降沉浮圆运动失调，既有其自身的病理特点，又离不开整体性病变。

第一节　行经期病理

行经期是新旧交替的时期。排除应泄之经血是这一时期的主要任务，其目的是推动重阳必阴的阴阳运动，因而这一时期的病理特点在于排经失调和重阳必阴失常两个方面。

一、排经失调

排经失调是行经期最为显著的病理特点。排经失调一般有三种变化：一是排经不及，或称排经不畅，常出现月经后期、月经量少、经期延长、痛经等；二是排经太过，或称排经过快过甚，常出现月经先期、月经量多、经期延长等；三是排经不协调，即排经不及与排经太过并现，忽而排经不及、月经后期量少、排经不通畅，忽而又出现排经太过，月经先期量多，临床可见月经先后无定期、月经先期量少、月经后期量多等矛盾病症，且非偶见 1 ~2 次。同时，行经初、中、末时间顺序被打乱，或初期量即多，中期量反少，末期又转多。此外，7、5、3 奇数律的个体特异性亦出现紊乱，或有所延长，或有所缩短，或顺序颠倒，出现排经失调。

二、重阳失常

排经失调，转化失利，常与重阳失常有关。重阳必阴的转化是整个阴阳运动的必然。排经失常仅是局部病变，而阴阳运动中的重阳失常却是整体性病变。重阳失常亦有三种变化：一是重阳不足，临床上较为多见。所谓重阳不足，有两个方面的含义。阳水阳气的不足，亦即阳没有达到“重”的水平，或者说没有达到真正的高水平；既未达重，就很难转化，或转化不利。阳不转阴，或转阴不利，排经就显得困难，自然出现排经不利。阳主动，重阳者，其活动的力度和速度均较明显，阳的动力不强，或有较明显的内外因素影响，特别是寒凉干扰或阻碍了阳动，以致重阳必阴的转化不利，自然就会出现重阳不及的反应。二是重阳太过，亦可能出现两种变化。前人谓阳有余则先期而至，重阳太过常可出现火热现象，火热迫血妄行，常见月经先期、量多、崩漏等阳热有余之证。阳有余，气不畅，火热郁滞，影响重阳必阴的转化，可出现 BBT 高温相延长，不能下降，排经不畅，经行量少，亦即西医所谓的“黄体萎缩不全”。三是重阳不协调，即有时出现重阳不及，排经不畅，有时出现重阳太过，转化过甚，排经太快。如此几经反复，矛盾迭现，则病变复杂矣。

第二节 经后初期病理

经后初期的病理变化主要在于阴血不足、血海空虚的恢复方面。阴者主要是癸水也。癸水的恢复主要在这一时期，而癸水与肾阴有关。癸水之不足实际上反应肾阴的不足，而肾阴不足除了本身的阴虚外，又与以下三个方面的因素有关，即心火、肝火、肾火。

一、心火

阴虚者，肾阴癸水亏虚也。阴虚不能上济心火，则心火偏旺，旺则不能下交于肾，以致心肾不得交济，水火不能交合。肾为阴中之阴脏，心为阴中之阳脏，心火易动，心肾之间亦不得交合。临床上大凡夜寐过晚，烦躁过多，紧张过度，思虑忧郁者，常见心气不舒，心火偏旺，心肾不交，以致阴虚不复。前人有云：“有动乎中，必耗其精”，又谓“心烦催人老”，均说明心火妄动必将耗阴伤精，故曰“静能生水”、“静则阴生”等。

二、肝火

肝火者，肝脏之火也。肝为阴中之阳脏，性善动，易致风火，且肝者体阴而用阳，体阴不足，必致用阳有余。肾阴与肝木有着密切的关系。前人所称乙癸同源者，不仅指阴血互生，而且包含母子互养。肾水不能涵养肝木则肝火易动，肝火旺则肾阴癸水更难恢复。所以，不能忽略肝火伤损肾阴癸水的一面。

三、肾火

肾火者，常称之为相火，大多属于阴虚火旺的范围，一般医书上所说的阴虚相火旺多属于此。阴愈虚，火愈旺，反过来说，火愈旺，阴愈虚。性质不同，临床表现亦不同，但凡属阴虚火旺者，均可出现肾阴虚相火偏旺的证候。

与阴虚有关的是血海亏虚。冲任血海者，子宫内膜也。由于血的特性依赖于肝，肝藏血，其阴血是血海的源泉，所以肝血肝阴的不足亦将影响到血海（包括胞脉胞络），即子宫内膜之成长充盈。血气相连，肝脏者，体阴而用阳也，体阴不足，用阳不及，常多伴有气郁不舒的病变。并且，肝阴肝血之所以供应血海，促进血海充盈者，必藉气的功能也。气机不畅，势必郁滞，可致血海亦即子宫内膜之充盈不足。另外，有手术或感染外邪直达子宫，损伤颇重，并夹有瘀滞者，血海充盈更为难也。

第三节　经后中期病理

经后中期虽较经后初期略短，但已有带下，并开始出现阴长阳消的变化，因此其病理变化亦在于阴长失常，阳消不利。

一、阴长运动失常

阴长运动主要是指天癸阴水的滋长运动。临床上其病理变化有三种：一是阴长运动不及，即癸阴不足，较为多见，表现为带下少，时间延长；或有带下，但维持1～2天后迅速减少或缺如，亦即由中期又返回初期，阴长运动倒退；或呈间歇性运动，即带下1天有，1天无，时间亦延长。二是阴长太过，即癸阴有余，反而影响阴长运动的正常进行，甚则停滞不前，表现为带下较多，质黏稠，但不呈锦丝状。三是阴长运动不协调，即癸水之阴忽而不足，忽而有余，不足与有余相互交替或间断出现，见带下忽多忽少，时断时续；或一个月的经后中期缩短，表现为阴长有余，热甚化火，迫经妄行，见月经先期，但经后中期延长，带下时断时续，以致经行不及，月经后期，从而影响生育。

二、阳消不利

阳消以保证阴长，故而在阴长不及的病例中有相当一部分与阳消不利有关，即阴虚是由阳虚所致。阳虚不仅不能很好的充阴，而且还将对阴长运动推动不利，使阴长运动很难进入到末期。如阳消太过，动态剧增，阴长太快，阴盛阳动，必将出现火旺，表现为经后期缩短，经前期亦缩短，形成月经先期、量多，甚则崩漏等疾患。另有一种阳消不及与阳消太过并存的病变，即一个月表现为阳消不及，见月经后期，经量偏少，另一个月表现为阳消太过，阴盛化火，见月经先期，经量偏多，或在一个月内出现忽而带下多，质黏稠，忽而又带下缺如，即经后初期与经后中期交替出现，而见经后期延长，但又阴长过甚的状态。此种情况临床上较为少见。

第四节　经后末期病理

经后末期是经后期最短的时期，也是经后期运动最明显、变化最多的时期。经后末期与经间排卵期密切相关，亦是阴长阳消变化最活跃的时期。该时期带下较多，且质地较黏稠，可能已有少量锦丝状带下，其病理变化在于阴长运动的太过与不及，以及阳消阳长的失常。

一、阴长运动的不及与太过

由于经后末期阳长运动明显，降中有升，以降为主，降升十分活跃，如果活跃太过，以致转变为以升为主，则带下反有所减少，即使勉强地进入经间排卵期，亦可能导致经间排卵期出血或排卵障碍等病变；或者由于动态加强，反致带下明显减少，大大延长经后末期的时间。如果阴长不及，到了经后末期，本该动态明显，反而带下增多不著，质地亦稍黏，亦将延长经后末期，不能很快地进入经间排卵期；或由于动态减弱明显，带下反而减少，以致返回到经后中期，甚则突然带下缺如，返回到经后初期。

二、阳消阳长的失常

由于经后末期阴长运动趋剧，所以阳不仅是消，长亦十分重要。阳消者，是为保证阴长。阴长不及或太过的病理变化，有相当一部分与阳消阳长的失常有关。阳消在经后末期非常重要，阳消不及将导致阴长不及。阳消的同时又有阳长，特别是经后末期，不仅需要有大量的阳消来保证阴长近高水平，而且阴长之动亦需阳助之，并为重阴转阳做准备，所以阳长不及是阴长不及的重要原因。如阳消太过，不仅使阳的亏耗太过，亦必耗阴，是以阴虚火旺，出现经后末期波动性大的病变，是这一时期的最大特点。

第五节　经间排卵期病理

经间排卵期是月经周期中的一次重要转化期，也是月经周期能否正常演变的关键时期。这一时期的病理变化至为复杂，既有整体性，涉及心－肾－子宫轴的调节失常，又有局部的问题，如先天发育、后天调理失常等。有器质性的，也有功能性的。择其最为主要者而言，经间排卵期的病理主要在于排卵失常和重阴必阳的病变。

一、排卵失常

气血转化时，活动显著者出现絪缊状，表示排卵。如其失常，一般出现三种病变：一是排卵不及，气血活动欠佳，转化不利，排卵障碍，临床颇为常见。二是排卵过快，卵子发育欠佳。三是排卵不协调，即有时出现过快，有时出现不及，甚则出现第三次排卵等。此种情况临床上虽为少见，但亦应加以重视。排卵不及者不仅常排卵推迟，而且排出的卵子亦欠佳。究其原因，主要与重阴不及、气血活动不良、先天发育稍差有关。就气血活动不良，即氤氲状不足者而言，又与痰、湿、气、血相关。所谓痰者，指痰浊、痰脂也。痰浊或痰脂蕴阻冲任胞脉胞络，影响其气血活动，从而影响阴阳转化而不得排卵。现代医学所谓多囊卵巢或卵泡膜肥厚者均与此有关。所谓湿者，指寒湿或湿热较重者而言。寒湿或湿热阻碍冲任胞宫胞络，影响气血活动，从而影响排卵，即现代医学所谓之盆腔炎、卵巢炎。所谓气者，指气滞、气郁而言，与精神因素有关。由于心肝气郁，冲任、胞脉胞络气血活动不良，推迟或阻碍排卵。所谓血者，指血瘀、粘连、肿瘤等。上述病变影响冲任、胞脉胞络气血活动，使排卵推迟或障碍，亦包括排卵膜肥厚、卵巢多囊性变化在内。

二、重阴必阳

重阴必阳的病变首在于重阴不足，其原因有两个方面：一是肾阴本身的不足。癸水不充，但程度上较轻，尚能勉强进入经间排卵期，多会出现经后期延长，锦丝状带下减少或持续时间短，不能与固有的 7、5、3 奇数律相适应。二是阳消不足。因为阳消不利，阳不能转化为阴，因而出现重阴不及，卵子发育成熟欠佳，不仅经后期延长，锦丝状带下减少或不能维持应有的数律，而且由于阳虚，阳的上升亦缓慢，使必阳的转化不利，表现为排卵困难或排出的卵子不健康。至于重阴太过，阴长过盛，反抑其阳，使正常的阴长阳虚被破坏，又有两种情况：一是阴本身有余，即现代医学所谓的雌激素过高，阴盛极反而化火，出现火旺状态，不能行阴长至重的运动。卵子不能发育或不能进入经间排卵期，不属于此病变。二是经间排卵期阴盛抑阳，反致转化不利，排卵困难，可见锦丝状带下多，但氤氲状的动态不良，以致排卵困难。

第六节　经前前半期病理

经前前半期指经间排卵期 BBT 上升到高温相至 BBT 高温相 6 ~ 7 天时，亦可称为经前黄体期。这一时期，阳长失常与阴消病变是主要的病理变化。

一、几个有关问题

1. 动静的病变

经间排卵期是重阴必阳转化的关键时期，动是绝对的，必然的，但如之动之太过，没有静的参与，则常见火旺，尤其是阴虚火旺较为多见。其不仅干扰正常的排卵，而且会引起心肝神魂方面的病症，出现一系列心肝火旺、神魂失宁的证候，甚则还可以引起出血性病症。如活动欠佳，静之较多，不仅影响转化，推迟排卵，而且有可能出现周期的倒退，如返回经后末期或中期。

2. 升降的病变

经间期的活动呈上升状，即前人所称“氤氲状”。阳升阴降，不仅干扰正常的排卵，即使是能排卵，亦将带来一系列心肝火旺的证候，甚至导致眼部出血。如升之不及，或降多升少，不仅延迟排卵，而且使经间期倒退。

3. 藏（阖）泻（开）的病变

经间期是子宫开泻的时期，可排出较多锦丝状带下，为受孕作准备。如泻之有余，藏之不足，带下过多，不仅肝肾受损，而且影响受孕；如泻之不及，藏之过多，带下较少，精卵不能很好地结合，不仅不能受孕，而且影响阴阳转化，导致经间排卵期延长，甚则倒退回经后期。

二、阳长失常

阳长失常是经前期最为主要的病变，一般有三种情况，即阳长不及、阳长太过、阳长不协调，其中尤以阳长不及最为常见。阳长不及大多是癸水之阳不足，或者称为肾阳亏虚，偶或有脾肾阳气偏虚者，可见 BBT 高温相偏低、偏短，或高温相缓慢上升，或上升后又见下降，或呈马鞍状，或呈波动较大的犬齿状、波浪状。阳长太过，即阳水或阳气偏盛，亦包括气火偏旺，有实有虚。实者有余也，阳有余便是火；虚者不足也，阳有余，阴不足，即阴虚火旺也，常伴心肝火郁证候，可见 BBT 高温相偏高、偏长，呈犬齿状，或出现胸闷烦躁、乳胀便艰、失眠头疼等症状。所谓阳长不协调者，乃阳长不及与阳长太过相兼，忽而阳长不及，忽而阳长太过，二者相间而见。阳长不协调，临床上大多以阳长不及为主，偶或出现 1 ~ 2 次阳长太过的变化，常常是 1 个月或 2 ~ 3 个月表现为阳长不及，而间以 1 个月，偶或 2 个月又出现阳长太过的现象。BBT 常表现为 1 ~ 2 月高温相偏低，而另 1 月高温相又偏高，呈波动过大的犬齿状。

三、阴消病变

阴消是为了阳长，阳长至重极为快速，因此需要阴的坚实基础。阴在消的同时，亦必须要长，只消不长，阴必然亏虚，不能助阳，致使阳长不及，因而在阳长不及的病变中，有相当部分是与阴虚有关。如阴不虚，且有坚实基础，或为痰湿瘀滞所干扰，形成阴消不利，亦可致阳长不及；阴虚火旺，火旺阳动亦有可能导致阳旺，形成阳长有余，或阳长不协调的病变，出现虚实寒热并存的错杂反应。

第七节 经前后半期病理

经前后半期，指 BBT 高温相 6 ~ 7 天后至高温相下降、月经来潮的一段时间，亦即前人所称的经前期。这一时期的病理特点至为明显，主要有三个方面：重阳失常、心肝气火偏旺及其有关的情况。

一、重阳失常

重阳失常与阳长失常程度上有所不同，性质上也不一致。重阳不足时，癸水之阳有所不足，而此处阳长已至重，阳气代替阳水，主要在于阳气不足，可见BBT高温相偏低，或呈缓慢下降，临床上可见经前漏红、经前泄泻、腹痛等。重阳有余，气火偏旺等病变则可见BBT高温相偏高、偏长，临床表现为经前期少量出血等。

二、心肝气火偏旺

心肝气火偏旺乃经前重阳有余之故，未必出现病症。如心肝气火过旺，将会出现明显的病理变化。以气郁为主的，可见乳房作胀、胸闷烦躁、胃脘胀痛等；气郁化火，火热上炎，可见经前烦躁、乳头胀痛出血、失眠、经行吐衄、发热等；肝阳上亢，可见经行眩晕、头痛等。凡属经行前后诸证，大多与心肝气火偏旺有关。

三、几个有关病变

1. 偶数律病变

BBT高温相呈14或16天，2数律失常者，可见高温相10或11天与12、13天相交替；4数律失常者，以10或11天与15天相交替，但以10或11天为主；6数律失常者，以10或11天与17天相交替，且隔1个月或3或5个月见一次稍长者，并伴有一定的临床症状。

2. 虚实性病变

一般经前期多实证性病变，前人提出“经前以理气为先”，就是说明了这一点。实际上，所谓实证性病变，本质上还是不足者居多，即本虚标实，虚实兼夹。

3. 寒热病变

经前期重阳有余，在病变上也以热证为多，但从本质上来讲，以重阳不及者居多，因而常表现为有热有寒，上热下寒，寒热错杂。必须要说明的一点是，阴虚者所出现的火热病变并不出现寒的反应，因此寒热与虚实还是有区别的。

□第四章□ 月经周期七期的治疗概况

中医妇科的治疗方法很多，内容极为丰富，有内服的，亦有较多外治方法，如冲洗法、外敷法、阴道塞药法、灌肠法、泡脚法等。此外，中西医结合治疗、心理疗法等亦较常用。临床上最常用的方法是口服中药的内治法。周期疗法简称调周法，与中药人工周期有所不同。中药人工周期是按西医学激素序贯疗法的模式发展而来，是一种固定的治疗方法，即用中药的补肾法来替代西药的治疗方法。调周法既有固定的特点，又必须结合个体特征进行，实际上是辨病与辨证相结合，普遍性与特殊性相结合的一种治疗法。该方法在中医药圆运动太极八卦时辰钟以及现代医学月经和子宫内膜周期变化的理论指导下应用，先将原有四期（即行经期、经后期、经间期、经前期）中的经前期划分为经前前半期、经前后半期，继而又将经后期划分为经后初期、经后中期、经后末期，从而形成了七期。七期治疗法以经间期为重点，比较符合女性以奇数律分类论治的特点，不仅广泛适用于功能失调性月经病、不孕类疾病，而且适用于慢性疾患和部分肿瘤性疾患。下面，我们将依次介绍七期治疗，亦即七期调周法。

第一节　行经期调经为主，重在除旧

行经期指月经来潮至经期结束。行经期是旧周期的结束，也是新周期的开始。经期必须排除子宫亦即血海内的一切陈旧性物质，让位于新生，所以古人提出“经期以调经为要”。我们认为，“行经必须完全、干净、彻底、全部排尽应泄之经血”，“留得一分瘀浊，影响一分新生”。旧周期的结束需要排除子宫血海内的一切陈旧物质，还包括盆腔、卵巢、输卵管等处的陈旧性物质，特别是因重阴所带来的浊液，让位于新生，让位于新周期的正常演变，故排除陈旧性瘀浊是行经期的主要任务。因此，调经亦有轻、中、重之法，轻则为一般调经法，中则为活血化瘀法，重则为逐瘀通经法。又因体质、病情、气候等不同，行经时的护理等也颇为重要。

一、调经法的临床应用

1. 一般调经法

一般调经法是运用轻度的活血药物，使行经期排经顺利，乃较为常用的一种方法。月经来潮时，虽然排泄物并非全是血液，但因与血有关，是以必须通过活血以使之排出。明清以来，四物汤被广泛应用，至今仍然有人认为四物汤可以统治妇女一切疾病。其说虽然言之过偏，但也的确反应了四物汤在妇科中的重要性。四物汤中的地、芍、归、芎四味药，具有养血调经的作用，其中地、芍养血，属阴，归、芎调经，属阳。如在行经期应用，当以归、芎为主，可去地黄，芍药用赤芍即可。实际上，历来众多调经之药，均是以此为基础加减而成，如先期汤、过期饮、泽兰叶汤、芎归调经饮、佛手散等。我们通过多年的临床实践，摸索出五味调经汤，药用当归10g，川芎5g，五灵脂12g，艾叶6～9g，益母草15g，按“7、5、3”奇数律于经期服用，经净则停，一般用5天，有的可服7天或3天。本方药性平和，使用广泛，但下列两种情况慎用或禁用。一是血热性月经过多或经期延长，不易按时数律干净者。因本方中的当归、川芎、艾叶均具辛温之性，有助火之弊，服后可致火热加重，出血增多，故非所宜。二是气虚性月经过多或气虚性经期延长者。由于气虚不能摄血、统血，子宫收缩乏力，血液妄行而致出血者，活血调经必致出血更多，更长，亦非所宜。我们在长期的临床使用中发现，本方中的一些药物仍有很大的不足之处，故又制成加减五味调经汤，药用丹参、赤芍、五灵脂各10g，川续断12g，茯苓10g，艾叶6～9g，泽兰叶10～12g，益母草15～30g，经行即服，按“7、5、3”奇数律服药。之所以如此加减者，乃因城市中的部分女性患者脾胃较弱，容易在行经期腹泻，或在服药后腹泻。考当归辛润，虽有养血调经的作用，但有润肠通便之弊，易引起便溏，故不得不用丹参替代之。所谓“一味丹参，功同四物”，且丹参调经胜于当归，是以多用此。现代女性不仅忙于工作，且多持家务，劳心过多，体质又多“血少气多”，故心肝气火偏旺者为多。川芎虽为调经要药，但性温善升，易引起心肝火旺，且川芎动血，对易出血的女性患者亦不合适，是以临床多以赤芍代替之。赤芍酸寒，活血调经，有一定的清热降火作用，调经而不致引起出血，颇为佳品。行经期所排出的经血含有较多湿浊，所以前人称为“经水”，是以利湿排浊、除旧迎新乃行经期之所必需，故方中用茯苓、泽兰。排泄月经，子宫行泻，即开放的作用，但泻中寓藏。如泻之适当，不致损正，则必须加入补肾之药。川续断不仅有续筋活血的作用，又有补肾助阳的功能，其在调经的同时，又有补肾固纳子宫的作用，于泻中寓藏，故为临床所常用。

2. 活血祛瘀法

此法较一般调经法活血化瘀的力量要大，要强，常用于月经后期、量少、疼痛不畅等病症，代表方剂有血府逐瘀汤、通瘀煎等。临床上较为常用的是通瘀煎。通瘀煎来源于《景岳全书·新方八阵·因阵》。张景岳在《妇人规》中用其治疗痛经，并指出："若瘀血不行，全滞无虚者，但破其血，宜通瘀煎主之。"该方在新方八阵项下治妇人气滞血积、经脉不利、痛经拒按及产后瘀血实痛，并男妇血逆血厥等证，药用归尾12g，山楂、香附、红花各9g，乌药6g，青皮5g，木香6g，泽泻9g，水二盅，煎七分，加酒适量，食前服。兼寒滞者，加肉桂5g，吴茱萸3g；火盛内热，血曝不行者，加栀子6g；微热血虚者，加台乌药6～10g；血虚涩滞者，加川牛膝10g；血瘀不行者，加桃仁（去皮尖用）10g，苏木9g，延胡索12g；瘀极而大便结燥者，加大黄3～5g。张景岳运用此方，根据不同病证进行加减，不可不谓周到，的确适用于妇女血瘀较为明显者。我们根据临床需要，在该方中去青皮、泽泻、乌药，加入赤芍10g，川牛膝、桃仁各9g，艾叶6～9g，是为我们常用的通瘀煎，即丹参、赤芍、桃仁、红花各10g，制香附、生山楂各9g，艾叶6g，川牛膝10g，茯苓12g。经行即服，经净则停，按"7、5、3"数律服药最好。

3. 逐瘀通经法

此法在调经法中逐瘀除旧之力量最大，不仅用桃红四物汤活血化瘀，而且用三棱、莪术等消癥散积，是通瘀方剂中的峻剂，常用于月经量少、闭经、剧烈性痛经、子宫内膜异位症痛经等，代表方剂是促经汤、逐瘀脱膜汤等。促经汤来源于《医统》，具体方药是：香附、熟地各10g，赤芍、莪术各12g，木通5g，苏木9g，当归10g，川芎5g，红花10g，肉桂（后下）5g，桃仁9g，甘草3g。该方原治妇人月事不行，腰腹作痛。我们根据临床情况，在原方中去木通、甘草，加入泽兰叶、川牛膝、车前子各10g。之所以去木通者，因木通苦寒，虽能入血分利湿，但毕竟不利血行，而且木通品种混杂，关木通有毒，含有马兜铃酸，损害肾脏，川木通效果较差，三叶木通才是真正的木通，但药房常以关木通代用，故去之。泽兰叶、车前子利湿祛浊，并有通经利窍的功能。方中川牛膝、莪术、肉桂三味药，是《妇人大全良方》所载温经汤中的主药。实际上，本方概括了温经汤、血府逐瘀汤、脱花煎三方，凡属瘀结较甚，经行不畅者，均可应用此方，或在本方的基础上按病情变化而予以加减。

二、调经法的加减

调经重在除旧，因此在应用轻、中、重三种调经法时，必须根据行经期的特点进行适当的加减。行经期的治疗特点可以归纳为"温、通、下、利、心、肾"六个方面，即温阳、疏通、下降、利湿、宁心、益肾，兹分别介绍之。

1. 温阳

行经期需温阳者，有两个意义：其一，温阳，即温经也。血得温即行，得寒则凝，此乃自然之理。湿浊亦得温分解，得温则利。当然，夹有寒者更应用此。其二，温阳者，亦为重阳而用。月经来潮必须在重阳必阴的前提下才有可能。保证重阳，才能保证月经的顺利排泄转化，是以经期加用一些温阳药物，如艾叶、肉桂、台乌药、吴茱萸等，有助于顺利排经，但如火旺迫血妄行者，则非所宜。

2. 疏通

行经期是排泄月经、除旧迎新的时期，必须保持通畅。疏通者虽重在血分，亦包括气分，因气为血之帅，气行则血行，气行则湿浊亦易分化，故"经期以调经为要"。调经者，本身就具有活血通畅之意。是以经期运用当归、川芎、泽兰、益母草等的同时，可加入制香附、木香、乌药等理气之品，以保持排经顺利。

3. 利湿

行经期之所以要利湿祛浊者，含有一定的深意。月经的来潮，从表面上看似乎为经血来潮，实际上为经水。经血中含有较多的水液浊物，这是重阴所带来的结果，且排出的卵如未受孕，必为败卵，败而化浊，亦待排除，还有除子宫外的生殖道，包括卵巢处所残剩的液体，亦需借助月经排出体外。如排除不尽，将遗而为患，是以利湿祛浊极为重要。一般在经期，泽兰、茯苓、牛膝、苡仁，甚则车前子、蒲黄、瞿麦、马鞭草、晚蚕砂等可随症加入，但月经过多、气虚不摄、肾虚不固者不宜。

4. 下降

行经期是重阳转阴，由上升转为下降，由阳转入阴的时期，是以这一时期的下降运动亦是阴长运动的开始，且子宫开放，行泻的作用，泻者下行也，故行经期调经除旧必须下降，一般用牛膝、茺蔚子、丹参，亦可加入桃仁、枳壳，目的是使经血下行顺利。

5. 宁心

宁心者，安定心神也。前人谓心气下降，胞脉通畅，则月事能顺利来潮。我们认为，子宫依赖胞脉胞络上联于心，为心所主，只有心神安宁，心气下降，才能保障子宫开放正常，排经顺利。所以，在行经期间选加丹参、柏子仁、合欢皮、琥珀、茯神等，就是为了满足行经期的顺利排泄，以及排尽排畅的要求。

6. 益肾

益肾者，补益肾阴也。前人认为，子宫依赖胞脉胞络与肾发生关联，所谓上系于心，下系于肾。心者，主宰其开放以行泻的作用；肾者，主宰其关闭以行藏的作用。行经期亦寓有藏的作用。所谓藏者，是指泻中有藏，使排经既彻底干净，但又不能耗伤正气，排出不应排泄的物质，所以需要益肾。行经期益肾者，需要在泻的前提下使用，药用川续断、牛膝、制狗脊、熟地等，必要时可选加杜仲、补骨脂等。

第二节　经后初期滋阴养血，重在恢复

经后初期是阴血的恢复时期，一般指月经干净后的 3 ~ 5 天，亦可达 7 天。这一时期尚无白带出现，所以在治疗上应滋阴养血扶阴。这是一种正治方法，但阴虚常伴火旺，火

旺则阴虚更不易恢复，是以降火滋阴亦为常用的方法。火旺有心火、肝火、肾火之不同，所以有清心滋阴法、清肝养阴法、滋肾降火法之不同。就临床所见，脾弱阴虚者必须应用健脾滋阴法。在具体应用这些方法及药物时，还有一些重要的加减，兹分别介绍之。

一、滋阴养血法

滋阴养血法，即滋阴与养血的结合，或称为血中滋阴，血中养水，是经后期较为常用的方法。本法分轻、中、重三种，即滋阴养血轻剂、中剂、重剂。

1. 滋阴养血轻剂

轻剂者，即一般常用的方剂，代表方为归芍地黄汤，药用炒当归、赤白芍、怀山药、山茱萸、大生地各10g，炒丹皮9g，茯苓、怀牛膝、桑寄生各10g。经后初期服，每日1剂，水煎分2次服。归芍地黄汤由四物汤合六味地黄丸而成。归芍者，四物汤之代表药也，鉴于川芎辛温升散，非经后初期所宜，故去之。当归有润肠通便之功，故凡大便稀溏或易溏泄者，常以大生地代熟地，而且用药量亦轻，所谓病轻药亦轻，适其所需而已。又鉴于经后初期血海空虚，癸水不足，养血之中意在滋阴，滋阴者，在于肾也，故加入牛膝、桑寄生等为佳。

2. 滋阴养血中剂

中剂者，在滋阴养血轻剂上稍有加重，应从三个方面考虑：一是扩充滋阴养血的药物，主要是增加滋阴药物的数量；二是选取滋阴养血特别是滋阴性能较强的药物，所谓“将帅”性药物助之；三是加重滋阴养血的药物用量。《傅青主女科》所用方药，其主次药物用量悬殊极大，可参考之。常用的代表方剂如首乌地黄汤、二至地黄汤等。我们较多使用的是加减二至地黄汤，药用女贞子、旱莲草各12g，熟地、怀山药、山茱萸、炒丹皮、茯苓、白芍各10g，怀牛膝、桑寄生各9g。经后初期按“7、5、3”奇数律的时日要求服药。

3. 滋阴养血重剂

重剂者，不仅滋阴养血的药物用量极大，而且选择的滋阴药物性能亦较强，数量亦有所扩充，适用于阴虚较重者。代表方剂有二甲或三甲地黄汤、复脉汤。我们临床上较为常用的是滋阴奠基汤，药用龟板胶、鳖甲（先煎）各10～15g，左牡蛎（先煎）10～30g，怀山药、山茱萸、熟地、丹皮、茯苓、怀牛膝各10g，或再加制首乌、玄参、太子参各10g，服法同上。服后如有脾胃不和，腹胀便溏者，酌加调理脾胃的药物，或去熟地、首乌、玄参等，同时嘱其饭后服。

二、滋阴清火法

阴虚易致火旺，火旺则阴更虚，是以降火或者清火亦非常重要。降火、清火实际上是冀“静能生水”也，降火亦即滋阴，是滋阴中的又一法门。降火者，又有降肾火、心火、肝火之不同，兹分别列述之。

1. 滋阴降火

滋阴降火，主要是清降肾火，达到护阴的作用。代表方剂有知柏地黄汤、大补阴丸、清经散、两地汤等。我们临床上较为常用的是加减知柏地黄汤，药用炙知母6g，炒黄柏10g，生熟地各10g，怀山药、山茱萸、炒丹皮、茯苓、泽泻各9g，玄参10g。按经后初期的要求服药，如火旺甚者，还应加入胡黄连、元精石、咸秋石等。

2. 清心降火

本法用于阴虚心火偏旺，临床见心烦、失眠者。代表方剂有清心莲子饮、导赤散、清心汤等。我们临床上常用的是加减清心汤，药用钩藤12g，莲子心5g，黄连3g，茯苓10g，生地10g，白芍12g，丹参10g，黛灯心1米。服法同上。夜寐差者，加紫贝齿（先煎）10g，炒枣仁10g；伴胸闷不舒者，加广郁金10g，石菖蒲5g，合欢皮或合欢花9～10g。

3. 清肝降火

本法主要用于阴虚肝火偏旺，临床见烦躁、头痛、胸胁不舒者。代表方剂有丹栀逍遥散、滋水清肝饮、杞菊地黄汤、龙胆泻肝汤等。我们临床上常用的是加减滋水清肝饮，药用丹参10g，赤白芍各10g，大生地12g，炒丹皮、茯苓、怀山药、泽泻各9g，山茱萸6g，钩藤12～15g，炒山栀9g，柴胡、甘草各6g。服法同上。如肝火过旺，必须清泻者，可选清肝凉胆汤，该方源于《杂病源流犀烛》；如肝火湿热偏甚者，亦可选用龙胆泻肝汤。

三、健脾滋阴法

这是经后期常用的方法之一。阴虚与脾弱相对立，滋阴有碍脾运，健脾燥湿又必伤阴，所以健脾与滋阴很难协调。张景岳创制了一些滋阴与健脾相合的方剂，如五福饮、七福饮等，其中人参、熟地合用表面上看起来相互照顾，但实际上未必能达成愿望。我们在临床上反复实践，摸索出健脾滋阴汤，由参苓白术散加减而成，药用党参12g，白术12g，茯苓、怀山药各10g，山茱萸6g，广木香6～9g，砂仁（后下）5g，白芍10g，荆芥5g，建莲肉9g，陈皮6g。服法同上。肠鸣辘辘，大便溏泄，小腹有冷感者，加炮姜5g，肉桂（后下）3g；胸闷烦躁，夜寐甚差者，加合欢皮10g，广郁金10g，莲子心5g；舌红少苔，口干喜饮者，上方去砂仁、党参，加太子参15g，制黄精10g，炒扁豆9g，炙乌梅5g。

四、特色加减

经后期最大的特点在于阴血亏虚。阴血特别是阴虚的恢复在于“静、降”，因而需依此而进行加减。

静能生水。静者，主要指清心降火，宁心安神。扩大而言，还应包括收敛固藏等法在内。我们的调周法特色在于心肾合治。因此，临床稍有心烦不安或工作学习稍为紧张者，均需加入莲子心、黄连、钩藤等清心降火，或加入青龙齿、炒枣仁、合欢皮、五味子等宁心安神，或根据病情需要加入五味子、煅牡蛎、炒芡实等收敛之品，或加入炙龟板、金樱子、炙乌贼、龙骨等固藏之品。

降是重阳转阴后阴长运动的特点，也是阴血恢复时的特点。所谓降者，即沉降，与静相关，故亦有静之说。一般而言，味厚重者主降，如龟板、鳖甲、牡蛎等介类皆有沉降敛藏之功，是补阴之佳品；石类，如磁石、龙骨、龙齿等皆有镇降安神的作用，是心神合治的佳品；味厚质浓之品，如熟地、首乌、玄参等，能大补肝肾，为滋阴养血之上品；此外，本身具有下降性能的药物，如怀牛膝、坎炁等，在经后初期选择加入，可更好地滋阴养血，奠定阴长的基础。

第三节　经后中期滋阴助阳，促进阴长

经后中期与经后初期相连，一般在月经干净3~5天后的一段时间里，约3~5天，甚则7天。其间可见少量或一定量的带下，表示经后期阴长阳消的运动已逐渐明显起来。

经后中期，阴长运动已趋向中等水平，阳消亦较为明显，阴阳之间的差距扩大，因而在滋阴养血的同时必须佐以助阳，以缩短阴阳之间的差距。我们在论述月经周期演变时一而再地谈到阴长需赖阳，无阳则阴无以长。阳之所以消，就是为了阴长，阴长到中水平时更需要大量的阳消，助阳的意义主要就在于此。张景岳谓："善补阴者，必于阳中求阴，则阴得阳生而源泉不竭"，就是这个意思。经后初期，阴长运动基本上处于"静"的状态，故单纯的滋阴养血药足矣。经后中期，其阴长运动已渐趋明显，从动静观念来看，阳药主动，佐以助阳药物，亦是月经周期中阴阳消长运动的规律所决定的。当然在佐入助阳方药时，尚应据情而定。

一、滋阴助阳

滋阴助阳是经后中期提高或调节阴长运动常用的有效方法，包括三种：即滋阴养血，佐以助阳；阳中求阴，着重助阳；滋阴降火，佐以助阳。

1. 滋阴养血，佐以助阳

这是经后中期的常规处理方法，对阴长运动缓慢、阴血水平不足者最为合适，常用归芍地黄汤稍加助阳药，药用丹参、赤白芍、怀山药各10g，山茱萸9g，熟地12g，炒丹皮9g，茯苓、怀牛膝、桑寄生、川断各10g，菟丝子12g。服法按时数律要求进行。脾胃不和者，饭后服；阴虚较明显者，可加炙鳖甲（先煎）、炙龟板（先煎）各10g，女贞子12g；脾胃不和者，加炒白术12g，广木香9g，砂仁（后下）5g等；心烦失眠者，加炒枣仁10g，青龙齿（先煎）12g，合欢皮10g等。

2. 阳中求阴，着重助阳

此法适用于阳有所不足，以致阳消不利、阴长不利者，目的在于提高阴长，促进卵泡的生长发育，常用菟蓉散、归芍地黄汤、木香六君汤等，具体药物是：菟丝子12g，川断10g，肉苁蓉6~9g，白芍、怀山药、怀牛膝、山茱萸、茯苓各10g，党参12g，白术9g，

炙甘草6g。服法同上。所谓阳中求阴者，还包括促进后天脾阳的运动以产生先天癸水之阴。

3. 滋阴降火，佐以助阳

在阴虚火旺的患者中，已进入经后中期并出现带下时，必须加强滋阴，促进阴长运动的进展。加入适量的阳药可以适应这一时期的需要。阴长较快，阴的水平过高，亦即现代医学所谓高雌激素患者，其带下较多，但B超见卵泡发育较差者，亦当从经后中期论治，滋阴降火同时可加入适量的助阳药。此时，仍可选用加减知柏地黄汤，药用炙知母6g，炒黄柏10g，生熟地、山药、炒丹皮、茯苓、泽泻各10g，玄参、怀牛膝各9g，川断、菟丝子各10g。服法同上。若肝火旺，出现头痛、目赤者，加钩藤（后下）12g，甘菊花6g，苦丁茶10g；心火旺，心烦失眠者，加紫贝齿（先煎）12g，莲子心5g，炒枣仁10g，白蒺藜10g；腰酸足冷者，加杜仲12g，锁阳6g，制狗脊10g等。阴虚火旺，自然应运用滋阴降火之法。加入助阳药物后是否会引起火更旺呢？我们从临床上观察到，选择性地加入助阳药后，不仅未引起火旺，反而有助于带下的正常增加和卵子的发育。癸水来源于肾，肾为阴阳之宅，阴阳互为生长，阴虚稍久，亦必有阳虚。阴虚火旺者，阳虚常为火旺所掩盖，故可于经后中期选择性地加入适量的阳药。

二、健脾滋阴，佐以助阳

脾虚阴弱者，虽然抑或能进入经后中期，治疗上当以健脾滋阴为主，但更当助阳。这里的阳主要是中焦脾胃之阳。助阳不仅有助于先天癸水之阴阳，而且有助于肾之阴阳。我们临床上常在参苓白术散加减而成的健脾滋阴汤中加入适量的补阴阳药物。药用党参12g，太子参15g，怀山药、山茱萸各9g，广木香9g，砂仁（后下）5g，陈皮6g，白芍、莲子肉各10g，川断10g，菟丝子12g，必要时可加入黄芪、炮姜、巴戟天、杜仲等，或白芍、制黄精、白扁豆等。我们使用调周法强调心肾合治，故多加入合欢皮、茯神、炒枣仁等品，使之更有利于经后中期的阴长阳消运动。

三、滋阴调肝，佐以助阳

肝阴不足或肾阴不足者必然存在程度不同的肝用失调，即肝气之疏泄欠佳，是以在阴长阳消运动日益明显的过程中必须调肝。验之于临床，的确如此。我们临床上常用的滋肾生肝饮就适用于经后中期的病变，药用丹参10g，赤白芍、怀山药、熟地、川断、菟丝子各10g，炒柴胡5g，炒丹皮、茯苓、合欢皮各10g等。服法同上。若肝气失调，必犯脾胃，故前人谓“知肝传脾，当先实脾”。我们在临床上多以其合异功散或香砂六君子汤，即在前方中加入太子参15g，炒白术12g，陈皮6g，砂仁（后下）5g，必要时加入炮姜5g，杜仲10g。此外，根据心－肾－子宫轴的理论，另加入合欢皮、炒枣仁、钩藤、夜交藤等宁心安神之品以提高阴长水平，更好地促进卵泡发育。

第四节　经后末期滋阴助阳，阴阳并重

经后末期是经后期的结束时期，与经间排卵期紧密相连。此期一般时间很短，最多也只有3~4天，最少仅1天。这一时期虽然短暂，但生理病理特点非常明显。由于阴长已近高水平，卵泡发育亦接近成熟，阴长阳消的波动极为明显，最主要的标志是带下增多，质地转黏稠，甚则可以出现极少量的锦丝状带下。如不然，则退回到经后中期，延迟排卵期的到来，是以在治疗上必须阴阳并重，侧重于滋阴养血。由于这一时期的阴阳气血波动极大，所以佐调心肝亦十分重要。

一、滋阴助阳，阴阳并重

经后末期的治疗特点在于滋阴助阳，阴阳并重，因为该时期不仅要有近高水平之阴，即近重的阴长，而且要由升转降，为经间排卵期服务。根据临床实践，又有阴阳并重、稍重于阴和滋阴降火、助阳补肾两种。

1. 阴阳并重，稍重于阴

本法适用于阴长运动不及，出现缓慢、稍弱、动态较差者，是经后末期主要的治疗方法。所谓阴阳并重者，是阴阳合治，处方用药相等的意思，但经后期毕竟以阴长为主，故稍重于阴。我们临床上较为常用的是补天五子种玉丹加减。补天五子种玉丹为张景岳所制，其中五子补肾丸助阳，归芍地黄汤滋阴养血，两方相合，阴阳并补，原为治疗男子不育症的专方。我们根据临床实际情况进行加减，药用丹参10g，炒白芍、怀山药、熟地各12g，炒丹皮10g，茯苓、枸杞子各9g，山茱萸6g，五味子5g，菟丝子、覆盆子、紫河车各10g，川续断12g，五灵脂10g，广木香9g。经后末期服用，每日1剂，水煎分服。脾胃不和者，改为饭后服。心烦寐差者，加炒枣仁10g，莲子心5g；胃脘不舒，腹胀矢气者，加广陈皮6g，砂仁（后下）5g；湿浊内阻，舌苔厚腻者，可加广藿香9g，苍术9g，省头草10g。

2. 滋阴降火，助阳补肾

本法适用于阴虚火旺者的经后末期，临床上虽较少用，但亦有之。患者一方面出现阴虚火旺的病变，一方面又有肾阳偏虚的症状，但肾阳偏虚的症状可能被阴虚火旺的症状所掩盖，必须细心诊察方有所见。治疗上，既要根据辨证论治的原则予以滋阴降火，又要根据月经周期演变的特点予以变通，方取知柏地黄汤合五子补肾丸加减，药用炙知母6g，赤白芍、怀山药、熟地、炒丹皮、茯苓各10g，山茱萸9g，川断10g，菟丝子10g，杜仲12g，覆盆子10g，炒黄柏10g，钩藤（后下）12g。服法同上。若虚热偏甚，午后低热，上方去熟地、覆盆子，加生地10g，地骨皮10g；心烦寐差，口干舌尖破裂者，加莲子心5g，黄连5g，紫贝齿（先煎）10g；胃脘胀痛，纳食不馨者，上方去炙知母、熟地，加陈皮6g，佛手片6g。

二、健脾滋阴，阴阳并调

脾虚阴弱，阴长不及，运动迟缓，或动力不强者，显然阳虚明显，治疗当阴阳并调与健脾助阳相结合。本法在临床上虽为少用，但亦有之。我们常选用健固汤加入滋阴助阳之品，药用党参 12 ~ 15g，炒白术 12g，怀山药 10g，白芍 10g，川断 10g，菟丝子 10g，杜仲 12g，巴戟天 9g，山茱萸 9g，茯苓 12g，广木香 9g，砂仁 12g，荆芥 6g。服法同上。若脾阳不足，腹泻便溏，肠鸣，有冷感，可加炮姜 6g，肉桂（后下）5g；若小便频数，腰腹酸冷者，加覆盆子 10g，鹿角霜 10g；带下过多，舌苔厚腻者，加制苍术 10g，怀牛膝 10g，苡仁 15g；睡眠甚差，心慌心悸者，加合欢皮 10g，茯神 12g，炒枣仁 10g。总之，健脾滋阴、阴阳并调着重于阳，有助于阴长至重，迅速进入经间排卵期。

三、阴阳并调，兼当调肝

经后末期亦不能忽略肝气失调及肝郁肝火的存在，处方用药当在调补阴阳中兼以调肝。我们在临床上一般选用滋肾生肝饮合菟蓉散加减，药用丹参、赤白芍、怀山药、熟地各 10g，川断 10g，菟丝子 10g，炒柴胡 5g，肉苁蓉 6g，杜仲 12g，陈皮 6g，茯苓 10g。若兼肝郁化火者，则选用滋水清肝饮合菟蓉散，药用丹参、赤白芍、大生地、怀山药、山茱萸、炒丹皮、茯苓各 10g，黑山栀 6g，炒柴胡 5g，钩藤（后下）12g，川断 10g，菟丝子 12g，杜仲 10g。服法同前。在兼肝郁或郁火的错杂证型中，处理时应按辨证论治的要求，同时必须加入相应的助阳药，还要注意调理脾胃，在方中加入陈皮、白术、合欢皮等。

第五节　经间期治疗重在促排卵

经间期应称为经间排卵期。虽然排卵有早有晚，未必全在经间期，但大多数女性排卵期与经间期是一致的。古人虽无排卵的记载，但亦有资料可查，如《女科准绳》引袁了凡所说："天地生物必有细蕴时，万物化生必有乐育之时……凡妇人一月经行一度，必有一月细蕴之候，于一时辰间气蒸而热，昏而闷，有欲交接不可忍之状，此的候也……顺而施之则成胎。"其中的"细蕴"、"的候"均指排卵而言，并指出"顺而施之则成胎"的治疗佳时。因而治疗上要活血通络以促排卵，补肾调燮阴阳，以促进排卵的节律变化。此外，还要从处理四大干扰因素入手，处理经间排卵期的三大矛盾。

一、活血补肾，重在出新

经间排卵期的治疗首先在于促进气血活动及排卵，更为重要的是补肾调燮阴阳。如偏于阴虚，滋阴为主，稍佐通络；偏于阳虚，补肾助阳或脾肾双补。二者均可促发排卵，谓之"出新"。

1. 气血活动欠佳，氤氲不足者，重在活血通络，以使转化和排卵顺利。根据临床观察，经间排卵期所出现的氤氲状气血活动是排卵期的一种生理现象。不仅卵子从卵巢表面突破时需要气血活动，而且在卵子排出之后，仍然要依赖气血活动，以备孕卵种植于子宫，故冲任、子宫的气血活动有着重要意义。因而，这一时期的治疗首先在于活血通络，增强气血的活动，使排卵及排卵后的活动与行经期相一致。所不同者，行经期排出经血在于除旧祛瘀，而经间期排卵在于出新，为受孕服务。两者性质不同，但活动一致。由于经间排卵期气血活动的部位方向与行经期不同，所以在选择方药方面也必然有所不同。经间排卵期气血活动呈上升性，意在出新，因而活血通络必须符合这一生理特点。排卵的部位在少腹部卵巢，属于肝，而行经者气血活动的部位在小腹部子宫，属于肾，所以在选择用药上自然有别。当然，排卵的前提还在于锦丝状带下，也就是说首先要有“重阴”，“近重阴”，才能选用活血通络的方药。根据我们的临床经验，加减排卵汤较为合适。药用炒当归、赤白芍各10g，川芎6g，五灵脂10～12g，泽兰叶10g，川断12g，红花6～9g。此方来源于“中药人工周期疗法”中的排卵汤，原方是：当归、赤芍、泽兰叶、茺蔚子各10g，红花、香附各6g。服法：于排卵前连服4剂。阳虚者，加鸡血藤、桃仁、川断、菟丝子各10g；阴虚者，加熟地、枸杞各10g。

我们体会，排卵汤虽然体现了活血通络的宗旨，但对此期气血活动的部位及上升的特点尚不明确，因而在使用时组成了加减排卵汤。另外，有相当一部分女性由于排卵期“重阴”的影响，水湿偏盛，易于腹胀便溏，必须加入健脾利湿的药物，因而需要调整加减排卵汤，药用丹参、赤白芍各10g，五灵脂12g，川芎6g，荆芥6g，广木香6～9g，制香附9g，泽兰叶10g，茯苓10g，红花6～9g，川续断10g。该方去润肠通便之当归，加入丹参，同时又加广木香、茯苓健脾利湿，考虑到排卵期气血活动呈上升性，所以又加入荆芥。其服药方法必须按“7、5、3”奇数律，即3数律者服3剂，5数律者服5剂，7数律者服7剂。

复方当归注射液由当归、川芎、红花等组成，每支2ml，每次2支，即4ml，肌肉注射，每日1次，按“7、5、3”奇数律用药，3数律者3天，5数律者5天，7数律者7天。注射完后用热毛巾熨之，促其尽快吸收。我们体会，用复方当归注射液肌注，其活血促排卵的功效优于口服。经间排卵期时间短，转化快，注射剂符合其要求。并且，口服药由于煎煮的火候、时间不当或脾胃消化欠佳等，可能影响其有效性的发挥。

2. 肾阴阳失衡，重阴不足或阳亦较差，以致转化不利，排卵不良，重在滋阴助阳，或健脾补肾以促排卵。在具体治疗过程中，又有肾阴阳均有所不足者。补肾促排卵汤用于阴虚者，益肾通经汤用于阳虚者，健脾补肾促排卵汤用于脾肾不足者。

（1）肾虚阴阳均不足者，用补肾促排卵汤。组成：炒当归、赤白芍、怀山药、熟地、炒丹皮、茯苓、川断、菟丝子、鹿角片（先煎）各10g，山茱萸6～9g，五灵脂10～12g，红花5g。经间排卵期服，3数律者服3剂，5数律者服5剂，7数律者服7剂。若腹胀便溏，矢气较多，上方去当归、熟地，加广木香9g，砂仁（后下）6g；若胸闷心烦，乳房胀痛，加炒柴胡5g，绿萼梅5g，广郁金10g。补肾促排卵汤是我们临床上最为常用的方剂。鉴于城市女性脾胃较差，常以丹参代当归。鹿角片对提高 BBT 高温相较佳，但易升动心肝之气火，若有上热下寒现象者，应去鹿角片，改用紫石英。紫石英沉降趋下，有暖宫助孕的功效，凡属不孕者，恒多用此。凡临床上具有程度不同的锦丝状带下，或 B 超探查卵泡趋向成熟，但 BBT 高温相上升不快，或上升不高，或不易上升者，无论临床有无肾虚症状，均可应用此方。

（2）肾阴偏虚，或阴虚火旺者，一般见月经后期，或轻度闭经，月经量少，并伴有头昏腰酸，烦热口渴，舌质红或绛红，脉弦细带数者，方可选用益肾通经汤。组成：柏子仁、生熟地、丹参、川断、泽兰叶、川牛膝、赤白芍各 10g，生茜草 15g，五灵脂 12g，炙鳖甲（先煎）9g。经间排卵期按“7、5、3”时数律服之，即 3 数律者服 3 剂，5 数律者服 5 剂，7 数律者服 7 剂。益肾通经汤是由柏子仁泽兰叶汤所组成，原是治疗闭经的方药，首载于《妇人大全良方》，张景岳《妇人规》在原柏子仁汤的基础上加入熟地、川断，使补肾的力量加强。之所以命名为柏子仁丸者，是以柏子仁为主药，即心－肾－子宫轴三者合治的方药，目的是降虚火，通月经。我们在临床上加入生地、炙鳖甲，有时加杜仲，增强了补养肝肾的作用，有时加合欢皮、广郁金，暂缓心肝气郁的紧张状态，同时加生茜草、五灵脂、赤芍等，增强了活血通络的作用，故有较好的促排卵功能。

（3）肾阳偏虚，或肾阳不足者，健脾补肾促排卵汤治之，适用于脾肾不足偏于阳虚，证见腹胀矢气，大便溏泄，腰腿酸软，神疲乏力，或午后入晚腹胀尤甚，形寒肢冷，BBT 高温相偏低、偏短或上升缓慢，但具有一定量的锦丝状带下者。组成：党参 15～30g，苍白术各 12g，广木香 9g，佩兰 10g，五灵脂 12g，炒丹皮 10g。我们在临床使用中，将上方去炒丹皮、佩兰，加杜仲 10g，赤白芍各 10g，省头草 10g，形成今天的健脾补肾促排卵汤。若腹胀腹痛，腹痛则欲便，上方加炒防风 6g，焦山楂 10g；若腹鸣漉漉，小腹有冷感，加炮姜 6g，补骨脂 10g；若胸闷烦躁，乳房胀痛，夜寐甚差，上方去省头草，加钩藤 12g，广郁金 10g，绿萼梅 5g；若脾虚不明显，临床上未见腹胀矢气、大便溏泄等症状，而主要出现腰酸尿频、形寒畏冷等肾阳虚证候者，则去苍术、省头草、广木香等运脾之品，加仙灵脾、制狗脊各 10g，甚或鹿角片（先煎）10g 等温振肾阳，使阴阳转化顺利，且为转化后的阳长奠定基础。此等偏阳虚者甚为少见。

二、经间排卵期四大兼证的处理

经间排卵期除需着重局部活血通络以及整体调燮阴阳，稍佐活血以促排卵的治疗方法外，还有四种较为多见的干扰因素影响排卵，必须予以处理。所谓四大因素，亦称四大兼证，即痰、湿、气、血。痰指痰脂；湿者湿浊，有湿热、寒湿之别；气者气郁，有心郁、肝郁之异；血者血瘀，亦有干、湿、癥积之殊。在这四大因素中，尤以痰脂更为复杂。随着人们生活水平的不断提高，膏粱厚味较多，工作学习及生活节奏的加快，生活缺乏规律性，贪凉饮冷，以致痰脂的形成日益增多，形体与腹部肥胖也日益明显，严重地干扰排卵，甚则导致整个生殖功能的失常。

在治疗方面，并不是兼证兼治，作为照顾这么简单。四大兼证，均有其复杂性和特殊性，急则治标，反客为主，需作主证论治，有的还要从其根本原因方面治疗，有的尚需配合心理疏导，解除一切忧虑，才能获取效果，巩固疗效。

1. 痰脂证的处理

痰脂者，即痰浊脂肪也。痰浊脂肪与排卵确有内在关联。俗语曰："肥鸡不下蛋，胖妞难生育。"说明妇女肥胖，其排卵必然受到影响，甚或排卵障碍。痰脂虽为病理产物，但反过来又阻碍或干扰排卵，甚或壅塞封闭卵巢，所以在治疗上亦有多方面。

（1）*兼证照顾* 痰脂者，常以肥胖为特征，乃肾虚肝郁所致，是标，故作为兼证。在经间期，当以主要者为前提。肾阴阳俱虚者，补肾促排卵汤；肾阴虚者，益肾通经汤；肾阳虚者，健脾补肾促排卵汤。以上均应照顾到痰脂方面，宜选用越鞠丸或越鞠二陈汤，或随症加减。

（2）*急则治标，先从痰脂论治* 如痰脂偏甚，脘腹作胀，肥胖，口腻痰多，当急以化痰燥湿，方药用苍附导痰汤、启宫丸、芎归平胃丸等。朱丹溪对此认识较为深刻，提出了"脂膜壅塞胞宫"的论点，并创制了六郁汤痰郁方，药用海浮石、香附、南星、瓜蒌。《济阴纲目》卷六求子门所制的消脂膜导痰汤，药用制半夏、制南星、橘红、炒枳壳、茯苓、川芎、防风、羌活、车前子等，均符合治标的要求。化痰消脂减肥再配合增强运动，确有一定效果。但是我们认为，亦不能忽略经间排卵期的两大特点，即重阴和氤氲状活动。重阴者于痰脂稍有碍，而气血活动则必须保证，是以尚需加入五灵脂、赤芍、川续断、川芎、荆芥等中的1~2味，亦算是标中顾本之意也。

（3）*从主因论治* 痰脂之所以形成，从妇科生殖节律而言，主要在于肾虚肝郁，与脾胃亦有一定的关系。肾虚者尤在阴虚及阳，阳虚才有可能凝聚脂膜，但与肝郁、脾虚亦有一定的关系。从因论治就必须考虑到肾肝而顾脾。即使在经间排卵期，用补肾促排卵汤合越鞠丸的同时，还应加入防己黄芪汤之类药物。肥胖妇女艰于生育，日久必兼脾气虚；年龄稍大的肥胖妇女懒于活动，在治肝肾同时，亦当兼顾其气虚的一面和病情既久的特点，即使在经间排卵期亦不例外。

（4）*痰脂结为癥瘕，当从化痰消癥论治* 体质壮实者，当以攻消为主。经间排卵期、行经期均可选用桂枝茯苓丸、防风通圣丸，加入排卵汤、补肾促排卵汤，或于行经期调经方药中因势利导，获取佳效。

2. 湿浊证的处理

湿浊干扰排卵，在处理上主要有两个方面：一是作为兼证处理，二是作为重点处理，并适当照顾这一时期的特点。

（1）*兼证处理* 经间排卵期因湿浊干扰者多程度较轻，除尿少苔腻之外，无明显症状者，可用排卵汤或补肾促排卵汤，即按正常的调周法论治，适当加入制苍白术各10g，苡仁15~30g，陈皮6g，车前子10g，泽泻9g等即可。偏湿热性者，可加黄柏9g，马鞭草10g等。

（2）主证处理　此乃急则指标的方法。因湿浊颇为明显，不仅干扰排卵，使排卵不顺利，而且亦必然趁机发作湿热证，如经间期阴痒、出血、腹痛等，治疗当分湿热偏甚、湿浊偏甚及寒湿致病之不同。如属湿热偏甚者，当以清利湿热为主，临床上常用红藤败酱散合四妙丸。《刘奉五妇科经验》、《哈荔田医案医话》中所载经间期出血病案，多用瞿麦穗、扁蓄、滑石、车前子等，清利的力量甚强，实际上亦有助于推动血行，促进排卵。湿浊偏甚者，带下甚多，常伴霉菌、滴虫等，当蠲湿利浊，临床常用止带方、四苓散等，必要时需配合熏洗方药。我们的土槿皮洗剂用土槿皮、黄柏、苦参、威灵仙、蛇床子、花椒、明矾等。寒湿明显者，带下多、阴痒、经间期腹痛，当温阳利湿，可用五苓散、温经汤加味等。临床上此类疾病较为少见。处方用药时，一般应尽量照顾到这一时期的特点，如加入五灵脂、赤芍、荆芥、川芎等。

3. 气郁证的处理

气郁有心郁与肝郁两者。两者虽相互关联，但亦有区别。就干扰排卵而言，尤以心郁为明显。胞脉胞络上属于心，心气下降，胞脉胞络才得通畅，子宫才得开放，行泻的作用，排卵才能正常。

（1）舒解心郁，促发排卵　心气郁塞，自然影响经间排卵期的气血活动。舒气解郁，促发排卵，用远志菖蒲饮，药用炙远志 6～9g，石菖蒲 6～10g，丹参 10g，赤白芍各 12g，合欢皮 10g，广郁金 10g，茯苓神各 10g，川芎 6g，川续断 10g，荆芥 6g。可于经间排卵期按“7、5、3”数律服药。

（2）疏肝解郁，助促排卵　肝郁气滞，需用疏肝解郁的方法，用加减柴胡疏肝饮，药用柴胡 5g，广郁金 10g，制香附 9g，炒枳壳 6g，当归、赤白芍各 10g，川续断 12g，川芎 6g，陈皮 5g。服法同上。

在服药的同时，还必须配合心理疏导。安定心神，放下思想包袱，缓解紧张情绪，才能获取较佳疗效。

4. 血瘀证的处理

血瘀干扰排卵似为多见，主要是影响排卵期的气血活动，但是在重阴较好的前提下，其气血活动并不明显，所以血瘀影响排卵并不显著。血瘀的发展有两种趋向，一是湿性瘀阻，二是干性血瘀。处理方面，仅仅是血瘀者可加重排卵汤的药物用量，或增加活血通络的药物，或在补肾促排卵汤中增加活血通络的药物和用量。如发展为湿性瘀阻，见盆腔粘连者，可选用红藤败酱汤加利湿通络或健脾助阳之品；如发展为干性血瘀，见盆腔炎附件组织机化者，需选用大黄䗪虫丸、银甲散之类方剂，在滋阴的基础上增入活血通络、消癥散积之品。

三、经间排卵期三大矛盾的处理

经间排卵期有复杂的生理病理特点，其治疗除活血通络、补肾燮理阴阳以促排卵及处理常见的四大兼证外，还要处理三大矛盾，即动与静、升与降，泻（开）与藏（关）。动与静者，动为主，是指经间排卵期的气血活动最为显著，前人称为“絪蕴状”，即“氤氲状”。没有氤氲状的气血活动就很难排卵，反过来说，排卵就要有气血活动，因而动是绝对的，主要的，但必须辅以静。动静结合，才能保证动的正常，有动无静，动之过甚将会出现病变，但动之失常，动之不足，亦可为病变，且为主要病变，当予及时处理。升与降者，升为主，是指经间排卵期重阴转阳的形式呈上升状。一般来说，“阳升阴降”，阳长运动呈上升状，阴长运动呈下降状，但到重阴阶段，物极必反，阴降转上升，且呈冲击状，因而上升是主要的。如升之太过，有升无降，将会出现病变。升之不足亦为病变，且为主要病变，亦当及时处理。泻（开）与藏（关）者，泻为主，是指经间排卵期子宫开放行泻的作用，不仅排卵，而且为迎接精卵结合后种植于子宫做准备。所以这一时期泻是主要的，并且重阴后尚有较多的水湿污浊有待排出，但如泻之太过，甚则有泻无藏，或泻之不及，均将导致病变，当妥善处理。

1. 动静的矛盾处理

经间排卵期反映在动静矛盾方面的病变主要在于动之乏力，或有静无动，使排卵障碍，甚则无排卵，为此，促“动”以促排卵最为重要。促动促排卵的含义有二，方法有五。含义二者，一是指通过气血的有力活动促进排卵；二是增强卵子的自身活动力，亦即卵排出后的游移活动。方法五者，即一般促动法（轻）、中度促动法、强有力的冲击疗法、补肾助阳法、动静结合法。

（1）*一般促动法*　属于较轻的一种促排卵方法，包括药物、耳针、小剂量穴位注射等。

药物治疗。加减排卵汤和补肾促排卵汤是我们临床上常用的方药，其具体药物、用量、服法和服用时间等，均见经间排卵期活血补肾、重在出新条下。

耳针疗法。选用子宫、肝、肾、脑、心、脾、胃等穴，可采用压籽等方法。

小剂量穴位注射。有两种方法：一种是用复方当归注射液，一种是用西药 HCG 注射液。穴位选三阴交、足三里、血海、太冲、关元、中极、气海、肾俞等，每次取 2 对足部穴位，加上 1 个腹部穴位，每穴注射 0.2～1ml，每日 1 次，轮流使用，按“7、5、3”时数律使用，3 个月经周期为 1 个疗程。

（2）*中度促动法*　即使用稍强的补肾活血通络药物促进子宫冲任等气血活动，以达到促发排卵的目的，对排卵障碍、卵泡发育稍差，又不得不排卵者适用。

药物治疗。一般将补肾促排卵汤和活血通络的排卵汤合为一方使用。其药量、服药法、服用时间等均见前。

针刺疗法。选穴以任脉、肾、肝、脾、胃经为主。主要穴位：三阴交、血海、足三里、关元、中极、气海、志室、命门等。体质较强者用强刺激。江苏省中医院针灸科蒋彩云使用的促排卵穴为：肝俞、肾俞、志室、命门、次髎、中髎、十七椎、阴谷、血海、地机、足三里、三阴交、太冲、太溪、曲泉，每次用 3～5 对穴位。其中气海、关元、地机、归来为要穴。一般用强针刺激手法，按“7、5、3”时数律进行。

穴位注射。使用方法：取复方当归注射液 2ml/支者 2～3 支，每日 1 次，肌肉注射，7 数律者连续使用 7 天，5 数律者连用 5 天，3 数律者连用 3 天。3 个月经周期为 1 个疗程。

（3）*冲击疗法* 即以重剂促发排卵，也是以几种药物力量冲击促排卵的方法，大都用于卵泡发育已趋成熟，但排卵障碍，不易排出者；或因卵泡膜肥厚，不易排出者；或卵泡大而不易排出者。所谓重剂，即药量大，服药次数多。

药物治疗。将补肾促排卵汤和排卵汤合为一方，同时加大活血通络药的用量。五灵脂 12～15g，红花 9～10g，川芎 9g 等，并增加服药次数，每日服 2 剂，每剂分 2 次服，每日服 4 次。7 数律者连续使用 7 天，5 数律者连用 5 天，3 数律者连用 3 天。

复方当归注射液重剂冲击。复方当归注射液 2ml/支，每次 10～20 支，每日 1 次，于大腿内侧肌肉注射后以热毛巾敷之，以促其吸收，连用 3 天或 5 天或 7 天。

中西药结合冲击。主要用补肾促排卵汤和西药。①枸橼酸克罗米芬（CC）。CC 是最基本的促排卵药物，具有抗雌激素作用，主要作用部位在下丘脑，为内源性雌激素竞争受体，使下丘脑对雌激素的正反馈作用敏感，可刺激垂体分泌 FSH、LH，促进卵泡发育和排卵。使用 CC 的条件是体内要有一定的雌激素水平，且垂体的功能良好。基本用法是：从月经周期第 5 天开始，每天口服 50～100mg，甚或用至 150mg，连用 5 天。②CC + HMG + HCG。月经周期第 3～7 天口服 CC，每日 1 次，每次 50mg；月经周期第8～10天，每天肌注 HMG 150IU，第 11 天开始监测卵泡发育，根据卵泡发育情况，隔日肌肉注射 HMG 150IU，至卵泡成熟，肌肉注射 HCG 5000～10000IU，大剂量冲击排卵。

（4）*补肾助阳，意在于动* 在滋阴药物中加入较多的助阳药物，除了提高阴长水平、冲击排卵及促进排卵后阳长外，还可促进卵子发育，增强卵子的自身活动力。为此我们常在补肾促排卵汤中加入鹿角片、鹿角胶、仙灵脾、巴戟天、海狗肾、锁阳等中的 1～2 味。

（5）*以静制动，动静结合* 在经间排卵期，动虽是主要的，绝对的，但如动之太过，或动速过频而力量不足，亦必致病患，因而必须以静制之。静者动也，有静才有动，静是为了恰到好处地动。根据我们的临床体会，可有三法以调治之。

①动静结合。经间排卵期如动之过者，在处理上既要保证动，又要以静制其过动。经间排卵期出血甚少者，可不予处理，但如出血较多或出血时间较长者，必须予以处理。肾虚而心肝郁火明显者，可在补肾促排卵汤中加入二至丸、丹栀逍遥散。肾阴偏虚兼夹湿热，出现阴痒者，在补肾促排卵汤中加入四妙丸、黑山栀、碧玉散等清热利湿之品。

②静以制动。经间排卵期动之过甚或动之过频引起情志异常、失眠、头痛、烦热口渴等明显症状者，当予滋阴降火或滋水清肝法治之。滋阴降火除用大补阴丸或知柏地黄汤外，尚需加入钩藤、青龙齿、莲子心等镇静安神之品。郁火明显者，除用滋水清肝饮外，亦当加入钩藤、莲子心、炒枣仁等清心安神之品。因处于经间排卵期，仍当静中稍动，静中稍升，可加入五灵脂、赤芍、荆芥等。

③静中求动。经间排卵期虽然到来，锦丝状带下亦有，但量极少，又见腰酸、少腹胀痛、烦躁失眠等，说明经间排卵期已到来，气血活动亦十分明显，但动而乏力，原因在于

卵泡发育尚未成熟，应静中求动，以补天五子种玉丹加炙龟板、炙鳖甲、合欢皮、钩藤等，或以二甲地黄汤加川断、菟丝子、杜仲等。待B超探查见排卵发育成熟后，以补肾促排卵汤促其排卵，此时可能出现第2次或第3次排卵。

2. 升降的矛盾处理

经间排卵期重阴必阳，转化运动十分激烈，运动的形式由下降转变为上升，则不仅阳长运动呈上升状，而且重阴时冲击排卵上升更为明显。阴本下降，极则反升，而且必冲击心脑才能顺利排卵，故病理状态下升动乏力是主要的，但如升之太过，升之过频，有升无降，亦为病变。处理时既要保证上升，又要使升降合度。

（1）促动促升，促发排卵　经间排卵期重阴转阳的运动形式呈上升状，才能保证排卵的顺利，因而在活血通络以促排卵的方药中需照顾到上升的特点。如复方当归注射液、加减排卵汤中所用当归、川芎等均有上升之性。补肾燮理阴阳以促排卵的方药中，亦应加入上升的药物，如补肾促排卵汤中加荆芥、川芎等。

（2）健脾补肾更需升动　脾肾不足，阳虚气弱者，在经间排卵期更需升动，才能达到顺利排卵。一般在健脾补肾促排卵汤或补肾促排卵汤中加入荆芥、川芎、省头草、防风、黄芪等最为合适。

（3）滋阴补肾，降中求升　凡阴虚者，虽属经间排卵期，但一般锦丝状带下偏少，卵子发育不够成熟，或卵子虽大而不壮实，以致排卵困难。同时，固有的排卵节律不得不促使排卵，是以动之乏力，升之不足，不得不用滋阴补肾、降中求升的方法，可于益肾通经汤中加入杜仲、荆芥等，然后着重经后期治疗。

（4）滋阴降火，欲升先降　凡阴虚火旺，特别是心肝火旺者，虽处于经间排卵期，有一定量的锦丝状带下，卵子发育亦基本成熟，但由于火旺，体内呈现升、动现象，反而影响排卵，故而当以静制动，降以制升，先降后升，方用知柏地黄汤或杞菊地黄汤，另加钩藤（后下）、青龙齿（先煎）、川续断、菟丝子等，以达降而后升的效果。

3. 泻（开）藏（关）的矛盾处理

经间排卵期子宫开放行泻的作用，不仅有助于排卵，而且是为孕育服务，但泻是短暂的，藏是长期的，且受制于心肾。心肾交合，子宫才能定期藏泻。泻是为了藏，藏亦是为了泻，泻中必须有藏，藏中必须有泻。经间排卵期主要在于泻，如果泻之不利，泻之不及，或泻之太过，均需处理。

（1）促泻（开）为主，意在孕育　经间排卵期不仅要促动促升，而且还要促子宫开放，行泻的作用。子宫之泻受制于心，因而降心气、安心神才能使子宫之泻顺利。泻者，不仅可排除过多的阴液水湿，而且有利于受精卵移植于子宫内，促进孕育，故我们在应用补肾促排卵汤时常加入柏子仁、合欢皮、丹参、怀牛膝等。若心气不舒，思想压力过大或紧张过度致使排卵障碍者，可选用疏解心郁而又有促排卵作用的远志菖蒲饮，再加入生茜草、茺蔚子、怀牛膝等。

（2）泻中寓藏，开阖有度　经间排卵期如泻之过度，即子宫开放过早过快过甚者，将会导致出血、滑胎等，治疗上不得不以泻藏结合、泻中寓藏的方法治之，可以补肾促排卵汤加二至丸、大生地、五味子等。如出血较多，带下质稀，量甚多，则必须治以补肾固纳，在补肾促排卵汤中加入三甲、阿胶、水陆二仙丹等，使泻中有藏，开中有关，开阖有度。

第六节　经前前半期补肾助阳，辅助阳长

经前前半期是指经间排卵期后至经前7天，即BBT呈高温相的6~7天，简称经前期。这段时期内阳长迅速刚猛，在阳长的6~7天即可达到重的水平。因此，其生理、病理的特点同样反映在阳长阴消的迅速前提下，经前期的治疗中也必然围绕阳长与阴消两个方面。阳长最为主要，故经前期宜补肾助阳。根据我们多年来的临床体会，扶助阳长有三个方面：一是血中补阳，这是妇科治疗的特点；二是阴中求阳，即水中补火，在临床较为常用；三是气中补阳，实际上是脾肾双补的方法，在妇科疾患中较之阴中求阳少用。由于女性以阴血为本，因此部分周期失常每由阴血不足所致，故曾有用六味地黄丸（汤）或滋肾生肝饮治疗经前期黄体不健（即阳长不及）取效的报道。若阴虚心肝火旺以致阳长不足者，当然要滋阴养血或滋阴降火才能取得疗效。

经前期维持阳长最为重要，而维持阳长最主要的是阴中求阳，即水中补火。张景岳是补肾的大家，他有句名言："善补阳者，必于阴中求阳。"其次是气中补阳，即脾肾双补。再次是血中补阳。从妇科角度而言，血中补阳亦为妇科所常用。

一、阴中求阳

阴中求阳是助阳法中的常用方法，在经前调理月经周期法中用之较多。凡BBT高温相上升缓慢、欠稳定或偏低，经间排卵期锦丝状带下偏少或偏短，且行经期伴有腰酸、小腹冷痛、血块偏多或有腐肉状血块者，均可使用此法。代表方剂为《景岳全书》所载右归饮。我们临床上常用丹参、赤白芍、怀山药、熟地或干地黄、炒丹皮、茯苓各10g，山茱萸6g，川断、菟丝子、紫石英各12g，五灵脂10g，绿萼梅5g。经前期服，每日1剂，水煎2次分服。根据时辰钟要求，阳时服阳药，故要在白天上下午或中午、晚饭前服。如高温相上升缓慢或偏低明显，可以鹿角片或鹿角胶代紫石英，或两者全用，必要时尚需加入紫河车、杜仲、巴戟天之属以助之；若伴有胸闷心烦，夜寐甚差，可加钩藤（后下）12g，莲子心5g，广郁金10g；若头痛急躁，乳房胀痛明显，可加白蒺藜10g，炒柴胡5g，青皮5g；若胃脘痞胀，腹胀矢气，可加广木香9g，广陈皮6g，枳壳6g，佛手片、香橼皮各6g。

二、气中补阳，火中暖土

侧重于脾者，称之为气中补阳；侧重于肾者，称之为火中暖土。二者均为脾肾双补的方法，在临床上较为常用。凡经前期出现程度不同的脾肾不足症状，见头昏腰酸，腹胀矢

气，大便偏溏，或午后入晚腹胀尤著，矢气频作，BBT 高温相偏低偏短，或高温相不稳定，呈马鞍状者，均需使用脾肾双补的方剂。以脾气虚为主者，在健脾益气的基础上加入温补肾阳的药物，谓之气中补阳，如健固汤、温土毓麟汤等；以肾阳虚为主者，在温肾助阳的基础上加入暖土健脾的药物，谓之火中暖土，如温胞饮、真武汤等。我们临床上多用健脾温肾汤，药用党参 15g，炒白术 12g，怀山药 10g，茯苓 12g，杜仲、菟丝子、紫石英（先煎）各 12g，煨木香 9g，五灵脂 10g，广陈皮 5g。经前期白天服，每日 1 剂，水煎分 2 次服。若伴有胸闷烦躁，乳房胀痛，可加制香附 9g，玫瑰花 5g，青皮 6g；若头疼头昏，夜寐甚差，可加钩藤（后下）12g，白蒺藜 10g，合欢皮、青龙齿（先煎）各 10g；若肠鸣辘辘，小腹有凉意，可加炮姜 5g，补骨脂 10g，甚则加制附片 6～9g，肉桂（后下）6g。根据我们的临床体会，偏于脾虚的可去紫石英、怀山药，再加黄芪、炙甘草、砂蔻仁等，偏于肾虚的可去陈皮、茯苓，再加补骨脂、炒川断等。火中暖土，即以肾阳之火温暖脾土，在妇科学上颇为重要，其中补骨脂、制附片、肉桂是火中暖土的佳品，鹿角胶、鹿角片、红参等亦为要药，可选用之。

三、血中补阳

本法是经前期颇为常用的方法。凡经前期出现头昏腰酸，胸闷烦躁，神疲乏力，腰腹部有凉感，BBT 高温相上升缓慢或偏低、偏短或欠稳定者，均可用此法。代表方剂为毓麟珠，药用丹参、赤白芍、怀山药、炒丹皮、茯苓各 10g，太子参、炒白术、杜仲、菟丝子各 9g，紫石英（先煎）10g。经前期每日 1 剂，水煎 2 次分服，连服 6～7 天，白天服用。心烦失眠者，可加黄连 3g，炒枣仁 9g，合欢皮 10g；胸闷烦躁，乳房胀痛者，可加炒柴胡 5g，绿萼梅 3g，白蒺藜 10g；胸脘痞胀，腹胀矢气，纳食欠佳者，可加广木香 9g，广陈皮 6g，佛手片 5g。

毓麟珠系张景岳所制，是在四君四物的基础上加入温补肾阳的药物而成。四君子汤是补气的基础方，四物汤是养血的基础方，两方相合为八珍汤，是益气养血的基础方。历来养血均需结合补气，补气则气能生血，再加入杜仲、菟丝子、鹿角片或鹿角胶以温补肾阳，温煦子宫，子宫温暖，方易孕育，故谓之毓麟珠。因紫石英有暖宫的作用，更易促进受孕，我们在临床使用时，常以紫石英代替鹿角片，并加重紫石英用量，另加紫河车、川续断、炒柴胡等，组成补肾助孕汤，药用丹参、赤白芍、怀山药、山茱萸各 10g，炒丹皮、茯苓各 9g，川断、杜仲、紫石英（先煎）各 12g，菟丝子 9g，紫河车 10g，炒柴胡 5g，五灵脂 10g。本方对黄体功能不健性不孕疗效较好。

四、滋阴养血，佐调心肝

经前期阳长阴消，助阳固为重要，但亦有阴消不及，阴虚不能化阳者，当从阴治。若阴虚火旺，心肝之火亦旺者，不仅要滋阴降火，而且要兼调心肝之火。滋阴养血者，当取归芍地黄汤，药用当归、赤白芍、怀山药、干地黄各 10g，山茱萸、炒丹皮、茯苓、怀牛膝、川续断、菟丝子各9g。若阴虚火旺，经前期出现烦躁失眠，口渴咽干，便艰尿黄，舌红苔黄腻，BBT高温相偏高或呈犬齿状不稳定者，当滋阴降火，方选知柏地黄汤加减。若阴虚而心肝火旺，出现烦躁乳胀，头昏头痛等，当滋阴清肝，方选滋水清肝饮或滋肾生肝饮合钩藤汤治之。滋水清肝饮、滋肾生肝饮均系前人之方，钩藤汤是我们的临床验方，药用钩藤（后下）12g，白蒺藜10g，合欢皮10g，合欢花10g，茯苓神各12g，甘菊花5g，黛灯心3g。我们认为，经前期是阳长阴消的时期，阳长占主导地位，因此除阴虚火旺明显或心肝气火颇旺的情况下不加入助阳药物外，一般均需加入川断、菟丝子、杜仲、肉苁蓉等，以尽可能照顾到这一时期的特点。

第七节　经前后半期助阳理气，补理兼施

经前后半期是整个经前期中的后半个时期，一般指BBT高温相后的6~7天时间，有时只有5天，有时可达8~9天。这一时期可能会出现一些心肝气火偏旺的现象，如胸闷烦躁、乳房乳头或胀或痛、小腹作胀等，前人所称的经前期即指这一时期。这一时期是重阳维持的时期，癸水之阴阳已开始下降，而代之以阳气，所谓“冲任气血旺盛”，因而心肝的气火容易波动，极易导致阴阳之间不平衡状态加剧，常可出现经前期诸证，或称之为经前期综合征。

本期在治疗上既要注意到补肾助阳或健脾助阳，以维持重阳的延续，又要考虑到前人在实践中摸索出来的治疗大法，即“经前以理气为先”。经前期理气为先有三种意义：一是理气调经，为行经期顺利排经作准备。前人认为，经血未动，理气为先，保持气分通畅，则行经期自然排经顺利。二是调理经前期心肝气火偏旺。上已论之，经前后半期颇多心肝郁火的病症，必然要克伐脾胃，影响脾胃的运化，因而理气解郁，调理心肝脾胃，缓解临床症状，亦为经前期治疗所需。三是经前期冲任气血旺盛，理气有调节冲任气血过盛的作用。关于理气法，有升散以疏之，有清降以泄之，升降合用，疏泄并存，温清结合，才能达到气机顺畅，为排经或受孕奠定良好基础。

一、助阳为主，兼以理气

经前后半期，如阳长不及或阳气有所不足，心肝气火并不旺盛，且无明显的临床症状，治当以助阳为主，同时要顾及这一时期的特点，稍加理气之品。根据我们多年的临床观察，经前后半期的重阳维持时期主要是阳气不足、脾肾亏虚或血中阳虚，阴中阳虚者较少见。

1. 阳气不足，脾肾亏虚

一般可见脘腹作胀或午后入晚腹胀，矢气频作，大便易溏，亦有少数患者平时大便正常，每至经前2~3天或行经期间大便溏泄，腰酸腹冷，小腹抑或有冷感，BBT高温相或缓慢下降，或偏低、偏短等。治疗宜助阳补气，脾肾双补，佐以疏肝理气。侧重于补脾的

用健固汤或温土毓麟汤。我们大多用加减健固汤合越鞠丸，药用党参15g，炒白术、茯苓、川断、杜仲、鹿角霜各10g，广木香9g，砂仁（后下）5g，制香附6～9g，六曲10g，五灵脂10g，陈皮6g等。经前后半期服，每日1剂，水煎分2次服，至月经来潮即停药。伴胸闷脘痞，乳房作胀者，加佛手片6g，玫瑰花5g；肠鸣腹泻明显者，加炮姜5g，赤石脂10g；脘痞胃冷，恶心呕吐者，加干姜5g，制半夏6g，香橼皮6g。

腰酸明显，小腹有冷感，小便较频，偏于肾虚者，当以补肾为主，佐以健脾理气。我们常用的验方是温肾健脾汤，药用党参15g，炒白术、怀山药、炒川断、杜仲、菟丝子、紫石英（先煎）各10g，鹿角胶（烊冲）10g，制香附9g，赤白芍各10g，五灵脂10g。每日1剂，水煎分2次服用，经行则停。腹胀便溏者，加广木香9g，陈皮6g，砂仁（后下）5g；胸闷心烦，乳房作胀者，加钩藤（后下）12g，绿萼梅5g；小腹疼痛，带下偏黄者，加红藤15g，败酱草15g，延胡索10g。

2. 血中阳虚

一般于经前后半期见头昏腰酸，胸闷烦躁或乳胀，夜寐欠佳，脉弦细，舌质淡红，苔黄白腻，BBT高温相欠稳定，或一个月好，下一个月又表现偏低偏短，结婚多年不能受孕，或腰酸，小腹有冷感，头昏头痛，烦热口渴，乳房胀痛等。治当血中补阳，结合疏肝理气，用毓麟珠合越鞠丸，药用丹参、赤白芍、怀山药、山茱萸、炒丹皮、太子参各10g，川断、菟丝子、紫石英（先煎）各12g，制香附、五灵脂各9g。每日1剂，水煎分2次服。头昏头痛明显者，加钩藤（后下）12g，白蒺藜10g；烦热口渴，夜寐甚差者，加莲子心5g，青龙齿（先煎）10g；胸脘痞胀，纳食不馨者，加陈皮6g，佛手片5g，炒谷麦芽各10g；腰俞酸冷，小便偏多者，加杜仲12g，鹿角霜10g。

我们体会，经前后半期阴中阳虚虽少，但亦可见，因阴虚及阳，癸水中之阴阳颇为密切。血中阴虚与阴中阳虚亦有关联，在治疗上可参考血中阳虚。

二、理气为主，稍佐助阳

经前后半期颇多心肝气郁或郁火证候。前人所描述的经行前后诸证大多是经前期诸证，治以清肝解郁，理气行滞，疏肝和胃为主。

1. 清肝解郁

经前后半期见经前头痛、发热、乳房胀痛等用本法。代表方剂为丹栀逍遥散、清肝达郁汤、钩藤汤等。我们临床上常用加减丹栀逍遥散，药用炒山栀9g，炒丹皮、炒当归、赤白芍、茯苓各10g，炒柴胡5g，广郁金10g，白蒺藜12g。经前后半期每日1剂，水煎分2次服，经行即停。若从调周法论治，尚需加入川断、怀牛膝、杜仲各10g，以适应这一时期的特点。

2. 理气行滞

经前后半期凡出现乳房胀痛、小腹作胀或痛等，均需应用本法。代表方剂为逍遥散、四制或七制香附丸（汤）等。我们所使用的加减逍遥散，药用丹参、赤白芍各10g，陈皮

6g，炒柴胡 5g，广郁金 10g，制香附 10g，焦山楂 10g 等。经前后半期服，每日 1 剂，水煎分 2 次服，经行即停。按调周法论治，尚需加入川断 10g，杜仲 12g，怀牛膝 10g 等。

3. 疏肝和胃

经前后半期见腹胀，脘痞，呕吐，甚则经行泄泻等，均可运用疏肝和胃法。代表方剂为越鞠二陈汤、疏肝和胃汤等。我们临床上常用的方剂为加减疏肝和胃汤，药用制苍白术、制香附各 10g，广郁金 9g，广陈皮、制半夏各 6g，赤白芍各 10g，姜汁炒黄连 3g，吴茱萸 3g，茯苓 10g 等。服法同上。按周期疗法要求，尚需加入川断、杜仲各 12g，丹参 10g。

三、清热调经

这是经前后半期的反常治法。经前后期有极少数患者由于阳长有余，BBT 高温相偏高、偏长，或在过高水平上呈犬齿状变化，临床上出现胸闷烦躁、乳房胀痛、便艰尿黄、脉象弦滑、舌质红、苔黄腻等血热偏盛证候，类似于西医学黄素化病变及黄体萎缩不全等。治疗当清热调经，用先期饮，药用炙知母 6g，炒黄柏 9g，黄连 5g，黄芩 9g，炒当归、赤白芍、桃仁、红花各 9g，制香附 9g，泽兰叶 8g，艾叶 5g。服法同上。热盛便秘者，可清热泄下，方用三和饮加减。三和饮即四物汤合凉膈散，主药有栀子、大黄、薄荷、当归、白芍等。

□第五章□

从太极八卦时辰钟结合图分析月经生殖节律

深入观察月经周期及生殖节律的变化，必然要研究阴阳运动的性质、形式、规律等。阴阳源于太极，太极图是阴阳运动的基本形式，八卦是太极的发展，时辰钟来源于子午流注与运气学说，是太极阴阳运用于时间医学的一种具体形式。三者结合在一起，有利于探析月经生殖节律。

月经周期及生殖节律之所以日益受到重视，不仅因为其有关女性健康，而且因为其有关优生优育。我们认为，女性体内的三大节律，即月经周期节律、生殖节律、生命节律间有着一定的关联。其中生殖节律与月经周期的关系更为密切。月经周期节律在一定程度上体现出生殖节律，其形成及所出现的变化，实际上也是受生殖节律所主宰的。《素问·上古天真论》说："女子……二七而天癸至，任脉通，太冲脉盛，月事以时下，故有子。"有月经即能生育。月经是为生育而体现，所以在探析生殖节律时，首先要分析月经周期的变化。一般来说，月经来潮称之为行经期，是排泄月经、除旧迎新的时期。之所以要排出经血，是因为通过排泄重阳与旧瘀，纠正体内极端不平衡状态，进而推进阴阳运动。经后期是奠基阶段，阴长的目的是为促进卵子的发育和血海（即子宫内膜）的增生。经间期为排卵时期，故又称之为经间排卵期，也是受孕的重要时期，体现出明显的节律变化。生殖节律、优生优育又需要注意到天时地理、情志因素及个体"7、5、3"数律。经前期是受孕排经的准备时期。所以，整个月经周期的变化都是为生殖服务的。迄今为止，月经周期、生殖节律尚没有得到系统的阐明，优生优育的概念亦处于朦胧状态，因而临床诊治水平的提高也受到影响。

太极、八卦、时辰钟等学说是中医固有的阐述圆运动生物钟规律的理论，把三者结合起来，有助于分析月经周期及生殖节律的变化。我们几经设想，反复实践，长期观察，多次修改，始形成这一圆运动生物钟图，简称圆图（图 5－1），有助于试管婴儿成功率的提高、优生优育等。

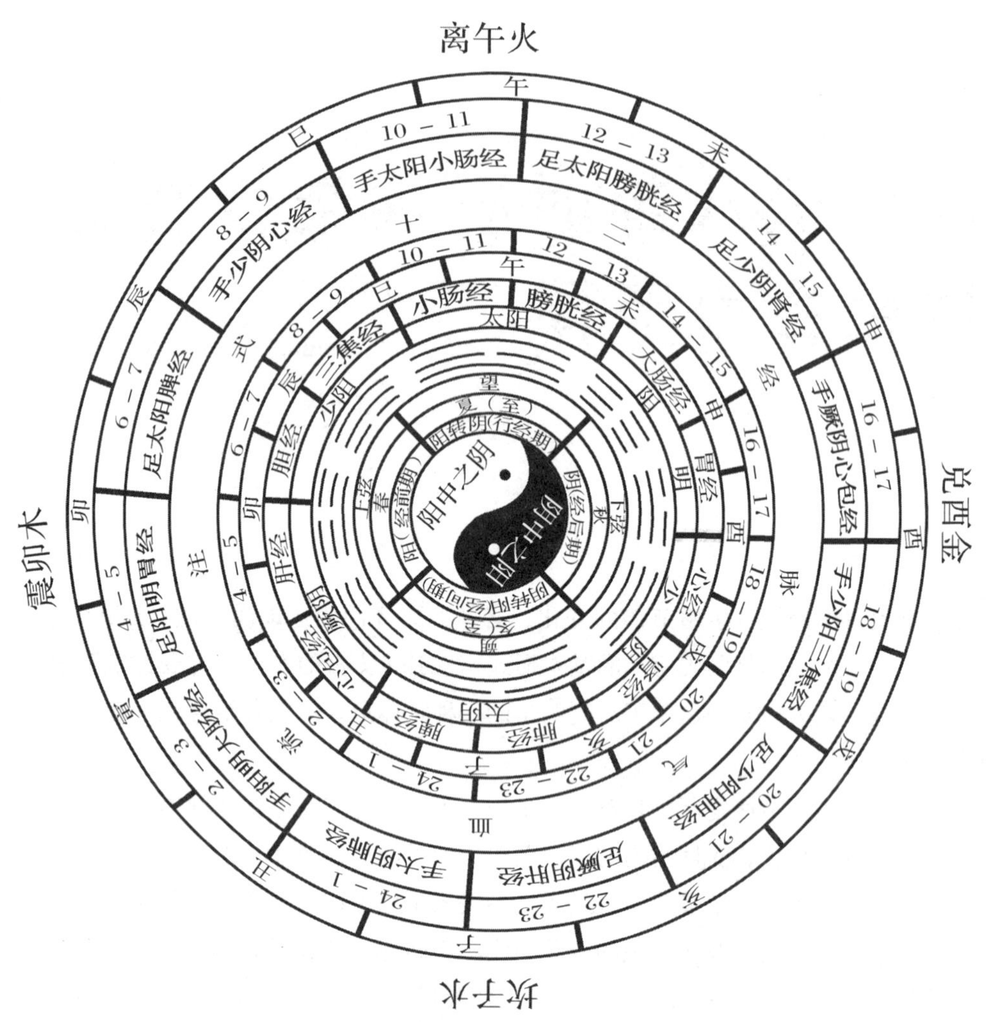

图 5－1　太极八卦时辰钟结合的圆运动生物钟图

上图（夏桂成编制，赖子平协助）所示，内为太极阴阳鱼图，中为后天八卦图，外为子午流注时辰钟图，三者相应而结合，从而能较好地阐述圆运动生物钟节律。

1. 太极阴阳鱼图

亦称为太极阴阳钟，是阐述一切圆周运动的理论基础，也是中医学理论的核心部分。凡用阴阳学说来阐明事物或人体内部关系者均应用此，所以我们在解释月经周期的终而复始，始而复终的规律时，多根据太极阴阳鱼图的消长转化，将其作为圆图的内基。优生优育的意义就在于高水平的阴阳消长转化。阴阳者，天癸之阴阳。天癸来源于肾，与肾之阴阳有关。肾藏精而主生殖，肾气盛，天癸至，月经才能来潮，从而有生殖的可能。因此，天癸之阴阳在治疗学上落实到肾之阴阳。太极阴阳鱼图中所标示的黑白鱼眼，是主宰女阴男阳先天生殖之所在，亦是优生优育生男生女之所在。

2. 八卦图

作为时空定位规律的图像，八卦图可以分析一切复杂事物的变化，是天地人三者的结合。八卦图较之太极阴阳钟的变化为多，特别是中医学要求治未病者更应用此。如掌握病人的资料，特别是微观检查得来的资料，运用八卦理论进行分析推导，并提出合理的防治措施。其中后天八卦在临床上尤为常用。后天八卦以坎离为轴心，离者为心，为火也，坎者为肾，为水也。坎离或离坎结合，即是心肾水火交济，才能推动或调节阴阳运动的发展。肾在生殖医学中的地位前已论及，心在优生优育中亦占有重要地位。前人的胎教学说实际上主要意义在于心。良好的心理状态，安定的心神在优生中的确至为重要。

3. 时辰钟

就时间而言，时辰钟有日钟、月钟、年钟。就内涵而言，又有阴阳钟、气血钟之不同。时辰钟与月经周期及生殖节律有着重要的关联，特别对优生优育极为重要。2005 年，上海名老中医蔡小荪在青岛全国第五次中医妇科学术交流会议上撰文说：“余以为，‘春主生发’之论是基于前贤对阴阳观的认识。春温夏热，秋凉冬寒，在阴阳消长中孕育着万物的生生化化，其中阳气始终起着主导作用。一年之阳始于春，春天阳生则万物亦生，夏天阳盛则万物茂盛，秋天阳减则万物收，冬天阳衰则万物乃藏。季节相代，昼夜交替所形成的光线变化，通过对哺乳类动物松果体活动的改变影响其生殖功能。光线能抑制其分泌，黑暗则反之，因而昼长夜短的光照周期，能使性腺功能处于相对最佳状态，从而促进受孕。”前人对时辰钟与优生学关系的论述颇多，这将在以后摘要论述之，因而我们将时辰钟放在此圆图之外层。我们认为，要提高实践，反映特色，必须温习理论，研究理论，尤其是固有的传统理论。通过反复实践，反复提升，才能更好地丰富理论，更好地指导实践。我们将太极图作为分析月经周期生殖节律的内基，复以八卦图的推导方法为中心，再结合时辰钟的外图，形成一个较为完整统一的圆运动生物钟的系统理论图，更好地论治未病，有助于推动中医妇科学的发展，有益于人类的优生优育。

第一节 太极阴阳鱼图

太极阴阳鱼图（图 5－2），是宇宙和人体的生物钟图，是时间空间相结合的模式图。太极阴阳鱼图的阴阳环抱呈螺旋式的旋转，是一个立体的阴阳运动图，而不是平面图，因而反映出多层次多方位的规律运动。该图不仅可用来分析探讨圆运动生物钟之月经周期生殖节律，而且可借以寻找优生优育之所在。

图示内容可概括为四个方面：一是太极阴阳鱼图的外围圆圈，反映出圆运动规律的普

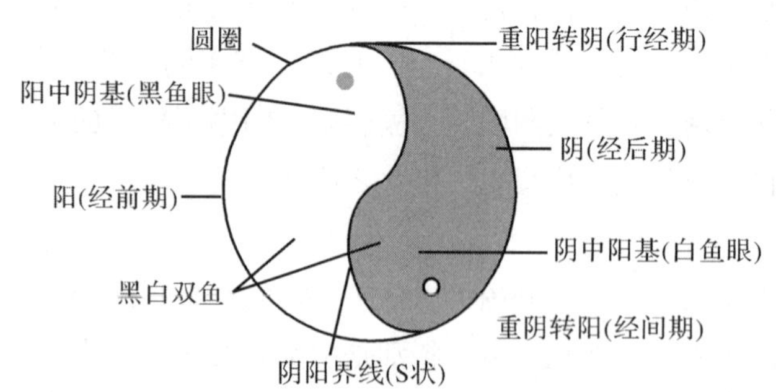

图 5－2　太极阴阳鱼图

遍性、连续性、阶段性、更新性等；二是黑白双鱼，反映恒动与相对性平衡；三是 S 状分界线，反映了阴阳的对抗性、互根性及螺旋式运动形式；四是黑白鱼眼，反映了主宰生殖发育的内核，即阴中阳基，阳中阴基，符合临床实际。

一、圆运动规律的普遍性、阶段性和更新性

太极阴阳鱼图的外圆圈，不仅指形象上的圆圈，更为重要的是指内在的运动呈圆而复始的规律进行，或者说事物是以圆的形式相互联系和推动发展的。宇宙间万事万物都以圆周的形式循环运动着，一个个大圆连着一个个小圆，不停地旋转着。无论是宇宙、银河、太阳系，还是生物细胞的原子、电子、质子，都是圆的动态循环，因此圆运动是万事万物运动的普遍规律。在人的身体内部，亦存在着气机升降、血液循环、脏腑间联系制约，以及上下左右、调节系统等往复循环、周而复始的运动。生殖节律中的月经周期演变更为明显。行经期的到来表示本次月经的结束，新的周期的开始；经后期是奠定基础的阶段，基础充实后，卵泡发育成熟，才能进入经间排卵期；排卵之后，进入经前期；经前期功能旺盛，冲任气血亦较旺盛，如不能受孕，则月经来潮，本次月经结束，新一个周期开始。如此循环往复，直至衰老。这种人体内的圆运动生殖节律受天地间圆运动规律的影响，正如李时珍在《本草纲目·妇人月水》中说：“女子，阴类也，以血为主，其血上应太阴（月亮），下应海潮。月有盈亏，潮有朝夕，月事一月一行，与之相符，故谓之月水、月信、月经。经者，常也，有常轨也。”

连续性，说明阴阳运动自始至终不间断、不停止，或称连贯性、惯性。这里需要举例以明之。以月经周期而言，行经期既是旧周期的结束，又是新周期的开始，接着进入经后期；阴长阳消，阴长至重，重阴转阳，进入经间期；经间期阳长阴消，阳长至重，重阳转阴，又进入行经期。如此周而复始，循环往复，连续运动不止，所以就会出现一种惯性。又如体内心肾之间的上下交济运动，心火下降，肾水上济，循环往复，运动不息，亦称之为连续性。连续性之重要还在于惯性运动。如用雌孕激素的周期序贯疗法 3 个月后，月经如期来潮，一旦停药后，一部分女性仍能再来潮一次，在一定程度上与惯性运动有关。

在认识普遍性、连续性的同时，还需认识到阶段性、更新性。所谓阶段性，是指圆运

动过程中不同性质的时期，或者运动的动态、程度、形式的不同时期。以生殖节律所体现的月经周期而言，行经期重阳必阴，排出经血，为行经阶段；经后期阴长阳消，为经后阶段；经间排卵期重阴必阳，排出卵子，为经间阶段；经前期阳长阴消，为经前阶段。如此周而复始，循环往复，不同阶段，不同时期，其运动方式、性质、程度均有所不同。所谓更新性，有两种情况：一是不断更新，指每一次圆运动或每循环一次，看似重复旧的循环，实际上是不断更新的，绝不是简单的重复。正由于有更新的内容，因而不断地推动事物向前发展。以月经周期演变而言，从 BBT 低高温相的变化可以看到天时、地理、气候、情绪等的不同。每一次月经周期的循环，亦即是低高温相的延续。温差、波动等有的表现明显，有的表现不太明显，均有程度不同的差异性。这种差异性，亦即更新性。二是间断更新，指每二或三次圆运动后，或者每循环二次或三次后，才出现一次或两次差异性变化。BBT 低高温相的差异性变化就是更新性的表现，所以我们倡导“月经周期与调周法”，就是要看到周期的不断或间断的更新，从而要不断或间断更新调周方法。

二、阴阳的恒动性与平衡性

太极阴阳鱼图中的黑白双鱼形象地说明阴阳呈动态反应及相对性平衡。在一天当中，黑鱼代表黑夜，属阴，白鱼代表白昼，属阳。鱼者，游动也，动才能产生物质，才能推动事物发展。前人常有“静能生水”、“动则耗阴”之说，实际上阴静是一种相对静止的状态，并非绝对之静，而是缓慢之动，故以黑鱼示之。如月经周期演变，经后期属于阴长为主的时期，在其经后初中期确实阴长很缓慢，类乎静止，但如真正静止，则月经周期就将始终停止在经后期，必致闭经病变。所谓平衡，是指相对平衡而言。黑白双鱼的体积形态相对，预示着阴阳的相对性平衡，也就是说，在总体上阴阳具有平衡性、对称性。前人极为重视平衡。《素问·至真要大论》云：“谨察阴阳所在而调之，以平为期。”《素问·生气通天论》云：“阴平阳秘，精神乃治。”以月经周期演变而论之，每月 1 次的月经阴半月，阳半月，保持相对性的平衡。因阴长缓慢，阳长较快，一般阳长到 6～7 天时已达重阳水平，按理重阳必阴，应开始转化，但由于阳半月的总体要求，是以必须再维持重阳 6～7天才能转化。受天地人大圆运动生物钟节律以及个体内外因素的影响，每一个女性的具体阴阳平衡还有一定差异性，或稍有阴阳长短，或每一个月的变异，故只能谓之相对性或动态性平衡。黑白双鱼的对称性相喻的确是合适的。在两个转化期中，阴阳转化运动亦存在相对平衡性。如行经期 5 天是重阳转阴的时期，而经间排卵期所出现的锦丝状带下亦应有 5 天，是重阴转阳的时期，两者相对等；行经期排经 3 天或 7 天，则经间排卵期排出锦丝状带下也有 3 天或 7 天，这也是相对性平衡。

三、消长对抗性的不平衡

太极阴阳鱼图中的 S 状阴阳分界线形象地说明，阴阳之间在互相拥抱前提下，存在消长对抗性及螺旋式发展的状态。在某一局部或具体事物之间，均存在着消长对抗的不平衡状态，正由于有这种不平衡状态，才能推动事物的发展。以月经周期的演变而言，经后期阴长阳消，阴愈长，阳愈消，阴阳之间的不平衡状态是十分明显的。经前期阳长阴消，阳愈长，阴愈消。经后期、经前期的阴阳消长期是较长的，因此不平衡的时间亦是较长的，其消长对抗的不平衡状态发展到生理极限，通过转化来纠正这种不平衡，便得到暂时的平衡。很快，这种平衡又迅速被消长对抗所打破，从而不断向前发展。在向前发展的过程中，变化往往呈螺旋式即S状。反映在每一个月经周期中，阴阳有起有落，即是明证。

四、阴中阳基，阳中阴基

在太极阴阳鱼图中，阳中阴基，即黑鱼眼，阴中阳基，即白鱼眼。女性体阴，应以黑鱼之白眼为阳基。正如《素问·天元纪大论》所认为，阳中具有阴的成分，阴中具有阳的因素，阴阳相包涵，并在对方的母体中孕育生长。张介宾在注《素问·阴阳应象大论》时亦说："阳生阴长，言阳中之阴阳也。盖阳不独立，必得阴而后成。独阳不生，独阴不长。"女性为阴体，故内核中的阳推动女性生长发育。阳为奇数，阴为偶数，奇数属阳，偶数属阴，是以《素问·上古天真论》对女性生殖的发育提出了七数分类。从二七而天癸至，月经来潮，有了生育能力，到三七女性生殖系统发育基本成熟，四七为育龄的壮盛时期，直至七七天癸竭而衰退，此即阴赖阳生长发育的重要规律。我们今天之所以重视生殖节律中"7、5、3"奇数律者即在于此。当然，其中亦不乏个体的差异性。

第二节 八卦图

八卦图是我国古人用卦爻图像来模拟演绎和认识世界万物起源、结构及物质运动内在规律的宇宙模型。八卦图中的每一卦都是由两种对立的、代表相互作用的符号——阳爻和阴爻按上中下3个层次排列而成。刘蔚华在解"易数之谜"时认为：八卦图中象、数、理三者是统一的。就象而言，是"一与- -"的统一；就数而言，是奇与偶的统一；就理而言，是阴与阳的统一。八卦的排列，则是取 m^n，以 $m=2$ 的组合排列。唐代医家孙思邈说："不知易，便不足以知医。"《医门棒喝》指出："《易》之书，一言一字毕藏医学之指南。"可见易学对中医学的影响重大。张景岳在其《类经附翼》中载有《医易义》，并论述了中医理论与易理的渊源关系，认为《周易》对中医理论的形成和发展有着重要的指导意义，提出"医不可无易，易不可无医"，强调"医易同源"的理论，从而创制了右归、左归、归肾丸等著名补肾方剂，被誉为补肾大家。清代医家唐容川在其所著的《医易通说》中认为，八卦不仅配人体的外形，而且配人体的功能，可以据此推测人体胚胎的形成程序。因此，凡阴阳运动的变化，尤其是生殖节律、优生优育、月经周期等均可用八卦图推导。

一、后天八卦图

后天八卦在妇科医学上更为重要。首先是月经周期的演变以月为计，正如唐容川所云："每月以五日为候，以一候应一卦，其余六卦以应六候，所以除去坎离者，离为日，坎为月，日月乃其本体，故坎离不应候也。"兹附后天八卦图，见图5－3。

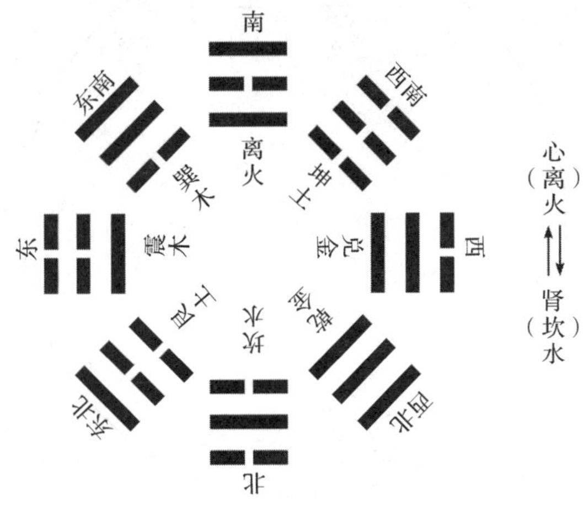

图5－3　后天八卦图

上图为后天八卦图，应用较广。女性生殖节律及其月经周期演变亦常用此来进行分析，尤其是调节阴阳运动的生殖轴，即心－肾－子宫轴。后天八卦以坎离卦为中心，唐容川谓之日月卦。日为阳，主白昼，月为阴，主黑夜。《易·系辞》曰："阴阳合德而刚柔有体。""刚柔者，昼夜之象也。""八卦成列，象在其中，刚柔相推，变在其中。"以上清楚地说明，阴阳运动发展均在日月离坎的交济下进行。离者，南方火也，坎者，北方水也。火者，心也，水者，肾也。坎离既济，水火交合，心肾合一，即是调节阴阳之所在。《傅青主女科》、《女科精华》等著作中所提到的既济、未济以及坎离既济丹、坎离交济丹、坎离互根汤等，均是运用后天八卦的例证。作为女性生殖节律的调节，除心肾离坎交合外，还必须加入子宫，因为子宫代表女性生殖器官。只有心、肾、子宫间协调，才能有力地调节或推动女性生殖机能中阴阳消长转化的进行。我们研究"月经周期与调周法"时重视心－肾－子宫生殖轴的作用，实际上就是基于后天八卦以坎离为中心。如果说前人太极阴阳鱼图在优生学中重视肾，则后天八卦图中重视心肾结合，为推行优生优育提供了依据。

二、先天八卦图

在先天八卦的六十四卦中，蕴含着万物的生成与发展。见图5－4。

先天八卦以乾坤卦为中心。坤卦为阴极，重阴必阳，故复卦初爻为阳爻，示冬至阳生，阳来复，以后自复至乾爻初，皆为阳爻，且阳爻自下而上，逐渐增多，示阳气渐长，阴气渐退。至春分"同人"，离下乾上，阳爻居多数，示阳气渐盛，阴气渐尽，至"大壮"，阳气已大盛。待至卦，阳爻已增至五，五阳之下，仅一阴在上，示阳气将极，阴已殆尽。自泰卦至乾卦，借三阳爻基下，说明阳气内蓄，如泰卦、大畜卦、需卦、小畜卦、

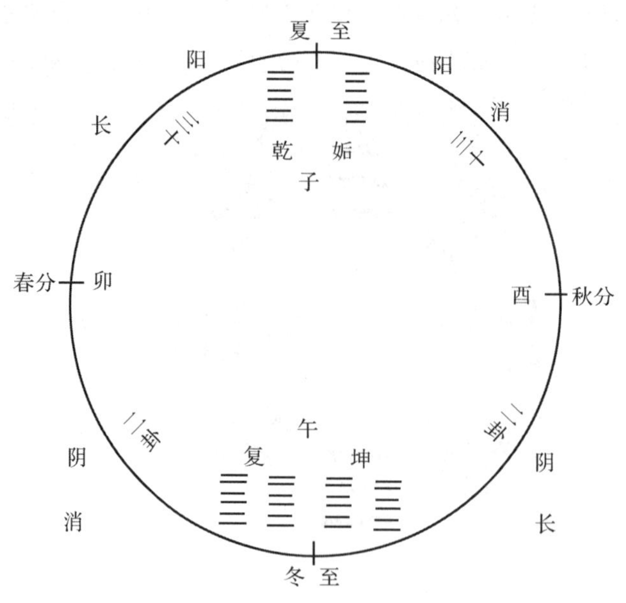

图5-4　先天八卦图

大壮卦、大有卦、尖卦、乾卦、迄乾卦，则阳盛顶极。故自复卦至乾卦，提示了阴极阳生，阳长阴消的规律。乾卦为阳极，重阳必阴，故女后卦的初爻为阴爻，以后阴爻自下而上，逐渐递增，示阴气渐长，阳气渐退。至秋分，师卦坎下坤上，阴爻居多数，表示阴气渐盛，阳气渐尽。至比卦，坤下坎上，阴爻已增至五。象曰："地上有水比"，说明阴已隆盛。到剥卦时，五阴在下，仅一阳在上，示阴气将极，阳气殆尽。自否卦至坤卦，皆以坤卦三阴爻为底基，说明阴气内畜。如否卦、萃卦、晋卦、豫卦、观卦、比卦、剥卦、坤卦，至坤卦时，阴盛至极，故女后至坤，说明了阳极阴生，阴长阳消的规律。简言之，坎卦为隆冬，至阴之极，一阳初生；震卦，东方春也，阴消阳长，阳气渐盛；离卦五月夏至，阳之极也，阳极阴长；兑卦七月秋也，阳消阴长，阴气渐盛；坎卦重阴必阳，阳又复初生。如再结合方位、时令、干支，可用以预测气候，推导生物钟的变化，即自子至亥，以成东西南北之方，秋冬春夏之位，子午为阴阳之极，卯酉为阴阳之间，是为四正。四正定而四偶立，二十四节气分居而时序顺，以一岁言，则冬至以后属阳，夏至以后属阴。以一日言，则子时以后属阳，午时以后属阴。用此来分析推导生殖节律，特别是月经周期演变中阴阳运动的变化规律，既要执此，又要因情、因人、因特殊变化而变之。唐容川在其所著的《医易通说·先天八卦》中说："推衍八卦之序而知人之初。胎在母腹中，第一月，只一点元阳之气以应乾一，有气即有液；第二月，气又化液以应兑二，主津液；第三月，气泽合化为热以应离三；第四月，振而动以应震四，既震动，则有呼吸，象风气；第五月，子随母气有呼吸以应巽五；第六月，胎水始盛以应坎六；第七月，子之肠胃已具以应艮七，主中土；第八月，肌肉皆成以应坤八，形体俱全。"如此推导胎儿的形成，虽有其局限性、勉强性，但从阴阳动态变化来看，亦有一定的临床意义。

三、八卦图中符号的推导意义

我们认为，八卦图之所以较太极图复杂和深刻，具有推导演绎的意义，即八卦图中的三个符号，亦表示三个层次结合的推导方法。— 表示阳，- - 表示阴，还有一个阴或阳的参与，不仅表示阴阳之间的结合、渗透、拥抱以及其对抗消长的太极阴阳意义，而且还通过第三者阴或阳的参与，加深了阴阳之间的变化，不仅可出现阳中有阴、阴中有阳，使阴阳具有两重性，而且可以形成三阴、三阳、二阴一阳、二阳一阴。二阴一阳，亦即重阴一阳，在动态变化中有一阳来复的意义；二阳一阴，亦即重阳一阴，一阴来复。总之，第三者参与后，阴阳之变将更多。六经传变，气候更替，均可运用八卦来进行推导。运用八卦推导法，结合临床建立防治未病的新兴学科是很有必要的。

第三节 时辰钟

时间生物学是专门研究生命活动与时间特性的学科。时间生物学（亦包括时间医学）认为，生物体随时间不停地运动着。生物体的行为、生理功能等一切动态变化都具有既不连续又相互协调的周期性，也称节律性。这些周期性运动与天时地理（地球、月亮、太阳）的运转周期密切相关。生物体有“感知”时间的本领，能根据日、月、星辰的更替来安排自己的各种活动，并与之相适应。生物体的这种独特的功能人们为“生物钟”，或生物节律。每个生物体内部都有自己的“钟”，并且不是一个，而是多种多样的“钟”。就人体而言，迄今已发现有 100 多种。生物钟节律包括日节律、月节律、年节律。正如《灵枢·岁露》所说：“人与天地相参”，“与日月相应”。时间生物学与时间医学相结合，很快就发展出时间生理学、时间病理学、时间内分泌学、时间诊断学、时间治疗学、时间免疫学等。特别是随着时间治疗学的发展，越来越多的医家正在研究最佳用药时间、最佳治疗时间、最佳防病时间，以期提高治愈率，降低有毒药物的副作用，掌握预防疾病的时间等。

一、日钟、气血钟、阴阳钟

日钟，又可以称为日节律。以日为周期，按时为 20～28 小时，称为日钟，或日节律。周期小于 20 小时的，称为亚日节律或亚日钟；周期大于 28 小时的，称为超日节律，或超日钟。超日节律有星期节律、月节律、年节律等。日节律，即日钟，又有气血钟、阴阳钟之不同。

1. 气血钟

气血钟是指气血按时辰转移或流注，是与脏腑经络相适应的一种学说。针灸学中的子午流注即指此而言。它从肺开始，顺时针方向运行。见图 5－5。

如图 5－5 所示，气血自黎明寅时起，自手太阴肺经开始，循相应的腑经手阳明大肠

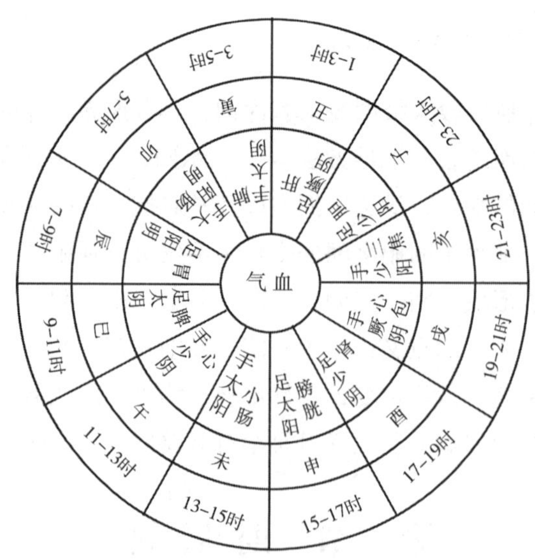

图5－5　气血流注循行图

经，连接足阳明胃经，再至足太阴脾经；太阴与少阴相连，故又流注至手少阴心经，再至相应的腑经手太阳小肠经，接足太阳膀胱经，再内至足少阴肾经；少阴与厥阴相连，故又流注至手厥阴心包经，再至相应之腑手少阳三焦经，再经足少阳胆经，最后至足厥阴肝经。厥阴者，两阴交尽，重又至寅卯黎明时返至肺经，开始新的一次气血流注。气血与时辰的关系是：寅时（3～5点），在足太阴肺经；卯时（5～7点），在手阳明大肠经；辰时（7～9点），在足阳明胃经；巳时（9～11点），在足太阴脾经；午时（11～13点），在手少阴心经；未时（13～15点），在手太阳小肠经；申时（15～17点），在足太阳膀胱经；酉时（17～19点），在足少阴肾经；戌是（19～21点），在手厥阴心包经；亥时（21～23点），在手少阳三焦经；子时（23～1点），在足少阳胆经；丑时（1～3点），在足厥阴肝经。寅时又转入新一轮的气血经络循环。

2. 阴阳钟

人体阴阳的昼夜循环，完全是按天地阴阳消长转化规律运行。子时为半夜，阴中之阴；午时为日中，阳中之阳。卯时阳出于阴，酉时阴出于阳。见图5－6。

从图5－6中可见，阴阳钟是以子午为经，卯酉为纬，按太阴→厥阴→少阳→太阳→阳明→少阴→太阴规律循环，是日则阳腑，夜则阴脏。故子时为足太阴脾，丑时为手厥阴心包，寅时为足厥阴肝，卯时为足少阳胆，辰时由阴转阳，首为少阳，为手少阳三焦，巳时为足太阳膀胱，午时阳中之阳，为手太阳小肠经，未时为足阳明胃，申时为手阳明大肠，酉时为手少阴心，戌时为足少阴肾，亥时为手太阴肺。又至半夜子时，则再次进行循环。

二、年钟、月钟

年钟、月钟，又可称之为超日钟。在超日钟中，还有星期钟。在中医学超日钟中，尤

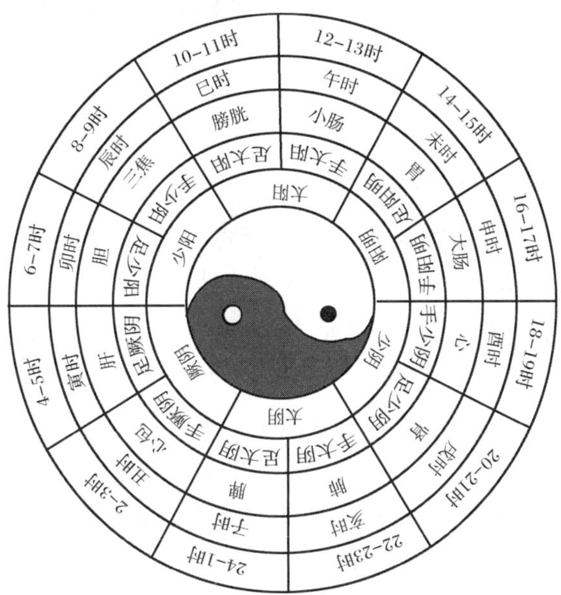

图 5-6　阴阳循环图

其重视月钟、年钟。不论是年生物钟，还是月生物钟，均根源于太阳、地球、月亮的运行。太极阴阳环抱旋转一周，也标志着地球绕太阳一周，为一年四季，寒暑交替，出现年钟的时间节律。月球绕地球一周，为一月的阴晴圆缺，出现月钟的时间节律。见图 5-7。

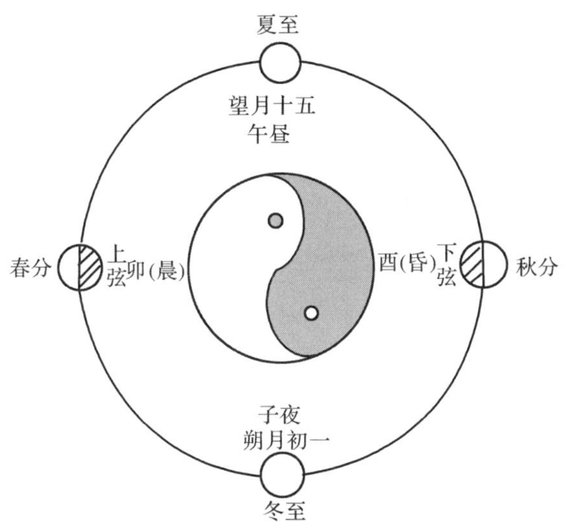

图 5-7　年月阴阳循行图

如图 5-7 示，年钟反映一年四季中的阴阳规律性变化，子（夜）似冬至，阴中之阴，为肾水之脏；午（昼）似夏至，阳中之阳，为心火之脏；卯（晨）似春分，阳出于阴，为肝木之脏；酉（昏）似秋分，阴出于阳，为肺金之脏。四季的鲜明特点反映了年钟的规律。月钟是以一月中的朔望变化为特点，与年钟相一致，故合而叙之。朔月初一，阴中之阴；上弦月，阳出于阴；望月十五，阳中之阳；下弦月，阴出于阳。这是一月四期的阴阳变化规律。

三、临床意义

无论是年生物钟，还是月生物钟，特别是日生物钟，与生殖节律都有着密切的关系。在前人的妇产科著作中，就有“择时优生”的记述。《万氏妇人科·种子》说：“妇人阴质，取象于阴。若自朔至望经水行，不失其候者，结孕易，生子多寿，以月光渐生，月轮渐满也。若自望至晦经水行，或失其期者，胎难结，生子多夭，以月光渐消，月廓渐空也。此造化之理。”以年钟来讲，春分气候温和，万物生长，亦是受孕优生的较佳时期。以日钟而言，子夜 23 ~1 点为阴中之阴，相当于经间排卵期。据临床观察，大部分女性确于这一时期排卵。午昼 11 ~13 点为阳中之阳，相当于行经期。我们选择月经周期正常的生育期女性 30 例，连续观察 3 个月经周期，除 2 例经血排泄于晚上 16 ~19 点，1 例于早晨 6 ~7 点排经外，其他 27 例均在白昼行经，完全符合重阳转阴于日中的要求。此外，一些病症，如发热、出血、出汗、疼痛等常定时发作，很有规律，必与时辰钟有关。

□第六章□

经间排卵期的生理、病理及治疗特点

经间期不仅指两次行经期的中间，而且指重阴必阳所出现锦丝状带下以及氤氲状活动时期。

经间期与排卵期是两个不同的概念，经间期是中医周期学说中的一个特定时期，排卵期是西医妇产科学中的一个生理名词。有人认为，排卵并不在经间期，而是有早有晚，早则在经净后3~5天，晚则在经净后20天，甚则1个月以后才开始排卵，从而否定了经间期即排卵期的提法。我们在临床上长期的观察中发现，大多数生殖功能健康的女性均在经间期排卵，经间期与排卵期基本上是一致的，为此，我们把经间期与排卵期连在一处，提出了经间排卵期的概念。

经间期的概念是由我们首先提出来的，其问世是对传统中医妇科理论的挑战。长期以来，调理气血沿袭了多个世纪。我们的经间期学说，从某种意义上讲，是针对中医妇科学理论不能适应女性生殖周期规律变化而提出的，是中医妇科学周期学说的雏形。20世纪60年代，我们在对妇科内分泌失调类疾病进行基础体温（BBT）观测时就特别重视经间期。20世纪70年代，夏师作为全国中医院校第5版《中医妇科学》教材的编委，力倡将“经间期出血”写入教材，并得到当时的主编罗元恺教授，编委徐志华、毛美蓉等教授的支持。嗣后，在全国第二、三批师资培训班上，夏师均主讲这一内容，得以将周期学说第一次较系统地阐述于妇科同仁面前，标志者夏氏周期学说的形成。

我们提出经间期（后称经间排卵期）的原因有三：一是为客观地解释女性生殖周期活动的规律；二是借鉴基础体温（BBT）观测生殖周期的变化，进而更科学地运用中药调整周期节律；三是推动月经周期及生殖医学理论体系的建立。

古人早在《素问·上古天真论》中就意识到月经周期的存在和重要，谓："女子七岁，肾气盛……二七而天癸至，任脉通，太冲脉盛，月事以时下，故有子。"月事以时下，即月经按时来潮，按时即指周期。《本草纲目·妇人月水》中说得更为详细，"女子，阴类也，以血为主，其血上应太阴（月亮），下应海潮，月有盈亏，潮有朝夕，月事一月一行，与之相符，故谓月水、月信、月经。经者，常也，有常轨也……女人之经一月一行，其常也。"说明女性的生理活动规律上与天相应，符合月节律的变化，下与地相符，与海水的涨落吻合，并指出一月两次的潮涨潮落变化与月经周期中的两次转化相应，隐隐道出了经间排卵期的存在。可惜限于当时的历史条件，没有深入研究。《景岳全书·妇人规》指出："月以三旬一盈，经以三旬一至，月月如期，经常不变，故谓之经，又谓之月信。"张景岳把月经的周期与月亮的盈亏规律等同起来，指出月经周期与月节律变动具有同样的规律可循。早在20世纪五六十年代时，我们就重视月经周期的变化，在经前、经期、经后的基础上一度提出了"平时期"的概念。但平时期概念范围较大，且不明确，不足以反映月经周期中阶段性变化的特点。嗣后，我们在较长的临床观察中发现，两次月经的中间时期是一个具有非常明显变化的时期，所以提出了"经间期"的概念。这样就形成了行经期－经后期－经间期－经前期的四期分类。曾有人认为，经间期按古人所谓，是"真机期"、"细蕴期"、"开花期"。我们认为，上述称谓与整个月经周期中的阶段命名不协调，且概念不一致，还是以经间期命名更合适。

20世纪60年代初，中国协和医科大学妇产科教研室葛秦生教授来江苏省中医院学习中医时，带来了刚刚推行的测量基础体温的方法。借助BBT曲线变化，可更好地了解月经周期的变化。中药人工周期疗法基本上也是以BBT双温相特别是高低温相交替为依据，提出了补肾－活血－补肾－活血的模式，这给我们所倡导的"月经周期与调周法"以很大的启迪。借助BBT、性激素，特别是腔内B超的测定，观察卵泡增大而至排卵的变化，选择恰当的促排卵助孕方药，从而形成宏观整体与微观局部辨治相结合的月经周期理论与调整月经节律的周期疗法。

在20世纪五六十年代，我们已经意识到月经周期以及生殖学理论的重要性。BBT曲线观测的引入，更有助于我们对月经周期和生殖节律的认识及客观描述。起初，我们只是提出了"月经周期的阴阳盛衰论"。随着月经周期观察的深入，我们发现，月经周期中的四期变化与阴阳消长转化有关，而且经后和经前期两个阴阳消长期，行经期和经间期两个阴阳转化期，与太极阴阳鱼图、八卦图相吻合。于是，我们依据太极八卦图提出，"在心（脑）－肾－子宫生殖轴的有力调节下，形成阴阳消长转化的月节律"，同时又提出"分期分时调理月经周期论"。近年来，我们在深入观察月经周期变化时发现，月经周期和生殖节律中阴阳运动的性质特别是形式不同，故而又提出：由于心（脑）－肾－子宫轴调节下形成的阴阳消长转化呈月节律，且阴阳消长转化运动中的升降形式不同，所以在月经周期中，经前期阳长阴消，上升为主，下降为次，因而分为两个时期，经后期阴长阳消，阴长缓慢，以下降形式为主，故分为初、中、末三个时期。这样，整个月经周期就分为七个阶段。

经间期是整个月经周期演变中的重要时期，我们称之为“关键时期”。这一时期是治未病的最佳时期，也是优生的最佳时期，还是生殖免疫的最好时期。首先，从治未病角度来说，经间排卵期是重阴转阳的时期，转阳的好与坏，经间期是关键的奠基阶段。转阳较好或很好，则经前期阳长顺利，黄体健全。血瘀、痰脂、浊液得阳长则消，故血瘀性、痰脂性的浊阴物质所致的病症，主要是功能性痛经、功能性崩漏、月经过多等，均可通过助阳得到控制。反过来说，转阳不好或很不好则阳长不顺利，瘀浊痰脂凝结，自然会加重血瘀性痛经和出血。所以我们认为，周期节律演变的经间排卵期是论治功能性痛经、功能性出血病症的最佳时间。其次，经间排卵期是受孕的最佳时间。卵子的优劣，是否达到排卵的标准，均可用 B 超探查。选择佳时受孕，自然能优生。并且，根据自身的“7、5、3”数律和日相、月相、年相，避开忌日，亦能选取一年中最佳的经间排卵期，达到优生的目的。再次，经间排卵期亦是免疫的较好时期。增强免疫功能，是生命节律的重要内容。众所周知，肾为先天之本，后天之根，不仅能滋养肝木，助其疏泄，而且培土运脾，以旺后天气血生化之源，故前人有云：“五脏之伤，穷必及肾。”研究发现，肾气盛衰与现代医学有关的胸腺增龄性改变极为相似，肾虚病人的胸腺上皮分泌功能下降，可引起一系列免疫功能紊乱。因此，机体免疫与月经周期、生殖节律亦有着密切的关系。我们认为，经间排卵期阴阳气血俱旺，属于生殖免疫的较佳时期，亦是提高或调节免疫功能的较好时期。

经间排卵期虽然时间短暂，但变化极为明显。就生理而言，围绕排卵生理，必须有氤氲状气血活动才能排出卵子；重阴必阳，排卵时动静、升降、藏泻、开阖的矛盾运动，以及排卵运动中的“7、5、3”不同数律变化，均反映不同个体的生理特点。在病理变化过程中，痰脂、湿浊、气郁、血瘀、风寒五大干扰因素均影响排卵，体内动静、升降、藏（阖）泻（开）的矛盾和病理改变亦至关重要。

第一节　经间排卵期的生理特点

有关经间排卵期的生理特点，前人缺乏具体记载。《女科准绳》引袁了凡语曰：“天地生物必有细蕴时……凡妇人一月经行一度，必有一月细蕴之候……此的候也……乃生化之真机，顺而施之则成胎。”说明一个月经周期中，必有一日成氤氲状变化。所谓“细蕴状”者，《辞海》曰：“同氤氲，用来形容宇宙实体气的运动状态，或说气和光色混和鼓荡貌。”其实际上是对排卵的描述，惜无具体详细的论述。现代医学及 B 超内在观察中的排卵说对我们启迪很大。重阴必阳是月经周期中阴阳运动的必然结果。经后阴长阳消，长是主要的，阴长至重，重则必须转化，不转化则不能达到纠正阴阳不平衡。通过转化，排出卵子，重阴下泄，让位阳长，是以出现氤氲状排卵活动，并在活动中出现动静、升降、藏泻开阖的变化，以完成转化排卵的任务。由于个体差异，在转化排卵运动中又有“7、

5、3”奇数律变化之不同，下面将分别介绍之。

一、氤氲状活动排出卵子

经间期是整个月经周期中的一次重要转化时期，因此，经间期的到来以及经间期的顺利演变对整个月经周期来说，具有非常重要的意义。

经间期的最大生理特点在于通过氤氲状活动排出卵子，而排卵的主要表现是出现一定量的锦丝状带下，且能维持一定的时间。锦丝状带下俗称蛋清样带下，或者称之为拉丝状带下。在出现锦丝状带下的同时，一般可伴两少腹或一侧少腹轻度的，或较为明显的胀或胀痛，以及胸闷烦躁、乳房或乳头胀痛等气血活动反应。氤氲是一种十分明显的气体流动状态，这种状态即是排卵受孕的最佳时间，故前人有“的候”之称，又有“真机”之说。这种气体流动又称之为乐育之气，是经间排卵期必然会出现的一种生理现象。猫犬等动物自控力很弱，故在经间排卵期将会出现狂呼乱叫、烦躁不安的反应。人是有自控能力的，在乐育之气刺激下，多仅出现上述一些较轻的反应。我们在长期的临床观察中发现，每一个女性排卵时的氤氲状活动各不相同，兹分别阐明之。

1. 氤氲状较强，排卵较顺利

在经间排卵期内，氤氲状气血活动较强者，一般可以观察到较强的临床反应。如出现一侧或两侧少腹胀或痛，腰俞酸楚，亦可见左右少腹交替胀或痛，锦丝状带下较正常略有减少，或数量未见减少，而质黏呈拉丝状者较少，或拉丝状带下易于断裂，黏稠性不多，且维持时间短，同时出现胸闷烦躁，夜寐较差，性欲增强。正如前人所云：“气蒸而热，昏而闷，有欲交接不可忍之状。”所有这些反应较一般稍重，但尚不足以影响工作、学习和生活，故属生理范围。之所以会出现氤氲状加强者，可能与以下一些情况有关：其一，与体质特点有关。有些人素体阳盛，或心肝气火偏旺，在经间排卵期氤氲状气血活动必然触动阳盛或心肝气火，是以出现氤氲状较强的状态。其二，与癸水肾阴的重阴略有不足有关。重阴癸水在高水平时阴阳转化顺利，所谓“重阴必阳”耳。如略有不足，必然要加强气血活动，才能保证顺利转化和排卵。其三，与情志因素的干扰有关。如心情不畅，情怀抑郁，气机不畅，心肝气郁，在一定程度上会影响氤氲状的气血活动，或长期的轻度精神刺激易致心肝气郁，从而影响到经间排卵期的气血活动。

2. 氤氲状一般，排卵顺利

就一般健康的生殖期女性而言，经间排卵期在重阴必阳的转化下，氤氲状反应一般。其临床可出现轻度的腰俞酸楚，两侧或一侧少腹或胀或痛，胸闷烦躁，轻度的乳房胀痛，或无任何生理反应，仅有锦丝状带下，或锦丝状带下虽较多，但在数量、质量、时间上均符合经间期的正常要求。由于重阴转化极为顺利，因此，氤氲状的气血活动较弱，生理反应自然也小，是一种较为健康的经间期排卵。

3. 氤氲状较弱，排卵亦较顺利

这种情况亦属于健康的经间期排卵。氤氲状气血活动不明显或很轻微时，可无任何局部的或全身的反应，或同时出现轻微的腰酸、少腹隐隐作胀或痛，以及很轻微的胸闷烦躁、乳房乳头胀痛等。同时，锦丝状带下较多，数量、质量以及维持的时间上均符合经间排卵期的生理要求，BBT 由低温相上升到高温相较快，高温相与低温相的差距在 0.4℃以上，或偶尔遭受一次强烈的精神因素刺激，或过度的疲劳，虽然稍影响经间排卵期的转化，但能迅即自我调节，恢复健康的气血活动。此外，还有一种特异体质者，耐受性较强，感觉较迟钝，其经间排卵期气血活动引起的局部或全身反应自然也就不明显。当然，亦有经间排卵期有所延长，BBT 高温相上升较缓慢者，此属亚健康状态。

4. 偶尔呈现两次经间排卵期氤氲状变化

我们在临床上观察到，有一些女性由于体质异常或工作、学习、生活紧张，到了经间期，锦丝状带下有所减少，一次氤氲状活动未能达到转化和排卵，因而必须进行第二次氤氲状活动。由于锦丝状带下尚好，转化和排出卵子顺利，亦属于生理范围。还有极少数人，生理上有特殊性改变，月经常失调，可出现两次经间排卵期的变化，形成一贯的月经后期，但无其他反应，亦属于异常生理。有些健康的生殖期女性，由于精神、工作、学习紧张等因素干扰了氤氲状气血活动，在一年的 1～2 个月中，不得不有第二次氤氲状活动，但转化顺利，排卵成功，亦可看成是生理变化。

5. 氤氲状活动有所延长

氤氲状活动有所延长者，是指经间期有所延长，一般仅延长 1～2 天，并不影响转化与排卵。如延长过多，影响转化与排卵者，则属病理，不在此范围。有些生殖功能正常的女性，在经间排卵期出现稍长的氤氲状气血活动，但转化顺利，排卵亦获成功，且未见明显的病理反应，可能与以下两种情况有关：一是由于生殖机能处于发育过程中，重阴略有不足，因而氤氲状延长；二是受外界因素的干扰，特别是精神因素，如学习、工作紧张等，经间排卵期的重阴有所不足，因而不得不延长这一时期的氤氲状气血活动，使转化排卵获得成功，亦不作疾病论。

二、重阴必阳，入夜排卵

经间期之所以到来，排卵之所以顺利，首先与氤氲状气血活动有关，但更为重要的是，与重阴必阳有关。月经周期的演变，实际上受阴阳圆运动生物钟节律的影响。所谓重阴必阳，是阴长运动已达“重”的水平，也即阴长已经达到生理上的极限。如不转化，排泄有余之阴，让位于阳长，则阴阳之间的平衡亦无法维持，周期性的节律无法形成，是以转化是必然的。有转化就能产生氤氲乐育之气，有了氤氲乐育之气，反过来才能推动转化，从而排出卵子以及一些过盛的津液水湿。必阳者，阳长开始也。经间排卵期是阴阳更替的转化期，与行经期一样，有着除旧迎新的特点，但所不同的是经间排卵期以促新为主，排出卵子，为孕育繁殖下一代服务。

1. 对重阴的认识

《素问·阴阳应象大论》说：“天有四时五行，以生长收藏……人有五脏化五气，以生喜怒悲忧恐……故重阴必阳。”重阴必阳是自然界与人体阴阳演变的必然现象。重阴者，双重之阴也，包含两个以上的阴。任应秋教授认为，重阴者，重叠之阴也。重阴实际上包含着双重、重叠两种含义。双重者，除一种阴之外，还包括其他类似阴的物质。重叠者，指一种性质之阴含有两倍以上的水平。我们认为，重阴主要是癸水之阴。正如《女科经纶》引陈良甫所说：“女子二七而天癸至，癸为壬癸之水……癸为阴水。”阴长至重，则癸水之阴长至两倍以上的高水平，犹如两阴重叠在一起。通过微观的方法发现，阴水即雌激素样物质，其波动性较大，在经间排卵期可达高水平。正由于此，人体可以出现数量较多、质量较黏稠的锦丝状带下。

首先，与癸水之阴密切相关的卵是重阴中的一种主要物质。《女科经纶》引马玄台所说：“女子二七而天癸至。天癸者，阴精也。肾属水，癸亦属水，由先天之气极而生，故谓阴精为天癸……男女之精皆可以天癸称……男女当交媾之时各有精……”《灵枢》云：“两神相搏，合而成形，常先女生，是谓精者是也，但女子之精以二七而至。”卵子发育成熟，是在癸水滋长的前提下完成。经间排卵期不仅癸水之阴滋长至重，而且卵子发育成熟。卵者精也，其发育成熟亦属于重阴范畴，所以重阴主要指癸水之阴重水平及成熟之卵子，亦等于双重之阴也。

其次，重阴还包括津液在内。在癸水之阴滋长的同时，必然涉及津液的增加。癸水属于肾阴，肾阴与诸阴有关。张景岳在《景岳全书·命门余义》中说：“五脏之阴，非此（指肾阴）不能滋。”说明肾阴应该包括癸水之阴在内，是滋养五脏的物质。津液者，亦来源于脏腑，不仅滋养生殖器官，润泽生殖道，有助性功能，而且还有营养全身、滋润皮肤毛发的作用。所以当癸阴滋长很高，卵子发育成熟时，其津液亦是多的。可以认为，津液是随着肾阴癸水的滋长而增多，亦随着肾阴癸水的终落而减少，甚则干枯。

此外，阴亦包括水湿代谢。水湿与津液本为一体，然水湿更为清稀，流动性更为广泛，更为充实。水湿代谢虽与肺、脾、肾、三焦、膀胱的气化有关，但水湿毕竟属于阴类的物质。就女性月经周期与生殖节律而言，既与肾阴癸水有关，同时又与任、督、带等奇经有关。当阴长至重时，水湿亦必然高涨；阴长水平偏低时，水湿亦必然低落。

2. 重阴者，午夜排卵

重阴乃阴长运动趋向高水平的时候，是体内生殖节律的必然现象。时相规律指时间上的运动规律。以日相而言，日中是重阳的时间，半夜子时是重阴的时间。因此，重阴转化排卵的时间应在半夜子时。《灵枢·营卫生会》说：“日中而阳隆为重阳，夜半阴隆为重阴，故太阴主内，太阳主外……与天地共纪。”《素问·金匮真言论》亦说：“平旦至日中之阳也，故人亦应之。”所有这些均说明，人体昼夜阴阳节律是人与自然息息相应的结果。我们在临床上进行了观察，亦证明排卵多是发生在夜间。

3. 重阴水平的差异性

经间排卵期在重阴水平上亦有着一定的差异性。由于禀赋不同，环境稍异，气候变迁，营养、生活、工作、情绪甚至肤色等不同，女性重阴水平的差异也是显然的。通过锦丝状带下数量和质量的比较、阴道涂片、血液雌激素测定等，可清楚地了解重阴水平的差异性。并且，即使同一个生殖功能健康的女性，不同月经周期间也有一定的差异性。

（1）高水平重阴　即阴达到“重”，亦即雌激素高水平，卵子发育成熟，锦丝状带下完全符合要求，血雌激素及阴道涂片也符合高标准。B超示卵泡发育成熟，所以转化和排卵顺利，转化后阳长亦快，排出的卵子质量好，容易受孕，且伴随的津液水湿亦多，反应很有规律，免疫功能较强，可以排除气候、环境、生活及精神因素的干扰，不致发生病变，是一种健康的生殖功能。

（2）高水平稍次的重阴　即雌激素水平处于高度稍次者，卵泡发育亦较健康。这种水平的重阴同样反应了阴长水平之高，阳的水平亦较充实，所以不仅转化顺利，而且转化后阳长亦较快，在转化的过程中排卵也很顺利。排出的卵子质量较好，也容易受孕。伴随排出的津液水湿较多，排卵的反应亦很有规律，免疫功能较强健，可以经受一般内外因素的干扰，但经受不了强烈的内外因素干扰，较强的精神刺激可导致病变。一般可以观察到带下较多，质黏腻，如锦丝状，基本上符合生理节律的要求，但稍有减少；阴道涂片及血雌激素水平较正常高水平略有减少，但亦属健康范围。

（3）高水平更次的重阴　即雌激素在高水平下处于更次，阳也较充实。卵泡发育成熟，但稍差。所以，不仅转化较为顺利，而且转化后阳长亦较快，但有时稍差。在转化过程中，排卵有时顺利，有时略差，排出的卵子质量一般，有时稍差，且伴随的津液水湿等也属于一般。排卵期的生理反应基本上有规律，免疫功能一般。虽然可抵御较轻微的因素干扰，但抵御不了稍强因素特别是精神因素的干扰。锦丝状带下有所减少，血雌激素属于正常高水平的中低标准，可以归属于亚健康的生殖状态。

4. 对必阳的认识

有了重阴的前提，才有必阳的转化。重阴者，说明阴长运动已发展到高水平，并已达生理的极限。按太极阴阳钟的运动规律，阴长达重，阴阳的不平衡已发展到顶点，必须通过转化，让有余之阴下泄，卵子排出，让位于阳长，从而来纠正这种不平衡已达极限的状态，以推动月经周期及生殖节律的正常演变。经间排卵期的转化过程中既存在消长对抗的关系，又存在互根统一的关系，即开始转化时阴长至重，重阴是转化的前提，但亦必须有足够的阳，至少要有中等水平阳的支持和促动，才能推动转化，排出卵子。正由于阳有足够的基础，转化后让位于阳长，阳长才能顺利。由此我们深切体会到：经间期重阴必阳首先取决于重阴，即癸水之阴与卵子成熟，但也取决于阳；其次取决于气血活动，即氤氲状活动，更为重要的是取决于阴阳圆运动生物钟的生殖节律。必阳是生殖节律中的必然规律。没有必阳，自然也就没有生殖节律。

三、动静升降藏泻的再分析

氤氲状气血活动，是经间期排卵期的显著特点之一。前人在长期实践中发现“细蕴状活动”，并指出顺而施之则成胎，的确是难能可贵的。今天，我们借助现代医学微观手段，发现排卵是一个非常复杂的生理过程。成熟卵子分泌的雌激素对下丘脑产生正负反馈作用，下丘脑大量释放促性激素释放激素，刺激脑垂体释放促性腺激素，LH 和 FSH 出现峰值，从而对卵巢起作用，形成排卵。临床排卵时，不仅有较多的锦丝状带下、少腹作胀或隐痛，而且伴有烦躁寐差、乳房胀痛等。我们认为，其动态反应有四个方面：一是心脑的活动，是最为主要的方面；二是冲任厥少的活动，是基本方面；三是子宫的活动；四是卵子的自身活动。其中子宫的活动与藏泻有关，将在后面专题论述。动者，必须与静相结合。没有静，就不可能有动。动中有静，静中有动，才能保障动之正常。升降活动亦是经间排卵期的特点。动与升相合，静与降相合，所以动中主升，是经间排卵期的正常生理。升中有降，降中有升，升降结合，才能保障升之有力，升之健康。泻藏活动是子宫的动态反应，经间排卵期子宫必须行泻。泻者，开也，泻中有藏，藏泻结合，才能保障泻之有力，泻之正常。动静、升降、泻藏三大矛盾的并存，是经间排卵期的重要特色。

1. 动静结合，以动为主

经间排卵期的氤氲状活动是绝对的，主要的，只有动，才能促发排卵，达到受孕的可能。静也很重要，没有静，就不可能有动。静是为动服务，有了静的基础，才能动之有力，动态协调。经间排卵期的活动是短暂的，但也是十分激烈的，涉及上下左右各个方面，主要包括心脑活动、冲任厥少的活动、子宫的活动、卵子自身的活动。

（1）*心脑活动*　是排卵活动的主要方面。经间排卵期的氤氲状气血活动是在心－肾－子宫生殖轴的调节下进行。现代医学亦认为，月经周期的调节，亦包括排卵期的调节，是受下丘脑－脑垂体－卵巢轴的调节。中医学认为，肾藏精而司生殖，天癸与肾有着密切的关系，生殖之精（卵）的生成和发育成熟依赖于肾阴癸水，其排出又与心脑密切相关。心为君主之官，藏神而主血脉，脑为元神之府，与心密切关联。现代医学认为，下丘脑、脑垂体是生殖轴的主要部分。二者虽不能与心脑完全等同，但基本上是一致的。在重阴的冲击下，阴阳气血均明显旺盛，从而促发排卵。

（2）*冲任厥少的活动*　是排卵期的基本方面。冲任与女性月经密切相关。所谓冲脉盛、任脉通则月经来潮，冲脉虚、任脉衰则月经不能来潮，提示经间排卵期与行经期一样，其气血活动必与冲任有关，且冲盛任通，亦即气血旺盛与通利也。厥阴者，肝之经脉也，行于少腹部。少者，少阴经脉也，主要指足少阴肾，亦包括手少阴心。肝、肾、心三脏经脉以血为主，实际上是以阴与精（卵）为主。卵在心脑指令下排出，其游移活动，亦需肝肾厥少经络的支持帮助。卵巢、输卵管均在少腹部，排卵时卵巢、输卵管活动，卵子从卵巢表面突破而出，输卵管亦蠕动，助卵子受孕而种植于子宫内，所以这一时期内出现程度轻微的少腹作胀，或偶有隐痛、腰俞酸楚等反应。

（3）*卵子自身的活动*　经间期的氤氲状活动，除了母体的整体性以及局部性的活动外，还应包括卵子自身的动力。众所周知，卵子自卵巢表层突破排出于外后，必然游移活动，进入输卵管，一旦与精子结合即能受孕。卵子赖冲任厥少之力进入子宫，通过子宫泻中寓藏的作用，达到孕育。

2. 升降结合，以升为主

经间排卵期的活动呈上升状，而且有时上升十分激烈。中医学历来就有“阳升阴降”之说，经间排卵期是重阴必阳的时期，阴主降，缘何而升，重阴者，阴盛极也，极则必反，故由降而升，由阴转阳。由降至升，升是主要的，但降也很重要，没有降，就谈不上升。降中寓升，升中寓降，升降结合，是运动所必须。所谓经间排卵期上升为主有两种含义，一是指重阴的冲击状态，二是指阳长时的上升运动。

（1）重阴冲击　经间排卵期处于重阴必阳的时期，重阴者，阴之水平极高也，盛极也。阴本主降，但重阴者，阴极似阳，降极而升也，而且重阴上升呈冲击状，较之阳升时更为明显，因为重阴来自于肾之癸水。肾居于下焦，心脑神明居于上焦，脑居于最高处，清空之窍内。重阴癸水通过血液上冲心脑最高之处，心脑神明在重阴冲击下下达指令，卵巢才能排卵，这就是一种反馈。心脑神明在重阴冲击下呈亢奋状态，亦如一种阳升。此外，当卵子自卵巢表层突破排出后，游移于腹腔之间，亦呈上升趋向。

（2）必阳主升　重阴必阳，重阴之时，实亦必阳开始。前人认为“阳升阴降”是阴阳运动形式最大的特点，所以经间排卵期重阴的同时，已开始必阳的上升运动，而且其上升运动远较阴降运动快速迅猛。从 BBT 来看，排卵时与排卵后持续的高温相足可以证明“必阳主升”的形式和特点。

3. 泻藏开阖，以开泻为主

经间排卵期子宫行泻即开放的作用。排卵的目的在于受孕，繁殖下一代，故子宫必须开放，让受精卵种植于内。另一方面，重阴必阳，重阴必须下泄，让位于阳长同时，排出较多的锦丝状带下。这些较多的锦丝状带下必须通过子宫之泻，即开放，才能排出。泻为了藏，开放为了闭阖，泻得好，开放顺利才能保证藏之固，闭阖好。反过来说，子宫之藏为了泻，藏之好，泻之利。子宫以藏为主，但泻亦重要。在月经周期中有两次行泻的时期。行经期，子宫行泻，排出月经；经间排卵期，子宫行泻，排出锦丝状带下。

我们认为，子宫在行泻的同时，还有藏的作用在内。只泻不藏，必成病理。排卵期在排出较多量黏液的同时，还要接纳受精卵，为繁殖下一代服务。因此，子宫在经间排卵期，一面行泻，一面发挥藏的作用，促进孕育，是子宫在经间排卵期活动的特点。

四、7、5、3 奇数律在排卵转化中的特异性

经间排卵期之所以到来，氤氲状气血活动之所以顺序进行，从表面上看，似乎是气血活动所致，实际上是阴阳运动中重阴必阳的结果。重阴必阳，是圆运动生物钟中的重要一环，既有阶段性，又有整体性。人体内部的生物钟与自然界的节律运动有着密切的关联，常互相影响，互相调节。人是复杂多变的，每一个生殖功能正常的女性，由于地区、肤色、气候、环境、禀赋的不同，各有不同的生理和病理特点。根据我们多年的观察，“7、5、3”奇数律基本上概括了所有规律。7 数律者，即行经期 7 天，排卵期亦有 7 天；5 数律者，即行经期 5 天，排卵期亦有 5 天；3 数律者，即行经期 3 天，排卵期亦有 3 天。尽

管真正的排卵期只有1天，但其节律活动的时间，即排卵前后的时间却有7、5、3时数的不同，故本文将分别阐述之。

1. 相对性平衡

在月经周期包括生殖节律运动中，两个转化时期应趋于平衡。经间排卵期是重阴转阳的时期，而行经期是重阳转阴的时期，转阳转阴两个时期均是生殖节律演变的重要时期，前后呼应，才能保持相对平衡。行经期的标志是排出经血，经间排卵期的标志是排出锦丝状带下。两者均来自子宫，但锦丝状带下与一般带下不同，是重阴所致，排出的经血则属重阳所致。所以，7数律者行经期排尽经血需7天，而经间排卵期所排出的锦丝状带下亦需7天；5数律者行经期5天，经间排卵期亦需5天；3数律者行经期3天，经间排卵期亦需3天。反过来说，经间排卵期7天，则行经期亦需7天；经间排卵期5天，则行经期亦应5天；经间排卵期3天，则行经期亦3天。两者一致，才能保持平衡。若经间排卵期排出的锦丝状带下较为缓和或欠畅，与阴静的特点有关；行经期排出的经血较为迅猛或畅利，与阳动的特点有关。

2. 排卵的时间

重阴必阳的转化过程，一般是5天，长则7天，短则3天，但真正排卵只有1天。《女科准绳》引袁了凡说："天地生物必有细蕴时……凡妇人一月经行一度，必有一日细蕴之候……此的候也……乃生化之真机。"必有一日细蕴之候，即指排卵的时间是1天，乃受孕的"的对"时候，即真正的机会，故顺而施之则成胎。《古今医鉴》在求嗣门中说："人欲求嗣……诀云：三十时中两日半，二十八九君须算……但解花开能结子，何愁丹桂不成丛。"所谓三十时者，即30天时间也，扣除二十八九天，剩下1~2日，或再加半日，即是受孕的时间。开花，喻作排卵；结果，喻作分娩生育。观察BBT双温相的变化可知，高温相前1天最低温相时，即为排卵时间。现代医学可通过宫颈黏液结晶、排卵试纸等确定排卵，我们认为，直接通过B超观察卵泡发育最为准确。

3. 转化中重阴必阳的形式和波动

在重阴必阳的转化过程中，其形式和波动各不相同，归纳起来，7、5、3数律的变化亦有所不同，现具体分析如下。

（1）重阴　7、5、3数律不同，波动亦有所异。7数律者形式多，波动亦大，5数律者次之，3数律者更次之。

7数律者行经期7天，经间排卵期7天，且很有规律。由于转化过程较长，虽然真正的排卵仅1天，但前后阴阳交替的过程较长，因而形式上较多，波动性亦较大。我们临床观察发现，7数律者一般有7种形式。见表6-1。

表 6-1　　7 数律几种波动形式表

分类	行经期	经间排卵期						
		1 月	2 月	3 月	4 月	5 月	6 月	7 月
Ⅰ	7	7	7	7	7	7	7	7
Ⅱ	7	7	7	7	7	7	5	7
Ⅲ	7	7	7	5	7	7	6	7
Ⅳ	7	7	7	7	7	7	3	6
Ⅴ	7	7	7	5	7	7	5	7
Ⅵ	7	7	7	3	7	7	5	7
Ⅶ	7	7	7	5	7	7	3	3

从上表可见，形式Ⅰ属于正常的健康的最有规律的重阴运动，即在连续 7 个月经周期中均能保持排泄锦丝状带下 7 天，与行经期相呼应，是 7 数律中最为主要的一种重阴运动形式，属于高水平重阴。根据我们的长期观察和统计，这种运动形式较为多见。形式Ⅱ，即在连续 7 个月经周期中，偶或出现 1 次或 2 次 5 天的锦丝状带下，但仍属于 7 数律。形式Ⅲ，即在连续 7 个月经周期中，偶或出现 1～2 次 5 天或 6 天的锦丝状带下，也仍属 7 数律。形式Ⅳ，即连续 7 个月经周期中偶或出现 3 天和 6 天锦丝状带下，有 1 次只有 3 天，但迅即调整，随后又出现 6 天锦丝状带下，因能迅速调整，故仍属于 7 数律的生理范围；形式Ⅴ，在连续 7 个月经周期中，有 2 次锦丝状带下持续 5 天，但亦很快得到调整，故亦属在 7 数律生理范围内；形式Ⅵ与形式Ⅶ两者，在连续 7 个月经周期中，有 3 次出现 3 天或 5 天的锦丝状带下，其他仍是 7 天，虽仍属于 7 数律之生理范围，但波动超过以上各种形式，类似亚健康状态。

5 数律者行经期 5 天，经间排卵期 5 天，且很有规律。根据我们的观察和统计，5 数律者一般有 5 种形式。见表 6-2

表 6-2　　5 数律几种波动形式表

分类	行经期	经间排卵期				
		1 月	2 月	3 月	4 月	5 月
Ⅰ	5	5	5	5	5	5
Ⅱ	5	5	5	5	5	3
Ⅲ	5	5	5	1	5	5
Ⅳ	5	5	5	3	5	4
Ⅴ	5	5	5	3	5	1

从上表可见，形式Ⅰ属于正常的健康的最有规律的重阴运动，即连续 5 个月经周期均能保持锦丝状带下 5 天，规律性很强，与行经期相一致，是 5 数律中最为主要最为常见的一种重阴运动形式，属于高水平的重阴。形式Ⅱ，即在连续 5 个月经周期中偶然出现 1 次或 2 次 3 天锦丝状带下，但仍属于 5 数律。形式Ⅲ，在连续 5 个月经周期中偶然出现 1 次或 2 次锦丝状带下，排出仅 1 天或 3 天，而且很快得到调整，仍属 5 数律。形式Ⅳ或形式Ⅴ，即在连续 5 个月经周期中出现 2 次 3 天或 4 天或 1 天的锦丝状带下，而且很快得到调

整，但依然属于5数律。

3数律者行经期3天，经间排卵期亦3天，前后呼应，相互一致，很有规律。根据我们的观察和统计，3数律者一般有3种形式。见表6－3。

表6－3　　3数律几种波动形式表

分类	行经期	经间排卵期		
		1月	2月	3月
Ⅰ	3	3	3	3
Ⅱ	3	3	3	1
Ⅲ	3	3	2	1

从上表可见，形式Ⅰ属于正常的健康的最有规律的重阴运动，即在连续3个月经周期中均能保持锦丝状带下3天，规律性很强，与行经期相一致，是3数律中最主要最常见的一种重阴运动形式，属于高水平的重阴。形式Ⅱ在连续3个月经周期中偶然出现1次1天锦丝状带下，但大多数是3天，而且很快得到调整，仍属正常的3数律。形式Ⅲ在连续3个月经周期中出现1次1天、1次2天的锦丝状带下，但很快就得到纠正，故不属病理，仍属于3数律者。

（2）必阳　在重阴的前提下将出现必阳的变化，阳长则BBT迅速上升。根据我们的长期观察，必阳有三种状况：其一是阳迅速上升，锦丝状带下减少后，BBT突然下降至最低点，并迅速上升至高温相；其二是上升稍快，即在锦丝状带下减少后1～2天始上升至高温相；其三是上升略缓，即在锦丝状带下减少后3天才开始上升至高温相。

第二节　经间排卵期的病理特点

经间排卵期的病理特点，前人缺乏记载，近代文献也无系统论述。因[illegible]我们只能根据临床观察和病例统计加以叙述。经间排卵期的病理特点颇为复杂，不仅[illegible]排卵失常，而且涉及心－肾－子宫轴的调节功能紊乱。我们只能就临床所涉及的几个方[illegible]述之。一是排卵困难，但较排卵障碍为轻，指能进入经间排卵期，但排卵有所困难者；[illegible]排卵不协调，包括或快或慢，前后不一，多次排卵及卵子、子宫内膜、液体、水湿四者[illegible]不一致，以及“7、5、3”奇数律不协调等；三是五大干扰因素，即痰、湿、郁、瘀、[illegible]碍排卵；四是动静、升降、藏泻三大矛盾病变，并涉及全身上下内外等，形成经间期特[illegible]病症。

一、排卵困难

排卵困难与这一时期重阴必阳的转化困难或转化不利有关，临床上极为常见。我们认为，排卵困难主要与重阴不及、气血活动欠佳及其他因素干扰有关。

西医学之排卵障碍分两种：一种是绝对性的，见于生理上的畸形与缺陷，或后天损伤，使卵巢丧失排卵功能者；另一种是相对性的，包括功能性与器质性，其中功能性者临床上颇为多见，如内分泌功能失调、卵巢早衰等。排卵障碍中无排卵者阴长运动无法进行，更不能达到重阴必阳的转化，因而形成不了月经周期，也难以进展到经间排卵期，不属于经间期的病变。此处所论者是已进入到经间排卵期但排卵不良或有困难者。

1. 重阴失常，癸水失调者

此型又有两种情况：一是阴虚，癸水有所不足；二是阴偏盛，癸水稍有余。临床上以阴虚癸水不足为多见。

（1）阴虚，癸水有所不足　阴虚必将影响卵子发育的质量、动力以及转化的顺利程度。卵子的发育全在肾阴癸水的滋养，今肾阴癸水有所不足，临床借助超声图像可发现卵泡有三个方面的情况：一是卵泡在形态上较正常，但缺乏张力；二是卵泡虽发育成熟，但呈扁圆形、椭圆形不等；三是卵泡较成熟者稍小。由于上述情况重阴有所不足，在转化活动中势必带来一定的难度，或缺乏动力，转化不力，或转化延长，或转化后阳气不足，基础体温上升困难等。

其次，重阴失常，津液不足。一般而言，癸水与津液有着密切的关联。癸水有所不足，津液自然也有所不足，表现为经间排卵期的锦丝状带下有所减少，或不能维持应有的时数律。更重要的是，生殖道的润泽、排卵时的气血活动也受到一定的影响。此外，还有少数人出现癸水之阴与津液不一致的病变，即癸水之阴已达重的标准，而津液不能随之而充足，反而有所减少。年龄较大或多次做试管婴儿而未获成功者多见此类病患，甚至可导致不孕。

另外，癸水不足亦将影响体内之水液。癸水者，本就指北方壬癸之水，与全身之体液水湿同出一源。癸水之阴滋长达重时，生殖道的分泌物也就增加到一定的饱和状态，所以经间排卵期除锦丝状带下外，亦有水湿状带下。若癸水有所不足，水液亦减少，从而影响转化与排卵。临床使用促排卵药物常可引起生殖道的水湿代谢改变，甚至出现病理现象。

（2）重阴偏盛　临床上虽为少见，但亦有之。重阴偏盛，就是说癸水之阴即雌激素水平略高，超过了重阴的水平。一般通过血清雌激素水平检查或阴道涂片检测角化细胞指数，是不难发现此类情况的。重阴偏盛乃有余之病，属实证。重阴偏盛者阴阳转化受影响，并可影响排卵，见锦丝状带下过多过长，水湿状带下亦多，而且常引起乳房组织增生，子宫痰浊蕴结，进而结为癥瘕，形成器质性疾病。这里的重阴偏盛指雌激素水平稍高，但能进入经间排卵期，如重阴过盛，即雌激素水平过高者，不能进入经间排卵期，甚至导致闭经、崩漏，不在此列。

（3）阳弱阴虚　阴虚癸水有所不足的病变中，有一种是阳虚所致者。阳者，在经间排卵期有三大作用：一是阳生阴长，肾阴、癸水亦必须在阳的基础上生成和发展，阴长至重，更需要充实的阳为基础。阳弱，则重阴癸水自然有所不足。二是阳主动，阴长运动必须有阳的参加，特别是经间排卵期的显著活动，更需要大量阳的支持。三是阳长，重阴转阳，必然要阳长。阳长迅速刚猛，亦非有充实的阳不可，是以阳弱亦将影响经间排卵期的活动，导致排卵困难。

2. 氤氲状失常

所谓氤氲状失常者，气血活动失常也，主要反映在两方面：一是氤氲状不足，气血活动不良；二是氤氲状过强，气血活动过盛。二者均可导致排卵功能失常。

（1）氤氲状不足，气血活动不良　这里可能存在两种情况。虚者，气血不足，活动欠佳，常与重阴稍差有关；实者，与肝郁气滞、瘀血内阻及五大干扰因素有关，将在另文中加以阐明。

肝郁气滞除精神情志因素导致者外，主要与肝的阴血不足或肝肾不足有关。肝郁气滞首先影响肝经的气血活动。少腹部是卵巢、输卵管的所在，是以排卵及输卵管活动常受影响。

瘀血内阻，见于盆腔炎、卵巢囊肿等病症，由于处在少腹部，自然会程度不同的影响排卵以及输卵管的活动，从而导致不孕。

（2）氤氲状过早过频，亦可导致排卵困难　氤氲状过强者，有两种情况：一是重阴不足，转阳不利，但排卵势在必行，因而需加强气血活动才能使卵子排出；二是干扰因素存在，亦必须加强气血活动才能使转化排卵顺利。氤氲状气血活动过强者，不仅可引起腹痛、出血等，而且可引起烦躁、失眠、过度亢奋等全身精神异常状态。氤氲状过频者，不仅不能帮助重阴转化，促进排卵，反而会延长排卵时间，增加必阳转化过程，甚至需要出现2～3次氤氲状气血活动才能完成排卵，引起经量过多或过少等。

二、排卵不协调

排卵不协调，是指排卵或早或晚，没有一定的规律。排卵不协调多反映出月经周期的混乱，其次是违反“7、5、3”数律的要求，形成时数律上的紊乱，反映癸水之重阴下卵泡、子宫内膜、津液水湿排出的不一致。此外，卵泡发育成熟程度上的失常，即未成熟的卵子被迫排出，或卵泡发育过大而不易排出等，亦属本病的范围。

排卵忽早忽晚，则月经周期前后不一，没有一定的规律。在转化排卵过程中表现为“7、5、3”奇数律失常，即锦丝状带下增多或减少，而且不是偶然1～2次。如7数律者，经间排卵期的锦丝状带下可只有2～3天或4～5天，且连续或间隔数月，伴有月经失调，甚至引起不孕。其他如5数律、3数律者均同此。偶然亦有锦丝状带下过多，超过7天、5天或3天，且转化排卵亦不顺利者，其子宫内膜、津液水湿之排泄均不能与癸水之阴相同步。运用B超探查可以发现卵泡未趋成熟而不得不排出者，抑或卵泡过大而排不出者，以及多次排而卵泡未出，相反愈长愈大者。这些排卵期出现的病症，即所谓卵泡未破裂黄素化综合征，均属本病范围，临床为难治之症。

1. 排卵不规律

排卵或先或后，月经周期亦或先或后，甚则前后不一，先后无定期，现分别叙述之。

（1）排卵提前，月经先期　即经后期大大缩短，或经间排卵期提前，锦丝状带下亦提前出现，但缺乏规律性。月经先期3次以上，经量较多，或经期延长，色、质有明显改变，而且影响生育的，属于病理变化。一般月经先期、排卵提前均与阳热有关，前人所谓“阳有余则先期而至”。阳有余者，实即气火旺也。火旺血热，迫血妄行，亦可促使排卵加快提前，此即是也。

（2）*排卵落后，月经后期* 即经后期延长，有的可延长到2～3月左右，因而经间排卵期亦延后，转化排卵不利，规律性很差。一般来说，月经虽后期不畅，但有规律性，并无显著症状，可属于生理现象，如一贯月经周期和排卵正常，偶有1～2次甚或3次周期和排卵落后，嗣即恢复正常者，均可不作疾病论。月经周期落后，排卵亦落后，甚则落后2～3月，锦丝状带下亦相应减少，不仅量、色、质改变，而且伴有一定症状者，则属于病理变化。月经后期、排卵落后均与阴血虚或血寒有关，前人所谓“阴不足则后期而来”。经血得热则行，得寒则凝，是以阴虚血寒必将推迟排卵。

（3）*排卵或前或后，月经前后不一* 月经周期超前落后不一，排卵亦提前落后不定，很无规律，且伴经间期锦丝状带下忽长忽短，时多时少，经量、色、质均有改变，全身亦有一定的症状。我们认为，此种情况不仅与阴阳癸水失调有关，而且与肝郁化火有关。肝郁则易化火，火热则迫血妄行，因而加速了经间期的到来，出现排卵过早，经行先期。经行之时火热下泄，让位于阴虚肝郁，则经后期延长，经间期退后，经行后期，经量偏少；嗣后又见肝郁化火，月经先期，是以出现月经先后不一，排卵失常，甚则导致不孕等。

2. “7、5、3”奇数律的失常

“7、5、3”奇数律在经间排卵期有着重要的意义，特别是在不孕中更为重要。偶尔出现1～2次的失常，可不作病变，但如3次以上的失常，就应作为疾病论治，以下将具体论述之。

7数律者，经间排卵期应有7天，即锦丝状带下需维持7天。如锦丝状带下不足7天，且连续3次以上者，可有三种情况：一种程度较轻，锦丝状带下可维持5天，偶有3天者；一种程度稍重，锦丝状带下维持在3天或5天；一种程度最重，锦丝状带下仅维持1～2天或3天，或间隔1～2天，缺乏连续性，偶有5天者。此外，也有少数锦丝状带下过多，且连续3次以上超过7天，并伴有转化排卵较困难者，可影响孕育。

5数律者，经间排卵期应有5天，即锦丝状带下需维持在5天。锦丝状带下连续3次以上不足5天者，一般有较轻或稍重两种：较轻者，锦丝状带下在3～4天，且连续3次以上；稍重者，锦丝状带下只有1～2天，少数达3天，偶或有4天，且连续3次以上，并伴有月经量少及色、质的改变，甚则不孕。也有极少数锦丝状带下过多，且连续3次以上，并见转化和排卵困难者，亦属于明显的病变。

3数律者，经间排卵期应有3天，即锦丝状带下需维持在3天。病变形成后，锦丝状带下必见紊乱，大多是偏少或少，且连续在3次以上，一般亦有两种：较轻者锦丝状带下2天，有时缺乏连续性，偶尔只有1天，且连续3次以上；稍重者锦丝状带下1天或1天半，且连续3次以上，并伴有月经量少和色、质等改变，甚则不孕。亦有少数锦丝状带下过多，且连续在3次以上，并出现转化和排卵困难者，即为病变。

3. 卵泡发育失常

近几年来，我们应用B超等微观手段观察卵泡发育情况，发现卵泡发育失常有三种：一是卵子的质量差；二是一个周期中出现多次排卵；三是假排卵，即没有卵子排出。

（1）*卵子的质量差* 我们在B超的监控下发现，经间排卵期所排出的卵子，有的质量较差，呈扁圆形、长圆形或椭圆形，以致不能受孕，但可能无症状，常为临床医师所忽略。

（2）*一个周期中出现多次排卵* 即在一个月经周期中出现2~3次，甚至3次以上的排卵。如经间排卵期卵泡即将成熟时突然萎缩，接着到卵泡成熟时又萎缩，且第3次排卵有可能成功，也有可能再次失败，反复多次，将延长月经周期，影响受孕。

（3）*假排卵* 临床上虽不多见，但的确亦有之。BBT可出现低温至高温的双相变化，或虽出现锦丝状带下及氤氲状气血活动，但B超发现卵泡较大，不能排出，继之呈黄素化样改变，我们将此视作一种假性的排卵现象。

三、五大干扰因素

根据我们的长期观察，影响孕育的五大因素实际上对排卵也干扰较大，即痰、湿、郁、瘀、寒五者。痰者，痰浊、脂肪也，本属于内在的病理产物，亦有一定的外在因素，一旦形成后，对经间排卵期有着很大的干扰。湿者，湿热、寒湿也。经间排卵期是重阴时期，除癸水长至重阴外，津液水湿亦偏盛，如湿热、寒湿内阻，必然干扰排卵期的氤氲状活动，从而影响排卵。郁者，气郁也，主要指精神情志因素。强有力的精神或情志刺激必将干扰正常的排卵。瘀者，血瘀也。瘀结成癥，脉络失畅，亦将干扰经间期的排卵活动。此外，我们根据前人重视风寒、风冷等致不孕，以及近代认为感冒病毒对生殖的影响，认为风寒亦是一个重要的因素，故作为第五大因素论述之。

1. 痰

痰浊、脂肪的产生主要与内外两个方面有关，尤其是内在因素。外在因素中，嗜食膏粱厚味，尤以甜腻之品最常见。其次是情志抑郁，情怀不畅，气滞而致痰浊。内在因素有三个方面：一是肾阳虚。众所周知，津液水湿全赖阳气输化。肾阳虚者气化不利，津液凝为痰浊，进而结成脂肪。二是肾虚肝郁。此类患者临床上颇为多见。肾虚者肾阴阳均不足，但偏于阳虚。肝为肾之子，需得肾阴阳的支持。肝体阴用阳，体阴不足，用阳亦不及，兼之肾阳命门火衰者肝气疏泄失常，正如《景岳全书·命门余义》中所说："五脏之阳气，非此（指肾阳命火）不能发。"肝气不发，肝郁乃成，肝郁痰凝，痰浊蕴阻，闭塞子宫，不仅影响排卵，而且还将影响整个月经周期中的阴阳消长转化，导致月经周期延长或闭经。同时，痰脂壅阻凝结在卵巢局部，可致卵巢多囊样改变，或形成卵巢囊肿，酿成癥瘕。三是脾肾阳虚。肾阳虚的同时多伴脾阳气虚。阳气虚则津液水湿不能输化，津液不得输化则凝结为痰脂，水湿不得传输则壅聚为水肿。陈士铎在《石室秘录》中写道："肥人多痰，乃气虚也，虚则气不能行，故痰生之。”我们认为，此属阴痰，兼有浮肿，并伴腹泻。对此类病理变化，有几点要加以说明。一是阴虚偏阳者。我们从临床观察到，阴虚是主要的，但在病情发展过程中，肾阴虚，癸水不足，必及其阳。在内外伤阳的因素下，阴虚日久可转变为阳虚，阳虚则输化不利，津液凝聚为痰脂。二是肝郁痰凝。在阳虚的前提下，肝郁气滞，极易凝成痰脂。严用和在《济生方》中说：“人生气道贵乎顺，顺则津液流通，绝无痰饮之患。”赵献可在《医贯》中亦写道：“七情内伤，郁而生痰。”肝郁所凝之痰浊大多与脂肪有关，属于阳痰。肝为刚脏，郁而化火，郁火偏旺，出现烦热口渴、痤疮等病症时，常易掩盖肾阳偏虚的本质。三是病情复杂，疗程偏长。肾虚肝郁，痰脂凝结，一般很难进入经间排卵期，必须经过精当的有效的治疗，方有望进入这一时期。

2. 湿

湿有内外两个方面。内湿者，内部所产生之湿也，一般均为病理产物。外湿者，指外界之湿邪。女性疾病大多在下腹盆腔部位，属于下焦。湿性趋下，下部阴道感染多以湿邪为主，所以《傅青主女科》有句名言：“带下病者，俱是湿证”，说明带下类疾病以湿为主。水湿之运行与代谢主要是肺、脾、肾、三焦及膀胱所职司，其中脾肾尤为重要。脾肾阳气不足，水湿容易滞留，水湿停留，必然下犯任、带二脉，以致不能约束，正如《傅青主女科》在带下中所说：“带脉通于任督，任督病（按：任督病者，实即肾虚阴阳均有所不足）而带脉始病。带脉者，所以约束胞胎之系也。带脉无力，则难于提系，必然胞胎不固……则其气不能化经水，而反变为带矣。”并且，内湿常与外湿相合，湿甚化热，蕴阻于盆腔厥少之经络，阻滞血行，常成为炎症或癥瘕类疾患。又，湿浊久蕴可转变为湿浊阳虚，或形成阴道假丝酵母菌病，进而干扰排卵，影响受孕。

3. 郁

郁者，气机郁阻也。后人论郁，均指肝郁而言。我们认为，郁有心肝之别。心郁者，心气不舒也。肝郁者，肝气郁滞也。女子具有“血少气多”的生理特点，肝藏血而主疏泄，故有“女子以肝为先天”之说。情志因素的刺激首先影响肝，易导致肝郁气滞。肝有协助排卵排经和分泌乳汁的作用。肝郁气滞势必影响排卵，临床上情志因素所致月经后期、经行不畅者属此。心郁在《内经》中即有论述。《素问·阴阳别论》说：“二阳之病发心脾，有不得隐曲，女子不月。”《素问·评热论》说：“月事不来者，胞脉闭也。胞脉者，属心而络于胞中，今气上通肺，心气不得下通，故月事不来也。”心气不得下通，胞脉闭塞，冲任厥少经脉不得活动，氤氲状无法形成，是以排卵转化也无法形成，故对于排卵，心郁较之肝郁更为重要。心郁与肝郁有着密切的关联，后人所论之肝郁，实亦包括心郁在内，但亦要看到二者之间的差异性。

4. 瘀

瘀者，阻塞不通也。瘀与血有关，常称之为“血瘀”。血瘀亦属病理产物，其所以干扰排卵者，与血瘀的部位和程度有关。《女科经纶·月经门》引娄全善曰：“妇人经闭，有污血凝脂胞门。”污血凝脂，即血瘀也。胞门者，实际上应为卵巢。卵巢有瘀浊阻塞，影响排卵，故月经不得来潮。当然心（脑）有瘀血阻滞，可直接引起心－肾－子宫轴的功能失常，从而干扰排卵，引起月经后期量少。

5. 寒

寒者，有虚实内外之别。外寒多实，内寒多虚，且与阳虚有关。《妇人大全良方》云“寒气客于血室，以致血气凝滞”，说明外寒入侵，必将凝滞气血，犯于胞门，影响排卵。我们从临床上观察到，经间排卵期感冒发热，病毒侵害，不仅干扰排卵，而且影响排出卵子的质量，甚至导致胎儿体弱，出生后易得先天性疾患。内寒者，多与阳虚有关。阳虚则阴亦弱，阴阳水平均有所不足，卵泡发育欠佳，是以排卵困难，转化不顺利。

四、三大矛盾

经间期的三大矛盾非常重要，可用于分析经间排卵期的活动部位、强弱及子宫活动失常等。众所周知，经间排卵活动呈氤氲状，而氤氲状活动首重心脑，其次才是冲任厥少经络以及卵子的动态。动必须建立在静的前提下，然而动是主要的，绝对的，动的强弱与静密切相关。临床观察发现，动静矛盾主要在于动之不足，不足则难以排出卵子，其次是动之太过，再次是动态失调。氤氲状活动一般表现为上升。升亦在降的前提下形成，但上升是主要的，其病变亦以升之不足，不能引发排卵为主，其次是升之有余，降之不足，从而导致火旺。在氤氲状活动过程中，又可见到子宫的泻，即开的活动，但泻是在藏（即关，或称闭）的前提下形成。泻藏开阖的矛盾首先在于泻之不利，即开之不畅，其次是藏之不固，即关之不强。

1. 动静矛盾

经间排卵期之动是主要的，绝对的，但必须在静的基础上进行，所以动静合一，动静互致，动中有静，静中有动。如动静失常，主要出现三种病变：一是动之不足，静之有余，是主要病变，也是排卵困难的主要原因；二是动之过甚，静之不足；其三是动静失调。兹详述如下。

（1）*动之不足，静之有余*　一般来说，因动之不足而排卵困难者主要有三个方面：一是心脑（神）的活动欠佳；二是冲任厥少活动欠佳；三是卵子活动不良。

①心脑（神）的活动欠佳。这里有两种情况，一是上冲，二是下达。上冲者，是指阴长至重。阴本主降，但阴长至重后，癸水之阴已到极点，卵子已趋成熟，降极则反升，而且上升激烈，上冲心脑神明，但冲击力不大，心脑神明没有明显的反应，不能下达排卵信号，此其一也。如重阴上升冲击力尚好，但心脑神明因受痰、瘀、郁、寒的干扰，以致下达排卵信号较为微弱，亦将影响排卵。有少数女性排卵期过度兴奋，以致心脑神明下达排卵信号增强，从而导致突然排卵。一般来说，突然排卵者，卵泡质量受到影响，不易受孕，但亦有因个体差异而能孕育者，此即“安全期不安全”之意也。

②冲任厥少活动欠佳。经间排卵期的气血活动，亦即卵巢与输卵管排出卵子，其部位与厥少阴经络相符。厥少阴经气血活动欠佳，排卵不利，必然与冲任气血活动欠佳有关。

或者，由于冲任气血活动不足，静之有余，才导致厥少阴经脉气血活动欠佳。因此，经间期气血活动欠佳者，应该是与冲任厥少阴经气血活动不良的总体病变有关。

③卵子自身的活动不良。卵子自身的发育活动亦很重要。卵子发育成熟，自卵巢表面突破排出，自身的活动力很重要。若卵子发育质量差，或不够成熟，以致自身活动力差，抑或卵子发育过大，但自身活动力差，均可影响排出。

（2）动之有余，静之不足　动之有余者，气火有余也。静之不足，大多与阴虚程度较重有关。动之有余一般有两种情况：一种是真动，即动之力量大，范围广；一种是假动，即动的力度范围小，但频度增加，动而无力，反致排卵困难，转化节律失常。

①真动。即气火旺，动之力量较大，范围较广。此时虽然能促发排卵，但亦可导致出血、腹痛以及烦躁失眠、乳房胀痛、精神失常等病变，周期节律可能加快，抑或反致延长。

②假动。即气火虽旺，但阴虚较为明显，因而动之力量范围小，动的次数增加，动而无力，频频而动，反致转化不利，排卵困难，抑或转化节律延长。“7、5、3”的正常节律打乱，甚则导致排卵障碍或延迟，或出现 2～3 次排卵的情况。

（3）动静失调　这是一种矛盾病变。主要表现在动之有余与动之不足交替出现，表现为动态失调，但与静亦有一定关系。根据我们的临床观察，动静失调又有三种情况：一是动之有余为主，少数出现动之不足；二是动之不足为主，少数出现动之有余；三是有余与不足相间。

①动之有余为主。表现为一年中经间排卵期的变化以过早为主，或伴经间期出血、腹痛，而少数可出现月经先后无定期，以先期为主。

②动之不足为主。表现为一年中经间排卵期以不足为主，或排卵期延长，或排卵延后，少数或偶尔出现动之有余，排卵过早，排卵期腹痛、出血等，可出现月经先后无定期，以后期为主。

③不足与有余相间。表现为一年中经间排卵期不足与有余相等。即一年 12 个月中，有 5～6 个月是处于动之有余，排卵过早，或排卵期出血、腹痛，另有 5～6 个月是处于动之不足。

2. 升降矛盾

经间排卵期不仅要动，而且要上升，上升是主要的，绝对的，因此升降之间的矛盾主要在于升之不足，降之有余，或升之有余，降之不足两个方面。

（1）升之不足，降之有余　在经间排卵期，动与升是一致的。一般升之不足与动之不足有关联，但亦有少数虽有动，但升不够。所谓升者，有两个方面的意义：一是重阴冲击心脑不够，因而影响排卵，此乃升之不足所致；二是冲任厥少阴经在排卵时的升动不足，不仅影响排卵，而且影响受孕。

（2）升之有余，降之不足　升之有余者，一般与动之有余相关。升动剧烈必将促使排卵过早或过剧，从而引起腹痛、出血、月经先期、不孕等。或者由于升之过剧，引起头痛、乳头乳房胀痛、心烦失眠、情绪不宁等。亦有升之过剧，降之不及，甚则有升无降，反致排卵不良者。

3. 泻藏矛盾

一般来说，经间排卵期子宫行泻的作用，但泻中寓藏。如藏而有余，泻之不足，则锦丝状带下偏少，津液水湿亦排出偏少，将影响排卵，导致排卵困难。津液水湿轻则滞留为湿浊，甚则侵害脏腑胞络而为囊性癥瘕。如泻之有余，藏之不及，不仅排泄过多，耗伤津液，而且损耗阳气。更为重要的是，藏之不及不仅影响排卵，而且影响受孕及受孕后子宫的固藏，易致流产，甚则滑胎，故泻中寓藏是十分重要的。

第三节　经间排卵期的治疗特点

经间排卵期的治疗主要是围绕排卵。要想顺利排卵，就必须调节心－肾－子宫轴，既要注意整体性，又要注意局部性。根据我们多年来从事“月经周期与调周法”的临床经验，整体失调占多数，局部失调为少数。整体性者以心肾阴阳主要是重阴转阳的失调为主，亦涉及肝脾冲任气血的活动；局部性者以冲任厥少等气血活动为主，亦涉及心肾之重阴及诸多的病理物质。我们在“调节心－肾－子宫轴以促排卵”中着重介绍局部性治疗。局部中有整体，因此，又必须涉及心肾阴阳，保证重阴，稍佐活血。经间排卵期的治疗，特别是针对心（脑）－肾－子宫轴的调节，重视燮理阴阳及其气血氤氲状的活动颇为重要。经间排卵期不仅要促其排卵，而且要排出优质的卵子，将在以后的内容中加以介绍。随着实践的深入，我们还发现，处理好五大干扰因素或称五大兼证，尤其是处理好痰脂很重要。同时，三大矛盾病变中动静矛盾的处理亦很重要。

一、调节心－肾－子宫轴以促排卵

经间排卵期的治疗首先在于活血通络，促进局部的冲任厥少等气血活动，形成氤氲状，以排出精卵。根据我们的临床观察，地处亚热带的中国育龄女性，大多在经间排卵期出现重阴有所不足，从而给转化排卵带来一些困难。有的出现明显不适，或锦丝状带下略少，有的虽无明显不适，但在“7、5、3”时相节律中表现出不协调，或在BBT高低温相交接处有些异常，因而必须运用补肾促排卵的方法，提高肾的阴阳水平，推动正常的排卵活动。中医调周学说亦强调辨证论治，不同的女性常有所加减，为此，下面分成三个部分予以论述。在经间期应用促排卵的方法，必须观察锦丝状带下的量与质的变化。有条件的地方尚需应用B超等手段观察卵泡的发育成熟情况及子宫内膜的变化，从而有助于遣方用药。

1. 活血通络以促排卵，重在调心

本法适用于氤氲状气血活动欠佳，排卵有所困难者，或重阴稍有不足，锦丝状带下稍有减少者，或卵泡发育尚未成熟，但排卵势在必行者。我们的排卵验方称之为夏氏促排卵汤。具体药物组成为：丹参、赤芍、五灵脂、川续断各10g，荆芥6g，红花6～9g，柏子仁、川牛膝各12g，或加川芎6g。水煎分服，每日2次，按原有的7、5、3数律连服7天或5天或3天。鉴于排卵多在入夜，因此，这一时期服药须在晚饭后及睡眠时各1次。

本方是夏师临床验方，来源于中药人工周期法的排卵汤（由当归、赤芍、泽兰叶、红花各10g，茺蔚子15g组成），我们在实践中常根据需要进行加减。本方具有以下几个特点：

（1）立足于血分　本方药几乎全由活血通络的药物组成。女子以血为主，丹参一味，功同四物；赤芍、五灵脂、红花均是常用的活血通络药物。卵是有形物质，从卵巢表层突破，从血从心，且心主血，经间排卵期的气血活动与心有着很大的关系。

（2）注意部位　排卵期的气血活动在卵巢输卵管处，位于少腹部，故与厥阴少阴经络有关；排卵又与冲任有关，五灵脂、赤芍为肝经少腹部的活血通络药物；排卵的活动最主要的还在心脑部，因此，必要时尚需加入川芎、丹参、柏子仁、红花等心脑部的活血通络药物。

（3）以升为主　一般来说，升降是气的运动特点，如脾胃的升降，肝气之疏泄。疏者升也，泄者降也。血分谈升降者较少，但经间排卵期的确血分升降活动活跃，而且以升为主，所以方药中用荆芥、川芎之升，复用川牛膝、柏子仁之降，而且升降药物的重点在于心脑。

复方当归注射液的应用。组成：当归、川芎、红花等分，制成注射液，每支2ml。每次2支，即4ml，肌肉注射，每日1次，按“7、5、3”奇数律用药，3数律者用3天，5数律者用5天，7数律者用7天。注射完后用热毛巾熨之，促其尽快吸收。我们体会，复方当归注射液活血促排卵的功效优于口服，而且经间排卵期时间短，转化快，注射剂符合其要求。

2. 补肾燮理阴阳，稍佐活血以促排卵

本法适用于重阴有所不足，锦丝状带下减少，或转化时延长，或“7、5、3”数律失常，或伴有明显的肾虚症状，或转化过程中阳升缓慢，BBT高温相上升缓慢或延迟者。我们临床上常用的补肾促排卵汤具体的药物包括：丹参、赤白芍、怀山药、山萸肉、熟地、炒丹皮、茯苓、川断、菟丝子、鹿角片（先煎）各10g，五灵脂12g，荆芥5g，红花6g，或加川芎3g。经间排卵期每日1剂，水煎分2次服。3数律者，连服3天；5数律者，连服5天；7数律者，连服7天。鉴于排卵在入夜时间，因此以晚饭后半小时及临睡时服药为佳。

本方亦是夏师的验方，临床极为常用，有以下几个特点：

（1）阴阳并重　即滋阴药与助阳药合并使用，并在选药和用量上占有同等重要的地位，所以方药中一半是滋阴的药物，并稍有侧重，毕竟是重阴为主，一半是助阳药，因为这一时期阳亦占有重要的地位。重阴需要大量阳药以支持，更为重要的是，重阴必阳的转化运动中，阳起主导作用。所谓阴静阳动，无阳或阳少则经间期的激烈活动不可能实现，特别是上升的冲击状活动更需阳起主导作用。此外，转化后的阳长运动也需要大量阳药。方中原用当归，今改为丹参，原因是当归润肠，易致便溏，且丹参有调心的作用。如心肝气火较旺者，方中鹿角片可以紫石英或鹿角霜代之。

（2）稍加活血通络药　经间排卵期处于一个气血活动非常活跃的时期，方中加入赤芍、五灵脂以促排卵，适应这一时期的需要。

（3）以升为主　经间排卵期以升为主，故方中加入荆芥或川芎，且剂量较轻。

3. 临床加减

中医学强调辨证论治，而现代医学强调辨病治疗，因此，临床加减包括辨证与辨病两个方面。

辨证加减：脾胃失和，伴有胃脘不舒，腹胀矢气者，加广木香6～9g，陈皮6g，佛手片6g；心烦不已，夜寐差者，加合欢皮10g，莲子心5g，茯神10g；腰酸胫痛，形寒怕冷者，加制狗脊10g，骨碎补、杜仲各10～12g；胸闷不舒，时欲叹气者，加广郁金6～9g，苏鲁子10g，橘叶5g；头痛头昏，烦躁口渴者，加钩藤（后下）12g，白蒺藜10g，炒山栀6～9g，丹皮10g。

辨病加减：泌乳素偏高者，白芍加重剂量，改为12～15g，另加甘草5g，炒麦芽30g；雌激素偏高者，加炒黄柏6～10g，泽泻10g，地骨皮10g；雄激素偏高者，加干地黄10g，六一散（包煎）10g；血海空虚，子宫内膜薄者，加鳖甲、龟板（先煎）各10g，熟地10g；津液匮乏，锦丝状带下减少者，加麦冬9g，玄参10g，大生地10g等。

二、经间排卵期五大兼证的处理

经间排卵期的治疗，除着重局部为主的活血通络和整体为主的调燮阴阳、稍佐活血方法外，还有五种较为多见的干扰因素必须予以处理。所谓五大干扰因素，亦称五大兼证，即痰、湿、气、血、寒五者。痰指痰脂；湿指湿浊，有湿热、寒湿之别；气指气郁，有心郁、肝郁之异；血指血瘀，有干、湿、癥积之殊。其中尤以痰脂最为复杂。

在治疗方面，五大兼证均有其复杂性和特点，有的兼治即可，有的需急则治标，反客为主，作主证论治，有的还要从根本原因方面治疗，有的尚需配合心理疏导，才能获取效果，巩固疗效。

1. 痰脂证的处理

痰脂者，即痰浊脂肪也。痰浊脂肪与排卵有着内在关联。俗语曰：“肥鸡不下蛋，胖妞难生育。”妇女肥胖，其排卵必然受到影响，甚或排卵障碍。痰脂虽为病理产物，但反过来阻碍或干扰排卵，甚或壅塞封闭卵巢，所以在治疗上亦有多方面。

（1）兼治　痰脂者常以肥胖为特征，是肾虚肝郁所致，为标，故可作为兼证治疗。经间期肾虚者，宜补肾促排卵汤；阴虚者，宜益肾通经汤；阳虚者，常为脾肾不足，宜用健脾补肾促排卵汤。至于痰脂方面，我们常用越鞠丸或越鞠二陈汤，或随症加减。

（2）急则治标，先从痰脂论治　如痰脂偏甚，脘腹作胀，肥胖，口腻痰多，当化痰燥湿，方用苍附导痰汤、启宫丸、芎归平胃丸等。朱丹溪提出“脂膜壅塞胞宫”的论点，并创制了“六郁汤痰郁方”，药用海浮石、香附、南星、瓜蒌。《济阴纲目》卷六求子门的消脂膜导痰汤，药用制半夏、制南星、橘红、炒枳壳、茯苓、川芎、防风、羌活、车前子等，符合治标的要求。以上两方均可根据痰脂病证候选用。化痰消脂配合减肥运动确有一定效果，但是我们认为，既在经间排卵期，便不能忽略经间排卵期的两大特点，即重阴和氤氲状活动，是以尚需加入五灵脂、赤芍、川续断、川芎、荆芥中之1～2味，亦是标中顾本之意也。

(3) 从主因论治　痰脂之所以形成，主要在于肾虚肝郁，与脾胃亦有一定的关系，是以从因论治就必须考虑到肝肾而兼顾脾。即使在经间排卵期，用补肾促排卵汤合越鞠丸的同时，还应加入防己黄芪汤一类方药。我们体会，肥胖妇女或年龄稍大者，日久必兼脾气虚，懒于活动，因此在治肝肾的同时，亦当顾及气虚的一面，即使在经间排卵期亦不例外。

(4) 化痰消癥　如果痰脂凝结为癥瘕，体质壮实者，当以攻消为主。经间排卵期和行经期均可选用桂枝茯苓丸、防风通圣丸，同时加入排卵汤、补肾促排卵汤以因势利导，获取佳效。

2. 湿浊证的处理

湿浊在处理上主要有两个方面：一是作为兼证照顾，二是作为重点处理。

(1) 作为兼证照顾　经间排卵期因湿浊干扰者多程度较轻，除尿少、苔腻，无明显症状者，可用排卵汤或补肾促排卵汤，并适当地加入制苍白术各10g，苡仁15～30g，陈皮6g，车前子10g，泽泻9g等。如偏湿热者，尚可加入黄柏9g，马鞭草10g等。

(2) 作为主证处理　此乃急则指标的方法。湿浊明显不仅干扰排卵，而且必然出现湿热症状，见经间期阴痒、出血等，治疗当分清湿热、湿浊、寒湿之不同。湿热偏甚者，当以清利为主，常用红藤败酱散合四妙丸。《刘奉五妇科经验》、《哈荔田医案医话》中所载经间期出血病案，清利湿热用瞿麦穗、萹蓄、滑石、车前子等，清利的力量甚强，实际上亦有助于推动血行，促发排卵。湿浊偏甚者带下甚多，常伴霉菌、滴虫等，当蠲湿利浊，常用止带方、四苓散等，必要时需配合熏洗方药。我们的土槿皮洗剂用土槿皮、黄柏、苦参、威灵仙、蛇床子、花椒、明矾等。寒湿明显者带下多、阴痒、经间期腹痛，当温阳利湿，常用五苓散、温经汤加味，临床上此类疾病较为少见。为照顾到这一时期的特点，还应加入五灵脂、赤芍、荆芥、川芎等。

3. 气郁证的处理

气郁包括心郁与肝郁，两者虽相互关联，但亦有区别。就干扰排卵而言，以心郁为明显。胞脉胞络属于心，心气下降，胞脉胞络才得通畅，子宫才得开放，行泻的作用，排卵才能正常。

(1) 舒解心郁，促发排卵　心气郁塞自然影响经间排卵期的气血活动，故宜舒气解郁，促发排卵，治以远志菖蒲饮，药用炙远志6～9g，石菖蒲6～10g，丹参10g，赤白芍各12g，合欢皮10g，广郁金10g，茯苓神各10g，川芎6g，川续断10g，荆芥6g。经间排卵期按“7、5、3”数律服药。

（2）疏肝解郁，助促排卵　肝居心肾之间，肝郁必对心肾有影响，从而干扰排卵。肝郁气滞需用疏肝解郁的方法，宜加减柴胡疏肝饮，药用柴胡5g，广郁金10g，制香附9g，炒枳壳6g，当归、赤白芍各10g，川续断12g，川芎6g，陈皮5g。服法同上。同时，还必须配合心理疏导，安定心神，缓解紧张情绪，才能获取较佳疗效。

4. 血瘀证的处理

血瘀干扰排卵似为多见，但是在重阴较好的前提下，血瘀对排卵影响并不大，不过却能影响受孕。根据临床观察，血瘀的发展有两种趋向，一是湿性瘀阻，二是干性血瘀。处理上，仅仅是血瘀者，可加重排卵汤的药物用量，或扩充活血通络的药物，或在补肾促排卵汤中增加活血通络的药物和用量。如发展为湿性瘀阻，见盆腔粘连，可选用红藤败酱汤，并加入利湿通络之品或健脾助阳之品；如发展为干性血瘀，见盆腔炎附件组织机化，可选用大黄䗪虫丸、银甲散之类方剂，在滋阴的基础上，加入活血通络、消癥散积之品。

5. 风寒证的处理

风寒客邪干扰排卵虽为少数，但亦当予以兼治，宜补肾促排卵汤兼用荆防桑菊饮或桂枝汤。根据病情，可酌加板蓝根、贯众等。如风寒证明显，当急则治标，先与疏解，用麻黄汤、桂枝汤、银翘散、桑菊饮等。同时，宜适当兼顾排卵期的特点，加入川断、五灵脂、赤芍等品。

三、经间排卵期三大矛盾的处理

经间排卵期有着复杂的生理病理特点，因而也就有复杂的矛盾。经间排卵期的三大矛盾包括：动与静、升与降，泻（开）与藏（关）。动与静者，动为主，指经间排卵期的血气活动，前人称为“细缊状”，即氤氲状。没有氤氲状的气血活动，卵子就很难排出，反过来说，排卵就要有气血活动，因而动是绝对的，主要的，但必须辅以静。动静结合，才能保证动的正常。有动无静，动之过甚，将会出现病变；动之不足，亦为病变，且为主要病变。升与降者，升为主，是指经间排卵期重阴转阳的形式呈上升状。一般来说，阳升阴降，阳长运动呈上升状，阴长运动呈下降状，但到重阴阶段，物极必反，阴降转上升，且呈冲击状，上升是主要的。如升之太过，有升无降，将会出现病变；升之不足，亦为病变，且为主要病变。泻（开）与藏（关）者，泻为主，是指经间排卵期子宫开放，行泻的作用，不仅排出卵子，亦为迎接精卵结合后种植于子宫作准备，所以这一时期泻是主要的，因为重阴后尚有较多的水湿津浊有待排出。如泻之太过，甚则有泻无藏，或泻之不及，均将导致病变。

1. 动静的矛盾处理

经间排卵期反映在动静矛盾方面的病变，主要在于动之乏力，或有静无动，或动之失常，排卵障碍，甚则无排卵。因此，促动以促排卵最为重要。促动促排卵的含义有二，方法有五。含义二者，一是指母体子宫冲任的气血活动，一是精卵的自身活动力。方法五者，即一般促动法（轻）、中度促动法、强有力的冲击疗法、补肾助阳法和动静结合法。

（1）*一般促动法*　属于一种轻度促排卵的方法，包括药物、耳针、小剂量穴位注射等。

药物治疗。加减排卵汤、补肾促排卵汤是我们临床上常用的方药，其具体药物组成、用量、服法、服用时间等，均见经间排卵期补肾活血法。

耳针疗法。选子宫、肝、肾、脑、心、脾、胃等，采用压籽等方法。

小剂量穴位注射。有两种方法，一种是用复方当归注射液，另一种是用西药 HCG 注射液。穴位：三阴交、足三里、血海、太冲、关元、中极、气海、肾俞等，每次取 2 对足部穴位，加上 1 个腹部穴，每穴注射 0.2 ~ 1ml，每日 1 次，轮流使用。按“7、5、3”时数律，3 个月经周期为 1 个疗程。

（2）*中度促动法*　即用稍强的补肾活血通络药物来促进子宫冲任等气血活动，达到促发排卵的目的，对排卵障碍或卵泡发育稍差又不得不排卵者适用。

药物治疗。一般以补肾促排卵汤合排卵汤使用。用药量、服药法、服用时间等均见前述。

针刺疗法。选穴以任脉、肾、肝、脾、胃经为主。主要穴位：三阴交、血海、足三里、关元、中极、气海、志室、命门等。体质较强者，用强刺激。江苏省中医院针灸科蒋彩云使用的促排卵穴为：肝俞、肾俞、志室、命名、次髎、中髎、十七椎、阴谷、血海、地机、足三里、三阴交、太冲、太溪、曲泉。每次用 3 ~ 5 对穴位。其中气海、关元、地机、归来为要穴。一般用强针刺激手法，按“7、5、3”时数律使用。

复方当归注射液。使用方法：取复方当归注射液 2ml/支者 2 ~ 3 支，肌肉注射，每日 1 次。7 数律者用 7 天，5 数律者用 5 天，3 数律者用 3 天，3 个月经周期为 1 个疗程。

（3）*冲击疗法*　即以重剂促发排卵的方法，多用于卵泡发育已趋成熟，但排卵障碍，不易排出者，或因卵泡膜肥厚，卵泡不易排出者，或卵泡大而不易排出者。所谓重剂，乃药量大，服药次数多。

药物治疗。补肾促排卵汤合排卵汤，同时加大活血通络药物的用量，如五灵脂 12 ~ 15g，红花 9 ~ 10g，川芎 9g 等，并增加服药次数，每日 2 剂，每剂分 2 次服。7 数律者连用 7 天，5 数律者连用 5 天，3 数律者连用 3 天。

复方当归注射液重剂冲击法。复方当归注射液 2ml/支，每次用 10 ~ 20 支，每日 1 次，于大腿内侧肌肉注射后，以热毛巾敷之，促其吸收，连用 3 天或 5 天或 7 天。

中西药结合冲击法。主要用补肾促排卵汤，西药均见前。

（4）*补肾助阳，意在于动*　即在滋阴药物中加入较多的助阳药，除可提高阴长水平，冲击排卵及促进排卵后阳长外，还可促进卵子发育，增强卵子的自身活动力，不仅有助于顺利排卵，而且可为排卵后受孕创造条件。我们常在补肾促排卵汤中加入鹿角片、鹿角胶、仙灵脾、巴戟天、海狗肾、锁阳等中的 1 ~ 2 味。

(5) 以静制动，动静结合　在经间排卵期，动虽是主要的，绝对的，但如动之太过，动的力量过大，或动速过频，力量不足均可致病，因而必须以静制之。根据我们的临床体会，可分三法以调治之。

①动静结合。经间排卵期，如动之过者，在处理上既要保证动，又要以静制其动。出血少者，可不予处理；如出血稍多，或时间亦较长者，必须予以处理。肾虚而心肝郁火明显者，宜在补肾促排卵汤中加入二至丸、丹栀逍遥散；肾阴偏虚，兼夹湿热，出现阴痒者，于补肾促排卵汤之中加入四妙丸、黑山栀、碧玉散等清热利湿。

②静以制动。经间排卵期动之过甚或动之过频引起的症状颇多，同时见排卵功能不良者，当以静制动。经间排卵期情志异常，失眠、头痛、烦热口渴等极为明显者，当滋阴降火或滋水清肝。滋阴降火者，除用大补阴丸或知柏地黄汤外，尚需加入钩藤、青龙齿、莲子心等镇静安神之品；郁火明显者，除用滋水清肝饮外，亦需加入钩藤、莲子心、炒枣仁等清心安神之品。因处于经间排卵期，仍当静中稍动，静中稍升，可加入五灵脂、赤芍、荆芥等品。

③静中求动。经间排卵期虽然到来，锦丝状带下亦有，但量极少，且见腰酸、少腹胀痛、烦躁失眠等，说明经间排卵期动而乏力，原因在于卵泡发育尚未成熟，动之过早过频，应静中求动，以补天五子种玉丹加炙龟板、炙鳖甲、合欢皮、钩藤等，或以二甲地黄汤加川断、菟丝子、杜仲等。待B超提示卵子发育成熟后，再以补肾促排卵汤促其排卵。

2. 升降的矛盾处理

经间排卵期重阴必阳，由阴转化为阳，转化运动十分激烈，运动的形式由下降转变为上升，故上升状的活动是主要的，但如升之太过、升之过频或有升无降，均为病变，所以既要保证上升，又要使升降合度，维持平衡。

(1) 促动促升，促发排卵　经间排卵期重阴转阳的运动形式呈上升状，因而在活血通络促排卵的方药中需照顾到上升的特点。如复方当归注射液和加减排卵汤中所用当归、川芎等即有上升性；补肾燮理阴阳以促排卵的方药中亦当加入上升的药物，如补肾促排卵汤中加入荆芥、川芎等，以适应这一时期的要求。

(2) 健脾补肾，辅以升动　脾肾不足，阳虚气弱者，在经间排卵期时更需升动，才能达到顺利排卵。一般在健脾补肾促排卵汤或补肾促排卵汤中加入荆芥、川芎、省头草、防风、黄芪等。

(3) 滋阴补肾，降中求升　凡阴虚者，虽经间排卵期锦丝状带下偏少，卵子发育不够成熟，或卵子虽大而不壮实，以致排卵有所困难，但固有的排卵节律没有改变，是以不得不用滋阴补肾、降中求升的方法，可于益肾通经汤中加入杜仲、荆芥等，并着重经后期治疗。

(4) 滋阴降火，欲升先降　凡阴虚火旺特别是心肝火旺者，经间排卵期虽有一定量的锦丝状带下，卵子发育亦基本成熟，但由于火旺之故，体内升动过盛，反而影响排卵的升动，故需静以制动，降以制升，于知柏地黄汤或杞菊地黄汤中加入钩藤、青龙齿（先煎）、川续断、菟丝子等。

3. 泻（开）藏（关）的矛盾处理

经间排卵期子宫开放，行泻的作用，不仅有助于排卵，而且是为孕育服务，但泻是短暂的，藏是长期的。心肾交合，子宫才能定期的藏泻。经间排卵期主在于泻，但如果泻之不利，泻之不及，抑或泻之太过，均需处理。

（1）促泻（开）为主，意在孕育　经间排卵期不仅要促动促升，而且还要促子宫开放，行泻的作用。子宫之泻受制于心，因而降心气，安心神，才能使子宫泻之顺利。泻者，不仅排除过多的阴液水湿，而且有利于受精卵种植于子宫内，故我们在应用补肾促排卵汤时常加入柏子仁、合欢皮、丹参、怀牛膝等。若心气不舒，精神紧张致使排卵障碍者，可选用疏解心郁而又有促排卵作用的远志菖蒲饮，再加入生茜草、茺蔚子、怀牛膝等。

（2）泻中寓藏，开阖有度　经间排卵期如泻之过度，即子宫开放过早过快过甚者，将会导致出血、滑胎等。治疗上可于补肾促排卵汤中加二至丸、大生地、五味子等。如出血较多，带下质稀量多者，必须补肾固纳，于补肾促排卵汤中加入三甲、阿胶、水陆二仙丹等，使泻中有藏，开中有关，开阖有度。

□第七章□

诊断与辨证

妇科疾病亦需要通过望、闻、问、切四诊来获得有关资料，作为诊断和辨证的依据，这与临床各科是一致的。由于女性生理、病理的不同，妇科疾病在诊断、辨证上自然也就有所不同。首先是要围绕专科病证问诊，如月经的期、量、色、质，带下的量、色、质、气味，胎前即妊娠期的早、中、晚三期特点及产后三审等。问诊是四诊中最为重要的。临床还要通过有关专科的检查，结合全身症状、脉象、舌苔等明确诊断，才能达到深入的微观辨证。

第一节　四　诊

一、问诊

问诊包括问年龄、问月经、问带下、婚育史、既往史、个人史、家族史等，在问诊中要注意务必保护病人隐私。

1. 问年龄

年龄与妇科疾病的发生有着密切的关系，故初诊时应首先查问。如年逾 18 周岁仍未月经初潮者，则属原发性闭经，与先天肾气不盛、天癸不至、子宫发育不良有关。10～12 岁即来月经者，往往由于肾气、天癸尚未稳定充实，容易导致月经失调。青春期或更年期虽均可能出现月经过多、崩漏等，但两者在证候表现上显然不同。青春期的崩漏一般与肾气欠盛、天癸欠充有关，而更年期崩漏往往与肾气衰、天癸竭以及肝脾胃失调有关。中年妇女阴虚阳弱，肝气易动，绝经期妇女肾气渐衰，天癸渐竭，冲任虚少，均易导致阴阳失调，而表现出烘热为主的综合征。

2. 问月经

月经史应该包括初潮年龄、周期天数、月经天数、经量（以每次经期使用卫生巾的量估计）、经色、经质、有无血块、经前经期有无不适（如乳房胀痛、浮肿、精神抑郁、烦躁易怒等）、有无痛经（若有痛经，应描述疼痛发作的部位、性质、程度及起始和消失的时间）、绝经年龄、绝经期有无不适或绝经后有无流血等事项。如 14 岁初潮，28 ~ 30 天来潮一次，每次 3 ~ 5 天，46 岁绝经，可简写为 $14\frac{3\sim5}{28\sim30}46$。对所有妇科病人，均需问明末次月经日期。所谓末次月经日期（lmp），是指最近一次月经来潮第 1 天的日期。有人易把阴道出血误认为末次月经，因此，收集病史时，一定要注意将末次月经和阴道出血区别开来。必要时，尚需追问末次月经的前一次月经情况，以资参考。如属月经疾病，在问清月经史后，对现在月经仍应按期（包括经期）、量、色、质及行经前后所出现的症状等反复细致地询问，同时对量、色、质及气味进行望诊、闻诊等，以协助诊断。

3. 问带下

问带下应包括量、色、质、气味、时间等几方面。带下过多或过少，均属病变。带下特多，古人谓之“白崩”，需要排除子宫腺体或宫颈的恶性病变。带下色白或呈透明状，一般不属病变，如表现为黄、绿、赤色者，大都与湿热有关。带下质地或稀或黏均属病变，但如似蛋清状者，常为排卵之象。带下有气味，多为实证、热证。带下的时间主要指带下与月经周期是否有关。经间期及经前期带下稍多，一般不属于病变。绝经后不应有白带出现，如有，常系老年性阴道炎使然。

4. 婚育史

婚育史包括结婚与否、再婚年龄、是否近亲结婚（指直系血亲及三代以内旁系血亲）、丈夫健康状况、是否避孕及避孕方法、每次妊娠及分娩经过如何、是否足月产、抑或早产、分娩正常与否、产后情况如何、恶露性状和持续时间、产后有无腹痛和发热、末产日期、流产次数及是否自然流产等。对产育史，一般以足月产 - 早产 - 流产 - 现存子女数的顺序简明表示，如 1 - 0 - 2 - 1，即表示足月产 1 次，无早产，流产 2 次，现存子女 1 人。若婚后同居 1 年以上，未作任何避孕措施而不受孕者，或曾经孕产过，同居 1 年以上未避孕而不再妊娠者，均属于不孕症。

5. 既往史

应着重了解与妇科及现症状有关的过去史和手术史。

6. 个人史

生活和居住情况，出生地和曾居住地区，个人特殊嗜好等。

7. 家族史

父母、兄弟、姐妹及子女健康状况，家族成员中有无遗传病（如血友病、白化病）或可能与遗传有关的疾病（如糖尿病、高血压、肿瘤）以及传染病（如结核病）等。

二、切诊

1. 切脉

（1）月经脉　月经将至或正值经期，脉多滑利有力。这是历代方书所载，也的确有一定的道理，但根据我们的体会，月经将来时脉弦滑或细弦滑，且弦多于滑，乃肝气偏旺之象；行经期滑象明显，滑多于弦，反映气血旺盛；行经末期出现细弦的脉象，细心体会时又有软弱的情况，说明经后期气血稍有不足。

月经病脉：脉细缓或细弱乏力者，多属气虚或血虚；脉沉细者，多属肾气不足；脉细数或弦细带数者，多属肝肾亏损或阴虚内热；脉沉迟而细弱者，多属肾阳不足；脉弦者，多属肝郁气滞或肝气偏旺；脉细弦或涩者，多属血瘀；脉滑者，多属痰湿；脉沉紧者，多属实寒；脉沉迟无力者，多属虚寒；脉沉濡或细濡者，多属寒湿；脉滑数或洪数或濡数者，多属湿热或血热；脉弦数有力者，多属肝郁化火；脉芤数者，多为虚火；脉沉细或细弱，多为气血亏虚或阳虚气弱。此外，脉常细弦，反见洪数者，或脉多弦滑，忽见细弱或细涩者，均为逆象，病多深重，非吉兆也。

（2）妊娠脉　一般来说，妊娠后六脉平和而滑疾流利，如珠走盘，按之不绝。根据我们多年来的体会，脉滑利或迟而有力有助于诊断早孕或早早孕。

妊娠期病脉：脉沉细或细弱，或迟脉无力，多为胎动不安、胎漏、胎萎不长、胎死腹中、堕胎小产等；脉滑中带弦或带数者，多为恶阻、失眠、头疼等；脉弦或弦急，或弦细带数，多为妊娠眩晕、先兆子痫等。

（3）临产脉　六脉浮大而滑，有如切绳转珠，同时可扪及中指本节、中节甚至末节两侧的动脉搏动，即临产之脉象也。正如《脉经》所云：“怀妊离经，其脉浮。”

（4）产后脉　产后脉多虚缓平和。如浮滑而数者，多属阴血未复，虚阳上浮之象也；脉沉细涩弱者，多属夹瘀之证；脉浮大虚数者，多属气虚血脱之象。

2. 按胸腹背部

胸部者，主要指双乳房。扪按之方法，以平摸轻柔缓慢，自上而下，自外而内，体悟其是否柔软或胀硬，有无结节、肿块及其大小、性质、活动度，有无触痛，表面是否光滑等，最后可挤压乳房，观察有无溢乳、溢血及乳头湿疹等。

腹部者，主要是小腹与少腹。通过按诊，了解其软硬，温凉，有无压痛、包块及其大小、部位、性质、活动度，有无疼痛及与周围脏器的关系等。腹部扪之不温或冷者，多为阳气不足，寒邪入侵；扪之灼热而痛，多为热盛。小腹疼痛拒按，多属实证或本虚标实；隐痛喜按，多属虚证，或虚实兼夹证。小腹结块坚硬，推之不移，多属血瘀；结块不硬，推之可移，多属气滞、痰湿。妊娠后，可扪按腹部以了解子宫大小与孕期是否相符以及胎位是否正常。妊娠后腹形明显大于孕月，可能是双胎、多胎、葡萄胎、巨大胎儿或胎水肿满；腹形明显小于孕月，多为胎萎不长或胎死腹中。

背部者，主要是腰臀部。按压腰背臀部，感觉不温或冷者，多为阳虚宫寒或风冷寒湿入侵；其部位皮肤干燥或有类似痤疮样作痒者，均为阴虚津伤；其部位灼热者，多为下焦有湿热气火；敲打腰臀部，出现少腹疼痛或隐痛者，常为脉络瘀阻不通的盆腔炎性疾患。

三、望诊

望诊亦有一定的重要性，正如《灵枢·本脏》云："视其外应以知其内脏，测知所病矣。"望诊常用于舌质、舌苔、月经、带下、恶露、乳房以及乳汁。

望舌：望舌者，首先要看是否有红、淡、瘀、紫的变化。一般来说，舌质偏红或红绛者，多为有热；舌质深红或嫩红，或有裂纹，边有齿痕者，多与虚热有关；舌质淡或深红者，多为阴血虚或气血虚；舌质瘀紫或有瘀斑，多与癥瘕（即子宫内膜异位症或子宫肌瘤等）有关。妇科病血瘀证可见于异位妊娠、产后胎盘滞留，但未必有舌质瘀紫、瘀斑或黯黑的现象。舌苔薄而干燥者，多属阴虚或津伤；舌苔腻或厚腻，多为湿浊内阻或痰湿内阻。我们体会，舌苔中部厚腻者，多为中焦脾胃湿浊或痰湿，苔腻而呈黄色者，多为湿热内阻，白腻者多为寒湿或阳虚痰蕴。

望月经：月经的量、色、质非常重要。经色与经质的变化是妇科辨证的主要依据。一般来说，经量多，色红或鲜红，质地黏稠或有小血块者，多与血热有关；经量多，色紫红或紫暗，有较大血块者，多与血瘀有关；经量多，色淡红，质稀者，多与虚有关，尤其是气虚；经量少，色紫暗，有血块者，多与气滞血瘀有关；经量少，色淡红，质稀者，多与虚有关，尤以血虚为多见；经量少，色淡或暗，质稀者，多与阳虚有关。

望带下：带下的量、色、质、气味四者，除气味外，均依赖望诊体察。带下量多或很多，色白，质稀者，常为阳虚或气虚所致；带下量多，色白，质黏稠者，多为湿浊阳虚；带下量多，色黄，质黏稠者，多为湿热；带下量很少，阴道干燥者，或带下很少，有少量黄水，皮肤干燥者，多为阴虚津伤。总之，带下的量、色、质也是妇科疾病的主要辨证依据。

望恶露：望产后恶露的内容与月经相同，同样在于量、色、质三者，可参考之，兹不详述。

望乳房和乳汁：青春期后至育龄期妇女乳房平坦，乳头细，多为肝肾不足，失于充养；妊娠以后，胀大的乳房忽而松弛缩小，可能为胎死腹中；乳房胀硬疼痛，烦热潮红，常为感染热毒成痈，多发生在产后哺乳期。产后乳汁少而清稀，多因气虚血弱；乳汁少而黏稠，多因肝郁气滞；产后乳汁清稀自出，责之气虚不摄；乳汁黄稠，滴漏不止，责之肝热外迫；非孕期及非哺乳期挤压乳房而有乳汁流出者，谓之溢乳，常可伴月经失调，月经量少，多与肝郁肾虚有关；妊娠早中期有溢乳者，谓之乳泣，对妊娠不利，亦需治疗。若乳房溢血，与月经失调有关者谓之乳衄，多需从肝火分析之。

第二节　基础体温测定

基础体温（简称 BBT）的测量无创且简单易行，便于动态观察女性月经周期的变化，故广泛地应用于妇科临床，是我们观察月经周期、指导补肾调周法的重要依据。具体的测量方法是：每日睡前将体温表水银柱回复至35℃，置于顺手可取之处，清晨醒来或在睡眠6小时醒来之后不做任何活动，将表含于口中舌下，紧闭口约5分钟，每天测量时间相对固定，一般以清晨6时或7时为宜。起床后将所测体温记录于基础体温单，每日一点，数日可连成曲线，连续测量3个以上月经周期。经期以"×"注明，如经量已少则以"·"注明，经间排卵期出现锦丝状带下者则以"△"或"+"注明，如测定期间有感冒、失眠、性交、短暂的下腹隐痛、点滴阴道流血、黄白带增多及药物治疗的起止日期等，均应记录于该日体温之下方，以便参考。一般来说，月经周期的行经期和经后期（即卵泡期）BBT维持在较低范围（约在36.5℃或以下）。排卵后，因孕激素刺激体温中枢，体温增高0.3℃～0.5℃，且维持于一定水平，直至月经来潮回落，呈现从低到高的双相型体温。见图7－1。

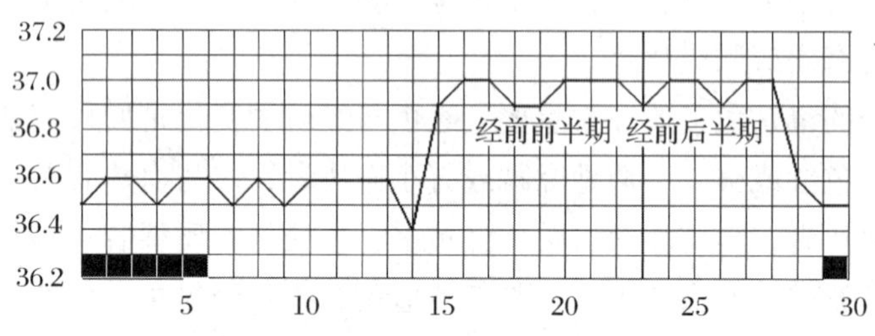

图7－1　正常BBT曲线图

无排卵型月经者，月经周期内BBT无此波动，呈单相型。临床上常用BBT测定来确定有无排卵、排卵的时间以及黄体功能等，对了解功能性子宫出血、闭经、不孕、妊娠等情况尤为适合。就中医妇科而言，借助BBT可以观察整个月经周期中的阴阳消长转化，低温相反应阴长阳消的变化，高温相反应阳长阴消的变化，上升、下降两个转化期反应气血活动的变化及转化的顺利与否，因而是周期疗法即调周法的重要观测内容。我们已将其扩大应用于一切功能失调的月经病以及子宫内膜异位症、子宫肌瘤等器质性疾病。体温曲线的变化不仅有助于辨证，有助于疗效观察，而且有助于辨病，有助于早早孕的诊断。在不孕症中，我们还借此发现一些早早孕，达到早期保胎。更为重要的是通过BBT高低温相的长期观察，可以了解月经周期节律、生殖节律以及"7、5、3"数律，寻求年、月、日的最佳生育时间，为优生优育及未病的治疗服务。

就我们临床观察，BBT曲线还有一定的辨证价值，尤其是高温相的曲线图更有辨证意义。

一、BBT 低温相的变化

1. 低温相偏低

一般来说，BBT 低温相的病变主要由三种，一是偏低（图 7－2）或过低，低温相延长，迟迟不能上升，以至月经周期延长，大多与阴阳两虚或阳虚有关。

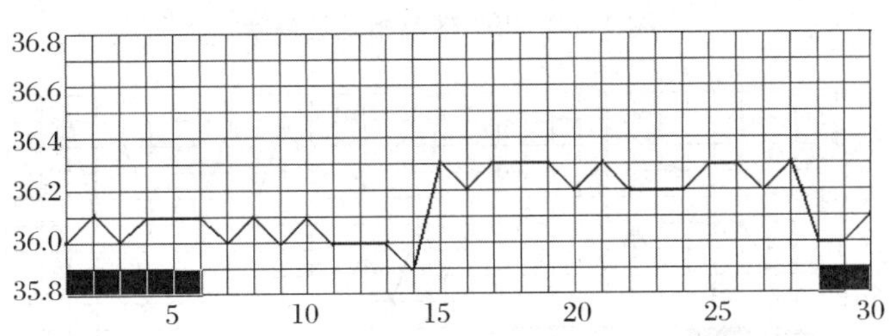

图 7－2　BBT 低温相偏低

低温相偏低有偏低和过低两种：偏低者多在 36.5℃以下，一般为 36.2℃～36.3℃之间；过低者一般在 36.0℃左右，甚则不到 36.0℃。

2. 低温相偏高

低温相偏高（图 7－3）或过高者，大多与阴虚或虚热有关。

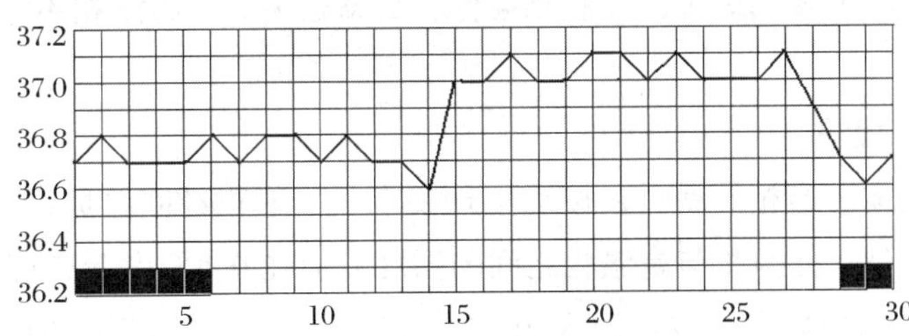

图 7－3　BBT 低温相偏高

低温相偏高者 BBT 在 36.6℃～36.7℃之间，过高者 BBT 在 36.8℃～36.9℃。伴有经后期延长者，一般多属于阴虚或阴虚火旺。

3. 低温相起伏

低温相起伏不定，呈不规则波浪状（图 7－4），不仅与阴虚有关，而且与心、肝、脾胃失和有关，尤其侧重于脾胃失和。低温相呈锯齿状（图 7－5）亦与阴虚有关，且常伴有心、肝、脾胃失和，但这一类型侧重于心肝郁火。在经后期延长及闭经中，经后期 BBT 低温相尚有前后两个时期的差别。即经后早期呈明显的波动或犬齿状，后半期较为稳定，或经后早期较平稳，而后半期明显波动或呈锯齿状变化。

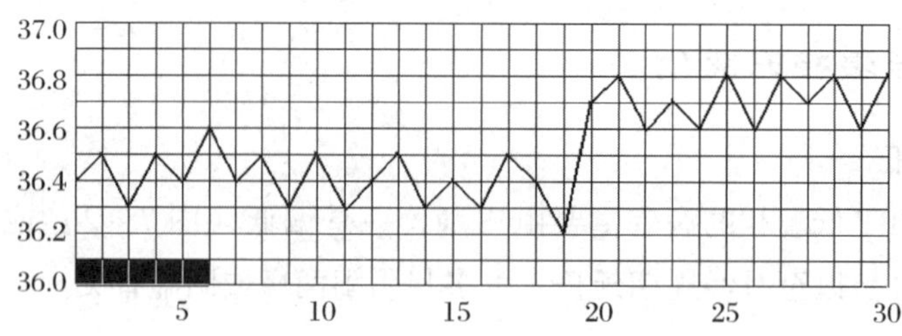

图 7－4 BBT 低温相呈波浪状

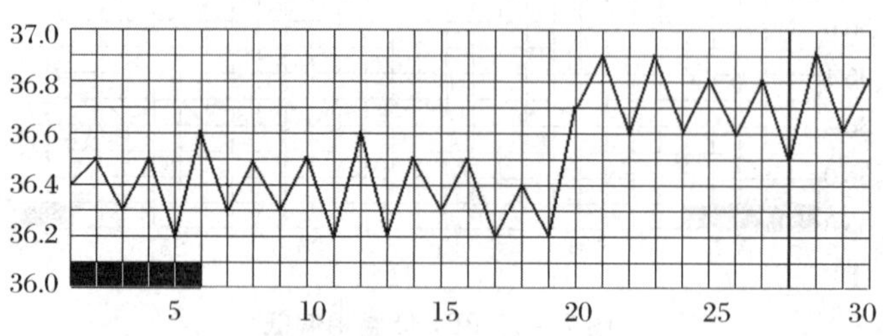

图 7－5 低温相呈锯齿状

二、BBT 高温相的变化

经前期阳长运动的变化反映在高温相的变化上有六种：高温相上升缓慢，高温相下降缓慢，高温相上升与下降均缓慢，高温相偏低，高温相偏短，高温相不稳定。兹逐一介绍如下。

1. 高温相上升缓慢

BBT 由低温相向高温相发展时，按照生理要求，一般在经间排卵期 1～2 天内，最迟亦必须在 3 天内达到。低温相与高温相之间的温度差应在 0.4℃左右，即低温在 36.5℃左右，而高温在 36.9℃或以上，或低温在 36.2℃左右，高温在 36.6℃或以上。所谓上升缓慢，即 BBT 需 3 天以上才能达到高温相。见图 7－6。

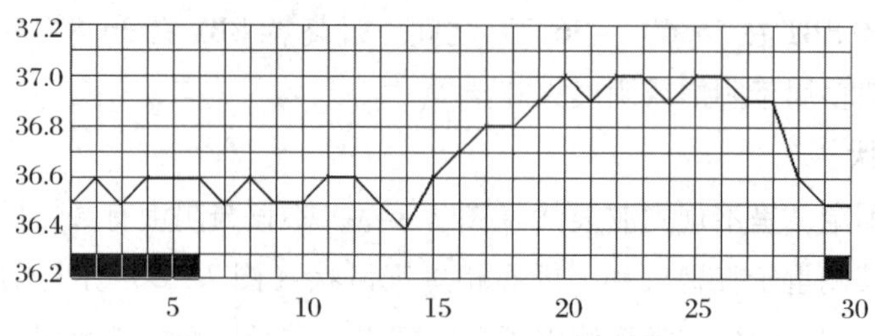

图 7－6 高温相上升缓慢

此外，尚有一种阶梯状的缓慢上升，即上升 0.1℃则停留 1 天或 2 天，再上升 0.1℃，又停留 1～2 天。这两种缓慢上升均与阴虚及阳，阴阳两虚而偏于阳虚有关。

2. 高温相下降缓慢

一般月经来潮时 BBT 应迅速下降，可有 1～2 天甚则 3 天的波动，如超过 3 天，亦即在经前后半期时 BBT 才开始缓慢下降则为病态。见图 7－7。

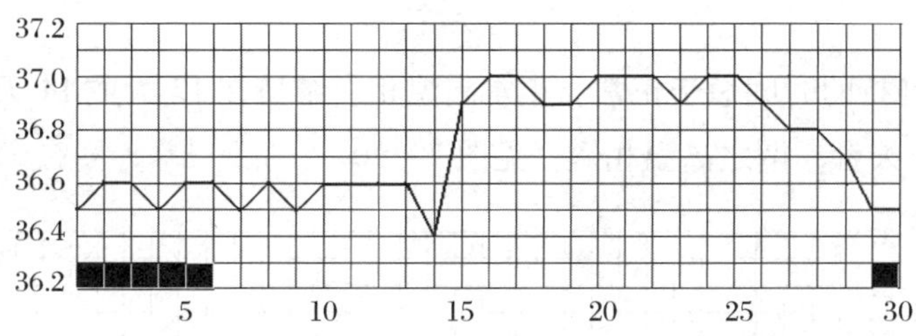

图 7－7 高温相下降缓慢

此外，还有一种阶梯式的下降，与阶梯式的上升相似，即高温相在接近行经时才开始下降，停留 1 天后再下降，再停留。这两种下降形式大多属于气虚及阳或脾肾两虚，或夹有心肝气郁。

3. 高温相上升下降均缓慢

BBT 既有上升缓慢的一面，又有下降缓慢的一面，如两者同时存在，则如图 7－8。

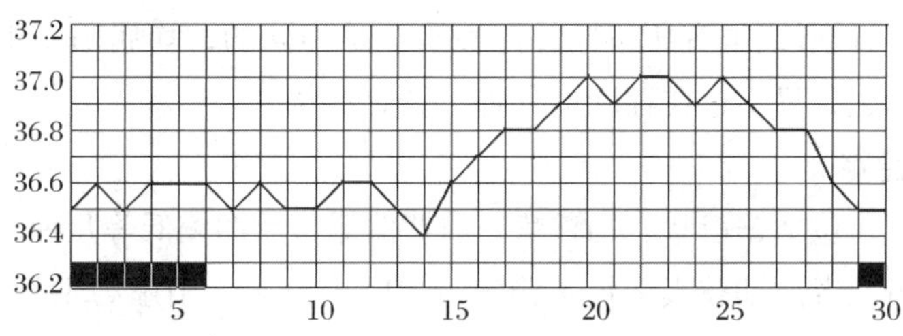

图 7－8 高温相上升下降均缓慢

上图如山峰状起伏，既出现缓慢上升，又出现缓慢下降，既有阴虚及阳，又有气虚及阳，病情较为复杂，有着重要的辨证意义。

4. 高温相偏低

BBT 低温与高温之间需要保持 0. 4℃的差距，即低温在 36. 5℃者，其高温应在 36. 5℃以上，甚至达到 37℃。高温相偏低者，一般高低温的差距在 0. 2℃，或少数几天达 0. 3℃。如图 7－9。

高温相偏低在临床上还有一定的差异性。有的高低温相均低，即低温在 36. 2℃，高温在 36. 4℃或 36. 5℃；有的低温相偏高，高温相相对偏低，如高温在 36. 7℃ ~36. 8℃，而高温在 36. 9℃ ~37℃。这两种形式均属阳虚，大多数与血中阳虚有关，或兼有心肝气郁。

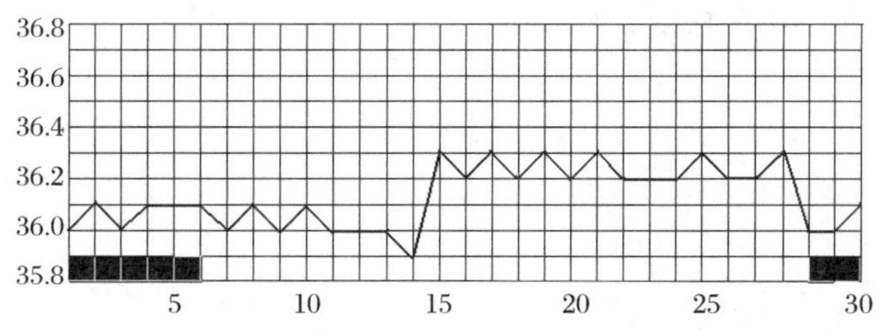

图 7－9 高温相偏低

5. 高温相短

BBT 高温相维持的时间短于正常。正常高温相应维持在 12 天或 14 天，甚则可达 16～18 天，如少于 12 天者，谓之高温相短。见图 7－10。

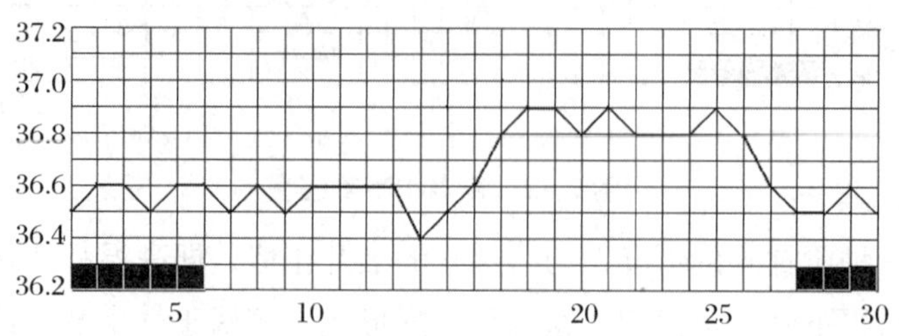

图 7－10　高温相短

高温相短者，实际上有过短、短、略短三种。高温相过短，即高温相维持的时间在 6～7天；高温相短者，高温相维持的时间在 8～9 天；高温相略短者，高温相维持的时间在 10～11 天。这三种形式虽有所不同，但性质上是相同的，均属阴阳不足偏于阳虚，或血虚及阳，阳虚为主，只不过在程度上有着明显的差异。

6. 高温相不稳定

高温相不稳定，包括锯齿状、马鞍状、前期偏低、后期偏低等几种变化。

高温相呈锯齿状者波动较大，极不稳定，属阴虚及阳，阳虚为主而又兼夹心肝郁火。见图7－11。

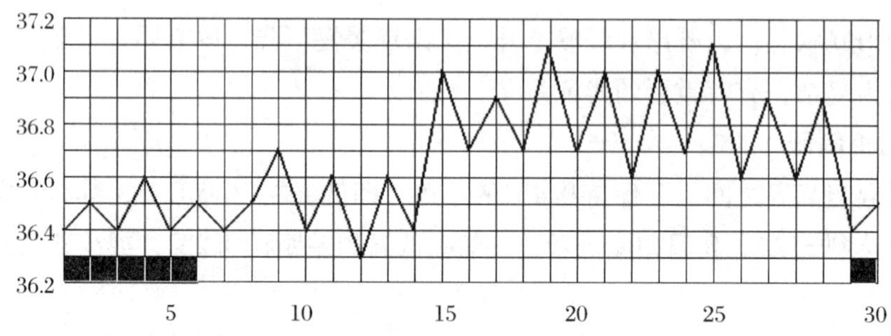

图 7－11　高温相呈锯齿状

高温相呈马鞍状者中间低落，有如马鞍状，与脾肾阳虚有关。见图 7－12。

高温相前期偏低与阴阳两虚、水火不足有关。见图 7－13。

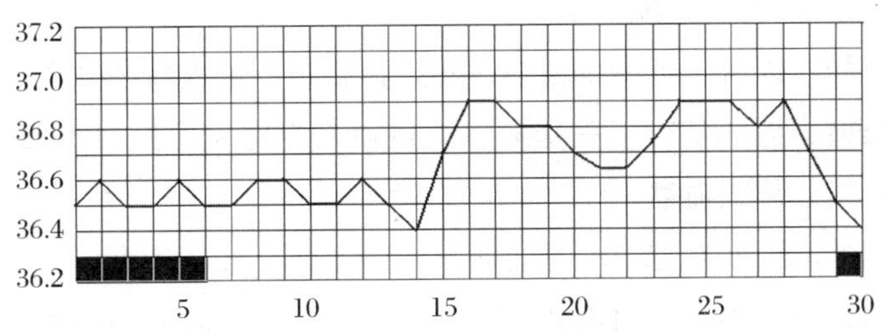

图 7－12　高温相呈马鞍状

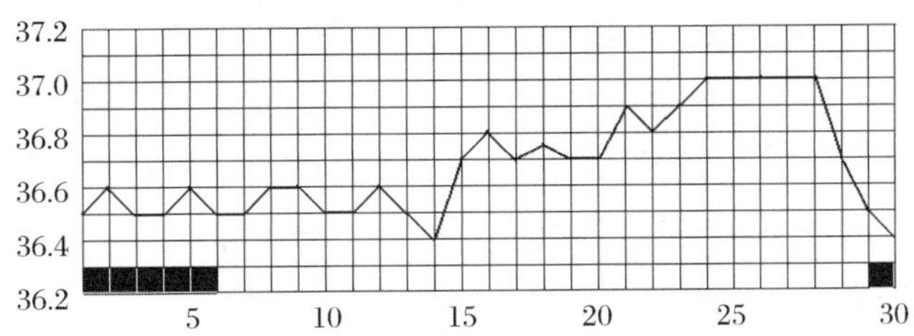

图 7－13　高温相前期偏低

高温相后期偏低与阳气虚弱、脾肾不足有关。见图 7－14。

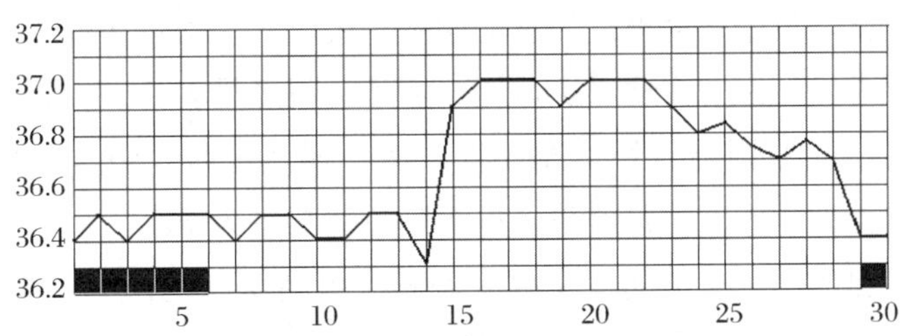

图 7－14　高温相后期偏低

上述四种高温相不稳定状态，呈犬齿状者较为少见，呈马鞍状者较为多见。此外，尚有 BBT 高温相过长，甚则行经期亦呈高温相者，多与阳盛火旺有关。

第三节　辨证辨病分析概要

一、一般辨证

一般辨证是指以妇科特征为主，结合全身症状、舌苔、脉象等四诊所得，从而作出初步的辨证与诊断。月经病以“期、量、色、质”四者为特征，带下病则以“量、色、质、味”为特征。

期：指月经周期。月经周期失调，其病有三，即先期、后期、先后无定期。先期者，月经超前，甚则一月两行，连续数次。后期者，月经错后，甚则 2～3 月一行，连续数次。先后无定期者，既有先期，又有后期，或前或后，时前时后，前后不一，有先期 2～3 月，后1个月，亦有后2~3月，先期1个月。

月经先期而至的原因有三：一是血热，热迫血行，即前人所谓“阳有余则先期而至”；二是气虚，气不摄血，血亦妄行；三是血瘀，瘀血占据血室，致血不归经，或气机郁滞，瘀血内阻，损伤血络，络损血溢。

月经后期而至的原因亦有三：一是血寒，寒凝血滞，经行不利，故见月经后期；二是阴血虚，肝肾亏损，癸水不足，血海不充，故见后期，亦即前人所谓“阴不足则后期而来”；三是瘀滞，气滞血瘀，阻碍经血运行，以致经行涩滞，故见月经后期，亦包括痰滞。

前后无定期的原因亦有三：一是肝郁。肝郁气滞，气滞则血滞，血滞经行不利，因而出现月经后期。经行之后，肝气郁阻化火，迫血妄行，则经行先期。气随血泄，让位于肝郁气滞，当又见后期，是以先后不一。二是肾虚。肾虚者，有偏阴偏阳之别。阴虚物质亏少，可见月经后期；阴虚又易生火，火热迫血妄行，当见先期。阳虚亦有两重性，阳虚气化不利，血行不畅则后期；阳虚摄纳不利，经血妄行，又可见先期。三是脾虚。脾虚不能统血，血不归经则见先期；脾虚生化不强，气血亏少，又可月经后期，是以出现先后无定期也。

量：指月经的血量。一般来说，经血排泄均有一定的量。每个女性情况各有不同，因此排泄的血量可以其一贯的量为准。经量的病变主要有二，即量多或量少。少于一贯经量者为少，经期短于一贯经期者亦属量少范围；多于一贯经量者为多，经期略长于一贯经期者亦在内。量少者，其原因与月经后期相同，所不同者，此以阴血不足为最主要。量多者，其原因与月经前期相同，但月经量多以血瘀或血热者为主。

色：指排出经血的颜色。其病变主要有两种，即色深与色淡。色深者，多属于实证；色淡者，多属于虚证，但色淡者必须逐一排除行经初期、末期以及经量过少等因素。一般来说，经色有助于辨别虚实。经色鲜红多属热，经色黯黑多属寒。

质：指排出经血的质地。其病变也有两种，即质黏有块与质稀如水。质黏有块者，指质地黏稠，夹有血块，多属于实证。质地如水者，指质地稀薄而无血块，多属于虚证。就质黏有块而言，血块大而少者，多为气滞；血块大而多者，多为血瘀；腐肉状或膜样或黏腻痰浊样血块，多属于痰湿；或稀或黏，黏稀参半，或质稀如水，但又夹有大血块者，多虚实夹杂。

初步掌握期、量、色、质后，再与全身症状、脉象、舌苔相对照，便可初步完成诊断。如出血性疾病，量多色红有小血块，可初步判断为血热。若系月经病当有月经先期，若属产后病当有热臭气。全身性症状方面，患者应有烦热口渴、大便艰、小便黄，或头昏头痛、五心烦热、夜寐甚差、咽喉干燥、腰腿酸软等，脉象可见细数或弦数或滑数，舌质可见偏红或光红，苔黄腻或黄燥。如出血量多、色淡红、质清稀，气虚证的特异性症状是明确的，若见神疲乏力、短气懒言、纳食不香、脉象细弱或芤、舌质淡红或淡白等全身症状的话，就可以作出气虚性出血的结论。又如出血量多呈阵发性，或淋漓不断，色紫黑，有较大血块，同时整体出现胸闷烦躁、口干不欲饮、小腹作痛、脉象细弦或细涩、舌质边紫或有紫点、苔黄白腻等，就可作出血瘀的诊断。

再就带下病而言，带下量多，色白质稀，无臭气，大都为脾虚或肾阳虚。全身表现为纳差便溏，神疲乏力，脉细弱或细濡，苔白腻者，多为脾虚性带下；全身表现为腰膝酸软，小便频数，形体畏寒者，多为肾阳虚带下；带下量多，色黄质黏稠，有臭气者，若全身表现为烦热口腻、小便偏少、脉滑数、舌苔黄腻者，则多为湿热带下。

总之，先抓住妇科特异性症状，然后以此为基础，结合全身症状和脉象、舌苔进一步分析，才能辨证准确。一般来说，妇科特异性症状与包括脉象、舌苔在内的全身症状是相符的，若不相符，则表示证情复杂，需采用复杂证候的辨证方法。

二、复杂证候辨证

所谓复杂证候辨证，是指对不典型的、寒热错杂的、虚实疑似的、局部与整体不相符的临床病症所采用的辨证方法。以月经类疾病为例，辨证中应抓住对三大矛盾的分析，即：妇科特异性症状之间矛盾的分析，也就是对月经的期、量、色、质之间不相符的症状进行分析；妇科特异性症状与全身症状之间矛盾的分析；妇科特异性症状与全身症状各自矛盾的分析。下面着重介绍辨证分析的具体方法。

1. 对妇科特异性症状之间矛盾的分析

这方面存在两种情况，一是期、量、色、质之间的不统一，二是色或质自身属性的矛盾，如经色淡而紫黑，或质地清稀而夹有血块。在分析第一种情况时，应尽可能归纳相同的症状，找出与之不符的症状进行分析。如患者月经先期，色红、质黏与之相符，量少则与之不符，因此，要针对量少进行分析。量少的原因有三：一是阴血虚，但质黏腻不支持虚证；二是血寒，寒与热对立，一般不可能同时并存，且色红与之冲突较大，因而也可排除；三是瘀滞，包括痰湿阻滞，得到质黏的支持，比较接近，可以成立。由此可以得出证属血热夹瘀滞的初步结论。瘀滞概括的内容较多，又需要进一步辨析，可从血块的大小、性质着手。若血块偏少偏小，与气滞更为接近；血块较大较多，与血瘀更为接近；血块黏腻如痰浊状，与痰湿更为接近；血块呈腐肉片状，与脂膜性血瘀更为接近。这样，就可以从妇科特异性症状分析归纳出血热夹气滞，或夹血瘀，或夹痰湿，或夹脂膜等证型。如果全身症状包括脉舌与此相一致，则初步结论就可以确定。由于期、色、质三者在数量上占优，因此就妇科特异性症状所确定的证型仍然要得到全身症状及有关病史的支持，否则对妇科特异性症状需再行分析。如先期色红属血热，量少质黏属瘀滞，这样就变成二对二的数据，把瘀滞提升到了与血热并重的地位。如全身症状及有关检查支持瘀滞，则确定瘀滞为主证型。如果妇科特异性症状分析的初步结论与全身症状（包括检查和病史）不尽相合，则对妇科特异性症状还要进行多层次的深入分析。如先期色红属血热，量少可属阴血虚，质黏有块为瘀滞，而全身症状的确存在血热夹瘀和夹阴血虚的数据，可对症状采取评分法，按得分的多少归纳证型。分析第二种情况，色或质自身的冲突，一般来说，色质是辨析虚实的主要依据，色淡而紫黑，质稀夹较大血块，均意味着虚实兼夹证型，必须通过搜集全身症状和各种检查结果及有关病史，才能作出虚实属性的分析结论。

2. 对妇科特异性症状与全身症状之间矛盾的分析

先期量多、色红质黏在妇科特异性症状上是一致的，属于血热，此时，全身症状上应表现出烦热口渴、尿黄便艰、舌红苔黄、脉滑数等，若出现头昏神疲、四肢乏力、纳差便溏、肢体畏寒、脉细舌淡等脾虚证候，则与妇科症状显然不符。那么，该患者究竟属血热，还是脾虚？这时必须结合月经史、病史、各种检查、病程诊治情况等进行全面分析。临床上可先询问月经史。如患者初潮后一贯月经先期、量多、色红、质黏，那全身症状就显得重要了，可按脾虚论治。如果患者以往月经正常，或稍有先期、量多，近一年来先期、量多、色红、质黏有所发展，妇科症状就显得重要了。接着从病史分析。首先要搜集患者的脾胃病史。若患者最近肠胃病发作，或痢疾、泄泻未愈，那么全身症状上所反映出的脾虚是与此有关的，两病相合，急者先治。若病史上无异常，就要了解血热与脾虚的先后。如先期一年余，尤以量多为著，近三月来始有脾虚症状出现，可以认为血热在前，脾虚在后，血热是因，脾虚是果，是出血导致气虚。如脾虚在前，血热在后，就需从脾论治。肝炎患者脾虚的确能导致血热性月经先期量多等疾病。血热与脾虚的矛盾，亦可从以往的诊治（特别是治疗）中分析出谁是主要的证型，谁是矛盾的主要方面。对极少数确实难以作出中肯分析的患者，没有理由排除或降低任何一方面，可以通过清热或补脾的方法进行试治，从变化中予以判别。

3. 对妇科特异性症状和全身症状各自矛盾的分析

首先应分析妇科特异性症状之间的矛盾，再分析全身症状之间的矛盾，然后把两种初步意见联系起来，求同存异，同时结合月经史、病史、检查、病程演变及以往治疗情况等，作出全面分析。在分析月经史时要注意两种情况：①一贯的期、量、色、质辨证价值不大；②行经的第1天或将结束时的量、色、质一般没有辨证价值。在分析病史及病程演变中，还要注意症状出现的先后及是否与本病症有关。妇科检查、激素检测、B超，特别是诊刮的子宫内膜病理检查将有助于确定主病主证，兹举例分析如下。

一妇女患月经过多伴腹痛已4年。近来数月月经后期量多，色紫红，有大小不等的血块，行经小腹胀痛，尤以第2～3日为剧，掉下腐肉片状大血块后疼痛即愈，出血亦少，自感小腹冰冷，腰酸如折，伴有头部昏痛，胸闷烦躁，乳房作胀，口渴喜冷饮，脉细弦带数，舌质微红，苔色黄白，根部稍腻。先分析妇科症状方面的矛盾：后期，色紫红，有大血块，属于气滞血瘀，但量多与之不符。按量多的三种原因分析：气虚不能摄血，但得不到色、质的支持，可以排除；血热虽然得到经色的支持，但与后期冲突较大，与大血块亦不相符，除郁热有可能外，其他亦得排除；血瘀既可阻滞经血运行，又有瘀结占据血室，好血不得归经的出血性病变，且得到色、质的支持。因此，对妇科症状可作出血瘀为主兼有郁热的初步判断。对全身症状的分析可得出上有郁热，下属寒瘀的印象。两者结合起来，血瘀、郁热是一致的，但下寒不符，必须借助月经史、病史、检查进行分析。患者初经来迟，月经基本正常；病史上除情绪不畅外，无异常发现；以往曾作郁热夹瘀治疗，但效果欠佳；妇科检查发现子宫“狭小”。如此一来，我们可以确定，其下寒者属虚寒也，乃先天不足，肾气欠盛，肾阳偏虚所致，其郁的根本亦与肾阳虚有关。《景岳全书·命门余义》说：“五脏之阳气非此不能发。”肝气不发，情怀不畅，肝郁乃成；阳虚肝郁，冲任不能通达，经血郁滞，痰脂与瘀血内结；阳虚程度毕竟不重，其内结尚能脱落也；肝郁日久，阴血不足而易化火，火性炎上，故见上热；瘀结于下，阳虚属肾，故出现虚寒夹瘀的错杂反应。郁火得经行而泄，瘀结在经行后2~3天始能脱落，而肾虚始终存在，故得出“肾虚是本，肝郁是重要的病变，火热瘀结是标”的结论。

三、辨证与辨病相结合

1. 证病结合，辨析互参

中医辨证是在综合分析病因、病机、病势、病位、性质、体质等诸多因素后得出证候诊断的，具有整体性。辨病是西医的特长，是对局部病变的认识。辨证与辨病相结合，就是要把中医的辨证和西医的辨病结合起来，大大提高诊断的精确性，且对专科的发展有着重要的意义。如对血瘀性月经过多，中医辨证后采取化瘀为主结合止血的方法，效果尚不满意，必须结合辨病。属于子宫内膜脱落性的血瘀者，又称膜性血瘀，显然与一般血瘀不同，应用温阳化瘀的方法治疗，疗效有所提高。又如宫颈炎，单纯从消炎入手，疗效并不满意。我们曾经采用治疗慢性咽炎疗效颇佳的养阴生肌散治疗宫颈炎，效果不佳，后转用北京王氏子宫丸，效果虽较好，但仍不满意。后来，我们结合辨证，根据子宫颈炎的局部变化用药，疗效满意。宫颈光红，阴虚火旺者，养阴生肌散治之；局部腐肉多者，祛腐生新；宫颈糜烂面呈颗粒状改变，采用消散血瘀的方法；宫颈肥大，充血不明显，呈淡红色者，在运用常规方法的同时配合补养气血的方法。另外，对基础体温的观测亦有助于辨证。如高温相偏低（温差 <0.3℃）或偏短（高温相不能维持12天），高温相欠稳定或上升缓慢，均属阳虚或偏阳虚；高温相偏高（即37℃以上）或过长，经行时仍下降不明显者，属阳旺或阴虚火旺；高温相与低温相起伏不定，如锯齿状者，一般与心肝郁火、脾胃失和有关。这样，辨证与辨病结合，治疗的针对性加强，疗效自然提高。

2. 无证从病，无病从证

（1）无证从病　无证是指通过望、闻、问、切四诊未能得到辨证的依据，或自觉症状很少，难以辨证，而病却较为明显。如盆腔肿瘤较小时并无症状，往往在妇科检查时被发现，按照无证从病的原则，可按血瘀论治。不孕者亦有相当一部分“无证可辨”，但通过测量基础体温和妇科检查可以作出西医诊断，从病论治。如不孕者的基础体温高温相偏低、偏短，孕激素含量低下，可以初步认为与黄体功能不足有关，治疗时加入补肾助阳之品，如肉苁蓉、鹿角片等，效果较好。盆腔炎经治疗后症状缓解，暂无临床症状时，仍需从其疾病的特点出发拟定治疗方案，以巩固疗效，防止复发。

（2）无病从证　无病是指一时尚不能明确诊断，或检查结果呈阴性的一类疾病。如不明原因的带下量多，经多方检查未发现异常，可以从中医脾虚、肾虚论治。又如不明原因的浮肿可按中医辨证，从脾虚、肾虚、血瘀等分别治之，往往能收到较好的疗效。

3. 辨病求本，深层辨证

辨病有助于掌握疾病的特异性变化规律，有助于对疾病本质的了解，从而使中医辨证更为准确。对于专科性质颇强的妇科来说，辨病显得尤为重要。例如对一般辨证属血瘀者，结合妇科检查，如基础体温测定、B 超检查、子宫内膜病检以及宫腔镜、腹腔镜的检查等，可进而分析出血瘀的病位、性质、程度、范围。一般子宫肌瘤性血瘀证谓之癥瘕性血瘀证，盆腔感染的血瘀证谓之湿热性血瘀证，子宫内膜增生性血瘀证谓之膜样血瘀证。膜样血瘀证还应根据情况再细分：如崩漏中常见的子宫内膜增生过长性血瘀证和内膜干酪状增生性血瘀证，类似《金匮要略》描述的干性瘀血，简称“干血”；内膜腺囊型增生性血瘀证，类似于痰湿性血瘀证；月经过多中大片子宫内膜脱落，谓之脱膜性血瘀证。总之，借助西医各种检查得来的资料可以在辨病的前提下使辨证深化，使治疗更有针对性。

4. 析证求因，多层辨证

有些病证常常反复发作，病程长，病情复杂，现象与本质不一致，虚实寒热和阴阳表里错杂重叠，临床辨证时既要抓住妇科特异性症状深入辨析，又要结合病史、月经史、婚产史、带下史及有关检查进行全面分析。多层次辨证首先确定的是主证型，其次是次要证型，再次是兼病、兼证等。如妇科出血病证，出血量多、色紫红、有大血块、阵发性出血、小腹胀痛者，显然血瘀是主证型；同时见烦热口渴、脉弦数、舌红苔薄黄等，表明血热是次要证型；又见气短神疲、懒于行动等，则气虚是再次证型；兼见头昏目花、心慌心悸（有心悸病史）、贫血等，亦属兼病兼证。分清了主次轻重，在治疗上就可有的放矢，获取最好的效果。

四、微观辨证

中医妇科学的发展必须汲取现代科学包括现代医学一切有利的方法和内容。所谓微观辨证，是指采用现代医学的有关检查方法，通过微观分析，进行深层次的辨证。

1. 内分泌激素的检查

临床上主要是血液、尿液、卵泡液、腹腔液中内分泌激素的检查，或与内分泌激素有密切关联的细胞因子等的检查。根据我们的临床观察，各种激素的失调多与阴阳气血失调有着密切的关系。

（1）*雌激素*　即 E_2，是女性生殖节律周期变动中最为主要的激素之一，中医学谓之癸水中的阴水，前人亦称之为肾水。《傅青主女科》曰：“经水出诸肾”，“肾中水火俱旺则月经多”，“肾中水亏火旺则月经量少”。“先期者，火气之冲，多寡者，水气之验，故先期而来多者，火热而水有余也；先期而来少者，火热而水不足也。”雌激素过高可出现出血性疾病，雌激素偏低多属肾阴癸水之不足。因此，对雌激素的检查可作为肾阴充足与否或衡量癸水水平的重要依据。

（2）*孕激素和雄性激素*　属阳的范围，亦可谓之阳水。《女科经纶》引陈良甫曰：

“经云女子二七而天癸至，天谓天真之气，癸谓壬癸之水，壬为阳水，癸为阴水。”是以阳水与阴水不可分离，若阳水过盛则易致肥胖、多毛，阳水过少则宫寒，气化不利，血行不畅，可致月经失调、痛经、崩漏、不孕等。

（3）催乳素　在临床上主要见催乳素过高，即高催乳素血症，不仅可导致月经量少或闭经，而且可引起溢乳及脑垂体腺瘤。根据临床表现，与肝郁或郁火相似。

（4）促性腺激素（FSH）和促黄体生成素（LH）　这两种激素的变化均与心肾有关，其过高将严重影响月经来潮及生殖生理，过低则导致闭经、月经失调及不孕。并且，FSH是衡量卵巢储备的标准。FSH过高表示卵巢储备不足或早衰，且意味着病情的复杂和治疗的困难。

2. 微量元素的检查

临床上常用的微量元素有锌、铜、钙、磷、钾、镁、铁等。这些微量元素本身就有阴阳之分。其中锌、铜在不孕症中有着重要意义。经间排卵期前的2～4天，锌、铜不足及其比值倒置，亦即铜高于锌者，均示肾阳偏虚。若能结合锰、钼检查，对肾虚性不孕有辨证意义。钙、磷低下可作为阴虚或精髓亏耗的依据。铁低下是血虚的辨证依据。钾低下者，与心阳虚衰有关。产妇及高龄孕妇钾过低并伴有心慌者，必须警惕心阳的突然衰竭。镁的低下与心肝有关，在更年期综合征或经前期综合征中常见，为心肝郁火的辨证依据。

3. 子宫内膜活检

观察子宫内膜的病理变化可以了解内在膜样血瘀的变化。有分泌的子宫内膜松软，且易于脱落；增生过长的子宫内膜无分泌而坚实，不易脱落，属膜样型血瘀；呈腺囊性增生的内膜为湿性血瘀；呈瑞士干酪样增生的内膜多为干性血瘀。子宫内膜由于增生过长，不能溶解，在有阴无阳或过多阴的刺激下不断增厚，可以发展为囊腺性增生，进而到腺瘤性增生，从而结为癥瘕，极少可转变为恶性癥瘕。

4. B超检查

B超有两个方面的意义：一是生理性的检查。如观察卵泡的发育是否达到优势水平，即“重阴”的要求，从而推断转化是否顺利及能否受孕。另一是病理性的检查。首先，观察卵子发育时的大小、数量、萎缩情况、卵巢的变化及排卵时的情况等。其次，对于女性生殖器官炎症、卵巢肿瘤、子宫肌瘤等，可以明确诊断，并有助于瘀血性质的辨别。此外，对异位妊娠、宫内胎儿的发育及产后宫内排瘀情况的观察亦有着重要意义。

5. 输卵管检查

输卵管检查的方法较多，我们多用子宫输卵管碘油造影术。该方法有助于输卵管形态病变的诊断和功能性病变的辨治。输卵管增粗和输卵管不通畅多属于少腹血瘀，脉络不通；输卵管积水说明血瘀中夹有水湿；输卵管粘连，提示湿瘀交阻，病程偏长；输卵管强直僵硬多为阴虚血瘀，且疗程长；输卵管过长，过细，弯曲过多者，虽属于生理变异，但必须增强阴阳气血的活动，以弥补生理上的不足。

五、宏观推导

所谓宏观推导，是防病保健、论治未病的一种方法，也是强身健体、延长生命的方法。其内容多，理论深刻，这里仅择要而言之。

1. 调周治未病

首先，我们所倡导的“月经周期与调周法”实际上是宏观指导下的一种周期疗法。一般月经病变大多表现在经期（如疼痛、出血、经期延长等）或经前后半期（如经前综合征、经前期出血），但关键却在经间排卵期，因为周期节律演变过程中，经间期是最为关键的时期。掌握经间排卵期的治疗是论治未病的关键，因此我们常从经间排卵期论治。

其次，用“7、5、3”奇数律进行调周论治。凡7数律者，不论行经期或经间排卵期，均有7天，因而其治疗亦必须是7天。5数律者，行经期5天，经间排卵期亦相应的有5天，其治疗亦必须有5天。3数律者，行经期3天，经间排卵期亦有3天，其治疗亦应为3天。我们在早期妊娠时提出，“早孕30、50、70、90天是关键时期”，由于孕30天不易诊断，故以50、70、90天三个时期为主。

2. 根据时相阴阳的变化防治病症

时相阴阳者，内容较多，我们仅择年月日时辰钟扼要言之。首先从年相来看，一般阴虚气弱之体夹有湿热者，极易在夏季特别是长夏季节发崩漏或闭经，最好在冬季或春季进行防治，立夏时也是防治的较好时期；阳虚脾虚之体亦常兼夹痰湿，如发生出血、闭经等，常在冬季特别是冬至前后发作或加剧，宜在夏季加强保养，至冬加以调治。此即前人所谓“冬病夏治，夏病冬治”。从月相来看，月圆时逢经行，有人会出现月经少、精神抑郁、情绪不畅，亦有人出现月经增多、烦躁不安的现象，其防治应在月晦时，即上弦月与下弦月交替的时间。此外，月晦时经行不畅或痛经等应在望时防治。从日相来看，阳虚者之病在天明时加重，防治应在子时；阴虚者多在入夜时加重，防治应在午时。

□第八章□

治疗概要

治疗是取得疗效的重要手段，也是解除病痛的关键，更是鉴定诊断辨证是否正确的重要方面。治疗方法包括内治法与外治法，还有非药物治疗的精神心理疗法、针灸疗法、饮食疗法等，但以内服药物的治疗为主。我们认为，总论所提出的治疗必须为各论服务。妇科学的主要内容在于调经、助孕、安胎、控制出血、抑制疼痛、调控经行前后诸证、调养产褥恢复、延缓女性衰老等诸多方面，涉及女性的一生，与月经周期、生殖节律的变动直接关联，因此治疗妇科病的最基本方法是调理月经周期节律法（简称调周法）。调周法并不是中药人工周期疗法，而是按照中医“肾主生殖及生长发育”、“肾主藏精”的理论，调整女性生殖周期的基本活动，调理气血阴阳及其他脏腑，使之具有一定变化规律。夏师集60载行医经验，对此有系统的阐述，详细内容可参阅有关章节，在此我们只介绍经带胎产的调治法则、几种常用的疗法（如心肾合治法、调和肝脾法等）和复杂证候的处理，最后介绍外治法。

第一节　经带胎产的调治法则

经带胎产的调治法则包括补肾滋肾法、疏肝养肝法、健脾和胃法、补益气血法、理气行滞法、活血化瘀法、软坚散结法、清热凉血法、温经散寒法、利湿除痰法等。诸多治疗法则各有其适应证，而不是治疗女性疾病的普遍方法。我们所要论述的一般治疗法则是在诸多妇科疾患中都适用的基本方法，即调理月经周期节律法。

一、调经法

调理月经周期法与一般的中药人工周期有所不同。人工周期疗法是补充激素，使之与对应的周期阶段相吻合，从而引导形成周期变化。我们认为，中药的效用绝不能等同于激素，其作用机理是通过调动体内脏腑、冲任督带和气血的功能，帮助恢复月经周期中的阴阳平衡，并按照阴阳消长的规律，使经血来潮和停止、卵子的排出与受精等活动呈周期性变动，所以调周法实际是一种对妇科疾病普遍适用的基本治疗法则，是一种治本的方法。以下扼要介绍调周法。

按照月经周期七个时期的生理和病理特点给予辨证调治，类似序贯疗法，但又强调特殊加减的方法，谓之调周法。调周法不仅可以治疗一系列功能失调性月经病、不孕症，对子宫内膜异位症、子宫肌瘤、盆腔炎等器质性疾病也有较好的疗效。因此，临床运用极广，且具有治未病的意义，对疾病的根治和预防都具有不可低估的作用。

1. 行经期活血调经，重在除旧祛瘀

月经的来潮表示本次月经周期的结束，新的月经周期的开始，宜除旧生新。除旧之关键在于祛瘀，且必须彻底，因此，我们提出“除旧祛瘀必须干净彻底”，“留得一分旧瘀，将影响一分新生。”同时，一分旧瘀将影响一分重阳转阴的变化，而重阳转阴的变化是整个圆运动的生物钟的重要一环，活血调经，除旧祛瘀的目的亦在于此。这一时期所使用的具体方法，可参阅本书有关章节。

我们在实践中观察到，行经期的运动趋势呈下降性，唯有下降，排除旧瘀，才能达到调经的要求。所谓下降者，并非绝对的降，而是以下降为主，降中寓升。正由于降中有升，才能推动行经期重阳必阴的运动向前发展。有降无升，只降不升，运动将停止。因此，除旧祛瘀要防止将新生的正常阴血水液排出或大量排出，避免形成病理，影响月经周期的修复。同时，行经期宜温以行血，利湿以行水，理气以行滞，宁心以促心肾相交，使之有利于子宫之泻，达到更好地调畅月经之目的。

2. 经后初期养血滋阴，重在安静

经行之后血海空虚，重阳转阴，开始阴长。阴长是指癸水之阴在血中滋长。经后初期阴血亏虚，重在恢复，因此养血滋阴是主要的方法，归芍地黄汤、养精种玉汤等属于此类。

我们体会，经后初期重在恢复。前人云“静能生水”，只有安静，才能保证阴血的尽快恢复。所谓“静”者，主要指心神而言，心神安静才能使肾水尽快恢复和提高。“欲补肾者先宁心，心宁则肾自升。”我们将其改为“肾自实”，即充实、提高之意。宁心安神使心火下降，肾水自然上升，癸水也因而得到恢复与提高。

3. 经后中期滋阴养血，重在阴长

一般经后早期已有少量带下，所以血中养阴仍是主要的治疗方法，但需加入一定量的助阳药物以扶助阴长。经后期阴长实际上是从经后中期开始，所以养血滋阴、佐以助阳、静中略升是这一时期的最大特点。

我们体会，这一时期助阳仅处于从属地位，不能颠倒主次。助阳的目的有三：一是扶助阴长。阴阳互根，无阳则孤阴不长，是以助阳亦是扶助阴长的措施。二是为了阳自身的不足。一般来说，经后期阴长阳消，阳消才能保证阴长，因而助阳虽是为了本身的不足，也是间接的扶助阴长。三是为了阴长之动。阴长运动是经后期的主要活动，而且由相对静止的状态进入一定的动态中亦依赖于阳，加入一定量的阳药是非常必要的，具体用药可参考有关章节。

4. 经后末期滋阴养血，助阳促动

经后末期时间很短，一般仅有 1～2 天，带下较多，甚则已有少量锦丝状带下，阴长已达高水平，与经间期紧密相连，但仍属于经后期，故仍当以滋阴养血为主。因此时已与经间期相接，是以需加入补肾助阳之品，把阴阳两者放到等同地位，亦即是阴阳并补，才能适应这一时期的需要。

我们体会，经后期的最大特点在于静降缓慢，而至经后末期时，静已转变为动，降已转变为升，升降已趋同等状态，所以在滋阴养血的方药中需加入较大量的阳药，常用归芍地黄汤合菟蓉散，或加入杜仲、锁阳以及荆芥、防风等。如迅速进入经间排卵期，即按该期论治。

5. 经间排卵期补肾活血，重在促进排卵

经间排卵期重阴必阳，氤氲状气血活动的典型表现就是有较多的锦丝状带下。夏师集半个世纪的苦思冥想，汇几十载的临证探索，建立了对月经周期理论的新认识，本书已有专章论述，这里从略。

6. 经前期补肾助阳，重在阳长

经前期是指经前前半期而言。BBT 上升呈高温相，表示着阳长，在治疗上，扶助阳长有三种方法：一是血中补阳；二是阴中求阳，又称为水中补火，适用于阴虚及阳者；三是气中补阳，又称为脾肾双补或健脾温肾，适用于脾肾不足，阳气虚弱者。

我们体会，经前期阳长刚猛迅速，在高温相 6～7 天时已达重阳水平。阳长以升动为主，但升动之中亦有静降相辅，是以形成螺旋式的发展运动，所以使用补阳方法时必须要适应这一时期的特点。

7. 经前后半期补肾助阳，疏肝理气，助阳与理气并重

一般来说，经后期即经前 5～7 天，是重阳延续时期，阳水让位于阳气，因此，这一时期常可见心肝郁火或气郁不畅，故助阳益气必须合用理气疏肝之法，以保证行经期顺利排泄月经。

我们体会，补肾助阳、益气健脾是这一时期的特点。气郁大多表现在中上部，抑或有下部者，所以理气方药应以作用于中上部者为主，适当加入制香附即可。

二、胎产治疗

中医妇产科学历来就很重视胎产病的治疗，特别对产科更为重视。因产科多急症、危症，明清以前的医籍均把胎产病列为首位，胎产病专著亦较妇科为多。胎产病的有效方药很多，特点亦较为明显。现将妊娠（胎）病、围生期病及产后病的治则扼要叙述之。

1. 妊娠病治法

妊娠病，或称胎前病，在治疗上主要有两个方面：一方面是调治母体，另一方面是保胎养胎。调理母体者，当按妊娠早、中、晚期的特点而予以治疗，早期以调肝胃为主，中期以健脾胃为主，晚期以滋肾调阴阳为主。而且，整个妊娠期清凉法较为常用。保养胎儿方面，一般早期以保胎为主，中期则以养胎为要。

2. 围生期治法

围生期包括妊娠晚期、临产期及产后 7 天在内。妊娠晚期病变主要在肾阴虚，阳火偏旺以及胎火较甚，治当滋养肾阴，清热安胎。如妊娠高血压，以往称为子肿、子晕和子痫，治当静阳息风，防止子痫发作。母儿血型不合，亦当以清热解毒等法治之。临产期还要注意难产及产程过长，抑或“冲心、冲胃、冲肺”，可用益气活血等方法。新产主要是亡血伤津，因而养血护津是这一时期的要法。

3. 产褥期治法

产后疾病大多与体虚和瘀滞两方面的原因有关，所以产后多从虚从瘀论治。自金元以后，又出现一种折中的说法，即产后虽易虚易实，但在治法上仍强调辨证论治，“勿忘于产后，勿拘于产后”。前人还有“产后宜温补”之说，《傅青主女科・产后编》强调使用生化汤，即有温补化瘀的观念在内。我们体会，产后多虚多瘀的特点的确存在，治疗必须考虑。若气虚脾弱，日久必致虚寒，治当温补，夹瘀者又当兼化；若偏于血虚阴伤者，日久必出现虚热，治当清养，夹瘀者亦当兼化；如因产后补养不当，湿热蕴蒸，又非清热不可。产后病必须从辨证论治着手，方有应桴之效。

第二节 几种常用大法

在经、孕、胎、产等病证中，尤其是月经周期、生殖节律演变所带来的病变，常具有复杂多变的一面。其阴阳气血、脏腑经络均在消长转化，动静升降亦在对立统一的运动中发展变化，所以治疗上不能单一地处理，而要从两个方面去考虑。《金匮要略》谓：“见肝之病，知肝传脾，当先实脾。”调节阴阳需以后天八卦坎离为中心，心肾合治法，即交济心肾法，水火阴阳交合法，内含心肾水火的多种治疗方法。调理气血，需从肝脾入手，调和肝脾法实际上是调理气血之所在，内含肝脾气血的多方面。五脏协调法，亦即我们所提出的“五行推导法”。近年来敦煌出土的汤液经法图实际上是五行五脏法治疗，相传是陶弘景所制，的确有一定效果。

一、心肾合治

心肾交合，水火既济，根源于后天八卦，是调节阴阳运动之关键所在。我们应用的调周法，包括心肾合治法、坎离既济法、清心滋肾法、清心温肾法等。

1. 心肾合治法

心肾合治者，并不意味着单一心病治肾，肾病治心。前人云："欲补肾者先宁心，心宁则肾自升。"我们将后半句改动一字，谓之"肾自实"。"欲宁心者先补肾，肾实则心自降。"我们改为"心自宁"。临床以酸枣仁汤、清心莲子饮安宁心神而肾阴得复者有之，以二甲地黄汤、知柏地黄汤滋肾养阴而心神得宁者有之，以交泰丸、益经汤心肾合治者有之。

2. 坎离既济法

《杂病源流犀烛》所列的坎离既济丹，药用肉苁蓉、生地、麦冬、山萸肉、枸杞子、五味子、黄柏、当归身、白芍、天门冬、熟地、远志、茯苓、茯神、牡丹皮、酸枣仁、人参、泽泻各等分，炼蜜为丸，功能燮理阴阳，交通心肾，治肾阳不足，不能蒸动阴液，上济于心，或心火偏亢，不能下交于肾者。

3. 清心滋肾法

在更年期综合征发病过程中，肾阴癸水衰少将竭而心火亢盛，以致心肾失于交济，心-肾-子宫生殖轴失常，所以心肾合治重在清心安神。我们临床常用验方清心滋肾汤，药用钩藤、莲子心、黄连、青龙齿（先煎）、太子参、浮小麦、茯苓神、怀牛膝、川续断等。

4. 清心温肾法

在更年期综合征中，也有少数由于肾阳虚而心火偏旺者。一般来说，阴虚则火旺，阳虚者火不应旺，但此所以火旺者，与精神情绪强烈刺激有关，因此出现寒热错杂的反应。治疗上一面温肾阳，一面清心火，可用我们的临床验方清心温肾汤，药用钩藤、莲子心、丹皮、黄连、青龙齿（先煎）、茯苓神、仙灵脾、仙茅、杜仲、白术、黄芪、党参等。

二、调和肝脾

调和肝脾实际上是调和气血。肝脾是调理气血之纲，不论理气补气，活血养血，实际上都与肝脾有关，故至今尚有人认为，调治妇女疾病，以四物汤、逍遥散加减即可。此说虽有一定道理，但将妇科学如此简单化，是不符合临床实际的。我们通过长期的临床观察，认为调和肝脾法包括疏肝健脾（和胃）、清肝温脾、通泄理气、活血健脾等法。

1. 疏肝健脾（和胃）法

疏肝健脾，疏肝和胃，是调和肝脾法中最为常用的方法。疏肝健脾者，以疏肝为主，兼以健脾，逍遥散为代表方，加入健脾的药物，临床使用较广，且符合女性"血少气多"的生理特点。疏肝和胃者，以疏肝为主，兼以和胃，越鞠二陈汤为代表方，加入二陈汤和胃，临床使用亦较多。

2. 清肝温脾法

肝热脾寒者多用此法。一般来说，肝为刚脏，易于化火，故肝热者颇为多见；脾为阴脏，极易出现虚寒病变。热者清之，寒者温之，热者常表现在血分，寒者多表现在气分。

气寒血热，治疗宜清肝温脾，一般用加味归脾汤，即归脾汤加入黑山栀、炒丹皮。前人尚有用黑山栀与炮姜，或鲜生地与生姜合用者，名之曰越桃散，交加散，凉血暖气，清肝温脾，确为要法。

3. 通泄理气法

这是一种通泄阳明、疏理肝气的方法。我科黄鹤秋老主任治疗乳胀及月经量少的不孕症，擅用“行药”以调治，药物以当归、赤白芍、青皮、木香、槟榔、枳壳等为主，实际上是木香槟榔丸、枳壳导滞丸一类方药，黄老称之为“行药”，可通泄阳明肠胃，调理肝气，使气血和调而取效。

4. 活血健脾法

这是一种通过活血化瘀，调整升降而达到脾胃健运的方法。一般产后易见到因瘀滞不畅而影响脾胃运化者，代表方是生化汤。生化汤为活血化瘀的方剂，其从血中推动升降，如川芎主升，桃仁、当归主降，炮姜、炙甘草主温中，乃女科之特点也。

三、五行推导治法

所谓五行推导治法，是依五行的生克推导其治疗方法。近年来，我们看到敦煌本《辅行决脏腑用药法要》，其中谈到《汤液经法》强调五行五脏之治疗，颇受启发。就我们临床所及，有滋水生木、左金平木、暖火生土、土中调木及隔一隔二隔三之治。

1. 滋水生木法

滋水生木即滋肾生肝法。肝木阴血不足，肝气有余或脾气不得条达，泄肝疏肝不能达到要求，转从肝血论治，亦不应手者，必须从肾阴论治。代表方为滋肾生肝饮、杞菊地黄汤。张景岳所制逍遥饮全从阴血论治，未用疏肝解郁的药物。从肾阴而滋养肝阴，前人早有“乙癸同源”之说。肝阴得复，肝用自然正常，在妇科学上颇为常用。

2. 左金平木法

此乃五行中金克木之意。金者肺也，木者肝也，肝木之气横逆，势必犯胃，导致呕吐不已，在妊娠呕吐中颇为多见，常用左金丸治之。经前乳房胀痛亦属肝气有余，逍遥、越鞠用之乏效时，化肝煎重用川贝母，亦为左金平木之意。

3. 暖火生土法

五行上的火系指心火，我们认为，还应包括肾阳命火。土者，脾胃也。五行上的火生土，是心火生胃土。《傅青主女科》在“胸满少食不孕”中说：“夫脾胃之虚汗，原因心肾之虚寒耳。盖胃土非心火不能生，脾土非肾火不能化。心肾之火衰，则脾胃失生化之权。”暖火生土法的代表方剂有温土毓麟汤、温胞饮等。苓桂术甘汤是心火生胃土的方药。

4. 土中调木法

土者，脾胃也，木者，肝胆也。从脾胃来条达肝气肝血，也含有“见肝治脾”之意。如痛泻要方，即土中疏木也；归芍六君汤，即土中养木也；越鞠二陈汤，即和胃疏肝，土木同调，是临床上颇为常用的方法。

5. 五行推导法

按照五行生克的关系，某一时期，某一证型，可以运用四种治疗方药。以经后期阴血较虚、肾水不足而言，一般用六味地黄汤，但如肝木阴血不足者，可用杞菊地黄汤，稍有肺金不足者，可用二冬饮，心阴稍不足者，可用清心莲子饮、酸枣仁汤。此即隔一隔二隔三隔四之治也。

第三节　复杂证型的处理

妇产科虽然也有危急重症，但慢性的居多。单纯的典型的证型固然有，但绝大多数为复杂证型，不仅有主证型，而且有兼夹证型，有时还会叠加一些新感的疾病，甚至可以兼夹到4~5个证型。对这些复杂证型的处理，并不是针对各个证型以及兼夹的新感用药，而是要处理好证型之间的关系，抓住主要证型，主要矛盾，保证重点，照顾一般，注意协调，避免对抗，同时遵循“急则治标，缓则治本”，处理好标本缓急的关系。

一、保证重点，照顾一般

凡证型复杂的疾病，不仅有主证型，而且有兼证型，一般常兼有2~3个不同性质的证型，其处理原则为保证重点，照顾一般。如血热性月经量多又兼夹血瘀、湿浊者，治疗上应以血热为主，用凉血清热法，选用荆芩四物汤，同时加入失笑散、大小蓟、益母草、茯苓、苡仁等。如果兼夹证型中湿浊占第二位，血瘀占第三位，则宜凉血清热、利湿化浊结合起来，方法上以清利为主，佐以化瘀，可用固经丸加利湿化瘀之品，药用炙龟板、炒黄柏、炒黄芩、椿根白皮、碧玉散、茯苓、苡仁、制苍术、炒荆芥、大小蓟、炒蒲黄等。如月经过多，血瘀为主证型，兼有血热、湿浊者，治疗上当以化瘀为主，佐以清热利湿，可用加味失笑散化瘀止血为主，并加入丹皮、马鞭草、大小蓟、茯苓等。马鞭草、大小蓟不仅有清热的作用，而且还有利湿化瘀的作用，是较为理想的配伍药物。亦有部分患者，主证型非常突出，所表现的证候也比较急重或十分明显，不得不集中方药解除主证，对次要的证型可留作下一步处理，或加入少量药物照顾。如血瘀性月经过多，出血、腹痛十分显著，虽然兼有血热湿浊，但治疗当以活血化瘀为主，方取膈下逐瘀汤，而清热利浊等方药暂时不予应用，因为血得热则行，得寒则凝，清利之品可能会减弱化瘀止痛的临床效果。临床上的兼夹证型大多虚实夹杂。如月经病中，肾虚夹湿热、夹血瘀者颇为常见，在治疗上自然以补肾为主，佐以利湿化瘀。如出血性的月经病，可用二至地黄汤加失笑散，常用药物有女贞子、墨旱莲、山药、山萸肉、熟地、丹皮、茯苓、泽泻、五灵脂、蒲黄、大小蓟、苡仁、川断等；闭止性月经病，可用归芍地黄汤、四妙丸加活血化瘀之品，常用药物有当归、赤白芍、怀山药、山萸肉、熟地、丹皮、茯苓、泽泻、牛膝、制苍术、黄柏、苡仁、桃仁、红花等。肾阳偏虚夹有血瘀湿浊者，可在补肾助阳的方剂中加入化瘀利湿之品，可选人参鹿茸丸（汤）加通瘀煎等加减，常用药物有人参、鹿角、川断、杜仲、怀山药、怀牛膝、茯苓、桑寄生、赤芍、红花、山楂、苡仁等。总之，要保证补肾药物在数量上占优势，然后依临床的症状适当加入照顾次要或再次要证型的药物。保证重点，除了药物在数量上占优势外，还应包括针对主证型的药物重用。《傅青主女科》针对主证型的主药剂量很大，给后人较大启迪。如熟地、白芍、党参、菟丝子等，有时用量是其他药物的 5～10 倍。

二、处理好主次证型之间的矛盾

在众多复杂的证型中，不仅兼夹的证型多，而且证型之间常存在着矛盾对抗，处理不好，将影响临床效果。处理的方法是：首先确定主要证型，以治主证型为要，并在照顾次要证型时注意协同性，尽可能避免方药间的冲突及方药所带来的副作用。如果避免不了冲突时，可按时辰节律或月经周期的时序特点分别处理。一般阳时治阳（包括气），阴时治阴（包括血），行经期从实排瘀，经后期从虚滋阴，经前期从阳从气，有利于处理矛盾证型。

1. 虚实夹杂

如气虚夹郁热性的经前期综合征或更年期综合征，气虚者宜补，郁热者宜疏解，补与疏之间存在着对立冲突，首先要根据证候表现确定主证型。气虚为主者宜补气，补而兼疏者，补中益气汤为最好，可加入荆芥、黄芩、炒丹皮、广郁金等；郁热为主者清疏为要，清疏而不过多损害脾气者，以丹栀逍遥散为主，但需以黄芩或钩藤易山栀，以免损害脾气，导致便溏，再加入太子参、陈皮、荆芥等。兼湿浊者，可另加苍术、苡仁等。

2. 寒热错杂

在一些较为顽固的痛经或月经过多中，亦常见到上热下寒、寒热错杂的证型。上则心肝火旺，出现头痛、烦热、失眠、乳房胀痛等；下则大便易溏、小腹及腰臀部寒冷，并夹有血瘀，经行腹痛剧烈，或夹有大血块。处理方法：经期经前以寒瘀为主，用痛经汤加助阳补肾、清肝宁心之品，药用丹参、赤芍、五灵脂、广木香、延胡索、川断、肉桂、益母草、杜仲、钩藤等。经前以温补肾阳为主，我们常用补肾助孕汤，重用紫石英、鹿角胶、杜仲等品，另加钩藤、白蒺藜、合欢皮、莲子心。我们认为，此病主要证型在于肾阳虚，治疗的重点是温补肾阳，但心肝郁火亦不得不予照顾，一般选用验方钩藤汤。亦有少数心肝郁火为主者，表现为月经过多，当以清疏为主，以丹栀逍遥散、加味失笑散为主方，另加太子参、炒白术、杜仲、川断即可。

3. 升降失常

脾宜升，心肝宜降。脾气虚则易下降，表现为子宫脱垂、胎位低下、脱肛等；肝火肝阳过旺则易上升，表现为头痛、头晕、血压偏高、失眠等，在更年期综合征中易见到此类矛盾证型。处理仍然以主证型为要，平降肝火，可以钩藤汤为主，适当加入健脾升阳之品，如荆芥、太子参、生黄芪、白术等；健脾升阳，可以举元煎为主，加入合欢皮等。如肝火上升与脾气下降相等同者，两者合用。矛盾冲突较大者，只能分时调治，晨起服用补中益气汤，以升清阳为主，入晚服用杞菊地黄汤，以滋阴降火为主。

三、处理好标本缓急的关系

月经病也存在着急则治标、发病时治标和缓则治本、平时治本的要求，但也当注意标中顾本，本中顾标。如崩漏虽然大多数为肾虚血瘀，肾虚为本，血瘀为标，但当其血崩发作时，大多与血瘀有关，所以急则治标，化瘀止血乃是常用法则。出血过多者，各种止血方药及止血措施均可考虑运用，但仍当以化瘀止血为主，标中顾本。我们认为，加入补肾滋阴助阳药后，止血效果又有所提高。控制出血后，症情缓和，按平时治本，以补肾为主，分别予以滋阴或助阳治之。本中顾标，在补阴补阳到一定程度或时间时，亦应加入活血化瘀的方药以推动阴阳的发展与转化。如痛经、膜样痛经、子宫内膜异位性痛经亦多属肾虚血瘀，与崩漏所不同。发时治标，宜温通化瘀，和络止痛，一般用痛经汤，同时结合各种止痛方药和措施，包括针灸等方法。标中顾本，如在活血化瘀止痛方药中加入川断、肉桂、紫石英或补骨脂，有助于膜样血瘀的溶解。疼痛控制后，按平时治本，补肾助阳，以五子补肾丸、毓麟珠等治之；本中顾标，在补肾助阳法中适当加入活血化瘀之品，如定坤丹等。我们体会，急则治标，还有标中之标，急中之急的处理。如崩漏发作期大多属于血瘀性出血，因此化瘀止血是急则治标的方法。如大出血时见眩晕出汗、面色㿠白、脉细欲绝等气血分离、形将虚脱（休克）的证候，则应按标中之标、急中之急处理，当补气固脱摄血，用独参汤以急救之。缓则治本，亦有着本中之本，缓中之缓，如膜样痛经、子宫内膜异位性痛经的缓解期，虽然以补肾助阳为治本的方法，若伴有头昏腰酸、带下偏少、皮肤干燥者，显系阴虚及阳，因此当先补阴。补阴者，其效较慢，乃缓中之缓，本中之本也。如有腹胀神疲、大便溏薄、头昏心慌，属于脾虚者，先当健脾，此亦本中之本之又一意也，亦即前人所谓治肾不如治脾之意。

第四节　外治法

外治法是妇科临床常用的一种治法，用之得当，取效明显，常用的有熏洗法、阴道冲洗法、阴道纳药法、保留灌肠法、外敷法、热熨法、离子导入法等，可参阅夏桂成主编的《中医临床妇科学》，这里不予详述。现扼要介绍三种常用疗法的夏氏经验方药。

一、冲洗法

1. 土槿皮冲洗剂：药用土槿皮、苍术、苦参、黄柏、土茯苓、明矾等。冲洗阴道及外阴，用于霉菌性阴道炎。

2. 蛇床子冲洗剂：药用蛇床子、百部、苦参、黄柏、花椒、威灵仙等。冲洗阴道及外阴，用于滴虫性阴道炎。

3. 龙胆洗剂：药用龙胆草、一枝黄花、黄柏、苦参、蒲公英、金银花、白芷等。冲洗阴道及外阴，用于一般性阴道炎。

二、保留灌肠法

药用桂枝、茯苓、桃仁、乳香、没药、红藤、败酱草等。每晚保留灌肠，治疗慢性盆腔炎输卵管阻塞。

三、足浴法

桂乌温经汤，药用桂枝、制草乌、北细辛、仙灵脾、鸡血藤、蛇床子、川芎等。每晚煎汤，乘热泡脚 10 ~ 15 分钟，治疗宫寒不孕或小腹疼痛等。

□第九章□

常见妇科症状的辨治

妇科常见出血、下腹痛、带下等症状，在临床诊断明确的情况下，可根据四诊所得进行辨证论治，具体内容见本书各论部分。另外，带下作为一个独立的疾病，也在各论中述及。本章仅讨论出血和下腹痛的辨治。

第一节　阴道出血

阴道出血是妇产科最常见症状之一，发病年龄从青春期至绝经后不等，可见于月经病、带下病、妊娠病、产后病及杂病等多种疾病中。出血时间长则一年半载，短则数分钟数小时。出血量多者，短时间内可达3000～4000ml，甚则危及生命，出血量少者呈血丝状，常被患者忽视。本病临床分功能性出血和器质性出血两类。器质性出血又分为良性病变和恶性病变。

【病因病机】

本病主要病因包括寒热湿邪侵袭、内伤七情、房劳多产、饮食不节、劳倦过度和体质因素。主要病机是肾肝脾等脏腑功能失常，血气失调，直接或间接损伤冲任二脉、胞宫、胞脉、胞络以及肾－天癸－冲任－胞宫轴而发病。

【诊断与鉴别诊断】

1. 诊断

（1）发病年龄从青春期到绝经后。

（2）妇科检查可排除外伤等导致的外阴、阴道、宫颈活动性出血及尿道出血等。

（3）通过妇科检查和基础体温测定、B超检查、子宫内膜活检术、宫腔镜检查、盆腔

CT 等可明确诊断，区别是功能性出血还是器质性出血。

（4）通过体格检查和实验室检查可排除血液性疫病（如再生障碍性贫血、血小板减少性紫癜）、肝病、高血压、代谢性疾病（肾上腺与甲状腺功能异常）等引起的生殖道出血。

2. 鉴别诊断

（1）妇科常见恶性肿瘤，如宫颈癌、子宫内膜癌、卵巢颗粒细胞瘤、卵泡膜细胞瘤，青春期女孩的阴道恶性肿瘤，育龄妇女黏膜下肌瘤、子宫平滑肌瘤、子宫腺肌瘤和滋养细胞瘤等器质性疾病均能引起出血，可通过宫颈刮片、阴道镜、宫腔镜、子宫内膜活检术、盆腔 CT 等与功能性出血相鉴别。

（2）通过妇科检查、妊娠试验、B 超检查等，可与流产、异位妊娠、滋养叶细胞疾病、子宫复旧不良、产后子宫内膜炎、胎盘残留等引起的生殖道出血相鉴别。

（3）通过妇科检查、诊断性刮宫术、宫腔镜等可与急性或慢性子宫内膜炎、子宫内膜结核、子宫内膜息肉、子宫肌炎等引起的生殖道出血鉴别。

（4）依据患者的年龄、月经史、婚育史、避孕措施及病史等，可排除由于性激素类药物使用不当造成的药物性子宫内膜剥脱不全引起的出血。含孕激素的避孕器，如节育器、阴道环、皮下埋置剂等，由于持续释放低剂量孕激素，可使子宫内膜剥脱不全，发生生殖道出血。此外，宫腔内安放节育器可影响子宫收缩，导致出血量多或经期延长。

【辨证施治】

1. 血热证

证候：阴道下血量多色红，质黏稠或有小血块，烦躁口渴，小便黄赤，大便干结，舌质红，苔黄，脉数有力。

分析：阳盛则热，热扰血海、胞宫，迫血妄行，故阴道下血量多；血为热灼，故血色深红或紫红，质黏稠；热邪扰心则心烦；热甚伤津则口干，小便黄，大便燥；面赤，舌红，苔黄，脉数均为热盛于里之象。

基本治法：清热凉血止血。

方药运用：清经散(《傅青主女科》) 加减。

丹皮、黄柏、茯苓、泽泻、白芍、干地黄、焦山楂各 10g，地骨皮 9g，青蒿、炒黄芩各 6g。

方中丹皮、青蒿、黄柏清热泻火凉血；地骨皮、干地黄清虚热而滋肾水；白芍养血敛阴；茯苓、泽泻行水泻热。全方清热泻火，凉血养阴，使热去而阴不伤，血安则止。

服法：水煎分 2 次服，每日 1 剂。

加减：出血偏多者，去渗利之茯苓、泽泻，加炒地榆、炒槐花、墨旱莲各 10g；大便偏溏者，去炒黄柏，加炒白术、焦建曲各 10g，砂仁（后下）3g。

2. 郁热证

证候：阴道下血，量偏多，偶有减少，色紫红，有血块，胸闷嗳气，烦躁，乳房作胀，心烦易怒，夜寐甚差，口苦咽干，舌质红，苔薄黄，脉弦数。

分析：肝郁化热，热扰血海，迫血妄行，故阴道下血，量偏多；肝郁疏泄失调，血海失司，故偶有减少；热灼于血，故色紫红，有血块；气滞血瘀则血行不畅，或有血块；气滞肝经，热伤心神，故胸闷嗳气，烦躁，乳房作胀，或心烦易怒，夜寐甚差；口苦咽干，舌质红，苔薄黄，脉弦数均为肝郁化热之象。

基本治法：清肝解郁止血。

方药运用：丹栀逍遥散（《校注妇人良方》）加减。

黑山栀9g，丹皮、当归、白芍、白术、茯苓各10g，醋炒柴胡、生甘草、墨旱莲各6g，钩藤15g，莲子心3g。

方中丹皮、栀子、钩藤、莲子心、墨旱莲、柴胡疏肝解郁，清热凉血；当归、白芍养血柔肝；白术、茯苓、甘草健脾补中。

服法：水煎分2次服，每日1剂。

加减：血行不畅，加丹参、泽兰、山楂各10g；出血量多，去当归，墨旱莲改为10g，加女贞子10g，碧玉散（包煎）10g。

3. 虚热证

证候：阴道下血，量多或少，头晕心慌，腰膝酸软，夜寐甚差，手足心热，舌红，苔少或无苔，脉细数。

分析：阴虚内热，热扰血海，迫血妄行，故阴道下血；阴虚血少，血海不足，故下血量少；虚热伤络，血受热迫，血量可增多；营血不足，心神失养，故头晕心慌，夜寐甚差；阴虚，肾失于濡养，故腰膝酸软；手足心热，舌红，苔少或无苔，脉细数均为阴虚内热之象。

基本治法：养阴清热止血。

方药运用：两地汤(《傅青主女科》）加减。

地骨皮、丹皮各10g，麦冬6g，玄参、白芍、生地、怀山药、墨旱莲各10g，茯苓9g。

方中生地、玄参、麦冬养阴滋液，壮水以制火；地骨皮清虚热，泻肾火；阿胶滋阴补血；白芍养血敛阴。全方重在滋阴壮水，水足则火自平，阴复而阳自秘，故阴道下血自止。

服法：水煎分2次服，每日1剂。

加减：头昏头晕者，加钩藤（后下）20g，白蒺藜10g以平肝潜阳；出血过多者，加炙龟板（先煎）15g，女贞子10g以滋阴清热止血。

4. 血瘀证

证候：阴道下血，量多或少，色紫红，有大血块，小腹胀痛，胸闷烦躁，口渴不欲饮，舌质紫暗或有瘀斑，脉弦涩。

分析：经产之余瘀留蓄子宫或肝郁气滞，经血瘀阻，伤及血海，新血不得归经，故见阴道下血，量多或少，有大血块；瘀血阻滞，气机不畅，故小腹胀痛，胸闷烦躁，口渴不欲饮；舌质紫暗或有瘀斑，脉弦涩均为瘀血阻滞之象。

基本治法：活血化瘀止血。

方药运用：加味失笑散（夏桂成经验方）。

丹参、当归、赤芍、制香附各10g，益母草15g，艾叶、山楂、合欢皮、五灵脂、川续断、甘草各6g。

本方药以失笑散为基本方，五灵脂通利血脉，化瘀止血不留瘀，丹参、当归、赤芍、益母草、香附、山楂排瘀，合欢皮、川断补肾宁心，艾叶温通冲任不留瘀，甘草调和诸药。

服法：水煎分2次服，每日1剂。

加减：小腹作胀明显者，加乌药、青陈皮各6g，小茴香3g以理气；小腹冷痛者，加官桂、吴茱萸各3g以温经化瘀。

5. 瘀热证

证候：阴道下血，淋漓不净，量或多或少，色暗红，质黏稠，有血块，小腹胀痛或不舒，胸闷烦躁，口渴咽干，夜寐甚差，尿黄便艰，舌质紫黯有瘀点，苔黄或腻，脉细数或弦涩。

分析：瘀血阻于下焦，瘀血不去，新血难安，故阴道下血淋漓不净，量或多或少；瘀血阻滞，气血运行不畅，不通则痛，故血色暗红，有血块，小腹胀痛或不舒；瘀滞化热，阻滞气机，故胸闷烦躁；热甚伤津，故口渴咽干，尿黄便艰；热扰心神，故夜寐甚差；舌质紫黯有瘀点，苔黄或腻，脉细数弦涩亦为瘀热之象。

基本治法：凉血化瘀止血。

方药运用：加味失笑散合四草汤（夏桂成经验方）。

五灵脂10g，蒲黄（包煎）6g，炒当归10g，赤芍10g，制香附9g，川续断10g，山楂10g，益母草15g，鹿衔草15～30g，马鞭草15g，炒枳壳6g，茜草15g。

方中五灵脂、蒲黄化瘀止痛，重在化瘀；炒当归、赤芍、制香附理气活血；鹿衔草清热止血；马鞭草清热利湿，化瘀止血；茜草化瘀止血；益母草化瘀生新；川断补肾，又止血；山楂、炒枳壳行气化瘀。

服法：水煎分2次服，每日1剂。

加减：小腹作痛明显者，加延胡索10g；大便溏泄者，去当归、炒枳壳，加白术10g，丹参10g，建曲10g；湿热偏甚者，加败酱草15g，马齿苋10g，薏苡仁15g。

6. 湿热证

证候：阴道下血，量少，淋漓不净，色红质黏稠，或夹小血块，小腹胀满，或伴有腹痛，肢体倦怠乏力，纳谷不佳，舌质红，苔黄腻，脉细濡。

分析：湿邪阻于下焦，蕴蒸生热，扰动血海，湿热与血搏结，故阴道下血，量少，淋漓不净，色红质黏稠，或夹小血块；湿热搏结，瘀滞不通则小腹胀满或疼痛；湿热熏蒸，故纳谷不佳；湿邪阻络，故肢体倦怠乏力；舌质红，苔黄腻，脉细濡均为湿热之象。

基本治法：清热化湿止血。

方药运用：加味四妙丸合加味失笑散（夏桂成经验方）。

炒黄柏6g，薏苡仁12g，牛膝10g，炒蒲黄（包煎）6g，炒五灵脂10g，茜草炭10g，马齿苋12g，椿根皮12g，陈皮10g。

方中黄柏苦寒下降入肝肾，直清下焦湿热；牛膝补肝肾，引药下行，加马齿苋、薏苡仁则清热燥湿之力更强；五灵脂、蒲黄、茜草炭化瘀止血；陈皮理气和中。

服法：水煎分2次服，每日1剂。

加减：心肝火偏旺者，加钩藤（后下）10g，炒丹皮10g；失眠者，加龙齿（先煎）10g，炒枣仁6g；大便溏泄者，加砂仁（后下）5g，苍白术各10g。

7. 阳虚瘀浊证

证候：阴道下血日久，量多，或淋漓不止，色淡红，质稀或有血块，头昏腰酸，形寒肢冷，面色皖白，纳欠神疲，心慌心悸，舌质淡，苔白腻，根部略厚，脉细弱。

分析：肾阳虚衰，阳不摄阴，封藏失司，血海不固，故阴道下血日久，量多，或淋漓不止；肾阳虚，血失温煦而瘀结，故色淡红，质稀或有血块；脾肾阳气不足，故头昏腰酸，形寒肢冷，面色皖白，纳欠神疲，心慌心悸；舌质淡，苔白腻，根部略厚，脉细弱均为阳虚瘀浊之象。

基本治法：补肾助阳，化瘀止血。

方药运用：固本止崩汤(《傅青主女科》) 合震灵丹(《太平惠民和剂局方》) 加减。

人（党）参30g，黄芪15g，白术、熟地、黑当归、炒川断、陈棕炭各10g，黑姜5g，炙甘草6g。

方中人（党）参、黄芪大补元气，升阳固本；白术健脾，资血之源，统血归经；熟地滋阴养血，佐黑姜既可引血归经，更有补火温阳收敛之妙；黄芪配当归，含有当归补血汤之意，功能补血；熟地配当归，一阴一阳，补血和血；炒川断温肾止血；陈棕炭固涩止血；炙甘草补气和中。诸药合用，共达补肾助阳、化瘀止血之功效。

服法：水煎分服，每日1剂，出血过多时每日2剂。

加减：大便偏溏者，去熟地，加砂仁（后下）5g，六曲、建莲子各10g；心烦失眠者，加龙骨、牡蛎各15g，炒枣仁10g；夹有血块，淋漓不净者，加失笑散（包煎）10g，益母草15g；出血过多者，吞服红参粉3g，三七粉3g。

8. 气虚证

证候：阴道下血，量多，色淡红，质清稀，无血块，头昏神疲，气短懒言，纳食较少，大便或溏，小腹空坠，舌质淡，苔薄而润，脉虚大无力。

分析：脾主中气而统血，脾气虚弱，统血无权，故阴道下血量多；气虚火衰，血失温煦，故血色淡，质清稀；脾虚中气不足，清阳不升，故头昏神疲，气短懒言，小腹空坠；脾气虚运化失职，故纳少便溏；舌淡红，苔薄而润，脉虚大无力均为脾虚之象。

基本治法：健脾益气止血。

方药运用：归脾汤(《济生方》) 加减。

黄芪、党参各15g，白术、茯苓、炙甘草、煨木香、炙远志、陈皮各6g，白芍、合欢皮各10g。

方中党参、黄芪益气，为君；白术、茯苓、炙甘草、煨木香健脾补中，为臣；白芍养血敛阴，合欢皮、炙远志宁心固冲，陈皮理气，为佐。

服法：水煎分2次服，每日1剂。

加减：血量过多者，去茯苓，加煅龙骨、煅牡蛎各15g，赤石脂10g以固涩止血；小腹冷痛，形体畏寒者，加炮姜、艾叶各6g，补骨脂10g以温补脾肾之阳气。

9. 肾虚证

证候：阴道下血，量少淋漓不净，色淡红，质稀无血块，腰酸头昏，神疲乏力，或有畏寒，小便较频，夜寐不佳，舌质淡红，脉沉弱。

分析：肾中气阴亏虚，血海不固，故阴道下血，淋漓不净；阴虚水亏，故血量少，色淡红，质稀无血块；肾虚经脉失养，故腰酸；精亏血少，阳气不足，故头昏，神疲乏力，或有畏寒，夜寐不佳；肾气不固，故小便较频；舌质淡红，脉沉弱皆为肾虚之象。

基本治法：固肾止血。

方药运用：补肾固冲汤合失笑散（夏桂成经验方）。

阿胶（烊冲）10g，艾叶炭6g，怀山药10g，川续断10g，炒五灵脂10g，炒蒲黄（包煎）9g，鹿角霜9g，杜仲10g，补骨脂10g，炙龟板（先煎）15g，人参10g。

方中炙龟板滋肾敛阴，人参、鹿角霜、杜仲、补骨脂温补肾阳，阿胶、山药滋阴补血，五灵脂、蒲黄化瘀止血，艾叶炭温经止血。

服法：水煎分2次服，每日1剂。

加减：心肝火偏旺者，加钩藤（后下）15g，炒丹皮10g；失眠者，加龙齿（先煎）10g，炒枣仁6g；大便溏泄者，去阿胶，加砂仁（后下）5g，炒白术10g。

【其他治疗】

针灸

（1）虚证

取穴：关元、三阴交、肾俞、交信。

配穴：气虚配气海、脾俞、膏肓、足三里，阳虚配气海、命门、复溜，阴虚配然谷、阴谷。

操作：针刺用补法，可酌情用灸。

（2）实证

取穴：气海、三阴交、隐白。

配穴：血热配血海、水泉，湿热配中极、阴陵泉，气郁配太冲、支沟、大敦，血瘀配地机、气冲、冲门。

操作：针刺用泻法。

【转归及预后】

大多数功能性出血经过适当治疗和调养，一般可以治愈，预后良好。器质性病变中良性出血可以通过手术治愈，恶性肿瘤引起的出血，若能早发现早治疗，预后尚佳，若延治误治，发展到晚期则预后差。

【预防与调护】

1. 出血是可以预防的，定期妇科体检可以尽早发现和治疗器质性出血，尤其是恶性肿瘤。同时，应重视经期卫生，采取避孕措施，尽量避免或减少宫腔手术，防止流产类出血。

2. 对于功能性出血，如月经过多、经期延长、月经先期等，应及早治疗，防止发展成崩漏等严重功能失调性出血。

3. 注意补充营养，防止继发贫血，忌辛辣刺激之品，防止热伏血分导致出血。加强锻炼，舒畅情怀，劳逸适度，防止出血复发。

【小结】

出血与热、瘀、湿三者关系密切。本病辨证重在分清虚实寒热，虚者多责之于肾脾不足，实者多责之于肝郁。虚证病程长，阴道下血淋漓难尽，兼有面色神疲，纳少乏力，腰酸畏寒，大便溏薄，舌淡苔少，或舌质胖嫩，或边有齿痕，脉沉细。实证病程短，阴道下血量多，或夹有血块，伴有口渴心烦，性情急躁，大便干结，小便短赤，舌红苔黄，脉弦滑数。对于器质性病变引起的出血，应积极治疗原发病，尤其是生殖道恶性肿瘤。

第二节 下腹痛

腹痛是妇科常见的症状，也是较为复杂的症状，多以下腹痛为主，涉及多种疾病，临床当仔细辨别，审证论治。

【病因病机】

脏腑功能失调、气血阻滞是本病的基本病机，其性质有寒、热、气、血之分，可归纳为虚实两类。实证多为寒邪、湿热等致腑气通降不利，气血运行受阻；虚证多为脏腑虚寒，气血不能温养所致，常有寒热交错，虚实夹杂之证。

寒邪内积多由饮食生冷损及脾胃阳气，积寒留滞；或风寒露宿，脐腹为寒邪侵袭；或阳气素虚，脾阳不振，火不暖土，运化失职。

素体情志不畅，肝气郁结，肝失疏泄，气血失和，瘀滞下腹亦可致痛。素有湿热内蕴，流注冲任下焦，阻滞气血，或感受湿热之邪，血脉阻滞不通，均能导致急缓不等的腹痛。

【诊断与鉴别诊断】

1. 诊断

（1）临床表现　根据患者主诉即可成立诊断，为了明确治疗方法，询问患者的病史尤为重要，比如腹痛的诱因、时间、部位、性质及伴随症状等。

（2）检查

①一般检查：宜在妇科检查前进行，面部表情、面色等可提示病情的缓急及出血情况。患者的血压、脉搏、呼吸、体温以及心肺的检查等亦不可忽视。

②腹部检查：应观察腹部是否隆起或不对称，有无瘢痕和腹壁疝等，触诊时要注意压痛、肌紧张、反跳痛的部位、范围和程度，压痛最明显处往往是病变所在部位。触诊时还应注意有无肿块，肝脾是否肿大。叩诊呈浊音或移动性浊音，提示腹腔内有积液。听诊应注意肠鸣音，如果肠鸣音消失，提示有肠麻痹的存在。

③妇科检查：首先应注意外阴部，检查处女膜是否完整，处女膜有无膨隆并呈紫蓝色；双合诊或三合诊检查阴道穹隆有无饱满及触痛，了解宫颈口是否扩张、宫颈有无举痛以及子宫的大小、形状、质地、位置、压痛和活动度；检查双侧附件有无增厚、压痛和肿块，如触及肿块，应注意肿块的大小、形状、质地、压痛及活动度。

④辅助检查：血、尿、白带常规检查可发现出血或炎症的存在；尿妊娠试验有助于排除妊娠相关疾病。必要时可进行后穹隆穿刺或腹腔穿刺，如抽出不凝固血液提示腹腔内有出血，抽出脓性液体则考虑化脓性炎症。B超检查可以区分宫内妊娠和异位妊娠，辨别盆腔肿块及性质。此外，CT、MRI及诊断性刮宫等可分别用于相关疾病的诊断。

2. 鉴别诊断

（1）起病缓急　起病缓慢而逐渐加剧者，多为内生殖器炎症或恶性肿瘤所引起；急骤发病者，应考虑卵巢囊肿蒂扭转或破裂，或子宫浆膜下肌瘤蒂扭转；反复隐痛后突然出现撕裂样剧痛者，应考虑输卵管妊娠破裂或流产的可能。

（2）下腹痛部位　下腹正中出现疼痛多为子宫病变引起，较少见；一侧下腹痛应考虑该侧子宫附件病变，如卵巢囊肿蒂扭转、输卵管（卵巢）急性炎症、异位妊娠等；右侧下腹痛还应考虑急性阑尾炎；双侧下腹痛常见于盆腔炎性病变；卵巢囊肿破裂、输卵管妊娠破裂或盆腔腹膜炎可引起整个下腹甚至全腹疼痛。

（3）下腹痛性质　持续性钝痛多为炎症或腹腔内积液所致；顽固性疼痛且难以忍受，应考虑晚期生殖器肿瘤可能；子宫或输卵管等空腔器官收缩，常表现为阵发性绞痛；输卵管妊娠或卵巢肿瘤破裂可引起撕裂性锐痛；宫腔内有积血或积脓不能排出，常致下腹坠痛。

（4）下腹痛时间　在月经周期中间出现一侧下腹隐痛，应考虑为排卵性疼痛；经期出现腹痛，或为原发性痛经，或有子宫内膜异位症的可能；周期性下腹痛但无月经来潮，多为经血排出受阻所致，见于先天性生殖道畸形或术后宫腔、宫颈管粘连等；与月经周期无关的慢性下腹痛可见于下腹部手术后组织粘连、子宫内膜异位症、慢性附件炎、多囊卵巢综合征、盆腔静脉瘀血综合征及妇科肿瘤等。

（5）腹痛放射部位　腹痛放射至肩部，应考虑腹腔内出血；放射至腰骶部，多为宫颈、子宫病变所致；放射至腹股沟及大腿内侧，多为该侧子宫附件病变所引起。

（6）腹痛伴随症状　腹痛同时有停经史，多为妊娠并发症；伴恶心、呕吐，应考虑卵巢囊肿蒂扭转的可能；伴畏寒、发热，常为直肠子宫陷窝积液所致；伴恶液质，常为生殖器晚期肿瘤的表现。

【辨证施治】

腹痛的临床辨证应根据病因、疼痛部位、疼痛性质等，明确其主要的受病脏腑、在气在血以及证情之寒、热、虚、实等，并分别采取不同的治疗方法。

1. 虚寒证

证候：腹痛绵绵或拘急作痛，时作时止，喜热恶冷，痛时喜按，饥饿及疲劳后更甚，大便溏泄，兼有神疲气短，畏寒肢冷，面色无华等，舌淡苔白，脉沉细。

分析：中虚脏寒，温煦无能，脘腹失养，故腹痛绵绵，或拘引作痛，时作时止；寒则喜温，虚则喜按，故喜热恶冷，痛时喜按；脾胃为后天之本，脏寒脾虚，温化失职，故大便溏泄；脾气虚弱，气血不足，故神疲气短，畏寒肢冷，面色无华；舌脉均为虚寒之征。

基本治法：温中益气，温经散寒。

方药运用：温经汤（《金匮要略》）加减。

桂枝6g，白芍10g，当归10g，吴茱萸3g，川芎3g，人参9g，生姜3g，制半夏6g，阿胶9g，甘草3g。

方中吴茱萸入肝经血脉，长于散寒止痛；桂枝通行十二经脉，长于温经散寒；桂枝配白芍和中缓急；当归、川芎、阿胶养血活血；人参、甘草、生姜、半夏温中散寒止痛；丹皮退瘀热。全方共奏温经散寒，养血祛瘀之效。

2. 气滞证

证候：脘腹胀满，走窜攻冲，痛引两胁或下连少腹，胸闷嗳气，得嗳气或矢气后痛减，恼怒则痛甚，舌苔薄白，脉弦。

分析：素体情志抑郁，冲任气滞，气血流通欠畅，故脘腹胀满，走窜攻冲；肝经脉络不和，木旺克土，故痛引两胁或下连少腹，胸闷嗳气，得嗳气或矢气后痛减；恼怒则气滞愈甚，疼痛亦甚；舌脉均为气滞之征。

基本治法：疏肝解郁，行气止痛。

方药运用：柴胡疏肝散(《景岳全书》)。

柴胡6g，陈皮6g，川芎6g，制香附10g，枳壳6g，芍药10g，炙甘草5g。

方中柴胡苦辛凉，主入肝胆，条达肝气而疏解郁结；香附苦辛而平，专入肝经，长于疏肝理气，并有良好的止痛作用；川芎行气活血止痛，与香附共同协助柴胡疏解郁滞；陈皮行气和胃；白芍、甘草养血柔肝，缓急止痛。全方疏肝之中兼以养肝，理气之中兼以调血，调肝兼行和胃。

3. 血瘀证

证候：少腹刺痛而拒按，经久不愈，疼痛剧烈，痛处固定不移，舌质紫黯或有瘀斑，脉弦或涩。

分析：少腹瘀血阻滞，经脉不通，不通则痛，故按之痛剧，痛处固定不移；舌脉皆为血瘀之征。

基本治法：活血化瘀，行气止痛。

方药运用：少腹逐瘀汤（《医林改错》）。

肉桂（后下）5g，小茴香3g，炮姜3g，延胡索10g，五灵脂10g，没药6g，当归10g，川芎6g，蒲黄（包煎）6g，赤芍10g，苍术10g。

方中肉桂、小茴香、炮姜温经散寒除湿，当归、川芎、赤芍养血活血行瘀，延胡索、五灵脂、蒲黄、没药化瘀止痛，苍术燥湿化浊。全方共奏温经散寒，活血祛瘀止痛之效。

4. 湿热证

证候：小腹疼痛拒按，有灼热感，或有积块，伴腰骶胀痛，低热起伏，带下量多，黄稠，有臭味，小便短黄，舌质红，苔黄腻，脉弦滑而数。

分析：邪热侵袭冲任胞宫，下焦气机阻滞，血行不畅，邪热瘀结，故小腹疼痛拒按，有灼热感，或有积块，且伴腰骶胀痛，低热起伏；湿热下注则带下量多，黄稠，有臭味；舌脉均为湿热之征。

基本治法：清热除湿，化瘀止痛。

方药运用：五味消毒饮（《医宗金鉴》）加味。

金银花15g，蒲公英10g，野菊花10g，紫花地丁10g，天葵子10g，苍术10g，白术10g，赤芍10g。

方中重用金银花，味甘性寒，清轻芳香，既善清气血之热毒，又能清宣透邪；蒲公英长于清热解毒，兼能消痈散结；紫花地丁、野菊花、天葵子皆能凉血散痈，共助金银花、蒲公英清热解毒，化瘀止痛；苍白术健脾燥湿；赤芍活血化瘀。

【转归及预后】

辨证治疗后腹痛一般都能缓解，慢性盆腔痛可能反复发作，恶性肿瘤预后不佳。

【预防与调护】

临近行经期宜忌食生冷，注意保暖，防止淋雨涉水。平时应保持充足的休息和睡眠，并注意锻炼身体，调节情志，适当进行心理调摄。

【小结】

1. 腹痛临床病情复杂多样，需要仔细加以辨别，急腹症当予以急诊处理，以免贻误病情。

2. 腹痛的治疗应以“通”为原则。“通”有行气活血之分，要明辨寒热虚实及在气在血。

各　论

□第十章□

月 经 病

月经病是女性最常见的疾病，具体指月经的周期、经期、经量、经色、经质等异常及行经前后、经间期、绝经前后期出现的诸种症状，且连续 2～3 个周期以上。如偶然一次或两次，或初潮 2～3 年内的失常，不影响生活、学习者，可不作为疾病论治。月经病是中医妇科学最为重要、最具治疗优势的病种，包括月经不调、崩漏、痛经、闭经、经间期诸证、经行前后诸证、绝经前后诸证等。夏师针对这些疾病提出了一些新的治法，如痛经在经间排卵期治疗，继发心因性功能性闭经的周期节律诱导治疗，崩漏重在调整月经周期等，很好地适应了当前疾病谱的需要。

月经病的主要机理是阴阳失衡。月经周期的形成和发展与阴阳的消长转化运动有关。《校注妇人良方》引王子亨所说："经者，常候也，谓候其一身之阴阳愆状……阳太过则先期而至，阴不及则后时而来，其有乍多乍少，断绝不行，崩漏不止，皆由阴阳盛衰所致。"月经的主要成分是血，故有妇女以血为主之说。血与气相互依存，相互关联，一般在月经来潮前后或经间排卵期易表现出气血活动失调及肝脾失和的症状。阴阳关系到肾，其细节尤在乎心肾，因而月经病中气血失调、阴阳失衡、心肾不交的病理表现很多。

中医多以月经病的主症作为病名，但需与内外科疾病相鉴别，通过西医妇产科的检查可排除器质性疾病，如生殖器官先天发育不良、畸形、异常、缺如等。月经病的辨证主要在于分析期、量、色、质四者间的一致性、矛盾性，还需借助西医学的有关检查，特别是激素的检测、子宫内膜的病理检查、B 超及基础体温的曲线变化等，以达到深层次的辨证。妇科辨证还必须得到全身症状及脉、舌等资料的支持，如有矛盾，尚需通过月经史、病史、病程经过、诊疗中的病情变迁等全面分析，最后作出诊断。在治疗中，一般根据"急则治标，缓则治本"的原则处理。中医学要求论治未病，调经与调周是夏师治疗月经病的两种方法。行经时以调气血为主，并按周期阶段不同，经后期滋阴为主，经前期助阳为主，经间期促排卵，含有治未病及治本的意义。

第一节　月经失调

月经失调，有广义和狭义之别。广义的泛指一切月经病，狭义的仅指期、量、色、质的异常。本节所要讨论的是狭义的月经失调，包括月经先期、月经后期、经行先后无定期、经期延长、月经量多、月经量少、月经错杂等 7 个病种。前面 6 大病种，定义明确，自成体系，而月经错杂常系两个病种并存，症状复杂，病变多端，又为临床所常见，因此本节亦一并列述，以应临床所需。

一、月经先期

月经先期，即月经周期提前 7 天以上，甚至 10 余日一行，达连续两个周期以上者。月经先期既是病名，又是症状，属于西医有排卵型功能失调性子宫出血范畴。若周期仅提前数天，无其他不适，则属正常范畴，如偶尔一次超前，亦不作疾病论。

月经先期，中医称为“经早”、“经期超前”、“经行先期”、“经水不及期”等，其病变部位在冲任二脉，常见证型有血热、郁热、虚热、气虚、血瘀等。临床虽有虚实之分，但以虚证居多。本病如及时治疗，一般能获愈，预后良好。

就临床资料分析，月经先期有以下特点：

①月经周期规则或缩短为 20 天左右，经期正常，经前可有短期乳胀或少腹胀，月经来潮时伴轻度下腹不适，常有不孕或早孕流产史。

②月经先期属于以周期异常为主的月经病，常与月经过多并见，严重者可发展为崩漏。

③妇科生殖器官检查在正常范围内，BBT 双相者，排卵后 BBT 呈坡状上升，上升幅度偏低，高温相在 12 天以内，一般为 9 ~ 10 天，BBT 上升后第 8 天血 P 水平偏低。B 超监测，卵巢有排卵现象，黄体不健者分泌期子宫内膜的形态往往表现为腺体分泌不足，间质水肿不明显，也可观察到腺体与间质的不同步现象。

【病因病机】

本病的主要机理在于血热，“血热者，迫血妄行也”，必然导致月经先期，正如《校注妇人良方·调经门》引王子亨方论所说：“阳太过则先期而至。”所谓阳太过，意味着火热偏甚。从中医妇科而言，火热偏甚有三种情况：天暑地热，热邪入侵血分，迫血妄行，偏于实证，临床上较为少见。阴虚之体，肝肾不足，高温相偏短偏低，或高温相提前上升，与阴虚火旺有关，不仅先期，而且量多，阴虚稍久，亦致阳虚，是以 BBT 高温相偏低，在临床上较为多见。情志失调，愤怒急躁，忧郁紧张，心肝郁火，迫血妄行，亦致先期，此属虚实夹杂，临床上亦常见。

此外，尚有气虚、血瘀者。气虚与脾虚有关，常称为脾气虚，与劳倦过度、饮食失调、思虑过多、坐卧较久、缺乏运动等关系密切。脾虚气弱，不能协助子宫冲任之固藏，故见月经先期，但大多与心肝郁火有关，所以属于兼证。血瘀导致月经先期，更与心肝郁火有关，亦属于兼夹证。

1. 血热

素体阳盛，或嗜食辛辣，或感受热邪，热入血分，热伤冲任，迫血妄行，冲任子宫失于固藏，故月经先期而至。此属实证。

2. 郁热

素体抑郁，或愤怒急躁，情志失调，心情不畅，热扰冲任，迫血妄行，故月经先期而至。此乃虚实夹杂证。

3. 虚热

素体阴虚，或失血伤阴，或久病，或多产房劳，暗耗营阴，或劳于工作，肝肾不足，阴虚火旺，虚热内生，迫血妄行，冲任子宫失于固藏，故月经先期而至。此属虚证。

4. 气虚

素体虚弱，劳倦过度，饮食失调，思虑伤脾，中气虚弱，不能司子宫冲任之固藏，故月经先期。

5. 血瘀

经产之余瘀未净，留蓄于子宫，或肾虚冲任失于通达，肝郁气滞，滞则经血郁阻成瘀，瘀阻伤络，络损血溢，故月经先期。

西医学认为，月经先期属于有排卵型功能失调性子宫出血黄体功能不足的范畴，多由于卵泡发育不良、LH 排卵高峰分泌不足或 LH 排卵峰后低脉冲缺陷而导致的黄体期孕激素的分泌量不足，或黄体的衰退过早，引起子宫内膜分泌反应不良，常表现为月经周期的缩短。

【诊断与鉴别诊断】

1. 诊断

（1）临床表现　月经提前 7 天以上，甚则一月两行，且连续出现两个月经周期以上，亦可伴有经量、经色、经质的改变及全身症状。

月经先期有轻重之分：临床既有血热或气虚的单一病变，又可见多脏同病或气血同病之证，如脾病可及肾，肾病亦可及脾，或出现脾肾同病。

月经先期有急慢性之别：急者起病突然，无任何征兆，慢者常周期逐渐缩短，病人开始未意识到，直至十天半月一潮才有所警觉，前往就诊。

月经先期的并发症：月经提前，常伴经血量多，气随血耗，阴随血伤，可变生气虚、阴虚、气阴两虚或气虚血热等；经血失约可出现经水淋漓，至期难尽。周期提前、经量过多、经期延长并见者，有发展为崩漏之虞。

（2）检查

①妇科检查：常无阳性体征，需排除炎症、肿瘤等器质性疾病。

②辅助检查

A. 测量基础体温　因黄体功能不足而月经先期者，基础体温（BBT）呈双相型，但黄体期少于12天，或排卵后体温上升缓慢，上升幅度<0.3℃。

B. 诊断性刮宫　月经来潮12小时内刮取子宫内膜组织活检，结果常呈分泌反应不良。

2. 鉴别诊断

本病除要排除炎症、肿瘤等器质性病变外，尚需与经间期出血相鉴别。一般经间期出血发生在月经周期第12~16天，且出血量少，时间短，多在BBT上升前出血；而月经先期每次出血量大致相等，出血时间也不在排卵期内，出血时间亦较长。

【辨证施治】

本病以血热证型为主，治疗以清热凉血为要，但清热不宜用大苦大寒的药物，以防滞血留瘀。如兼夹有血瘀，宜和血化瘀，促瘀血下行，但不宜破血伤正，以免损耗阴血。

1. 主要证型

（1）血热证

证候：月经先期，量多，色红，质黏稠或有小血块，烦躁口渴，小便黄赤，大便干结，舌质红，苔黄，脉数有力。

分析：阳盛则热，热扰冲任、子宫，冲任不固，经血妄行，故月经提前来潮，经量增多；血为热灼，故经色深红或紫红，质黏稠；热邪扰心则心烦；热甚伤津则口干，小便黄，大便燥，面赤，舌红，苔黄，脉数，均为热盛于里之象。

基本治法：清热凉血调经。

方药运用：清经散(《傅青主女科》）加减。

丹皮、黄柏、茯苓、泽泻、白芍、干地黄、焦山楂各10g，地骨皮9g，青蒿、炒黄芩各6g。

方中丹皮、青蒿、黄柏清热泻火凉血；地骨皮、干地黄清虚热而滋肾水；白芍养血敛阴；茯苓、泽泻行水泻热。全方清热泻火，凉血养阴，使热去而阴不伤，血安而经自调。

服法：经前经期每日1剂，水煎分2次服。

加减：经量偏多者，去茯苓、泽泻之渗利，加炒地榆、炒槐花、墨旱莲各10g；大便偏溏者，去炒黄柏，加炒白术、焦建曲各10g，砂仁（后下）3g。

（2）郁热证

证候：月经先期，量偏多，偶有减少，色紫红，有血块，胸闷嗳气，烦躁，乳房作胀或心烦易怒，夜寐甚差，口苦咽干，舌质红，苔薄黄，脉弦数。

分析：肝郁化热，热扰冲任，经血妄行，故月经提前；肝郁疏泄失调，血海失司，故经量或多或少；热灼于血，故色紫红，有血块；气滞血瘀，则经行不畅，或有血块；气滞肝经，热伤心神，则胸闷嗳气，烦躁，乳房作胀或心烦易怒，夜寐甚差；口苦咽干，舌质红，苔薄黄，脉弦数均为肝郁化热之象。

基本治法：清肝解郁调经。

方药运用：丹栀逍遥散(《校注妇人良方》) 加减。

黑山栀 9g，丹皮、当归、白芍、白术、茯苓各 10g，醋炒柴胡、生甘草、墨旱莲各 6g，钩藤（后下）15g，莲子心 3g。

方中丹皮、栀子、钩藤、莲子心、墨旱莲、柴胡疏肝解郁，清热凉血；当归、白芍养血柔肝；白术、茯苓、甘草健脾补中。

服法：经前经期每日 1 剂，水煎分 2 次服。

加减：经行不畅，加丹参、泽兰、山楂各 10g；经行量多，去当归，墨旱莲改为 10g，加女贞子 10g，碧玉散（包煎）10g。

（3）虚热证

证候：月经先期，量多或少，头晕心慌，腰膝酸软，夜寐甚差，手足心热，舌红，苔少或无苔，脉细数。

分析：阴虚内热，热扰冲任，冲任不固，经血妄行，故月经提前；阴虚血少，冲任不足，故经血量少；若虚热伤络，血受热迫，经量可增多；营血不足，心神失养，故头晕心慌，夜寐甚差；阴虚，肾失于濡养则腰膝酸软；手足心热，舌红，苔少或无苔，脉细数均为阴虚内热之象。

基本治法：养阴清热调经。

方药运用：两地汤(《傅青主女科》) 加减。

地骨皮、丹皮各 10g，麦冬 6g，玄参、白芍、生地、怀山药、墨旱莲各 10g，茯苓 9g。

方中生地、玄参、麦冬养阴滋液，壮水以制火；地骨皮清虚热，泻肾火；白芍养血敛阴。全方重在滋阴壮水，水足则火自平，阴复而阳自秘，故经行如期。

服法：经前经期每日 1 剂，水煎分 2 次服。

加减：头昏头晕者，加钩藤（后下）20g，白蒺藜 10g 以平肝潜阳；经量过多者，加炙龟板（先煎）15g，女贞子 10g 以滋阴清热止血。

2. 兼证型

（1）兼气虚证

证候：月经先期，量多，色淡红，质清稀无血块，头昏神疲，气短懒言，纳食较少，大便或溏，小腹空坠，舌质淡，苔薄而润，脉虚大无力。

分析：脾主中气而统血，脾气虚弱，统血无权，冲任不固，故月经提前而至，量多；气虚火衰，血失温煦，故经色淡，质清稀；脾虚中气不足，清阳不升，故头昏神疲，气短懒言，小腹空坠；运化失职，故纳少便溏；舌淡红，苔薄而润，脉虚大无力均为脾虚之象。

基本治法：健脾益气，固冲摄血。

方药运用：归脾汤(《济生方》) 加减。

黄芪、党参各15g，白术、茯苓、炙甘草、煨木香、炙远志、陈皮各6g，白芍、合欢皮各10g。

本方以党参、黄芪益气，白术、茯苓、炙甘草、煨木香健脾补中，白芍养血敛阴，合欢皮、炙远志宁心固冲，陈皮理气。

服法：经前经期每日1剂，水煎分2次服。

加减：经量过多者，去茯苓，加煅龙骨、煅牡蛎各15g，赤石脂10g以固涩止血；小腹冷痛，形体畏寒者，加炮姜、艾叶各6g，补骨脂10g以温补脾肾之阳气。

（2）兼血瘀证

证候：月经先期，量多或少，色紫红，有大血块，小腹胀痛，胸闷烦躁，口渴不欲饮，舌质紫暗或有瘀斑，脉弦涩。

分析：经产之余瘀留蓄子宫或肝郁气滞，经血瘀阻，伤及冲任，新血不得归经，故月经提前来潮，量多或少，有大血块；瘀血阻滞，经脉气机不畅，故小腹胀痛，胸闷烦躁，口渴不欲饮；舌质紫暗或有瘀斑，脉弦涩均为瘀血阻滞之象。

基本治法：活血化瘀调经。

方药运用：加味失笑散（夏桂成经验方）。

丹参、当归、赤芍、制香附各10g，益母草15g，艾叶、山楂、合欢皮、五灵脂、川续断、甘草各6g。

本方以失笑散为基本方，五灵脂通利血脉，化瘀止血不留瘀，丹参、当归、赤芍、益母草、香附、山楂调经排瘀，合欢皮、川断补肾宁心，艾叶温通冲任而不留瘀，甘草调和诸药。

服法：经前2～3天每日1剂，水煎分2次服，经来停服。

加减：小腹作胀明显者，加乌药、青陈皮各6g，小茴香3g以理气调经；小腹冷痛者，加官桂、吴茱萸各3g以温经化瘀。

【其他治疗】

1. 中成药

（1）六味地黄丸（《中华人民共和国药典》方） 每次4g，每日2次。经净即服，经行停服。适用于虚热证。

（2）乌鸡白凤丸（《中华人民共和国药典》方） 每次4g或1丸，每日2次。经后始服，经行停药。适用于气血两虚证。

2. 针灸

（1）基本治疗

主穴：关元、气海、血海、三阴交。

配穴：实热证加曲池或行间，虚热证加太溪，气虚证加脾俞、足三里，月经过多加隐白，腰骶疼痛加肾俞、次髎。

操作：关元、三阴交用平补平泻法，气海用补法，血海用泻法。配穴按虚补实泻法操作。气虚者，针后加灸或用温针灸。

（2）耳针法　选皮质下、内生殖器、内分泌、肾、肝、脾。每次 2～4 穴，毫针刺，中等刺激，或用耳穴贴压法。

（3）皮肤针法　选背腰骶部夹脊穴或背俞穴，下腹部任脉、肾经、脾胃经，下肢足三阴经，用梅花针叩刺至局部皮肤潮红，隔日 1 次。

（4）穴位注射法　选关元、三阴交、气海、血海、肝俞、脾俞、肾俞。每次 2～3 穴，用 5% 当归注射液或 10% 丹参注射液，每穴注入药液 0.5ml，隔日 1 次。

一般多在经前 5～7 天开始治疗，至下次月经来潮前再治疗，连续 3～5 个月，直到病愈。若行经时间不能掌握，可于月经净止之日起针灸，隔日 1 次，直到月经来潮时为止，连续治疗 3～5 个月。

【转归及预后】

本病治疗得当，多易痊愈。若伴经量过多、经期延长者，可发展为崩漏，反复难愈，故应积极治疗。

【预防与调护】

1. 节饮食。不宜过食肥甘滋腻、生冷寒凉、辛烈香燥之品及烟、酒等辛辣之品，以免损伤脾胃或生热灼血。临床用药忌温燥助阳动血之品。

2. 调情志。保持心情舒畅，避免忧思郁怒损伤肝脾，避免七情过极，五志化火，冲任蕴热。

3. 适劳逸。经期不宜过度劳累和剧烈运动，以免损伤脾气，致统摄无权而引起本病。

4. 节房事。避免生育（含人工流产）过多、过频及经期、产褥期交合，否则易损伤冲任，耗损精血，导致月经疾患。

【临证经验】

月经先期虽然主要原因是血热，但夏师认为，血热仅是标证，本病是在肾阴虚的前提下导致的。由于人工流产的开禁，很多女性过于轻率的做人流或药流，而且反复多次施术，易致肾中阴精亏损，不能涵养心肝。若伴情绪不畅，郁热、血瘀内生，常引发月经先期和不孕。同时，月经先期者高温相偏短、欠稳定者占很大比例，证明这些患者亦存在肾阳虚的一面，乃阴虚及阳的具体表现。由于肾阴阳虚损的程度较轻，故尚未导致崩漏。所以在辨证方面必须紧紧抓住妇科特征，先从期、量、色、质 4 个方面进行分析，再结合 BBT、妇科检查、B 超、雌激素、孕激素、泌乳素的水平测定等，可有助于辨证分析。

治疗上，夏师倡导补肾调周法，即经后卵泡期重在滋阴补肾，常用二至地黄汤、归芍地黄汤、滋肾生肝饮等；经间排卵期转从阴中求阳，调理气血，以促进重阴转阳，常用补肾促排卵汤；排卵后即经前黄体期重在温补肾阳，常用毓麟珠加减；月经来潮时重阳转阴，务必将瘀浊、郁热、气火等排泄彻底，常用五味调经散；经净之后，再从缓治本。我们按此调周法论治，屡收良效。

病情错杂，兼夹证型较多者，在经前期时可本着“急则治标”的原则进行处理，拟方时应选择药物属性冲突较小的方药。加味失笑散是夏师的临床验方，与丹栀逍遥散合用冲突较小，对瘀热性月经先期疗效较好。此外，对于BBT低温相偏高者，经后期需合用凉血清热重剂，如先期汤、清经散等，并加入黄柏、知母、丹皮、白芍、熟地等。

对于更年期妇女，临床上出现肝热脾虚者，夏师常用丹栀逍遥散合补气固经丸治之。在巩固疗效方面，凡属血热类型者，经后期可服乌鸡白凤丸合六味地黄丸；脾肾偏虚者，可服乌鸡白凤丸合参茸丸。

此外，对于月经先期的病理概念问题，夏师认为，判定先期尚需结合“7、5、3”奇数律的特点而定。他认为，严格意义上讲，5数律或7数律者要连续5个或7个月经周期月经先期才能诊断。同时，还要根据行经前后出现的症状以及量、色、质的改变而定。

验案举例

江某，女，29岁，已婚，银行职员。

2007年3月9日初诊。月经频发1年，夫妇同居未避孕，但1年未孕。患者既往月经正常，初经14岁，7/30天，量一般，色质正常，无痛经。2004年结婚后因工作繁忙无暇生育，先后行2次药物流产。2006年出现月经频发，月事21日一至，经量中等，色红夹块，经行7天净，伴形体瘦弱，腰膝酸软，性情急躁，夜寐盗汗等。现迭经西医雌孕激素序贯治疗、促排卵治疗未果。妇科检查未见异常。B超检查未见子宫附件异常。子宫输卵管碘油造影示通畅。半年来BBT高温相偏短，仅6～7天。经间期锦丝状带下偏少，甚则很少，舌质偏红，苔薄黄腻，脉弦细数。

诊断：①月经先期（月经失调）；②不孕症（继发性不孕症）。

中医辨证：药流伤肾，虚热内生，久婚不孕，肝郁气滞，瘀热内扰，血海不宁，月经先期而下。治拟夏师倡导之补肾调周法。初诊时恰逢月经来潮，即按经期论治，予疏肝理气，化瘀调经，方取五味调经散合加味失笑散。处方：丹参10g，赤芍10g，香附10g，苍术10g，丹皮10g，山楂10g，五灵脂10g，蒲黄10g，益母草10g，川断10g，茯苓10g，广木香9g。

服药7剂后月经干净，复诊时告知药后血块消失。患者BBT高温相偏短，经间期锦丝状带下不多，显示出阴长阳短的运动形式，所以治疗上着重经后期滋阴养血，疏肝益肾，经后初期取二至地黄汤合越鞠丸加减。处方：女贞子10g，墨旱莲10g，白芍10g，干地黄10g，山药10g，山萸肉10g，丹皮10g，茯苓10g，川断10g，桑寄生10g，苍术10g，广郁金9g。

服药7剂后全身症状改善，带下渐增，且锦丝状带下较前增加，转从阴中求阳，调理气血，以促转化，用补肾促排卵汤加减。处方：丹参10g，赤白芍各10g，山药10g，山萸肉10g，丹皮10g，茯苓10g，川断10g，菟丝子10g，紫石英10g，熟地10g，五灵脂10g，广木香19g。

服药7剂后BBT上升至高温相，提示进入经前期，用补肾助阳、疏肝化瘀的方法，取毓麟珠合越鞠丸加减。处方：制香附10g，制苍术10g，丹参10g，赤白芍各10g，山药10g，丹皮10g，茯苓10g，川断10g，杜仲10g，紫石英10g，五灵脂10g，绿萼梅6g。

前后调理4个月，月经恢复到30天一行，BBT双温相，高温相已达到12天，月经来潮，色暗红，无血块。继续治疗4个月后受孕，转入补肾保胎治疗。

【小结】

1. 月经先期是妇科常见病，以月经周期异常为主，辨证必须重视月经的量、色、质变化，并结合脉症、基础体温曲线变化以辨别虚、实、热。

2. 本病治疗重在调整月经周期，重视平时调治，临床多从补肾入手。夏师倡导的补肾调周法，即在行经期、经后期、经间期、经前期采用不同的方药以顺应四期的阴阳气血转化，疗效显著。

3. 西医学中黄体功能不足常表现为月经先期，故注重辨病与辨证相结合，研究中药治疗黄体不足的机理，将丰富与发展中医学对月经先期的病机认识和论治，提高本病的临床疗效。

二、月经后期

经行后期即月经周期延长7天以上，甚则两三个月一行。经行后期既是病名，又是症状，属于西医有排卵型功能失调性子宫出血范畴。一般认为，经行后期要连续出现两个周期以上。若仅延迟7天以内，无其他症状出现，或偶尔一次周期错后，均不作本病论。此外，青春期月经初潮后1年内或围绝经期周期时有延后而无其他症状者，亦不作疾病论。

经行后期，中医又称为“至期不来”、“月经延后”、“月经落后”、“经迟”等，病变部位在冲任二脉，常见证型有肾虚、血虚、血寒、瘀滞、痰湿等。本病不外虚实两端，然虚与实常相互兼夹。根据临床特点和疗效观察，如及时治疗，本病一般能获愈，预后良好。

就临床资料分析，月经后期有以下特点：

①可发生于月经初潮至绝经间的任何年龄，感寒饮冷、情志不遂、多食肥甘或肥胖女性多见。西医所谓功能失调性子宫出血伴月经延后者，可参照本病治疗。

②青春期女性患本病者多乳房发育略差，子宫略小，双侧卵巢可略小或略大，B超可见卵泡，BBT单相或低温相偏长；更年期妇女患本病者子宫正常或略大，卵巢无特殊。血FSH、LH水平偏低或正常，血T水平可正常或略高。

③月经后期如伴经量过少，常可发展为闭经。

【病因病机】

本病的主要病理在于阴虚。阴不足则阴长运动不及，带下少，经后的初中期大大延长，故而月经周期延后。《校注妇人良方·调经门》引王子亨方论说：“阴不足则后期而来。”所谓阴不足者，首先意味着肾阴癸水之不足也。就月经周期而言，阴半月阳亦半月，说明阴长运动在半月内必须达到重阴，然后进入经间排卵期。若阴长运动迟缓，在半月内仍在经后的初中期，则月经周期错后。阴虚之所以形成，首先在于肾虚，与劳累、烦躁、紧张、长期睡眠偏少、睡眠过迟有关。其次是肝阴不足。肝为肾之子，肾水能养木，但反过来肝木亦有辅助肾水的作用，故前人谓“乙癸同源”。阴虚亦常与阳有关，因阴阳互根，阴虚能及阳，阳虚亦能及阴，这是月经后期中最为主要的病因和病机演变。

本病尚有血寒、瘀滞、痰湿等兼夹因素。血寒常与素体阳虚及经期受寒饮冷有关，瘀滞常因心肝气郁、情绪不畅及经行排经不利而成，痰湿多见于脾肾阳有所不足之体，或肝郁气滞导致痰湿滋生。

西医认为，排卵障碍、排卵延迟、雌孕激素分泌不足等均可引起月经后期。

【诊断与鉴别诊断】

1. 诊断

（1）临床表现　月经周期延后 7 天以上，甚则 2～3 月一行，并连续出现 2 次以上，可伴有经量、经血、经质的异常及全身症状。

月经后期有轻重之分：轻者多 40～50 天一潮，重者可 4～5 月一潮。

月经后期有急慢性之别：可因一时生活调摄不慎突然月经滞后，亦可逐渐周期延后，从 40～50 天一潮逐渐发展成 4～5 月一潮。

月经后期的并发症：本病若治疗不及时或失治，日久病深，常可发展为闭经、不孕、流产等。

（2）检查

①妇科检查：一般子宫发育正常或偏小。

②辅助检查

A. 测量基础体温：了解患者有无排卵。

B. 宫颈黏液结晶检查：了解患者体内雌激素水平。

C. 激素 E_2、P、FSH、LH、PRL 测定：了解性腺功能是否低下或异常。

D. B 超检查：了解子宫、卵巢的发育情况和病变。

2. 鉴别诊断

本病主要与以下疾病相鉴别：

（1）并月与居经　并月指身体无病而月经常呈两个月一行，居经为身体无病而月经经常 3 个月一行。此二者都是较为少见的生理现象，周期固定，且不伴有其他症状。

（2）妊娠　育龄期妇女既往月经如期而至，有性生活史，未避孕而月经闭止，伴恶心、呕吐、乳房作胀、下腹逐渐膨隆，脉滑，尿妊娠试验呈阳性。

（3）胎漏与胎动不安　多见于妊娠早期，阴道少量出血，或伴下腹疼痛、腰酸或腹坠。

【辨证施治】

本病总的治疗原则以调整周期为主，重在平时。治法应本着“虚者补之，实者泻之”

的原则，分别施治。虚证治以补肾养血或温经养血，实证治以理气行滞。虚实夹杂者，当分别主次而兼治之。本病属寒属虚者多，故不宜过用辛燥及破血之品，以免劫阴伤津或损伤气血。

1. 阴血亏虚证

证候：月经后期，经量偏少，色淡红，质稀，无血块，伴有头昏腰酸，心慌，平时带下甚少，夜寐欠佳，舌质淡红，少苔，脉虚细。

分析：营血衰少，冲任血海不能按时盈满，故月经后期量少；血虚赤色不足，精微不充，故色淡，质稀，无血块；血虚心脑失养，故头昏心慌，夜寐欠佳；阴血亏少，肾及带脉失于濡养，故腰酸，带下甚少；舌质淡红，少苔，脉虚细亦属阴血亏虚之象。

基本治法：滋阴养血。

方药运用：小营煎(《景岳全书》) 加味。

当归、白芍、熟地、山萸肉、枸杞子各10g，炙甘草6g，焦山楂9g。

方中当归、白芍养血柔肝，熟地、山萸肉、枸杞子滋肾养肝，焦山楂、炙甘草健脾益气。气血充盛则经自调矣。

服法：月经后期水煎，分2次服。

加减：脾运不佳，大便偏溏者，去当归，加炒白术10g，砂仁（后下）3g；心神不宁，心悸失眠者，加五味子、炒枣仁各6g。

2. 血寒证

证候：月经后期，量少，色黯或淡，质清稀，小腹冷痛，腰膝酸冷，神疲乏力，小便清长，大便溏薄，面色青白，舌淡胖嫩，脉弱无力。

分析：阳气不足，阴寒内盛，不能温养脏腑，气血生化不足，气虚血少，冲任不充，血海满溢延迟，故月经后期，量少；阳虚血失温煦，故色黯或淡，质清稀；阳虚不能温煦子宫，故小腹冷痛；阳虚肾气不足，外府失养，故腰膝酸冷；神疲乏力，小便清长，大便溏薄，面色青白，舌淡胖嫩，脉弱无力均为阳虚失煦，不能生血行血，血脉不充之象。

基本治法：温经理气。

方药运用：温经汤(《妇人大全良方》) 加味。

当归、赤白芍、莪术、党参、川续断、川牛膝各10g，川芎、炙甘草各6g，制香附9g，肉桂（后下）3g。

方中肉桂温经散寒，当归、川芎、香附行气活血调经，四药配伍有温经散寒调经的作用；党参、甘草甘温补气，助肉桂通阳散寒；白芍、川断滋阴补肾养血；莪术、牛膝、赤芍活血祛瘀。全方共奏温经散寒，活血祛瘀，益气通阳调经之效。

服法：经前、经期水煎，分2次服。

加减：肾阳亏虚，虚寒所致者去莪术，加杜仲、炒狗脊、鹿角片（先煎）各10g，仙灵脾9g；大便溏泄，日行2~3次者，去当归、川牛膝，加炒白术、六曲各10g，炮姜5g。

3. 瘀滞证

证候：月经后期，量少，色紫黯，有血块，小腹胀痛，胸闷烦躁，乳房作胀，舌质暗红，苔薄黄，脉弦或细弦。

分析：抑郁伤肝，疏泄不及，气机不畅，血为气滞，血海不能按时满溢，故月经后期，量少，色紫黯，有血块；肝郁气滞，经脉壅阻，故小腹胀痛，胸闷烦躁，乳房作胀；脉弦或细弦为气滞之征；肝郁则舌质暗红，化热则苔薄黄。

基本治法：理气行滞，活血调经。

方药运用：七制香附丸（《济阴纲目》）加减。

制香附9g，当归、丹皮、赤芍、白芍各10g，艾叶、乌药、川芎、柴胡、红花、片姜黄各6g，延胡索9g。

方中香附理气解郁，宣三焦之壅滞；当归、白芍、川芎养血柔肝化瘀；艾叶温理下焦；乌药、延胡索理气行滞止痛；红花、片姜黄活血化瘀，消癥散结；丹皮、赤芍清虚热，又能制理气药之燥性；柴胡、乌药疏肝解郁。诸药与香附同浸，取其性而去其药，则香附行气之力更专，解郁之效更捷。本方多以丸剂服用，临床常与逍遥散、益母草膏（冲剂）等配合应用，其效益甚。

服法：经前、经期水煎，分2次服。

加减：偏于血瘀者，加桃仁、五灵脂各10g；脾胃薄弱，大便溏泄者，去当归，加炒白术、焦楂曲各10g，广陈皮6g。

4. 痰湿证

证候：月经后期，经量偏少，且渐次减少，色淡红，质黏稠，形体肥胖，胸闷烦躁，口腻痰多，平时白带甚少，或带多黏腻，舌苔黄白腻，脉细滑。

分析：痰湿内停，阻滞经络，气血运行不畅，血海不能按时满盈，故月经后期，经量偏少，且渐次减少，色淡红，质黏稠；痰湿内阻，中阳不振，故形体肥胖，胸闷烦躁，口腻多痰；痰湿下注，伤及任、带二脉，故平时白带甚少，或带多黏腻；舌苔黄白腻，脉细滑为痰湿内停之象。

基本治法：燥湿化痰，理气调经。

方药运用：苍附导痰汤（《叶天士女科诊治秘方》）加减。

制苍术、炒当归、茯苓、制香附、山楂各10g，陈皮、制半夏、广郁金、炒枳壳各6g，川续断9g。

方中二陈汤化痰燥湿，和胃健脾；苍术、茯苓燥湿健脾；香附、枳壳理气行滞；当归、川断养血益肾；广郁金疏肝解郁，理气调经；山楂化痰消滞。全方有燥湿化痰，理气调经之功。

服法：经后期水煎，分2次服。

加减：经期加入泽兰、丹参各10g，茺蔚子15g以调经；如烦躁口苦，苔黄腻，加黄连3g，钩藤（后下）15g，炒丹皮10g；如大便偏溏，形体畏寒，苔白腻，去炒枳壳，加炮姜5g，制附片6g，焦建曲10g。

【其他治疗】

1. 中成药

芎归平胃丸（《中药成方手册》） 每次6g，每日2次，适用于痰湿性月经后期、量少。

2. 针灸

（1）基本治疗

主穴：气海、归来、血海、三阴交。

配穴：实寒证加神阙、子宫，虚寒证加命门、腰阳关。

操作：气海、三阴交用毫针补法，亦可用灸法。归来用泻法。配穴按虚补实泻法操作，可用灸法或温针灸。

（2）耳针法 选皮质下、内生殖器、内分泌、肾、肝、脾。每次选2~4穴，毫针刺，中等刺激，或用耳穴贴压法。

（3）皮肤针法 选背腰骶部夹脊穴或背俞穴，下腹部任脉、肾经、脾胃经，下肢足三阴经，用梅花针叩刺至局部皮肤潮红，隔日1次。

（4）穴位注射法 选关元、三阴交、气海、血海、肝俞、脾俞、肾俞。每次2~3穴，用5%当归注射液或10%丹参注射液，每穴注入药液0.5ml，隔日1次。

一般多在经前5~7天开始治疗，至下次月经来潮前再治疗，连续3~5个月，直到病愈。若行经时间不能掌握，可于月经净止之日起针灸，隔日1次，直到月经来潮时为止，连续治疗3~5个月。

【转归及预后】

本病常与月经量少同时出现，治疗及时得当，一般预后较好，否则可发展为闭经。生育年龄月经后期、量少，常可导致不孕。

【预防与调护】

1. 适寒温。经前及经期调摄寒温。经期身体卫外能力差，应尽量避免受寒、冒雨、涉水等，以防血为寒湿所凝，导致月经病的发生。

2. 节饮食。经期不宜过食寒凉冰冷之物，以免经脉壅涩，血行受阻。

3. 调情志。经期要稳定情绪，心境安和，避免不良因素对月经的影响。

此外，尚需做好计划生育，选择切实可行的避孕措施，以防产乳或行人工流产术过多，耗伤精血，损伤冲任。

【临证经验】

夏师认为，月经后期的主要原因是阴精不充，多责之于先天，同时与后天摄身不慎亦密切相关。如很多年轻女性长期熬夜上网，或女学生学业繁重，挑灯夜读，长期缺乏睡眠；或长期睡懒觉到中午，导致生物钟紊乱，肾-天癸-冲任-胞宫生殖轴功能失调；或嗜食洋快餐等高脂食品，导致痰湿内蕴，阻塞经络，最终血海不能按期盈满而发为月经后期。

本病临床常见到 B 超提示双侧卵巢多囊样改变，BBT 低温相延长，但尚未发展成闭经。因此，在辨证方面，对期、量、色、质的辨别颇为重要。如月经后期量少，色淡红，质稀，多属阴血虚或偏阳虚；后期量少，色黯，质稀黏不一，多属血寒；后期量少，色紫黑，有血块，多属瘀滞；后期量少，色淡红，质黏腻，多属痰湿。

此外，更为重要的是分析经后期的带下变化。经后期带下甚少或全无者，有条件的要检验雌激素水平。雌激素水平低下，与经后期的阴长要求不符者，多属阴精不足。如果有白带，到经间期带下增多，呈黏稠状，但基础体温不得上升者，与肝郁、痰湿等有关。如带下色黄质黏稠，或如脓样者，均非正常白带，提示湿热、痰浊等为患。

本病应及时治疗。夏师认为，“调经必须调周”，调周才能恢复和建立正常的月经周期。因此，对上述的阴血虚、血寒、瘀滞、痰湿等证，分别运用补阴养血、温阳祛寒、理气化瘀、燥湿化痰等法，在经前期和经期是适合的。本病治疗重点在于经后期补充阴阳消长转化的物质基础，即以补阴养血为主，佐以补阳，夹寒的佐祛寒，气郁的佐理气，痰湿的佐化痰，将辨病的特殊性和辨证的普遍性结合起来，才能获得较好疗效。

在阴长过程中，痰湿肝郁、脾不健运亦程度不同地阻碍着阴长至重，以致经后期延长。夏师采用补肾调周法治疗时非常重视后天脾胃的调养，脾旺才能燥湿化痰，血海才能按时满溢。如反复出现纳差便溏，常用参苓白术散、滋肾生肝饮合异功散、木香六君汤等调治，以后天充养先天。

由于月经后期偏于寒，故在治疗中避免过用寒凉降火之品，应着重补阴，酌加龟板、鳖甲、紫河车等血肉有情之品，有利于阴血的不断提高，达到较快治愈的目的。如仅是肝郁、痰湿、血瘀所致者，则仅需针对其因施治，不必调周。

验案举例

高某，女，33 岁，已婚，江苏仪征市工人。

2006 年 3 月 7 日初诊。月经周期延后 17 年，结婚 10 年夫妇同居未孕。患者自 16 岁初潮后一直月经周期不规律，短则 2 月，长则 6 月一潮，经量中等，经色暗红，时夹血块，经行 7 天净。平素带下黏腻，锦丝状带下偏少，情绪抑郁，悲伤欲哭，形体偏胖，腰酸畏寒，纳少便溏。先后就诊多家医院生殖中心，男方精液常规未见异常。妇科检查：宫体偏小，余未见异常。B 超示：双侧卵巢多囊性改变。子宫输卵管碘油造影示通畅。用补佳乐、达英－35 及克罗米芬等西药促排卵助孕治疗 1 年，未见效果。舌质淡胖，苔薄白腻，脉弦细沉。

诊断：①月经后期（月经失调）。②不孕症（原发性不孕症）。

中医辨证：肾阳偏虚，痰湿内生，血海不能按时盈满，故月经后期；心肝气郁，瘀浊壅阻胞宫，故不孕。遵从夏师倡导之补肾调周法，治拟补肾疏肝，化瘀燥湿，理气调经助孕。初诊时月经愆期，停经 42 天，BBT 呈低温相。B 超监测左侧卵巢，见 1.5cm × 1.6cm

卵泡，即按经后中期论治。养血补肾，理气健脾，方取滋肾生肝饮合异功散加减。处方：丹参10g，赤白芍各10g，山药10g，山萸肉10g，丹皮10g，茯苓10g，川断10g，菟丝子10g，熟地10g，白术10g，广木香9g，陈皮6g，荆芥6g。

服药7剂后BBT升至36.7℃达2天，伴乳胀心烦，少腹胀痛，纳可便溏，带下增多，舌红苔腻，脉弦细。用养血补肾助阳，疏肝理气的方法，取毓麟珠合七制香附丸、天仙藤散加减。处方：丹参10g，赤白芍各10g，山药10g，丹皮10g，茯苓10g，紫石英10g，川断10g，杜仲10g，制香附10g，天仙藤10g，丝瓜络6g。

服药10剂后月经来潮，量、色、质正常，7天经净后就诊。此时本当重用滋阴填精之品以充养血海，因出现胃脘痞闷，大便溏薄，转从脾肾同治，用滋阴养血，兼以健脾和胃的方法，取归芍地黄汤合木香六君汤加减。处方：丹参10g，赤白芍各10g，山药10g，山萸肉10g，丹皮10g，茯苓10g，川断10g，桑寄生10g，怀牛膝10g，制苍白术各10g，太子参15g，焦山楂10g，煨木香9g。

服药7剂后大便转实，但情绪不畅，带下不多，治疗上取滋肾健脾，佐以疏肝的方法，用滋肾生肝饮合异功散加减。处方：丹参10g，赤白芍各10g，山药10g，山萸肉10g，丹皮10g，茯苓10g，川断10g，菟丝子10g，干地黄10g，炒白术10g，焦山楂10g，炒柴胡6g，陈皮6g。

服药10剂后BBT仍处于低温相，再次出现胃脘痞闷，大便溏泄，每日3~5次，神疲倦怠，带下黏腻，舌淡苔白腻，脉细弦。仍按经后期论治，用健脾和胃，温中化痰，通络调经的方法，取参苓白术散加减。处方：党参10g，炒白术10g，茯苓10g，山药10g，赤白芍各10g，山萸肉10g，川断10g，菟丝子10g，煨木香9g，炮姜6g，佛手片6g，陈皮6g。

服药7剂后诸症改善，但带下不多，BBT仍呈低温相，改用二甲地黄汤合越鞠二陈汤，并增加补肾疏肝之力。处方：炙鳖甲（先煎）10g，炙龟板（先煎）10g，熟地10g，赤白芍各10g，山药10g，山萸肉10g，丹皮10g，茯苓10g，川断10g，菟丝子10g，广郁金10g，制苍术10g，怀牛膝10g，太子参10g，陈皮6g。

服药7剂后带下明显增多，但未见锦丝状带下，改用补天五子种玉丹加减，进一步滋阴补肾助阳，疏肝理气调经。处方：丹参10g，赤白芍各10g，山药10g，山萸肉10g，、茯苓10g，川断10g，菟丝子10g，杜仲10g，怀牛膝10g，五灵脂10g，巴戟天9g，广木香9g。

服药7剂后出现锦丝状带下，转从经间期补肾调气血以促阴转阳，用补肾促排卵汤治之。处方：丹参10g，赤白芍各10g，山药10g，山萸肉10g，、丹皮10g，茯苓10g，川断10g，菟丝子10g，鹿角片10g，熟地10g，五灵脂10g，广木香9g，红花6g。

服药9剂后BBT升入高温相3天，略乳胀心烦，纳可便调，舌质淡红，苔薄白，脉细弦。按经前期论治，用温补肾阳，疏肝理气调经的方法，用毓麟珠合七制香附丸加减。

治疗半年后，月经基本上35天一潮。治疗8个月后受孕，转入补肾保胎治疗。

【小结】

1. 月经后期是妇科常见病之一，治疗以调整周期为主，并应重视平时的调治。本病常可发展为闭经，故应及早治疗。

2. 本病的辨证虽多归于血虚、血寒，但临床实证、热证也不少，故通补需贯穿始终，并酌加补肾健脾之品。

3. 西医学认为，卵泡期卵泡生成素（FSH）分泌相对不足而卵泡发育迟缓，或月经周期中不能形成黄体生成素/卵泡生成素（LH/FSH）高峰，卵巢不能按时排卵导致月经后期。进一步研究夏师的补肾调周法，促进以上两种激素的分泌，可以丰富和深化中医调经的内容。

三、月经先后无定期

月经先后无定期，即月经周期时或提前时或延后7天以上，且连续3个周期以上。月经先后无定期既是病名，又是症状，中医又称之为“经水先后无定期”、“经水不定”、“经行或前或后”、“月经愆期”、“经乱”等。本病部位在冲任二脉，常见证型有肝郁、肾虚、脾弱等。本病临床虽有虚实之分，但常见肝肾同病、脾肾同病、肝脾同病等复杂证候，如及时治疗，一般能获愈，预后良好。

就临床资料分析，月经先后无定期有以下特点：

①发病年龄从青春期到围绝经期不限，以育龄期妇女为常见。

②本病类似于功能失调性子宫出血中的卵泡发育迟缓型。排卵延后，故月经后期而行；虽有排卵，但排卵后黄体发育不全，过早衰退，故月经提前而至。

③若以提前为主，又有经量增多、经期延长者，可向崩漏转化；若以延后为主，又经量减少者，可向闭经转化。

【病因病机】

本病的主要病理变化在于肝郁。肝郁的原因有两个方面：外者，与情志抑郁、紧张烦躁等较长期的刺激有关，即前人所谓的情志因素；内者，是内在的脏腑功能失调，大多与肾虚有关。肾者属水，有滋养肝木、舒发肝气的作用，二者乃母子关系。肾虚肝木之气容易失调，而肝者体阴而用阳，体阴不足，用阳不及，肝气不舒，故致肝郁；脾胃失和，后天之本不足，生化乏源，亦可致肝郁，且女子本体亦存在“血少气多”的状态，是以极易发生肝郁。肝郁气滞，失于疏泄，不仅影响阴阳的消长及转化运动，推迟月经来潮，而且气滞则血滞，血滞则经行不利，亦可使月经延后。肝郁得阴虚之体，或持续不断的情志因素刺激，将加剧肝郁；气有余便化火，或导致气逆，气逆亦易化火，火热迫血妄行，促使阴阳消长转化运动加快，从而使月经先期，经行量多；火热下泄，让位于肝郁气滞，导致月经后期，经行量少；肝气下泄者少，气郁渐增剧，自然又将化火，火热甚则月经先期，故出现先后无定期。

本病病机还有肾虚、脾弱两者。肾虚者，阴虚阳虚也。阴虚则火旺，不仅迫血妄行，而且促使阴阳消长转化运动加快，转化太过而使月经先期；阳虚者运动不足，推迟阴阳消长转化运动，使月经后期；阳虚阴少，物质基础薄弱，阴长运动迟缓，故使月经后期。脾弱者，后天生化之源不足，癸水血液衰少，阴阳消长转化运动不及，故月经后期；脾有统血摄纳的作用，如有所不足，可导致月经先期。在肾虚与脾弱过程中，常有肝郁相兼，是以先后无定期。

西医学认为，本病属于功能失调性子宫出血的范畴。

1. 主要证型

（1）肝郁　肝藏血，司血海，主疏泄。肝气条达，疏泄正常，血海按时满盈，则月经周期正常。若情志抑郁，或愤怒伤肝，以致肝气逆乱，疏泄失司，则气血失调，血海蓄溢失常。疏泄太过则月经先期而至，疏泄不及则月经后期而来，遂致月经先后无定期。

（2）肾虚　肾为先天之本，主封藏。从经血而论，肾又主施泄，正如《景岳全书·妇人规》所说："经血为水谷之精气……施泄于肾。"若素体肾气不足或多产房劳、大病久病伤肾，或少年肾气未充，或绝经之年肾气渐衰，肾气亏损，藏泻失司，则冲任失调，血海蓄溢失常。若应藏不藏，则经水先期而至，当泻不泻，则月经后期而来，故月经先后无定期。

2. 兼证型

脾弱　月经先后无定期的发生与肝疏泄失调有关，然肝与脾为相克关系，肝病可以克脾土，使脾生化气血和统血摄血功能失常，故发为本病。

【诊断与鉴别诊断】

1. 诊断

（1）临床表现　月经不按周期而至，或一月两至，或逾月不来，提前或错后均超过7天，并连续出现3个周期以上，同时伴有经量、经色、经质的改变及全身症状。

月经先后无定期有轻重之分：轻者月经来潮虽忽早忽迟，但尚有规律可循；重者周期紊乱严重，无规律可循。

月经先后无定期有急慢性之别：急性者发病突然，亦有未及时治疗而转成慢性者。

月经先后无定期的并发症：以提前为主者常合并经量增多、经期延长，可向崩漏转化；以延后为主者常合并经量减少，可向闭经转化。

（2）检查

①妇科检查：排除先天子宫发育不良。

②辅助检查

A. 测量基础体温：了解患者排卵及黄体功能。

B. 宫颈黏液检查：了解患者体内激素水平变化。

C. 激素 E_2、P、LH、FSH 测定：了解患者内分泌状态。

2. 鉴别诊断

本病应注意与以下疾病相鉴别。

（1）月经先期　月经周期缩短，提前7天以上，但无月经周期的延后。

（2）月经后期　月经周期延后，超过7天以上，但无月经周期的提前。

（3）崩漏　月经不按周期而至，出血量或如崩或似漏，是期与量的严重紊乱；月经先后无定期仅突出表现为周期方面先后无定。

【辨证施治】

本病辨证应结合月经的量、色、质及脉象综合分析。一般量或多或少，色黯红，或有血块，少腹胀甚，连及胸胁，舌苔正常，脉弦者为肝郁；经量少，色淡，质清，腰部酸痛，舌淡脉细弱者属肾虚；量少或多，色红质稀，腹胀矢气，大便易溏，脉细弱，舌质淡红，苔腻者属脾虚。本病治疗以疏肝、补肾、健脾和调理冲任气血为主，常在疏肝益肾的基础上健脾，调畅冲任。

1. 主要证型

（1）肝郁证

证候：经期或先或后，经量或多或少，色正常或暗红，有小血块，行而不畅，小腹胀痛，胸闷不舒，两乳房作胀，精神抑郁或急躁易怒，舌苔黄白微腻，脉弦。

分析：郁怒伤肝，肝失疏泄，血海蓄溢失常，故月经周期先后不定，经量或多或少；气郁血滞则经行不畅，有血块；肝脉循少腹，布胁肋，肝郁气滞，经脉不利，故胸胁、乳房、少腹胀痛；气郁不舒，故胸闷，精神抑郁，或急躁易怒；苔薄黄，脉弦为肝郁气滞之象。

基本治法：疏肝解郁，养血调经。

方药运用：逍遥散（《太平惠民和剂局方》）加减。

当归10g，赤白芍各10g，炒柴胡5g，白术10g，茯苓10g，陈皮6g，制香附6g，焦山楂10g，炒丹皮10g。

方中柴胡疏肝解郁，香附助柴胡疏肝调经，当归、白芍养血调经，赤芍、丹皮清泻肝热，白术、茯苓、陈皮健脾和胃。全方重在疏肝理脾，肝气得舒，脾气健运，则经自调。

服法：水煎分服，每日1剂。

加减：后期为主者，加台乌药6g，小茴香5g；先期为主者，加焦山栀10g，砂仁（后下）5g，黄芩10g。

（2）肾虚证

证候：月经先后无定期，量少或多，色淡红，质偏稀，伴头昏腰酸，小便频数，夜寐欠佳，舌质淡红或红裂，苔少，脉细数或沉弱无力。

分析：肾气虚弱，封藏失司，冲任不调，血海蓄溢失常，故月经先后无定期；肾气亏损，阴阳两虚，阴不足则经血少，阳不足则经色淡红，质清稀；心神失养则头昏，夜寐欠佳；腰骶酸痛，小便频数，舌淡苔白，脉细弱均为肾气不足之象。

基本治法：养血补肾调经。

方药运用：定经汤（《傅青主女科》）加减。

当归、白芍、怀山药、熟地、川续断、菟丝子各10g，荆芥6g，柴胡5g，五味子5g。

方中当归、白芍养血柔肝调经；菟丝子、川续断、熟地、五味子补肾气，益精血，养冲任；柴胡、荆芥清香以疏肝解郁；山药健脾和中而利肾水。全方疏肝肾之郁气，补肝肾之精血，肝气舒而肾精旺，气血调和，冲任得养，血海蓄溢正常，则经水自能定期而潮。

服法：水煎分服，每日1剂。

加减：肾阳偏虚者，加巴戟天9g，鹿角霜9g，肉桂（后下）3g；阴虚火旺者，加钩藤（后下）15g，炙龟板（先煎）15g，炒黄柏9g。

2. 兼证型

兼脾弱证

证候：月经先后无定期，常以后期为多，量少或多，色红或淡红，质偏稀，伴有头昏心慌，神疲乏力，腹胀矢气，大便易溏，胸闷烦躁，胃脘不舒，纳食欠佳，脉细弱，舌质淡红，苔腻。

分析：肝与脾为相克关系，肝疏泄失调，则肝木克脾土，脾生化气血和统血摄血功能不足，血海蓄溢失常，故发为月经先后无定期，且以后期为多，量少或多，色红或淡红，质偏稀；脾气虚弱，清阳不升则头昏心慌，神疲乏力；脾失健运则胃脘不舒，纳食欠佳，腹胀矢气，大便易溏；肝郁气滞则胸闷烦躁；脉细弱，舌质淡红，苔腻皆为脾气虚弱之象。

基本治法：健脾和胃，理气调经。

方药运用：归芍六君汤（《太平惠民和剂局方》）加味。

丹参、白芍各10g，党参15~30g，炒白术10g，炙甘草6g，广陈皮6g，茯苓12g，制半夏5g，煨木香6g，制香附9g。

方中丹参、白芍滋阴养血活血；党参、茯苓、白术、炙甘草为四君子汤，佐煨木香补脾益气；半夏、陈皮理气和中；制香附理气调经。脾气健运，得以发挥统血摄血功能，冲任调和，血海蓄溢正常，经水自能定期来潮。

服法：每日1剂，水煎分2次服。

加减：行经期量多者，去丹参，加砂仁（后下）5g，血余炭10g，茜草炭10g；经行量少者，去白芍，加赤芍10g，泽兰叶10g，益母草15g；小腹有冷感者，加炮姜5g，艾叶6g。

【其他治疗】

1. 中成药

(1) 妇科十味片（夏桂成经验方）

处方：香附、甘草、党参、白术、当归、熟地、白芍、红枣、茯苓。

服法：每次4片，每日3次，经前期服。

适应证：月经不调，经来腹痛。

(2) 逍遥丸　每次4g，每日2次，适用于肝郁证。

(3) *越鞠丸* 每次4g，每日2次，适用于肝郁证。

2. 针灸

(1) *基本治疗*

主穴：关元、肝俞、三阴交、交信。

配穴：肝郁加期门、太冲，肾虚加肾俞、太溪，胸胁胀痛加膻中、内关。

操作：肝俞用毫针泻法，其余主穴用补法，配穴按虚补实泻法操作。

(2) *耳针法* 选皮质下、内生殖器、内分泌、肾、肝、脾。每次选2~4穴，用毫针中等刺激，或用耳穴贴压法。

(3) *皮肤针法* 选背腰骶部夹脊穴或背俞穴，下腹部任脉、肾经、脾胃经，下肢足三阴经，用梅花针叩刺至局部皮肤潮红，隔日1次。

(4) *穴位注射法* 选关元、三阴交、气海、血海、肝俞、脾俞、肾俞。每次2~3穴，用5%当归注射液或10%丹参注射液注射，每穴注入药液0.5ml，隔日1次。

一般多在经前5~7天开始治疗，至下次月经来潮前再治疗，连续3~5个月，直到病愈。若行经时间不能掌握，可于月经净止之日起针灸，隔日1次，直到月经来潮时为止，连续治疗3~5个月。

【转归及预后】

本病如及时治疗，重视调护，可望治愈。若治不及时或调护不当，则可转化为崩漏或闭经，故应及早积极治疗。

【预防与调护】

1. 调情志。避免强烈的精神刺激，保持心情舒畅，以利气血畅达，肝之疏泄功能正常。

2. 节房事。实行计划生育，避免房劳多产，以利肾之封藏功能正常。

3. 慎用药。临床用药必须注意排除生理性月经后期，避免过用寒凉之品滞阻经血。

【临证经验】

月经先后无定期主要是肝郁与肾虚的兼夹病症，即肝郁为主，兼有肾虚，或肾虚为主，兼有肝郁。肝郁化火，肝肾相火迫经则提前，火热随经血而排泄后，又将使月经后期。此忽先忽后的周期病变实际上是肾与肝内在的失调所致。临证应重视观察BBT的曲线图，再结合病史、体质等，得出肾虚肝郁的偏性及偏阴偏阳虚的辨证。治疗上，疏肝常选香附、郁金、合欢皮，切忌香燥；滋阴补肾常用白芍、山萸肉、女贞子等。本病采用夏师倡导的补肾调周法治疗，收效甚佳。

对于月经先后无定期，在辨证经前期和经期时应重视对期、量、色、质之分析。凡经血色紫红有块者，多以肝郁为主，或偏于肝郁；凡经血色红或淡红，无块，质地较清稀者，以肾虚为主，或偏于肾虚；经前期见胸闷烦躁，乳胀，乳头痛者，以肝郁为主；头晕腰酸，心慌寐差者，以肾虚为主。

本病治疗可分为两步。第一步，即经前和经期着重疏理肝经，用逍遥散加补肾调经之品；第二步，即经后期和经间期。经间期需着重治肾，按照调理月经周期的方法进行调治，但是亦要考虑到本病的特点，加入适量的疏肝解郁、宁心和胃之品，如荆芥、醋柴胡、合欢皮、绿萼梅、玫瑰花、炙远志等中的1～2味即可。切忌香燥，当守轻清。《傅青主女科》为治疗月经先后无定期所创制的定经汤，以大补肝肾为先，佐以疏肝，且疏肝的柴胡、荆芥用量甚轻，与补肝肾药物的用量相比，差距在十倍百倍以上，值得临证时参考。

验案举例

陈某，女，34岁，个体经商。

2008年6月3日初诊。月经周期不规律21年。结婚10年，夫妇同居未避孕而未孕。患者自13岁初潮后一直月经来潮时间不定，或20余日一潮，或50余日一潮，经量中等，夹有小血块，无痛经，经行7天净。平时锦丝状带下偏少。24岁结婚，至今同居10年未孕。男方检查未见异常，女方曾行子宫输卵管造影，示两侧输卵管通畅。妇科检查及B超未见异常。曾用“克罗米芬”促排卵助孕，未果。平时性情抑郁，经前双乳胀痛，劳累后腰酸，夜尿频多，大便溏薄，舌质暗红，苔薄腻，脉细弦。

诊断：①月经先后无定期（月经失调）。②不孕症（原发性不孕症）。

中医辨证：肝肾失调，冲任功能紊乱，血海蓄溢失常，发为本病。治疗宜补肾疏肝，调理冲任，采用夏师倡导之补肾调周法。初诊时恰逢月经来潮，量尚不多，色暗红，小腹坠痛，舌红苔腻，脉细弦。按行经期论治，用补肾疏肝，活血调经的方法，取四物汤合调肝汤加减。处方：当归、赤芍、丹参、益母草、五灵脂、川断、香附、制苍术、生山楂、茯苓各10g，广木香9g，乌药6g。

服药7剂后复诊，诉因经期过食生冷，经水未净，色淡褐。遂治拟滋阴清热，化瘀固冲，方取二至地黄汤合加味失笑散。处方：女贞子15g，墨旱莲15g，赤白药各10g，怀山药、山萸肉、丹皮炭、茯苓、炒五灵脂、炒蒲黄、炒川断、六一散各10g，荆芥炭6g。

服药7剂后就诊，告知服药3剂后月经即净。目前BBT呈低温相，带下量少，略有失眠腰酸，便溏。按经后中期论治，滋阴补肾，疏肝调经，方取滋肾生肝饮合异功散加减。处方：丹参、赤芍、白芍、丹皮、茯苓、怀山药、山萸肉、川断、菟丝子、怀牛膝、六一散、合欢皮、炒白术各10g，炒柴胡6g，砂仁（后下）5g。

服药7剂后月经即潮。此次周期仅23天，BBT呈单相，仍用疏肝调经的方法。经净后养血补肾，疏肝健脾，仍取滋肾生肝饮合异功散加减，服药7剂后出现较多锦丝状带下，转从补肾调气血以促排卵，方取夏师之补肾促排卵汤。处方：丹参、赤芍、白芍、丹皮、茯苓、怀山药、山萸肉、川断、菟丝子、五灵脂、熟地、鹿角片各10g，广木香9g，红花6g。

服药7剂后就诊时，BBT已升入高温相2天，用温补肾阳，疏肝理气的方法，方取毓麟珠合七制香附丸加减。处方：丹参、赤芍、白芍、怀山药、丹皮、茯苓、川断、杜仲、鹿角片、制香附各10g，钩藤、广木香各9g，绿萼梅6g。

服药9剂后月经来潮。此次月经周期为31天，BBT高温相达11天，疗效显著。治疗4个月后受孕，遂转入补肾安胎治疗。

【小结】

1. 月经先后无定期以周期紊乱为临床特点，治疗重在调整月经周期，用调肝、补肾、健脾等法调理肝、肾、脾、气血、冲任，使周期恢复正常。

2. 夏师认为，行经之后的月经生理以阴精为基础，阳气逐渐生长，此期卵泡逐渐发育成熟，至经间排卵期是整个月经周期的关键，故将经后期又细分为经后初期、经后中期、经后末期，意在把调整月经的重点放在经行之后，使经后阴精渐复，重阴转阳顺利，卵泡按时发育成熟，以达到调理月经周期的目的。

3. 肝之疏泄功能在病机中占有重要位置。有学者发现，血清催乳素（PRL）水平与肝郁成正比，进一步研究疏肝补肾健脾法，调整血清催乳素水平，进而恢复性腺轴功能，可以深化对本病的认识。

四、经期延长

经期延长即月经周期基本正常，但行经时间超过7天，甚则淋漓半月始净。经期延长既是病名，又是症状，与西医的排卵性功能失调性子宫出血的黄体萎缩不全相符合。

本病中医又称为“月水不断”，“经事延长”，“月水不绝”等，病变部位在冲任二脉，常见证型有瘀热、肾虚、湿热等。临床虽有虚实之分，但以虚实兼夹证居多，如及时治疗，一般能获愈，预后良好。

就临床资料分析，经期延长有以下特点：

①发病年龄从青春期到围绝经期不限，以育龄期妇女计划生育手术后及盆腔炎患者常见。

②经期延长是以经期异常为主的病症，多为功能性病变，常见于黄体未能及时全面萎缩，或月经来潮后雌激素水平偏低者。

③月经周期基本正常，可伴有经量增多或腹痛腰酸，白带增多。

【病因病机】

本病的主要机理在于瘀热，而且以瘀为主。瘀者，阻塞不通也。《校注妇人良方·调经门》曰：“或因劳损气血而伤冲任，或因经行而合阴阳，以致外邪客于胞内，滞于血海故也。”提示本病排经不畅，也就是崩漏中所谓“瘀结占据血室，致血不归经也”。本病有周期性，但阳偏弱，阳长维持时间偏少偏短，故瘀浊虽有溶解，但溶解不尽，以致脱落不全，时间延长。血热亦是本病常见的因素，正如《叶天士女科证治·调经》谓：“经来十日半月不止，乃血热妄行也，当审其妇曾吃椒姜热物过度。”热与瘀相合，是以形成瘀热的病理变化。此外，《女科证治约旨·经候门》认为，本病乃因“气虚血热妄行不摄”所致。

本病尚可兼夹肾虚、湿热。肾虚常是最主要的病理变化，但在出血期间，只能作为兼夹因素予以照顾之。湿热可能有两方面原因：一是原有的湿热因素在出血期可能加剧瘀热，使经期更加延长；二是继发因素，由于经期延长，子宫血室有泻无藏，湿邪下侵上行，亦将使经期延长，病情变得更为复杂和顽固。

1. 瘀热

素性抑郁，或愤怒伤肝，气郁血滞，或外邪客于子宫，邪与血相搏成瘀。瘀而化热，瘀热阻滞冲任、子宫，经血妄行而致经期延长。

2. 肾虚

禀赋不足，或久病伤肾，或多产房劳致肾中气阴亏耗，封藏失司，冲任不固，经血失约，故经期延长。

3. 湿热

情怀不畅，心肝气郁，克伐脾胃，不能化水谷之精微以生精血，反聚而生湿，下趋冲任二脉，蕴而生热，扰及子宫，经血妄行，故经期延长。

西医认为，本病多与有排卵性功血有关，患者黄体发育良好，但萎缩过程延长。本病多由于下丘脑－垂体－卵巢轴调节功能紊乱或溶黄体机制异常，内膜持续受孕激素影响，不能如期完全脱落，故而经期延长。

【诊断与鉴别诊断】

1. 诊断

（1）临床表现　月经周期基本正常，而行经时间延长，超过 7 天以上，甚或淋漓半月始净，连续 3 个周期以上。

经期延长有轻重之分：轻者病程短，8～9 天月经干净；重者月经淋漓 12～15 天，甚至 20 余天始净。

经期延长有急慢性之别：有因突然患病或手术导致经期延长者，有因失治误治发展为慢性者。

经期延长的并发症：常见月经过多、慢性盆腔炎等。

（2）检查

①妇科检查：功能失调性子宫出血者，多无明显器质性病变；慢性盆腔炎者，妇科检查有宫体压痛、附件增粗或压痛等阳性体征；子宫肌瘤者，有时可子宫增大。

②其他检查

A. 测量基础体温：了解黄体功能。

B. P、LH、E_2、FSH 的测定：了解卵巢功能状况。

C. B 超：检查子宫卵泡发育等情况。

D. 子宫内膜病理检查：了解有无炎性改变。

E. 宫腔镜检查：排除子宫肌瘤等器质性病变。

2. 鉴别诊断

本病主要与以下疾病相鉴别。

（1）崩漏　漏下乃经血非时而下，淋漓不断，持续时间无规律，常与崩交替出现，且月经周期紊乱。经期延长月经周期正常，持续时间延长而能自止，每月反复，有规律可循。

（2）赤带　赤带者，月经之期量正常，经净后阴道流出似血非血的赤色黏液，绵绵不绝。本病系经血淋漓不净，所下主要是血，与赤带不同。

【辨证施治】

本病主要依据妇科症状进行辨证。血瘀常是出血期的主要证型，故治疗上着重化瘀止血，控制经期。总的治疗原则，应以固冲止血调经为大法，重在缩短经期，以经期服药为主。气虚者，宜益气摄血；阴虚血热者，宜滋阴清热，安冲宁血；瘀损脉络者，宜化瘀止血。本病不可概投固涩之品，防止留瘀为患也。平时则应根据辨证以治本。

1. 主要证型

瘀热证

证候：月经淋漓不净，量或多或少，色黯红，质黏稠，有血块，小腹胀痛或有不舒之感，胸闷烦躁，口渴咽干，夜寐甚差，尿黄便艰，舌质紫黯有瘀点，苔黄或腻，脉细数或弦涩。

分析：瘀血阻于冲任，瘀血不去，新血难安，故月经淋漓不净，量或多或少；瘀血阻滞，气血运行不畅，不通则痛，故经色黯红，有血块，小腹胀痛或有不舒之感；瘀滞化热，阻滞气机，故胸闷烦躁；热甚伤津，故口渴咽干，尿黄便艰；热扰心神，故夜寐甚差；舌质紫黯有瘀点，苔黄或腻，脉细或脉弦涩亦为瘀热之象。

基本治法：活血化瘀止血。

方药运用：加味失笑散合四草汤（夏桂成经验方）。

五灵脂10g，蒲黄（包煎）6g，炒当归10g，赤芍10g，制香附9g，川续断10g，山楂10g，益母草15g，鹿衔草15～30g，马鞭草15g，炒枳壳6g，茜草15g。

方中五灵脂、蒲黄化瘀止痛，重在化瘀；炒当归、赤芍、制香附调经排瘀；鹿衔草清热止血；马鞭草清热利湿，化瘀止血；茜草化瘀止血；益母草化瘀生新；川断补肾又止血；山楂、炒枳壳行气化瘀。

服法：每日1剂，水煎分2次服。

加减：小腹作痛明显者，加延胡索10g；大便溏泄者，去当归、炒枳壳，加白术10g，丹参10g，建曲10g；湿热偏甚者，加败酱草15g，马齿苋10g，薏苡仁15g。

2. 兼证型

（1）兼肾虚证

证候：月经量少，淋漓不净，色淡红，质稀，无血块，腰酸头昏，神疲乏力，形体或有畏寒，小便较频，夜寐不佳，舌质淡红，脉沉弱。

分析：肾中气阴亏虚，冲任不固，经血失约，故月经淋漓不净；阴虚水亏，故经量少，色淡红，质稀，无血块；肾虚，外府经脉失养，故腰酸；精亏血少，阳气不足，故头昏，神疲乏力，形体或有畏寒；肾虚，膀胱之气不固，故小便较频，夜寐不佳；舌质淡红，脉沉弱皆为肾虚之象。

基本治法：补肾固冲。

方药运用：补肾固冲汤合失笑散（夏桂成经验方）。

阿胶（烊冲）10g，艾叶炭6g，怀山药10g，川续断10g，炒五灵脂10g，炒蒲黄（包煎）9g，鹿角霜9g，杜仲10g，补骨脂10g，炙龟板（先煎）15g，人参10g。

方中炙龟板滋肾固冲，人参、鹿角霜、杜仲、补骨脂温补肾阳，阿胶、山药滋阴补血，五灵脂、蒲黄化瘀止血，艾叶炭温经止血。

服法：每日1剂，水煎分2次服。

加减：心肝火偏旺者，加钩藤（后下）15g，炒丹皮10g；失眠者，加龙齿（先煎）10g，炒枣仁6g；大便溏泄者，去阿胶，加砂仁（后下）5g，炒白术10g。

（2）兼湿热证

证候：月经量少，淋漓不净，色红，质黏稠，或夹小血块，小腹胀满，或伴有腹痛，肢体倦怠乏力，纳谷不佳，舌质红，苔黄腻，脉细濡。

分析：湿邪阻于冲任胞络之间，蕴蒸生热，扰动冲任血海，湿热与血搏结，故见月经量少，淋漓不净，色红，质黏稠，或夹小血块；湿热搏结，瘀滞不通，故小腹胀满，或伴有腹痛；湿热熏蒸，故纳谷不佳；湿邪阻络，故肢体倦怠乏力；舌质红，苔黄腻，脉细濡均为湿热之象。

基本治法：清热化湿。

方药运用：加味四妙丸合加味失笑散（夏桂成经验方）。

炒黄柏6g，薏苡仁12g，牛膝10g，炒蒲黄（包煎）6g，炒五灵脂、茜草各10g，马齿苋、椿根皮各12g，陈皮10g。

方中黄柏苦寒下降，入肝肾，直清下焦湿热；牛膝补肝肾，引药下行，加入马齿苋、薏苡仁则清热燥湿、利湿之力更强；五灵脂、蒲黄化瘀止血调经；茜草化瘀止血；陈皮理气和中。

服法：每日1剂，水煎分2次服。

加减：心肝火旺，加钩藤（后下）10g，炒丹皮10g；失眠者，加龙齿（先煎）10g，炒枣仁6g；大便溏泄者，加砂仁（后下）5g，苍白术10g。

【其他治疗】

1. 中成药

（1）益母草膏　每次1汤匙，每日2次，冲服，适用于血瘀性经期延长。

（2）荷叶丸（《中华人民共和国药典》）

处方：荷叶、地黄炭、玄参、白茅根、大蓟、小蓟、棕榈炭、白芍、知母、盐炒栀子、黄芩炭、藕节、当归、香墨。

服法：每次1丸，每日2次，化服。

适应证：血热性经期延长。

(3) 定坤丹(《中药成方制剂》)

处方：当归、人参、鹿茸、藏红花、鸡血藤、白芍、枸杞子、阿胶珠、香附、延胡索、甘草、茯苓、杜仲、川牛膝、熟地黄、于术、三七、益母草、柴胡、茺蔚子、鹿角霜、五灵脂、干姜、砂仁、川芎、黄芩、肉桂、乌药、细辛。

服法：每服1丸，每日2次，温开水送下。

适应证：肾虚气血不足之经期延长。

2. 针灸

主穴：三阴交、关元、气海、公孙、隐白。

配穴：湿热加中极、阴陵泉，瘀热加血海、膈俞，肾虚加太溪、肾俞。

操作：三阴交、关元用平补平泻法，气海用补法。配穴按虚补实泻法操作。

本病一般多在经前5~7天开始治疗，至下次月经来潮前再治疗，连续3~5个月，直到病愈。

【转归及预后】

本病一般预后尚好，虽出血时间较长，但因出血量不多，故对身体健康影响不大。然行经时间较长，对生活造成不便，甚至影响受孕或发生自然流产。若合并月经过多，或持续半月不净者，有转为崩漏之势，应予重视。

【预防与调护】

1. 避免经期重体力劳动和剧烈运动。
2. 经期、产褥期注意外阴卫生，禁止房事。注意生活起居，规律作息时间。
3. 调畅情志，避免七情过极。
4. 用药不宜过温过寒，以免伤及阳气或耗伤阴血，导致病情缠绵难愈。

【临证经验】

夏师认为，经期延长多属血瘀为患，其变化机制多为肾虚→肝郁→血瘀。

辨证上，妇科特异性症状占有重要地位。凡经期延长，经血紫红，有血块者，属血瘀；经量偏多，经色红，有血块者，乃血瘀兼血热；经期延长，色紫红，质黏腻，有痰状血块者，乃血瘀夹湿热也；仅见经色红，质稀无血块者，乃阴虚血热也。

治疗上，固经止血有一定的重要性，但排除子宫残存的血瘀尤为重要。只有血瘀排除，子宫才能固藏，因而控制出血在于化瘀，杜绝血瘀的产生又在于补肾调肝。夏师倡导用调周法治疗，即经期治标，化瘀为主，佐以补肾理气；行经初期，用加味失笑散（见血瘀证）合四草汤；经行末期，阴精已开始滋长，常与补肾养阴药相结合，加川续断、桑寄生、补骨脂、女贞子、墨旱莲等通补兼施，既控制了经期，又为经后期阴长奠定了基础。

本病宜平时治本。经后期重在滋肾养血，佐以疏肝理气；经间期补肾调气血，促使重阴转阳；经前期养血补肾助阳与疏肝理气并重，稍化其瘀，乃本中顾标，能迅速获效。此外，临床上还常见到偏于血热引起的经期延长。血热有两种情况，一偏虚一偏实。偏虚者，阴虚火旺也，固经丸最合适，但需加女贞子、墨旱莲、干地黄、地骨皮。同时，因本证型常兼夹残瘀，故不宜过用止血药，从茜草、蒲黄、五灵脂、山楂、益母草等中选用一二味即可。偏实者，湿热蕴结，常夹血瘀，因此在清利法中加入化瘀止血之品，以四草汤加味，药用马鞭草、鹿衔草、茜草、益母草、败酱草、薏苡仁、茯苓、川断、五灵脂等。若脾胃不和者，可加入炒白术、砂仁、党参、陈皮之类。血止后宜整体调理，恢复正常经期。

验案举例

周某，女，44 岁，农民。

2007 年 8 月 1 日初诊。行经期偏长 5 月余。患者 14 岁初潮，既往月经5～7/28～30 天，量一般，色质正常，无痛经。平时带下量多，色黄质稠。经间期锦丝状带下中等。22 岁结婚，2－0－2－2。上节育环 9 年，因出血较多而取出。近 5 个月来行经期明显延长，12～15 天方净。初诊时经行 13 日未净，第 1～2 天量多色红，有较多血块，小腹坠痛，继则量少淋漓不净，持续 13 日。伴有胸闷烦躁，口渴咽干，头昏腰酸，舌质偏红，苔黄腻，脉细弦。曾服用止血药，效果欠佳。妇科检查，除重度宫颈炎外，余未见异常。

诊断：经期延长（月经失调）。

中医辨证：房劳多产，肾阴不足，虚热内生，与瘀相结，冲任失调，发为本病。初诊时治拟清肝利湿，化瘀止血，方取四草汤合加味失笑散加减。处方：鹿衔草 30g，马鞭草 15g，益母草 15g，大小蓟各 12g，茜草炭 10g，黑当归、赤白芍、炒五灵脂、血余炭、炒川断、旱莲草各 10g，蒲黄炭（包煎）6g。

服药 7 剂后复诊，告之服药 3 剂后经水即净。症见胸闷烦躁，乳房胀痛，夜寐多梦，腰骶酸楚，舌质偏红，苔根部白腻，脉细弦，乃肾虚火郁之象，治拟养血补肾，疏肝解郁，方取毓麟珠合七制香附丸（汤）加减。处方：钩藤（后下）15g，川断、菟丝子各 12g，炒当归、赤白芍、山药、丹皮、茯苓、制香附、五灵脂各 10g，紫石英（先煎）9g，山萸肉 6g，红花 5g。

服药 10 剂后月经来潮，仍服四草汤合加味失笑散加减。服药 7 剂后就诊，告知此次行经 5 天即净。巩固治疗 4 个月，经期延长之疾告愈。

【小结】

1. 经期延长是以经期异常为主的病症，治疗重在缩短经期，宜在经期服药止血为主，然不可过用固涩，以免留瘀，平时审因论治以治本。

2. 夏师用补肾调周法治疗，在经前期温补肾阳以促重阳转阴，行经初期予化瘀调气血之剂祛瘀生新，达到缩短经期之目的。

3. 经期延长多为性腺轴功能失调性病变，深入研究化瘀止血剂如何促进子宫内膜剥脱、修复，可以丰富对本病的病机认识和治疗。

五、月经过多

月经过多，即月经量较正常明显增多，而周期基本正常。月经过多既是病名，又是症状。西医学排卵性功能失调性子宫出血、子宫肌瘤、子宫肥大症、盆腔炎、子宫内膜异位症等疾病以及宫内节育器引起的月经过多，可参考本病治疗。

本病中医又称为“经水过多”，部位在冲任二脉，常见证型有热瘀、郁火、气虚等。临床虽有虚实之分，但以虚实兼夹证居多。本病如及时治疗，一般能获愈，预后良好。

就临床资料分析，月经过多有以下特点：

①发病年龄从青春期至围绝经期不限。

②临床除常见于功能失调性子宫出血、盆腔炎、子宫肌瘤、子宫肥大症、子宫内膜异位症等疾病外，还可出现于全身性疾病过程中，如血液病（血小板减少性紫癜、再生障碍性贫血、白血病等）及其他内分泌疾病。

③本病可与周期、经期异常合并出现，如月经先期量多、月经后期量多、经期延长伴量多等，以月经先期量多为多见。如不及时治疗，可继发贫血。

【病因病机】

本病的主要机理在于热瘀，早在《妇科玉尺·月经》中就提出“热血凝结”和“离经蓄血”可致经量过多。热者血热也，瘀者血瘀也，亦可指瘀浊而言。瘀浊者，即子宫内膜样血瘀，在月经病中占有非常重要的地位。热瘀既与“旧血不去，新血妄行”有关，又与“热迫血行”有关，两者占有同等重要的地位，甚则血热更明显一些。热与瘀在形成过程中不尽相同，如清代《医宗金鉴·妇科心法要诀·调经门》认为，“经水过多，清稀浅红，乃气虚不能摄血也。若稠黏深红，则为热盛有余。或经之前后兼赤白带而时下臭秽，乃湿热腐化也。若形清腥秽，乃湿瘀寒虚所化也。”血热多源于阴虚，阴虚易火旺，火旺自然导致阴虚血热。瘀浊多源于阳虚，阳虚则瘀浊不得融解，或融解不彻底，以致不易脱落，导致子宫出血。阴虚阳虚性质虽不同，但可在肾虚的基础上统一起来，且阴阳本身就有消长转化的关联性。由于出血过多，血去阴伤，故血热似为多见，但绝不能忽略血瘀的重要性。

此外，本病尚兼有郁火证、气虚脾弱证。郁火者，心肝之郁火也。阴虚之体，心肝易于气郁，气郁又易于化火，火迫子宫冲任则血妄行。气虚脾弱多呈虚寒状态，营血大耗，气分必弱，属于阳弱病变，与血热无关，但常与血瘀有关，故亦为兼证。病久之后演变为重证者有之，单纯气虚脾弱者一般少见。

1. 主要证型

热瘀　素多抑郁，气滞而致血瘀，瘀而化热，瘀热交阻；或经期产后余血未尽，感受外邪或房事不节，瘀血内停，与邪搏结，形成瘀热。瘀热阻滞冲任，血不归经，故经行量多。

2. 兼证型

（1）兼郁火　素体阳盛，或肝郁化火，或过食辛燥动血之品，或外感热邪，郁热扰及冲任，迫血妄行，因而经量增多。

（2）兼气虚　素体虚弱，或饮食失节，或过劳久思，或大病久病损伤脾气，致使中气不足，冲任不固，血失统摄，故经行量多。

西医认为，本病与黄体萎缩过程延长以致子宫内膜不规则脱落有关，其黄体的发育良好，但由于下丘脑－垂体－卵巢轴调节功能紊乱，黄体萎缩不全，内膜持续受孕激素影响，以致不能如期完整脱落，多表现为行经时间延长，出血量增多。

【诊断与鉴别诊断】

1. 诊断

（1）临床表现　行经的第2或第3天经量明显增多，在一定时间内能自然停止，也可伴月经先期或后期，或经期延长，且有一定的周期性。

月经过多有轻重之分：轻者月经量约90～100ml，重者月经量超过200ml。

月经过多有急慢性之别：急性者多因精神刺激、感受外邪等，突发量多如冲，但经期仍正常；慢性者多见于原有疾病日久失治或延误治疗后，月经量逐月增多。

月经过多的并发症：可与周期、经期异常并发，见月经先期量多、月经后期量多、经期延长伴量多，以月经先期量多为多见。

（2）检查

①妇科检查：应注意子宫的大小、质地、活动及压痛情况。

②辅助检查

A. B超：检查是否存在子宫肌瘤。

B. 诊断性刮宫：检测内膜情况。

C. 内镜检查：观察宫腔是否有异常病变。

2. 鉴别诊断

本病需与崩漏等疾病相鉴别。

（1）崩漏　崩漏在大量阴道出血时的症状与月经过多相似，但崩漏的出血无周期性，同时伴有经期延长，淋漓日久不能自然停止；月经过多有周期性出血和正常的月经。通过询问病史、发病经过等，结合临床症状，不难鉴别。

（2）子宫肌瘤及流产　通过B超、宫腔镜及子宫内膜病检可排除。

此外，诊断本病需排除凝血机制障碍、甲状腺疾病、精神刺激、经期或产后感邪、未节制性生活及停经后再出血等疾病。

【辨证施治】

本病经期以辨证止血固冲为主，目的在于减少出血量，防止失血伤阴；平时则应根据辨证，采用益气、清热、养阴、化瘀等法以治本。全程均需慎用温燥动血之品，以免增加血量。

1. 主要证型

瘀热证

证候：月经量多，色深红、紫黑或质黏稠，有血块，小腹疼痛，胸闷烦躁，烦热口渴，夜寐不安，大便秘结，小便短黄，舌质紫黯或红，苔黄，脉滑数。

分析：热盛于里，扰及冲任血海，瘀血内阻，新血不能归经，乘经行之际迫血下行，故经量增多；血为热灼，则经色鲜红，或深红而质稠；瘀血凝结，经行不畅，故经色或紫黑，或有血块；热瘀扰心则胸闷烦躁，夜寐不安；热盛伤津则烦热口渴，大便秘结，小便短黄；舌质紫黯或红，苔黄，脉滑数均为瘀热阻滞之象。

基本治法：补气固经，化瘀止痛。

方药运用：固经丸合加味失笑散（夏桂成经验方）。

龟板（先煎）10g，黄柏6g，椿根皮10g，制香附10g，炒五灵脂10g，炒蒲黄（包煎）6g，炒当归10g，赤芍10g，川续断10g，山楂10g，益母草15g，鹿衔草10g，马鞭草10g，炒枳壳6g，茜草15g。

方中龟板滋阴补肾，壮水以制火，潜阳以敛阴；黄柏、椿根皮清火坚阴，止血固冲；香附疏肝理气；五灵脂、蒲黄化中能止，止中寓化，重在化瘀；炒当归、赤芍、茜草、益母草乃调经排瘀之品；鹿衔草清热止血；马鞭草清热利湿，化瘀止血；川断补肾止血；山楂、炒枳壳行气化瘀。

服法：每日1剂，水煎分2次服。

加减：小腹作痛明显者，加延胡索10g；大便溏泄者，去当归、炒枳壳，加白术10g，丹参10g，建曲10g；湿热偏甚者，加败酱草12g，马齿苋10g，薏苡仁15g。

2. 兼证型

（1）兼郁火证

证候：经量或多或少，色鲜红，质黏稠，小腹胀痛，胸闷不舒，两乳房作胀，精神抑郁，或急躁易怒，舌苔黄白微腻，脉弦。

分析：肝郁疏泄失调，血海失司，故经量或多或少；肝郁化火，火热灼血，故经色鲜红，质黏稠；气滞肝经则小腹胀痛，胸闷不舒，两乳房作胀，精神抑郁，急躁易怒；舌苔黄白微腻，脉弦均为肝郁化火之象。

基本治法：疏肝清热，养血固经。

方药运用：丹栀逍遥散(《内科摘要》）加减。

炒丹皮、山栀子、当归各10g，赤白芍各10g，炒柴胡5g，白术、茯苓各10g，陈皮6g，制香附6g，焦山楂10g。

方中丹皮、栀子、赤芍、柴胡疏肝解郁，清热凉血；当归、白芍养血柔肝；白术、茯苓、陈皮、焦山楂健脾理气；香附助柴胡疏达肝气。诸药合用，使肝气畅达，肝火得清，火清血宁，则经量如常。

服法：每日1剂，水煎分2次服。

加减：量多兼有瘀滞者，加仙鹤草 10g，大小蓟各 10g；先期量多者，加焦山栀 10g，砂仁（后下）5g，黄芩 10g；出血日久兼有阴虚火旺者，加钩藤 15g，炙龟板（先煎）10g，炒黄柏 9g。

（2）兼气虚证

证候：月经量多，色淡红或正常，质清稀，或血块与淡红水并见，面色萎黄，气短懒言，肢软乏力，小腹空坠，舌淡苔白，脉细弱。

分析：气虚则冲任不固，经血失于制约，故经行量多；气虚火衰，不能化血为赤，故色淡红或正常，质清稀，或血块与淡红水并见；气虚中阳不振，故气短懒言，肢软乏力；气虚失于升提，故小腹空坠；气虚阳气不布，故面色萎黄；舌淡苔白，脉细弱均为气虚之象。

基本治法：补气健脾摄血。

方药运用：归脾汤(《校注妇人良方》) 加减。

黄芪 15g，党参 10g，茯苓 10g，白术 10g，煨木香 5g，炙远志 6g，合欢皮 9g，荆芥炭 6g，阿胶珠 10g，炒川断 10g，炙甘草 6g。

方中黄芪、党参健脾益气，白术、茯苓、煨木香、炙甘草健脾补中，远志、合欢皮宁心安神以助脾之统摄，荆芥炭、阿胶珠、炒川断养血止血。全方共奏补气健脾摄血之效。

服法：每日 1 剂，水煎分 2 次服。

加减：大便溏泄，次数增多者，加砂仁（后下）5g，炮姜 5g；形寒肢冷，腰酸尿频者，加补骨脂 10g，鹿角胶（烊冲）10g，菟丝子 10g；小腹空坠明显，平时带下色白量多者，加炙升麻 6g，炒柴胡 5g。

【其他治疗】

1. 中成药

（1）固经丸(《女科准绳》)

处方：龟板、黄柏、黄芩、椿根白皮、白芍、制香附、童便。

服法：每次 4～10g，每日 2 次，淡盐开水送服。

适应证：血热性月经过多。

（2）震灵丹（丸）(《中华人民共和国药典》)

处方：煅禹余粮、煅赤石脂、制乳香、制没药、飞朱砂、煅紫石英、煅代赭石、五灵脂。

服法：每次 6～10g，每日 2 次，空腹温开水送下。忌食猪血。实热者慎用。

适应证：血瘀性月经过多、崩漏。

2. 针灸

主穴：中脘、下脘、气海、关元。

配穴：大横。

操作：中脘、下脘、关元用平补平泻法，气海用补法。配穴按虚补实泻法操作。

一般多在经前 5 ~ 7 天开始治疗，至下次月经来潮前再治疗，连续 3 ~ 5 个月，直到病愈。

【转归及预后】

本病常因失血过多引起气血俱虚，严重影响身体健康，故应针对病因，积极治疗。如病程过长，可发展为崩漏，反复难愈。

【预防与调护】

1. 调畅情志，避免精神刺激。

2. 注意饮食调理，少食辛辣温燥之品，饮食要富有营养，易于消化。出血期间忌辛辣刺激之品。

3. 经期要注意休息，避免过度劳累。出血较多时，宜避免剧烈的活动。

【临证经验】

月经过多主要以血热为主，其次是气虚，或脾肾不足，血瘀亦占有重要地位。辨证方面，除了着重对月经的期、量、色、质进行分析外，对出血的时间亦应关注。一般行经第 1 天量就很多者，首先考虑血热，其次考虑气虚。行经第 2 ~ 3 天或第 4 ~ 5 天量始多者，应考虑血瘀。临床必须通过测量 BBT 排除经前期出血，同时结合腹痛、阵发性出血、色紫黑、有较大血块等，基本上可以判定血瘀证型。有条件的地方，可以通过诊断性刮宫进行子宫内膜病理检查，以明确血瘀的性质、程度、范围等，为进一步制订治疗计划提供参考。

在治疗上，首先应本着急则治标的原则予以止血，可以采取多种止血方法和药物，必要时可用西药治疗。肝经郁火夹有血瘀者，出血期间重在清肝解郁，化瘀止血，可选用丹栀逍遥散合加减失笑散；肝火偏甚，并夹有湿热、血瘀者，则用越鞠丸合加味失笑散，处方：制苍术 10g，制香附 9g，炒丹皮 10g，山楂 12g，荆芥 6g，六曲 10g，五灵脂 10g，炒蒲黄（包煎）6g，茯苓 12g，陈皮 5g，大小蓟各 15g。此外，除血瘀的选用加味失笑散，血热的选用固经丸，气虚的选用归脾汤外，均需根据出血情况加入相应的止血药。如血瘀的可加入大小蓟、飞廉、血竭、花蕊石、景天三七、虎杖、琥珀等中的 1 ~ 3 味，或服三七粉、云南白药、震灵丹等。血热的可加入地榆、槐花、紫珠草、仙鹤草、贯众炭、莲房炭等中的 1 ~ 3 味，或服血安、固经丸、十灰丸等。气虚的可加入阿胶珠、艾叶炭、赤石脂、炮黑姜、煅龙骨、五味子等中的 1 ~ 3 味。其次，要结合补肾治疗。血瘀的可加入川续断、杜仲、鹿角片等，血热的可加入女贞子、墨旱莲、熟地等，气虚的可加入红参、补骨脂、鹿角胶等。止血后可转入补肾调周，按四期论治，以巩固疗效。此外，本病如迁延过长，可发展为崩漏，临床当慎防之。

验案举例

蔡某，女，40 岁，导游。

2008 年 4 月 4 日初诊。月经过多 6 月余。患者既往月经尚正常，初潮 14 岁，7/28 ~

32 日，量中等，色质基本正常，无痛经史。26 岁结婚，1－1－1－1。曾上节育环 8 年，因经期延长而取出，之后月经较正常。平时工作繁忙，情绪烦躁。近 6 个月来，月经量明显增多，第 2～3 天尤为明显，色红，血块亦多，经行 7 天净。经行时小腹坠痛，黎明时盗汗，胸闷烦躁，口苦咽干，头痛寐差，内热口干，喜饮，大便偏干，小便偏黄量少，面目浮肿，神疲乏力，舌质红，苔黄腻，脉弦带数。妇科检查：子宫略大，余无异常。曾行诊刮，病检提示“轻度子宫内膜增殖症”。西医建议其长期服避孕药控制出血量。患者系乙肝“大三阳”，担心长期服避孕药增加肝脏负担，未能接受，遂来就诊。

诊断：月经过多（月经失调）。

中医辨证：肾虚肝郁，热瘀交阻，迫血妄行，以致月经过多。初诊时适值行经期的第 1 天，治以清肝健脾、化瘀止血的方法，方取丹栀逍遥散合加味失笑散治之，处方：黑栀子 10g，鹿衔草 30g，钩藤 15g，黑当归、赤白芍、炒丹皮、五灵脂各 10g，炒蒲黄（包煎）6g，大小蓟各 15g，党参 12g，白术 10g，茯苓 9g，炒荆芥 9g。

服药 7 剂后复诊，患者告知药服 5 剂后出血量明显减少，7 天经净。经水乍净，仍心烦失眠，口干喜饮，面目浮肿，神疲乏力，腰酸便溏，舌质红，苔黄腻，脉弦细。转拟调理肝脾，方取丹栀逍遥散合归脾汤加减。处方：钩藤 15g，白芍、丹皮各 10g，太子参、黄芪各 15g，白术、茯苓各 10g，青陈皮各 6g，广木香、炒枣仁各 6g，焦山楂 6g。服药 7 剂。此后随症加减，经过 4 个月的调治，月经过多之疾告愈。

【小结】

1. 月经过多是妇科常见病、多发病，可出现于功能失调性子宫出血、盆腔炎、子宫肌瘤、子宫内膜异位症以及血液病等多种疾病中，临床除辨证施治外，还应重视辨病，以采取最佳的治疗方法。

2. 夏师在出血期辨证止血以治标，平时倡导补肾调周法以治本，临床疗效显著。

3. 进一步研究月经过多者的子宫内膜及经血中成分的改变，对于完善发病机制有重要意义。

六、月经过少

月经过少即月经周期基本正常，经血量排出明显减少，甚至点滴即净；或行经时间过短，不足 2 天，经量也因而减少。月经过少既是病名，又是症状。发病原因主要有：子宫发育不良、子宫内膜结核、刮宫术过深等子宫原因；卵巢功能早衰、单纯性性腺发育不全等卵巢原因；下丘脑促性腺释放激素或垂体促性腺激素分泌下降或失调；长期服用某些药物，如避孕药等。现代女性生活和工作节奏加快，心理持续紧张及迟睡、失眠等不良生活习惯均可干扰月经，因而这一病症亦渐渐增多，在不孕、先兆流产等病症中也常见此类疾患，故应引起重视，尽早给予诊治。

本病又称为“经量过少”、“经水涩少”、“经行微少”、“月水慫滞”，病变部位在冲任二脉，常见证型有阴血亏虚、肝郁、血寒、痰湿等。临床虽有虚实之分，但以虚证或虚中夹实居多。本病如及时治疗，一般能获愈，预后良好。

就临床资料分析，月经过少有以下特点：

①从青春期到围绝经期皆可发病，但如在青春期或围绝经期见此，无全身不适，可不作疾病论。

②有失血、结核病、反复流产等病史及刮宫史的女性为高发人群。

③本病常与月经先期或月经后期伴见，一般多伴月经色、质的改变。月经后期量少往往为闭经的前驱症状。

【病因病机】

本病的主要病机在于阴血不足。早在晋代，王叔和就在《脉经·平妊娠胎动血分水分吐下腹痛证》中提出，其病机为“亡其津液”；明代万全《万氏妇人科·调经》结合体质虚实，提出“瘦人经来少者，责其血虚少也，肥人经水来少者，责其痰碍经隧也。”阴与血是女性生殖包括月经周期演变的物质基础。阴者，阴水也，即天癸水样物质。月经周期之形成，经后期之顺利演变，均在于阴水的滋长运动。《傅青主女科》认为，“肾水足则经水多”，“肾水少则经水少”。天癸之水不足，实际上往往伴有雌激素的低下。血不足，即血海不足也，亦等于血室空虚，子宫内膜薄或者很薄，无血可下，以致月经过少。所以阴血不足或肝肾亏损是本病中最为主要者。

此外，本病尚可兼夹肝郁、血寒、痰湿三者。肝郁者尤为常见，阴血不足，体阴亏耗，自然易导致阳用不及，加上情志因素以及生活节奏的加快，肝郁气滞就容易发生。血寒者一般多为经期或产时感寒，且阴血虚，血室胞宫抵抗力不强，寒邪入侵，以致寒凝血滞，经行不利，故经量少，但较为少见。痰湿内阻，气滞血行不利，亦可致经量过少。

西医学中人工流产刮宫过度、子宫发育不良、性腺功能低下、卵巢早衰、子宫内膜结核等均可引起月经过少。

1. 主要证型

阴血虚　素体血虚，或久病伤血，营血亏虚，或饮食、劳倦、思虑伤脾，脾虚化源不足，冲任血海不充；禀赋素弱，或少年肾气未充，或多产（含人工流产、屡孕屡堕）房劳伤肾，以致肾气不足，精血不充，冲任血海亏虚，经血化源不足，均可致经行量少。

2. 兼证型

（1）兼肝郁　素多忧郁，情志内伤，肝失疏泄，气郁血滞，冲任受阻，血行不畅，故经行量少。

（2）兼血寒　经期产后感受寒邪或过食寒凉，寒客胞宫，血为寒凝，冲任受阻，血行不畅，致经行量少。

（3）兼痰湿　素多痰湿，或脾失健运，湿聚成痰，痰阻经脉，故血不畅行而经行量少。

【诊断与鉴别诊断】

1. 诊断

（1）临床表现　月经周期正常，经量少，甚或点滴即净，或行经时间缩短，不足2日即净，排泄的经血总量少于以往。

月经过少有轻重之分：重者经量减少一半以上，经行1~2天，经量仅为护垫量，甚至点滴即净；轻者经量稍微减少，仍能行5~7天，经色、经质改变不明显。

月经过少有急慢性之别：急性者起病突然，常有突发病史，如失血、服药、手术等；慢性者或因延误治疗，或有慢性病史（如结核病），月经量逐渐减少。

月经过少的并发症：有时与周期异常并见，如先期伴量少、后期伴量少，后者往往为闭经的先兆。

（2）检查

①妇科检查：盆腔器官基本正常或宫体偏小。

②辅助检查

A. 内分泌激素测定：对性腺功能低下引起月经过少的诊断有参考意义。

B. B超：了解子宫发育状况。

C. 诊断性刮宫：可发现子宫内膜炎、子宫内膜结核等病变。

D. 宫腔镜检查：或可发现宫腔粘连。

E. 子宫造影：了解宫腔是否有粘连。

2. 鉴别诊断

本病应注意与以下疾病相鉴别。

（1）激经　妊娠后仍按月行经而无损于胎儿者，称为激经。此时月经量较以前明显减少，可伴有恶心、头晕等早孕反应。月经过少一般很少突然发病，多为逐渐减少，且无早孕反应，尿妊娠试验阴性。

（2）经间期出血　其出血量亦较月经明显减少，但经间期出血发生在两次月经之间，从时间上可与月经过少鉴别。

（3）胎漏　胎漏是停经一段时间以后发生的少量阴道流血，大多有早孕反应，应与月经后期伴月经过少相鉴别。

此外，诊断本病还需排除失血病史，经期产后腹痛、发热史，使用避孕药及堕胎史，结核或结核病接触史。

【辨证施治】

本病可从月经的色、质，有无腹痛及全身的症状、舌苔、脉象加以辨证。属虚者，月经色淡、质稀，无腹痛；属实者，经色紫黯，有块或质黏如痰，小腹胀痛。总之，本病以阴血虚，气机壅滞为常见，治疗上以补养阴血、疏理气机为主。辨证应尽可能结合辨病。治疗原则，虚者重在滋肾补肾，或濡养精血以调经，不可妄用攻伐之品，以免重伤精血；实者宜活血通利，佐以温经行气祛痰，中病即止，不宜过量久用；虚实错杂者，宜攻补兼施。

1. 主要证型

阴血虚证

证候：月经后期，经量逐渐减少，甚则点滴即净，色淡红，质清稀，无块，头昏眼花，腰背酸楚，或有耳鸣，平时带下甚少或少，苔薄白，脉细弦。

分析：营血衰少，或禀赋素弱，或后天伤肾，肾气亏虚，精血不足，冲任血海不盈，故月经后期，经量逐渐减少，甚则点滴即净；血虚赤色不足，精微不充，故色淡，质清稀，无块；精亏血少，胞脉失养，脑髓不充，故头昏眼花，或有耳鸣，平时带下甚少或少；肾虚外府经脉失养则腰膝酸软；舌淡，苔薄白，脉细弦亦属血虚之象。

基本治法：滋阴养血调经。

方药运用：小营煎(《景岳全书》) 加减。

当归10g，大熟地10g，山药10g，白芍10g，枸杞子10g，炙甘草6g，丹参10g，怀牛膝10g，山楂10g。

方中当归、大熟地、白芍滋肝肾之阴以养血；山药、甘草健脾和中，以滋气血生化之源；怀牛膝、丹参补肾活血通经；山楂活血化瘀，推动凝滞之经血流行。气充血足则经自调。

服法：经后期开始，每日1剂，水煎分2次服。

加减：脾虚便溏者，去当归、熟地，加炒白术10g，党参10g，茯苓10g；夜寐甚差者，加炒枣仁6g，柏子仁10g，合欢皮9g。

2. 兼证型

（1）兼肝郁证

证候：月经周期延后，经水涩少，行而不畅，经色紫红或黯黑有块，小腹胀痛，胸闷胁肋作胀，经前乳房作胀，烦躁不安，舌质正常，苔薄白，脉弦或涩。

分析：肝失条达，冲任气血郁滞，故月经周期延后，经行涩少，经行不畅，或色黯有块；肝郁气滞，经脉不利，故小腹胀痛，胸闷胁肋作胀，经前乳房作胀，烦躁不安；舌质正常，苔薄白，脉弦或涩均属肝郁气滞之象。

基本治法：疏肝理气，活血调经。

方药运用：七制香附丸(《济阴纲目》) 加减。

制香附9g，当归10g，川芎6g，赤白芍各10g，熟地10g，白术10g，砂仁（后下）5g，广陈皮6g，黄芩3g。

方中香附理气解郁，宣三焦之壅滞；当归、熟地、白芍、川芎养血柔肝化瘀；赤芍、黄芩清解郁热；白术、陈皮、砂仁健脾理气；诸药与香附同用，取其性而去其药，则香附行气之力更专，解郁之效更捷。

服法：经前期开始，每日1剂，水煎分2次服。

加减：月经过少，加丹参10g，泽兰叶10g；小腹有冷感者，去黄芩，加台乌药5g，官桂3g；夜寐差者，加合欢皮10g，钩藤（后下）15g，茯神10g等。

（2）兼血寒证

证候：经来涩少，周期落后，色黯质黏或清稀，或有血块，排出不畅，小腹冷痛，得热则减，形体畏寒，舌质正常，苔薄白，脉细沉。

分析：感受寒邪或过食寒凉，血为寒凝，冲任滞涩，血行不畅，经血受阻，故经来涩少，周期落后，色黯质黏或清稀；寒凝血滞，故或有血块，排出不畅；寒邪客于胞中，气血运行不畅，故小腹冷痛；得热后气血稍通，故得热则减；寒邪阻于内，阳不外达，故形体畏寒；舌质正常，苔薄白，脉细沉均为血寒之象。

基本治法：温经散寒，活血调经。

方药运用：温经汤(《妇人大全良方》) 加减。

吴茱萸3g，当归10g，赤白芍各10g，川芎6g，党参10g，桂枝9g，炒丹皮10g，川牛膝10g，莪术12g，炙甘草6g。

方中吴茱萸、桂枝温经散寒暖宫；当归、白芍、川芎养血活血通经；丹皮、赤芍、莪术、川牛膝活血祛瘀，通调经水；党参、甘草补气和中。全方寒热虚实并用，共达温经散寒、养血祛瘀调经之效。

服法：经前期开始，每日1剂，水煎分2次服。

加减：虚寒者，加川续断10g，肉桂（后下）3g，仙灵脾9g；大便溏泄者，原方去当归，加炒白术10g，砂仁（后下）5g。

（3）兼痰湿证

证候：经来量少，且越来越少，色淡红或紫红，质黏腻或混杂黏液，周期落后，形体肥胖，胸闷口腻，痰多，苔白腻，脉滑。

分析：痰湿内停，阻滞经络，气血运行不畅，血海盈满不足，故经来量少，且越来越少，色淡，质黏腻或混杂黏液；痰湿内阻，中阳不振，故形体肥胖，胸闷口腻，痰多；痰湿阻塞冲任，血海不能按期盈满，故月经后期；舌淡，苔腻，脉滑均为痰湿内停之象。

基本治法：燥湿化痰调经。

方药运用：苍附导痰汤(《叶天士女科诊治秘方》) 加减。

制半夏6g，陈皮6g，茯苓10g，生姜5片，当归10g，川芎6g，制苍术10g，制香附9g。

方中半夏、陈皮燥湿化痰，健脾和胃；苍术燥湿健脾；香附理气行滞；当归、川芎养血活血通络；茯苓利湿化痰；生姜健脾和胃，温中化痰。全方有燥湿健脾，化痰调经之功。

服法：经前期开始，每日1剂，水煎分2次服。

加减：眩晕加天麻6g，胸闷呕恶加砂蔻仁各5g，痰多加胆南星6g。

【其他治疗】

1. 中成药

（1）八珍益母丸(《景岳全书》)

处方：当归、川芎、白芍、熟地、党参、白术、茯苓、甘草、益母草。

服法：每次5~10g，每日2次，空腹温开水下。

适应证：气血虚月经过少。

（2）芎归平胃丸(《中药成方手册》)

处方：炒苍术、茯苓、制半夏、炒枳实、川芎、滑石、防风、陈皮、制香附、制南星、神曲、当归、羌活。

服法：每次6g，每日2次，饭前服。

适应证：痰湿蕴阻，经行过少，形体肥胖。

（3）四制香附丸（《济阴纲目》）

处方：香附子擦去皮500g，分作4份，好油浸1份，盐水浸1份，童便浸1份，醋浸1份，各3日焙干。

服法：每次6~8g，每日2次，饭前温开水下。

适应证：气滞性月经量少，月经后期。

（4）归芍地黄丸(《薛氏医案》)

处方：熟地、山药、山茱萸、茯苓、丹皮、泽泻、当归、白芍。

服法：每次5g，每日2次，饭前淡盐开水下。

适应证：阴血虚性月经过少。

2. 针灸

主穴：中脘、下脘、气海、关元。

配穴：中极、气穴（脐下3寸，旁开0.5寸，双穴）、下风湿点（脐下1.5寸，旁开2.5寸，双穴）、水道（脐下3寸，旁开2寸，双穴）。

操作：中脘、下脘、关元用平补平泻法，气海用补法。配穴按虚补实泻法操作。

一般多在经前5~7天开始治疗，至下次月经来潮前再治疗，连续3~5个月，直到病愈。

【转归及预后】

本病常与月经后期同时并见，如不及时调治，可发展为闭经、不孕。

【预防与调护】

1. 经期应注意保暖，不宜冒雨涉水，不宜过食生冷寒凉，以免因寒而滞血。
2. 保持心情舒畅，避免情志刺激。
3. 节制房事，节制生育，避免手术损伤。
4. 积极治疗原发病，如子宫发育不良、子宫内膜结核等。

【临证经验】

月经过少虽然只是月经失调中的一个普通病症，但也可能是闭经的前兆。目前，此类疾病有日渐增多之势。如未婚先孕，第一胎流产率明显增多，甚则多次流产导致子宫损伤，血海空虚，子宫内膜损害，内膜生长欠佳，或血瘀在内，与湿热交蕴，形成宫腔内粘连，故经血难下。本病的辨证要详细询问病史，收集各种临床资料。如检查提示雌激素水平低落，或与周期不符，BBT 曲线低温相偏高，带下分泌量少，乃阴血不足，血海空虚的有力依据。如雌激素水平正常，BBT 曲线正常者，多与子宫的通泻不利有关，常因气滞血瘀或宫腔宫颈粘连所致。BBT 曲线高温相偏低或不稳定，形体肥胖，乃痰湿蕴阻或血寒内阻，多与肾阳虚有关。

治疗上，夏师仍倡导补肾调周法，重在经后期滋阴奠基，一般以小营煎为主方，即以归芍地黄汤去山萸肉、丹皮、茯苓、泽泻，加入枸杞子、炙甘草而成，药量较轻，适用于一般性阴血虚证。若流产清宫过多，子宫内膜受损较重，内膜薄者，亦即血海空虚，应用二甲地黄汤，即龟板、鳖甲、熟地、怀山药、山萸肉、怀牛膝等，这样经间期才能重阴转阳。经前期温阳疏肝，可适当地加入一些助阳药物，如川断、菟丝子、紫石英、杜仲、锁阳等。经期重阳转阴，疏肝调经务必将子宫内瘀浊彻底排泄，这样血海满盈，才能恢复正常的月经量、色、质等。

此外，治疗本病需注意方药的选择，并贯穿辨病的概念。本病易向闭经转化，故绝不可能在一个或两个月治愈，最少要通过半年的调治才有可能获效。对于倾向于卵巢早衰者，还需加入抑降以及疏解心肝郁火之品，如钩藤、莲子心、黄连、紫贝齿、青龙齿等。在滋阴养血时，亦不能忽略血瘀、痰湿、气滞、湿热等病理产物，故选方用药既要有原则性，又要灵活。总之，经前理气为先，经期行血调经为要，经后补血为主。

验案举例

谢某，女，29 岁，已婚，个体经商。

2005 年 3 月 2 日初诊。月经量少 1 年余，夫妇同居未避孕，1 年未孕。患者既往月经正常，14 岁初潮，5/30 日，量中色红，无痛经。2003 年两次人流术后出现月经量少，仅为原来一半，经色转黯淡，或有血块，时有痛经。平时乳胀心烦，夜寐盗汗，小腹隐痛，经间期锦丝状带下明显转少，舌质偏红，苔薄腻，脉细弦。妇科检查、B 超、子宫输卵管造影均未见异常。

诊断：①月经过少（月经失调）。②不孕症（继发性不孕症）。

中医辨证：人流伤肾，精亏血少，血海空虚，心肝气郁，夹有血瘀。初诊时适值经后期，治以滋阴养血、大补肝肾的方法，方取二甲地黄汤合越鞠二陈汤加减。处方：炙龟板、炙鳖甲、山药、山萸肉、丹皮、茯苓、川断、菟丝子、广郁金、制苍术、生山楂各 10g，合欢皮 9g，炒荆芥 6g。

服药 7 剂后复诊，诉胃脘不适，纳谷不馨，小腹隐痛，遂加入疏肝健脾之品，原方加广木香 9g，陈皮 6g。

服药7剂后诸症改善，BBT升入高温相5天，两乳微胀，略有腰酸，按经前期，取温补肾阳，佐以疏肝理气的方法，方用毓麟珠加减。处方：炒当归、赤芍、白芍、山药、山萸肉、丹皮、茯苓、川断、菟丝子、紫石英、五灵脂各10g，炒荆芥6g，绿萼梅5g。

服药7剂后月经来潮。行经期重在疏肝理气，排浊调经，用越鞠丸合五味调经散加减。处方：制苍术、制香附、丹参、赤芍、丹皮、生山楂、茯苓、泽兰叶、五灵脂、益母草、川牛膝、红花各10g，炒枳实9g。

服药5剂后就诊，患者告知经量增多，经色转红，夹小血块，腹痛隐隐，经行5天净。调治5个月后怀孕，转入补肾安胎治疗。2006年5月顺产一健康男婴。

【小结】

1. 月经过少的发病原因很多，治疗有一定难度，采用夏师倡导的补肾调周法，经期加用养血活血或温通活血之品，平时按经后期、经间期、经前期，结合辨证施以不同方药，临床疗效好。

2. 进一步研究补肾调周法调节性腺轴功能，提高体内雌、孕激素水平，促进卵泡发育和排卵，深化对本病的认识，对临床具有一定指导意义。

七、月经错杂

月经错杂，即月经周期、经量、经色、经质发生错杂的病变，包括先期量少，后期量多，先后无定期，经量多少不一，色淡夹黑，质稀有较大血块等。月经错杂既是病名，又是症状，病变部位在冲任二脉，常见经行先后无定期（已有专论）。先期量少和后期量多两者，因为色、质间的错杂，常常概括在期、量错杂范围。月经先期量少常见证型有郁热、虚热、瘀热夹脾虚等，月经后期量多常见证型有郁热夹瘀、阳虚夹瘀、脾肾虚寒等。临床虽有虚实之分，但以虚实夹杂居多。本病如及时治疗，一般能获愈，预后良好。

就临床资料分析，月经错杂有以下特点：

①发病年龄从月经初潮至绝经，青春期、更年期见此，如量非特别的多，又无明显的全身症状，可不作疾病论。

②本病是由神经内分泌功能失调引起，并非直接由全身及内外生殖器器质性病变引起。

③月经错杂一般是由月经期、量的单纯病变发展而来，病理、症状比较复杂，辨治困难，临床常见经行先后无定期、先期量少和后期量多等。

（一）月经先期量少

月经先期常与量多相伴见，此量少与先期相矛盾，因而，必有两个以上证型相兼夹。本病较先期量多复杂，辨治较困难，故有单独论述之必要。

【病因病机】

从现代疾病谱来看，子宫发育不良、子宫内膜炎、子宫内膜结核、卵巢早衰或多次人工流产后卵巢黄体功能不足等常见月经先期量少。中医妇科学虽无本病的记载，但《景岳全书·妇人归·经脉类》曰：“凡血热者，多有先期而至，然必察其阴气之虚实。”提示本病有虚热、实热之分。《傅青主女科·调经》曰：“先期而来少者，火热而水不足也。”因而本病的根本是阴虚，在阴虚的基础上进而产生热、瘀等病理产物，形成虚实夹杂证。

1. 郁热

素体阴虚，情志抑郁，或愤怒急躁，以致肝气郁结，郁而化火，火热迫血妄行，故经期提前。

2. 虚热

肾阴不足，或房事不节，或早婚多产，耗损精血，血海空虚，阴虚火旺，迫血妄行，即《傅青主女科》所谓“肾中水亏火旺”，因而先期量少。

3. 瘀热夹脾虚

素体肾虚，情怀不畅，肝郁脾虚。肾阴偏虚，不能涵木，肝郁化火，迫经妄行；肾阳偏虚，既不能条达冲任，经血稽留成瘀，又不能暖土助运，脾气虚弱，不司统调，故而先期量少。

【诊断与鉴别诊断】

1. 诊断

（1）临床表现　月经提前7天以上，甚则一月两行，且连续出现两个月经周期以上，伴有经量少，甚或点滴即净，或行经时间缩短，不足2日即净，排泄的经血总量少于以往，并伴有全身症状。

月经先期量少有轻重之分：轻者临床仅有血热或气虚单一病变，经量稍微减少，仍能持续5~7天，经色、经质改变不明显；重者可见多脏同病或气血同病，如脾肾同病，虚实夹杂，经行1~2天，经量减少一半以上，仅为护垫量，甚至点滴即净。

月经先期量少有急慢性之别：急者起病突然，常有突发病史，如失血、服药、手术等；慢者多有延误治疗或慢性病史，如结核病等，逐渐见缩短周期，月经量减少。

月经先期量少的并发症：本病有发展为经漏之虞，又往往为闭经的先兆。

（2）检查

①妇科检查：常无阳性体征。盆腔器官基本正常或宫体偏小，并需排除妇科炎症、肿瘤等器质性疾病。

②辅助检查

A. 妇科内分泌激素和基础体温测定：对性腺功能低下和黄体功能不足引起的月经先期过少有诊断意义。

B. B超检查：了解子宫发育状况。

C. 诊断性刮宫：月经来潮前12小时内刮取子宫内膜组织，病理检查多呈分泌不良表现，亦可发现子宫内膜炎、子宫内膜结核等病变。

D. 宫腔镜或子宫造影：了解宫腔是否有粘连。

2. 鉴别诊断

本病除要排除妇科炎症、肿瘤等器质性病变外，尚需注意与经间期出血相鉴别。

经间期出血一般发生在月经周期第12～16天，且出血量少，时间短，多发生在BBT上升前；月经先期量少每次出血量大致相等，出血时间不在排卵期内，且较长。

此外，诊断本病还需排除失血病史，经期产后腹痛、发热史，使用避孕药及堕胎史，结核或结核病接触史。

【辨证施治】

本病可从月经的色、质，有无腹痛及全身症状、舌苔、脉象加以辨证。属虚者，月经色淡，质稀，无腹痛；属实者，经色紫黯，有块或质黏如痰，小腹胀痛。总之，本病以阴血虚、气机壅滞为常见，治疗以补养阴血、疏理气机为主。月经先期量少者，有实热和虚热之分，实热者宜清热，虚热者则以补虚为要，不可妄用大苦大寒或攻伐之品。如兼夹血瘀，则宜和血化瘀，不可破血伤正。虚实错杂者，需攻补兼施。

1. 郁热证

证候：月经先期量少，色紫红，有小血块，经行不畅，胸闷烦躁，乳房胀痛，小腹作胀，口苦咽干，舌质偏红，苔薄黄，脉弦略数。

分析：情志抑郁，肝郁化火，经血妄行，故月经提前；肝郁疏泄失调，经血排泄不畅，故经量少；热灼于血，故经色紫红；气滞血瘀，则经行不畅，或有血块；气滞肝经则胸胁、乳房、少腹胀痛；烦躁易怒，口苦咽干，舌红，苔薄黄，脉弦数均为肝郁化热之象。

基本治法：疏肝理气，清热调经。

方药分析：丹栀逍遥散（《校注妇人良方》）合泽兰汤（《妇人大全良方》）加减。

炒丹皮、炒山栀、当归、赤白芍、制苍术、茯苓各10g，制香附、泽兰叶、丹参、钩藤（后下）各9g，炒柴胡5g。

方中丹皮、栀子、柴胡疏肝解郁，清热凉血；当归、白芍养血柔肝；白术、茯苓健脾补中；苍术、香附助柴胡疏达肝气；丹参、赤芍和心肝之血而调经；钩藤、泽兰叶清肝化瘀调经。诸药合用，肝气畅达，肝热得清，热清血宁，则经水如期，经量如常。

服法：每日1剂，经前经期水煎分2次服。

加减：腰酸明显者，加川续断、桑寄生各10g；心悸失眠者，加炙远志6g，青龙齿（先煎）、夜交藤各10g。

2. 虚热证

证候：月经先期量少，色红，质稀或黏，无血块，头晕腰酸，心烦口渴，手足心热，舌质红，少苔，脉细数。

分析：阴虚内热，热扰冲任，经血妄行，故月经提前；阴虚血少，冲任不足，血为热灼，故经色红，质稀或黏，无血块；手足心热，咽干口燥，舌红，苔少，脉细数均为阴虚内热之象。

基本治法：滋阴清热，养血调经。

方药运用：两地汤（《傅青主女科》）合柏子仁丸（《妇人大全良方》）。

生地、玄参、赤白芍、柏子仁、丹皮、地骨皮各9g，麦冬6g。

方中生地、玄参、麦冬养阴滋液，壮水以制火；地骨皮清虚热，泻肾火；白芍养血敛阴；柏子仁养心安神，清润生津；丹皮、赤芍清热泻火凉血。全方重在滋阴壮水，水足则火自平，阴复而阳自秘，则经行如期，经量如常。

服法：每日1剂，经前经期水煎分2次服。

加减：相火偏旺者，加炙知母6g，炒黄柏9g；心火偏旺失眠者，加炒枣仁9g，青龙齿（先煎）10g，莲子心3g。

3. 瘀热夹脾虚证

证候：月经先期量少，色淡红质稀，夹紫黑或较大血块，小腹作痛，头昏胸闷，烦躁口渴，纳欠神疲，腹胀便溏，舌质淡，边有瘀斑，脉弦细涩。

分析：肾阴偏虚，不能涵木，肝郁化火，迫血妄行，故见月经先期量少；肾阴偏虚，不能条达冲任，经血稽留成瘀，故色淡红质稀，夹紫黑或较大血块；瘀阻胞中，故小腹作痛；瘀阻心肝，津不上承，故头昏胸闷，烦躁口渴；肝郁脾虚，不司调统，故纳欠神疲，腹胀便溏；舌质淡，边有瘀斑，脉涩弦细均为瘀热夹脾虚之象。

基本治法：清肝调经，益气化瘀。

方药运用：丹栀逍遥散（《校注妇人良方》）合香砂六君汤（《小儿药证直诀》）、加味失笑散。

炒丹皮、丹参、赤芍、白术、茯苓、党参、五灵脂各10g，钩藤（后下）15g，煨木香、砂仁、炒蒲黄（包煎）各6g，炒柴胡、陈皮各5g。

方中丹皮、柴胡、赤芍疏肝解郁，清热凉血；钩藤清泄肝火；党参、白术、茯苓健脾益气利湿；木香、砂仁、陈皮化湿止泻；丹参、五灵脂、蒲黄活血化瘀，祛瘀结之污血。诸药合用，使肝气畅达，肝热得清，脾气健旺，瘀结得除，则经水如期，经量如常。

服法：每日1剂，经前期水煎分2次服。

加减：肝火偏旺，头疼烦热者，加苦丁茶10g，炒山栀9g；小腹胀痛，泄泻较频者，加炒防风、炮姜各5g，六曲10g；经量很少，行经不畅者，加泽兰叶10g，益母草15g。

（二）月经后期量多

月经后期常与量少相伴见，西医谓之月经稀发。本病症见月经量多，与后期相矛盾，因而必有两个以上证型相兼夹，病证错杂，故有分述之必要。至于青春期、更年期见此，量既非特多，又无明显的全身症状者，可不作疾病论。

【病因病机】

月经后期量多在西医妇科学中仅是一个症状，可见于功能失调性子宫出血中，多由下丘脑－垂体－卵巢轴的功能紊乱所致，分为有排卵性和无排卵性两类。中医古籍中无并本病的记载，《景岳全书·妇人归·经脉类》曰：“后期而至者，本属血虚，然亦有血热而燥瘀者，有血逆而留滞者。”说明瘀乃本病的主要病理因素。明代《证治准绳·妇科·调经门》曰：“经水过多为虚热，为气虚不能摄血。”可见气阴不足，血热由生导致了本病的虚实兼夹。

1. 郁热夹瘀

平素肾虚，情怀不畅，或愤怒急躁，或忧思不已，或长期紧张，以致心肝气郁，气郁阻滞冲任而致瘀，气郁化火而迫血，气滞血瘀则后期，火热夹瘀则量多。

2. 阳虚夹瘀

禀赋肾虚，或房劳多产（主要是多次流产），或劳累过度，以致肾阳亏虚，既不能温煦子宫而条达冲任，又不能司气化而助肝疏泄，以致脂膜与瘀血内结，损伤脉络，好血不得归经，故见后期量多。

3. 脾肾虚寒

先天禀赋不足，肾气欠盛，天癸欠充，冲任不能应期盛通，经血不能应期来潮，故致后期；后天脾胃失调，脾气不足，子宫藏纳乏力，摄血无权，经行有泻无藏，血溢无制，故量多。

【诊断与鉴别诊断】

1. 诊断

（1）临床表现　月经周期延后7天以上，甚则2～3月一行，同时伴有行经的第2或第3天经量明显增多，在一定时间内能自然停止，并连续出现2次以上。月经仍有一定的周期性。

月经后期量多有轻重之分：轻者40～50天一潮，月经量90～100ml；重者4～5月一潮，月经量超过200ml。

月经后期量多有急慢性之别：急性者或因一时生活调摄不慎，或因精神刺激、感受外邪，突发月经滞后，量多如冲，但经期仍正常；慢性者在原有疾病日久失治或延误治疗后，周期逐渐延后，从40～50天一潮发展成4～5月一潮，月经量逐月增多，致成本病。

月经后期量多的并发症：本病若治疗不及时或失治，日久病深，可出现经期延长伴量多，常发展为崩漏、不孕、流产等。

（2）检查

①妇科检查：应注意子宫的大小、质地、活动及压痛情况，一般子宫发育正常。

②辅助检查

A. 测量基础体温：了解患者有无排卵。

B. 宫颈黏液结晶检查：了解患者体内雌激素水平。

C. B超：了解子宫、卵巢的发育状况和病变，检查是否存在子宫肌瘤。

D. 诊断性刮宫：了解子宫内膜增生情况。

E. 内镜检查：观察宫腔异常病变。

2. 鉴别诊断

本病主要与以下情况相鉴别。

（1）崩漏　崩漏在大量阴道出血时的症状与月经过多相似，但崩漏的出血无周期性，同时伴有经期延长，淋漓日久不能自然停止，与月经后期量多的周期性出血和正常的经期显然不同，通过询问病史、发病经过等，结合临床症状，不难鉴别。

（2）子宫肌瘤及流产　通过B超、宫腔镜及子宫内膜病检可排除。

（3）并月和居经　并月指身体无病而月经2个月一行，居经为身体无病而月经3个月一行，此两者都是较为少见的生理现象，周期固定，经量如常，且不伴有其他症状。

【辨证施治】

本病总的治疗原则，经期以辨证止血为主，防止失血伤阴；平时应根据辨证采用益气、清热、养阴、化瘀等法以治本。此外，治疗宜及时，以防变生他病。

1. 郁热夹瘀证

证候：月经后期量多，色紫红或夹淡红，有较大血块，小腹胀痛，头昏头疼，胸闷烦躁，乳房胀痛，夜寐不安，舌边有紫点，苔薄黄，脉细弦带数。

分析：肝郁疏泄失调，血海失司，经行不畅，故月经后期；热盛于里，扰及冲任、血海，乘经行之际迫血下行，故经量增多；血热瘀滞，经行不畅，故有较大血块；血为热灼，则经色紫红；气滞肝经则头昏头疼，胸闷烦躁，乳房胀痛，夜寐不熟，少腹胀痛；舌边有紫点，苔薄黄，脉细弦带数均为郁热夹瘀之象。

基本治法：清肝解郁，活血化瘀。

方药运用：越鞠丸（《丹溪心法》）合加味失笑散。

制苍术、制香附、炒丹皮、山楂、炒当归、赤芍、五灵脂各10g，炒蒲黄（包煎）、绿萼梅各5g，益母草15g。

方中制香附行气解郁以治气郁；制苍术燥湿健脾以治湿郁；五灵脂、炒蒲黄化瘀止痛，化中有止，加入炒当归、赤芍、益母草、山楂，化瘀止血之力更强；炒丹皮清热凉血；绿萼梅疏肝气，清肝热。诸药合用，使肝气畅达，肝郁得疏，瘀热得散，则经水如常。

服法：每日1剂，经前经期水煎分服。

加减：出血甚多者，加三七粉（吞服）1.5g，茜草15g，大小蓟各10g；纳欠，大便不实者，加煨木香、陈皮各6g，砂仁（后下）3g；头疼烦热甚者，加钩藤（后下）15g，苦丁茶10g。

2. 阳虚夹瘀证

证候：月经后期量多，色暗红或淡红，质稀，有较大血块，或伴腐肉样血块，小腹冷痛，周身关节酸痛，或小腹冰冷，胸闷烦躁，乳房胀痛，舌质暗红，苔薄白，脉细迟。

分析：阳气不足，阴寒内盛，不能温养脏腑，血海满溢延迟，气虚冲任不固，故月经后期量多，色暗红或淡红，质稀；血为寒凝，冲任涩滞，故有较大血块，或伴腐肉样血块；寒邪客于胞中，阳不外达，气血运行不畅，不通则痛，故小腹冷痛，周身关节酸痛；阳虚失煦，肝经瘀阻，故小腹冰冷，胸闷烦躁，乳房胀痛；舌质暗红，苔薄白，脉细迟均为阳虚夹瘀之象。

基本治法：温肾助阳，调气化瘀。

方药运用：金匮温经汤（《金匮要略》）合脱膜散加减。

炒当归、赤芍、五灵脂、川续断、制香附、莪术、党参各10g，肉桂、吴茱萸各5g，炒丹皮、钩藤（后下）各12g。

方中炒当归养血活血调经；五灵脂化瘀止痛；肉桂、吴茱萸温经散寒，暖宫脱膜；党参甘温补气，助肉桂通阳散寒；莪术、丹皮、赤芍活血祛瘀；制香附、川续断行气补肾；钩藤清降肝郁。诸药合用，共奏温肾助阳、调气化瘀之效。

服法：每日1剂，经前经期水煎分服。

加减：出血甚多者，加三七粉（另吞）1.5g，茜草15g，炒蒲黄（包煎）6g；腰膝酸冷，大便偏溏者，加炮姜5g，补骨脂9g，制附片6g。

3. 脾肾虚寒证

证候：月经后期量多，色淡红或紫暗，质稀无块，头昏腰酸，胸闷心烦，惊悸寐差，神疲乏力，形体作寒，舌质淡红，脉细弦或细迟。

分析：肾虚精血亏少，冲任不足，血海不能按时满溢，故经行后期；脾虚冲任不固，经血失于制约，故经行量多；气虚火衰，不能化血为赤，故经色淡红或紫暗，质稀无块；头昏腰酸，胸闷心烦，惊悸寐差，神疲乏力，形体作寒，舌质淡红，脉细弦或细迟均为脾肾虚寒之象。

基本治法：健脾温肾，固经摄血。

方药运用：温经摄血汤(《傅青主女科》）合补气固经丸加减。

熟地、白芍、白术、炒川断、党参各10g，五味子、肉桂、砂仁（后下）各5g，炙甘草6g，阿胶珠12g。

方中党参、白术、炙甘草补脾气以滋生化之源，加入砂仁以增强健脾和胃之力；熟地、白芍滋阴养血；炒川断温补肾阳；肉桂温经散寒；五味子、阿胶珠养血止血。诸药合用，共奏健脾温肾、固经摄血之效。

服法：每日1剂，经前经期水煎分服。

加减：出血量多者，加艾叶炭9g，鹿角胶(烊冲）10g，补骨脂10g；腹胀纳欠，便溏者，加黄芪15g，煨木香5g，炮姜6g。

【其他治疗】

1. 中成药

芎归平胃丸(《中药成方手册》)　每次6g，每日2次，适用于痰湿性月经后期量少。

2. 针灸

主穴：关元、血海、气海、三阴交、隐白。

配穴：实热配太冲、曲池，虚热配然谷、太溪，瘀热配行间、地机，气虚配足三里、脾俞，气滞配膻中、内关，阳虚配命门、肾俞。

操作：主穴平补平泻，配穴虚证用补法，实证用泻法，阳虚加灸。

一般多在经前5～7天开始治疗，至下次月经来潮前再治疗，连续3～5个月，直到病愈。若行经时间不能掌握，可于月经净止之日起针灸，隔日1次，直到月经来潮时为止，连续治疗3～5个月。

【转归及预后】

月经先期量少治疗得当，多能痊愈；如不及时治疗，可发展为崩漏、不孕。月经后期量多治疗及时得当，一般预后较好，如失血过多可引起气血俱虚，严重影响身体健康，故应针对病因积极治疗。如病程过长，可发展为崩漏，反复难愈，亦可导致不孕。

【预防与调护】

1. 月经先期量少应注意

（1）节饮食。不宜过食肥甘滋腻、生冷寒凉、辛烈香燥之品，以免损伤脾胃，或生热灼血。

（2）调情志。保持心情舒畅，避免情志刺激。

（3）经期应注意保暖，不宜冒雨涉水，不宜过食生冷寒凉，不宜过度劳累和剧烈运动。

（4）节制房事，节制生育，避免手术损伤。

2. 月经后期量多应注意

（1）经前及经期调摄寒温，尽量避免受寒、冒雨、涉水等，以防血为寒湿所凝，导致月经病的发生。

（2）注意饮食调理，平时少食辛辣温燥之品，饮食要富有营养，易于消化；经期不宜过食寒凉冰冷之物，以免经脉壅涩，瘀阻血行。

（3）平时避免精神刺激，经期要稳定情绪，心境安和，注意休息，避免过度劳累。

此外，尚需做好计划生育，以防产乳过多耗伤精血，损伤冲任。

【临证经验】

夏师认为，月经错杂临床较为多见的是后期与量多的矛盾。瘀滞在月经后期中颇为常见，全身症状方面往往出现腰酸、小腹有冷感、大便偏溏等脾肾阳虚症状。这类患者宫体偏小，说明先天肾阳偏虚，脂膜与瘀血内结，损伤血络，好血不得归经，故见后期量多。本病肾虚为本，血瘀为标，因此在行经期当从标证论治，以活血祛瘀为主，佐以健脾补肾，但重点在于经后期与经间排卵期的治疗。经后期以滋肾生肝饮合木香六君汤，经间排卵期以补肾促排卵汤治疗，经前期用毓麟珠加减。有时为了集中药力解除主证型对次要证型可暂不治疗。有时次要证型干扰主证型的治疗，或者不得不先行处理时，可按急则治标的原则，先行处理。

先期量少临床多血热、血瘀、湿浊三者并存，其中血热为主，血瘀为次，湿浊再次，治疗上经期以处理血热为主，用清热凉血法，选荆芩四物汤加失笑散、大小蓟、益母草、茯苓、薏苡仁即可。如果以血瘀为主，血热、湿浊为次，则应选用化瘀止血的加味失笑散，另加丹皮、马鞭草、大小蓟、茯苓、薏苡仁等。经净后按月经周期的阶段特点，遵经后期补虚为主的特点予以补肾，经前期理气为先，行经期活血化瘀为要，较好地解除先期与量少的矛盾。

在用药上，夏师尽可能选择具有协同作用的药物，以避免方药之间的冲突。如气虚为主夹有郁热者，选用补中益气汤加黑山栀、炒丹皮、苦丁茶、钩藤等；郁热为主，夹有气虚者，选用丹栀逍遥散为主方，加入黄芪、太子参、白人参等；肾虚夹血瘀者，用柏子仁丸补肾调经，川断、牛膝、熟地等补肾，丹参、泽兰、当归、赤芍等化瘀。我们临床所使用的补肾促排卵汤，也是补肾与化瘀的有机结合，可以提高补肾化瘀的疗效。

此外，夏师临床上常使用标中顾本，本中顾标的方法，如经期大出血以血瘀为主者，先治血瘀，以加味失笑散（见崩漏）或脱膜散（见膜样痛经）治之；如有肾虚证候者，则标中顾本，加入炙龟板、川续断、桑寄生、杜仲、肉桂等中的1～3味，疗效有所提高。血止之后应以补肾治本为主，但在经间排卵期需本中顾标，在补肾的方药中加入当归、赤芍、红花、五灵脂、丹参等促发排卵。如血热性月经过多，在清热凉血的同时可加入少量的参、芪以照顾气血虚弱，提高止血效果。

验案举例

陆某，女，29岁，酒店职员。

2007年6月3日初诊。月经后期量多2年，结婚3年未孕。患者以往月经正常，初潮15岁，5～7/30～35日，量中等，色暗红，血块少，无痛经。婚前曾2次药物流产，婚后经常服紧急避孕药“毓婷”，形体逐渐丰腴，继而月经后期量多，一般为7～10/40～50，第2～4天量特多，经色紫红，有大血块，伴小腹坠痛冷痛。平时经前乳胀，腰酸便溏，舌质淡红，苔薄黄腻，脉弦细。男方检查未见异常，女方子宫输卵管碘油造影示两侧输卵管通畅。妇科检查：子宫体偏小，余未见异常。BBT有时呈单温相，有时高温相偏短。经间期锦丝状带下偏少，多次经西医雌孕激素序贯周疗及促排卵治疗未果。

诊断：①月经错杂（月经失调）。②不孕症（继发性不孕症）。

中医辨证：多次流产，肾阳亏虚，子宫失煦，痰湿内生，与瘀搏结，冲任失调，以致后期量多。初诊时经净半月余，BBT仍处低温相，予以滋肾养血，疏肝健脾，取滋肾生肝饮合木香六君汤加减。处方：丹参、赤芍、白芍、山药、山萸肉、丹皮、茯苓、川断、菟丝子、炒白术各10g，广木香9g，广陈皮、炒荆芥各6g。

服药7剂后复诊，BBT仍处于低温相，带下稍增，大便转实，久站腰酸，再从前方，加肉苁蓉9g。服药5剂后出现较多锦丝状带下，即转用阴中求阳，调理气血以促转化的方法，用补肾促排卵汤。处方：丹参、赤芍、白芍、山药、熟地黄、丹皮、茯苓、山萸肉各10g，川断、菟丝子、紫石英各12g，五灵脂10g，红花6g，炒柴胡5g。

药服7剂后BBT升入高温相3天，出现双乳微胀、心烦抑郁、夜寐多梦、小腹坠痛等心肝火郁之象，予以补肾助阳，疏肝宁心，方取毓麟珠合越鞠丸加减。处方：丹参、赤芍、白芍、山药、丹皮、茯苓、川断、杜仲、紫石英、五灵脂、制香附、制苍术各10g，绿萼梅6g，莲子心5g。

服药9剂后月经来潮，改用疏肝理气、化瘀调经的方法，取五味调经散合加味失笑散加减。处方：制香附、制苍术、丹参、赤芍、丹皮、生山楂、茯苓、五灵脂、蒲黄（包煎）、益母草、川断各10g，艾叶、荆芥炭各9g。

服药7剂后就诊，告知此次经量中等，血块少，痛经隐作，经行7天净。

调治5个月后，BBT呈双温相，高温相已达到12天，月经恢复到35日一潮，经量中等，血块消失。治疗7个月后受孕，转入补肾保胎治疗。

【小结】

1. 月经错杂是妇科常见疾病，多由月经期、量的单纯病变发展而来，病理、症状较复杂，辨治有一定难度。

2. 治疗上分经期和非经期两个阶段，经期首当调整和控制月经量，非经期用夏师倡导的补肾调周法，可使壬癸的阴阳水均得到提高，真正达到“天癸至”，阴阳和，月经周期节律得以恢复正常。

第二节　崩　漏

崩漏即经血非时而下，或量多如注，或量少淋漓不净。经血暴下不止者谓之“崩中”，淋漓不断者谓之“漏下”。崩漏既是病名，又是症状。《景岳全书·妇人规》指出，崩漏系“经乱之甚者也”。本节所指崩漏系西医无排卵型功能失调性子宫出血范畴，乃是由神经内分泌失调引起，而非直接由全身及内外生殖器器质性病变引起。

本病又称为“崩中漏下”，病变部位在冲任二脉，常见证型有热瘀虚偏热、热瘀虚偏瘀、热瘀虚偏虚、阳虚瘀浊、心肝郁火、脾胃虚弱、湿热等。临床虽有虚实之分，但以本虚标实证居多。本病如及时治疗，一般能获愈，预后良好。

就临床资料分析，崩漏有以下特点：

①崩证发病急，病情比较严重，大出血时可危及生命，属于妇科急症之一。漏证漏下不止，缠绵难愈。

②发病年龄常在青春期和绝经期，病程偏长，反复发作，少数患者病程达数年以上。

③发病之前均有月经失调，绝大多数有闭经史；发病后均伴有程度不同的贫血，即气血不足的现象。

【病因病机】

本节所述之崩漏，实际上属于无排卵型功能性子宫出血。在探讨病理机制时，既要从出血时的子宫冲任局部因素入手，更要从出血后闭经时的整体病变分析。古人对于本病的发病原因阐述较多，如《妇科玉尺·崩漏》全面概括了本病的病因，曰：“崩漏，究其源，则有六大端：一由火热，二由虚寒，三由劳伤，四由气陷，五由血瘀，六由虚弱。”本病出血期以阴虚火旺和血瘀为主，而阴虚火旺、血热、血瘀三者常结合在一处，在发病中有所偏胜，即偏于热、偏于瘀、偏于虚之不同，且久则阴虚及阳，导致阳虚瘀浊，这也是崩漏病程长，病情复杂之原因。本病在演变过程中之所以形成热、瘀者，还与肾阴亏虚，心肝火郁有关，特别是心－肾－子宫生殖轴之功能失调，心肾失济则阴虚加剧，天癸衰少，少数阴虚火旺，下扰冲任血海，导致子宫失于固藏。《诸病源候论·妇人杂病诸候·崩中漏下候》曰：“崩中之状，是伤损冲任之脉，冲任之脉皆起于胞内，为经脉之海，劳伤过度，冲任气虚，不能制约经血，故忽然崩下，淋漓不断。”《素问·阴阳别论》亦云：“阴虚阳搏谓之崩。”另一方面，阴虚则阳长运动不良，甚则处于静止，且阴长运动不能至重，因此有阴而无阳，难以转化，瘀浊不得溶解，再加上心肝气郁，气郁血滞，更易加重瘀阻，从而导致瘀结，故《备急千金要方》谓“瘀结占据血室而致血不归经”。由于阴阳失衡，心－肾－子宫生殖轴功能紊乱，属整体导致局部病变。虽病在局部子宫，但其根源于心肾整体的失调。其他如肝经郁火、肝郁犯脾、营血耗损致气虚脾弱、湿浊内阻、蕴而化热所致的湿热证等，均属兼夹病证。

本病的本源在于肾虚，肾阴偏虚，不能涵养心肝，心肝气火偏旺，子宫冲任亦因阴虚及阳，阳不足而致瘀结；肾阳偏虚，不能暖土运脾，子宫冲任亦因阳虚而藏纳失职，心肝脾胃及子宫冲任失调，从而引起热、瘀、虚三者兼见之出血。

1. 主要证型

（1）*热瘀虚偏热*　素体阴虚，或久病、失血以致阴虚，阴虚水亏，相火偏旺，扰动血海，故经血非时而下；或素体阳盛，心情烦躁，肝火内炽，热扰冲任，迫血妄行，子宫失藏。

（2）*热瘀虚偏瘀*　素体肾虚，情怀不畅，肾虚肝郁，气滞血滞，冲任不得畅达，经血瘀结子宫，好血不得归经；或久漏气虚，血运不利致瘀，瘀血不去，好血难安，致发崩漏。

（3）*阳虚瘀浊*　忧思过度，饮食劳倦，损伤脾气，气不摄血，脾不统血；或崩漏耗损气血，气虚则子宫冲任不司藏纳，是以加剧崩漏。

（4）*热瘀虚偏虚*　禀赋薄弱，或房劳不节，或手术不当，或长期用脑过度，损伤肾及子宫冲任。肾阴虚则子宫冲任失于约制，前人谓之阴虚失守，或相火偏旺，迫血妄行；肾阳虚则子宫冲任功能不良，不能固藏，是以出血。

2. 兼证型

（1）*兼心肝郁火*　素体阳盛易动肝火，或大怒暴怒，或情志不畅，肝郁化火，热伤冲任，迫血妄行，发为崩漏。

（2）*兼脾胃虚弱*　饮食劳倦伤脾，脾失健运，气虚下陷，统摄失司，冲任不固，不能制约经血，发为崩漏。

（3）兼湿热 经期、产后、手术时湿热之邪直接侵入胞宫、胞脉、胞络，或外感湿热邪气，湿阻热扰，冲任不固，发为崩漏。

西医学认为，当机体受到内外各种因素如精神紧张、情绪变化、营养不良、代谢紊乱及环境、气候骤变等影响时，可通过大脑皮层和中枢神经系统引起下丘脑－垂体－卵巢轴功能失常或靶细胞效应异常，进而导致月经失调。

本病为无排卵性功能失调性出血，多发生于青春期和围绝经期妇女，但二者发病机制不完全相同。青春期下丘脑和垂体的调节功能未臻成熟，它们和卵巢间尚未建立稳定的周期性调节。此时虽有一批卵泡生长，但发育到一定程度即发生退行性变而无排卵，形成闭锁卵泡。围绝经期妇女卵巢功能衰退，卵泡几乎已耗尽，尤其剩余卵泡对垂体促性腺激素的反应低下，雌激素分泌量锐减，对垂体的负反馈变弱，因而促性腺激素水平升高，亦可发生无排卵性功血。无排卵性功血指各种原因导致的无排卵引起子宫内膜受单一雌激素刺激，而无孕酮对抗，故发生雌激素突破出血。若低水平雌激素维持在阈值水平，可见有间断性少量出血，内膜修复慢，出血时间延长；若高水平雌激素维持在有效浓度，可引起长时间的闭经，因缺乏孕激素的参与，子宫内膜厚而不牢固，易发生急性突破性出血，出血量多。无排卵性功血也可以由于雌激素撤退而致出血。

【诊断与鉴别诊断】

1. 诊断

（1）临床表现 阴道出血，月经不按周期而妄行，出血量多或淋漓不断，或先大下，继而淋漓，或先淋漓，后大下，或停经数月后暴下不止，或淋漓不断，时多时少，色鲜红或黯淡，质稀或黏，有血块，或有臭气。

崩漏有轻重之分：轻者出血量少，持续时间短，呈轻度贫血貌；重者出血量多，持续时间长，呈重度贫血貌或失血性休克。

崩漏有急慢性之别：急性者表现为突然阴道大出血不止，可出现急性失血面容；慢性者可由月经失调未及时治疗发展而来，表现为漏下不止。

崩漏的并发症：主要有贫血、失血性休克、不孕、流产、盆腔炎、闭经等。

（2）检查

①妇科检查：常无明显阳性体征。

②辅助检查

A. 基础体温测定：了解有无排卵及黄体功能。基础体温呈单相提示无排卵。

B. 诊断性刮宫（dilation & curettage，D&C）：简称诊刮，其作用一为止血，二为明确子宫内膜病理诊断。对年龄超过 35 岁，药物治疗无效或存在子宫内膜癌高危因素的异常子宫出血患者，应通过诊刮排除子宫内膜病变。施术时必须搔刮整个宫腔，并注意宫腔大小、形态，宫壁是否光滑，刮出物的性质和量。未婚患者在激素等保守治疗无效或疑有器质病变情况下，也应经患者或家属知情同意后考虑诊刮。为了确定有无排卵和黄体功能，应在经前期或月经来潮 6 小时内诊刮；若怀疑子宫内膜脱落不全，应在月经来潮第 5 天诊刮；不规则阴道流血者，可在消毒条件下随时进行诊刮。子宫内膜病理检查时可见增生期变化或增生过长，呈无分泌期状态。

C. B 超：了解子宫的大小、形态，宫腔内有无赘生物，子宫内膜的厚度等，除外多囊卵巢。

D. 宫腔镜检查：通过宫腔镜的直视，选择病变区域进行活检，诊断宫腔病变。

E. 激素测定：经前测血孕酮值，处于卵泡期水平提示无排卵；测血催乳素水平及甲状腺功能，排除其他内分泌疾病。

F. 宫颈细胞学检查：用于排除宫颈癌及癌前病变。

G. 宫颈黏液结晶检查：经前出现羊齿状结晶提示无排卵。

H. 血液测定：血红细胞计数、血细胞比容、凝血功能测定（如血常规、血小板计数、出凝血时间和凝血酶原时间、活化部分凝血酶原时间）等，以利于了解贫血程度和排除血液系统病变。

2. 鉴别诊断

通过详细询问病史、月经周期变化及有关检查，可排除全身性疾患，包括凝血机能障碍、妊娠有关出血、生殖器官肿瘤和炎症、药物副作用、盆腔静脉曲张症及其他内分泌腺的功能紊乱（如肾上腺皮质功能及甲状腺功能失常）等。此外，崩漏常需与下列疾病相鉴别。

（1）月经先期，量多，经期延长　月经较正常周期提前 7 天以上，经量较以往增多，经期延长，但仍有一定的规律性可循。

（2）月经先后无定期　月经周期先后不定，提前或错后，经期一般正常，与崩漏无周期者不同。

（3）经间期出血　亦为非经期出血，常发生在两次月经的中间，出血量少，一般持续 2～5 天左右，常可自然停止，有一定的规律性。

（4）胎漏　妊娠早期，阴道少量流血，常伴有轻度的妊娠反应，尿妊娠试验阳性，前 3 个月的月经周期正常。

（5）堕胎、小产　停经后阴道出血，伴小腹阵发性疼痛，腰部酸痛，阴道出血量多，甚则有胚胎样组织排出。少数需通过诊刮、宫腔镜等检查以鉴别之。

（6）异位妊娠　大多发生在停经后，阴道少量不规则出血，少腹部一侧突然剧烈疼痛，伴肛门坠胀，甚则面色苍白，头晕乏力，尿妊娠试验阳性。

（7）滋养叶细胞类疾病　以往月经规律，停经后阴道少量不规则出血，无腹痛，恶心呕吐明显，B 超可以确诊。

（8）外阴、阴道外伤性出血　病发于外阴、阴道，有创伤史或粗暴的性行为史，阴道出血色鲜红，呈活动性，检查未见宫颈口溢血。

（9）赤带　赤带多混夹黏液，局部可有痒痛等刺激症状，常伴小腹隐痛，腰酸，多有子宫内膜炎。

（10）肿瘤出血　某些良性肿瘤，如子宫肌瘤，可见月经量多，或淋漓不净；恶性肿瘤，如子宫内膜癌、宫颈癌，或出现非时阴道下血，多少不定，伴有血臭气味。

【辨证施治】

崩漏的辨证，应重视对月经量、色、质的分析，结合基础体温、子宫内膜、内分泌激素的检测等。一般来说，本病常属本虚标实，肾阴虚夹瘀。治疗方面，前人提出的“塞流、澄源、复旧”三法很重要。塞流，止血也，即在辨病辨证指导下，运用各种止血方法，甚至可采取西药大剂量激素以及刮宫方法，务求尽快控制出血，必要时可输血输液，协助止血。澄源，正本清源也，即针对各种病因而施以不同的治法，虚者补而固之，热者凉而敛之，寒者温而涩之。又，肾为先天之本，脾为后天之本，结合先后天尤其是先天之本，乃妇科治疗出血的特点。复旧，即恢复正常的月经周期和健康。前人认为，崩漏之后，营血大耗，故有“养血以复其旧”之论。我们认为，补肾调周才能达到固本复元的目的。更年期崩漏，重在调理脾胃，兼顾心肝以复其旧。

1. 主要证型

（1）热瘀虚偏热证

证候：崩漏量多，或淋漓不已，色紫红，有较大血块，出血呈阵发性，胸闷烦热，小腹作胀，头昏腰酸，大便干结，小便黄少，脉弦细带数，舌质偏红，边紫，苔色黄腻。

分析：实热内蕴，损伤冲任，血海沸溢，迫血妄行，故崩漏量多，或淋漓不已；血为热灼，瘀阻冲任，故血色紫红，有较大血块；热扰心神，故见头昏，胸闷烦热；子宫瘀阻不通，故小腹作胀；肾虚腰府失养，故见腰酸；热盛伤津，故大便干结，小便黄少；舌质偏红，边紫，苔色黄腻，脉弦细带数均为热瘀虚偏热之象。

基本治法：清热凉血，固经止血。

方药运用：固经汤（《医学入门》）合加味失笑散。

炙龟板（先煎）10～15g，炒黄柏6～12g，椿根白皮12g，白芍10g，炒子芩9g，炒五灵脂10g，蒲黄炭（包煎）6～9g，大小蓟各15g，血余炭10g，大黄炭6g，女贞子15g，墨旱莲15g。

方中炙龟板滋肾固冲，为君药；黄柏坚阴泻火，佐龟板以纠正阴虚火旺的不平衡状态；白芍、椿根白皮助龟板滋阴养血，固经止血；黄芩助黄柏以清热；五灵脂、蒲黄炭化瘀止血；大小蓟清热凉血止血；大黄炭凉血逐瘀止血；血余炭助大黄炭止血；女贞子、墨旱莲既滋补肝肾之阴，又能止血。诸药合用，共奏清热凉血、固经止血之效。

服法：水煎分服，每日1剂。出血过多时，每日2剂。另加服云南白药，每次0.5g，每日2～3次。

加减：淋漓不断，色紫黑，有血块，加三七粉（另吞）5g；心烦寐差，加炒枣仁6g，柏子仁10g，夜交藤15g；血去气弱，面色苍白，神疲乏力，加黄芪、党参各15g，枸杞子10g。

（2）热瘀虚偏瘀证

证候：经血非时而下，或量多阵冲，或量少淋漓，时下时止，色紫黑，有血块或大血块，小腹不舒，或有胀感，胸闷烦躁，口渴不欲饮，舌质紫黯或有瘀点，脉细涩或细弦。

分析：冲任、子宫瘀血阻滞，新血不安，故经血非时而下；离经之瘀时聚时散，故见量多阵冲，或量少淋漓，时下时止，色紫黑，有血块或大血块；瘀阻冲任、子宫，不通则痛，故见小腹不舒，或有胀感；瘀阻中隔，津不上承，故见胸闷烦躁，口渴不欲饮；舌质紫暗或有瘀点，脉细涩或细弦均为热瘀虚偏瘀之象。

基本治法：化瘀止血。

方药运用：四草汤（夏桂成经验方）合加味失笑散。

鹿衔草、马鞭草各15g，茜草、益母草、五灵脂、蒲黄（包煎）各10g，黑当归、赤白芍、川续断、山楂、血见愁各10g，大黄炭6g。

方中鹿衔草清热止血；马鞭草清热利湿，化瘀止血；茜草化瘀止血；益母草化瘀止血，收缩子宫；五灵脂、蒲黄化瘀止血，化中有止；黑当归养血止血；赤白芍、山楂养阴化瘀调经；川断温补肾气止血；血见愁、大黄炭化瘀止血。诸药合用，共奏化瘀止血功效。

服法：水煎分服，每日1剂。出血过多时，每日2剂。

加减：血瘀夹热者，加大小蓟、仙鹤草、炒丹皮各10g，钩藤（后下）15g；血瘀夹寒者，加艾叶、官桂各5g，生姜5片；兼气虚者，加黄芪、党参各15g，枸杞子10g；出血量多者，加三七粉（另吞），每次15g，每日3次。

（3）热瘀虚偏虚证

证候：经血非时而下，或量多如注，或淋漓不断，久而不已，色淡红或殷红，无血块，头晕腰酸，神疲乏力，肢冷心烦，夜寐不熟，小便频数，舌质淡红，脉细弱或细数。

分析：阴虚内热，热扰冲任血海，故经血非时而下，或量多如注，或淋漓不断，久而不已；热灼阴血，故色淡红或殷红，无血块；肾阴不足，虚热内扰，故头晕腰酸，神疲乏力，夜寐不熟，小便频数；阴虚及阳，肢体失煦，故肢冷心烦；舌质淡红，脉细弱或细数均为热瘀虚偏虚之象。

基本治法：补肾固冲，养血调经。

方药运用：二至地黄汤（《证治准绳》）合加味失笑散。

女贞子、墨旱莲各15g，怀山药、熟地、炒黄柏、炒川断、阿胶珠、菟丝子各10g，白术9g，艾叶炭6g，炒蒲黄（包煎）10g，五灵脂8g。

方中女贞子、墨旱莲既能滋补肝肾之阴，又能止血；熟地、山药滋补肝肾；炒黄柏坚阴泻火；菟丝子、炒川断补肝肾止血；白术健脾益气；阿胶珠、艾叶炭养血止血；加味失笑散化瘀止血。诸药合用，共奏补肾固冲、养血调经之功。

服法：水煎分服，每日1剂。出血过多时，每日2剂。

加减：心悸失眠者，加炒枣仁6g，青龙齿（先煎）10g；大便偏溏者，去熟地、黄柏，加砂仁（后下）5g，炮姜6g。

（4）阳虚瘀浊证

证候：崩漏日久，量多或淋漓不止，色淡红，质稀或有血块，头昏腰酸，形寒肢冷，面色㿠白，纳欠神疲，心慌心悸，舌质淡，苔白腻，根部略厚，脉细弱。

分析：肾阳虚衰，阳不摄阴，封藏失司，冲任不固，故见崩漏日久，量多或淋漓不止；肾阳虚，血失温煦，涩而结瘀，故色淡红，质稀或有血块；脾肾阳气不足，故见头昏腰酸，形寒肢冷，面色㿠白，纳欠神疲，心慌心悸；舌质淡，苔白腻，根部略厚，脉细弱均为阳虚瘀浊之象。

基本治法：补肾助阳，化瘀固冲。

方药运用：固本止崩汤（《傅青主女科》）合震灵丹加减。

人（党）参30g，黄芪15g，白术、熟地、黑当归、炒川断、陈棕炭各10g，黑姜5g，炙甘草6g。

方中人（党）参、黄芪大补元气，升阳固本；白术健脾，资血之源又统血归经；熟地滋阴养血，“于补阴之中行止崩之法”；“气不足便是寒”，佐黑姜既可引血归经，又有补火温阳而收敛之妙；黄芪配当归含有当归补血汤之意，功能补血；熟地配当归一阴一阳，补血和血；炒川断温肾止血；陈棕炭固涩止血；炙甘草补气和中。诸药合用，共达补肾助阳，化瘀固冲之功。

服法：水煎分服，每日1剂。出血过多时，每日2剂。

加减：大便偏溏者，去熟地，加砂仁（后下）5g，六曲、建莲子各10g；心烦失眠者，加龙骨、牡蛎各15g，炒枣仁10g；夹有血块，淋漓不净者，加失笑散（包煎）10g，益母草15g；出血过多者，吞服红参粉3g，三七粉3g。

2. 兼证型

（1）兼心肝郁火证

证候：崩漏量多，色红，有血块，或淋漓不已，色紫红，有小血块，伴头昏头痛，胸闷烦躁，心悸失眠，胸胁胀闷，时欲叹气，纳欠腹胀，口苦口干，尿黄便坚，舌质红，苔黄腻，脉弦细。

分析：情志不遂，心肝郁火内蕴，损伤冲任，血海沸溢，热结成瘀，迫血妄行，故崩漏量多，色红，有血块，或淋漓不已，色紫红，有小血块；郁火内扰，气机不畅，故头昏头痛，胸闷烦躁，心悸失眠，胸胁胀闷，时欲叹气；肝木克土，脾气不健，故纳欠腹胀；肝火内炽，故口苦口干，尿黄便坚；舌质红，苔黄腻，脉弦细均为心肝郁火之象。

基本治法：清热解郁，化瘀止血。

方药运用：丹栀逍遥散（《校注妇人良方》）合加味失笑散。

丹皮10g，炒山栀6g，炒柴胡6g，黄芩10g，陈皮6g，广木香6g，合欢皮10g，失笑散（包煎）10g。

方中丹皮、炒山栀、炒柴胡疏肝解郁，清热凉血；黄芩助前药增强清热之力；失笑散化瘀止血，化中有止；合欢皮、广木香、陈皮行气解郁。诸药合用，共奏清热解郁、化瘀止血之功。

服法：水煎分服，每日1剂。出血过多时，每日2剂。另吞震灵丹，每次6～9g，每日3次。

加减：更年期患此者必须注意两大特点：一是安定心神，上方加钩藤（后下）12g，莲子心5g，青龙齿（先煎）10g，合欢皮9g；二是心肝气郁者必影响脾胃，上方加太子参15g，陈皮6g，广木香6g，即前人“见肝传脾，当先实脾”之意也。

（2）兼脾胃虚弱证

证候：崩漏日久量多，色淡红，或有血块，或淋漓不已，色淡红，无血块，伴头昏心悸，面乏华色，神疲乏力，纳欠腹胀，大便易溏，或面浮足肿，气短易汗，舌质淡红，苔白腻，脉细弱或细。

分析：脾虚中气虚弱，甚或下陷，冲任不固，血失统摄，故崩漏日久量多，或淋漓不已；气虚火不足，血涩成瘀，故色淡红，或有血块；脾虚气血不足，故头昏心悸，面乏华色，神疲乏力；脾失健运，故纳欠腹胀，大便易溏；气虚阳弱，水湿内停，故面浮足肿，气短易汗；舌质淡红，苔白腻，脉细弱或细均为脾胃虚弱之象。

基本治法：益气健脾，养血止血。

方药运用：加味归脾汤（《济生方》）加减。

黄芪15g，煨木香10g，白术10g，酸枣仁10g，黑当归10g，远志12g，茯神10g，龙眼肉15g，炒扁豆12g，砂仁（后下）5g。

方中黄芪益气；白术、炒扁豆、砂仁补气健脾；黑当归生血止血；龙眼肉、酸枣仁、远志、茯神养心安神；煨木香理气醒脾，使补而不滞。全方益气以生血，气旺则能摄血，故治脾胃虚弱之崩漏。

服法：水煎分服，每日1剂。出血过多时，每日2剂。

加减：夹血瘀者，合加味失笑散。更年期患者当照顾两个方面：一是疏肝解郁，常需加入炒荆芥、白芍各10g，或炒柴胡6g，钩藤（后下）10g等；二是安定心神，常需加入合欢皮、紫贝齿（先煎）、炒枣仁各10g等。

（3）兼湿热证

证候：崩漏出血量多，色红，质黏有血块，或带下色黄，质黏有秽味，面色萎黄，神疲，脘腹痞胀，不思纳谷，大便时溏，舌质淡，苔白腻，脉细濡。

分析：湿邪阻于冲任，蕴蒸生热，湿热扰动冲任血海，影响固藏，故崩漏出血量多；湿热与血搏结，故色红，质黏有血块；湿热流注下焦，任带二脉失约，故带下色黄，质黏有秽味；湿热熏蒸，故脘腹痞胀，不思纳谷，大便时溏；湿热阻络，故面色萎黄，神疲；舌质淡，苔白腻，脉细濡均为湿热之象。

基本治法：利湿化浊。

方药运用：红藤败酱散（夏桂成经验方）加减。

红藤10g，败酱草12g，丹皮10g，薏苡仁15g，延胡索10g，制香附10g，大小蓟各15g，炒蒲黄（包煎）10g，仙鹤草12g，马齿苋15g。

方中红藤、败酱草清热利湿，加薏苡仁利湿之力更强；丹皮、大小蓟、仙鹤草清热凉血止血；延胡索、制香附行气燥湿；马齿苋清热利湿止血；炒蒲黄化瘀止血。诸药合用，共奏利湿化浊之功。

服法：水煎分服，每日1剂。

加减：伴腰酸坠胀者，加炒川断15g，桑寄生15g，补骨脂10g；大便溏薄者，加炒木香10g，炒扁豆12g，砂仁5g；带下量多色黄者，加椿根皮15g，苍术10g，怀牛膝10g，在利湿化浊中仍要贯穿化瘀以调之。

【其他治疗】

1. 中成药

（1）出血期用药

①功血宁(《中医妇科验方选》王敏之方)

处方：黄芪60g，炙知母20g，柴胡、桔梗各10g，升麻炭30g，红参18g，吴茱萸30g，桑寄生60g，莲房炭30g，棕榈炭60g，杜仲炭30g，石榴皮炭30g，艾叶炭24g，仙鹤草60g，煅牡蛎30g，三七粉18g，炮姜炭15g，当归身24g，芥穗炭24g。

服法：上药共为细末，用伏龙肝100g煎水，合山药粉50g，打糊为丸，每丸6g，早晚各服1丸，忌食生冷。

适应证：脾肾两虚性崩漏。

②震灵丹　每次9g，每日3次，适用于血瘀性崩漏。

③血安片　每次4片，每日3次，适用于血热性崩漏。

④断血流片　每次10片，每日3次，适用于血热性崩漏。

⑤益宫止血口服液　每次20ml，每日3次，适用于功血气阴两虚者。

⑥清经颗粒　每次5g，每日2次，月经干净后服用，15天为1疗程，适用于功血血热证。

⑦生三七胶囊　每次3粒，每日1~2次，适用于功血血瘀证。

⑧血竭胶囊　每次4~6粒，每日3次，15天为1疗程。能活血化瘀，收敛止血，消炎止痛，生肌敛疮，补血益气，适用于子宫异常性出血。服药期间忌服酸性食物。

⑨荷叶丸　每次1丸，每日2~3次，空腹温开水送服，适用于崩漏血热证。忌食辛辣油腻。

⑩参茜固经冲剂　每次1袋，每日2次，有月经周期者，经前1周开始服用，至经净止，适用于功血气阴两虚证。

⑪紫地宁血散　每次8g，每日3~4次，凉开水或温水调服，适用于功血血热证。

⑫断血流片（颗粒）　片剂，每次3~6片，每日3~4次。颗粒，每次6.5g，每日3次，适用于功血血热证。

⑬十灰散（丸） 每次9g，每日2次，适用于功血血热证。

⑭宫泰冲剂 每次1~2包，每日2~3次，开水冲服，适用于功血气虚血瘀、阴虚血瘀证。

（2）非出血期用药

①紫河车胶囊 每次1~5粒，每日1~3次，饭后服用，适用于功血属肾精不足者，或经后期填补肾精，促卵泡发育。

②御苁蓉口服液 每次10ml，每日2次，早晚空腹服用，适用于功血属肾虚者。

③复方阿胶浆 每次20ml，每日3次，适用于功血气血两虚，头晕目眩，心悸失眠，食欲不振及白细胞减少症和贫血。

④定坤丹 大蜜丸，每次半丸至1丸，每日2次，适用于功血气血两虚兼有郁滞者。

⑤春血安胶囊 每次4粒，每日3次或遵医嘱服用，适用于青春期功血。

⑥杞菊地黄丸 每次9g，每日2次，适用于功血肝肾阴虚阳亢者。忌食酸性及生冷食物。

⑦养血当归精 每次10ml，每日2~3次，适用于功血失血过多所致气血虚弱。忌嗔怒及辛辣、生冷食物，感冒发热者勿服。

⑧生脉饮 每次10ml，每日3次，适用于功血气阴两伤型。实热之邪未尽者禁用。

⑨归脾丸 水蜜丸，每次6g，每日3次。大蜜丸，每次1丸，每日3次，适用于心脾气虚型功血出血期，或用于止血后调理。

⑩乌鸡白凤口服液 每次10ml，或遵医嘱服用，适用于功血气血两虚型。服药过程中如遇感冒、发热，暂停服用。

2. 针灸

（1）虚证

取穴：关元、三阴交、肾俞、交信。

配穴：气虚配气海、脾俞、膏肓、足三里，阳虚配气海、命门、复溜，阴虚配然谷、阴谷。

操作：针刺用补法，酌情用灸。

（2）实证

取穴：气海、三阴交、隐白。

配穴：血热配血海、水泉，湿热配中极、阴陵泉，气郁配太冲、支沟、大敦，血瘀配地机、气冲、冲门。

操作：针刺用泻法。

3. 穴位注射

（1）三七当归注射液

取穴：子宫、关元、肾俞、内关、合谷。

操作：局部皮肤常规消毒，用2ml注射器加7或8号针头抽吸三七当归注射液后，在预选的穴位上刺入，边进针边左右旋转注射器并进退针以反复刺激，得气后推注三七当归注射液1ml。每次封闭2个穴位，每天封闭1次，7次为1疗程，疗程间隔为3天。

（2）5%当归注射液

取穴：血海、气海、足三里、然谷、三阴交。

操作：每次选2个穴，每穴注入0.5～1ml，每日1次，7次为1疗程，疗程间隔5～7天。

4. 穴位敷贴

取穴：耳穴之子宫、卵巢、输卵管、盆腔、皮质下、内分泌、肾上腺、神门、脑干、肝、脾、胃、肾。

操作：将油菜籽用胶布贴压于上述耳穴，每次按压3～5分钟，每日3～4次。出血重者隔日换药，换药3～5次后改为每周1次。双耳交替。连续1～4周有效。

5. 耳针

取穴：子宫、卵巢、内分泌、肝、肾、神门。

操作：每次选用3～4穴，每日或隔日1次，中等刺激，留针30～60分钟，也可耳穴埋针。

【转归及预后】

崩漏常多脏受累，气血同病，因果转化。暴崩下血，气随血耗，阴随血伤，不论病发何因，最易出现气阴（血）两虚夹瘀。气阴两虚又可阴损及阳，血崩日久化寒，正如《血证论》曰："阳不摄阴，阴血因而走溢"；崩漏日久，离经之血为瘀，故出血期必有冲任、子宫瘀阻的转归，止血务必兼顾病机转归，灵活处理。

崩漏的预后与发育和治疗相关。青春期崩漏随发育日渐成熟，肾－天癸－冲任－胞宫生殖轴协调，最终可建立正常排卵的月经周期；少数发育不良或治疗不规范者，易因某些诱因而复发。

生育期排卵旺盛，有部分崩漏者有自愈趋势，大多可恢复或建立正常排卵周期，达到经调而后有子嗣；亦有少数患者，子宫内膜长期增生过长伴发不孕症，恐有酿生恶变的可能。

围绝经期崩漏疗程相对较短，止血后宜健脾补血，消除虚弱症状，少数须手术治疗或促使其绝经以防复发。本阶段需注意排除恶性病变。

【预防与调护】

1. 重视经期卫生，尽量避免或减少宫腔手术。

2. 及早治疗月经过多、经期延长、月经先期等出血性月经病，以防发展成崩漏。

3. 崩漏一旦发生，必须及时治愈。大出血时应注重顾护阴血，防止虚脱，必要时予以输血。临床用药应注意避免温燥助阳动血之品。

4. 饮食忌辛辣刺激之品。注意补充营养，防止继发贫血等疾病。加强锻炼，以防复发。

总之，崩漏调摄首重个人卫生，防感染；次调饮食，增营养；再适劳逸，畅情怀。

【临证经验】

由于本病好发于青春期及更年期，因而下面主要论述夏师论治青春期及更年期崩漏的特色。

1. 青春期崩漏的辨治特点

青少年的崩漏往往是肾气初盛，天癸既至而未充实，冲任虽通盛但未坚强，因此特点在于阴虚瘀热、阳虚瘀浊、脾蕴湿阻三者。

（1）阴虚瘀热证　其出血的特点是阵发性，治当滋阴清热，化瘀止血，重在止血，用固经丸（汤）合加味失笑散。二至地黄丸亦符合青春期以肝肾为主的特色。止血时不宜过用收涩性的药物，相反，要加入一定的化瘀排经药，如五灵脂、蒲黄、荆芥、益母草等。

（2）阳虚瘀浊证　出血日久量多，或淋漓不止，色淡红，质稀或有血块，治当补肾助阳，化瘀固冲，可用参芪胶艾汤。同时必须加强补肾助阳、益气养血的作用，可随症加入杜仲、桑寄生、鹿角胶、补骨脂、黄芪、熟地等；其次亦需加强化瘀止血之力，用益母草、马齿苋、荆芥、补骨脂等。另外，可兼服三七粉，用红参汤吞之，以助阳益气，控制出血。

（3）脾虚湿浊证　出血日久量多，色淡红，有血块，或夹有黏腻如白带状物，治以益气健脾，利湿化浊，用归脾汤加减。此外，可加入炒川断、桑寄生、补骨脂等以补肾助阳，或加入炒蒲黄、大小蓟、荆芥等，在利湿化浊中贯穿化瘀调经。

夏师认为，青春期崩漏控制出血后，在初潮 2 ~ 3 年内应按补肾养血论治，不必强调调周与促排卵；在青春后期，即初潮 3 ~ 4 年后，务必运用补肾调周的方法以恢复排卵功能，真正达到控制出血，防止崩漏再度发生。

2. 围绝经期崩漏的辨治特点

围绝经期崩漏是因卵巢退化而引起的，且围绝经期心理容易波动，体质下降，故在辨治中必须注意心肝郁火、脾胃虚弱、上热下寒及瘀结成癥。

（1）心肝郁火证　出血量多，色红，有血块，或淋漓不已，色紫红，有小血块，治当清热解郁，化瘀止血，用丹栀逍遥散合加味失笑散。同时必须注意两点：一是安定心神，于上方加钩藤（后下）12g，莲子心 5g，青龙齿（先煎）10g，合欢皮 9g；二是和脾胃，于上方加太子参 15g，陈皮 6g，广木香 6g，即前人“见肝之病，当先实脾”之意也。

（2）脾胃虚弱证　出血日久量多，色淡红，有血块，或淋漓不已，无血块，或有紫血块，治当益气健脾，养血止血，用归脾汤加减，夹血瘀者，合加味失笑散。围绝经期亦当照顾两个方面：一是疏肝解郁，常需加入炒荆芥、白芍各 10g，或炒柴胡 6g，钩藤（后下）10g 等，二是安定心神，常需加入合欢皮、紫贝齿及炒枣仁各 10 ~ 12g 等。此外，在脾胃虚弱病症中，务必注意肝热脾寒的情况，有时需要加钩藤、丹皮、干姜或炮姜等。

（3）上热下寒证　出血量多，色红有块，或淋漓不已，既可见头昏头痛，烦热口渴，又可见腰酸，小腹有冷感，大便稍溏，尿频。上热者，心肝之热也，下寒者，肾阳偏虚也。治疗当分两种情况：下寒较轻者，从血热夹瘀论治，以固经丸（汤）合加味失笑散，但需加入炮姜或肉桂或艾叶各6～8g；下寒较重者，必须与上热合治，可在清热化瘀的方药中加川断12g，炒白术10g，炮姜3g，肉桂（后下）3g，以适应围绝经期病情错杂的要求。固经丸疗效不佳时，可转用震灵丹。震灵丹不仅化瘀止血，而且温下作用亦十分明显，其中赤石脂、白石脂、禹余粮等石类温涩之品并有调治奇经的作用，有利于排除瘀浊。崩漏中的血瘀，前人谓之"瘀结"，不易排除。虽需化，还要固，且需以固为主，是治疗围绝经期崩漏的特点。

此外，由于围绝经期患者情绪不稳定，烦躁忧郁、气机不畅也可导致血瘀。就妇科特征而言，属于血瘀夹血热，就全身症状而言，属于阴虚心肝火旺的崩漏患者，还必须以滋阴养宫为主，佐以化瘀止血。一般出血期用固经丸合加味失笑散治疗。崩漏控制后，除围绝经早期患者需运用调周法，恢复月经周期和排卵功能外，围绝经中晚期已不适用调周法，故转从心肝脾胃论治，重点在于调理脾胃与心肝。脾胃为后天之本，先天已衰，全赖水谷以滋养，故其固本复旧重在调脾胃；调理心肝可以稳定心理，舒畅情怀，防止发作，巩固疗效。

在青春期或围绝经期崩漏中，的确有部分患者属于肾阴癸水过盛者，不仅要尽快控制出血，而且要防止其结为癥瘕。一般宜清热滋阴，可选用清经散、知柏地黄汤治疗，同时加入化瘀止血之品，必要时可配合其他综合措施以止血。

验案举例

庞某，女，49岁，大学教师，已婚。

2008年1月6日初诊。患者反复阴道出血2月余，量多如冲3天，呈阵发性，色红，有较大血块，腹不痛，伴头昏心慌，胸闷烦躁，夜寐甚差，小腹作胀，腰骶酸楚，面色𪱥白，但又时见潮红，大便偏干，小便偏少，色黄，舌边有瘀点，舌苔黄白腻，脉弦细。患者初潮16岁，5/28～37日，量一般，色红质稠，无痛经，生育史1－0－2－1。工具避孕。平时带下或多，色黄白相间，质黏稠。妇科检查发现子宫偏大，质地偏硬，余无异常。B超及宫腔镜检查未发现异常。血象检查：红细胞、血红蛋白低下，白细胞亦偏低，淋巴细胞略高，出凝血时间有所延长。既往有类似病史，常服"妇康片"止血，因出现转氨酶升高而停用，就诊前西医建议其诊刮，因有思想顾虑，未接受手术，前来就诊。

诊断：崩漏（更年期功能失调性子宫出血）。

中医辨证：年届七七，肝肾阴虚，瘀热交阻，冲任不固，发为崩漏。治拟补肾清肝，化瘀止血固冲，方用四草汤合加味失笑散加减。处方：鹿衔草30g，马鞭草、益母草、茜草炭、丹皮、赤芍、大蓟、小蓟、五灵脂、蒲黄炭（包煎）、炒川断、制香附各10g，广木香9g。

服药7剂后复诊，告知出血虽有所减少，但偶尔又见增多，诸症略有改善，改从滋阴清热合化瘀止血之法，方用固经丸合加味失笑散加减。处方：炙龟板（先煎）、炒黄柏、椿根皮、女贞子、墨旱莲、炒川断、炒五灵脂、炒蒲黄（包煎）、大黄炭、大蓟、小蓟、党参各10g，陈皮6g。

服药9剂后阴道出血始净，但头昏心烦，夜寐易醒，纳少便溏，腰酸耳鸣，舌质偏红，苔薄腻，脉沉细弦，转从调理心肝脾论治，用加味归脾汤合滋肾清心汤加减。处方：钩藤（后下）15g，山药、山萸肉、丹皮、茯苓、川断、菟丝子各10g，太子参15g，炒白术10g，广郁金10g，合欢皮9g，酸枣仁10g，莲子心5g。服药7剂后诸症明显改善，此后随症调理，再未发作。

【小结】

1. 崩漏是月经周期、经期、经量严重紊乱的急重病症，主要病因是虚（脾、肾）、热、瘀，病本在肾，病位在冲任，变化在气血，表现为子宫藏泻无度。崩漏的治疗首分出血期与血止后，一是塞流、澄源、复旧三法单独或联合使用，二是止血与调经。同时，还需按年龄论治：青春期宜止血调经，建立排卵周期，一般有排卵月经达2周期以上方可停止治疗。育龄期的治疗为止血后恢复排卵周期，并检查出血原因，进一步排除全身及局部的器质性病变。围绝经期的治疗为止血后健脾养血，促进顺利绝经。

2. 崩漏系西医功能失调性子宫出血范畴，治疗有两个难点：一是如何快速有效地止血，二是如何在止血后进行调周与促排卵。西医激素和手术治疗有时难以达到中药的理想效果，可采用中西医结合来提高疗效。

3. 崩漏乃危急重症，中医药急症治疗的手段比较单一，疗效有待提高。此外，进一步研究中医辨病、辨证、辨药物等的客观依据，对于提高中医诊断和治疗水平有重要的意义。

第三节 痛 经

痛经即女子经期或行经前后出现的周期性小腹疼痛，或痛引腰骶，甚则剧痛难忍，并伴有恶心呕吐，头昏厥逆。痛经既是病名，又是症状。如行经初期感觉下腹部轻微的胀痛，或腰部酸胀，是一种生理现象，不作痛经论治。

痛经发生于初潮后的几年内，生殖器官无器质性病变者，称为原发性痛经或功能性痛经。其中经行小腹疼痛剧烈，甚则恶心呕吐，四肢厥冷，并伴经量过多，掉下腐肉样血片（即子宫内膜片状脱落）者，叫做膜样痛经或脱膜性痛经。因生殖器官的器质性病变而发生的痛经，如子宫内膜异位症、急慢性盆腔炎症等引起的痛经，称为继发性痛经。本节主要阐述原发性痛经。

痛经又称“经行腹痛”，病变部位在子宫、冲任。原发性痛经常见证型有肾虚血瘀、气滞血瘀、寒湿凝滞、肝郁化火、气血虚弱、肝肾不足等。膜样性痛经常见证型有肾虚瘀浊、脾虚瘀浊、肝郁夹瘀等。本病临床虽有虚实之分，但以本虚标实证居多，如及时治疗，一般能获愈，预后良好。

就临床资料分析，痛经有以下特点：

①原发性痛经以青少年女性多见，继发性痛经则常见于育龄期妇女。

②痛经多发生在有排卵月经周期中的经期，在无排卵月经周期的经期则多无痛经。

③痛经程度分为轻、中、重三度。重度痛经小腹疼痛难忍，冷汗淋漓，不能坚持工作和学习，甚至昏厥；中度痛经小腹疼痛难忍，四肢不温，采用止痛措施可缓解；轻度痛经小腹疼痛明显，尚可坚持工作和学习，有时需服止痛药。

一、原发性痛经

【病因病机】

本病的主要机理在于肾虚血瘀。原发性痛经常在初潮后发生，与肾气、天癸有关，发生时疼痛较剧，排经不畅，故前人认为“不通则痛”。不通者，瘀浊也，但瘀滞常是一种现象，非根本原因还在肾虚。张景岳在《景岳全书·妇人规》中说得好：“凡妇人经行腹痛，挟虚者多，全实者少。”所以，肾虚血瘀是本病最主要的病机。标者，血瘀也，本者，肾虚也。肾虚而致血瘀，可有两个方面的因素：一是肾阳偏虚，主要是癸水中之阳水不足，不能溶解子宫血海内的脂膜瘀浊，因而排经不利，不通则痛也。二是肾虚子宫发育欠佳，宫颈管狭小，以致排经不利，不通则痛也。此外，尚有肾虚子宫位置失常，前屈后屈亦可致排经不利。痛经发生后，心神失于安宁亦可加剧痛经，此即前人“诸痛痒疮……皆属于心”之意也。

西医认为，原发性痛经的病因和机制尚未完全明了，可能与下述因素有关：①前列腺素合成与释放异常。前列腺素（Pg）可以影响子宫收缩，$PgF_{2\alpha}$可刺激子宫平滑肌收缩，使其节律性增强，张力增高；PgE_2抑制子宫收缩，使宫颈松弛。排卵后孕酮促进子宫内膜合成前列腺素，分泌期子宫内膜$PgF_{2\alpha}$的量高于PgE_2，所以子宫平滑肌收缩过强，甚至痉挛，可引起行经疼痛。这就是原发性痛经通常发生在有排卵周期的原因。②子宫收缩异常。子宫平滑肌收缩不协调，子宫张力变化，供血不足，导致厌氧代谢物积蓄，刺激C类疼痛神经元，也可引发疼痛。③其他因素。子宫内膜中大量的白介素会增加子宫纤维对疼痛的敏感性。垂体后叶加压素也可以导致子宫肌层的敏感性，减少子宫的血流，引起原发性痛经。此外，精神神经因素的影响、个体痛阈低和遗传也可促使本病发生。

1. 主要证型

（1）*肾虚血瘀*　素体薄弱，或禀赋不足，肾气欠盛，以致子宫发育不良，宫颈管狭小，或肾虚宫弱，子宫冲任气弱不得流通，经血排泄困难，不通则痛。

（2）*血瘀*　子宫前后过度屈曲，冲任气血不得流通，瘀血内阻，经血排泄困难，不通则痛。

2. 兼夹证型

（1）*气滞血瘀*　情怀不畅，肝失疏泄，气机不利，不能运血以畅行，以致冲任经脉不利，经血滞于胞中作痛。

（2）*寒湿凝滞*　久居阴湿之地，或经期感寒涉水，贪凉饮冷，以致寒湿伤于下焦，客于胞宫，经血为寒所凝，运行不畅而作痛。

（3）肝郁化火　心情不畅，烦躁愤怒，以致肝郁气逆，逆而化火，郁而阻滞致痛。

（4）气血虚弱　平素气血不足，或大病久病之后气血两亏，血海空虚，胞脉失养，引起疼痛；或血虚气滞，虚则胞络失养，滞则血行无力，亦致疼痛。

（5）肝肾不足　体弱阴伤，或房劳多产，或长期湿热，气火伤阴，以致肝肾亏损，阴血不足，经行之后，阴血更虚，胞络失养，是以致痛。

【诊断与鉴别诊断】

1. 诊断

（1）临床表现　原发性痛经多发生在初潮后不久，常见于未婚未孕的年轻妇女，可合并有月经失调及初潮延迟病史。痛经于月经来潮前数小时发作，经期疼痛逐步或迅速加剧，历时数小时至2～3日不等。疼痛常呈痉挛性，有的非常剧烈，如绞痛等。疼痛部位多在下腹部，可放射至腰骶部或大腿内侧。约半数患者有下背痛，面色苍白，出汗，恶心呕吐，或腹胀腹泻，甚至晕厥而急诊就医。妇科检查通常无阳性体征。

原发性痛经有轻重之分：轻者小腹疼痛明显，或伴腰部酸痛，但尚可坚持工作和学习，有时需服止痛剂。重者小腹疼痛难忍，坐卧不安，不能坚持工作和学习，多伴有腰骶疼痛，或兼有呕吐、泄泻、肛门坠胀、面色苍白、冷汗淋漓、四肢厥冷、低血压等，甚至昏厥。

原发性痛经有急慢性之别：急性者多因寒冷等诱发，慢性者多因长期摄身不当等逐渐出现。

原发性痛经的并发症：主要是经前期紧张综合征。

（2）检查

①妇科检查：应注意有无生殖器器质性疾病，子宫的形态、位置、大小和质地是否正常，两侧附件有无增厚、包块及压痛等。

②辅助检查

A. 测量基础体温：基础体温显示有正常排卵，且呈典型的双相，高温相多维持在12日以上。

B. B超：监测卵泡变化。

2. 鉴别诊断

原发性痛经需与以下疾病相鉴别。

（1）异位妊娠破裂　多有停经史，孕后可有一侧少腹隐痛及不规则阴道流血史，发作时突然腹痛如撕裂，剧痛难忍，伴面色苍白，冷汗淋漓，手足厥冷，或伴有恶心呕吐，但亦有无明显停经史即发生异位妊娠破裂者。

（2）先兆流产　有停经史及早孕反应，可见阴道流血，妊娠试验阳性，B超检查见子宫腔内有孕囊。

（3）肿瘤蒂扭转、破裂、变性　除有卵巢肿瘤病史和扣诊可查及外，往往突然发作，过去并无明显周期性痛经史，此次发作亦与月经周期无关。

(4) 卵泡破裂或黄体破裂　卵泡破裂或黄体破裂也可致腹腔内出血，出现突发性下腹痛。前者多发生于月经周期的中段，后者多发生于经前或妊娠早期，一般有诱因可查，如性交、剧烈运动或腹部挫伤等。

(5) 急性盆腔炎　除腹部胀痛外，多有高热、烦渴等，并伴有带下异常。

上述几种妇科痛证均与月经周期性发作无关，应详加鉴别。其他内外科腹痛，如急性阑尾炎、胃肠出血等，亦需根据病史、症状、体征等仔细鉴别。

【辨证施治】

本病经前、经期疼痛者属实，或虚中夹实；经后疼痛者属虚。临床常见三种情况：一为经前始痛，经行痛减；一为经行即痛，经净痛止；一为经行无苦，经将净时或经后疼痛。其中尤以前两者为多见。从疼痛部位来看，痛在小腹正中者，多为血瘀或血虚；痛在小腹两侧者，多为气滞；腰骶部疼痛者，多为肾虚。从疼痛的性质来看，拒按者属实，喜按者属虚；得热痛甚者属热，得热痛减者属寒；胀甚于痛者，多以气滞为主；痛甚于胀者，多以血瘀为主；刺痛者多为瘀血相攻；绞痛者多为寒瘀交阻；持续抽掣性疼痛，多以瘀血为主；阵发性剧痛，多为气滞血瘀。临床须全面参合，知常达变，才能识其本质。通过辨别疼痛的时间、部位、性质及程度，再结合全身症状及舌脉之象，才能正确判断本病的寒、热、虚、实属性。

本病的治疗原则以调理子宫冲任气血为主，常分为两个阶段：一为行经期，可分别采用寒者温之、热者清之、虚则补之、实则泻之的方法，重在调经理气，活血止痛，及时控制或缓解疼痛，治其标；二是平时，辨证求因以治本。夏师认为，本病重在经间排卵期治疗。对于子宫发育位置异常或宫颈狭窄等造成的痛经，可根据实际情况，选择最佳的治疗方案。

1. 主要证型

(1) 肾虚证

证候：月经后期，量少，色紫红，有血块，一般初潮后即有月经不调史，经行第一日腹痛剧烈，伴有腰酸，舌质偏红，脉细弦。

分析：禀赋不足，肾中阳气虚衰，冲任俱虚，精血不足，血行不畅，涩而结瘀，子宫、冲任失养，故月经后期，量少，色紫红，有血块；初潮后即有月经不调史，经行第一日腹痛剧烈，腰酸，舌质偏红，脉细弦均为肾虚之象。

基本治法：补肾通络，化瘀止痛。

方药运用：决津煎（《景岳全书》）合折冲饮（《简明中医妇科学》引张景岳方），经净后用补肾育宫汤。

乌药 6g，延胡索 10g，当归 10g，川芎 6g，赤芍 10g，五灵脂 10g，川续断 10g，牛膝 10g，肉桂（后下）5g，熟地 10g。

方中乌药、延胡索理气行滞止痛，当归、熟地、川芎、赤芍滋阴养营活血，五灵脂化瘀止痛，肉桂温经散寒，川续断、牛膝补肾强腰。诸药合用，共奏补肾通络、化瘀止痛之效。

服法：经前3天，水煎分服，经净停服。

加减：恶心呕吐，加钩藤（后下）20g，陈皮6g；昏厥者，加全蝎6g，琥珀5g；有寒者，加桂枝5g，艾叶6g；腰酸明显者，加杜仲12g，制狗脊10g。

附：补肾育宫汤：当归10g，白芍10g，怀山药10g，熟地10g，川续断10g，菟丝子10g，紫河车（先煎）10g，茺蔚子15g，炙鳖甲（先煎）10g。

服法：经净后7天水煎分服，至经前3天停服。

加减：进入经间排卵期后，加紫石英（先煎）10g，仙灵脾6～10g，五灵脂10g；脾胃薄弱者，去当归、熟地，加广木香9g，砂仁（后下）5g，炒白术10g。

（2）血瘀证

证候：月经后期，量少，色紫黯，有血块，经行第一日腹痛剧烈，严重时可晕厥，伴有腰酸，舌有瘀斑，脉涩。

分析：瘀血阻滞胞宫、冲任，血行迟滞，不通则痛，故月经后期，量少，色紫黯，有血块，经行第一日腹痛剧烈，严重时可晕厥；经气不利，故腰酸；舌有瘀斑，脉涩均为血瘀之象。

基本治法：化瘀止痛。

方药运用：膈下逐瘀汤（《医林改错》）加减。

乌药6g，桃仁10g，红花6～9g，延胡索10g，五灵脂10g，没药6g，当归10g，川芎6g，蒲黄（包煎）6g，赤芍10g，枳壳6g，制香附9g。

方中香附、乌药、枳壳、没药理气行滞止痛，当归、川芎、桃仁、红花、赤芍活血化瘀，延胡索、五灵脂、蒲黄化瘀定痛。瘀化血行，则疼痛自止。

服法：经前3天水煎分服，经净则停。

加减：若气短懒言，加太子参15g；大便溏薄者，加木香10g，砂仁（后下）5g。

2. 次要证型

（1）气滞血瘀证

证候：月经后期，量多或少，色紫红或紫黑，有血块，一般经前期或经期小腹胀痛或坠痛，或阵发性疼痛，伴有胸闷烦躁，乳房胀痛，脘痞腹胀，舌质偏红，脉细弦。

分析：肝失条达，冲任气血郁滞，经血不利，不通则痛，故月经后期，量多或少，经前或经期小腹胀痛或坠痛，或阵发性疼痛；肝郁气滞，经脉不利，故胸闷烦躁，乳房胀痛，脘痞腹胀；舌质偏红，脉细弦均属气滞血瘀之象。

基本治法：疏肝理气，化瘀止痛。

方药运用：加味乌药汤（《证治准绳》）。

乌药6g，制香附9g，木香6g，延胡索10g，青陈皮各6g，当归10g，赤芍10g，山楂10g，益母草15g。

方中乌药、延胡索理气行滞，制香附疏肝理气，木香、青陈皮行脾胃气滞，当归、益母草养血活血调经，赤芍、山楂活血化瘀。全方共奏疏肝理气，化瘀止痛之效。

服法：经前3天水煎分服，经净停服。

加减：头昏头痛者，加钩藤（后下）15g，白蒺藜10g；大便溏泄者，上方去当归，加炒白术10g，炮姜5g。

（2）寒湿凝滞证

证候：月经后期，经量偏少，色紫黯有血块，经行第一日小腹阵发性剧痛，有酸冷感，伴腰酸形寒，肢体酸楚，或关节酸痛，舌苔白腻，脉细濡。

分析：寒湿凝滞子宫、冲任，血行不畅，故月经后期，经量偏少，色紫黯，有血块，经行第一日小腹阵发性剧痛，有酸冷感；寒湿阻遏阳气，故腰酸形寒，肢体酸楚，或关节酸痛；舌苔白腻，脉细濡均为寒湿凝滞之象。

基本治法：温经散寒燥湿，活血止痛。

方药运用：少腹逐瘀汤（《医林改错》）加减。

肉桂（后下）5g，小茴香3g，炮姜3g，延胡索10g，五灵脂10g，没药6g，当归10g，川芎6g，蒲黄（包煎）6g，赤芍10g，苍术10g。

方中肉桂、炮姜、小茴香温经散寒，当归、川芍、赤芍养营活血，蒲黄、五灵脂、没药、延胡索化瘀止痛，苍术散寒除湿。寒散湿除，则冲任、子宫气血调和流畅，自无疼痛之虞。

服法：经前3天水煎分服，经净则停。

加减：形体畏寒，关节酸痛明显者，加川桂枝5g，制附片6g，吴茱萸3g；大便溏泄者，上方去当归，加炒白术10g，砂仁（后下）5g；恶心呕吐者，加姜半夏9g，厚朴6g；伴胸胁乳房胀痛者，加柴胡、青陈皮、橘叶各6g，香附、橘核各9g。

（3）肝郁化火证

证候：月经先期或先后无定期，经量偏多，色紫红，有血块，或夹黏腻之物，经前经期少腹胀痛、灼痛或刺痛，伴胸闷烦躁，口苦口渴，乳房胀痛或触痛，小便黄少，舌红苔黄腻，脉细弦数。

分析：肝郁化火，疏泄失司，扰及冲任，经血妄行，故月经先期或先后无定期，经量偏多；火盛瘀结，气滞肝经，经行不畅，故色紫红，有血块，或夹黏腻之物，经前经期少腹胀痛、灼痛或刺痛，乳房胀痛或触痛；郁火内扰，故胸闷烦躁，口苦口渴，小便黄少；舌红苔黄腻，脉细弦数亦为肝郁化火之象。

基本治法：清热解郁，化瘀止痛。

方药运用：宣郁通经汤（《傅青主女科》）加减。

赤白芍各10g，当归10g，牡丹皮10g，炒山栀9g，柴胡5g，制香附9g，川郁金6g，黄芩9g，甘草6g，五灵脂10g。

方中丹皮、炒山栀、柴胡疏肝解郁，清热凉血止血，佐以黄芩清热凉血之力更强；当归、白芍养阴柔肝；赤芍、五灵脂化瘀止痛；制香附、川郁金解郁行滞止痛；甘草调和诸药。全方共奏清热解郁，化瘀止痛之效。

服法：经前3天水煎分服，经净则停。

加减：胸闷腹胀者，加青陈皮、炒枳壳各6g，乌药9g；腹痛甚者，加延胡索9g，乳香6g；夹瘀块者，加桃仁、五灵脂各9g，益母草15g；头晕胀痛者，加天麻、菊花各9g；恶心呕吐者，加陈皮、姜半夏各6g。

（4）气血虚弱证

证候：月经后期，或有先期，经量偏少，或有量多，色淡红，无血块，经后小腹隐痛或坠痛，绵绵不休，头昏眼花，心悸神疲，舌质偏淡，脉细。

分析：气血不足，冲任亦虚，经行之后血海更虚，子宫、冲任失于濡养，故经后小腹隐痛，绵绵不休；气虚下陷，故小腹坠痛不适；气血两虚，冲任失调，血海失司，故月经后期，或有先期，经量偏少，或有量多，色淡红，无血块；头昏眼花，心悸神疲，舌质偏淡，脉细皆为气血不足之象。

基本治法：健脾益气，养血止痛。

方药运用：八珍汤（《正体类要》）加减。

党参15g，白术10g，茯苓10g，当归10g，白芍10g，熟地黄10g，川芎、炙甘草各5g，合欢皮9g。

方中党参、白术、茯苓、炙甘草为四君，补益脾气；当归、白芍、熟地黄、川芎为四物，养血和血；合欢皮宁心安神。全方共奏健脾益气，养血止痛之效。

服法：经行时水煎分服，经后3天停服。

加减：夹血块者，加失笑散（包煎）、延胡索、益母草各10g；腹痛便溏者，去当归、川芎，加煨木香6g，补骨脂9g，焦谷芽12g；月经量少，面乏华色者，加黄芪15g。

（5）肝肾不足证

证候：月经先期或后期，量偏多或偏少，色红，无血块，小腹隐隐作痛，头昏腰酸，夜寐甚差，舌质偏红，脉细弦。

分析：肝肾虚损，冲任俱虚，精血不足，血海失司，子宫、冲任失养，故月经先期或后期，量偏多或偏少，色红，无血块，小腹隐隐作痛；外府不荣，故腰酸；精亏血少，脑失所养，故头昏，夜寐甚差；舌质偏红，脉细弦亦为肝肾不足之象。

基本治法：调补肝肾，养血止痛。

方药运用：调肝汤(《傅青主女科》）加减。

山药10g，阿胶（烊冲）10g，当归10g，白芍10g，山萸肉6g，巴戟天6g，甘草6g，川续断10g，枸杞子10g。

方中当归、白芍、阿胶滋阴养血，巴戟天、川续断补肾强腰止痛，山药、山萸肉、枸杞子补肾益精，甘草调和诸药。全方共奏调补肝肾，养血止痛之效。

服法：经行时水煎分服，经后3天停服。

加减：腰骶疼痛者，加杜仲15g，狗脊12g；少腹两侧疼痛，痛引两胁者，加川楝子、延胡索、橘核各9g。

【其他治疗】

1. 中成药

(1) 痛经丸（《中华人民共和国药典》）

处方：当归、白芍、川芎、熟地黄、香附（醋制）各10g，木香6g，青皮6g，山楂10g，延胡索10g，炮姜6g，肉桂（后下）6g，丹参10g，茺蔚子10g，红花6g，益母草15g，五灵脂（醋制）10g。蜜泛为丸。

服法：每次6～9g，每日2～3次，临经行时服。

适应证：血瘀性痛经。

(2) 益母草膏　每日3次，每次1匙，适用于血瘀性痛经。

(3) 田七痛经胶囊　经期或经前5天服用，每次3～5粒，每日3次。经期后可继续服用，每次3～5粒，每日2～3次，以巩固疗效。适用于各类型痛经，尤其是因寒致痛者。

(4) 金佛止痛丸　每次5～10g，每日2～3次，适用于各类型痛经，寒证者须用姜汤送服。

(5) 七制香附丸　每次1丸，每日2次，适用于肝郁气滞，气血运行不畅所致的痛经。

(6) 痛经丸　每次6g，每日2次，适用于气滞寒凝，血行不畅的痛经。

(7) 济坤丸　每次1丸，每日2次，适用于气滞血瘀而兼有心脾两虚之痛经。

(8) 女金丹　每次1丸，每日2次，适用于气血两亏或寒湿客于胞中所致的痛经。

2. 外治法

敷脐疗法　神阙为冲任经气汇聚之地，且渗透力强，敷脐疗法可达到调理冲任气血以止痛的目的，用当归、川芎、吴茱萸等研为细末，加白酒和凡士林调为膏糊状，于经前3天敷脐部，经至改敷关元穴，可疏通经络，祛寒止痛。

3. 针灸

(1) 针刺

取穴：合谷、三阴交。

手法：实证用泻法，虚证用补法。

方义：合谷乃手阳明经原穴，功善行气止痛，三阴交为足三阴经的交会穴，与合谷相配，可达行气调血止痛之功效。

加减：夹血块者加血海，湿邪重者加阴陵泉、太冲、行间，肝郁者加太冲、气海、内关，气血虚弱者加足三里、脾俞、血海，肝肾不足者加关元、肝俞、肾俞。

(2) 电针　可选中极、关元、三阴交、血海、地机、足三里，针刺得气后，接上电针治疗仪，通以疏密波或连续波，以中度刺激为宜，每次通电15～30分钟。每日1～2次。

经前3日施治，至疼痛缓解为止。

（3）灸法　取关元、气海、曲骨、上髎、三阴交，每次取3个穴，于经前3日用艾条温和灸，每穴灸20分钟，每日1次，4天为1疗程，适用于各型痛经。

（4）穴位注射　取当归注射液4ml，于双侧三阴交穴注射，一般10分钟后疼痛可缓解。气滞血瘀配太冲，寒湿凝滞配内关，气血虚弱配足三里，肝肾不足配关元。

（5）耳穴治疗　取皮质下、内分泌、交感、子宫、卵巢，于月经来前3～5天用王不留行籽或小磁珠压穴，每天按揉数次，调和气血以止痛；疼痛较重者，可用埋针法。气滞血瘀加肝、神门，痰湿凝滞加脾、胃，湿热郁滞加三焦、腹，气血虚弱加心、脾，肝肾亏虚加肝、肾。

（6）梅花针　用梅花针轻叩腰椎至尾椎，脐部至耻骨联合处（以不出血为宜），可调节冲、任、督脉之气，达行气止痛之功。每次月经前3～5天开始，每日1次，每次15分钟，连用3个周期。

【转归及预后】

中医药治疗原发性痛经临床疗效较好。若病程缠绵，难获速效，辨证施治也可取得较好消减疼痛效果，坚持治疗有治愈之机。失治延治可继发器质性痛经和不孕。

【预防与调护】

1. 注重经期和产后卫生，临近行经期忌食生冷，产后不可过用寒凉或滋腻的药物，注意保暖，防止淋雨涉水以减少痛经发生。

2. 保持充足的休息和睡眠，慎勿为外邪所伤。

3. 调节情志，保持精神愉快，气机畅达，经血流畅，均有利于减缓疼痛，促进疾病早期向愈。

【临证经验】

原发性痛经在临床上颇为多见，一般从初经来潮后就发作。在辨证上必须围绕疼痛与经血的关系。

1. 从痛经的性质、程度上分析

胀甚于痛以气滞为主，痛甚于胀以血瘀为主，刺痛多为瘀热证，跳痛乃热瘀交阻，绞痛多为寒瘀证，隐痛空痛为虚证，冷痛多为寒湿证，灼热痛多为热证，坠痛有虚有实等，但不可拘泥于“经前经期痛属实，经后痛属虚，疼痛剧烈拒按者属实，疼痛较轻喜按者属虚”之言。

2. 从疼痛发生的时间上分析

经前小腹胀痛多属气滞，行经腹痛多为血瘀，经净后腹痛多属虚。

3. 从疼痛发生的部位上分析

小腹疼痛与子宫血瘀有关，少腹胀痛与气滞有关，腰痛与肾有关，吊阴痛与肝肾有关。

痛经治疗重在论治未病和治本，控制疼痛仅是治标之法。

在治本方面，夏师认为，原发性痛经肾阳不足是根本，故补肾调周是治本之法。他认为，经间排卵期是治疗痛经的重要时期。西医常用避孕药治疗痛经，认为抑制排卵就可控制痛经。夏师却认为，加强排卵功能，恢复和提高阳长的功能和水平能推动血行，排除瘀浊，客观上可促进子宫等生殖器官的生长发育，提高癸水水平，从根本上治愈原发性痛经，是治本之道。补肾促排卵汤药用当归、赤白芍、山药、熟地、怀牛膝、丹皮、茯苓、川断、菟丝子、紫河车、鹿角片、红花、肉苁蓉等，从经间期开始，服 10 剂即可。经前期阳长时治疗亦很重要，宜养血补肾，扶助阳长，用右归丸加减，药用当归、赤白芍、怀山药、山萸肉、熟地、茯苓、川续断、菟丝子、紫石英、杜仲、五灵脂、紫河车、制香附等，一直服至月经来潮时。服药后只有 BBT 高温相处于稳定甚或高温相达到 12 天甚或 14 天，才能控制或减轻痛经。

在治标方面，必须照顾止痛、温阳、利湿、宁心、止痉、降低前列腺素这六个方面。夏师常在活血化瘀、疏通脉络的方剂中加入延胡索、乳香、没药、琥珀等中的 1 ~ 2 味，以加强止痛的作用。肉桂不仅活血化瘀，还能补肾助阳、溶解瘀浊，较为常用；利湿化浊药物有茯苓、泽兰叶、马鞭草等；止痉药物有全蝎、干地龙等。

此外，由于原发性痛经患者以学生居多，服药时宜进行心理疏导，引导其注意经期卫生，避免饮冷着凉，才能达到较为理想的效果。

验案举例

苏某，女，20 岁，大学生，未婚。

2007 年 6 月 24 日初诊。患者经行腹痛 6 年余。月经 13 岁初潮，7/30 ~ 35 日，量中等，色暗红，病起于初潮后一年的经期淋雨后，至今已 6 年余。经行第 1 ~ 2 天腹痛较剧，夹有血块，但无烂肉状血块，温按痛减，伴畏寒肢冷，经期便溏。平时锦丝状带下一般，持续 2 ~ 3 天。B 超检查子宫附件未见异常。BBT 呈双温相，但高温相不稳定，呈不规则波浪状，且总体偏低。既往常用西药止痛，现慕名前来就诊。初诊时适值经前后半期，亦即月经来潮前两天，BBT 高温示第 10 天，少腹隐痛，胸闷烦躁，乳房作胀，腰骶酸楚，稍有恶寒，舌质淡红，苔薄腻，脉细弦。

诊断：痛经（原发性痛经）。

中医辨证：肾虚瘀阻，不通则痛。初诊时用补肾助阳，化瘀止痛的方法，用毓麟珠合痛经汤加减。处方：当归、丹皮、丹参、赤芍、川断、紫石英（先煎）各 10g，广木香、延胡索各 12g，五灵脂、山楂、茯苓各 9g，益母草 15g。

服药 3 剂后月经来潮，前方去紫石英。继进 5 剂后就诊，告知经行第 1 ~ 2 天疼痛有所减轻，第 3 天疼痛消失，5 天经净。此时症见头昏腰酸，夜寐不沉，纳谷不馨，二便尚调，舌质黯红，苔薄白，脉细弦。拟滋肾养阴，佐以健脾和胃，用归芍地黄汤加味。处方：炒当归、赤白芍、山药、山萸肉、熟地黄、女贞子、丹皮、茯苓、川断、桑寄生、怀牛膝各 10g，生山楂 9g，陈皮 6g。

服药7剂后出现锦丝状带下，且右少腹胀痛隐隐，略有乳胀。夏师认为，此时是治疗痛经的关键时期，阴阳转化的顺利与否直接影响到痛经的治疗效果，用补肾促排卵汤加减。处方：炒当归、赤白芍、山药、山萸肉、熟地黄、丹皮、茯苓、川断、菟丝子、鹿角片（先煎）各10g，五灵脂12g，广木香9g。

药服7剂后BBT升入高温相5天，曲线较上月平稳，但乳胀腹坠，腰酸心烦，改用补肾助阳、疏肝调经的方法，以毓麟珠合越鞠丸加减。处方：炒当归、赤白芍、山药、丹皮、茯苓、川断、杜仲、五灵脂、鹿角片（先煎）、制香附、钩藤（后下）、生山楂各10g，广木香9g。

服药9剂后月经来潮，痛经未作，以痛经汤加减，处方：钩藤（后下）15g，丹皮、炒当归、赤芍、五灵脂、延胡索、川断、莪术、益母草各10g，广木香9g，肉桂6g。服药5剂经净，告知此次月经经量中等，无血块，痛经未作。治疗5月后痛经告愈。

【小结】

1. 痛经临床虚少实多，多为“不通则痛”或“不荣则痛”。治疗以调理冲任气血为主，经期行气和血止痛治标，平时结合调肝、益肾、扶脾等调和气血，冲任流畅则无疼痛之忧。治疗时间一般需3个周期以上。经间排卵期是关键，经前期亦很重要。

2. 治疗原发性痛经的难点是尽快止痛，通常以关元、三阴交为主穴针灸，能迅速发挥理气调血通经的作用，可收到明显的止痛效果。深入探讨针灸包括外敷、穴位敷贴、膏药、药袋等治本之功，预防和减少复发是中医现代研究的重要课题之一。

3. 中药治疗原发性痛经的作用肯定，目前迫切需要研制既有显著镇痛作用又能彻底根除病因的中成药，为广大妇女解除病痛。

二、膜样痛经

膜样性痛经，即经行小腹疼痛剧烈，甚则恶心呕吐，四肢厥冷，并伴经量过多，掉下腐肉样血片（即子宫内膜片），又称脱膜痛经，亦属于功能性痛经的范畴。由于本病临床上颇为常见，且具有一定的特点，故单独介绍之。

在中医学的书籍中，虽无膜样痛经的记载和专论，但在朱丹溪的著作中，已经有“脂膜闭塞胞宫”的描述。《叶天士女科证治》中更有“经行下牛膜片”的记录，而且认识到本病证不同于一般痛经。

就临床资料分析，膜样痛经有以下特点：

①本病表现为子宫内膜整块剥脱，以致排出不畅，引起痉挛性痛经，属重度痛经。

②本病多发生在初潮后2～3年，病情随年龄递增逐渐加重，可伴有月经过多、不孕等。

③本病中医药治疗疗效显著，预后良好。

【病因病机】

本病的主要原因在于肾或脾的阳气不足，冲任子宫中的膜瘀和湿浊无法化解，凝成内膜状。痛经发作时虽出现较重的瘀浊证，但根本的原因在于肾阳脾气的不足，偶也有肝郁夹瘀的。

1. 肾虚瘀浊

先天不足，禀赋薄弱，或房劳多产，劳损过度，以致肾阳偏虚，气化不及，冲任流通欠佳，经血与湿浊蕴结在子宫。

2. 脾虚瘀浊

素体脾胃薄弱，中虚气陷，或饮食不节，劳逸失常，脾虚气弱，均可致湿浊下流，冲任流通受阻，湿浊与经血蕴阻于子宫。

3. 肝郁夹瘀

情怀抑郁，肝气郁而化火，血气不畅，冲任流通受阻，湿浊不化，与经血蕴阻于子宫。

总之，子宫系于肾，冲任等隶属于肝肾，又隶属于脾胃，脾肾阳气不足，肝气郁阻，势必影响冲任子宫的经血流通。《妇人良方》曾经说过："肾气全盛，冲任流通"，冲任不得应时流通，必然导致瘀阻子宫。湿浊依赖脾肾阳气之运化和肝气之疏泄，若肾、脾、肝之气机失调，必将导致湿浊蕴阻，与瘀血相合，凝结于子宫内。经行之时，瘀阻于内，好血不得归经，是以形成腹痛、出血、内膜片脱落等。

【诊断与鉴别诊断】

1. 诊断

（1）临床表现　本病表现为经行第 2 ~ 3 天腹痛加剧，呈阵发性，出血量多，色紫红，有大量血块，并夹有大片腐肉样血块，血块下后疼痛减轻，出血减少，同时伴腰酸腿软，胸闷烦躁，或有乳房胀痛等。

膜样痛经有轻重之分：轻者小腹疼痛虽剧烈，但经量不多，能很快排出，血块小且少，血块排出后痛经即除，可坚持工作和学习，不需服止痛剂；重者小腹疼痛难忍，坐卧不安，兼有呕吐、泄泻、肛门坠胀、面色苍白、冷汗淋漓、四肢厥冷、低血压等，月经量多如冲，血块大，不易排出，排出后痛经亦不能立刻缓解，不能坚持工作和学习，甚至昏厥，用止痛剂无效。

膜样痛经有急慢性之别：急性者常因寒冷等诱因而突发痛经；慢性者多长期摄身不慎，或原有痛经、月经不调延治失治，痛经渐重。

膜样痛经的并发症：严重的经前期紧张综合征、不孕。

（2）检查

①妇科检查：应注意子宫的形态、位置、大小和质地是否正常，两侧附件有无增厚、包块及压痛等。

②辅助检查

A. 测量基础体温：基础体温显示有排卵，但高温相不稳定，偏短、偏低，提示血孕酮偏低。

B. B 超：观察卵泡变化，可见排卵。

C. 病理检查：一般腐肉样血块呈内膜片状，经病理检查为子宫内膜组织。

2. 鉴别诊断

通过详细询问病史，辅助检查及病理检查排除流产后，即可诊断。膜样痛经尚需与以下疾病相鉴别。

（1）异位妊娠破裂　异位妊娠破裂多有停经史，孕后可有一侧少腹隐痛及不规则阴道流血史，发作时突然腹痛如撕裂，剧痛难忍，伴面色苍白，冷汗淋漓，手足厥冷，或恶心呕吐。亦有无明显停经史即发生异位妊娠破裂者。

（2）先兆流产　有停经史及早孕反应，可见阴道流血，妊娠试验阳性，B 超见子宫腔内有孕囊。

（3）肿瘤蒂扭转、破裂、变性　除有卵巢肿瘤病史，可叩诊查及外，往往突然发作，无明显周期性痛经史，且与月经周期无关。

（4）卵泡或黄体破裂　卵泡或黄体破裂也可致腹腔内出血，表现为突发性下腹痛。前者多发生于月经周期的中段，后者则发生于经前或妊娠早期，一般有明显诱因，如性交、剧烈运动或腹部挫伤等。

（5）急性盆腔炎　除腹部胀痛外，多伴有高热、烦渴等，并有带下异常。

上述几种妇科病均与月经周期性发作无关，应详加鉴别。其他内、外科之腹痛，如急性阑尾炎、胃肠出血等，可根据病史、症状、体征等鉴别。

【辨证施治】

本病治疗常分为两步：一为急则治其标，月经期以化瘀脱膜止痛为第一要义；二为经间排卵期论治，是治本的方法，更为重要。

1. 肾虚瘀浊证

证候：经行腹痛，量多色红，有大血块，块下则痛减，出血亦减少，头昏耳鸣，胸闷乳胀，腰背或腰骶酸楚，小腹冷痛，舌质偏红，苔白腻，脉弦细。

分析：肾亏阳弱，温煦失司，血行迟滞，瘀阻胞宫，故经行腹痛，量多色红，有大血块，块下则痛减，出血亦减少；肾虚脑失所养，故头昏耳鸣；外府不荣，故腰背或腰骶酸楚；阴寒内盛，气机不畅，故小腹冷痛，胸闷乳胀；舌质偏红，苔白腻，脉弦细皆为肾虚瘀浊之象。

基本治法：补肾温阳，逐瘀脱膜。

方药运用：脱膜散（夏桂成经验方）加味。

肉桂（后下）5g，五灵脂 10g，三棱 10g，莪术 10g，川续断 10g，钩藤（后下）20g，延胡索 10g，丹皮 10g，杜仲 10g，益母草 15～30g。

方中肉桂温经助阳；五灵脂化瘀止痛；三棱、莪术攻削逐瘀，是化瘀的峻药；川续断、杜仲温补肾气，强腰；钩藤、延胡索镇降行气，消滞止痛；丹皮、益母草活血化瘀调经。服此方后血块变小，且易排出，疼痛减轻，痛时缩短，乃用之有验。

服法：经前经期水煎分服，每日1剂。

加减：小腹冷痛明显者，加艾叶9g，吴茱萸3g；小腹胀痛明显者，加制香附9g，乌药6g；出血特多者，加血竭（分吞）6g，炒蒲黄（包煎）6g。

2. 脾虚瘀浊证

证候：经行小腹坠痛，量多，色淡红，有内膜片状大血块，块下后腹痛消失，出血减少，伴有头昏神疲，纳欠脘痞，大便易溏，形体清瘦，舌质淡红，脉细弱。

分析：脾虚气弱，运血无力，血行迟滞致瘀，瘀阻胞宫、冲任，故见经行小腹坠痛，量多色淡红，有内膜片状大血块，块下后腹痛消失，出血减少；脾失健运，故见纳欠脘痞，大便易溏；气血不足，大脑肌肤失养，故见头昏神疲，形体清瘦；舌质淡红，脉细弱皆为脾虚之象。

基本治法：补气健脾，化瘀脱膜。

方药运用：补中益气汤（《脾胃论》）加减。

黄芪15g，党参15g，白术10g，茯苓10g，陈皮6g，炒柴胡5g，川续断10g，延胡索10g，五灵脂10g，木香5g，益母草15g。

方中党参、黄芪益气，为君；白术、茯苓健脾补中，为臣；炒柴胡、延胡索、木香理气行滞止痛；陈皮行脾胃气滞；五灵脂化瘀止痛；川续断补肾止血；益母草活血通经。全方共奏补气健脾，化瘀脱膜之功。

服法：经前经期水煎分服，每日1剂。

加减：胃脘胀痛，形体畏寒者，加炮姜5g，肉桂（后下）3g；出血过多者，加蒲黄（包煎）6g，参三七粉（另吞）1.5g；小腹坠胀明显者，加炙升麻5g，荆芥6g。

3. 肝郁血瘀证

证候：经行小腹胀痛，或少腹刺痛，量多色红，有内膜状大血块，块下痛减，胸闷烦躁，乳房胀痛，大便艰，小便黄，平时带下黄白量多，质黏腻，舌苔黄腻，脉弦滑。

分析：肝失条达，气机不畅，血行迟滞，瘀血内阻胞宫冲任，故见经行小腹胀痛，或少腹刺痛，量多色红，有内膜状大血块，块下痛减；气滞肝经则胸闷烦躁，乳房胀痛；郁热内生，伤津耗液则小便黄，大便艰，平时带下黄白量多，质黏腻；舌苔黄腻，脉弦滑皆为肝郁血瘀之象。

基本治法：清肝利湿，化瘀脱膜。

方药运用：金铃子散（《河间六书》）合脱膜散（夏桂成经验方）加减。

金铃子10g，延胡索10g，当归10g，赤芍10g，三棱10g，莪术10g，五灵脂10g，炒柴胡5g，薏苡仁10g，丹皮10g，制香附9g。

方中金铃子、延胡索、炒柴胡疏肝解郁，行气止痛；制香附、当归理气养血，活血调经；三棱、莪术攻坚逐瘀；五灵脂化瘀止痛；赤芍、丹皮活血化瘀；薏苡仁利湿化浊。全方共奏清肝利湿，化瘀脱膜之功。

服法：经前经期水煎分服，每日1剂。

加减：烦热，口干口苦者，加炒山栀9g，碧玉散（包煎）10g；腰背酸楚者，加川续断10g，桑寄生10g；纳差，舌苔腻者，加制苍术10g，青陈皮各6g。

【其他治疗】

1. 中成药

（1）月月舒(《中华人民共和国药典》)

服法：每次1袋（10g），每日2次，用温开水冲服，于月经来潮前2天开始服用，至月经来潮第3天停服，共5天。若痛经属于重度者，可适当增加剂量，每次1袋，每日3次，连服7天。

适应证：血瘀性痛经。

（2）女金丸（丹）（《中华人民共和国药典》1985年版）

处方：当归140g，白芍170g，川芎70g，熟地黄70g，党参55g，炒白术70g，茯苓70g，甘草70g，肉桂70g，益母草200g，牡丹皮70g，没药（制）70g，延胡索（醋制）70g，藁本70g，白芷70g，黄芩70g，白薇70g，香附（醋制）150g，砂仁50g，陈皮140g，赤石脂（煅）70g，鹿角霜150g，阿胶70g。

服法：上药粉碎成细粉，混匀，每100g粉末加炼蜜120～150g，制成大蜜丸。口服，每次1丸，每日2次。

适应证：寒瘀性痛经。

2. 外治法

敷脐疗法　神阙为冲任经气汇聚之地，且渗透力强，敷脐疗法可达到调理冲任气血以止痛的目的，常用当归、川芎各15g，吴茱萸10g等研为细末，加白酒和凡士林调为膏糊状，于经前3天敷脐部，经至敷关元穴，可疏通经络，祛寒止痛。

3. 针灸

（1）毫针治疗

取穴：三阴交、合谷、太冲，或加气海、关元、十七椎下。

手法：在经前2～3天开始针刺，月经来潮后再针2～3次；下月腹痛时先针三阴交、太冲，用强刺激手法，持续捻转1～2分钟；如行经期疼痛剧烈，针十七椎下1.5～2寸，艾灸气海、关元5～10分钟，三阴交、太冲穴10～15分钟。

（2）耳针疗法

取穴：子宫、交感、神门、肾、肝、脾、胃。

手法：行针15～20分钟，并在子宫穴埋针，或埋王不留行籽3天。

【转归及预后】

中医药治疗膜样性痛经有较好临床疗效。若及时、有效治疗，常能痊愈。若病程缠绵，难获速效，辨证施治具有较好消减疼痛作用，坚持治疗亦有治愈之机。失治延治，可诱发严重的经前期紧张综合征、继发器质性痛经、不孕等。

【预防与调护】

1. 膜样性痛经多属于发育问题，青春期女性若发育不足者，治当以补益之法，冬令可以服用膏方，温补元阳。

2. 本病发作时以内膜样物排出为特点，故治疗同时可以配合运动，以利于子宫排血脱膜。

3. 经期注意保持外阴清洁，避免过劳、寒凉亦很重要。

【临证经验】

膜样性痛经绝大多数属肾虚血瘀。肾虚者，阳虚也；血瘀者，实际上是由脂膜、瘀血、湿浊三者相合。本病多数为肾阳虚冲任子宫失运所致；少数系脾胃虚弱，瘀浊交结；个别由肝郁痰瘀凝结所致。临床见月经量多，有较多较大血块，腹痛必须等烂肉样血块排出后方结束，可见瘀滞蕴结较深，非癸水之阳不能溶解。

本病治疗上分为两步：第一步，急则治标，即月经来潮时以化瘀脱膜为主，以脱膜散为主方，肾虚的加补肾温阳的方药，脾胃虚弱的合补中益气汤，肝经郁热的合金铃子散。第二步，经间排卵期论治较逐瘀脱膜更为重要，是治本之法。肾阳偏虚的，以温补肾阳为主，可选用毓麟珠加调理气血的药物，用当归、赤白芍、怀山药、丹皮、茯苓、川续断、菟丝子、鹿角片、山萸肉、紫石英、五灵脂、柴胡等，自经间期服药，至经前 2 ~ 3 天停药。脾胃虚弱者，以健脾补肾为主，可选用温土毓麟汤加调理气血之品，药用党参、白术、巴戟天、茯苓、怀山药、神曲、覆盆子、五灵脂、陈皮等，经间期开始服药，至经行前 3 天停药。肝郁血瘀者，仍当以补肾调气血为主，但需加入丹栀逍遥散，服药时间同上。

膜样性痛经系原发者必与发育有关，故疗程较长，常有反复发作的可能，因而必须坚持服药，稳定后再以膏丸剂巩固调之，如定坤丹、全鹿丸、人参鹿茸丸等适用于较长时间服用，但勿忘与补阴相结合，宜间断服用六味地黄丸，以达到阳生阴长、泉源不竭的目的。

验案举例

蒋某，女，32 岁，外企职员。

2006 年 4 月 15 日初诊。患者经行腹痛 18 年，结婚 5 年，夫妇同居未孕。患者 14 岁初潮，5/28 ~ 32 天，量多色红。初潮后半年即患痛经，疼痛剧烈，经行第 3 天有烂肉样大血块排出后痛经缓解。平时带下不多，经间排卵期锦丝状带下亦偏少，结婚 5 年，痛经未改善。男方检查未见异常。女方妇科检查和 B 超示子宫略小，余未见异常。形体丰腴，毛发浓密，面部多脂，有轻度痤疮，服“芬必得”不能缓解疼痛，曾用“克罗米芬”促排卵助孕无效。初诊时月经即将来潮，小腹隐痛，胸闷烦躁，乳房作胀，腰酸形寒，舌质黯红，苔薄白，脉细弦。

诊断：①膜样性痛经（功能性痛经）。②不孕症（原发性不孕症）。

中医辨证：肾虚瘀浊阻滞胞宫，不通则痛，且宫寒不孕。初诊时正值经前后半期，根据经前期和行经期的症状反应，治疗偏向于行经期用药，亦是急则治标之意，予理气活血，温经止痛，稍佐补肾助阳，方取痛经汤合脱膜散加减。处方：炒当归10g，赤白芍各10g，炒丹皮、茯苓、延胡索、莪术各10g，钩藤（后下）15g，广木香9g，肉桂（后下）5g，川断、益母草各15g，杜仲9g。处方10剂，行经期亦照服。

复诊时经水乍净，告知药后痛经大减，烂肉样血块减少变小。目前头晕腰酸，大便溏薄，治疗用健脾补肾、利湿化浊的方法，以归芍地黄汤合参苓白术散加减。处方：丹参、赤白芍、山药、山萸肉、丹皮、茯苓、川断、桑寄生、太子参、炒白术、焦山楂各10g，煨木香、荆芥各9g，炮姜6g。

服药7剂后腰酸减轻，大便转实，且出现少量锦丝状带下。考虑经间排卵期来临，当着重补肾助阳，调气活血，用补肾促排卵汤加减。处方：当归、赤白芍各10g，山药、熟地黄、丹皮、茯苓、川断、菟丝子、鹿角片（先煎）各10g，山萸肉9g，紫河车（先煎）9g，五灵脂10g，红花9g。服药7剂后BBT升入高温相，乳胀轻微，额头痤疮不明显，略腰酸腹坠，按经前期论治，予温补肾阳，疏肝调经，佐以利湿，用毓麟珠合七制香附丸加减。处方：制香附、制苍术各10g，广木香9g，丹参、赤白芍、山药、丹皮、茯苓、川断、杜仲、鹿角片（先煎）、五灵脂、钩藤各（后下）10g。服药10剂。

经期仍服痛经汤加减至经净。经净后仍按经后期调理，着重经间排卵期论治，BBT高温相逐月好转。服药8个月后痛经基本控制，继续治疗5个月后受孕，遂转入补肾安胎治疗。2008年3月顺产一子。

【小结】

1. 膜样性痛经，其痛甚剧，脱落之膜为异常增生的子宫内膜，故称膜样性痛经，临床颇为棘手。

2. 膜样性痛经多属本虚标实证，气血凝滞，不通则痛是关键。夏师之脱膜散旨在化膜，膜散则血道通利，其痛必止。

第四节　子宫内膜异位症

子宫内膜异位症（Endometriosis，EMT，简称内异症）是指具有活性的子宫内膜组织（腺体和间质）出现在子宫内膜以外部位。异位内膜可侵犯全身任何部位，但绝大多数位于盆腔内，最常见于卵巢、宫骶韧带，其次为子宫、直肠子宫陷凹、腹膜脏层、阴道直肠膈等部位，所以通常称作盆腔子宫内膜异位症。本病主要见于生育年龄的妇女，约76%患者年龄在25～45岁，生育少、生育晚的妇女发病率明显高于生育多者，绝经妇女若用激素替代治疗也容易发生本病，且近年来发病率明显增高，是常见的妇科疾病之一。

子宫内膜异位症在病理形态上属良性病变，但具有类似恶性肿瘤的种植、侵蚀和远处转移的能力，可引起持续加重的盆腔粘连、疼痛和不孕，严重困扰着广大妇女的身心健康。

就临床资料分析，子宫内膜异位症具有以下特点：

①是继发性痛经中常见的一种疾病。在卵巢内分泌影响下，这些异位的子宫内膜组织呈周期性改变，特别在经期或行经前后出现相应部位剧烈腹痛，故亦称为子宫内膜异位性痛经。

②本病患者的不孕发生率高达40%，引起不孕的原因复杂，与卵巢功能、精卵结合及运行、盆腔的内在环境、免疫功能等均有联系，中重度患者可因卵巢和输卵管周围粘连而影响受精卵的运输。

③由于病情反复发作，疼痛进行性加剧，并引起不孕，故属于难治性疾病范畴。

【病因病机】

前人对子宫内膜异位症尚无直接的论述，但对痛经，早在《金匮要略》中就有记载。《妇人大全良方·调经门》在“月水行止腹痛”中论及痛经曰：“妇人经来腹痛，由风冷客于胞络冲任，或伤手太阳少阴经，用温经汤、桂枝桃仁汤、地黄通经丸；若血结成块，用万病丸。”朱丹溪在《格致余论》中指出：“将行而痛者，气之滞也，来后作痛者，气血俱虚也”，明确指出痛经在发病时间上有经前和经后的区别。张景岳对痛经论述更为详尽，在病因上提出了气滞血瘀和气虚血虚的不同。《景岳全书·妇人规》论“经期腹痛”曰：“经行腹痛，证有虚实。实者或因寒滞，或因血滞，或因气滞，或因热滞；虚者有因血虚，有因气虚。然实痛者多痛于未行之前，经通而痛自减；虚痛者于既行之后，血去而痛未止，或血去而痛益甚。大都可按可揉者为虚，拒按拒揉者为实。有滞无滞，于此可察。但实中有虚，虚中亦有实，此当于形气禀质兼而辨之。当以察言，言不能悉也。”其按疼痛的性质和时间分虚实的观点有独到的见解，对痛经的辨证作了规范性论述。

本病的主要原因在于经产的余血流注于子宫冲任脉络之外，气血失畅，肾虚气弱，以致蕴结而为血瘀。《证治准绳》谓：“血瘀之聚……腰痛不可俯仰……小腹里急苦痛，背膂疼，深达腰腹……此病令人无子。”

我们认为，本病病机为肾虚瘀结。肾阳虚弱，经行感寒，或于经行不净之际进行宫腔操作，血行不畅，积于子宫，逆流于子宫之外，蕴结于脉络之间，形成血瘀。在病情演变过程中，有偏于肾阳虚弱者，有偏于瘀结者。兼气滞者，情志不畅，肝气不舒，经行不利，经血积滞于子宫胞络，不通则痛；兼气虚者，体质不足，脾胃薄弱，或大产流产后正气虚弱，气虚下陷，瘀浊郁结于胞宫；亦有兼阳虚者，脾肾阳虚，可致痰湿内阻，或经期产后胞脉正虚，湿热之邪乘隙而入，稽留冲任或蕴结胞中，湿热与经血相搏结，瘀滞不畅而发为痛经。湿热内阻者，病变更为复杂。

总之，本病乃肾虚气弱，正气不足，经产余血浊液流注于胞脉胞络之中，泛溢于子宫之外，并随着肾阴肾阳的消长转化而发作。经产余血本属于阴，阴长则留瘀亦长，得阳长始有所化，因而亦出现消长变化。异位的子宫内膜不易吸收，不易消散，其所致之痛经是一种比较难治的疾患。至于气滞、气虚，常是病情发展过程中的兼夹因素。

【诊断与鉴别诊断】

1. 诊断

（1）临床表现

本病表现为痛经，经期或经期前后小腹或少腹剧痛，随病程进行性加剧。典型的痛经多于经前1~3天开始，行经第1天疼痛剧烈，此后随异位内膜出血停止而逐渐缓解或消失，常有经量增多或经期延长，色紫有血块，亦有在经净时发生疼痛者，常伴有肛门或小腹坠胀感。

15%~30%的继发不孕和月经异常患者有经量增多、经期延长、月经淋漓不尽等，可能与卵巢实质病变、无排卵、黄体功能不全或合并子宫腺肌病、子宫肌瘤有关。

其他受病灶侵袭的部位，如阴道内异症出现性交痛、特别是深部性交痛，以经前最为明显；肠道的内异症则多见腹痛、腹泻、便秘、周期性的少量便血等；膀胱内异症表现为尿痛和尿频；有手术瘢痕的内异灶多随着月经周期的迁移而发生该部位的疼痛；直径较大的卵巢巧克力囊肿在多种原因下尤其是腹压增大时可出现破裂，表现为剧烈腹痛、恶心呕吐、肛门坠胀及腹膜刺激征。

（2）检查

①妇科检查：若内膜异位于子宫肌壁，检查时可扪到子宫均匀增大，质硬，有压痛，称为内在性子宫内膜异位症。若内膜异位于盆腔，子宫多为后位，活动度不良或固定，子宫直肠窝或子宫骶骨韧带或宫颈后壁等处可扪到一个或多个不规则的硬结节，多有明显触痛。若内膜异位于卵巢，在附件区可触及与子宫或阔韧带、盆腔壁粘连的囊性包块，活动度差，有轻度压痛，肛诊更为明显。

②辅助检查

A. 影像学检查：B超（阴道及腹部B超）可以确定子宫的大小、形态、质地，有无卵巢和子宫内膜异位囊性包块及包块的大小、形态、质地、回声及和周围组织之间的关系。盆腔CT及MRI对子宫内膜异位症有诊断价值。

B. 血清CA125值测定：用于监测异位内膜病变活动情况，其监测疗效和复发的意义更具有临床价值。腹腔液早期诊断异位症较血清更为准确，CA125与CA199同时增高有助于诊断内异症。近年研究发现，子宫内膜芳香化酶及CA125联合检测对内异症的诊断价值较高，尤其对早期内异症的诊断明显优于单纯CA125值的测定。

C. 腹腔镜检查：对B超检查阴性者，可选择腹腔镜检查。腹腔镜检查是明确诊断和治疗内异症的最佳选择，并可决定内异症的临床分期。

D. 抗子宫内膜抗体：为内异症的标志性抗体，靶抗原是内膜腺体细胞中一种孕激素依赖性糖蛋白，血中检出该抗体说明体内有异位内膜刺激和免疫内环境改变，其测定方法繁琐，敏感性不高。

E. 测量基础体温：BBT双相，但高温相偏短或欠稳定，行经期高温相下降不明显。

（3）明确诊断

根据病史（包括月经史、孕产史、家族史及手术病史），疼痛的发生发展与月经和剖宫产、人流术、输卵管通液术的关系，痛经进行性加重，妇科检查可触及包块或触痛结节，实验室检查及影像学检查，排除子宫肌瘤、盆腔炎后遗症、卵巢恶性肿瘤及宫腔粘连症等引起的痛经，即可确诊。腹腔镜检查作为首选的确诊方法。

对诊断子宫内膜异位症可能有意义的指标还有抗碳酸酶抗体，白细胞介素（IL）-6，可溶性细胞分子（sICAM-1）和腹腔液肿瘤坏死因子（TNF）等。这些指标对诊断内异症的价值有待于进一步的研究证实。有学者推荐使用热-色试验（heet-colortest），其原理是内异症病灶中的含铁血黄素遇热（100℃）后发生组织化学反应而变成棕褐色。

此外，国外学者发明的荧光诊断（PDD）法可明显提高内异症的检出率，而且荧光度越强，病灶的生物活性越高，因此，腹腔镜手术中使用 PDD 检测内异症病灶，有助于保证手术切除的彻底性。

2. 鉴别诊断

（1）卵巢恶性肿瘤　早期无症状，出现症状时多呈持续性腹痛、腹胀，病情发展快，一般情况差，常伴有盆腔包块和腹水。B 超检查示包块为混合性或实性，血清 CA125 值明显增高。

（2）盆腔炎性包块　多有急性或反复发作的盆腔感染史，疼痛无周期性，平时亦有下腹部的隐痛，可出现发热和白细胞增高等。

（3）子宫腺肌病　痛经症状与子宫内膜异位症相同，但以下腹正中疼痛更为剧烈，子宫多呈均匀性增大，质硬。经期检查时可触及子宫疼痛，常与内异症并存。

【辨证施治】

根据疼痛发生的时间、性质、部位、月经的情况、结块的大小、部位以及体质和舌脉可辨别虚实寒热。在月经周期的不同阶段，子宫内膜异位症的病机在一定程度上随冲任胞宫阴阳盛衰而变化，证候属性略有差异。一般而言，经后期阴衰血少，多属正虚血瘀；经间期阴精充实，阳气内动，多属正盛邪实；经前期阴阳两旺，瘀血又蓄，邪正搏结；行经期胞宫由实转虚，瘀血部分泄越，但新血受瘀血阻滞，离经停蓄又成新的瘀血。因此，月经周期的不同阶段，病机亦有所区别。

经前或经期小腹冷痛，经血色黑，面色苍白，四肢不温，舌苔白腻，多属寒凝血瘀；经前或经期小腹胀痛拒按，经行不畅，色黯有块，块出痛减，伴胸闷乳胀，脉弦，多属气滞血瘀；病程较长，腹痛喜温，肛门坠胀，便意频作，神疲乏力，舌质淡胖有齿痕，多属气虚血瘀；腹痛频作拒按，带下色黄量多，经血秽浊如絮如带，舌红苔黄腻，多属湿热瘀结；月经不调，伴腰骶酸痛，形寒肢冷，头晕耳鸣，颧红口干，眼圈黯黑，舌淡胖有齿痕，脉沉细，多属肾虚血瘀。

本病治疗以“急则治标，缓则治本”为原则，一般经前以调气祛瘀为主，经期以活血祛瘀、理气止痛为主，经后则以益气补肾、活血化瘀为主。同时要注意辨病与辨证相结合，以痛经为主者重在祛瘀止痛，月经不调或不孕者要配合调经助孕，癥瘕结块者要散结消癥。

（一）主要证型

以肾虚瘀结为主，但又有偏于瘀结和偏于肾阳虚两种。

1. 偏瘀结证

证候：经行不畅，色紫黯，有小血块，或经量过多，有大血块，小腹胀痛拒按，痛甚则恶心呕吐，四肢厥冷，面色苍白，舌质黯，边有瘀点，苔薄，脉弦。

分析：素性抑郁，复伤情志，肝气怫郁更甚，肝气不舒，血海气机不利，经血运行不畅，故色紫黯，发为痛经；瘀伤血络则经血过多，有大血块排出；气血瘀滞，不通则痛，小腹胀痛拒按，甚至出现阳气阻隔而不达之兆，故四肢厥冷，面色苍白；舌质黯，边有瘀点，苔薄，脉弦为瘀结之象。

基本治法：活血化瘀，消癥止痛。

方药运用：琥珀散(《普济本事方》）加减。

琥珀粉（分吞）3g，当归 10g，赤芍 10g，生蒲黄（包煎）6g，延胡索 10g，肉桂（后下）3g，三棱 9g，莪术 9g，制乳没各 6g，广陈皮 6g，川续断 10g，广木香 6 ~9g。

方中琥珀、当归、赤芍活血化瘀，为主；肉桂、川续断温通化瘀，配合延胡索、三棱、莪术、乳香、没药、陈皮理气行滞止痛，为辅。诸药共同起到化瘀消癥止痛的作用。

服法：经前经期水煎分服，每日 1 剂。

加减：疼痛剧烈者，加蜈蚣粉（吞）1.5g，全蝎粉（吞）1.5g；血量过多者，加三七粉（吞）1.5g，醋炒五灵脂 10g；小腹冷痛，经前白带偏多者，加艾叶 9g，吴茱萸 6g；少腹刺痛，经前黄带多者，加败酱草 15g，红藤 15g，苡仁 15g。

2. 偏肾阳虚证

证候：经行量或多或少，色紫黯，有大小不等之血块，或夹烂肉状血块，小腹坠痛，疼痛较剧，大便溏泄，腰酸明显，腰腹冷痛，面色无华，四肢亦冷，舌质紫，边有瘀点，苔薄白，脉细弦。

分析：先天禀赋不足，或多病久疾耗伤肾阳，阳气虚弱，冲任不固，故经行量或多或少；阳气不足，胞脉失煦，故经色紫黯，有大小不等之血块，或夹烂肉状血块；阳气不升，胞脏受寒，故小腹坠痛，疼痛较剧；阳虚则寒甚，故便溏腰酸，腰腹冷痛；阳气不足以外达，故面色无华，四肢亦冷；舌脉均为阳虚瘀滞之象。

基本治法：补肾助阳，化瘀止痛。

方药运用：助阳消癥汤（夏桂成经验方）加减。

丹参 10g，赤芍 12g，川断 12g，杜仲 12g，紫石英（先煎）15g，广木香 10g，延胡索 10g，五灵脂 10g，生山楂 10g，肉桂（后下）5g，石打穿 12g。

方中川断、杜仲、肉桂、紫石英温肾助阳，丹参、赤芍、石打穿、延胡索、五灵脂、生山楂活血化瘀止痛。

服法：经前经期水煎分服，每日1剂。

加减：经前期服，加怀山药10g，菟丝子10g；行经期服，加益母草15g，泽兰叶10g；经期疼痛剧烈者，加景天三七10~15g，琥珀粉1.5g。

（二）兼夹证型

1. 兼气滞证

证候：精神抑郁，胸闷烦躁，经前乳房胀痛，两少腹酸胀，经行少腹胀痛剧烈，经量或多或少，色紫红，有小血块，苔薄腻，脉弦或弦细。

分析：肝主疏泄，长期罹病，心中不悦，肝气不舒，或因精神压力较大，始终不能缓解，气机不畅，郁阻于胸胁、乳房、少腹等部位，故见闷胀及疼痛；瘀阻胞宫则月经排泄不畅，量少；郁久化热，内扰血海，故量多；肝气郁结，血行不畅，脉道不利，故弦或弦细。

基本治法：疏肝解郁，化瘀止痛。

方药运用：少腹逐瘀汤(《医林改错》）合金铃子散加减。

柴胡5~9g，肉桂10g，小茴香，当归10g，川芎、赤白芍各10g，白术10g，茯苓10g，川楝子6g，延胡索10g，制香附9g，制乳没各6g，全蝎6g。

方中肉桂、柴胡、小茴香温经散寒，通达下焦；延胡索、没药行气活血，散寒止痛；川楝子活血化瘀，散结止痛；当归、川芎为血中之气药，配赤芍活血行气，散滞调经。诸药合用，共奏温经散寒、活血祛瘀止痛之效。

服法：经前经期水煎分服，每日1剂。

加减：心烦失眠，舌尖红者，加钩藤（后下）15g，青龙齿（先煎）10g；小腹冷痛，平时带下甚多，色白质黏腻者，上方去金铃子，加小茴香5g，吴茱萸3g；平时少腹刺痛，带下色黄质腻者，加红藤15g，败酱草15g，苍术10g。

2. 兼气虚证

证候：经期或经将净时小腹及肛门坠痛，经行量少，色淡红或黯红，无血块，伴有纳差神疲，四肢乏力，舌质淡红，苔薄白，脉细弱。

分析：《傅青主女科·调经》云："妇人有少腹行经后痛者，人以为气血之虚也，谁知是肾气之涸也。"肾气不足，或大病久病，阳气虚弱，无以生化，冲任失养，故经行量少，色淡红；气虚精不足则神不守舍，故神疲，四肢乏力；舌脉均属气虚之象。

基本治法：补气升阳，化瘀止痛。

方药运用：补中益气汤(《脾胃论》）加减。

黄芪15g，党参15g，白术10g，茯苓10g，陈皮6g，炙升麻、柴胡各5g，炒当归、赤芍、五灵脂各10g。

方中四君加黄芪益气补血止痛；炙升麻、柴胡、陈皮升阳气，温通经脉；当归、赤芍、五灵脂活血止痛。

服法：经前经期水煎分服，每日1剂。

加减：小腹冷痛者，加炮姜5g，肉桂（后下）3g；疼痛剧烈者，加石打穿15g，延胡索10g；胁痛乳胀，小腹胀痛，属血虚肝郁者，加小茴香、乌药；腰腿酸软，属肾虚者，加菟丝子、续断、桑寄生。

3. 兼痰湿凝滞证

证候：平时有癥瘕，行经期腹痛，经量偏少，色暗红，或有少量血块，小腹肛门坠痛明显，腰酸，大便易溏，腰腿冷，舌质暗淡苔白腻，根部较厚，脉细濡。

分析：肾之阳气不足，气血运行失畅，故结而成癥；胞宫胞脉失煦，湿浊停滞，久而凝痰为患，瘀滞胞脉，故经行量偏少，色暗红，夹少量血块；下焦虚寒，脾肾不足，故大便易溏，腰腿冷；舌脉均属痰湿凝滞之象。

基本治法：健脾补肾，温阳利湿。

方药运用：助阳消癥汤（夏桂成经验方）合桂枝茯苓丸(《金匮要略》)。

丹参10g，赤白芍各10g，山药10g，丹皮10g，茯苓12g，川断12g，紫石英（先煎）10g，五灵脂12g，生山楂10g，穿山甲6～9g，桂枝6～10g，桃仁10g，苍白术各10g。

方中穿山甲、紫石英、桂枝助阳通络止痛，为主；丹皮、赤芍、桃仁、五灵脂活血化瘀，为辅；山药、川断补肾助阳以消癥。

服法：经前经期水煎分服，每日1剂。

加减：行经期去山药、白芍，加广木香9g，延胡索10g；大便溏泄明显者，去桃仁、山药，加煨木香9g，砂仁（后下）5g，薏苡仁15～30g

4. 兼湿热瘀结证

证候：癥瘕积于腹中，月经先后不定，行经期腹痛，量或多或少，色黯红，或有黏液样血块，少腹隐痛牵及腰骶，平时大便秘结，带下黄，质地黏腻，舌质红，苔黄腻，根部较厚，脉弦数。

分析：经期、产后胞脉正虚，湿热之邪乘虚而入，稽留冲任或蕴结胞中，湿热与经血相搏结，瘀滞不畅而发为痛经；气机运行受阻，结为癥瘕，气血不调则月经先后不定期，行经腹痛，经血色紫黯或有黏液样血块；病久酿湿生热，郁积胞宫或宫旁，故少腹隐痛，牵涉腰骶；平时大便秘结，带下黄，质地黏腻，舌红苔腻，脉弦数均属湿热之象。

基本治法：清化湿热，通络活血。

方药运用：内异止痛汤（夏桂成经验方）合清热调血汤(《古今医鉴》）加减。

钩藤（后下）、当归、赤芍、五灵脂、桃仁、延胡索、莪术各10g，肉桂（后下）3g，全蝎粉（吞）、蜈蚣粉（吞）各1.5g，丹皮、丹参各10g，制香附12g，省头草10g，马鞭草15g。

方中当归、赤芍、桃仁及诸虫药以清化湿热、通络活血为主，配香附、延胡索、莪术调气止痛，加省头草、马鞭草增强清热除湿、消瘀止痛之功。

服法；水煎分2次服，每日1剂，经前1～2天开始，经净后停服。

加减：若出血增多，去丹皮、丹参、当归、赤芍，加炒蒲黄（包煎）10g，茜草10g；

大便秘结明显者，加桃仁 10g，川牛膝 10g，山栀 9g。

【其他治疗】

1. 中成药

（1）散结镇痛胶囊　每次 4 粒，每日 3 次，吞服，适用于子宫内膜异位症痛经，巧克力囊肿。

（2）血府逐瘀口服液　每次 1 支，每日 3 次，适用于子宫内膜异位症痛经，巧克力囊肿。

（3）大黄䗪虫丸　每次 8 粒，每日 3 次，吞服，适用于子宫内膜异位症痛经，巧克力囊肿。

2. 外治法

（1）中药保留灌肠　忍冬藤、三棱、桂枝、乌药、延胡索、木馒头、鬼见羽、制乳没各 15g，浓煎至 100ml，保留灌肠，每日 1 次。

（2）贴敷法　用乳香、没药、赤芍、丹参、水蛭、三棱、莪术、川乌、草乌、延胡索、肉桂、红花等活血化瘀之品制成膏、糊、粉剂，外敷下腹部。

（3）离子导入　用丹参注射液或丹参、牡丹皮、三棱、莪术、赤芍、乳香、没药、水蛭等煎汤，以直流感应电疗机行下腹部透腰部电离子导入。

3. 针灸

（1）体针　取关元、中极、合谷、三阴交等穴位，温针或艾灸，每日 1 次，连续 3 次，每次留针 20 分钟。经前或经行期治疗。

（2）耳针　取子宫、卵巢、交感、内分泌、神门、肝、肾、庭中，毫针捻转，中强刺激，或在上述穴位压籽。经前或经行期治疗。

【转归及预后】

内异症治疗的根本目的是："缩减和去除病灶，减轻和控制疼痛，治疗和促进生育，预防和减少复发。"然而本病的高复发性尚未能克服，单纯手术和药物治疗均有局限性，因此采用手术加药物治疗有利于提高疗效。术前给药的目的在于缩小病灶，降低手术难度和损伤程度。

对药物治疗无效，盆腔包块巨大，要求近期妊娠者，可根据不同情况选择适当的手术治疗。目前认为腹腔镜手术能够提高妊娠率。对希望妊娠者，术后不宜应用药物巩固治疗，应行促排卵治疗。术后 2 年内未妊娠者再妊娠机会甚少，因而应尽可能在此时间内妊娠。手术后疼痛不能缓解时，宜给予 6 个月的药物治疗。

【预防与调护】

1. 月经期应减少剧烈运动，经期应严禁性生活。

2. 防止经血倒流。对宫颈管狭窄或闭锁、宫颈粘连、阴道横隔、子宫极度前后屈等引起的经行不畅，应及时纠正。月经期宜避免不必要的盆腔检查，如有必要，则操作应轻柔，不可重力挤压子宫。

3. 避免手术操作所引起的子宫内膜种植。经前应禁止各种输卵管通畅试验。宫颈冷冻、电灼等不宜在经前进行，否则有导致子宫内膜种植在手术创面的危险。人工流产吸宫时不要突然降低宫内负压，以防止碎片随宫腔血水倒流入腹腔。剖宫手术时要注意保护手术野和子宫切口，缝合子宫时要避免缝针穿过子宫内膜层，以防内膜异位于腹壁切口。

4. 适龄婚育和药物避孕。妊娠可以延缓此病的发生，对已达婚龄或婚后患痛经的妇女，宜及时婚育。已有子女者，长期服用避孕药物能抑制排卵，可促使子宫内膜萎缩和经量减少，因而减少经血及内膜碎屑逆流入腹腔的机会，从而避免子宫内膜异位症的发生。

【临证经验】

子宫内膜异位症是临床较难治的疾病，不论中医或单纯西医治疗，远期疗效均不能令人十分满意。如果采用中西医结合的治疗方法，或借鉴西医学的检查和诊察方法，采用中医药的方法治疗，一般能取得较好的疗效。

中医药治疗子宫内膜异位症一般从“痛经”、“癥瘕”入手。近年来，随着刮宫、剖宫产及人工流产术的增加，本病的发病率持续上升。本病发病部位广泛，最常发生在卵巢，约占80%，子宫、子宫骶骨韧带、子宫直肠陷凹、乙状结肠的盆腔腹膜和阴道直肠膈等部位多呈散在性，早期较难诊断。中医治疗本病历来重视活血化瘀的方法，轻则以桃红四物汤加减，中则用琥珀散、莪术散，重则用抵当汤、大黄蟅虫丸。疼痛剧烈者，可加入制乳香、制没药、延胡索、琥珀粉；经行量多者，可加入三七粉、五灵脂、花蕊石、蒲黄；经行量少者，可加入川牛膝、泽兰叶、益母草等。根据我们对此病的长期实践观察，结合基础体温（BBT）曲线的变化使用补肾调周法，并加入一定的活血化瘀药物疗效较好，兹分两个部分介绍。

子宫内膜异位症一般基础体温（BBT）低温相偏高，特别是行经期，BBT应该下降，却降而复升，或下降不快。总之，如果行经期低温相偏高，或低落后又上升，或缓慢下降，且伴有高温相不明显者，一般应考虑有子宫内膜异位症的可能。根据我们临床上对子宫内膜异位症患者BBT的观察，其高温相主要有三种形式：①缓慢上升；②高温相偏短，不能达到12天，一般维持在9～10天，或偶尔达到11天；③高温相偏低，BBT高温相与低温相之间的差距较小，一般在0.2℃～0.3℃之间。

BBT的曲线变化可有助于辨证。低温相偏高者不外乎两种：一是气滞血瘀，经血内结而不行；二是阴虚气火偏旺，或心肝郁火偏甚。高温相偏短、偏低、缓慢上升等均属肾阳偏虚或脾肾阳虚。在观察疗效的过程中，BBT正常或较正常者的治疗效果较好。我们认为，只有维持好BBT的高温相，而且连续3或5或7个月经周期的BBT高温相正常者，才能达到效果稳定。

补肾调周法，即按月经周期进行调治。行经期以活血化瘀为主，一般可用膈下逐瘀汤，药用炒当归、赤芍、五灵脂、益母草、青皮、延胡索、制香附、泽兰叶、山楂、茯苓等。经后期滋阴养血，以归芍地黄汤加减，药用丹参、赤白芍、怀山药、山萸肉、熟地、丹皮、茯苓、牡蛎（先煎）、川断、菟丝子等。由于子宫内膜异位症是血瘀成癥所致，因此，在滋阴养血的方药中常需加入山楂、五灵脂、石打穿等。经间排卵期以补肾调气血为主，可用补肾促排卵汤，药用丹参、赤白芍、怀山药、山萸肉、熟地、丹皮、茯苓、川断、菟丝子、紫石英、五灵脂、红花、石打穿等，服药的剂数按“7、5、3”时数律。经前期以补肾助阳为主，再加入化瘀消癥之品，常用助阳消癥汤，药用炒当归、赤白芍、怀山药、丹皮、茯苓、川断、菟丝子、紫石英（先煎）、蛇床子、石打穿、生山楂等。一般自 BBT 达高温相后即服，直至经行停药。根据我们多年来的临床体会，恢复和维持正常的高温相对控制症状和抑制内异症的发展是有效的，但根治内异症尚有待进一步研究和发掘。

验案举例

孙某，女。

2008 年 9 月 3 日初诊。主诉：未避孕 1 年余不孕，发现腹部包块 1 周。2008 年 8 月 22 日 B 超检查发现右附件包块，大小 49mm×47mm，泥沙样回声。CA199：57.51。诊断：巧克力囊肿。

2008 年 9 月 27 日行腹腔镜下右卵巢巧克力囊肿剥除术，术后病理诊断：符合子宫内膜囊肿。平素月经规律，5～6/37 天，量、色无异常，无痛经，有性交痛。生育史：0－0－1－0。

2008 年 10 月 23 日复诊：末次月经 2008 年 10 月 19 日，腹腔镜术后第 1 次月经来潮，刻下：周期第 5 日，月经将净，大便质软，舌边齿痕，苔黄微腻，脉细小弦。经后期治拟益肾，处方：生地 6g，砂仁（后下）5g，赤芍 10g，白芍 10g，丹参 10g，炒山药 12g，陈皮 10g，红花 6g，炒白术 10g，木馒头 10g，鬼箭羽 10g，路路通 10g，甘草 5g。6 剂内服，同时予以保留灌肠。外用方：皂角刺 30g，桂枝 10g，败酱草 30g，乳香 15g，没药 15g。

2008 年 10 月 30 日复诊：月经周期第 12 天，小腹胀，大便不成形，舌体胖大，苔黄腻，脉细。经间期，治拟益肾健脾活血促排卵。处方：丹参 10g，山药 10g，赤芍 10g，川芎 10g，红花 10g，川断 12g，路路通 15g，苍术 12g，白术 12g，法半夏 10g，陈皮 10g，石菖蒲 10g，谷芽 12g。3 剂内服。

2008 年 11 月 3 日复诊：月经周期第 15 天，基础体温高温相不稳定，小腹及双乳作胀，舌体胖大，苔腻，脉细。经前期，治拟益肾疏肝。处方：炒党参 12g，川断 15g，鹿角霜 15g，炒山药 15g，路路通 15g，炒白芍 12g，苏木 10g，炮姜 5g，谷芽 12g，麦芽 12g，木馒头 10g。

调周治疗 5 个月后受孕，予以保胎治疗。

【小结】

近年来，中医药治疗子宫内膜异位症的研究不断深入，如能在以下方面突破将带来质的飞跃。

1. 调节内分泌和免疫功能

整体调控是根本的措施。降低激素依赖的靶相因素，如雌激素（E_2）、孕激素（P）、雌激素受体（ER）及孕激素受体（PR），可抑制异位内膜组织的生长增殖，促使其萎缩。

2. 加强镇痛作用

降低血清及异位内膜中的 PGFα 含量，提高 PGE_2 含量，降低 6－酮－PGF_1、血栓素（TX）B_2 水平，提高下丘脑、垂体、异位内膜组织中的 β－内啡肽（β－EP）、强啡肽含量，减少血清内皮素－1（ET－1）的分泌，从而减少对异位内膜的刺激，可产生镇痛作用。

3. 改善局部病灶

设法干预“在位子宫内膜决定”的“3A 模式”，即子宫内膜的黏附、侵袭和血管形成的过程，改善异常的血液循环状态，改变异位内膜网状纤维结构，使其组织凋亡，有助于异位结节消散。

第五节　子宫腺肌病

子宫腺肌病（Adenomysis）是指子宫肌层内存在的子宫内膜腺体和间质在激素的影响下发生出血，肌纤维结缔组织增生的一种良性弥漫性或局限性病变。过去曾有人将其称为内在内异症，而将非子宫肌层的内异症称为外在性内异症。现已清楚，二者除均存在异位子宫内膜这一共同特点外，其发病机制和组织发生学均是不相同的。本病多发于 30～50 岁的经产妇，约有半数患者合并子宫肌瘤，约 15% 合并内异症。

在中医学文献中无本病的记载，相关记载散见于“痛经”、“癥瘕”、“不孕”等疾病中，临床上一般以痛经为主。中医妇科学通过辨证与辨病相结合，力争寻求有效的缓解痛经、减少月经量和促进受孕的方法。

就临床资料分析，子宫腺肌病具有以下特点：

①发病率逐年上升，且呈年轻化趋势。

②缺乏非创伤性诊断手段和特效治疗药物，为临床常见的难治疾病之一。

③临床表现为剧烈的经期腹痛、月经过多、不孕等，明显影响患者的生活质量。

【病因病机】

从现代的病因学说来看，多次的妊娠分娩、人工流产、慢性子宫内膜炎等可造成子宫内膜基底层损伤，子宫内膜由此而侵入子宫基层。中医妇科学虽无本病的记载，但《妇人大全良方·妇人腹中瘀血方论》曰：“妇人腹中瘀血者，由月经闭积，或产后余血未尽，或风寒滞瘀，久而不消，则为积聚癥瘕矣。”提示外邪入侵、情志内伤、素体因素或手术损伤等可导致机体脏腑功能失调，冲任损伤，气血失和，部分经血不循常道而逆行，以致“离经”之血瘀积，留结于下腹，阻滞于冲任、胞宫、胞脉、胞络而发病。瘀血阻滞，不通则痛，故见痛经；瘀积日久形成癥瘕，瘀阻冲任、胞宫，胞脉受阻，冲任不能相资，两精不能相搏，故不孕；瘀血不去，新血不能归经，因而月经量多，经期延长，甚则漏下不止。总之，本病的关键在于瘀，而导致瘀血形成的原因又有虚实寒热的不同。

我们在临床实践中发现，本病随着月经周期的演变而变化。经后期阴长阳消，内在之瘀结亦随之增长；经间期阳长阴消，内在的瘀结亦随之而有所控制，并逐渐溶化，故前人称之为“血瘕”。本病主要责之于肾阳偏虚，气血不足，瘀浊内结，脉络不畅，与素体不足、肾虚和经产有关。经行产后，血室空虚，胞脉胞络不足，离经之瘀浊排除不尽，留于血室，结于胞脉胞络，并随月经周期的阴阳消长变化。阴长则瘀浊亦长，阳长则瘀浊有所化，排经时瘀浊阻碍经血排出，反而逼迫好血妄行，故经行量少，腹痛。好血去而瘀浊留，反致血瘕加重，形成顽症。

此外，血瘕的形成和发展常与气虚、气滞有关。气虚者正气不足，脾气虚弱，既不能统摄血液，又不能排除瘀血，故有助于血瘕的发展；气滞者，肝郁气滞也，既影响月经周期中的阴阳消长转化，特别是肾阳的演变，又影响经期的瘀浊排出，从而加重瘀血内结。

【诊断与鉴别诊断】

1. 诊断

（1）临床表现

①痛经与慢性盆腔疼痛　大多数患者以继发性、进行性加重的痛经为特点，疼痛常在经前一周开始，持续到月经结束。经期可见小腹冷痛，恶心呕吐，肛门坠痛等。一些患者在经后期、排卵期、经前期有不同程度的腹痛和深部组织的性交痛。

②月经失调　经量增多、血块紫黯，经期延长（40%～50%），或有月经中期出血。

③不孕　原发或继发性不孕，或早期流产。

④年龄及病史　多为30～50岁，经产或有宫腔手术史，或有内异症病史。

（2）检查

①妇科检查：子宫呈均匀性增大或有局限性结节隆起，质硬而有压痛，双附件无明显异常。

②其他检查：B超检查可见子宫肌层不规则回声增强，肌壁增厚，无边界。血清CA125水平可升高。

2. 鉴别诊断

本病主要与盆腔炎性疾病后遗症、盆腔淤血症和子宫肌瘤等相鉴别。

（1）盆腔炎性疾病后遗症　患者多有急性盆腔炎或反复感染史，疼痛不仅限于经期，平时亦有腹部隐痛，可伴有发热。妇科检查子宫活动度差，附件区可扪及界限不清的包块，抗炎治疗有效。

（2）盆腔淤血症　盆腔淤血症（PVCS）是由慢性盆腔静脉瘀血导致的，常见腹部坠痛，腰骶部疼痛，月经过多，白带增多，性交痛，乳胀，疲劳，尿频尿痛等，可行阴道彩色多普勒检查、盆腔超声、静脉造影和腹腔镜确认。

（3）子宫肌瘤　一般无明显痛经，B超和磁共振成像检查有助区别。部分子宫腺肌病患者可合并子宫肌瘤。

（4）子宫内膜异位症　本病可合并内异症，其痛经症状与异位症相似，通常更剧烈。妇科检查子宫呈球形增大，质硬，经期触痛。

【辨证施治】

本病的主要临床表现是继发性痛经，与原发性痛经有较大的不同，故重点介绍经期的治疗。如表现为月经不调者，可参照有关章节治疗。本病经后期的调周治疗参见子宫内膜异位症的体会部分。本病的治疗要分经期与平时。经期寒凝血瘀，一般疼痛剧烈，故治疗需温经化瘀，活血止痛；经后期主要根据不同阶段的特点，治以补肾调周，化瘀消癥。

1. 主要证型

肾虚瘀结证

证候：经行腹痛，以经前1～2天和经期第1～3天为甚，痛剧则恶心呕吐，肛门坠痛，大便溏泄，经来阵发性量多或量少，色暗红，夹血块，腰腹以下冷感，小便清长，舌质紫黯或有紫斑，苔白，脉沉细。

分析：肾为冲任之本，胞脉系于肾而络于胞中，肾阳虚弱，虚寒内盛，瘀阻冲任，胞宫失煦，虚寒滞血，故经期或经后小腹冷痛，经少，色黯淡；瘀伤血络则阵发性量多；肾阳不足，腰际失煦，故腰腹以下冷感，小便清长；脉沉，苔白为虚寒之象。

基本治法：温经暖宫，调血止痛。

方药运用：温经汤(《金匮要略》）合内异止痛汤（夏桂成经验方）。

吴茱萸5g，炒当归、赤芍、川芎、五灵脂、莪术各10g，延胡索12g，丹参、丹皮各10g，肉桂（后下）3～5g，川续断12g，茯苓12g，全蝎粉（吞）1.5g，甘草5g。

方中吴茱萸、肉桂温经散寒，兼通血脉以止痛；当归、川芎养血止痛；丹参、丹皮化瘀行血；赤芍、甘草缓急止痛，温中和气；莪术理气行滞；五灵脂、全蝎活血化瘀。

服法：水煎分服，行经期每日1剂，痛剧可服2剂。

加减：经期小腹剧痛，经血中血块量多且大，伴有烂肉样血片者，可加服琥珀粉，每次1g，每日3次；经前胸闷烦躁，乳房胀痛，夜寐较差，加广郁金、钩藤各10g；少数疼痛发作于经行中末期，坠痛剧烈者，原方去莪术，加黄芪10g，柴胡6g。

2. 兼证型

（1）兼气滞证

证候：精神抑郁，胸闷烦躁，经前乳房胀痛，经行少腹胀痛剧烈，经量或多或少，色紫红，有小血块，舌质紫黯，舌边或有瘀点，苔薄腻，脉沉弦或弦紧。

分析：足厥阴肝经循少腹，布胸胁，绕乳房，肝气条达则血海通调。情志怫郁，冲任气血郁滞，经血不能正常畅通，故经前或经期少腹疼痛，经血量少不畅，色黯有块，拒按；血块排出，瘀滞减轻，气血暂通，疼痛缓解；气滞则肝经循行部位疼痛，经前乳房胀痛；舌质紫黯，舌边或有瘀点，脉沉弦或弦紧均为肾虚血瘀兼气滞之象。

基本治法：疏肝解郁，化瘀止痛。

方药运用：逍遥散合膈下逐瘀汤(《医林改错》) 加减。

柴胡 5 ~ 9g，当归 10g，赤白芍各 10g，白术 10g，茯苓 10g，川楝子 10g，延胡索 10g，制香附 9g，制乳没各 6g，全蝎 6g，红花、五灵脂各 10g。

方中柴胡、川楝子疏肝理气；香附理气止痛；当归、赤芍、红花活血化瘀；延胡索、五灵脂化瘀止痛；甘草和中缓急，调和诸药。

服法：经前经期水煎分服，每日 1 剂。

加减：偏气滞者，重用枳壳、乌药、香附，以行气为主；偏血瘀者，重用桃仁、红花、五灵脂、延胡索，以活血化瘀为主。心烦失眠，舌尖红者，加钩藤（后下）15g，青龙齿（先煎）10g；小腹冷痛，平时带下甚多，色白质黏腻者，上方去川楝子，加小茴香 5g，吴茱萸 3g；平时少腹刺痛，带下色黄质腻者，加红藤 15g，败酱草 15g，苍术 10g。

（2）兼气虚证

证候：经期或经将净时小腹及肛门隐隐坠痛，经行量少，色淡红或黯红，无血块，伴有纳差神疲，四肢乏力，舌质淡红，苔薄白，脉细弱。

分析：气血不足，血海空虚，胞脉失养，气血运行无力，营血虚滞，故小腹隐隐坠痛；气虚阳气不充，血虚精血不荣，故经量少，色淡，面色无华；气虚脾阳不振，故食欲不振，精神倦怠；舌淡苔薄白，脉细弱均为气血亏虚之象。

基本治法：补气温阳，化瘀止痛。

方药运用：圣愈汤(《兰室秘藏》) 加减。

黄芪 15g，党参 15g，白术、川芎、茯苓各 10g，陈皮、柴胡各 5g，炒当归、赤芍、五灵脂各 10g。

方中党参、黄芪补气，当归、赤芍、川芎养血调血，紫胡、五灵脂行气止痛。气血充盈，血脉流畅则痛自除。若病久症状严重者，可用十全大补汤。方中四君加黄芪以补气，四物以补血，肉桂温阳散寒。全方共奏益气补血止痛之功。

服法：经前经期水煎分服，每日 1 剂。

加减：小腹冷痛者，加炮姜 5g，肉桂（后下）3g；疼痛剧烈者，加石打穿 15g，延胡索 10g。

【其他治疗】

1. 中成药

（1）消瘤丸（夏桂成经验方）

处方：玄参 15g，牡蛎 30g，白术 15g，橘核 15g，莪术 15g，桃仁 15g，昆布 15g，夏枯草 15g，海藻 15g，水蛭 10g。

服法：每次 5g，每日 2 次，经净后 3 天开始服用，经行停服。

适应证：用于血瘀兼有痰湿的子宫腺肌病。

（2）桂枝茯苓胶囊(《中华人民共和国药典》)　每次 3 粒，每日 3 次，经净后服用。月经量多者经期停服，经来量少、腹痛者，经期第 1 ~ 3 天可服。适用于寒凝血瘀性的子宫腺肌病。

（3）逍遥丸　每丸9g，每次1丸，每日3次，适用于气滞性痛经。

（4）艾附暖宫丸　每丸9g，每次1丸，每日3次，适用于虚寒性痛经。

（5）延胡索止痛片　每次4片，每日3次，适用于气滞血瘀性痛经。

2. 针灸

（1）电针　主穴中极、关元、血海、三阴交，配穴足三里、地机、太冲、商丘、合谷。针刺后接双频针灸治疗仪，频率控制在200次/分，每日1次，每次20～30分钟，经前治疗3～4次。

（2）灸法　灸三阴交、气海各5壮。

3. 推拿疗法

（1）捏脊法　先在脊柱下端（尾骶部）向左右两侧按摩半分钟，然后提起脊柱下端正中两侧的皮肤及皮下组织，沿脊柱正中线向上移动，边提边捏，推进到第七胸椎，即膈俞处。

（2）推拿自疗法　患者取仰卧位，自行用双手的食、中、无名指沿任脉（腹正中线）上下摩擦，从神阙穴开始，逐次摩气海、关元、中极，随之摩双侧之天枢、四满、归来、子宫、气冲等穴，最后摩腹部结束。经前7天开始施术，经后3天停止，每月为1个疗程。

4. 外治法

（1）敷脐法　玄参、白芷、当归、赤芍、肉桂、大枣、生地各30g，麻油1000g，黄丹360g，制成膏剂敷脐。

（2）药熨法　生姜120g，花椒60g，共捣细末，炒热包熨痛处。

（3）外敷法　白芷、川乌、草乌各6g研末，用葱汁、蜂蜜调敷痛处。

【转归及预后】

本病目前尚无有效的根治药物。西医妇科对症状较轻者常用非甾体类抗炎药、口服避孕药等对症治疗。对经手术明确诊断的患者，多使用孕三烯酮以及GnRHa治疗。对年轻、有生育要求和近绝经期患者可试用GnRHa治疗。GnRHa可使疼痛缓解或消失、子宫缩小，但停药后症状复现，子宫增大。症状严重、年龄偏大而无生育要求者，或药物治疗无效者，可采用全子宫切除术，卵巢是否保留取决于卵巢有无病变和患者的年龄。年轻且有生育要求者，可试行病灶切除术，但术后易复发，处理较为棘手。

【预防与调护】

1. 减少子宫内膜种植的机会　尽可能避免人工流产，月经过多者尽量不用宫内节育器避孕，尽量避免接近经期施行宫颈冷冻、激光、锥切等妇科手术。

2. 去除发病的高危因素

（1）注意发现并积极治疗宫颈狭窄、生殖道梗阻。

（2）月经期避免精神高度紧张，积极治疗重度原发性痛经和月经过多。

（3）有子宫内膜异位症家族史者应定期做妇科检查，以便及时发现和及早治疗。

【临证经验】

子宫腺肌病的辨治可分为两个方面：一是痛经时的治疗，应注重化瘀消癥，解痉止痛，安定心神，二是经间排卵期后应助阳消癥，或助阳调肝，现分别介绍如下：

1. 痛经时的治疗

发时治标，平时治本，因此当痛经时，控制疼痛最为重要，包括解痉止痛、化瘀消癥、安定心神三者。

（1）解痉止痛　子宫腺肌病亦属于子宫内膜异位症范围，行经时疼痛剧烈，有的因疼痛而晕厥，故在止痛的同时还需要控制痉挛。全蝎是止痉散中的主要药物，蜈蚣、地龙、葛根等均有缓解痉挛的作用，我们所用的内异止痛汤常用此类药以助之。延胡索是止痛的要药，凡疼痛病恒多用之。五灵脂是肝经药物，也有一定的止痛作用，而且能化瘀止血。子宫腺肌病出血偏多，应用此药甚合。总之，解痉止痛为急则治标的要务。

（2）安定心神　剧烈的疼痛无不涉及心肝，尤其是心神更为重要。根据我们临床上的观察，子宫腺肌病所致的剧烈痛经与患者心理状态的不稳定有关。安定心神，稳定情绪，才能有效地控制疼痛。钩藤、青龙齿、茯苓神等安定心神，钩藤、龙齿、琥珀等息风静阳，安神宁心，均有较好的镇静作用。此外，子宫腺肌病所反映出的肾阳虚或偏阳虚均伴有不同程度的心肝郁火，亦反映出临床的复杂性。安定心神，稳定情绪，结合心理疏导，祛除患者的顾虑，才能获效。

（3）化瘀消癥　本病属于中医的“血瘕”范围。“血瘕”者，本就是一种难治的顽固性疾病，历来均从活血化瘀论治，故本病在治标时当加入莪术、山楂、丹参、赤芍、五灵脂等。在具体运用中，还要根据患者的出血量而灵活加减。

2. 重视经前期的治疗

即平时治本。子宫腺肌症的BBT高温相失常反映出黄体功能不健全，所以经前期恢复正常的BBT高温相十分重要。根据我们的临床观察，阳虚肝郁十分明显的，BBT高温相的偏低偏短以及不稳定也比较明显，可从助阳调肝论治。如症状不重，BBT高温相失常不明显者，可与助阳消癥方药合用。

（1）助阳消癥　即助阳与消癥合用。我们临床上使用的验方包括丹参、赤白芍、山药、丹皮、茯苓、川断、紫石英、生山楂、石打穿、五灵脂等，必要时可加入三棱、莪术等。同时，补肾助阳与消癥散积两种方法可单独使用。二者均以在经前期应用为宜。

（2）助阳调肝　即补肾助阳与疏肝解郁合用，目的在于更好地扶助阳气，恢复健康的黄体功能。我们常用补肾助孕汤扶助阳气，温暖子宫，阳长则瘀浊溶解，从而有效地控制疼痛。如临床症状十分明显者，当按调周法系统论治。

子宫腺肌病的痛经用一般的痛经汤以及逐瘀脱膜汤虽有效果，但极不理想，因而常在此基础上加入一些方药。由于本病多发生于育龄期女性，有的患者年龄偏大，故用本方治疗时尚应有所加减。

验案举例

陈某，女，36 岁，某公司职员。

患经行腹痛 14 年，呈进行性加剧。初经 13 岁，5～7/25～30 天，量一般，色红，有血块，腹痛在经期前一天就开始，以胀痛为主。26 岁结婚，1－0－1－1，上节育环后又取出，3 年前人工流产后痛经加剧。妇科检查：子宫增大，质地稍硬。B 超示子宫腺肌病。此前曾服激素（具体药物不详）3 个月经周期，因肝功能异常而停药，停药后当月痛经即复发。现头晕腰酸，胸闷烦躁，经前乳房及小腹胀痛，夜寐欠佳，经期提前，行经第 1～2 天疼痛剧烈，呈下坠性，或有冷感，舌质偏红，边紫，脉细弦。行经期治以内异止痛汤，处方：钩藤（后下）15g，紫贝齿（先煎）12g，炒当归、赤芍、五灵脂、莪术各 10g，延胡索 15g，肉桂（后下）3g。另外，分吞全蝎粉 1.5g，琥珀粉 3g。服药后疼痛减轻，经净之后测量 BBT，发现高温相偏短，欠稳定，故抓住经前期论治，用助阳消癥汤，至行经期再予前内异止痛汤。如此调治 5 个月经周期，经期疼痛基本控制，患者极为感谢。

【小结】

1. 子宫腺肌病是现代妇科常见疾病。中医妇科学虽无此病名，但在“痛经”、“癥瘕”、“不孕”等有关疾病的记载中有类似的论述及治疗方法。

2. 本病表现为剧烈的痛经，极易再发，属于难治疾病之一。寻求中西医多种途径的治疗是当前的首要任务。

3. 本病属激素依赖性疾病，所以，用调整月经周期的理念来思考和分析不失为一种诊疗思路，可与目前的主流治疗合并使用。

第六节　闭　经

闭经为常见的妇科疾病，表现为无月经或月经停止。根据既往有无月经来潮，可分为原发性闭经和继发性闭经两类。原发性闭经是指年龄超过 16 岁，女性第二性征已发育、月经还未来潮，或年龄超过 14 岁，第二性征尚未发育。继发性闭经是指正常月经周期建立后，月经停止 6 个月以上，或按自身原有月经周期计算，停止 3 个周期以上。医籍中又称作“经闭”、“不月”、“月事不来”。

青春期前、妊娠期、哺乳期及绝经后的月经不来潮均属生理现象，不属本节讨论内容。至于因先天性生殖器官的异常和缺陷，或因肿瘤导致无月经者，非药物治疗所能奏效，亦不属本节讨论范畴。

就临床资料分析，闭经有以下特点：

1. 原发性闭经

原发性闭经较少见，多为遗传学原因或先天发育缺陷引起。约 30% 患者伴有生殖道异常。根据第二性征的发育情况，可分为第二性征存在和第二性征缺乏两类。第二性征存在的原发性闭经包括米勒管发育不全综合征，雄激素不敏感综合征，对抗性卵巢综合征，生殖道闭锁和真两性畸形。第二性征缺乏的原发性闭经包括低促性腺激素性腺功能减退和高促性腺激素性腺功能减退两种。

2. 继发性闭经

继发性闭经以下丘脑性最常见，依次为垂体、卵巢及子宫性闭经。

（1）下丘脑性闭经　以功能性原因为主。具体包括：①精神应激；②体重下降和神经性厌食；③运动性闭经；④药物性闭经；⑤颅咽管瘤。

（2）垂体性闭经　主要病变在垂体。具体包括：①垂体梗死；②垂体肿瘤；③空蝶鞍综合征。

（3）卵巢性闭经　卵巢分泌的性激素水平低下，子宫内膜不发生周期性变化而导致闭经。具体包括：①卵巢早衰；②卵巢功能性肿瘤；③多囊卵巢综合征。

（4）子宫性闭经　子宫内膜受破坏或对卵巢激素不能产生正常反应，均可出现闭经。具体包括：①Asherman 综合征；②手术切除子宫或放化疗破坏子宫内膜。

（5）其他内分泌功能异常　甲状腺、肾上腺、胰腺等功能紊乱也可引起闭经，常见于甲状腺功能减退或亢进、肾上腺皮质功能亢进、肾上腺皮质肿瘤等。

本节主要介绍原发性闭经、继发性闭经和高催乳素血症。

一、原发性闭经

原发性闭经是指年龄超过 16 岁，女性第二性征已发育，月经还未来潮，或年龄超过 14 岁，第二性征尚未发育。

闭经最早记载于《素问·阴阳别论》，称为“女子不月”、“月事不来”、“血枯”，该篇还记载了治疗血枯经闭的妇科第一方——四乌贼骨一芦茹丸。《金匮要略》称本病为“经水断绝”，《诸病源候论》称其为“月水不通”。

我们此处讨论的是排除生殖器官发育不良、先天畸形等原因的原发性闭经。

【病因病机】

历代医家对闭经的病因病机已有全面认识。《内经》指出，闭经多因“忧思郁结，损伤心脾”，“失血过多，房劳过度，肝血亏损”，“胞脉闭，心气不得通下”等。《傅青主女科》则强调闭经与肾水的关系，指出“经水出诸肾”，“经水早断，似乎肾水衰涸”，为后世医家从肾论治闭经提供了依据。

综观历代医家所述，原发性闭经多由肾气不足，禀赋素虚，或幼年多病，天癸不能如期而至，任脉不充，冲脉不盛而致。

【诊断与鉴别诊断】

1. 诊断

（1）临床表现　年龄超过 16 岁，女性第二性征已发育、月经还未来潮，或年龄超过 14 岁，第二性征尚未发育。临床应了解患者青春期生长和第二性征发育进程，采用各种辅助诊断方法，审证求医，综合分析，从而进一步确定诊断。

（2）体格检查　包括智力、身高、体重，第二性征发育状况，有无体格发育畸形，甲状腺有无肿大，乳房有无溢乳，皮肤色泽及毛发分布，性发育的状态与其年龄是否符合等。

（3）妇科检查　包括观察内、外生殖器官的形态、发育情况及有无缺陷或畸形，腹股沟区有无肿块，外阴色泽及阴毛生长情况。

2. 鉴别诊断

通过体检和实验室检查，排除生殖器官发育不良、先天畸形等。

【辨证施治】

肾虚证

证候：年逾16周岁尚未行经，面色淡白或晦暗，腰酸腿软，头晕耳鸣，夜尿频多，大便不实，或四肢不温，带下甚少，舌淡苔白，脉沉细或沉迟。

分析：先天肾气不足，禀赋素虚，或幼年多病，发育障碍，天癸不能如期而至，任脉不充，冲脉不盛，故月事迟迟不行；肾气不足，无以上荣，故面色淡白或晦暗；腰府失养，故腰酸腿软；清窍失养，故头晕耳鸣；气化不利则夜尿频多，大便不实；冲任不足，阴津亏虚，故带下量少；气虚阳微，故肢冷；舌淡苔白，脉沉细或沉迟均为肾虚之象。

基本治法：补益肾气，填精滋肝。

方药运用：益肾通经汤（夏桂成经验方）。

柏子仁、丹参、熟地、川断、泽兰、川牛膝、炒当归、赤白芍各10g，茺蔚子、生茜草各15g，炙鳖甲（先煎）9g，山楂10g。

本方系从《景岳全书》柏子仁丸合泽兰叶汤加减而来，方中集合了补肾、宁心、调宫三方面的药物。柏子仁、丹参有宁心安神之功效，熟地、川断、川牛膝、炙鳖甲大补肝肾，泽兰、炒当归、赤白芍、茺蔚子、生茜草俱是活血调经之品。诸药合用，具有补肾宁心、活血调经的作用。

服法：水煎分服，每日1剂。

加减：阴虚火旺，潮热明显者，加地骨皮、玄参各10g，青蒿6g；脾胃薄弱，大便偏溏者，上方去柏子仁、熟地，加炒白术10g，焦建曲10g，怀山药10g。

【转归及预后】

原发性闭经预后不一。卵巢早衰等闭经者，临床容易出现反复，疗程较长，但通过调治，仍可奏效。

【预防与调护】

1. 加强精神和心理疏导，消除患者精神紧张、焦虑及应激状态。

2. 加强营养，生活规律。

【临证经验】

夏师用《景岳全书》的柏子仁丸与《妇人大全良方》的泽兰叶汤加减而成的益肾通

经汤，是一般阴虚性闭经的常规用方，用于治疗学生因学习紧张所致闭经也有效。闭经虽然多属于肾阴虚，但却与心神有关，特别是学习、工作紧张所致的肾阴虚闭经，乃肾阴亏虚后心火上炎，心气不得下降，胞脉闭塞，子宫有藏无泻，是以月经不能来潮。

【小结】

1. 原发性闭经是指年龄超过 16 岁，女性第二性征已发育，月经还未来潮，或年龄超过 14 岁，第二性征尚未发育，临床治疗较困难。

2. 原发性闭经病因多为肾气不足，禀赋素虚，其治疗当以补益肾气为主。

3. 夏师的益肾通经汤加减治疗本病，疗效较好。

二、继发性闭经

月经来潮后，已建立正常周期而又中断 6 个月以上，或根据自身月经周期计算停止 3 个周期以上者，谓之继发性闭经。古籍中多称作“经闭”、“不月”、“月事不来”或“经水不通”。本病病变部位在胞宫，常见证型有阴血亏虚、阳气虚衰，兼夹证型有气血虚弱、气滞、血瘀、寒凝、痰湿等。临床虽有虚实之分，但以虚者较为多见。

【病因病机】

本病仅是一个症状，涉及的病种很多，范围亦较广，病机演变复杂。本章所论及的继发性功能性病变以阴血亏虚或肝肾亏损为主，正如《医学正传》所云：“月经全借肾水施化，肾水既乏，则经血日以干涸。”而且，本病在程度上远较月经后期、月经量少更为严重。因阴血亏损者程度较重，前人曾有“血枯”之称。血枯者，不仅指血海枯竭，亦即刮宫流产较多，子宫内膜损伤，内膜太薄，无血可下，而且还包括阴水亏少，天癸不充，女性激素低下，阴长不利甚至静止，月经周期始终停留在经后初期，带下欠缺，阴道干涩不润泽，严重影响性生活。阴虚日久必将向两方面发展：一是阴虚与火旺相互影响，阴愈虚火愈旺，火愈旺阴愈虚，最终导致天癸竭，阴耗尽；另一是阴虚及阳，久而阳衰，出现严重的虚寒状态，最终可致阴竭阳亡。这类极端危重病症，在现今医疗保健和生活优越的条件下已很少见。

此外，还有气血虚、气郁、瘀结、痰湿等证型。气血虚者，实际上是在阴血虚的前提下兼有脾气虚。因本病病程长，在受凉饮冷、思虑过多、阴血亏虚的前提下损伤脾胃，往往出现阴血虚脾胃弱的病变。气郁者，即指心肝气郁也。思虑在心，工作学习过度紧张，或长期抑郁不舒，在阴血虚的前提下，极易导致精神心理性闭经。瘀结者，血瘀内结，形成癥瘕或瘀浊内结，蕴阻子宫，导致闭经，如双侧多囊卵巢综合征、脑垂体微腺瘤病等。痰湿者，实际上是肥胖性闭经。

本病的病因病理复杂，按辨证求因的原则，可分虚实两端。虚者多因先天不足，或后天损伤而致；实者多因邪气阻滞，气血不通所致。临床经常兼夹为患，因此以下从主要证型和兼夹证型加以讨论。

1. 主要证型

（1）阴血虚　禀赋不足，肾气未盛，天癸未充，冲任失养，血海不得盈满，经血不能应期而潮，是少女闭经的主要原因。早婚早育、堕胎多产、房事不节，或久病及肾，以致肾精亏损，精血匮乏，源断其流，子宫无血可下；或产时大出血，或刮宫手术过频，以致阴血耗伤，肝肾不足，一则心脑失养，阴阳衰竭，一则子宫失涵，胞脉胞络损伤，亦致源断其流，经水不下，是育龄女性闭经的主要原因。

（2）阳气虚衰　素体脾胃不足，气血虚弱，化源不足，或饮食劳倦，忧思过度，损伤心脾，或大病久病，耗伤元阳，或数脱血后气随血脱，以致阳气虚衰，难以化气生血，冲任子宫不得按时盈满，致成闭经。

2. 兼夹证型

（1）气血虚弱　素体气虚，化源不足，或饮食劳倦，忧思过度，损伤心脾，气虚不能生血，血海空虚，无经可下，以致经闭不行。

（2）气滞　多由忧郁、愤怒、情怀不畅，肝气郁结，不得宣达，疏泄功能失常，以致血行不利，胞脉受阻，经水不得下行。

（3）血瘀　情怀不畅，或感受寒邪，或气虚不达，或宿瘀留滞，经血不得流畅，瘀阻冲任胞宫，经水不得下行而发为闭经。

（4）寒凝　经期、产后感受寒邪，或内伤生冷，血为寒凝，瘀血阻于冲任，寒湿留于下焦，以致经闭不行。

（5）痰湿　素体脾肾阳虚，脂肪水湿不能很好地运化，以致痰湿内生，下注冲任，壅塞子宫，胞脉不畅，经血不得下行，或肾阴偏虚，肝郁气滞，凝聚痰浊，或血瘀内阻，气机不畅，痰湿凝结，下注于子宫冲任，故经血不行。

【诊断与鉴别诊断】

1. 诊断

月经周期建立以后，非生理性停经 6 个月以上，或根据自身月经周期计算停经 3 个周期以上者应考虑本病。有时可伴有全身症状。

（1）病史　临床上应详细地询问病史，包括月经史、婚育史、服药史、子宫手术史、家族史以及发病可能的起因和伴随症状、环境的变化、精神心理创伤、情感应急、运动性职业或运动过强、营养状况及有无头痛、溢乳等。

（2）体格检查　了解智力、身高、体重，第二性征发育状况，有无体格发育畸形，甲状腺有无肿大，乳房有无溢乳，皮肤色泽及毛发分布，性发育的状态与其年龄是否符合。妇科检查：观察内、外生殖器官的发育情况、形态及有无缺陷或畸形，腹股沟区有无肿块，外阴色泽及阴毛生长情况。已婚女性可以检查阴道和宫颈，通过阴道壁和宫颈黏液情况了解体内雌激素水平。

（3）辅助检查　生育年龄的女性闭经需排除妊娠。通过询问病史和体格检查应对闭经病变环节及病因有初步印象，再通过有选择的辅助检查明确诊断。

①药物撤退试验

A. 孕激素试验：每日用黄体酮20mg肌肉注射，连续5天；或口服醋酸甲羟孕酮，每日10mg，连用5日。停药后出现撤药性流血者，表示患者体内有一定的雌激素水平，为Ⅰ度闭经。停药后无撤药性流血者，应进一步行雌激素序贯试验。

B. 雌激素序贯试验：适用于孕激素试验阴性的闭经患者。每晚口服戊酸雌二醇（补佳乐）1mg或妊马雌酮（倍美力）0.625mg，连续21天，最后10天加服醋酸甲羟孕酮，每日10mg。停药后出现撤药性流血者，表示子宫内膜具有对雌激素的正常反应性，排除子宫性闭经；如无出血，应重复上述用药，仍无出血者可确诊为子宫性闭经。

C. 垂体兴奋试验：又称GnRH刺激试验，可了解垂体对GnRH的反应性。将戈那瑞林25μg溶于2ml生理盐水中，在静息状态下经肘静脉快速推入，注入30、90分钟后分别采血测定LH和FSH水平，并进行比较。LH正常反应型，注入30分钟后LH高峰值比基值高2～4倍；LH无反应或反应低弱者，注入30分钟后LH值无变化或上升不足2倍，提示垂体功能减退，可见于希恩综合征、垂体手术或放射线严重破坏正常垂体组织时。LH反应亢进型，注入30分钟后LH高峰比基值高4倍以上。此时需测定FSH是低反应还是亢进反应，以鉴别多囊卵巢综合征与卵巢储备功能降低两种不同的生殖内分泌失调。多囊卵巢综合征LH反应亢进，FSH反应低下，注入30、90分钟后FSH峰值<10 IU/L；卵巢储备低下时，LH和FSH反应均亢进，注入30、90分钟后FSH峰值>20 IU/L。

②激素测定

A. 血甾体激素测定：包括雌二醇、孕酮及睾酮测定。血孕酮水平升高，提示有排卵；雌激素水平低，提示卵巢功能不正常或衰减；睾酮水平高，提示可能为多囊卵巢综合征或卵巢支持－间质细胞瘤等。

B. 催乳激素测定：对于PRL升高者，可检测TSH。若出现升高，多为甲状腺功能减退导致闭经；TSH正常，PRL>100ng/ml，应作头颅及蝶鞍部位磁共振成像（MRI）或CT，明确蝶鞍或以上部位肿瘤或空蝶鞍；PRL正常者，应检测促性腺激素值。

C. 促性腺激素测定：对于孕激素试验阴性者，FSH<5 IU/L为促性腺激素水平低，提示病变在下丘脑或垂体；FSH>30 IU/L为促性腺激素水平高，提示病变环节在卵巢，应行染色体检查以明确遗传学病因。对于孕激素试验阳性者，若LH>FSH，而且LH/FSH的比例>2～3，提示多囊卵巢综合征。LH和FSH范围正常，多为下丘脑功能失调性闭经。

D. 其他测定：肥胖、多毛、痤疮患者还需测定胰岛素、雄激素（血清睾酮、双氢睾酮、硫酸脱氢表雄酮、尿17－酮类固醇）水平，以确定是否存在胰岛素抵抗、高雄激素血症或先天性21－羟化酶缺陷等。Cushing综合征可通过测定24小时尿皮质醇或1mg地塞米松抑制试验排除。

③影像学检查

A. 盆腔B超检查：观察子宫、卵巢的大小和形态，了解是否为幼稚子宫和性腺发育不良及子宫内膜的厚度和形态等。

B. 子宫输卵管造影：了解有无宫腔病变和粘连。

C. CT 或磁共振成像（MRI）：用于盆腔及头部蝶鞍区检查，了解盆腔肿块和中枢神经系统病变的性质，诊断卵巢肿瘤、下丘脑病变、垂体微腺瘤、空蝶鞍等。

D. 静脉肾盂造影：怀疑米勒管综合征时，用以确定有无肾脏畸形。

④宫腔镜检查：了解有无宫腔病变和粘连。

⑤腹腔镜检查：可协助诊断卵巢肿瘤、多囊卵巢或内生殖器缺如所致的闭经。

⑥性染色体检查：对鉴别性腺发育不全及指导临床处理有重要意义。

⑦其他检查：主要为靶器官反应检查，包括基础体温测定、宫颈黏液评分、阴道脱落细胞学检查、子宫内膜活检或诊断性刮宫等。

2. 鉴别诊断

通过体检和实验室检查，对继发性闭经，应先除外早孕、哺乳等生理性闭经；对青春期少女，应考虑是否有多囊卵巢综合征；年轻妇女，需注意与结核性盆腔炎鉴别；经产妇，需注意由于宫腔或宫颈粘连所致的闭经。此外，对甲状腺、肾上腺皮质功能异常，糖尿病等引起的闭经，均应通过有关检查予以鉴别。

【辨证施治】

本病的治疗原则是虚补实通。虚者当以补益肾气，填精滋肝，益气养血，养阴润燥为主。肾气充盛，冲任流通，血海滋盈，月经方能应时而下。实者当根据郁、寒、瘀、痰之不同病因及证候，分别予以行气解郁、温经散寒、活血通经、祛痰除湿。

1. 主要证型

（1）阴血虚证

证候：闭经较久，形体清瘦，头晕心悸，腰膝酸软，夜寐多梦，或胸闷烦躁，潮热汗出，午后尤甚，舌质偏红或舌红少苔，有裂纹，脉弦带数偏细。

分析：禀赋不足，肾气未盛，天癸未充，冲任失养，血海不得盈满，经血不能应期而潮，或因早婚早育、堕胎多产、房事不节，或久病及肾，以致肾精亏损，精血匮乏，源断其流，子宫无血可下，或产时大出血，或刮宫手术过频，以致阴血耗伤，肝肾不足，一则心脑失养，阴阳衰竭，一则子宫失涵，胞脉胞络损伤，亦致源断其流，经水不下，闭经日久，形体消瘦；阴血不足，心脑失养，故头晕心悸；腰为肾之府，肾阴不足，腰府失养，故腰膝酸软；阴血耗伤，故潮热汗出，午后尤甚；肝肾不足，心神失养，故夜寐多梦；肾虚肝郁，气机不畅，故胸闷烦躁；舌质偏红或舌红少苔，有裂纹，脉弦带数偏细均为阴血亏虚之象。

基本治法：滋阴养血，佐以调经。

方药运用：归肾丸合柏子仁丸（均出自《景岳全书》）加减。

柏子仁、丹参、熟地、枸杞子、杜仲、菟丝子、泽兰各 10g，怀牛膝 9g，山萸肉 6g，白芍 15g。

归肾丸被张景岳谓为左归、右归二丸之次者也，主真阴不足、精衰血少之证。方中柏子仁养心安神，清润生津；丹参、白芍养血调经；熟地、枸杞子滋肾养血，大补肝肾；山萸肉补益肾精；杜仲、菟丝子温肾阳，益精气；泽兰、怀牛膝导血下行，通畅血脉。诸药相合，补中有行，行中有补，养血安神，补肾调宫。

服法：水煎分服，每日1剂。

加减：阴虚火旺，潮热明显者，加地骨皮、玄参各10g，炙鳖甲（先煎）15g，青蒿6g；脾胃薄弱，大便溏者，上方去柏子仁、熟地，加炒白术10g，焦建曲10g，怀山药10g。

（2）阳气虚衰证

证候：闭经较久，头晕腰酸腹胀，尿频清长，形体浮肿，畏寒，性欲缺乏，小腹坠胀，大便或溏，苔白脉细。

分析：素体脾胃不足，气血虚弱，化源不足，或饮食劳倦，忧思过度，损伤心脾，或大病久病，耗伤元阳，或数脱血后气随血脱等，以致阳气虚衰，难以化气生血，冲任子宫不得按时盈满，故闭经较久；气血不足，无以上供，故头晕；肾阳不足，故尿频清长，畏寒，性欲缺乏；脾肾不足，运化失职，故形体浮肿，小腹坠胀，大便或溏；苔白脉细亦为阳气虚衰之象。

基本治法：补肾助阳，温调月经。

方药运用：补阳参茸汤（夏桂成经验方）加减。

人（党）参15g，鹿茸6g，熟地10g，白芍、怀山药、菟丝子、仙灵脾各10g，肉桂（后下）5g，丹参、川断各15g，覆盆子10g，茯苓12g。

方中鹿茸、仙灵脾温肾助阳，川断、菟丝子、覆盆子补益肾气，人参大补气血，怀山药、茯苓健脾补血，丹参养血活血，肉桂温阳活血。气血充足则阳也易复。诸药合用，共奏补肾助阳、温调月经之效。

服法：水煎分服，每日1剂。

加减：大便偏溏者，去当归，加炒白术10g，党参10g；面浮足肿，加黄芪15g，防己10g。

2. 兼夹证型

（1）气血虚弱证

证候：月经后期量少，心悸怔忡，神疲肢软，面色苍白或萎黄，头晕目眩或纳少便溏，舌质淡红，脉细弦或细弱。

分析：素体气虚，化源不足，或饮食劳倦，忧思过度，损伤心脾，气虚不能生血，血海空虚，无经可下，故致经闭不行；脾虚化源不足，气血虚弱，心脑失养，故头晕目眩，心悸怔忡；气血不足，无以外荣，故面色苍白或萎黄，神疲肢软；舌质淡红，脉细弦或细弱均为气血亏虚之象。

基本治法：益气养血调经。

方药运用：人参养荣汤(《太平惠民和剂局方》）加减。

炒当归、白芍、熟地、党参、白术、茯苓、丹参、黄芪各15g，陈皮、远志、肉桂（后下）、五味子各6g，炙甘草3g。

方中以炒当归、白芍、熟地、党参、白术、茯苓、炙甘草组成的八珍汤益气养血调经；黄芪益气生血；远志、五味子养血宁心安神，因欲补肾者先宁心也；肉桂温阳补肾，活血调经。

服法：水煎分服，每日1剂。

加减：腹胀便溏，去当归、熟地，加煨木香5g，砂仁（后下）5g；腹鸣形寒，加炮姜5g，六曲10g，大枣5枚。

（2）气滞证

证候：经闭，精神抑郁，烦躁易怒，胸胁胀满，少腹胀痛或拒按，或情怀不畅，默默不欲饮食，或烦渴，喜饮凉水，状如消渴，大便秘结，舌边紫，苔黄白腻，脉细弦或沉涩。

分析：忧郁、愤怒、情怀不畅，肝气郁结，不得宣达，疏泄功能失常，以致血行不利，胞脉受阻，经水不得下行而闭经；肝气郁结，疏泄失常，故精神抑郁，烦躁易怒，胸胁胀满或者情怀不畅，默默不欲饮食；气机阻滞，不通则痛，故少腹胀痛或拒按；气郁化火，伤津耗液，故烦渴，喜饮凉水，状如消渴；津液不足，肠腑失于濡养，故大便秘结；舌边紫，脉细弦或沉涩为气滞；苔黄白腻为有热。

基本治法：理气疏肝，化瘀通经。

方药运用：逍遥散(《太平惠民和剂局方》）加减。

当归、赤白芍、茯苓、制苍术各10g，陈皮、广郁金各6g，炒柴胡5g，丹参、泽兰、制香附各9g。

本方系四逆散衍化而来，主治肝郁脾虚，脾土不和的证候。方中柴胡疏肝解郁，当归、赤白芍养血补肝，三药配合，补肝体而助肝用，为主；入脾之茯苓、苍术为辅，以达补中理脾之用；炙甘草为使，助健脾并调和诸药；加入丹参、泽兰、制香附养血行气，化瘀通经。诸药合用，肝郁得解，血虚得养，脾虚得补，则诸症自愈。

服法：水煎分服，每日1剂。

加减：肝郁化火者，加钩藤（后下）10g，柏子仁10g，炒山栀9g，丹皮10g；大便秘结不行者，加枳壳9g，大黄（后下）5g。

（3）血瘀证

证候：闭经，小腹或有酸痛感，烦躁口渴，不欲饮，或有少量出血，色紫黯，有如经行之状，小腹作胀，舌紫暗或有瘀紫点，脉象细涩。

分析：情怀不畅，或感受寒邪，或气虚不达，或宿瘀留滞，经血不得流畅，瘀阻冲任胞宫，经水不得下行，发为闭经；瘀血阻滞，气机不畅，故小腹或有酸痛感；瘀血内阻，新血不生，故或有少量出血，色紫黯，有如经行之状，小腹作胀；瘀久化热，故烦躁口渴，不欲饮；舌紫暗或有瘀紫点，脉象细涩均为血瘀之象。

基本治法：活血化瘀，通调经血。

方药运用：促经汤(《医统》) 加减。

桃仁、红花各9g，川芎6g，当归、赤芍、香附、川牛膝、苏木、莪术各10g，熟地12g，肉桂（后下）5g。

血瘀结聚较甚者，必须用通经活血的重剂，所以方中以桃红四物汤为主药。桃红四物汤是化瘀的基本方剂，也是一切通经活血方剂的基础，为了加强逐瘀通经的功效，加入川牛膝、莪术、苏木等药。考川牛膝引诸药下行，是治疗闭经的要药；莪术通经，并有消癥散结的作用；苏木活血通络，加入桃红四物汤中，增强活血通经的力度。香附理气活血通经；肉桂温阳补肾，温阳有助于活血，补肾有助于调周。全方具有活血通经，促进月经来潮的作用。

服法：水煎分服，每日1剂。

加减：小腹有冷感者，加艾叶9g，吴茱萸6g；烦热口渴，舌红者，加丹皮10g，钩藤（后下）12g，大黄5g；心烦失眠者，加丹皮10g，柏子仁12g，合欢皮10g。

（4）寒凝证

证候：闭经，小腹胀痛，白带量多，质稀薄，四肢不温，骨节酸痛，或有经产及感受风寒病史，舌苔白腻，脉细。

分析：经期、产后感受寒邪，或内伤生冷，血为寒凝，瘀血阻于冲任，寒湿留于下焦，以致经闭不行；瘀血内阻，气机不利，故小腹胀痛；感受风寒，故白带量多，质稀薄，四肢不温，骨节酸痛；舌苔白腻，脉细俱为寒象。

基本治法：温经散寒，逐瘀通经。

方药运用：良方温经汤(《妇人大全良方》) 加减。

当归、川牛膝、莪术、赤芍、党参各10g，川芎、羌活各6g，官桂3g，吴茱萸5g，鸡血藤、薏苡仁各15g。

方中官桂温经散寒，通血脉而止痛；当归、赤芍、鸡血藤补血调经；川芎活血行气，乃血中之气药，合当归以调经；川牛膝、莪术活血散瘀；吴茱萸、薏苡仁、羌活温经散寒，化湿通经。全方有温经散寒，逐瘀通经的功效。

服法：水煎分服，每日1剂。

加减：若寒偏重，骨节酸痛明显，加北细辛3g，川桂枝5g，防风6g；大便溏泄者，去当归，加制苍白术各10g，六曲9g，党参10g。

（5）痰湿证

证候：经闭不行，形体肥胖，且越来越胖，胸胁满闷，恶心呕吐，口腻多痰，神疲倦怠，或带下量多，质黏腻，如痰状，舌苔黄白腻，脉细滑。

分析：素体脾肾阳虚，脂肪水湿不能很好地运化，以致痰湿内生，下注冲任，蕴塞子宫，胞脉不畅，经血不得下行，或肾阴偏虚，肝郁气滞，痰浊凝聚，或瘀血内阻，气机不畅，痰湿凝结，下注于子宫冲任，故经闭不行；脾肾阳虚，痰湿内生，故形体肥胖，且越来越胖，口腻多痰，神疲倦怠，或带下量多，质黏腻，如痰状；肝郁气滞，痰浊凝聚，故胸胁满闷，恶心呕吐；舌苔黄白腻，脉细滑均为痰湿之象。

基本治法：燥湿化痰，理气调经。

方药运用：苍附导痰汤(《叶氏女科证治》）加减。

制苍术 10g，丹参 10g，制香附 9g，陈皮、制半夏、制南星、炒枳壳、川芎各 6g。

本方系从《济生方》导痰汤衍化而来，方中制苍术、陈皮化痰燥湿，复加制半夏、制南星以增强化痰之力，枳壳导痰下行，丹参、香附、川芎理气调经，与枳壳相合调理气机，导痰下行之力较强。所谓“痰滞闭经”，必须理气行滞以佐之。

服法：水煎分服，每日 1 剂。

加减：若大便偏溏者，去炒枳壳、当归，加六曲 10g，砂仁（后下）5g；烦躁口渴，若黄腻者，加丹皮 10g，薏苡仁 12g，炒山栀 9g。

【其他治疗】

1. 中成药

（1）防风通圣丸(《中华人民共和国药典》)　每次 6g，每日 2 次，适用于痰湿型闭经。

（2）五积散丸(《中华人民共和国药典》)　每次 6g，每日 2 次，适用于寒湿型闭经。

（3）益母丸(《中华人民共和国药典》)

处方：益母草、当归、川芎、木香。

服法：每次 1 丸，每日 2 次，温开水送服。

适应证：一般性闭经。

2. 针灸治疗

（1）针灸　针刺促排卵，在月经周期第 14 天开始，针刺关元、中极、子宫、三阴交。每日 1 次，每次留针 30 分钟，平补平泻，共 3 次。

（2）艾灸　选关元、中极、足三里、三阴交。每次 3 ~4 个穴位，每日 1 次。

（3）耳针　选肾、肾上腺、内分泌、卵巢、神门。每次 4 ~5 个穴位，每周 2 ~3 次。

【转归及预后】

继发性闭经通过适当的调治，多能痊愈。由多囊卵巢综合征、卵巢早衰等引起的闭经，临床容易出现反复，疗程较长，但通过调治，仍可奏效。此外，由甲状腺、肾上腺皮质功能异常和糖尿病等引起的闭经，要积极治疗原发病。

【预防与调护】

1. 加强精神心理疏导，消除患者紧张、焦虑情绪及应激状态。

2. 低体重或因节食、消瘦导致闭经者，应调整饮食，加强营养，尽快恢复标准体重。

3. 运动性闭经者应适当减少运动量和训练强度，如必须维持运动强度，亦应供给足够的营养，及时矫正激素失衡。

【临证经验】

闭经的主要原因在于肾阴不足，癸水不充，因此解决肾阴不足，提高癸水水平，是治疗闭经的主要方法。一般可以选用归芍地黄汤、归肾丸等，具体药物有：丹参、赤白芍、熟地、怀牛膝、怀山药、山萸肉、川断、丹皮、茯苓等。使用这类药物有时效果并不理想，所以还应该考虑以下几个方面才能提高治疗效果。

1. 与养血相结合

主宰女子月经生殖的阴水，亦即癸水。血者，肝也，阴者，肾也。养血与滋阴实际上是肝肾合治，血中养阴。上面所提到的归芍地黄汤、归肾丸等，就属于血中养阴的方剂。《傅青主女科》中的两地汤、益经汤、养精种玉汤等，均属于血中补阴、肝肾两补的方剂。具体药物应以当归、白芍、熟地为基础，再加入山药、山萸肉、玄参、牡蛎、龟板、牛膝、女贞子等。闭经是一个病程极长的疾病，因此服药过程亦较长。血除有静的一面外，主要在于流动，因此尚需加行血调经之品，如丹参、赤芍、川芎、鸡血藤等，可交替使用。

2. 与降火相结合

阴虚多火旺，火旺则阴更虚。在闭经病症中，阴虚癸水不足，也就容易出现火旺的证候。《景岳全书·阴阳篇》说："火性本热，使火中无水，其热必极，热极则亡阴，而万物焦枯矣"，故阴虚出现火旺者，务必要结合降火。火不降则阴亦不能复，降火就是滋阴，滋阴必须降火。在朱丹溪所制的大补阴丸及知柏地黄丸中，均用知母、黄柏以降火。《傅青主女科》的一些滋阴方中，多用地骨皮、丹皮、黄柏、青蒿之类降火而清虚热，更符合妇科滋阴的要求。

3. 与宁心安神相结合

肾之阴阳是处在一种运动状态中，与心火有着特别重要的关联，所谓心肾相交，水火既济，才能保障肾阴阳的正常运动。肾者，水也，心者，火也。心火在与肾水相交后，有助于水的提高和发展，因此《慎斋遗书》说："欲补肾者须宁心，使心得降，心得降则肾自升（实）。"前人所提出的"静能生水"，亦提示只有在安定心神，保证静的前提下，才能较好地恢复肾阴，提高癸水水平。常用的药物有莲子心、炒酸枣仁、青龙齿、合欢皮等。

4. 与补阳相结合

水中补火，气中补阳，这是基于阴阳互根思想提出来的。《景岳全书》中写道："无阳则阴无以生。"因此，在补阴的基础上加入补阳之品，才能更好地提高补阴的作用。张景岳创制左归丸、左归饮、归肾丸，即是在大量滋阴养血药物中加入巴戟天、菟丝子、杜仲、党参、白术等中的1~2味，甚或3味。

此外，中医学所谓痰湿闭经，大多与西医学之多囊卵巢综合征相吻合，治疗虽可按痰湿论治，但乃治标方法，非治本也，治本仍然要按补肾调周法施治。人流术后所致闭经有两种不同情况：一是内膜损伤，可按肝肾不足论治，加入龟板、鳖甲等血肉有情之品；二是子宫粘连，经血不能按时排出，在宫腔镜手术分离后，可按周期序贯疗法，加入化瘀利湿之品以巩固疗效。

验案举例

吴某，女，34岁，大连人。2002年12月初诊。

因“继发性不孕3年伴闭经半年，烘热汗出，失眠1年余”来诊。患者3年前人流后迄今未孕。近1年多来月经紊乱，常3~6个月甚至8~9个月一潮，时有烘热出汗，失眠多梦，心烦心慌，耳鸣不已，足后跟痛等，纳谷尚可，二便自调，舌质红，苔薄，脉细弦。既往月经4~5/28天，量中等，无痛经。28岁结婚，生育史：0-0-1-0。既往身体健康，无特殊病史。曾在外院查血E 24pg/ml、LH 50.1 IU/ml，FSH 48 IU /ml。证属肾阴偏虚，癸水不足，转化欠利，按调周大法治疗，先从滋养心肾论治，以坎离既济汤加减。处方：大生地12g，牡蛎（先煎）15g，山药12g，山萸肉9g，怀牛膝10g，五味子5g，川断10g，菟丝子10g，丹皮10g，茯苓10g，酸枣仁12g，钩藤（后下）15g，莲子心5g。伴纳谷不香，大便稀软，加党参10g，煨木香9g；潮热明显，加炙鳖甲（先煎）9g，紫贝齿15g。嘱患者测BBT。服药2月余，患者白带增多并出现锦丝状带下，遂从经间期论治。滋肾助阳，调气和血，以补肾促排卵汤加减。处方：当归10g，赤白芍各10g，杞子10g，山药10g，山萸肉9g，丹皮10g，茯苓10g，川断10g，菟丝子10g，紫石英10g，煨木香9g，五灵脂10g，钩藤（后下）12g，莲子心5g。患者BBT上升，有高温相。随之按经前期治疗，滋肾助阳，清心化瘀，以右归饮合钩藤汤加减。处方：熟地10g，赤白芍各10g，山药10g，丹皮10g，丹参10g，茯苓10g，川断10g，钩藤（后下）12g，紫石英10g，合欢皮10g，莲子心10g。患者BBT高温相维持10天后月经来潮，行经期理气调经，以越鞠丸合五味调经散加减。处方：制苍术10g，制香附10g，丹皮10g，山楂10g，丹参10g，赤芍10g，泽兰10g，钩藤（后下）12g，五灵脂10g，益母草10g。此后按调周法治疗，患者月经25~45天一潮，BBT高温相维持在9~12天。治疗1年后受孕。现已足月生产一女孩。

按语：此例病案为“卵巢早衰”，即青春期后至40岁前过早绝经者，其病因不甚清楚，已有资料显示属染色体突变。促卵泡生成素（FSH）、促黄体生成素（LH）及其受体变异，代谢异常或药物作用，放射损伤，病毒感染，免疫性因素如自身免疫性卵巢炎等可能是本病的原因，另外，也有无任何原因的卵巢早衰。西医常用外源性激素治疗，虽有一定效果，但长期服用会使下丘脑-垂体产生负反馈作用，反而进一步引起内分泌失调，达不到治疗效果。本病属祖国医学“闭经”的范畴。人流手术损伤患者肾气肾精，肾阴不足，肝血亦虚，冲任亏损，故胞宫无血可下，正如《医学正传》所云：“月经全借肾水施化，肾水既乏，则经血日以干涸。”本病又与心有关，《素问·阴阳别论》云：“二阳之病发心脾，有不得隐曲，女子不月。”胞脉者，属心而络于胞中，今心气不得下降，胞脉闭塞，月事不来，古人称之为血枯闭经，说明肾衰心气不降乃其病机。调理月经周期法是夏师率先提出的一种系统的中药周期疗法。经后期滋阴养血，补肾填精，提高天癸水平，促进卵泡发育；经间期补肾助阳，调气和血，使气顺血动，促发排卵；经前期补肾助阳，健全黄体功能。患者无子女，生活中压力较大，有心烦、失眠等心肝郁火症状。夏师认为肾之阴阳处在一种运动状态中，与心火有着特别重要的关系。心肾相交，水火既济，才能保障肾阴阳的提高和正常运动。欲补肾者必先宁心，心神安定，则肾能充足，此即前人所谓的“静能生水”，故在调周方中加入莲子心、合欢皮、炒枣仁等宁心安神之品，以保证在静的前提下较好地恢复肾阴。这也提示我们，治疗疾病时要注意患者的精神心理变化，使心气下通，胞脉畅达，则月经有望恢复来潮。

【小结】

1. 闭经是中西医共有的病名。调理月经周期法是夏师率先提出的一种系统的中药序贯疗法。从整体观念出发，结合卵巢周期性变化的活动规律，调整肾阴肾阳间的平衡，使失调的心（脑）－肾－子宫生殖轴之间的功能协调，阴阳平衡，月经周期重新建立，月经才能按期正常来潮，达到治疗目的。本病一般预后较好。

2. 本病的病因病理复杂。虚者多因先天不足，或后天损伤而致，实者多因邪气阻滞，气血不通所致，且经常虚实兼夹为患，故治疗原则为虚补实通。虚者当补益肾气，填精滋肝，益气养血，养阴润燥为主。肾气充盛，冲任流通，血海滋盈，月经方能应时而下。实者当根据其郁、寒、瘀、痰之不同病因及证候，分别治以行气解郁、温经散寒、活血通经、祛痰除湿等。

3. 夏师认为，滋阴养血，提高癸水水平，是治疗闭经的主要方法，但须结合以下几个方面：

（1）与养血相结合。

（2）与降火相结合。

（3）与宁心安神相结合。

（4）与补阳相结合。

（5）心（脑）－肾－子宫生殖轴同调。

（6）痰湿闭经虽可按痰湿论治，但乃治标方法，非治本也，治本仍然要按补肾调周法。

三、高催乳素血症

各种原因导致的血清催乳素水平异常升高，达 1.14nmol/L（25μg/L）以上，称为高催乳素血症。

就临床资料分析，高催乳素血症有以下特点：

①近年来在临床上常见，治疗较为困难。

②少数脑垂体肿瘤所致的泌乳素（PRL）过高极难治愈。

③对一般症情及脑垂体微型肿瘤所致者，仍然可按辨证与辨病相结合的方法进行处理，配合心理疏导，可获得一定疗效。

【病因病机】

本病的主要原因在于肝郁气滞。之所以发生肝郁气滞者，有内外两个因素，其中内因更为重要。肝的体阴不足，肝之疏泄失常，气运不及可致郁；外因者，亦即情志因素不断干扰，烦躁忧郁不解，致使内在的肝郁更加明显，肝郁在阴虚的前提下化火，迫乳外溢者有之。通常经血下则注入冲任血海，为月经，上则化为乳汁。今不下而反上逆逼乳外溢，以致冲任血海不得满盈，自然影响月经的来潮，导致闭经。肝郁气滞又影响血行，久而必成瘀阻。气机不畅，上输之精血随气逆郁阻脑部，结为脑部微小癥瘕，遂令心（脑）气血失畅，因此影响月经适时排泄，导致经闭难行。

此外，肝郁气滞在发生发展过程中易导致脾土薄弱或肾阴肾阳的亏虚，肾阳亏虚又可致肝疏泄不及，是以本病具有顽固性和复杂性。

1. 肝郁化火

七情所伤，情怀抑郁，以致肝气郁结；体质阴虚阳旺，肝郁化火，火性炎上；冲任隶属肝肾，冲任经血随肝经郁火上逆，不得下行，化为乳汁，被肝经郁火所迫而外溢。肝经郁火的活动又与心神有关。所谓肝受气于心，肝魂与心神相一致，它们在调节生殖机能包括经血在内等方面是一致的。

2. 肾虚火旺

素禀肾虚，或郁逆伤肾，或房劳耗精，以致肾虚而偏阴不足，阴不制阳，水亏火旺，肝火亦动；肾阴虚则子宫失养，子宫虚则有藏无泄，是以不得下行为经。火旺则经血上行，逆返乳房，化为乳汁而外溢。此外，阴虚既久必及其阳，阳虚为主者抑或有之。

3. 脾胃虚弱

素体脾胃不强，若饮食失节，劳倦过度，思虑过多，损伤脾胃。“阳明胃经，下乳内廉”，乳房属胃，胃气虚失固，脾气虚失统，不能固摄乳汁，以致乳汁外溢。此外，脾胃虚弱常夹痰湿，痰湿内阻，气机不畅，气血紊乱，经血倒行，返于乳房，化为乳汁而外溢。

【诊断与鉴别诊断】

1. 诊断

（1）临床表现　非妊娠和非哺乳期出现乳房泌乳和月经的停闭或紊乱。泌乳的程度从乳头挤出少许液体到自然溢出乳汁不等，液体呈乳白、微黄色或透明，非血性，部分患者催乳素水平较高，但无溢乳现象。闭经程度亦各有不同，有仅表现为月经稀发者，也有长期闭经者。部分患者以不孕为首因求治，或有性功能降低，另有部分患者出现头痛、眼花及视觉障碍等。

（2）体格检查　观察胸壁有无病变，如外伤、手术、烧伤、带状疱疹等；检查有无视野的改变；有无肢端肥大症或柯兴氏征的表现。

（3）乳腺检查　注意乳液的量、色、质，通常乳液为非血性、乳白或微黄色；检查有无乳腺病。

(4) 妇科检查 注意有无盆腔肿块或生殖器萎缩。

(5) 血清学检查 血清泌乳素(PRL)水平持续异常升高,但其泌乳素和闭经程度并不一定平行;FSH、LH 水平通常偏低。如多囊卵巢综合征患者可有 LH 和雄激素水平的升高。阴道涂片常示雌激素低落。

(6) 影像学检查 当血清 PRL 异常升高(高于 4.55nmol/L 或 100μg/L)时,应注意是否存在垂体微腺瘤,MRI 和 CT 可明确下丘脑、垂体、蝶鞍情况,是有效的诊断方法。

(7) 眼底、视野检查 确定垂体微腺瘤的部位和大小。

2. 鉴别诊断

通过详细询问病史,排除因服用有关药物,如利血平、氯丙嗪或口服避孕药等引起者。通过有关辅助检查,如促甲状腺素释放激素(TRH)测定,排除原发性甲状腺功能低下。甲状腺和肾上腺功能检查可除外两者的功能异常。

【辨证施治】

1. 肝郁化火证

证候:月经闭止,乳汁自溢,色黄白,质浓稠,乳房乳头刺痛,头昏头痛,精神忧郁,性情急躁,口干口苦,夜寐甚差,舌质偏红,苔黄腻,脉弦数。

分析:七情所伤,情怀抑郁,以致肝气郁结,或体质阴虚阳旺,肝郁化火,火性炎上,冲任经血随肝经郁火上逆,不得下行,上逆则化为乳汁,又被肝经郁火所迫而外溢,故月经闭止,乳汁自溢,色黄白,质浓稠,乳房乳头刺痛;肝经郁火的活动又与心神有关,肝受气于心,肝火上扰,心神不宁,故头昏头痛,精神忧郁,性情急躁,口干口苦;舌质偏红,苔黄腻,脉弦数均为肝郁化火之象。

基本治法:清肝解郁,抑乳调经。

方药运用:化肝煎(《景岳全书》)加减。

当归、赤白芍各 10g,川贝母 5g,青陈皮各 6g,钩藤(后下)15g,生麦芽 15~30g,川牛膝 15g,生牡蛎(先煎)50g,广郁金 6g,丹皮、山楂、泽泻各 10g。

肝为刚脏,体阴而用阳,肝阴不足则肝气易动,故方中用青皮、丹皮、钩藤清肝泄肝,抑制有余之肝气;芍药酸敛,补养肝体,使肝阴充实;贝母以肺之肃降而平肝逆之气,此乃“制金平木”之法也;陈皮、泽泻和中利湿,防肝气横逆伤及胃气;生麦芽回乳调经;生牡蛎平肝潜阳;山楂活血消瘀。全方有清肝解郁,抑乳调经的功效。

服法:水煎分服,每日 1 剂。

加减:乳胀甚者,加橘叶 6g,瓜蒌皮 10g,娑罗子 10g;腋下淋巴结肿大,呈周期性消长者,加白芥子 6g,夏枯草 10g,醋炒柴胡 5g;大便偏溏者,去当归,加炒白术 10g,建曲 10g。

2. 肾虚火旺证

证候:经闭较长,乳汁自溢,或挤之有乳,色黄质稀,腰脊酸楚,头晕目眩,面色晦暗,五心烦热,午后低热,舌红苔少,脉细数。

分析：素禀肾虚，或郁逆伤肾，或房劳耗精，以致肾阴不足，阴不制阳，水亏火旺，肝火亦动。肾阴虚则子宫失养，子宫虚则有藏无泻，故经闭较长；火旺则经血上行，逆返乳房，化为乳汁而外溢，故挤之有乳，色黄质稀；肾虚腰府失养，故腰脊酸楚；阴血不足，无以上荣，故头晕目眩，面色晦暗；阴虚火旺，故五心烦热，午后低热；舌红苔少，脉细数为肾虚火旺之象。

基本治法：滋肾降火，养血平冲。

方药运用：三甲复脉汤(《温疫论补注》）合六味地黄汤(《小儿药证直诀》）加减。

炙龟板（先煎）20g，炙鳖甲（先煎）15g，枸杞子、钩藤（后下）、怀山药、干地黄、山萸肉、丹皮、茯苓、泽泻、怀牛膝各10g，甘草6g，赤白芍各20g，川续断15g。

方中炙龟板、炙鳖甲大补肝肾，滋阴平冲，配合干地黄滋肾填精；山萸肉养肝肾而涩精；山药补益脾阴而固经；茯苓淡渗脾湿；泽泻清泄肾火；丹皮、钩藤清泄肝火；枸杞子滋补肝肾；怀牛膝导血下行，通畅血脉；赤白芍养血活血；川续断滋肾养血调经。全方有补益肝肾，滋肾降火，养血平冲的功效。

服法：水煎分服，每日1剂。

加减：夜寐甚差者，加炒酸枣仁9g，青龙齿（先煎）10g，五味子6g；烦热口渴，大便干燥者，加炙知母6g，炒黄柏6g，全瓜蒌10g。

3. 脾胃虚弱证

证候：经闭不潮，乳汁自溢，或挤之有乳，质清稀，乳房无胀痛，头晕心慌，神疲乏力，纳谷不馨，大便偏溏，舌质淡红，苔薄白腻，脉细软。

分析：素体脾胃不强，又饮食失节，劳倦过度，思虑过多，损伤脾胃。“阳明胃经，下乳内廉”，乳房属胃，胃气虚失固，脾气虚失统，不能固摄乳汁，以致乳汁自溢，或挤之有乳，经闭不潮；脾虚失运，故纳谷不馨，大便偏溏；化源不足，气血虚弱，故神疲乏力；心脑失养，故头晕心慌；舌质淡红，苔薄白腻，脉细软亦是脾胃虚弱之象。

基本治法：益气养血，健脾固胃。

方药运用：十全大补汤(《太平惠民和剂局方》）加味。

黄芪、党参、白术、茯苓、补骨脂各10g，白芍15g，生谷麦芽各30g，当归身、干地黄各10g，肉桂（后下）3g，炒白果（打碎）3g。

十全大补汤由八珍汤加黄芪、肉桂组成。方中党参、白术、茯苓补脾益气；当归、白芍、干地黄滋养心肝；黄芪、肉桂温补气血，活血通经；补骨脂补肾温脾；生谷麦芽、白果健脾和中。诸药合用，有益气养血、健脾固胃的功效。

服法：水煎分服，每日1剂。

加减：兼有胸闷烦躁者，加炒柴胡5g，青陈皮各6g；睡眠甚差，心悸不宁者，加炒枣仁6g，炙远志6g，带心莲子肉10g；乳汁溢多者，加煅牡蛎（先煎）30g，炒芡实10g，煨诃子肉6g。

【其他治疗】

1. 通经止乳汤(《中医妇科验方选》)

处方：生地18g，石菖蒲15g，远志12g，菟丝子12g，牛膝、当归各9g，紫石英、生麦芽各30g，丹参18g。

服法：水煎分服，每日1剂。

适应证：闭经溢乳，腰膝酸软，乳房胀痛，性欲淡漠。

2. 神妙六逸丸(《洪氏集验方》) 加味

处方：熟地10g，石菖蒲6g，菟丝子、地骨皮各12g，炙远志6g，牛膝、紫石英、鹿角霜、巴戟天、女贞子、墨旱莲、白芍各10g，仙灵脾8g。

服法：上药可增加10倍量，研末为蜜丸，每丸重10g，早、午、晚各服1丸。

适应证：肾阳偏虚的闭经溢乳证。

3. 丹栀逍遥散加味（临床验方）

处方：山栀、炒丹皮、当归、赤白芍、白术、茯苓各10g，炒柴胡5g，生麦芽30~60g，川牛膝15~20g，橘叶6~10g，瓜蒌30g。

服法：水煎分服，每日1剂。

适应证：肝郁化火所致溢乳性闭经。

4. 瓜石汤（刘奉五验方）

处方：全瓜蒌15g，石斛12g，玄参、麦冬各9g，生地、瞿麦各12g，车前子（包煎）、益母草各9g，黄连6g，川牛膝12g。

服法：水煎分服，每日1剂。

适应证：阴虚胃燥型溢乳性闭经。

【转归及预后】

本病治疗较为困难，少数脑垂体肿瘤所致的泌乳素（PRL）过高极难治愈。对一般症情及脑垂体微型肿瘤所致者，可按辨证及辨病相结合的方法进行处理，配合心理疏导，能获得一定疗效。

【预防与调护】

1. 对于有生育要求者，应待PRL稳定一段时间后再怀孕为宜。若服药期间受孕，需终止用药。

2. 必须进行心理疏导，稳定情绪，谨防急躁，才能获效。

【临证经验】

夏师认为，高泌乳素血症表现为闭经、溢乳，因此抑乳调经是治疗本病的首要措施。根据多年来的临床观察，泌乳素的升高与心肝气郁或郁火有关，而闭经又常与雌激素的水平低落有关，所以此病主要在于肝肾，即肝经气郁或郁火以及肾阴亏虚，癸水不足。抑乳者，首在于抑肝或疏肝也。以往常用逍遥散或化肝煎来治疗，症状虽有所改善，但抑乳效果不理想，遂转从涵肝敛肝论治，药用芍药甘草汤合麦芽、山甲片之类，临床上疗效有所提高。如今所使用的抑乳汤，即赤白芍各12g，甘草5g，炒麦芽30～60g，山甲片6～10g，随症加减。同时，常需结合滋养肾阴，用归芍地黄汤佐之。阳虚者，加仙灵脾、菟丝子等品；肝火过旺者，加钩藤（后下）15g，丹皮10g，白蒺藜12g，川贝母6g；肝郁常易戕伐脾胃，脾胃不和者，加白术、党参、陈皮、木香、砂仁（后下）等品。在治疗的同时，必须进行心理疏导，稳定情绪，谨防急躁，才能获效。如泌乳素过高，超过正常的5倍以上，或伴有脑垂体腺瘤者，则非单纯中医药所能治。

验案举例

陈某，女，32岁。2004年10月初诊。

主诉：月经失调半年余，发现脑垂体微腺瘤2月余。患者近半年多来月经失调，常后期而至，且经量较前减少。2个多月前在外院查MRI示：垂体内异常信号，考虑为垂体微腺瘤。月经周期第3天血LH 3.56 mIU/ml，FSH 2.84 mIU/ml，PRL 48.97ng/ml，E 15.00pg/L，T 0.24 ng/dl。患者平素无溢乳。月经初潮12岁，7/40天，量中等，色红，夹血块，无痛经。结婚3年，未避孕1年余而未孕，BBT双相不典型。现月经周期第8天，白带量少，小腹不痛，腰略酸，头痛不适，心烦不宁，夜寐欠安，下肢作胀，纳谷尚可，二便自调，舌质红，苔薄腻，脉细弦。证属肾阴偏虚，心肝郁火，夹有痰浊。治疗从益肾调周着手。经后期滋阴养血，疏肝和胃，以杞菊地黄汤合越鞠二陈汤加减。处方：杞子10g，山药10g，山萸肉10g，熟地10g，丹皮10g，茯苓10g，川断10g，淮牛膝10g，广郁金10g，制苍术10g，甘草5g，炒麦芽30g。服药后白带增多，出现拉丝状白带时，用补肾促排卵汤加减。处方：丹参10g，赤白芍各10g，山药10g，山萸肉10g，丹皮10g，茯苓10g，川断10g，菟丝子10g，紫石英10g，五灵脂10g，钩藤10g，合欢皮10g。BBT上升后转从健脾补肾，清肝宁心论治，以健脾温肾汤合钩藤汤加减。处方：钩藤（后下）12g，莲子心5g，党参15g，炒白术10g，煨木香9g，茯苓10g，山药10g，合欢皮10g，川断10g，紫石英10g，炒麦芽30g，赤白芍各10g，白蒺藜10g。治疗第1个月患者BBT上升11天后月经来潮，治疗第2个月患者即受孕，并足月产子，现已4岁。

按语：高催乳素血症是下丘脑－垂体－性腺轴功能失调的疾病，普通人群的发病率为0.4%，而生殖障碍女性的发病率高达9%～17%，是引起月经紊乱（稀发或闭经）、溢乳、生殖功能下降甚至不孕的常见疾病。该患者血泌乳素升高，头部MRI示：垂体内异常信号影，考虑为垂体微腺瘤。BBT无典型双相，且月经后期，量减少，临床属高催乳素血症，排卵障碍性不孕。现代医学认为，这是因为肿瘤压迫分泌细胞，使促性腺激素分泌减少所致。夏师认为，高泌乳素血症排卵障碍的最大原因在于肾阴不足，癸水不充。水不足则精不熟也，故出现排卵障碍；阴不足则郁而化火，心肝气郁，气火上炎，心气不得下降，胞脉易于闭塞，故见月经后期，经量减少；肝经郁火，火扰心神，故头昏不适，心烦不宁，夜寐欠安；心肝气郁，肾阴癸水耗损，阴虚日久，阳亦不足，气血失和，不能输化水湿痰浊，故下肢肿胀。治疗从益肾养阴，疏肝调周着手，经后期着重补阴奠基，并在此基础上加入清肝宁心或疏肝和胃之品，如钩藤、白蒺藜、炒麦芽、苍术等，使肾阴充足，肝郁得抑。治疗当月，患者出现锦丝状白带，即转从经间排卵期治疗，用补肾促排卵汤加减，并加入钩藤、合欢皮等清肝宁心之品。治疗当月患者 BBT 即有双相，治疗第 2 个月患者妊娠，足月分娩，疗效显著。

【小结】

1. 高泌乳素血症表现为闭经、溢乳，因此抑乳调经是治疗本病的首要措施。本病治疗较为困难，少数脑垂体肿瘤所致的泌乳素（PRL）过高极难治愈。

2. 本病的主要原因在于肝郁气滞，此外，在发生发展过程中亦可致脾土薄弱或肾阴肾阳的亏虚，故治疗以调肝为主，结合滋阴补肾、降火清热、健脾固胃、燥湿化痰等，抑制溢乳，通畅月经。

3. 夏师认为，抑乳调经虽是治疗本病的首要措施，但辨证论治亦不容忽略，补肾调周、恢复患者的阴阳平衡是治疗的关键。

第七节　多囊卵巢综合征

多囊卵巢综合征（Polycystic Ovary Syndrome，PCOS）是一种发病多因性、临床表现多态性的内分泌综合征，以月经紊乱、不孕、多毛、肥胖、双侧卵巢持续增大及雄激素过多、持续无排卵为临床特征。本病的内分泌特征主要是高雄激素血症、高胰岛素血症及代谢综合征等。本病从青春期开始发病，20～30 岁为高峰，约占总数的 85.3%。本病占妇科内分泌疾病的 8%，不孕症的 0.6%～4.3%。PCOS 的病因迄今不明，因此尚无根治的方法。

中医学并无多囊卵巢综合征的病名，其临床表现与“月经失调”、“闭经”、“不孕症”等相似。本病与肾虚、脾虚、肝郁、痰湿、血瘀、郁热等因素有关，治疗宜根据发病的年龄，青春期以调经为主，育龄期以助孕为要，同时注意标本虚实兼顾。

就临床资料分析，多囊卵巢综合征有以下特点：

①发病的多态性。一般认为，PCOS 与青春期肾上腺功能紊乱、高胰岛素血症及遗传等因素有关。临床多分为两型。Ⅰ型，即以黄体生成素（LH）、游离睾酮（T）值升高为主的内分泌疾病；Ⅱ型，即以高胰岛素为特征的糖代谢异常疾病。总的来说，雄激素水平升高、高胰岛素血症及失去周期变化的较高水平雌激素对下丘脑－垂体－卵巢轴功能均有干扰作用。本病可首发于一个或多个环节，各环节相互影响形成恶性循环，在 PCOS 的发病中起重要作用。

②病情缠绵难愈。研究发现，PCOS 可能起病于妊娠时，胎儿在宫内环境下受到影响，并于出生后长期伴随，因此需要长期甚至终生医疗和保健。本病治疗因患者的年龄、主诉各异，核心是降低体内雄激素的生成。各个年龄段的 PCOS 患者均可选用孕激素或口服避孕药治疗，其他包括抑制 LH 刺激的卵巢雄激素生成、调整月经周期、预防或对抗内膜增

生。在药物治疗上，应根据病人的病情和生育要求采取不同的方案。对无生育要求的P-COS患者，近期治疗目标为调节月经周期，治疗多毛和痤疮，控制体重；远期目标为预防糖尿病，保护子宫内膜，预防子宫内膜癌和心血管疾病。对有生育要求者，治疗目的是促使无排卵者排卵及获得正常妊娠。

【病因病机】

中医学无多囊卵巢综合征这一病名，现将类似病症录于此，供参考。

元·朱丹溪在《丹溪心法》中指出："若是肥盛妇人，禀受甚厚，恣于酒食之人，经水不调，不能成胎，谓之躯脂满溢，闭塞子宫，宜行湿燥痰。""痰积久聚多，随脾胃之气以四溢，则流溢于肠胃之外，躯壳之中，经络为之壅塞，皮肉为之麻木，甚至结成窠囊，牢不可破，其患因不一矣。"其提出的"痰挟瘀血，逆成窠囊"之"窠囊"即如同多囊卵巢改变。明·万全《万氏妇人科》曰："惟彼肥硕者，膏脂充满，元室之户不开，挟痰者痰涎壅滞，血海之波不流，故有过期而经始行，或数月经一行，及为浊，为带，为经闭，为无子之病。"清·傅山《女科仙方·卷二》曰："且肥胖之妇，内肉必满，遮子宫，不能受精。"

月经的来潮及其周期节律形成与肾的关系最为密切。早在《素问·上古天真论》中就已指出："女子七岁肾气盛，齿更发长，二七而天癸至，任脉通，太冲脉盛，月事以时下，故有子……七七任脉虚，太冲脉衰少，天癸竭，地道不通，故形坏而无子也。"这说明肾气旺盛，天癸泌至及冲任的盛与通对月经的来潮有着极为重要的作用。《校注妇人良方》中有云："肾气全盛，冲任流通，经血既盈，应时而下，否则不通也。"所以，多囊卵巢综合征表现为月经闭止或失调，与中医肾的功能失调、气血紊乱导致痰瘀作祟有关。

本病病因在于肾阴虚，天癸不足，稍久则阴虚及阳，阳虚则痰湿壅阻。另一方面，阴虚心肝气郁，血行不畅，气滞血瘀，痰瘀互阻，胶结成癥，以致月经量少，后期而至，甚至闭止。排卵障碍则不能妊娠。痰瘀互阻，气血不畅，气火俱旺，故可见面部痤疮、毛发易长、皮肤粗糙、色素沉着等。一般来讲，痰湿的产生与脾胃有关，所谓"脾为生痰之源"。后天水谷精微不能运化就可以产生痰湿，但就妇科月经而论，其痰湿的产生主要在于肾。肾之阳气职司气化，主前后二阴，有调节水液、推动月经周期演变的作用。如禀赋薄弱，先天不足，肾气欠盛，冲任失滋，天癸不能按时泌至，一方面不能推动月经，以致闭经不潮，另一方面水液精微失运，停聚而成痰湿。同时，肾虚气化不力，不能协助肝脾以司运化，加之平素恣食膏粱厚味，或饮食失节，或饥饱无常，损伤脾胃，脾虚则痰湿更易产生，气机不畅，经脉受阻而致月经不调，渐致闭经，或痰湿积聚，脂膜壅塞，体肥多毛，或卵巢增大，包膜增厚。此是肾阳偏虚所致痰湿的病变。

尚有肝郁痰凝化火者，赵献可在《医贯》中云："七情内伤，郁而生痰。"肝主疏泄，亦能助脾胃升降运化，肝脾气血之间的协调，对内分泌的调节特别是脂浊的运化有重要意义。严用和在《济生方》中说："人生气道贵乎顺，顺则津液流通，绝无痰饮之患。"肝郁气滞则易于凝聚痰湿脂浊，而且肝郁之后，气郁化火，热扰冲任，月经常先期而至或淋漓不断，亦可见烦躁口渴、痤疮多毛等现象。

气滞血瘀日久容易导致癥瘕。《妇科经纶》引武叔卿说：“痞一癥二，曰血曰食，而不及痰饮何也？盖痞气之中未尝无饮……血癥之内未尝无痰。”因此，血癥形成后日益加深，闭经亦日趋顽固，气滞血瘀及痰湿脂浊的症状也日趋明显。痰瘀凝聚成癥，结于胞脉胞络，形成月经稀发或失调、不孕等顽症。

中医对多囊卵巢综合征较为系统的研究报道始于20世纪80年代初期。中医的整体观念及中药的多系统调理、多靶点作用使其在治疗该病方面存在一定优势。我们综合近代医家对多囊卵巢综合征病因病机的认识，认为本病与肾、肝、脾三脏功能失调及痰湿、血瘀等因素密切相关，或为肾虚血瘀，或为肾虚痰实，或为脾肾虚损、湿聚成痰，或与痰湿郁火、肝失疏泄、肝郁化火有关。本病关键为肾虚，肾虚包括肾气虚、肾阴虚、肾阳虚。治疗上以补肾为主，兼以化痰、疏肝、活血等方法，也可按周期不同阶段用药，使治疗更具有针对性。

【诊断与鉴别诊断】

1. 诊断

（1）病史　病发于青春期月经初潮时，渐现月经稀发、闭经，或月经频发、淋漓不净。

（2）症状

①月经失调：主要表现是闭经，绝大多数为继发性闭经，闭经前常有月经稀发或过少，也有月经过多或淋漓不尽，表现出顽固的崩漏征象者。

②不孕：通常在婚后伴有不孕，主要由于月经失调和无排卵所致。

③多毛：可出现不同程度的多毛，尤以性毛为主，如阴毛浓密，延及肛周腹股沟及腹中线，乳晕周围的毛发浓密，唇口可见细须。

④痤疮：多见油性皮肤和痤疮，以颜面额部较著。

⑤肥胖：常见腹部肥胖（腰/臀≥0.80），体重指数≥25。

⑥黑棘皮症：常在阴唇、项背部、腋下、乳房下和腹股沟等处出现皮肤灰褐色色素沉着，呈对称性，皮肤增厚，轻抚软如天鹅绒。

（3）检查

①基础体温测定：表现为单相，月经周期后半期体温无升高。

②妇科检查：外阴阴毛较密，阴道通畅，子宫大小正常或略小，质中，无压痛，双附件(－)。

③实验室检查

A. B超检查：双侧卵巢均匀性增大，包膜回声增强，轮廓清晰，表面较光滑，间质增生，内部回声增强，一侧或两侧卵巢各有10个以上直径2～9mm的无回声区围绕卵巢边缘，呈车轮状排列，称为“项链征”。连续检测未见主导卵泡发育和排卵迹象。

B. 内分泌测定：血清睾酮、脱氢表雄酮、硫酸脱氢表雄酮升高，睾酮水平通常不超过正常范围上限的 2 倍；血清 FSH 值偏低，而 LH 值升高，LH/FSH > 2 ~ 3；血清雌酮（E_1）升高，雌二醇（E_2）正常或稍增高，二者恒定于卵泡早期水平，无周期性变化，$E_1/E_2 > 1$，高于正常周期；尿 17 - 酮皮质类固醇正常或轻度升高，正常提示雄激素来源于卵巢，升高则提示肾上腺功能亢进；部分患者血清催乳素（PRL）水平偏高。腹部肥胖型可测定空腹血糖、空腹胰岛素水平（正常 < 20mU/L）及葡萄糖负荷后血清胰岛素水平（正常 < 150mU/L），或进行口服葡萄糖耐量试验（OGTT），肥胖型患者可有甘油三酯增高。

C. 诊断性刮宫：于月经前数日或月经来潮 6 小时内行诊断性刮宫，可见子宫内膜呈增生或增生过长，无分泌期变化。年龄大于 35 岁的患者应常规行诊断性刮宫，以早期发现子宫内膜不典型增生或子宫内膜癌。

D. 腹腔镜检查：可见卵巢增大，包膜增厚，表面光滑，呈灰白色，有新生血管。包膜下显露多个卵泡，但无排卵征象（排卵孔、血体或黄体）。腹腔镜下取卵巢组织送病理检查，可确定诊断。同时，可进行腹腔镜治疗。

本病目前采用的诊断标准：

① 稀发排卵或无排卵。

②高雄激素表现或雄激素血症。

③卵巢多囊改变，一侧或两侧卵巢直径 2 ~ 9mm 的卵泡≥12 个和（或）卵巢直径≥10mm。以上 3 项中符合 2 项，并排除以下疾病则可以确诊。

2. 鉴别诊断

（1）*卵泡膜细胞增殖症*　临床和内分泌征象与 PCOS 相仿，但更严重，患者比 PCOS 更肥胖，男性化更明显，睾酮水平也高于 PCOS，可高达 5. 2 ~ 6. 9nmol/L。血清硫酸脱氢表雄酮正常，LH/FSH 比值可正常。腹腔镜下可见卵巢皮质黄素化的卵泡膜细胞群，皮质下无类似 PCOS 的多个小卵泡。

（2）*卵巢雄激素肿瘤*　卵巢睾丸母细胞瘤、卵巢门细胞瘤等均可产生大量雄激素，但多为单侧实性肿瘤，可通过 B 超、CT 或 MRI 协助鉴别。

（3）*肾上腺皮质增生或肿瘤*　血清硫酸脱氢表雄酮值超过正常范围上限 2 倍或 > 18. 2μmol/L 时，应与肾上腺皮质增生或肿瘤相鉴别。肾上腺皮质增生患者血 17 - 羟孕酮明显增高，ACTH 兴奋试验反应亢进，地塞米松抑制试验抑制率≤0. 70；肾上腺皮质肿瘤患者则对这两项试验均无明显反应。

【辨证施治】

本病的辨证应当分青春期和育龄期两个阶段。青春期重在调经，以调畅月经为先，恢复周期为根本，应按照月经病的辨证要点，抓住月经的期、量、色、质和全身症状加以辨证，区分虚实。闭经者，虚则补而通之，实则泄而通之；月经频发或淋漓不尽者，又当寻找病因，肾虚者补肾固冲，瘀热者清化固冲，痰湿者涤痰化浊。总之，青春期月经的恢复是治疗的目的。对于育龄期患者来说，生育是重要的环节，调经意在种子。肾主生殖，不孕多责之于肾，故临证多从肾辨治。多囊卵巢综合征还与肝郁、脾虚、痰湿、气滞血瘀等因素有关。临床应综合考虑这些因素，区分寒热虚实。本病的特点是热证多，寒证少，实证多，虚证少，且常有多种兼夹证，病情复杂，容易反复，药物治疗一般需要3～6个周期。现代研究认为，本病患者需要注意生活方式，运动疗法对于体重的控制和病理的改善具有积极的作用。高雄激素血症患者应注意避免服用雄激素制剂或食品。高胰岛素血症患者更应合理膳食，控制血糖。脂代谢异常者也应积极注意饮食调摄。

本病的治疗原则是：阴虚火旺者滋阴降火，湿热下注者清热利湿，心脾两虚者补益心脾。

1. 肾虚痰湿证

证候：月经后期，量少，甚或闭经，不孕，带下量多，或带下甚少，形体肥胖，多毛，腰膝酸软，小腹或有冷感，子宫偏小，或胸闷烦躁，口腻多痰，舌苔白腻，舌质淡暗，脉细濡而滑。

分析：肾气虚，精血不足，天癸延迟不至，冲任不通，故月经至期不行或量少，甚则停闭，亦不能摄精成孕；肾虚夹有痰湿，故带下量多，或带下甚少；痰湿壅阻，故形体肥胖；肾虚，故腰膝酸软，小腹或有冷感，子宫偏小等；胸闷烦躁，口腻多痰及舌脉均为痰湿之象。

基本治法：补肾化痰，活血调经。

方药运用：补肾化痰汤(《中医临床妇科学》)。

炒当归、赤白芍、怀山药、山萸肉各10g，熟地、丹皮、茯苓各10g，川断、菟丝子、郁金各12g，贝母、陈皮、制苍术各10g。

方中怀山药、山萸肉、熟地、川断、菟丝子补肾为主，当归、赤白芍养血活血，郁金、贝母、陈皮、苍术、丹皮、茯苓健脾化痰。全方共奏补肾化痰之效。

服法：每日1剂，分2次服。

加减：胸闷泛恶，口腻痰多者，加制半夏、制胆星、炒枳壳各10g；兼便秘者，加防风通圣丸、枳实导滞丸消导之；月经来潮量甚少者，加泽兰叶、丹参、川牛膝各12g活血通络；子宫发育不良者，加紫河车、肉苁蓉、茺蔚子各10g等养血活血；浮肿纳差，大便溏泄者，加炒白术各10g，砂仁3g，炮姜6g温中健脾。

2. 肝郁血瘀证

证候：月经后期，量少，色紫红，有血块，月经不畅或闭经，经行时而腹痛，婚后不孕，精神抑郁，烦躁易怒，胸胁胀痛，乳房胀痛，毛发浓密，舌质紫暗，夹有瘀点，脉沉弦或沉涩。

分析：精神压力过大，情怀不畅，气机郁结，经脉瘀阻，病及冲任，故月经后期，或经闭，不孕；每遇情志刺激则心烦易怒，胸胁小腹满闷，乳房胀痛；血行阻滞，经脉失畅，故腹痛；舌脉均为气滞血瘀之象。

基本治法：理气行滞，活血化瘀。

方药运用：逍遥散(《太平惠民和剂局方》) 合膈下逐瘀汤(《医林改错》) 加减。

柴胡8g，黄芩、当归、白芍、白术、茯苓各10g，薄荷、炙甘草各5g，川芎、赤芍、丹皮、桃仁、红花、枳壳、延胡索、五灵脂、制香附各10g。

方中柴胡、黄芩、枳壳、延胡索、当归、川芎、赤芍疏肝理气活血，桃仁、红花化瘀行滞，五灵脂、香附理气化瘀通络，薄荷疏肝，甘草调和诸药。

服法：每日1剂，分2次服。

加减：血瘀结成癥瘕者，加炮山甲片9g，三棱、莪术各10g；口腻痰多，形体肥胖明显者，加桂枝、茯苓、制半夏、陈皮各10g；腰酸腿软，皮肤粗糙，痤疮者，加夏枯草、肉苁蓉各10g。

3. 肝经湿热证

证候：月经稀发，量少，甚则经闭不行，或月经紊乱，崩中漏下，毛发浓密，面部痤疮，经前胸胁乳房胀痛，肢体肿胀，大便秘结，小便黄，带下量多，阴痒，舌红苔黄厚，脉沉弦或弦数。

分析：肝气郁结，湿热内盛，肝失条达，疏泄不利，故月经紊乱，或先或后，或淋漓不止，或经闭不行；肝经湿热上逆，故面生痤疮；肝气郁结日盛，不得发散，故经前胸胁乳房和肢体肿胀，经行气随血泄则胀缓；肝热内盛伤津，故便秘；湿热下注则小便黄，阴痒，带下量多；舌红苔黄厚，脉沉弦或弦数为肝经湿热之象。

基本治法：清热利湿，疏肝调经。

方药运用：丹栀逍遥散(《女科撮要》）合龙胆泻肝汤(《医宗金鉴》）加减。

丹皮10g，山栀、柴胡各6g，黄芩、当归、白芍、白术、茯苓、炙甘草、龙胆草各5g，栀子、泽泻、木通、车前草、碧玉散（包煎）各10g。

方中丹皮、龙胆草清泻肝经湿热，为君；黄芩、栀子清泻肝火，丹皮、泽泻、木通、车前草、碧玉散清肝经湿热，使湿热从小便而解，为臣；当归、白芍补血养肝，缓诸药苦寒之弊，为佐；白术、茯苓健脾化湿，实脾以疏肝；柴胡疏肝引经，甘草调和诸药为使。全方泻中有补，清热降火而利湿，使肝气条达，疏泄有常，则月经可调。

服法：每日1剂，分2次服。

加减：大便秘结加大黄10g；溢乳加生麦芽30g；胸胁满痛加郁金、王不留行各10g；月经不行加山楂、路路通各10g。若肝气郁结，肝火内伤，月经不行，无明显湿邪者，可选用清肝达郁汤(《重订通俗伤寒论》)，药用焦山栀、生白芍、当归须、柴胡、粉丹皮、广橘皮、苏薄荷、滁菊花、鲜青橘叶。全方疏肝郁，清肝火而通调月经。

4. 脾虚痰湿证

证候：月经后期，量少，甚则停闭，带下量多，婚久不孕，形体丰满肥胖，多毛，头晕胸闷，喉间痰多，四肢倦怠，疲乏无力，大便溏薄，舌体胖大，色淡，苔厚腻，脉沉滑。

分析：痰湿脂膜阻滞于冲任，胞脉气机不畅，故月经后期，量少，甚则停闭；痰湿困扰子宫则不能摄精成孕；脾虚痰湿不化，下注冲任，故带下量多；痰湿内困，清阳不升，浊阴下降则头晕胸闷，喉间痰多；痰湿流滞于经隧不去则四肢倦怠，疲乏无力；舌体胖大，色淡，苔厚腻，脉沉滑为痰湿内盛之象。

基本治法：化痰除湿，通络调经。

方药运用：苍附导痰丸(《万氏妇人科》)。

苍术、香附、胆南星、枳壳、制半夏各12g，陈皮、茯苓各10g，甘草5g。

方中半夏、胆南星、陈皮化痰，苍术、茯苓利水燥湿，香附、枳壳理气行滞，炙甘草调和诸药。全方共奏化痰除湿，理气通络，健脾通经之功。

服法：每日1剂，分2次服。

加减：顽痰闭塞，月经不行者，加浙贝母、海藻、石菖蒲软坚散结，化痰开窍；痰湿已化，血滞不行者，加川芎、当归、白僵蚕活血通络；脾虚痰湿不化者，加白术、党参、陈皮健脾化痰；胸膈满闷者，加广郁金、瓜蒌皮宽胸散结。

【其他治疗】

1. 中药调整月经周期疗法

应用补肾调周法，应按四期论治。

（1）行经期或孕激素撤退出血　应活血调经，促使月经正常来潮，常用五味调经汤(《中医临床妇科学》)，药用丹参、赤芍、五灵脂、艾叶、益母草。

（2）经后期或孕激素撤退出血　以滋阴养血补肾为主，促进卵泡发育，常用归芍地黄汤，药用炒当归、白芍、山药、山萸肉、熟地、丹皮、茯苓、泽泻、川断、桑寄生、怀牛膝等。

（3）经间期　即排卵期，以补肾调气血，促排卵为重点，常用补肾促排卵汤，药用炒当归、赤白芍、山药、熟地、丹皮、茯苓、川断、菟丝子、鹿角片、山萸肉、五灵脂、红花等。

（4）经前期　以补肾阳为主，健全黄体功能，常用毓麟珠加减，药用炒当归、赤白芍、山药、熟地、茯苓、白术、川续断、菟丝子、紫石英、炒丹皮、枸杞子等。

2. 针刺促排卵

（1）取穴：关元、中极、子宫、三阴交。

（2）操作：一般在月经中期开始，每日1次，连续3天，每次留针20分钟，之后观察7～10天，若BBT仍未升，可重复2个疗程。肥胖者加丰隆、脾俞，腰酸者加肾俞、气海。

（3）适应范围：适用于排卵障碍者。

（4）注意事项：不要多次反复使用，以免耗损阴分。

3. 中药加针刺调周法

（1）经后期　生熟地、枸杞、山药、山茱萸、菟丝子、当归、女贞子、红花、丹参。从月经或孕激素撤退性出血的第4天开始，每日1剂，共6～8剂。

（2）排卵期　薏苡仁、桃仁、红花、当归、川芎、丹参、香附、乌药、熟地、枸杞、菟丝子、续断。于月经周期第12～15天左右，每日1剂，加用针刺促排卵。穴位选择：①中极、三阴交；②大赫、气海。月经周期第12～15天开始，以上两组穴位交替针刺，每日1次，平补平泻，留针30分钟，5分钟捻转1次，亦可将HCG 5000IU溶于2ml生理盐水中肌肉注射，或以复方当归注射液注射上穴。

（3）经前期　生熟地、枸杞、菟丝子、覆盆子、巴戟天、肉苁蓉、续断、鹿角片、当归、党参、紫石英。月经周期第16～28天每日1剂，后期可加入疏肝理气药。

（4）行经期　当归、川芎、熟地、丹参、泽兰、茺蔚子、香附、川牛膝。月经第1～3天服用，每日1剂。

4. 中成药

（1）二至丸合六味地黄丸　每次5g，每日3次，适用于阴虚证。

（2）知柏地黄丸　每次8粒，每日3次，适用于阴虚火旺证。

（3）大补阴丸　每次6g，每日3次，适用于阴血不足虚热证。

（4）四妙丸　每次5g，每日3次，适用于湿浊下注证。

（5）归脾丸　每次6g，每日2次，适用于心脾两虚证。

（6）人参养荣丸　每次6g，每日2次，适用于气血不足证。

【转归及预后】

多囊卵巢综合征的患者持续排卵障碍，青春发育期月经稀发，甚至闭经，若积极调治，月经可以趋于正常。若反复加重则易导致不孕症，或孕后易致流产，经常表现为“滑胎”，所以对这类患者应在妊娠早期大量、足量使用药物。本病还表现为月经淋漓不尽，甚至持续较长时间不能缓解。因此进入绝经期时及应防止该病导致的脂代谢、糖代谢及心血管系统的异常。

【预防与调护】

1. 运动。通过运动使身体脂肪减少，有助于恢复排卵和逆转PCOS患者的代谢异常。

2. 控制体重。体重降低5%～10%可使55%～90%的PCOS患者在6个月内恢复排卵。

3. 生活起居要有规律。早睡早起，避免熬夜。劳逸适度，防止过劳。

4. 保持心情舒畅。摒弃忧郁焦虑，解除思想负担，树立治疗信心。

5. 调整饮食。多进食血糖指数低的碳水化合物，减少脂肪和单糖的摄入，忌食含雄激素的动物器官，加强营养，清淡饮食，戒除烟酒，忌食辛辣刺激性食物。

【临证经验】

PCOS是好发于青少年女性的内分泌与代谢性疾病，不仅对婚后生育有影响，而且与糖尿病、心脑血管疾病、子宫内膜癌、乳腺癌之间的关系肯定，故其治疗十分重要。补肾调周是本病治疗的基本法则。本病主要病理是肾阴癸水不足，卵子不能发育成熟，痰湿蕴阻，卵巢呈多囊性变化。因本病长期处于经后期阶段，故此阶段的治疗显得尤为重要。一般经后期可以分经后初、中、末三个时期，属于阴长演进的过程，临证常以带下的分泌来衡量阴分水平的增长程度。PCOS 患者由于阴精不足，阴虚及阳，阳亦不足，常停留在经后初期，或进入中期迟。经后初期的治疗原则是滋阴养血，可选六味地黄汤合四物汤。以动静观作指导，滋阴必须在“静”的前提下应用，前人所谓“静能生水”，用阴药滋阴，就是静能生水的方法。合四物汤者，需去川芎，甚则还要去当归，防其动而耗阴也。如肾虚癸水过低或阴虚有火者，更应强调“静能生水”的治疗意义，需注意如下几点：

1. 宁心安神

心静则肾亦静，肾静才能有助于肾阴癸水的提高，所以我们提出：“欲补肾者先宁心，心宁则肾自实。”前人云：“心者，君火也，肝肾者，内寄相火也，君火动则相火随之而动。”大动阴伤，静则火降，火降则阴复，此所以静能生水也。故凡见烦热火动者，必加莲子心、青龙齿、黄连、枣仁、黛灯心等品。

2. 收敛固藏

肾者，封藏之本，子宫亦有藏泻的作用，有了藏，才有可能促进肾阴癸水的提高，此亦静的另一层意义。一般可加入煅牡蛎、炒芡实、五味子、金樱子等品。

3. 尽可能避免使用外散滑窍等动耗之品，以保持静能生水

在经后期肾阴癸水低落较明显时，对于车前子、泽泻、瞿麦、柴胡等品宜慎用。PCOS 患者绝大多数伴有多脂肥胖、毛发偏多现象，这是一种痰湿蕴阻的表现，以往常作为痰湿证型。我们认为，这是一种现象，根本的原因还在于肾虚阴弱、癸水不足，即使在经后初期，必须要治痰湿者，也只能用少量的化痰湿药物，如广郁金、陈皮、茯苓等，且用量要轻。

经后初期，静是相对的，动是绝对的，因而我们在使用归芍地黄汤时，常根据肾阴癸水亏虚的程度，适当加入当归、赤芍、炙鳖甲、怀牛膝等，在静的基础上缓缓推动周期的演变。

进入经后中期，患者出现了一定量的带下，提示阴长运动已进入静中有动的时期。因此，治疗应滋阴结合促动。所谓促动者，含义有三：一是助阳。阳主动，所以要加入川断、菟丝子、肉苁蓉等，不仅是助阳促动，而且阳生阴长，有助于提高阴长之运动水平。二是疏肝。疏肝解郁，推动气机运动，不仅为临床上痰气郁阻而用，亦为阴长运动而设，常用柴胡、广郁金、荆芥等。三是活血。小剂量的活血药不仅有助于阴血的生长，更重要的是可推动阴长运动，如赤芍、山楂、红花等，但其用量宜轻。如阴虚明显者，则应尽量避免使用。

PCOS 患者绝大多数伴有不同程度的痰湿病变，因而需要结合化痰燥湿的药物。经后初期，在静能生水的治疗要求下，可以不用或少用化痰湿药物。进入到经后中期，阴静而动，就需要结合化痰湿药物。我们选用滋肾生肝饮加减，药用炒当归、赤白芍、山药、山萸肉、熟地、茯苓、炒柴胡、川续断、菟丝子、炒白术等。此时是治疗本病最为重要的时期。进入经后末期，带下较多，质稍黏，甚或有少量锦丝状带下，可见阴长运动已达到较高水平，很快就进入排卵期，否则将返回经后中期或初期，所以这时的治疗亦相当重要。临床上常选用补天五子种玉丹加减，药用丹参、赤白芍、山药、山萸肉、熟地、茯苓、川断、菟丝子、杜仲、紫河车、五灵脂、山楂，又名阴阳并补汤。之所以要把补阳的药物加到几乎与补阴药并重者，不仅在于阴长之动的需要，而且在于维持近高水平之阴的需要，更在于控制或杜绝因阴虚及阳、阳亦不足而致痰湿脂肪滋长的需要。以上验之于临床，确有其效。

在这里，还要谈一下行经期治疗的重要性。行经期意味着旧周期结束，新周期开始，是气血活动最显著的时期，也是治疗痰湿标证的重要时期，必须保持经水的排畅与排尽，故治疗时宜利水化痰与调经并重，可用茯苓、苡仁、泽兰叶，甚则加车前草、马鞭草、晚蚕砂、瞿麦、滑石等。此乃因势利导，顺水推舟之法也。痰湿之清利又赖乎气化之顺利。就行经期而言，气化之顺降又在乎心肝。胞脉胞络属于心，心气不得下降，月事衰少不来，是以在一般调经利湿药中，若能加入柏子仁、合欢皮、琥珀、广郁金、炒枳壳等最好，尽可能使应泄之瘀浊排出排尽排空，以利于新生及新周期的形成。在行经期的服药时间上，不能因其量少、时短而减少服药，必须按照周期固有的“7、5、3”时数律服药。即以往行经期 7 天者，服药 7 天；以往行经期 5 天者，服药 5 天；以往行经期 3 天者，服药 3 天。这是圆运动生物钟节律所决定的。顺应节律活动，则能更好地自我调整。

我们在临床中还体会到，本病的形成过程长，机理复杂，标本兼夹，且标重于本。BBT 呈单温相者大多出现形体肥胖，多脂多毛，月经稀发，甚则闭经，青春期亦颇为多见。虽然少数患者一经治疗即可改善，但多数极易反复。有的在治疗中出现 1 ~2 次排卵，周期亦趋正常，或虽有所好转，出现少量锦丝状带下，但常因紧张烦劳，病情又现倒退，说明本病的复杂性与顽固性。因此，必须要有调治的耐心和信心，方能获得较好的疗效。在治疗中，还应注意脾胃，因为痰湿与脾胃有关，服用滋阴药对脾胃亦有影响。凡出现腹胀矢气、大便溏薄或质软者，即应加用异功散、香砂六君子汤、参苓白术散等。治疗得当，事半功倍，补阴恢复月经周期的效果更佳。

验案举例

芮某，女，26 岁，已婚，南京市人。

2006 年 4 月 11 日初诊。月经不调 1 年余，婚后夫妇同居 1 年未孕。13 岁初潮，周期 7 / 28 ~36 天，经量中等，经色鲜红，无血块，无痛经。排卵期白带呈蛋清样，夹有少量赤色带下，持续约 7 天。妊娠史：0 –0 –0 –0。末次月经 2006 年 3 月 14 日，月经周期 29 天，基础体温无高温相。赤带下 4 天，色暗红，少腹隐痛，无乳胀。B 超示：双侧卵巢呈多囊样改变。经期第 3 天血清性激素：E_2 55ng/l，LH 64mIU/ml，FSH 7. 44mIU/ml，PRL 10. 98ng/ml。辨证属肾阴亏虚，阳亦不足，心肝气郁，瘀浊内阻。治疗按经后中末期，以补天五子种玉丹加减。处方：黑当归 10g，赤白芍各 10g，怀山药 10g，山茱萸 9g，丹皮 10g，茯苓 10g，川断 10g，菟丝子 10g，杜仲 12g，五灵脂 10g，荆芥炭 10g，制苍术 10g，熟地 10g。连服 7 剂。

2006年4月18日复诊。现经周第35天，BBT高相2天，有拉丝样白带3天，腰酸，便溏，舌质红，舌苔腻，脉细弦。按经间期论治，以补肾促排卵汤加减。处方：丹参10g，赤白芍各10g，山药10g，山茱萸9g，丹皮10g，茯苓10g，川断10g，菟丝子10g，紫石英（先煎）10g，五灵脂10g，广木香9g，广陈皮6g，炒白术10g，7剂。

2006年4月27日复诊。现经周第42天，BBT高温相10天，略有乳胀，二便调，舌质红，舌苔腻，脉细弦。按经前期论治，毓麟珠合越鞠丸加减。处方：丹参10g，赤白芍各10g，山药10g，丹皮、茯苓各10g，川断10g，杜仲12g，五灵脂10g，紫石英（先煎）10g，制香附10g，青皮6g，泽兰叶10g。3剂。经期方药用制苍术10g，制香附10g，益母草15g，泽兰叶10g，川断10g，茯苓10g，丹参10g，茯苓10g，川牛膝10g，五灵脂10g，丹皮10g，生山楂10g，丝瓜络6g。7剂。

第2周期：2006年5月9日复诊。4月28日月经来潮，现经周第12天，可见少量拉丝样白带，今日见到淡褐色出血，无腹痛，二便调，舌质红，舌苔腻，脉弦。按经后中期论治，滋阴清热，稍佐助阳，二至地黄汤加菟蓉散加减。处方：女贞子10g，旱莲草10g，山药10g，山茱萸9g，丹皮10g，茯苓10g，川断10g，制苍术10g，广木香9g，广陈皮6g，肉苁蓉6g，菟丝子10g，六一散10g。7剂。2006年5月16日复诊。现经周第19天，有拉丝样白带7天，时有淡黄色，伴腰酸乳胀，舌质淡，偏红舌，苔黄腻，脉细弦。按经间期论治，以补肾促排卵汤加减。处方：黑当归10g，赤白芍各10g，山药10g，山茱萸9g，丹皮10g，茯苓10g，川断10g，菟丝子10g，紫石英（先煎）10g，五灵脂10g，熟地10g，杜仲12g，炒柴胡6g。7剂。2006年5月23日复诊。排卵期出血一天，现经周第26天，BBT高温相9天，大便干结，舌质红，舌苔腻，脉弦。按经前期论治，毓麟珠合越鞠丸加减。处方：丹参10g，赤白芍各10g，山药10g，丹皮10g，茯苓10g，川断10g，紫石英（先煎）10g，五灵脂10g，制香附10g，制苍术10g，杜仲12g，熟地10g，砂仁5g。6剂。

第3周期：2006年5月30日复诊。5月28日月经来潮，量偏少，第2天稍多，伴有腰酸，二便调，舌质红，舌苔腻，脉细弦。按经期、经后期论治。经期处方：制苍术10g，制香附10g，丹皮10g，丹参10g，生山楂10g，赤芍10g，泽兰叶10g，益母草15g，五灵脂10g，炒川断10g，茯苓10g，鸡血藤10g，延胡索10g。7剂。经后期用二至地黄汤合越鞠二陈汤。处方：女贞子10g，旱莲草10g，山药10g，山茱萸9g，丹皮10g，茯苓10g，川断10g，桑寄生10g，荆芥10g，制苍白术各10g，广郁金9g，煨木香9g，砂仁5g。7剂。2006年6月13日复诊。现经周第17天，有拉丝样白带2天，量少，卵泡14mm，舌质红，舌苔腻，脉细弦。以补肾促排卵汤加减，处方：丹参10g，赤白芍各10g，山药10g，山茱萸9g，丹皮10g，茯苓10g，川断10g，菟丝子10g，杜仲12g，紫石英（先煎）10g，五灵脂10g，鸡血藤10g。4剂。2006年6月17日复诊。现经周第31天，BBT有高温相8天。舌质红，舌苔腻，脉细弦。经前期以毓麟珠合越鞠丸加减。处方：丹参10g，赤白芍各10g，山药10g，丹皮10g，茯苓10g，川断10g，杜仲12g，紫石英（先煎）10g，五灵脂10g，制苍术10g，制香附10g，绿梅花6g。4剂。经期以越鞠丸合五味调经汤。处方：制苍术10g，制香附10g，丹皮10g，丹参10g，赤芍10g，茯苓10g，泽兰叶10g，益母草15g，五灵脂10g，焦山楂10g，炒川断10g，川牛膝10g，艾叶6g。7剂。

第4～7周期继续调治。由于经后期经量偏少，改归芍地黄汤加减；经后期、经前期基本同前。至第8周期时，月经逾期未至，尿妊娠试验阳性，予以保胎治疗。

【小结】

1. 多囊卵巢综合征是疑难病症，可以引起多系统病变，并影响女性的一生。

2. 中医相关的研究报道始于20世纪80年代初期，认为其基本病机与肝、肾、脾三脏功能失调及痰湿、血瘀等因素密切相关。卵巢功能障碍是“痰浊”壅塞胞宫的结果，卵巢局部发生胰岛素抵抗的表现，是卵巢局部“痰浊”。体内津液代谢失常，湿浊内停，阳气凝滞不达，阻遏脾气，令湿浊凝聚，生痰化瘀，阻滞血脉，壅塞胞宫。

3. 中药周期疗法结合卵巢周期变化用药，是治疗排卵障碍性不孕和月经病的有效方法。在PCOS的治疗过程中，针灸具有不可忽视的作用。关元、中极为任脉穴，子宫为经外奇穴，三阴交是肝脾肾三经会穴。诸穴相配，可达治肝肾、调冲任的目的。针刺通过补肾健脾疏肝和调理冲任促排卵的方法，对下丘脑－垂体－卵巢轴产生良性调控作用，从而改善患者的排卵功能，达到治病目的。

4. 中医药治疗PCOS无副作用，具有一定的优势，但亦存在不足之处。纯中医治疗本病疗程较长，疗效缓慢，多数临床报导还处于经验介绍阶段。中西医结合治疗PCOS具有独特的优势和良好的发展前景，不但可以起到协同作用，提高疗效，而且可以互相弥补不足之处，容易在临床推广应用。因此，对各种中西药配伍方案进行研究，探讨既有效又实用的治疗方法，仍然是今后该领域的主要研究方向。

第八节　经间期诸证

在两次月经的中间期，即前人所谓氤氲乐育之时，西医所谓排卵期，出现出血、少腹痛、乳胀、失眠、情志异常等症状，且呈周期性发作，称为经间期诸证。一般主证明显，其他症状并不明显者，仍当以主证命名，如经间期出血、经间期腹痛、经间期乳房胀痛、经间期情志异常等。

关于经间期的生理病理特点，已在总论中详细阐明，不予赘述。这里必须强调的是经间期的特定意义。所谓经间期，包含两个方面的意义：其一是时间概念。一般经间期指两次月经的中间时期，即两次月经间的半月时间，但每个女性的周期并不一致，有的提早，有的延后，即使同一女性，在一年四季中月经周期亦有先后，经间期亦有提前或延后的现象，所以经间期的时间概念是相对的。其二是氤氲状变化即锦丝状带下的出现。经间期的生理特点是重阴必阳的转化，重阴转化会出现氤氲状的气血活动，即锦丝状带下，这是非常重要的。只有出现这些现象，才能称作经间期。如果重阴不足，或重阴过甚，必然导致转化过快过强或转化不力，因而出现出血、腹痛、乳胀、神魂不宁等反应。

关于这一类病症的诊治问题，测量BBT，观察BBT高低温相的曲线虽然不能明确经间期的具体时间，但有助于了解经间期的大概情况，有一定的参考价值。阴道涂片、雌激素水平检验有助于了解阴长情况，宫颈黏液结晶的检查和B超能明确经间期是否真正的到来。经间期与排卵期相一致，前人缺乏微观手段，但已意识到此，故有“的候”、“真机”、“开花”等名称。经间期治疗在于促转化，亦即促排卵，滋阴助阳、活血化瘀是这一时期的最大特点。同时，宜根据不同症状进行辨治，提高疗效。

一、经间期出血

在两次月经中间，即氤氲乐育之时出现周期性的阴道出血或赤白带下，且不同于崩漏及月经先期量多等，称为经间期出血。本病在中医文献中没有专论，仅散见于“月经先期”、“月经量少”、“经漏”、“赤白带下”等有关记载中。

经间期出血多出现在月经周期的第10～16天，即月经干净后7天左右。如出血量很少，仅仅一两天，或偶尔一次者，不作疾病论。反复地经间期出血，持续时间较长，将推迟经间期的到来，影响排卵，甚至反复发作，影响生育，需积极治疗。

【病因病机】

本病的形成有主因、兼因两个方面。主因者，即主导因素，指肾阴不足，癸水欠实，至经间期阴长时不能达到重阴的水平。由于时间节律的要求，不得不行转化的机变。重阴既有所不足，转化时的氤氲状不得不加强，加强的氤氲状气血活动又将影响子宫之藏和冲任之固，是以引起出血。此外，阴水不足者，涵养子宫冲任包括胞脉胞络的能力亦有所不足，胞络失养，脉管血络脆性化，故气血活动稍强则极易出血。这就是一般经间期出血的主要因素。随着病情的发展，阴虚稍久，容易导致火旺，火旺则阴虚不易恢复，且肾阴虚，相火旺，迫血妄行，扰乱子宫冲任之固藏，是以出现经间期出血，此乃阴虚火旺所致。阴虚日久，或素体阳气虚弱，还将导致阳虚，形成阴阳两虚。阴不足则转化时氤氲状气血活动加强，阳虚气弱则冲任子宫的固藏功能薄弱，固藏乏力亦易出血。此乃主因之中的三种病理转变，亦是阴虚过程中的必然现象。

兼夹因素者，亦即导致经间期出血加剧或反复发作者，有郁火、湿热、血瘀三种。

1. 郁火

未婚女子或年龄偏大，积想在心，或急躁易怒，动乎心肝，心肝气郁化火，在转化时由于阴有所不足，阳气内动较甚，扰乎胞脉胞络，动乎血海，是以出血。

2. 湿热

湿有内外之分。外湿者，多为湿邪乘虚而入，蕴阻于胞络冲任之间，蕴而生热；内湿者，常因情怀不畅，心肝气郁，克伐脾胃，不能化水谷之精微以生精血，反聚而生湿，下趋任带二脉，蕴而生热。在阴虚冲任子宫失养的前提下，湿热得氤氲阳气内动之机，损伤子宫冲任，故见出血。

3. 血瘀

素体不足，经产留瘀，瘀阻胞络，或七情内伤，气滞冲任，久而成瘀。在阴虚冲任子宫失养的前提下，适值氤氲之时，阳气内动，血瘀与之相搏，损伤胞络，故致出血。

【诊断与鉴别诊断】

1. 诊断

临床表现　本病多见于青春期及育龄期妇女。两次月经中间，约在周期的第12～16天或下一次月经来潮前16天左右出现规律的阴道出血，其量少于经量，持续数小时或2～3天，一般不超过7天，呈周期性发作。有的伴有明显的腰酸，少腹作胀作痛，带下增多，色白质黏，如蛋清，或呈赤白带下。排除月经先期、月经量少者，即可诊断为经间期出血。

2. 鉴别诊断

在临床上，本病应与月经先期、月经量少、宫颈炎、宫颈糜烂、宫颈息肉、慢性子宫内膜炎、子宫内膜息肉、子宫黏膜下肌瘤等相鉴别，见表9－1。

表9－1　　经间期出血的鉴别

主要症状	经间期出血	月经先期	月经量少	宫颈息肉	慢性子宫内膜炎	子宫内膜息肉	子宫黏膜下肌瘤
主要症状	经间期出血	月经先期	月经量少	小息肉无症状，大息肉见血性白带或接触性出血	下腹痛	月经过多，经期延长	经期延长或不规则出血
月经	经期、经量、周期正常	经期、经量正常，周期提前7天以上	周期、经期正常，经量少	周期、经量正常，经期延长	周期正常，量多，经期延长	周期正常，量多，经期延长	周期正常，量多，经期延长
非经期阴道流血	两次月经中间，量少，持续数小时或2～3天	无	无	接触性出血或大便努责后少量出血	可见少量	可见少量	可见少量
腹痛	可见	无	无	无	有	无	可见
带下	经间期带下透明或呈拉丝状，夹血丝	正常	量少	增多，血性白带	增多，血性白带，如系厌氧菌感染，可有腥臭	增多，或赤白带下	增多，发生感染、坏死时呈血性或脓血性，伴有臭味
阴道	正常	正常	正常	可见血性分泌物	稀薄脓血性分泌物	正常	正常

续表

主要症状	经间期出血	月经先期	月经量少	宫颈息肉	子宫内膜炎	子宫内膜息肉	子宫黏膜下肌瘤
宫颈	正常	正常	正常	可见红色赘生物	可见不同程度糜烂及举痛	可见不同程度糜烂或光滑	可见带蒂球形肿块悬挂于宫颈管外
宫体	正常	正常	正常	正常	稍大、轻压痛、活动受限	可略大	子宫增大，质硬
附件	正常	正常	正常	正常	一侧或双侧增厚、触痛	正常	正常
基础体温	双相	双相或单相	双相或单相	双相	双相	双相	双相或单相
B超	可见发育中的卵泡或优势卵泡	正常	子宫内膜正常或薄	宫颈管可见低回声区	可见内膜增厚	可见内膜回声不均	宫腔内低回声区
宫腔镜	正常	正常	子宫内膜正常或薄	宫颈管可见赘生物	内膜充血增厚	内膜可见一个或数个赘生物	内膜球状突起或带蒂球形肿块悬挂于宫腔

【辨证施治】

经间期出血的主要机理是重阴必阳之时阴阳转化不协调，阴络易伤，损及冲任，血海固藏失职，血溢于外。主要分为肾阴虚证、阴虚火旺证、阴虚阳弱证，可兼有郁火证、湿热证或血瘀证。

本病的治疗原则：一般出血极少且无其他症状者，可注意调护而暂不予治疗。若调护未愈，则需按临床表现虚者补之，热者清之，湿者除之，瘀者化之。由于本病出血量较少，故应以滋肾养血为主，佐以利湿化瘀，但必须注意到本病的病理特点及其阴阳之间的互相依赖，补阴不忘阳。选择适当的补阳药物，也是非常重要的。如阴虚及阳，阳虚为主者，亦要考虑在补阳的同时补阴。平时未出血时，宜根据各期生理特点，用滋阴法固本，使阴阳平和，气血调匀，以防止出血。

1. 主要证型

（1）肾阴虚证

证候：经间前期或经间中期出血，量少或稍多，色红无血块，头昏腰酸，夜寐不安，便艰尿黄，舌质偏红，脉细数。

分析：经间期氤氲之时阳气内动，若肾阴偏虚，虚火内生，虚火与阳气相搏，损伤阴络，冲任不固，故阴道出血，色红无血块；腰府失养，心神失济，故腰酸头昏，夜寐不安；阴液不足，便艰尿黄，舌质偏红，脉细数均为肾阴虚损之象。

基本治法：滋阴补肾，清热止血。

方药运用：二至丸(《证治准绳》) 合六味地黄丸加减。

女贞子 15g，墨旱莲 15g，山药 15g，干地黄 15g，牡丹皮 10g，茯苓 10g，泽泻 10g，山萸肉 10g，川续断 10g，菟丝子 10g，荆芥炭 6g，黑当归 10g，赤白芍各 10g，炒五灵脂 10g。

《医方集解》在分析二至丸时说：此足少阴药也。女贞子甘苦平，补肝肾，泻相火；墨旱莲甘酸凉，滋肝肾，凉血热。两药成于冬夏二至，故以二至为名。药味虽少，补而不腻，实为妙方。六味地黄丸滋补肝肾，三阴并进，专治肝肾阴虚兼夹虚火上炎，阴不内守之疾，实乃治疗肾家之主方。《医方论》谓："此方非但治肝肾阴不足，实三阴并补之剂。有熟地之腻补肾水，即有泽泻之宣泄肾浊以济之；有萸肉之温涩肝经，即有丹皮之清泻肝火以佐之；有山药之收涩脾经，即有茯苓之淡渗脾湿以和之。药止六味，有开有合，三阴并治，洵补方之正鹄也。"经间期重阴转阳，治疗亦当阴中求阳，故方中加入川断、菟丝子、荆芥炭升阳止血，加五灵脂以化残剩之瘀，使滋阴而无留瘀之虞。

服法：水煎分服，经净后第 5 天开始服，BBT 上升第 3 天停服。

加减：大便偏溏者，去干地黄，加炒白术 10g，焦建曲 10g；头昏烦热者，加钩藤（后下）15g，地骨皮 10g；服药后 BBT 上升缓慢者，加鹿角片（先煎）10g，紫河车 10g；兼郁火者，加莲子心 5g，醋炒柴胡 5g，黑山栀 10g，合欢皮 9g；兼湿热者，去干地黄，加马鞭草 15g，薏苡仁 15g，碧玉散（包煎）10g；兼血瘀者，去山萸肉、荆芥炭，加五灵脂 10g，红花 5g，丹参 10g，山楂 10g。

（2）阴虚火旺证

证候：经间期出血，量稍多，色红或有小血块，头昏腰酸，烦热口干，夜寐甚差，或有失眠，入夜盗汗，便艰尿黄，舌红苔黄腻，脉细数。

分析：经间期重阴必阳，若重阴不足，则转化不利，子宫血海固藏受到一定影响，君相之火偏旺，得阳气内动，其火益炽，迫血伤络，络损血溢，故可见出血量稍多，色红；热灼血瘀，故见小血块；肾阴亏虚不能上济心火，故夜寐甚差，或失眠；热迫液泄，故入夜盗汗；阴虚火旺，阴液亏耗，故腰酸头昏，烦热口干，便艰尿黄；舌红苔黄腻，脉细数均为阴虚火旺之象。

基本治法：滋阴降火，清热止血。

方药运用：知柏地黄丸(《医宗金鉴》) 加减。

炙知母 6～9g，炒黄柏 10g，熟地 10g，山药 10g，山萸肉 10g，炒丹皮 10g，茯苓 10g，泽泻 10g，地骨皮 6～10g，川断 9g，菟丝子 9g，大小蓟各 12g，炒五灵脂 10g，黄连 3g。

方中熟地黄滋肾填精，为主药，辅以山药补脾固精，山萸肉养肝涩精，称为三补。泽泻清泻肾火，并防熟地黄之滋腻；茯苓淡渗脾湿，助山药之健运，丹皮清泻肝火，并制山萸肉之温，共为佐使药，谓之三泻。六药合用，补中有泻，寓泻于补，相辅相成，补大于泻，共奏滋补肝肾之效。上方加黄柏、知母，名知柏地黄丸，其滋阴降火之力更大，用于阴虚火旺所致诸症。黄连配黄柏、地骨皮配丹皮滋水坚阴，川断、菟丝子阳中求阴，五灵脂、大小蓟化瘀止血。阴足火降，转化顺利，自无出血之患。

服法：水煎分服，经净后第5~7天开始服，BBT上升后即停服。

加减：失眠明显者，加莲子心5g，青龙齿（先煎）10g；头痛头晕者，加钩藤（后下）12g，白蒺藜10g；脾胃不和，脘胀腹胀者，去炙知母，加广木香6~9g，广陈皮、佛手片各6g。

(3) 阴虚阳弱证

证候：经间后期或经间中期出血，量少，色淡红，无血块，腰酸，神疲乏力，尿频，大便或溏，舌质淡红，苔薄白腻，脉细软。

分析：阴虚日久将导致阳虚，此乃阴阳互根所致，或素体阳气虚弱，日久阴亦不足，形成阴阳两虚。阴有所不足则转化时阴阳不能及时接替，阳虚气弱，则冲任子宫的固藏乏力，故易出血；阴虚，故出血量少，脉细；阳弱血虚，故出血色淡，舌淡红，苔薄白，脉细软；脾肾阳气不足，失于荣养，故神疲乏力；气化无力，故尿频；运化失司，故便溏；阴虚阳弱，腰府失养，故腰酸。

治法：滋阴助阳，益气摄血。

方药运用：补肾促排卵汤加减（夏桂成经验方）。

党参10g，白术10g，茯苓10g，炙甘草6g，黑当归10g，赤白芍各10g，干地黄10g，杜仲10g，菟丝子10g，鹿角片（先煎）10g，黄芪10g。

本方重在补肾，结合调理气血以促进排卵，故以归芍地黄汤为基础。众所周知，经间排卵期重阴必阳的转化是以肾阴充实，癸水高涨为基础。归芍者，血药也，血中养阴，乃是妇科之特点。加入菟丝子、鹿角片温肾补阳，党参、黄芪、白术、茯苓、炙甘草益气摄血，复用当归、赤芍活血化瘀以促排卵。

服法：水煎分服，经净后第7天始服，BBT上升第5天停服。

加减：大便溏泄，次数较多者，去干地黄、当归，加砂仁（后下）5g，炮姜5g；伴有胸闷烦热口渴者，去黄芪、党参，加黑山栀9g，炒柴胡5g，丹皮炭10g。

2. 兼夹证型

(1) 郁火证

证候：经间中期或经间前期出血，量稍多，色红，或有小血块，胸闷烦热，头昏头痛，身热口渴，夜寐不佳，大便秘结，小便黄赤，舌质偏红，苔薄黄，脉弦数。

分析：心肝气郁化火者，在经间期阴阳转化时由于阴有所不足，阳气内动，郁火更甚，下扰胞脉胞络，动乎血海，是以出血，且量稍多，色红；气郁则易生瘀，故或有小血块；心肝气郁化火，神魂失养，故胸闷烦热，头昏头痛，夜寐不佳；舌红苔黄，脉弦数均是心肝气郁化火之象。

治法：清肝解郁，宁心安神。

方药运用：丹栀逍遥散(《内科摘要》) 加减。

黑山栀 10g，丹皮炭 10g，炒当归 10g，白芍 10g，钩藤（后下）15g，醋炒柴胡 5g，莲子心 3g，合欢皮 10g，炙远志 6g，茯苓 10g，大小蓟各 10g，墨旱莲 10g，生熟地黄各 10g。

逍遥散系四逆散衍化而成，主治肝郁血虚、脾土不和的证候。方用柴胡疏肝解郁，当归与芍药养血柔肝，三药合用，补肝体而助肝用；加入健脾之茯苓，以达补中益脾之用；加入丹皮、山栀，名丹栀逍遥散，善清心肝郁火。全方共奏清肝解郁，宁心安神之功。

服法：水煎分服，经净后第 5 天始服，BBT 上升第 3 天停服。

加减：脾胃虚弱者，去当归、墨旱莲，加炒白术 10g，六曲 10g；反复出血或出血稍多者，加地榆炭 10g，侧柏叶炭 10g；夜不安眠者，加炒枣仁 9g，青龙齿（先煎）10g，黄连 3g。

（2）湿热证

证候：经间期出血，量稍多，色红，质黏稠，神疲乏力，周身酸楚，胸闷烦躁，纳食较差，小便短赤，平时带下甚多，色黄白，质黏腻，或有臭气，少腹胀痛，舌质红，苔黄白腻厚，脉细弦数。

分析：湿有内外之分。外湿者，多为湿热之邪乘虚而入，蕴阻于胞络冲任之间；内湿者，常与情怀不畅，心肝气郁克伐脾胃，不能化水谷之精微，反聚而生湿，下趋任带二脉，蕴而生热。湿热之邪在阴虚冲任子宫失养的基础上，得阳气内动之机，损伤子宫冲任，故见经间期出血，质黏稠；热重于湿则出血量稍多，胸闷烦躁，小便短赤；湿重于热则周身酸楚，神疲乏力，纳食较差，平时带下甚多，色黄白，质黏腻或有臭气；舌质红，苔黄白腻厚，脉细弦数均为湿热之象。

治法：清热利湿，益肾止血。

方药运用：清肝止淋汤(《傅青主女科》) 加减。

炒当归 10g，赤白芍各 10g，生地黄 10g，丹皮 10g，黄柏 10g，薏苡仁 15g，泽泻 10g，赤小豆 10g，碧玉散（包煎）10g，茯苓 15g，大小蓟各 15g，炒川断 10g，五灵脂 10g。

本方原治赤带，方中有阿胶、红枣，因纳食较差，苔腻，故去之。方中白芍、当归、小赤豆养血补肝；生地、丹皮凉血清肝；黄柏、牛膝、大小蓟、茯苓清利湿热；五灵脂理气调血。诸药同用，血旺而火自抑，火退则赤带自愈。傅青主在方后说："此方但主补肝之血，全不利脾之湿者，以赤带之为病，火重而湿轻也。夫火之所以旺者，由于血之衰，补血即足以制火，且水与血合而成赤带之症，竟不能辨其是湿非湿，则湿亦尽化而为血矣，所以治血则湿亦除。"

服法：水煎分服，经净后第 7 天服，BBT 上升第 3 天停服。

加减：湿热甚者，加瞿麦 9g，车前草 10g，石韦 6g，木通 6g，滑石（包煎）10g，猪苓 10g；少腹胀痛明显者，加五灵脂 10g，延胡索 10g；出血偏多者，加侧柏叶 10g，椿根白皮 10g。

（3）血瘀证

证候：经间期出血，量多少不一，色紫黑有血块，少腹胀痛或刺痛，胸闷烦躁，口渴不欲饮，舌质黯红，边有紫斑，脉细弦。

分析：瘀血阻滞胞络，因阳气动而血亦动，动则血海不宁，络脉损伤，故见经间期出血，色紫黑有血块，且伴少腹胀痛或刺痛；气机不畅则胸闷烦躁；瘀血内阻，津不上承，故口渴不欲饮；舌质黯红，有紫斑，脉细弦等均是血瘀的表现。

治法：化瘀和络，益肾止血。

方药运用：逐瘀止血汤(《傅青主女科》）加减。

生地黄10g，大黄6g，当归尾9g，赤芍10g，牡丹皮10g，炒枳壳6g，炙龟板（先煎）15g，五灵脂10g，山楂10g，川断12g，怀牛膝10g。

方中丹皮、赤芍、归尾活血化瘀；大黄或熟军增强逐瘀之力，炒炭用又有止血之功；生地、丹皮、龟板滋阴益肾，凉血固冲；枳壳理气行滞，有助化瘀。全方共奏活血化瘀，益肾止血之效。傅青主谓“此方之妙，妙在活血之中佐以下滞之品，故逐瘀如扫而止血如神。”

服法：水煎分服，经净后第7天服，BBT上升第3天停服。

加减：夹有湿热者，加红藤15g，败酱草15g，薏苡仁15～30g，延胡索10g；大便溏薄者，去生地黄、大黄，加煨木香5g，炒白术10g，焦建曲10g；腰酸明显者，加桑寄生15g，骨碎补6g。

【其他治疗】

1. 中成药

（1）乌鸡白凤丸　月经干净后始服，每次9g，每日2次，至BBT上升3天后停药，适用于肾阴偏虚的经间期出血。

（2）二至丸　月经干净后服，每次5g，每日2次，至BBT上升3天后停药，适用于肾阴虚的经间期出血。

（3）六味地黄丸　滋补肝肾之阴，每次6g，每日2～3次，淡盐水送服，适用于肾阴虚的经间期出血。

（4）加味逍遥丸　每次6g，每日2～3次，疏肝理气，清热调经，适用于肝郁气滞的经间期出血。

2. 复方当归注射针（夏桂成临床验方）

在月经周期第10～15天时取复方当归注射液（2ml/支）2支，肌注，每日1次，连用5～7天。BBT上升3天后停用，连用7天后BBT未见上升亦停，改服补肾滋阴药。

【转归与预后】

由于阴精有所不足，氤氲之时重阴转阳，转化欠顺利，影响子宫、冲任固藏，故出现经间期出血。若阳气不能恢复则出血可延续至经前期。反复出血，病情缠绵或治疗不及时可引起月经周期紊乱，月经淋漓不尽，甚或崩漏、不孕等。

【预防与调护】

1. 舒畅情怀，调节心理，保持身心健康。

2. 出血期间应适当休息，注意保暖，避免过度劳累和紧张，可用碘伏冲洗外阴，保持局部清洁，忌性生活，以防感染。

3. 饮食宜清淡且富有营养，忌寒凉及辛辣刺激之品。

【临证经验】

夏师认为，在辨治经间期出血的过程中以下几个问题极为重要。

1. 概念明晰，临证柱础

所谓经间期者，即排卵期，指月经周期的中间时间，亦即是阴半月、阳半月的交替时间。反映在经间期出血这一具体病症以及少数正常女性中，其排卵期未必在月经周期的中间时间。有的提前，甚至在月经净后3～5天即进入排卵期，有的延后，甚则延后1个月、1个月半等，似乎不符合经间期的概念。大多数周期正常的女性，其排卵均发生在经间期，而且是有规律的，因而仍沿用“经间期”这一时间概念。之所以提出经间期出血这一病症，目的在于强调经间期排卵的重要性。

2. 孰主孰次，临证细辨

阴虚是本病的关键所在，也是贯穿本病始终的主要证型。阴虚易引起火旺，且本病较多地发生于大龄未婚女性，在一定程度上与郁火有关，但本病阴虚又不同于崩漏等出血病症的阴虚。本病患者的阴长尚能进入到经间排卵期，说明阴虚的程度不重，但又不得不转化，只能加强气血活动以促进转化，故子宫冲任的藏固摄纳失常，形成出血。测量BBT、检验雌激素水平，特别是阴道涂片有助于对肾阴偏虚的观察。

本病的辨证重在出血时间及色质的辨别。一般应结合基础体温曲线图及月经周期的日期，分为经间前期、经间中期和经间后期。经间前期指经净后第3～5天，基础体温依然呈低温相时。经间中期即经净后的第7天左右，乃基础体温高低交替时。经间后期指经净后的10天左右，即基础体温高温相时。经间中期与经间前期出血均与肾阴虚有关，但虚损的程度有所不同；经间后期出血与阴虚及阳、阳气不足有关，结合舌脉即可确定。此外，还要辨别湿热与血瘀两个兼夹证型。湿热的辨证着重在赤白相杂而下，阴道出血与白带同时并存，舌苔厚腻；血瘀的辨证重在少腹作痛，出血色紫黯及有血块等。

本病的治疗重在滋阴，可适量加入助阳药。助阳的目的不仅在于动态地滋阴，维持高水平的阴，而且有助于阴阳转化活动，促进排卵。在阴虚的前提下，本病常兼夹郁火、湿热、血瘀三者，因而在处理上不仅要针对兼夹证型特点，分别予以清解、清利、疏化的药物，而且要顾及滋阴这个大前提，同时还要考虑到经间期气血活动及排卵的特点。少数阴虚及阳和以阳虚为主者，在滋阴助阳、补阳为主的前提下，适量加入益气的药物将有助于控制出血。

3. 动静结合，临证活用

经间排卵期最大的生理特点是重阴及氤氲状的气血活动，所以动是主要的，绝对的。

只有保证动，才能保证顺利排卵，这也是转化期的特点。如动之过甚或动之有余，必将影响到子宫藏泻，冲脉失固，导致出血的病理变化。因而在治疗上辅之以静，抑制其过动，可以减少或控制出血。有极少数患者，从表面上看似乎动之过甚，但实质上仍是动之不及，即动的频率增加，而动的力度不够，仍然不能达到顺利排卵的要求。此时不仅不能辅之以静，恰恰相反，仍然要促进其动，增强其动的力度。除少数出血较多者非用止血方药不可外，一般不宜过多使用止血药，因为止血药物有着程度不同的抑制气血活动作用。在补阴的前提下促进气血的活动，可以促进顺利排卵。这也是动静矛盾较大时，抓住主要者，解决主要者的处理方法，故能得良效，但亦不能放弃用止血药物。如出血较多，阴虚火旺，动之过甚者，则当加凉血止血的药物；脾气虚明显者，亦当加入益气止血的药物。有些复杂病例，表面上动之有余，实际上动之不足者，活血促动为主，佐以止血，则既得佳效，又无不良反应。当然，肾阴偏虚之体，其子宫的脉络与冲任等经脉失于涵养，血管脉道脆弱，易于出血，在促气血活动的前提下加少量止血药也是可以的。对于少数反复发作及大龄未婚者，除服药外，还要进行心理疏导。安定心神，平降心火，也是不容忽视的。

验案举例

金某，女，27 岁，工人。

经间期出血已 1 年余，伴有月经后期，结婚两年未孕。初经 13 岁，5 ±/40 ±，量较多，色紫红有血块，有痛经史，25 岁结婚。自结婚后月经日渐错后，周期由 40 天延至 50 余天，甚则两月一行，并逐渐出现经间期出血，由 2 ~3 天逐渐发展为 5 ~7 天，曾误认为月经来潮。妇科检查：子宫偏小，余未见异常。BBT 高温相延后，上升呈缓慢状，上升后高温相不稳定。平时有黄白带下，经间期锦丝状带下较少，伴有头昏腰酸，夜寐多梦，形体渐丰，舌质偏红，苔黄白腻，中根部较厚，脉细弦。

诊治经过：患者由于月经后期，因此经间排卵期出血一度被误诊为月经来潮，曾服调经药未果，后在某西医院确诊为排卵期出血，予以已烯雌酚黄体酮周期序贯治疗 3 个月经周期，但停药后经间排卵期出血又见，月经周期更有所错后。由于经间期出血较多，曾服用宫血宁、血安、固经丸等止血药，反致经间期出血延长，而行经期腹痛加重。来诊时嘱其测量 BBT 2 ~3 个月经周期后，再予服药调治。BBT 高温相延后，经后期白带偏少，有时出现黄带。肝肾阴虚，癸水不充，故着重经后期论治，取归芍地黄汤加减。处方：炒当归、赤白芍、怀山药、干地黄各 10g，炒丹皮 9g，茯苓 12g，怀牛膝 9g，女贞子 10g，川断、菟丝子各 12g，败酱草、苡仁各 15g。至排卵期时服用补肾促排卵汤。经过 5 个周期经后期及经间排卵期治疗，病有好转，但仍有经间期少量出血，BBT 上升较缓慢。在经后期加强滋阴补肾药物的基础上加入清利湿浊之品，即在归芍地黄汤中加入炙鳖甲、肉苁蓉、炒黄柏、碧玉散等，排卵期再服补肾促排卵汤，同时加用复方当归注射液肌肉注射，每天 1 次，每次 3 支，每支 2ml，连用 5 天。如法调治 3 个月经周期后，月经 35 天来潮，出血基本控制，BBT 上升较快。又隔 3 月受孕，翌年举一男。

按语：此例实际上包含三个病症，一是经间期出血，二是月经后期，三是痛经。从妇科特征上分析，周期落后，经量时多时少，色紫红有血块，可以归结为瘀滞证型。期、量、色、质等妇科特征与全身症状上的肝肾不足相矛盾，因此要借助月经史综合分析。初经来潮后月经一贯落后，带下偏少者，其肾虚来于先天，又妇科检查子宫偏小，说明亦有后天的因素。结婚后月经更错后，并出现经间期出血，说明肾虚在先，血瘀在后，血瘀是在肾虚的基础上发生和发展起来的，所以化瘀只能解决痛经问题，而不能解决月经后期和经间期出血。要杜绝血瘀的产生，主要在于补肾。扶助肾阳才能溶解血瘀，因此应着重经后期的滋阴补肾，再在经间期补肾调气血，促使重阴转阳的顺利转化。由于血瘀内阻，在一定程度上亦影响转化，因而通过加强气血活动，不仅达到活血化瘀，而且促进了转化，对恢复肾阴阳平衡有着辅助作用。

本例为阴虚夹瘀，故在治疗时存在着止血与活血的矛盾。出血较多，时间较长，故用止血法。止血一般用清热固经的方药，属于静的方法，而经间排卵期是转化时期，是动的时期，只有气血的活动显著，才能推动重阴转阳，顺利地排出卵子，所以夏师加用了复方当归注射液，加强气血活动，有助于BBT高温相的改善，有时即使出血稍有增加，但能保证BBT上升，乃“有故无殒，亦无殒也”。

【小结】

1. 经间期出血是在两次月经中间，即氤氲乐育之时出现周期性的阴道出血或赤白带下。

2. 经间期出血需与月经先期、月经量少、宫颈炎、宫颈糜烂、宫颈息肉、慢性子宫内膜炎、子宫内膜息肉、子宫黏膜下肌瘤等相鉴别。

3. 经间期出血的证型包括肾阴亏虚、阴虚火旺、阴虚阳弱。在治疗上，必须以滋肾养血，促进重阴必阳的转化为前提。如兼郁火、湿热、血瘀者，则需兼治。

4. 夏师治疗经间期出血重在滋阴，同时适量加入助阳药，促进气血活动，以利重阴必阳的转化。此外，更应注重经后期的治疗和平时的预防与调护。

二、经间期腹痛

在两次月经中间，即氤氲乐育之时出现周期性少腹两侧或一侧作痛，或小腹疼痛，称为经间期腹痛，又称排卵期腹痛。本病与经行腹痛相似，少数痛甚者可致昏厥。若经间期少腹隐痛，时间短暂者，可不作病论。

【病因病机】

本病的主要机理在于肾虚瘀阻，转化不利。肾虚者，偏于阴虚也，阴长缓慢，至重阴时亦有所不足，因而当其转化时必然要加强气血的活动，从而触动原来厥少脉络的瘀滞。瘀阻者，即厥少之络瘀阻，亦即两少腹经络之间的瘀滞，乃微观检查所见盆腔粘连的瘀滞。不通则痛，痛在少腹，于经间排卵期发作，乃本病的特点。此外，湿热蕴阻厥少之络，于经间排卵期肾虚而氤氲状加剧时亦必然出现较明显的少腹痛。

1. 肾虚

肾阴较虚，阴长不及，经间期阴精转化为阳时不利，冲任厥少等气血活动明显加强，脉络失和，故见少腹作痛。

2. 瘀滞

经行产后，余瘀未净，留阻脉络，影响经络气血运行。经间期阴精转化为阳，阳气内动，触及瘀阻，脉络失畅以致疼痛，且疼痛较著。

3. 湿热

经行产后，湿邪内侵，久而化热，伤乎脉络。经间期阳气内动，触及湿热，络脉更失和畅，气血不得运行，因而作痛。

【诊断与鉴别诊断】

1. 诊断

凡在两次月经中间，即氤氲乐育之时出现周期性少腹两侧或一侧作痛，或小腹疼痛，即可确诊为经间期腹痛。

2. 鉴别诊断

通过详细询问病史，细致的全身检查和有关的实验室及辅助检查，可与急慢性附件炎、子宫内膜异位症及盆腔瘀血症等相鉴别。

【辨证施治】

经间期腹痛的发生主要是肾虚血瘀，转化不利所致，可兼有湿热，故治疗在补肾养血的前提下，务加疏肝通络之品。

1. 肾虚血瘀证

证候：经间期两少腹胀痛作坠，有时甚剧，以致昏厥，或有少量出血，色黑或有血块，腰酸如折，头昏耳鸣，胸闷烦躁，舌质偏红或有紫暗，脉细弦。

分析：肾阴亏虚，重阴不足，适逢经间期气血活动剧烈，触动厥少脉络的宿瘀，故经间期两少腹胀痛作坠，有时甚剧，以致昏厥，或有少量出血，色黑或有血块；肾虚腰府失养，故腰酸如折，头昏耳鸣；舌紫暗，脉细弦均为肾虚血瘀之象。

基本治法：补肾养血，化瘀通络。

方药运用：补肾促排卵汤（夏桂成经验方）合膈下逐瘀汤加味。

当归 10g，赤白芍各 10g，怀山药 10g，干地黄 10g，丹皮 10g，川断 10g，菟丝子 10g，五灵脂 10g，鹿角片（先煎）10g，青陈皮各 6g，延胡索 10g，山楂 10g。

补肾促排卵汤重在补肾，通过结合调理气血以促进排卵，故方中以归芍地黄汤为基础。众所周知，经间排卵期重阴必阳的转化是以肾阴充实，癸水高涨为基础。归芍者，血药也，血中养阴，乃是妇科之特点；加入川断、菟丝子、鹿角片温肾补阳，阳中求阴；复用当归、赤芍、五灵脂、红花活血化瘀，以促排卵。膈下逐瘀汤出自清代王清任的《医林改错》，王清任谓之曰：“无论积聚成块，在左肋、右肋、脐左、脐右、脐上、脐下，或按之跳动，皆以此方治之，无不应手取效。”方中当归、赤芍养血活血，与逐瘀药同用，可使瘀血祛而不伤阴血；丹皮清热凉血，活血化瘀；五灵脂破血逐瘀，以消积块；配青陈皮、延胡索行气止痛；尤其当归、地黄，不仅养血活血，而且能行血中之气，增强逐瘀之力。全方以逐瘀活血和行气药物居多，使气帅血行，更好地发挥理气活血、逐瘀止痛之力。

服法：经净后 5～7 天水煎分服，BBT 上升 3 天后停药。

加减：腰酸甚剧者，加桑寄生 10g，杜仲 10g；烦躁失眠者，加钩藤（后下）15g，炒枣仁 6g；大便偏溏者，去当归，加炒白术 10g，砂仁（后下）5g；小腹胀痛明显者，加柴胡 6g，制香附 9g；小腹有冷感者，加川桂枝 5g，艾叶 6g。

2. 兼夹湿热证

证候：经间期两少腹作痛或伴有赤白带下，平时带下黄白量多，质黏腻，有臭气，腰酸神疲，纳食欠佳，小便偏少，大便或溏，腹胀矢气，舌苔黄白腻，根部尤厚，脉细濡。

分析：湿热蕴阻厥少之络，素有隐痛之状，正值经间排卵期肾虚而氤氲状加剧，故出现明显的少腹疼痛和腰酸；湿热中阻，故纳食欠佳，神疲便溏；湿热下注，故带下黄白量多，质黏腻，有臭气，小便偏少；舌苔黄白腻，根部尤厚，脉细濡等均为湿热之象。

基本治法：清热利湿，和络止痛。

方药运用：补肾促排卵汤合复方红藤败酱散（夏桂成经验方）。

炒当归 10g，赤白芍各 10g，红藤 15g，败酱草 15g，薏苡仁 15g，制苍术 10g，茯苓 10g，泽泻 10g，焦山楂 10g，川续断 10g，广木香 5g，紫石英（先煎）10g，五灵脂 10g。

补肾促排卵汤功效如上所述。复方红藤败酱散中红藤又名大血藤，具有明显的活血通络作用，与败酱草清利湿热相结合，复加当归、赤芍、五灵脂等活血化瘀通络；木香、茯苓、山楂健运脾胃，分利湿浊。本方虽以活血通瘀、清利湿热为主，但补肾健脾者亦不在少数，虚实兼顾，治此甚合。

服法：经净后 5～7 天水煎分服，BBT 上升 3 天后停药。

加减：大便偏溏，每日 2 次者，加炒白术 10g，焦六曲 10g；小便甚少者，加瞿麦 10g，萆薢 6g，猪苓 10g；疼痛剧烈者，加延胡索 10g，制乳没各 6g。

【其他治疗】

1. 针灸

中极、气海、三阴交、次髎、肾俞。每日 1 次，留针 20～30 分钟，疼痛缓解后停针。适用于经间期腹痛的肾虚血瘀证。

2. 中成药

定坤丹(《北京市中药成方选集》)

处方：当归、人参、鹿茸、藏红花、鸡血藤、白芍、枸杞子、阿胶珠、香附、延胡索、甘草、茯苓、杜仲、川牛膝、熟地黄、白术、三七、益母草、柴胡、茺蔚子、鹿角霜、五灵脂、干姜、砂仁、川芎、黄芩、肉桂、乌药、细辛。

服法：每服 1 丸，每日 2 次，温开水送下。

适应证：肾虚血瘀性经间期腹痛。

【转归与预后】

中医药治疗经间期腹痛具有良好的临床疗效。功能性经间期腹痛经及时有效的治疗，常能痊愈；由器质性病变引起者虽病程缠绵，难获速效，但辨证施治亦可取得较好的止痛效果，坚持治疗亦有缓解之机。

【预防与调护】

1. 积极锻炼身体，增强体质。

2. 注意身心健康，避免忧思恚怒。湿热下注者，需及时清洁外阴，避免上行感染。

3. 饮食调摄，可酌量饮食温酒，忌生冷瓜果。

【临证经验】

经间期腹痛主要以少腹部为主，而痛经则以小腹部为主。少腹疼痛主要缘于冲任厥少的脉络失畅，小腹疼痛系子宫强烈收缩排除瘀血所致。两者均与肾虚有关，但经间腹痛偏于阴虚者多，痛经偏于阳虚者多。肾之阴阳互根，特别是月经周期中阴阳的消长规律是严格的，阴虚可以及阳，阳虚血瘀，将由经间期腹痛转化为行经期腹痛，临床上不乏其例。在治疗上，补肾调气血之品主要是续断、薏苡仁、丹参、红花、川芎、香附等，还需加入和络止痛的药物，如制乳没、延胡索、五灵脂、琥珀等；兼有湿浊蕴阻者，必须加入利湿化浊之品，如省头草、滑石、通草、瞿麦、石韦、车前子等；少数疼痛剧烈者，需加入虫类攻窜之品，如水蛭、虻虫、全蝎、蜈蚣等，始能获效。盖经间期血瘀不能藉子宫以排出体外，只能依赖本身的吸收，所以化瘀不能太轻，轻则无效。另一方面，行气活血止痛不可用之太过，否则可促成经间期出血。此外，子宫内膜异位症患者若经间期腹痛十分剧烈者，临床需采用一些虫类药方能获效。

【小结】

1. 经间期腹痛，即氤氲乐育之时周期性少腹两侧或一侧作痛。

2. 经间期腹痛首先要区分是肾虚血瘀，还是湿热兼夹。中医药辨证施治一般可迅速缓解疼痛。

3. 夏师认为，经间期腹痛主证是肾虚血瘀，在治疗上必须以补肾养血、化瘀通络为主。如兼湿热者，则需兼治。同时，经间期与经期均是阴阳转化时期，要注意保暖，忌食生冷。

三、经间期乳房胀痛

在两次月经中间，或在经前半月左右，即氤氲乐育之时出现周期性的乳房胀痛，或乳头触痛不可近衣，有的5～7天后逐渐消失，有的直至经行始已，称为经间期乳房胀痛。

本病的特点在于重阴转阳时肝气偏旺，但肾虚是主因，肝郁气滞亦不可忽视，与经前期乳房胀痛以肝郁为主者有别。

【病因病机】

本病的病机是肾阴较虚，心肝气火偏旺。经间期精化为气，阳气内动，心肝气火乘机升扰。一般有肝郁、肾虚两种。

1. 肝郁

素性忧郁，或忧思恚怒以致肝郁气滞，疏泄失常，加之素体阴虚，心肝之气偏旺，经间期阳气内动，肝郁化火，上扰乳房，乳络不利，故乳房胀痛。本型一般血泌乳素偏高。

2. 肾虚

素体肝肾阴虚，或先天肾气不足，火不煥土，脾胃失和，经间期精化为气，阴转为阳，阳气薄弱，胃络失和失畅，故致乳房作胀。

【诊断与鉴别诊断】

1. 诊断

凡经前半月出现乳房胀痛或乳头触痛，逐渐加重或逐渐减轻，伴情绪烦躁或心情忧郁者，即可诊断为经间期乳房胀痛。

2. 鉴别诊断

本病应与乳癖、乳岩进行鉴别。乳癖多见乳房有片状包块，且多为单侧，乳房 B 超或红外线扫描有助于鉴别诊断。乳岩初期也可有乳房胀痛，但呈现随月经周期而发的特点，乳房可扪及结块，并有压痛，病变晚期可伴有乳头凹陷、溢血，表皮呈橘皮样改变。

【辨证施治】

经间期乳房胀痛的发生主要是肾虚肝郁所致，表现为肝郁和肾虚，治疗当以补肾养血，疏肝通络为大法。肾虚为主者着重补肾，兼以疏肝；肝郁为主者治以滋阴养血，理气通络。

1. 肝郁证

证候：经间期两侧乳房胀痛，以外侧或外侧偏上或直至腋窝处疼痛为主，或乳房触痛不能近衣，胸闷烦躁，性情忧郁，寡言或愤怒声高，夜寐欠佳，舌质偏红，脉细弦。

分析：平素肝郁气滞，气血运行不畅，经间期气血活动加剧，肝气郁滞，克伐脾胃，乳络不畅，故经间期两乳胀痛；肝气不舒，气机不畅，肝失条达，故性情忧郁寡言；肝郁化火则乳房触痛不能近衣，胸闷烦躁，愤怒声高；母病及子，引动心火，故夜寐欠安；舌偏红，脉细弦亦是肝经郁火之象。

基本治法：疏肝解郁，滋肾养血。

方药运用：加味逍遥散(《校注妇人良方》) 加减。

炒当归 10g，赤白芍各 10g，制苍白术各 10g，茯苓 10g，炒柴胡 5g，青陈皮各 6g，路路通 6g，广郁金 6g，制香附 6g，川续断 10g，菟丝子 10g，怀山药 10g。

逍遥散出自《太平惠民和剂局方》。本方既有柴胡疏肝解郁，又有当归、白芍养血柔肝，尤其当归芳香行气，味甘缓急，更是肝郁血虚之要药；白术、茯苓健脾去湿，使运化有权，气血有源；炙甘草益气补中，缓肝之急，虽为佐使之品，却有襄赞之功；生姜煨过，温胃和中之力益专；薄荷少许，助柴胡疏肝清热。如此配伍，既补肝体，又助肝用，气血兼顾，肝脾并治，立法全面，用药周到，故为调和肝脾之名方。张秉成曰："夫肝属木，乃生气所寓，为藏血之地，其性刚介而喜条达，必须水以涵之，土以培之，然后得遂其生长之意。若七情内伤或六淫外束，犯之则木郁而病变多矣。此方以当归、白芍之养血以涵其肝，苓、术、甘草之补土以培其本，柴胡、薄荷、煨生姜俱系辛散气升之物，以顺肝之性而使之不郁。如是则六淫七情之邪皆治，而前证岂有不愈者哉。本方加丹皮、黑山栀各一钱，名加味逍遥散，治怒气伤肝，血少化火之证。丹皮能入肝胆血分，以清泄其火邪。黑山栀亦入营分，能引上焦心肺之热屈曲下行，合于前方自能解郁散火，火退则诸病皆愈耳。"（《成方便读》）另加怀山药、菟丝子、川续断补益肝肾，青陈皮、路路通、广郁金、制香附增柴胡疏肝解郁之力。诸药合用，共奏疏肝解郁、滋肾养血之效。

服法：经净后5天起水煎分服，BBT上升6天后停服。

加减：乳房内侧胀痛明显，纳食欠佳者，加麦芽30g，鸡内金6g，焦山楂10g；肝火偏旺，乳头触痛者，加炒山栀9g，白蒺藜10g，蒲公英10g；乳胀痛而有块者，加炙山甲片6g，牡蛎（先煎）15g。

2. 肾虚证

证候：经间期乳房胀痛，或乳头触痛不可近衣，腰酸头昏，锦丝状带下偏少，胸闷心烦，夜寐不安，或小腹有凉感，尿频，舌质淡红，脉细弦。

分析：素体肝肾不足，经间期精化为气，阴转为阳，均有所不足，乳头属肝，肾经入乳内，肝肾亏虚，乳络失于滋养，故经间期乳房胀痛；阴精亏虚，故腰酸头昏，锦丝状带下偏少；火不燠土，气化不利，故小腹有凉感，尿频；肝肾不足，心肝气郁，故胸闷心烦，夜寐不安；舌淡红，脉细弦均是肝肾亏虚、阴血不足之象。

基本治法：补肾滋阴，疏肝和胃。

方药运用：滋肾生肝饮(《校注妇人良方》）加减。

当归10g，赤白芍各10g，怀山药10g，干地黄10g，炒丹皮10g，川续断10g，菟丝子15g，鹿角片（先煎）15g，炒柴胡5g，茯苓10g，甘草6g，青陈皮各6g。

滋肾生肝饮取六味地黄丸滋阴补肾，取逍遥散疏肝解郁，再加川续断、菟丝子、鹿角片补肾助阳，阳中求阴，使重阴转化顺利，肝郁得解，乳胀可消，故能获效。

服法，经净5～7天后水煎分服，BBT上升6天后停服。

加减：脾胃失和者，去当归、干地黄，加炒白术10g，砂仁（后下）5g；烦躁内热，偏于阴虚火旺者，去鹿角片、当归，加枸杞子10g，钩藤15g，山萸肉6g。

【其他治疗】

1. 中成药

乳核散结片（周岱翰经验方）

处方：海藻、淫羊藿、鹿衔草、柴胡、当归、郁金、山慈菇、北黄芪、漏芦、制附片。

服法：每次 4 片，每日 3 次，30～60 日为 1 疗程，可用 2 个疗程。

适应证：肾虚肝郁血瘀性乳房胀痛。

2. 外治法

乳罩法（杜玉堂法）

处方：全蝎、地龙、檀香、玫瑰花各等份。

用法：上药研末，装入小布袋，分别置于乳罩中的小口袋内，使戴上乳罩后，各小药袋正好对准肝俞、乳根、阿是穴等的相应位置，连续佩戴 1 个月左右。

适应证：乳房胀痛结块。

【转归与预后】

肝郁者以在经间期前治疗效佳，肾虚者宜注意平时调养。若久治不愈，并可触及肿块，或乳头有溢液或溢血者，需排除器质性病变，定期检查，及早防治。

【预防与调护】

1. 注意身心健康，舒畅情志，避免忧思恚怒。

2. 积极参加户外活动和有益的群体活动。

3. 饮食调摄。多食新鲜蔬菜，适量进食新鲜水果，忌食滋腻肥甘食物。

【临证经验】

本病主要在于肾阴偏虚，肝郁气滞，得经间期阳气内动之势而肝郁化火。病发时虽以肝郁为主，但病根在于肾阴偏虚，故疏肝泻肝必须佐以滋肾，或先予疏肝泻肝，症状缓解后再予滋肾固本。疏肝泻肝之方药很多，上海朱小南家传疏肝汤尤为合适。药用制香附 9g，广郁金 6g，娑罗子 10g，合欢皮 9g，路路通 6g，焦白术 10g，炒枳壳 6g，炒乌药 6g，赤芍 10g。夏师另加入怀山药 10g，川续断 10g，菟丝子 10g，炙鳖甲（先煎）10g，熟地 10g，这样更适合经间期乳房胀痛的治疗要求。经间期乳房胀痛有的可以延续到行经期，严重者屡用一般疏肝之品不效，可以考虑从肾与肝的关系着手。肝肾之间不仅乙癸同源，而且在阳的方面也互相支持，特别是肾阳对肝之疏泄功能有支持作用，故临床上屡用疏肝气之药而肝气不得舒畅者，宜用温肾疏通肝络的方法，药用鹿角片、穿山甲等药物。因此，转入经前期论治时，疏肝缓肝要与养血补肾助阳的方药相结合，与经间期的区别就在补肾阴为主，还是补肾阳为主。

【小结】

1. 经间期乳房胀痛诊断并不困难，氤氲乐育之时出现周期性的乳房胀痛，或乳头触痛不可近衣，5～7 天后逐渐消失，甚至经行始已，即可确诊。

2. 夏师认为，经间期乳房胀痛主因是肾虚肝郁，在治疗上，必须以补肾疏肝通络为前提。同时，强调肾阳对肝气疏泄功能的支持作用，排卵期后应结合温肾疏通肝络法施治。

3. 建立良好的生活习惯，畅达情志，经间期勿熬夜及过度疲劳，以保证重阴必阳的顺利转化。

四、经间期情志异常

经间期出现周期性的情志异常，如烦躁易怒、心悸失眠，甚则狂言乱语，不能自控，有的伴性欲亢进，或情怀抑郁，默默不欲饮食，或无故悲伤欲哭，象如神灵所作，过后亦如常人，偶有延续到经前期，至经行始已，谓之经间期情志异常。本病与经前期情志异常相似，二者均称为周期性情志异常。

本病如不及时控制，将会发展至癫狂病症，以致难治。除药物治疗外，心理疏导非常重要。

【病因病机】

本病主要在于肾阴虚，心肝郁火在经间期重阴转阳时得阳气内动而触发，临床上又可分为肝经郁火、痰热上扰两种。

1. 心肝郁火

思虑劳倦，伤于心脾，烦怒忧郁，动乎肝胆，兼之素体肾阴偏虚，不能涵养心肝，心肝气郁，得经间期氤氲乐育之气化火上扰，神魂不宁，以致发生本病。

2. 痰火上扰

素体痰盛，或肝郁犯脾，脾失健运，从而滋生痰湿；肝郁之火，炼液成痰，痰火内盛，值经间期阳气内动，冲气偏旺，痰火因之而上蒙清窍，遂发本病。

【诊断与鉴别诊断】

1. 诊断

凡经间期出现周期性的情志异常，如烦躁易怒，心悸失眠，甚则狂言乱语，不能自控，有的伴性欲亢进，或情怀抑郁，或悲伤欲哭，过后复如常人，即可诊断。

2. 鉴别诊断

本病应与热入血室、脏躁进行鉴别。热入血室往往见经水适来适断、昼日明了、入夜谵语、如见鬼状等情志症状，病因是适逢经期，外邪乘血虚侵袭，故有往来寒热，或寒热如疟。脏躁为妇人无故悲伤，不能控制，甚至哭笑无常，呵欠频作，虽亦为情志改变，但无周期性，与月经无关。

【辨证施治】

经间期情志异常的发生主要是肝郁和痰火所致，治疗以清肝解郁，清火化痰，宁心安神为宗旨。同时，心理疏导也不可忽视，特别是针对人格或心理的类型，给予适当的心理治疗。

1. 心肝郁火证

证候：月经先期或先后无定期，量多色红，有小血块，烦躁易怒，心悸失眠，或胸闷不舒，郁郁寡欢，反应迟钝，悲伤欲哭，情志恍惚，过后复如常人，舌质红苔黄腻，脉弦细数。

分析：情志所伤，肝失条达，经间期气血活动剧烈，肝气上逆，扰乱心神，故经间期烦躁易怒，心悸失眠，或郁郁寡欢，悲伤欲哭，情志恍惚，舌红苔黄腻等；肝郁化火或疏泄失常，故月经先期或不定期，量多色红，有小血块，脉细弦数；足厥阴肝经布胁肋，肝郁气滞则胸闷不舒。

基本治法：清肝解郁，宁心安神。

方药运用：丹栀逍遥散(《内科摘要》) 加味。

钩藤（后下）20g，炒山栀 9g，炒丹皮 10g，当归 10g，赤白芍各 10g，白术 10g，茯苓 10g，醋炒柴胡 5g，炙远志 6g，炒枣仁 6g，丹参 10g，五灵脂 10g，川续断 10g，菟丝子 10g。

丹栀逍遥散由逍遥散加味而来，具有疏肝清热，健脾和血调经之功效，主治肝郁脾虚化火生热之月经不调、少腹疼痛等。肝木之所以郁，其说有二：一为土虚不能升木也，一为血少不能养肝也。盖肝为木气，全赖土以滋培，水以灌溉。若中土虚，则木不升而郁，阴血少，则肝不滋而枯。用白术、茯苓者，助土以升木也；当归、芍药者，益荣血以养肝也；薄荷解热；甘草和中；独柴胡一味，一以为厥阴之报使，一以升发诸阳。经云木郁则达之，遂其曲直之性，故名曰逍遥。若内外热盛者，加丹皮解肌热，炒山栀清内热，即加味逍遥散之义也。本方亦可加丹参、炙远志、炒枣仁以宁心安神，加川断、菟丝子以阳中求阴，促进重阴必阳的转化。

服法：经净 5 ~7 天起水煎分服，BBT 上升 6 天后停服。

加减：脾胃失和者，去炒山栀、当归，加陈皮 6g，六曲 9g，炒谷麦芽各 12g；失眠严重者，加夜交藤 15g，紫贝齿（先煎）10g；BBT 上升幅度偏低者，加鹿角片（先煎）10g，紫贝齿（先煎）10g，怀山药 10g。

2. 痰火上扰证

证候：月经提前或错后，经量偏多，色淡红，经间期心胸烦闷，饮食减少，夜卧不宁，甚则癫狂，语无伦次，或神情呆滞，郁郁寡欢，舌苔黄腻，脉弦滑。

分析：肝郁化火，灼津为痰，乘经间期阳气内动之机逆上，扰乱神明，蒙蔽心窍，故夜卧不宁，甚则癫狂，语无伦次，或神情呆滞，郁郁寡欢；肝火偏旺则月经提前，经量偏多；痰浊偏盛则月经错后，经色淡红；舌黄腻，脉弦滑均属痰火内蕴之象。

基本治法：清火化痰，宁心安神。

方药运用：黄连温胆汤(《六因条辨》) 加味。

黄连 5g，陈皮 6g，茯苓 10g，炙远志 6g，炒枳壳 9g，竹沥制半夏 6g，陈胆星 9g，天竺黄 6g，石菖蒲 6g，五灵脂、丹参各 10g，黛灯心 1 米。

黄连温胆汤是由唐代孙思邈《千金要方》中的温胆汤演绎而来，具有清热化痰、开窍醒神、活血化瘀之功效。方中黄连清肝泻心；半夏降逆和胃，燥湿化痰；枳壳行气消痰，使痰随气下；陈皮理气燥湿；茯苓健脾渗湿，安神定志；天竺黄、陈胆星、菖蒲化痰开窍；加黛灯心、紫丹参清肝宁心。

服法：经净5天起水煎分服，BBT上升3天后停服。

加减：整夜失眠者，加紫贝齿、茯神各10g，钩藤（后下）15g；大便秘结，烦热口渴者，加大黄（后下）、玄明粉（后下）各9g；脾胃虚弱，大便偏溏者，去炒枳壳，加炒白术、六曲、焦山楂各10g。

【其他治疗】

中成药

礞石滚痰丸(《景岳全书》)

处方：大黄、黄芩、礞石、沉香。

服法：每次4g，每日2~3次，经间期服。

适应证：痰火型经间期情志异常者。

【转归与预后】

本病多因情志所伤，中药清肝解郁，清化热痰，安神宁心，一般可缓解症状。另外，尚需针对患者的思想情绪进行心理辅导，解释安慰，劝其主动配合治疗，才能获得较好疗效。

【预防与调护】

1. 积极锻炼，增强体质。
2. 注意身心健康，避免忧思恚怒等不良情绪的干扰。
3. 饮食宜清淡，多食香蕉、柑橘类果蔬，忌食辛辣刺激、煎炸炙燔之品。

【临证经验】

经间期情志异常与经前期情志异常极为相似，除了发病的时间稍有差异外，一般发作的症状基本一致，故以往均按经前期情志异常辨治。值得注意的是这两者有两方面的情况不同：第一，最根本的原因，经间期发作者偏于肾阴虚，而经前期发作者偏于肾阳稍虚，心肝气火略旺；第二，由于根本原因有差异，表现在症状、程度上亦有差别，即一般经间期发作者较轻，经前期发作者较重。而且，本病常见于大龄未婚的女性，其发病与神经质的个性有重要关系。治疗方面，夏师认为有两点非常重要：一是静降与调气血之间的协调。对情志异常者，本该应用镇静潜降的方法安定神魂，平降气火，控制症状发作，但排卵期用药又必须促进气血活动。静降药虽有控制情志异常之作用，但抑制排卵，非经间期所宜。因此，需将静降与促排卵两者协调起来，在补肾促排卵汤中加入静降之药，如当归、赤白芍、五灵脂、丹参、川断续、菟丝子、鹿角片、钩藤、丹皮、紫贝齿、陈胆星、炙远志等，可根据患者具体症情予以加减，收一举两得之效。二是心理治疗。除药物治疗外，针对患者的思想情绪进行心理疏导和解释安慰，同时将排卵期的病理、生理特点告诉患者，引导其主动配合，才能获取较好的疗效。

【小结】

1. 经间期情志异常是经间期出现的周期性情志异常。治疗上首先应区分是心肝郁火还是痰火上扰，分别予以清肝解郁或清火化痰，并结合宁心安神。

2. 夏师治疗经间期情志异常以清肝解郁、宁心安神为主，兼夹痰火者，配合清热化痰。此外，经间期还应适当促进气血活动，将静降与促排卵协调起来，以适应重阴转阳的生理特点。

3. 要鼓励患者树立治疗疾病的信心，保持心情舒畅，注意休息，忌食刺激性食物。

第九节　经行前后诸证

经行前后诸证，系指经行前后出现的一系列证候，如头痛、乳房胀痛、发热、泄泻、烦躁、眩晕、浮肿等。因其与月经来潮有关，故称月经前后诸证，亦属月经病范畴。其发病有周期性，症状多出现于经前数日，可延及经期或经后。一般行经后症状减轻或消失，少数患者整个月经周期中均有不适，或在经期加重。如仅在行经前后稍有不适，见轻度烦躁乳胀，不属病态，无需治疗。

本病多见于青壮年妇女，也可见于更年期妇女，病变涉及多个脏腑器官。重者经久难愈，往往影响生活、学习和工作，且常与多种妇科病并见，属于妇科夹杂病之一。如上述症状均很突出，称为经前期综合征。如仅以某一症状为主，仍按传统命名，称作经行头痛、经行泄泻等。本节考虑到临床的复杂性，首列经前期综合征，再分列经行头痛、经行发热、经行泄泻、经行口糜等，同时将经行吐衄亦列入讨论范畴。

一、经前期综合征

凡行经前后及经期出现头痛头晕、烦躁失眠、胸胁作胀、乳房胀痛、浮肿泄泻、发热身痛等，且有周期性，称为经前期综合征。

就临床资料分析，经前期综合征有以下特点：

①是临床常见疾病之一。

②是反复在黄体期出现的周期性躯体、精神症状。月经来潮后症状自然消失。

③与月经不调、不孕症等有一定关系。

④病因尚无定论，可能与精神、社会因素、卵巢激素失调和神经递质异常有关。

【病因病机】

本病的发生与情志因素及脏腑功能失调有关，其中尤以肝的功能失调为主。本病的脏腑病机主要是肝郁，实际上与心肝气郁有重要关系。形成肝郁的原因包括：①血少气多的生理特点。女性体内经常处于一种血少气多的状态，血者来源于肝，肝为藏血之脏，血少必然要影响到肝，气多亦将动乎肝气。肝体阴用阳，体阴不足、用阳不及均可成肝郁，但及时纠正后不至于形成病理，反之则必将形成病理。②心理欠稳定，心神欠安宁。肝藏魂，受气于心，心为五脏六腑之大主，心理欠稳定，心神心气不安宁，亦必然导致肝气不舒，亦是致郁的主要原因。③肾虚。肾有阴阳之分，藏精而主生殖，肾之阴精有着滋养肝血的作用，肾阴不足，不能养肝，肝体不足，肝气疏泄不及，自然形成肝郁。肾阳有推动气血运行，促进气化分利的作用。《景岳全书·命门余火》中说："五脏之气，非此（指命门肾阳）不能发。"肝气得不到肾阳的支持，肝郁亦成，在乳房作胀为主的病症中颇为常见。④脾胃不足。脾胃者，后天之本，生化之源，肝脏之气血除依赖先天之本肾外，主要来源于后天脾胃之本。脾胃不足，气血虚弱，不仅肝之藏血有亏，体阴不足，而且肝用不及，肝气不得疏泄，自然也就形成肝郁。

1. 肝郁气滞

情志不畅，肝郁气滞，郁久化火，气火上扰，心神失宁，或肝郁克伐脾胃，脾胃失和，痰湿蕴阻，乳络失畅。

2. 血虚肝旺

素体阴虚，肝气偏旺，经行则阴血下泄，肝气更旺，久则气逆于上，影响心胃和降，上扰清窍。

3. 脾肾亏虚

素体肾虚脾弱，阳气薄弱，火不暖土，脾失健运，水湿停聚，下注即为泄泻，泛溢则为浮肿。

【诊断与鉴别诊断】

1. 诊断

（1）临床表现　经前经期偶在经后出现头痛头晕，精神紧张，烦躁失眠，胸胁作胀，乳房胀痛，浮肿泄泻等，并呈明显的周期性。

（2）妇科检查　常无明显阳性体征。

（3）性激素检测　雌激素浓度升高，或雌激素/孕酮比值增高，少数病例泌乳素水平增高。具体可参见美国精神病协会推荐的PMDD诊断标准。

2. 鉴别诊断

（1）对本病精神和神经症状如精神紧张、头痛、烦躁等，应与神经官能症鉴别。

（2）经行浮肿应与心肾疾病鉴别。

（3）乳房胀痛、结节等应与乳房肿块鉴别，泄泻则应与肠炎鉴别。

【辨证施治】

本病的治疗以调肝为中心，结合清肝、泄肝、柔肝、健脾、补肾等方法，或佐以化痰、化瘀、利湿等，但应抓住肝郁气滞的主证型，并注意证型演变表现出的热化、寒化症状。

1. 肝郁气滞证

证候：月经紊乱，先后不一，量或多或少，色紫红有小血块，经前胸闷胁胀，乳房胀痛，烦躁易怒，小腹胀痛，舌苔正常，脉细弦。

分析：情志不畅，肝郁气滞，郁久化火，扰乱气机，冲任失调，故月经紊乱，先后不一，量或多或少，色紫红有小血块；气火上扰，心神失宁，故烦躁易怒；肝郁气滞，不通则痛，故小腹胀痛；肝郁克伐脾胃，脾胃失和，痰湿蕴阻，乳络失畅则经前胸闷胁胀，乳房胀痛；脉细弦亦为肝郁之象。

基本治法：疏肝理气，活血通络。

方药运用：逍遥散(《太平惠民和剂局方》) 加味。

当归10g，赤白芍各10g，白术10g，茯苓10g，柴胡5g，青陈皮各6g，广郁金6g，制香附9g，枳壳6g，丹参10g。

本方系四逆散衍化而来，主治肝郁脾虚、脾土不合的证候。方中柴胡疏肝解郁，当归、赤白芍养血补肝，三药配合，补肝体而助肝用，为主；茯苓、白术补中理脾，为辅；丹参、广郁金、制香附、枳壳活血行气，疏肝通络。诸药合用，使肝郁得解，血虚得养，脾虚得补，则诸症自愈。

服法：经前经期水煎分服，每日1剂。

加减：头昏头痛者，加白蒺藜、钩藤（后下）各10g；夜寐甚差者，加炙远志6g，合欢皮9g，青龙齿（先煎）10g；纳差脘痞者，加娑罗子10g，炒谷麦芽各10g；乳房胀痛甚剧者，加路路通6g，八月札6g，绿萼梅3g；肝郁化火，兼有口苦烦热、小便黄赤者，以丹栀逍遥散加味，即上方加炒山栀9g，丹皮10g，金铃子10g；肝郁夹瘀，兼有小腹作痛，经量偏少，色紫黑，有血块者，加桃仁10g，红花6g，五灵脂10g，山楂10g；肝郁脾虚，兼有胸闷烦热，纳食欠香，腹胀便溏者，加煨木香5g，建曲10g，玫瑰花3g，党参10g。

2. 血虚肝旺证

证候：月经先期，经量偏多，色红有小血块，经前头晕头痛，烦躁失眠，乳头作痛，腰背酸楚，舌质偏红，脉细弦。

分析：素体阴虚，肝气偏旺，迫血妄行，故月经先期，经量偏多，色红有小血块；经行则阴血下泄，肝气更旺，气逆于上，影响心胃和降，上扰清窍，故经前头晕头痛，烦躁失眠；肝气愈旺，阴血愈虚，肾阴不足，腰府失养，故腰背酸楚；肝郁克伐脾胃，脾胃失和，乳络失畅则经前乳头疼痛；舌质偏红，脉细弦均为血虚肝旺之象。

基本治法：滋阴养血，柔肝息风。

方药运用：杞菊地黄汤(《医级》)。

枸杞子10g，甘菊6g，钩藤（后下）20g，白芍10g，怀山药10g，干地黄10g，炒丹皮、茯苓、泽泻、山萸肉各10g。

本方是由六味地黄汤加枸杞子、甘菊而组成。方中枸杞子、白芍滋阴养血，甘菊、钩藤清泻肝火，干地黄滋肾填精，山萸肉养肝肾而涩精，山药补益脾阴而固经，茯苓淡渗脾湿，泽泻清泻肾火，丹皮清泻肝火。全方共奏滋阴养血，柔肝息风之效。

服法：经前经后水煎分服，每日1剂。

加减：心火偏旺，失眠口糜者，加黄连3g，黛灯心1米，夜交藤15g，莲子心3g；大便偏溏者，加白术 10g，焦建曲 10g。

3. 脾肾亏虚证

证候：月经大多后期，经量偏少，色淡红，无血块，经前浮肿，纳谷不馨，脘腹胀满，大便溏泄，身困神倦，腰膝酸软，神疲乏力，胸闷心烦，或有乳胀，苔白腻，脉细。

分析：素体肾虚脾弱，阳气薄弱，冲任偏虚，故月经大多后期，经量偏少，色淡红无血块；火不暖土，脾失健运，故纳谷不馨，脘腹胀满；水湿停聚，下注则大便溏泄，泛溢肌肤则为经前浮肿；脾虚湿困，故神疲乏力；脾肾不足，肝用不及，肝郁气滞，故胸闷心烦，或有乳胀；腰府失养，故腰膝酸软；苔白腻为有湿，脉细为气血不足之象。

基本治法：温肾健脾，疏肝调经。

方药运用：温土毓麟汤(《傅青主女科》) 合逍遥散。

白术、党参、茯苓、巴戟天各 10g，制附片 6g，川续断 10g，炒柴胡 5g，陈皮 6g，炮姜 5g，山楂 10g。

方中巴戟天、川续断、制附片温命门之火，以火暖土，有助于脾阳之运；白术、党参、茯苓、炮姜健脾益肾，温土毓麟；炒柴胡、陈皮、山楂疏肝健脾，活血调经。全方共奏温肾健脾，疏肝调经之效。

服法：经前经期水煎分服，每日 1 剂。

加减：经量过少者，加丹参、泽兰各 10g；腰酸尿频者，加杜仲、鹿角霜、菟丝子各 10g。

【其他治疗】

1. 中成药

越鞠丸(《丹溪心法》)

处方：苍术、制香附、川芎、六曲、山栀。

服法：上药各等份，水调为丸，如梧桐子大，每次 4g，每日 2～3 次，经前 7～10 天始服，经行停服。

适应证：肝郁之经前头痛、乳房胀痛等。

2. 针灸

内关、中脘、太冲、足临泣、膻中，适用于肝气郁结证。

乳根、三阴交、太冲，适用于脾肾亏虚证。

【转归及预后】

本病经过适当的治疗，一般能获效，预后良好。

【预防与调护】

1. 忌温燥助阳动血之药及酒浆等辛辣之品。
2. 调畅情志，注意身心健康。
3. 饮食以清淡易消化者为主。

【临证经验】

随着现代生活节奏的加快，女性的工作、学习、生活节奏愈趋紧张，本病发病率呈上升趋势。肝郁形成后在内外因素影响下，可以向化火、致瘀、凝痰的实证转化，简称实化，亦可以向耗血、克脾、伤肾、损阳等虚证转化，简称虚化，并产生各种证候群。因此，辨治肝郁是治疗本病的主要内容。肝郁必须疏肝，气滞又需理气，这是解决肝郁的基本方法。辨治本病当着重以下几方面：

1. 几种解郁的方法

(1) 轻清疏解　即运用轻清的药物达到疏肝解郁的目的，一般适用于中上焦的气郁证候。就肝脏而言，性喜条达而欲升散，疏泄者，先升后降，升是主要的，轻清疏解正符合条达升散的要求。逍遥散、四逆散以及佛手片、玫瑰花、合欢花、代代花、八月札、绿萼梅、苏叶、香橼皮等属此范围。《傅青主女科》在治疗月经病的解郁方中常用柴胡、荆芥、桑叶之类者，均寓有此意。我们体会，轻清疏解剂不仅用药轻清升散，而且用量亦轻，适用于中上焦肝郁气滞症状明显者。病情较重或反复发作者可加重剂量，提高治疗效果。

(2) 理气行滞　即运用理气行滞的方药来解除气滞较重的症状，一般用药较轻清疏解的力量要大。此法的特点在于通畅泄解，或称横通旁解，推动气机运行，与逍遥散、四逆散之升散有所不同。代表方剂如四制香附丸、加味乌药汤、八物汤、越鞠丸等。根据病情及患者的体质不同，在选方用药上亦不一致。夹有痰湿的，可选用越鞠丸加藿梗、苏梗、川厚朴、佩兰、郁金、枳壳等；月经量少，气滞血不畅者，可选用四制香附丸加丹参、泽兰等；痛经、气滞血阻者，可选用加味乌药汤加制乳没等；月经周期落后者，可选用七制香附丸加泽兰、月季花、川续断、肉桂、茺蔚子等；乳房胀痛结块者，可选用越鞠丸加五灵脂、山甲片、川郁金、川贝母、瓜蒌皮等。总之，调畅气机，导滞化浊也是妇科较为常用的方法。

(3) 通泄阳明，泄浊解郁　肝郁气滞常蕴阻在脾胃之间，特别是大肠之间，与浊滞相蕴结。疏肝泄肝难于见效者，可转以通泄阳明，排除浊滞。此乃通过中焦升降枢纽而调节肝气的一种方法。

(4) 调经解郁，行血达气　调经者，即条达血气，从血分来疏通。所谓血行则气行，气机郁滞必然阻碍血行，血不行则气不畅，二者常相互影响。血乃有形之物，血瘀之后更加影响气机的流通。正由于每月一次经血排泄，才能使大量有余之阳气随经血下泄，故一切肝郁之气尤其是周期性发作的肝郁之气，必得经血下泄而排除。月经量少对排除肝郁之气不利，故血府逐瘀汤、少腹逐瘀汤、通瘀煎等通过活血化瘀使月经排泄顺利，表面上看起来是为了调经，实际上是为了排泄有余之气，达到疏肝解郁的目。

2. 相关检查

(1) 雌二醇（E_2）　是卵巢内分泌激素中的主要组成成分，其过少或过多是导致本病的重要因素。E_2与天癸阴水一致，是月经来潮的物质基础，类似《傅青主女科》中所谓的肾中之水。E_2过少属于肾阴虚的范畴，需运用补肾滋阴的方法，如《傅青主女科》的两地汤、清经散。如果雌二醇过多，反映出阴虚火旺者，可加知母、黄柏、黄连等泻火坚阴，或用清经散以清泻肝肾之火为主；如果雌二醇过低，补肾滋阴法不足以提高其水平，可在滋阴法中加入川断、菟丝子、肉苁蓉、紫河车等补阳之品，此即张景岳“善补阴者，必于阳中求阴，则阴得阳升而泉源不竭”之意也。

（2）*黄体激素* 即孕激素（P），也是卵巢激素的组成部分。其过少或过多亦将导致本病。我们在长期的临床观察中发现，P 与肾阳相一致，属于肾阳的范围。测量基础体温，观察高温相的变化，有助于了解肾阳的盛衰。BBT 高温相偏短、偏低、不稳定以及上升缓慢等，均标示着黄体功能不健，意味着肾阳不足和虚衰，可以导致水湿潴留和肝气不舒，产生一系列复杂证候。运用补肾助阳的方法，可选用毓麟珠、右归饮等方药。兼脾虚者，可采用脾肾双补的方法，用健固汤、温土毓麟汤等。BBT 高温相下降不显著，或降而又升，以致行经淋漓，经期延长，与黄体萎缩不全有关，属于阳太过，心肝气火不平，治疗宜轻补肾阳，佐以清降和清泄，或运用重剂量的活血化瘀方药以促使经行和重阳下降，常选用《妇人大全良方》的柏子仁丸合泽兰叶汤，或用张子和的三和饮、玉烛散，或王清任的血府逐瘀汤加重剂量，务必达到月经正式来潮，使过多之阳随经血而下泄。

（3）*泌乳素*（PRL） 偏高或过高亦将导致本病，特别是乳房胀痛、溢乳、烦躁、头痛等。临床观察发现，PRL 与肝郁化火相一致，一般属肝郁的范畴，可运用疏肝、清肝、柔肝、敛肝等方法治疗，常选一贯煎、化肝煎、芍药甘草汤等，必要时可加入健脾和胃、滋阴助阳的药物。

（4）*微量元素* 也是微观辨治的主要手段。检测血清中的微量元素如镁（Mg）、钙（Ca）、锌（Zn）、铜（Cu）、铁（Fe）等有着重要意义。镁元素偏低，可在辨证论治的基础上加入或加重海蜇、牡蛎、人参、章鱼等；镁元素过高，可通过发汗及大小便以泄之；钙元素偏低时，可在辨证论治的基础上加入龙牡壮骨冲剂，或加入骨粉、龟板、鳖甲等；钙元素过高时，可通过二便以泄之；锌、铜元素偏低时，需要在辨证论治方药中加入仙灵脾、仙茅、锁阳、龟板、鳖甲等，而且这些滋阴补阳的药物又有双相调节的作用。由于我们对微量元素的临床观察为时尚短，缺乏系统的研究，单就已取得的初步经验抛砖引玉，有待进一步充实提高。

验案举例

曹某，女，36 岁。2005 年 6 月 17 日初诊。

主诉：经前乳房胀痛 2 年余。患者 14 岁初潮，周期 28 天左右，经期 3 天，量偏少，色暗红，夹有血块，无明显痛经。近 2 年多来经前 1 周起即感乳房胀痛，时而延及经后。心烦易怒，夜寐欠安。BBT 双相，高温相呈爬坡状。B 超示：盆腔子宫、附件未见异常，双乳腺结节状增生。25 岁结婚，生育史：1－0－1－1，现采取工具避孕。就诊时值经行第 4 天，量少将净，仍感双乳作胀，胸闷心烦，夜寐欠安，腰酸隐隐，胃脘不适，纳谷一般，二便自调，舌红，苔腻，脉细弦。辨证为肾阴偏虚，阳亦不足，心肝气郁夹有瘀血痰浊。现经将净，从经后期治疗，滋肾疏肝，健脾和胃，方取滋肾生肝饮合香砂六君子汤加减。处方：丹参10g，赤白芍各10g，山药10g，山萸肉9g，干地黄10g，广木香9g，广陈皮6g，炒白术10g，淮牛膝10g，川断0g，炒柴胡6g，丹皮10g。服药7剂后腰酸缓解，乳房胀痛消失，白带略增，有拉丝样白带，伴胃脘不适，夜寐欠安，纳可便调。从滋阴助阳、疏肝理气着手，处方：丹参10g，赤白芍各10g，山药10g，山萸肉9g，川断10g，菟丝子10g，鹿角片10g，丹皮10g，茯苓10g，五灵脂10g，佛手片6g，炒柴胡6g，绿梅花5g。服药后BBT上升，小腹不痛，腰略酸，双乳胀痛较以往减轻，夜尿偏多，大便难解，上方去佛手片、炒柴胡，加青皮6g，制香附10g，左牡蛎（先煎）15g。服药10剂后患者月经来潮，量一般，色红，无血块。此次乳房胀痛明显缓解，但面生痤疮，纳可便调，夜寐欠安，舌红，苔腻，脉弦细。治拟疏肝调经，以越鞠丸和通瘀煎加减。处方：当归10g，赤芍10g，制苍术10g，制香附10g，炒五灵脂10g，益母草15g，红花10g，川芎10g，川断10g，川牛膝10g，桃仁10g，炒龙胆草15g。如此按调周法治疗4月余，患者症状缓解。

按语：经前乳痛证属经前期紧张综合征的范畴。祖国医学认为，本病的发生发展主要由肝郁所致。肝郁的形成有诸多的因素。其一，女性自身血少气多；其二，女性心理欠稳定；其三，肾为先天之本，肾阴不足则不能养肝而致肝郁，肾阳不足，气化无力，肝气不发，亦成肝郁；其四，脾胃虚弱，化源不足，肝之体阴不足，肝用不及，肝气易郁。从妇科特征看，患者月经偏少，色暗红，夹有血块，此为瘀滞。患者平素常感胸闷心烦，夜寐欠安等，加之生活工作压力较大，故心肝气郁，并有肝郁化火的表现。患者BBT双相，但高温相呈爬坡状，说明黄体功能不足，有肾阳偏虚的一面。因此，本案虚实夹杂，既有肾虚阴阳不足的一面，又有心肝气郁的一面。夏师认为，治疗本病单纯用疏肝解郁或清肝解郁的方法，并非治本之道。治本应补肾调周，同时结合疏肝或清肝，故经净之后从经后期治疗，滋肾疏肝，健脾和胃，方取滋肾生肝饮合香砂六君子汤加减。患者服药后腰酸缓解，乳房胀痛消失，白带略增，有拉丝样白带，伴胃脘不适，夜寐欠安，纳可便调，转从滋阴助阳、疏肝理气着手，用补肾促排卵汤加佛手片、炒柴胡、绿梅花等轻清疏解之品。药后BBT上升，小腹不痛，腰略酸，双乳胀痛较以往减轻，夜尿偏多，大便难解，此为经前期，故加青皮、制香附、左牡蛎等理气行滞，化瘀散结。月经期疏肝调经，用越鞠丸合通瘀煎加减，使经血排泄通畅。同时，给予患者适当的心理疏导，使其情绪平稳，配合治疗。如此治疗4个月，获效甚好。

【小结】

1. 经行前后诸证有很大的个体差异，仅25%女性无任何周期性异常出现。有统计表明，18～45岁女性中约30%有中至重度的周期性情绪改变，约10%需要治疗，其中症状严重者约占3%。对于行经前后诸证的认识散在于妇科、内科等著作中，尚缺乏系统的认识。

2. 我们认为，本病的病机主要应从月经期前后气血的盛亏变化及患者素体的禀赋等方面进行分析。行经前后，体内阴阳气血处于不稳定状态，极易导致脏腑功能失常，出现气机郁滞、气火偏亢的局面。

3. 辨治肝郁是治疗本病的主要内容。肝郁必须疏肝，气滞又需理气，这是解决肝郁的基本方法。肝郁形成后，在内外在因素的影响下，可以向化火、致瘀、凝痰的实证转化，亦可以向耗血、克脾、伤肾、损阳等虚证转化。

4. 临床在治疗同时，要注意身心健康。饮食上以清淡易消化的食物为主。

二、经行头痛

每值经期或经行前后出现头痛，称为经行头痛。本病个别患者甚为顽固，治愈后可由精神因素等触发，故稳定情绪，避免刺激颇为重要。本病在古籍中缺乏专篇论述，仅散见于月经不调等病症中。

就临床资料分析，经行头痛有以下特点：

①呈周期性，在经期或经行前后发作。

②受精神因素影响，每因情绪不稳而触发。

【病因病机】

经前经期头痛，病因不外乎火、风、瘀三者。其之所以规律性地发作于经前、经期或经后期，与冲任气血有关。

1. 肝火

素体阴血不足，肝火易动。每于经前或经行初期阳气偏旺，肝火更甚，愤怒烦躁，激动肝经之火，升扰于上，发作头痛。

2. 瘀血

肝郁气滞影响冲任，滞久生瘀，瘀痹阻络。经前、经期冲任气血易动，郁逆之气窜扰清空之窍，动则病作。

3. 血虚

素体阴血亏虚，每逢经行经量偏多，阴血更虚，虚风上扰，亦致本病。

【诊断与鉴别诊断】

1. 诊断

（1）临床表现　经期或经行前后出现明显之头痛，严重者剧痛难忍，伴有恶心呕吐等。头痛有明显的周期性是本病的典型特征。

（2）妇科检查　常无明显阳性体征。

（3）测量基础体温　有助于本病的诊断。

2. 鉴别诊断

（1）通过详细询问病史、细致的全身检查、有关的实验室和辅助检查、血液常规检查等，可排除外感头痛、鼻及副鼻窦病变所致的头痛等。

（2）CT 检查：排除颅脑占位性病变。

【辨证施治】

经前期头痛大多属于肝火、瘀血、虚风等，治疗应首先予以止痛，然后调理肝脾。因其部位在上，治疗宜降宜清，以平为期。

1. 肝火证

证候：经前期头痛大都发生于两侧太阳穴，可见跳痛、抽痛、刺痛或胀痛，月经超前，量多色红有血块，胸闷心烦，口苦口渴，便秘尿黄，或目赤乳胀，舌红苔黄腻，脉弦数。

分析：患者素体阴血不足，肝火易动，一旦愤怒烦躁，激动肝经之火，每于经前或经行初期阳气偏旺，肝火更甚，升扰于上，发作头痛，表现为两侧太阳穴呈跳痛、抽痛、刺痛或胀痛；肝火偏旺，热扰冲任，故月经超前，量多色红；肝郁夹瘀则经行有血块；肝热上扰，故胸闷心烦；肝热胆泄则口苦口渴，便秘尿黄；肝火上蒸，故目赤；肝气郁结，故经前乳胀；舌红苔黄腻，脉弦数亦是肝火之象。

基本治法：清肝泻火，息风和络。

方药运用：羚角钩藤汤(《通俗伤寒论》) 合龙胆泻肝汤(《医宗金鉴》)。

羚羊角（先煎）6~9g，钩藤（后下）15g，苦丁茶 10g，夏枯草 15g，龙胆草 6g，泽泻 10g，甘菊 6g，白蒺藜、丹皮各 10g。

方中羚羊角凉肝息风，清肝泻火；钩藤为清肝息风的良药，佐以苦丁茶、甘菊、白蒺藜者，加强羚羊角清肝息风之力；龙胆草清肝胆湿热；泽泻助龙胆草清利湿热；夏枯草、丹皮清热凉血，清泻肝火。诸药合用，有清肝泻火，息风和络的作用。

服法：经前经期水煎分服，每日 1 剂。

加减：夹有瘀血，疼痛剧烈者，加干地龙、丝瓜络；夹有痰浊者，加白僵蚕、茯苓等；大便秘结不行，舌苔黄，根部厚者，当予清通大便为主，进当归龙荟丸，使肝火随之而下降；大便稀溏，胃脘不适者，去龙胆草、夏枯草，加炒白术、焦建曲、砂壳、陈皮等调理脾胃；更年期见此等证候者，尤应注意调理脾胃。

2. 瘀血证

证候：经期头痛如胀刺，月经或前或后，以后期为多，量少色紫黑，有血块，小腹痛，经行不畅，胸闷烦躁，脘腹不舒，舌质紫暗，苔黄白腻，脉细涩或弦细。

分析：肝郁气滞，影响冲任，滞久生瘀，瘀痹络阻，郁逆之气窜扰清空，故经期头痛如胀刺；瘀血内阻，冲任失调，故月经或前或后，以后期为多，量少色紫黑有血块；瘀血阻滞，不通则通，故小腹痛，经行不畅；肝郁气滞，乳络失和，故胸闷烦躁；气机不畅，故脘腹不舒；舌质紫暗，苔黄白腻，脉细涩或弦细亦为瘀血之象。

基本治法：调气化瘀，通窍行经。

方药运用：通窍活血汤（《医林改错》）加减。

当归、赤芍、桃仁、红花各 10g，川广郁金各 6g，青风藤 15g，炙蜈蚣 3g，干地龙 10g，全蝎 5g。

通窍活血汤以当归、赤芍、桃仁、红花为基础，活血祛瘀止痛，主治血瘀所致诸症；配以炙蜈蚣、干地龙、全蝎等虫类药增强通络化瘀止痛的功效；川广郁金活血止痛，行气解郁；青风藤行气通窍，活血止痛。

服法：经前经期水煎分服，每日1剂。

加减：夹痰湿者，加制南星9g；夹肝火者，加钩藤（后下）15g，苦丁茶10g。

3. 血虚证

证候：经行之后头痛绵绵，或呈晕痛之感，月经量多，色淡红，心悸怔忡，腰酸寐差，神疲乏力，舌质淡红少苔，脉细弦。

分析：患者素体阴血亏虚，每逢经行阴血更虚，虚风上扰，故经行之后头痛绵绵，或呈晕痛之感，且月经量多，色淡红；阴血亏虚，心神失养则心悸怔忡，寐差，脉细弦；腰府失养，故腰酸；阴血不足，无以濡养，故神疲乏力；舌质淡红少苔亦为阴血不足之象。

基本治法：滋阴养血，息风静阳。

方药运用：加减杞菊地黄汤(《医极》)。

枸杞子10g，甘菊6g，熟地、怀山药、丹皮、茯苓、泽泻各10g，钩藤（后下）15g，楮实子、女贞子各10g。

杞菊地黄汤由六味地黄汤加枸杞子、甘菊而成。方中熟地滋肾阴，益精髓；山药滋肾补脾；枸杞子、甘菊滋阴养血，息风静阳；泽泻配熟地泻肾降浊；丹皮泻肝火；茯苓配山药渗脾湿；楮实子、女贞子滋阴养血；钩藤平肝息风。诸药合用，有滋阴养血、息风静阳的功效。

服法：经后水煎分服，每日1剂。

加减：面浮足肿，身困倦乏者，乃脾虚气弱，水湿泛溢，虚风上扰，当予健脾补气、利水息风等法治之，可选半夏白术天麻散合防己黄芪汤，药用制半夏、白术、煨天麻、防己、黄芪、连皮茯苓、钩藤、陈皮等。

【其他治疗】

1. 中成药

（1）补血当归精　每次5ml，每日2次，适用于血虚证。

（2）通天口服液　每次10ml，每日3次，适用于血瘀证。

2. 针灸

百会、风池、太冲、三阴交，适用于肝火证。

风池、太阳、合谷、三阴交、太冲，适用于血瘀证。

足三里、三阴交、百会，适用于血虚证。

【转归及预后】

本病通过适当的调治，一般预后较好。有甚为顽固者，治愈后可由精神因素等触发，故稳定情绪、避免刺激颇为重要。

【预防与调护】

1. 临床忌温燥助阳动血之药及酒浆等辛辣之品。

2. 注意身心健康，避免经前精神紧张。

3. 调摄饮食，控制水盐摄入。

【临证经验】

夏师临床辨证治疗本病的几个要点是：

1. 头为诸阳之会，五脏六腑之气血皆上荣于头，足厥阴肝经上巅络脑。若素体本弱或脾虚化源不足，或失血伤阴，经行前后或经行期阴血下注血海，脑窍相对不足，清窍失养，故致头痛；或情志所伤，肝气郁结，气有余而化火，肝火上逆，侵犯清窍而发头痛；或肾虚肝郁，久而血滞，脉络壅阻，不通则痛；或肝郁脾弱，水湿痰浊内阻，上犯清窍而致头痛。其分别于经前、经期、经后发作者，主要与整体的阴阳消长转化失常有关。若阴血不足，阳长欠佳，至经前期阳长不足，重阳不及，难以载血上行，故致血虚头痛；或阴不足，气火偏旺，经前期阳长至重，肝经气火极易上升，易发生头痛；经后阳气随经血下泄，脑窍空虚则头痛；平素阳气不足，血脉流通不畅，子宫内瘀浊留驻则致血瘀；气不化津则停痰积液，经前气血变动，痰瘀随冲气上犯清窍，发为痰浊瘀血头痛。由此可见，疼痛的局部病变实与阴阳消长转化及冲任督脉的盛衰有关。

2. 临床辨证方面，首先要辨别头痛的部位。两侧头痛多为肝经郁火；前额部疼痛多与阳明胃经有关，属气火风阳夹痰；后脑部乃太阳经与督脉部位，与风湿或血瘀有关；巅顶作痛乃督阳不足，常夹风寒。其次是疼痛的性质，如跳痛、胀痛、刺痛一般属热证、实证，以风火或血瘀多见，亦有血瘀夹痰湿者；收缩性疼痛剧烈者，多属血瘀血寒；绵绵隐痛、晕痛，多属虚证。再次，疼痛发作的时间也有一定诊断价值。清晨或上午痛甚，多与痰湿血瘀有关；下午或夜间痛甚多属阴虚火旺；进行性加剧、持续不已的头痛，要注意顽固性瘀血证。

3. 治疗方面，经前期以补肾助阳调周法为根本。重阳得至，阴充阳盛，本足则标静，病即自已。发作时不可忘记对于肝火、血瘀、血虚、痰湿四者的治疗。肝火头痛，除了清肝解郁止痛之外，还需注意两种情况：其一，是否夹有痰湿，如若夹有痰湿必须化之，可加石菖蒲、茯苓、泽泻之类药物，而非单纯的丹栀逍遥散所能治；其二，是否有肝阳肝风内动，如有必须在养阴的前提下兼用潜阳息风之法，用羚羊角、石决明、珍珠、白蒺藜、牡蛎等，同时加强调经固经，保持经血畅行，使肝火随经血而下泄，并防经血过多，阴血耗损，水不涵木，肝火更甚。血瘀头痛者必须活血化瘀，并根据“血得热则行”的原理，加入艾叶、肉桂等品。痰湿多与肝火、血瘀兼见，需用利湿化痰之法，甚则重用利湿之品，使脑血管水肿消退，头痛消失。

验案举例

施某，女，32 岁，已婚，福建人，2003 年 10 月初诊。

患经前经期头痛 10 年。近 10 年来经前一周即感头痛，持续至月经来潮第一二天，偶尔经后亦痛，以两侧太阳穴为主，伴腰骶酸楚。月经史：初潮 14 岁，周期 30 天，7 天净，量一般，无血块。生育史：1－0－2－1，上环避孕。就诊时正值月经周期第 22 天，头痛不适，心烦不宁，双乳亦痛，小腹不痛，腰不酸，纳谷尚可，二便自调，舌质淡，边有紫气，苔薄白，脉细弦。证属肝肾不足，心肝郁火，夹有血瘀，按调周法治疗，从经前论治，滋肾助阳，疏肝清心，理气解郁，方取毓麟珠、逍遥散合钩藤汤加减。处方：丹参 10g，赤白芍各 10g，山药 10g，丹皮 10g，茯苓 10g，川断 10g，五灵脂 10g，钩藤（后下）10g，白蒺藜 10g，合欢皮 10g，川牛膝 10g，炒柴胡 6g。连服 7 剂。

二诊时患者头痛缓解，月经来潮 4 天，量一般，色红，无血块，头痛未作，小腹不痛，腰略酸，纳可便调。从经期经后论治，拟清肝解郁，化痰调经，用钩藤汤合五味调经散治之。处方：钩藤（后下）10g，川牛膝 10g，赤白芍各 10g，丹皮 10g，丹参 10g，制香附 10g，泽兰 10g，五灵脂 10g，益母草 15g，山楂 10g，广陈皮 6g。服药 5 剂后改服经后方，滋阴息风，疏肝和胃，方取杞菊地黄汤合越鞠丸，处方：枸杞子 10g，山药 10g，山萸肉 10g，钩藤（后下）10g，丹皮 10g，茯苓 10g，川断 10g，桑寄生 10g，川牛膝 10g，制苍术 10g，广郁金 10g，广陈皮 6g。服药 7 剂。

三诊时正值月经前期，患者头痛不显，小腹隐痛，面有褐斑，目眩色暗，腰酸绵绵，肠鸣辘辘，大便不实，舌红苔腻，脉细弦。于健脾温肾汤中加入清肝解郁之品，处方：党参 15g，炒白术 10g，茯苓 10g，山药 10g，丹皮 10g，川断 10g，紫石英 12g，煨木香 9g，钩藤（后下）15g，白蒺藜 10g，五灵脂 10g，佛手片 6g，合欢皮 10g。服药 7 剂后，患者月经来潮，头痛亦未发作。如此又调治两个月经周期，患者头痛得到控制。

按语：经行头痛与内科头痛不同，其受月经影响，呈周期性发作，所以郁火、血瘀、痰湿等病理产物仅是局部现象，其整体必与心肾、子宫、冲任的功能失调有关，临证不仅要从局部病变考虑，更要从整体加以调治。头为诸阳之会，五脏六腑之气血皆上荣于头，且足厥阴肝经上巅络脑，冲任气血阴阳的变化均易致本病发生。患者经前、经期头痛即作，且痛以两侧太阳穴为主。太阳穴系足厥阴肝经和足少阳胆经的部位，与肝经郁火有关，经前冲脉气旺，肝气上逆，侵犯清窍而发头痛。全身症状方面，患者经前头痛不适，伴乳房胀痛，心烦不宁等，亦为肝经郁热所致；患者工作繁忙，平素性情急躁，经期腰酸较甚，可见其禀赋薄弱，肾气不足，肾阴偏虚，阴虚则肝郁；病已 10 年，久病入络，夹有气滞血瘀。综上所述，肾虚为头痛反复发作的根本原因。治疗方面，经前期补肾助阳为根本，兼以疏肝清心，理气解郁，方取毓麟珠、逍遥散合钩藤汤加减。服药 7 剂后重阳得至，阴充阳盛，故头痛缓解。月经来潮后按补肾调周法治疗，并加入清肝解郁之品，服药 2 个月经周期后病即痊愈。

【小结】

1. 经行头痛受月经影响，有周期性，血瘀、痰湿等病理产物仅是局部现象，其整体必与心肾、子宫、冲任的功能失调有关，因此临证不仅要从病变局部考虑，而且要从整体加以调治。若治疗得当，一般预后较好。

2. 临床辨证方面，首先要辨别头痛的部位。治疗方面，经前期补肾助阳为治疗本病的根本方法。重阳得至，阴充阳盛，本足则标静，病即自已，但发作时不可忽视对于肝火、血瘀、血虚、痰湿四者的治疗。

3. 注意身心健康，避免经前精神紧张，控制水盐摄入。

三、经行身痛

经期或行经前后出现遍身或肢体关节疼痛，随月经周期而发作者，称为经行身痛。若经行偶感身体不适者，可不作本病论治。

就临床资料分析，经行身痛有以下特点：

有周期性，在经期或经行前后发作。

【病因病机】

本病主要在于营血失调，经络营卫筋肉等失和，临床常见血虚、血瘀两者。

1. 血虚

素体营血亏虚，或大病久病，失血伤津，以致经行时阴血下充血海，肢体百骸、经络筋肉等缺乏营血的灌溉充养，不荣则痛。

2. 血瘀

素体不足，或经期、产后寒湿之邪乘虚内着，稽留于经络关节之间，寒凝血瘀。经行时气血下注子宫，经脉阻滞，气血不畅，不通则痛。

【诊断与鉴别诊断】

1. 诊断

（1）临床表现　每值经期或行经前后周身关节酸楚，疼痛不适，逾期即愈，届时又发，有规律性。血虚者多痛在经后，伴肢体麻木乏力。

（2）妇科检查　常无明显阳性体征。

2. 鉴别诊断

通过详细询问病史、细致的全身检查、有关的实验室和辅助检查，如血液红细胞沉降率、抗溶血性链球菌“O”及X线检查等，可与外感身痛和内科痹证相鉴别。

【辨证施治】

经行肢体麻木疼痛宜分虚实，虚者宜以养血调营、柔筋止痛为法，实者宜以养血活血、和络散寒为法。

1. 血虚证

证候：经行肢体麻木疼痛，肢软乏力，月经量少色淡，头昏眼花，面色无华，心慌寐差，舌质淡红，脉细弱。

分析：素体营血亏虚，或大病久病，失血伤津，经行时阴血下充血海，肢体百骸、经络筋肉等缺乏营血的灌溉充养，不荣则痛，故经行肢体麻木疼痛；营血亏虚，冲任不足，故月经量少色淡；气血不足，无以上荣，故头昏眼花，面色无华；心失所养，故心慌寐差；舌质淡红，脉细弱亦为血虚之象。

基本治法：养血调营，柔筋止痛。

方药运用：人参养荣汤(《太平惠民和剂局方》）加减。

当归、白芍、黄芪、白术、熟地、茯苓、炙远志各10g，陈皮、人参各5g，肉桂、炙甘草、五味子各3g，生姜3片，大枣3枚。

方中八珍汤补益气血；黄芪益气和营；肉桂温经活血，柔筋止痛；辅以五味子、炙远志养心安神，交通心肾而定志宁心；陈皮健脾理气，以防益气补血药滋腻滞气，阻碍脾胃运化功能；生姜、大枣调和营卫，使营血调和，疼痛得止。

服法：水煎分服，每日1剂。

加减：周身骨节酸痛明显者，去肉桂，加桂枝9g，鸡血藤15g；烦躁口渴，夜寐甚差者，去肉桂，加钩藤（后下）15g，炒丹皮10g。

2. 血瘀证

证候：经行腰膝、肢体、关节疼痛，酸楚不适，得热则减，遇寒则重，经期错后，量少色紫有血块，腹痛，胸闷烦躁，口渴不欲饮，舌质紫黯或有瘀斑，脉沉涩或弦紧。

分析：素体不足，或经期、产后寒湿之邪乘虚内着，稽留于经络关节之间，寒凝血瘀，经行时气血下注子宫，经脉阻滞，气血不畅，不通则痛，故经行腰膝、肢体、关节疼痛，酸楚不适，得热则减，遇寒则重；瘀阻冲任则经期错后，量少色紫有血块；瘀血阻滞，故腹痛；气机不畅，故胸闷烦躁；口渴不欲饮，舌质紫黯或有瘀斑，脉沉涩或弦紧均为血瘀之象。

基本治法：养血活血，和络散寒。

方药运用：趁痛散(《经效产宝》）合身痛逐瘀汤(《医林改错》)。

当归、白术、川牛膝各10g，黄芪15g，桂心、炙甘草、独活、薤白各6g，桃仁、红花各10g，干地龙10g，生姜3片。

本方重在益气养血，只有血充，才能舒筋和络。方中以当归、黄芪为主药，寓当归补血汤之意；白术、甘草扶脾，因气血来源于后天脾胃；复加独活祛风湿；生姜、桂心祛寒定痛；薤白辛温通阳；牛膝补肝通络；桃仁、红花养血活血；干地龙和络止痛。全方共奏养血活血，和络散寒之效。

服法：经前经期水煎分服，每日1剂，严重者每日2剂。

加减：形寒肢冷，关节酸楚者，去桂心，加川桂枝9g，赤白芍各10g，羌活9g；疼痛颇剧，舌苔白腻者，加制草乌、制川乌各6g，制乳没各5g；腰膝酸软，小便较频者，加川续断、杜仲、骨碎补各9g。

【其他治疗】

1. 中成药

（1）补益活络丹　每次6g，每日2次，适用于血虚证。

（2）安络痛胶囊　每次1～2粒，每日2次，适用于血瘀证。

2. 针灸

足三里、三阴交、阳陵泉、关元、肾俞，适用于血虚证。

中极、血海、行间、命门、足三里，适用于血瘀证。

【转归及预后】

本病经过适当的治疗多能痊愈。对反复不愈者，要查明原因，及时排除内科痹证，以免贻误病情。

【预防与调护】

1. 忌温燥助阳动血之药及酒浆等辛辣之品。

2. 注意身心健康，经前劳逸结合，避免精神紧张，适当控制水、盐的摄入量。

【临证经验】

1. 经行身痛主要因血虚致肢体关节、经络筋肉失却濡养，临床以血虚、血瘀两类最为常见。经行身痛属于血虚者，《女科百问》归咎于气血不足，谓“外亏卫气之充养，内乏荣血之灌溉，血气不足，经候欲行，身体先痛也。”素体营血亏虚，经行时阴血下注血海，肢体百骸、经络筋肉失于营血的充养，故不荣则痛。治疗上我们多选用黄芪桂枝五物汤温阳和营，养血和络。该方熔桂枝汤、小建中汤于一炉，外祛风寒以和营卫，内调阴阳以建中气。营血不足明显者，可配用人参养荣汤养血调营，柔筋和络止痛。肢体骨节疼痛明显者，可加鸡血藤、炙甘草、干地龙等和络止痛，更好地控制身痛。

2. 经行身痛属血瘀者，多夹风寒湿邪为患。素体虚弱，风寒湿邪乘虚而入，稽留于经络关节之间，寒凝血瘀，经行时气血下注子宫，经脉阻滞，气血不畅，不通则痛，故在活血化瘀、散寒止痛法中配合养血和络、补气强卫以助化瘀通络，临证多选趁痛散合身痛逐瘀汤加减，药用当归、黄芪、白术、炙甘草、桂心、独活、牛膝、生姜等，再合桃仁、黄芪、地龙为佳。

3. 经行身痛不同于痹证。痹证为风、寒、湿所致，治疗以祛风散寒除湿为主。本证主要在于血虚、血瘀，且两者经常合而为病，可同时兼夹风寒湿，故在扶正通络的前提下，可借用痹证方药以通络祛邪。此外，我们还发现，少数患者的病情与心肝气郁有关。心情不舒，或情绪紧张，心肝气郁，内不能协调肝脾气血，外不能和谐营卫，气血营卫不和，脉络不畅，是以出现周身不舒和筋骨肌肉作痛。治当疏肝解郁，调和营卫，方取逍遥散合桂枝汤治之，复入鸡血藤、广郁金、钩藤等和络之品，才能取效。如能配合心理疏导，解除思想顾虑，稳定情绪，则效果稳定且巩固。

验案举例

高某，女，45岁，教师。

患者近2年来每于经前或经期左侧肢体疼痛，左腿抽搐，少腹作痛。初经14岁，5～7/23～37日，量或多或少，色紫红，有血块，小腹或隐痛。28岁结婚，1－0－2－1，上节育环15年。妇科检查：左侧轻度附件炎，余未见异常。平时带下多。就诊时适值月经来潮，量少，色紫黯，质黏腻，此次月经周期35天，经前经期左侧肢体疼痛，左腿抽搐，左侧少腹作痛，并伴有胸闷烦躁，乳房胀痛，夜寐较差，舌质边紫，苔薄白，脉细弦。四诊合参，辨证为肝郁气滞，脉络失和，采用疏肝解郁，和络止痛法，方取越鞠丸、泽兰叶汤、二藤舒筋丸等加减，处方：制苍术、制香附、炒丹皮、山楂、泽兰叶、赤芍、五灵脂各10g，天仙藤15g，络石藤10g，干地龙10g，广郁金6g。药服5剂后经行较畅，量较多，色红，有小血块，疼痛有减轻，经净之后稍感头昏腰酸，胸闷心慌，夜寐仍差，舌脉如前，按经后期论治，滋阴养血，疏肝和络，方取滋肾生肝饮合二藤舒筋散加减。处方：当归、赤白芍、山药、干地黄、丹皮、茯苓、桑寄生各10g，山萸肉6g，炒柴胡5g，络石藤、青风藤各12g，鸡血藤15g，白蒺藜10g。药服7剂后头昏腰酸稍好转，但少腹隐隐作痛，并有锦丝状带下，可见已进入经间排卵期，因此用补肾调气血，兼以疏肝和络，方取补肾促排卵汤加入疏肝和络的药物。处方：鸡血藤15g，赤白芍、山药、熟地黄、丹皮、茯苓、川断、菟丝子、紫石英（先煎）各10g，怀牛膝、天仙藤各12g，炙蜈蚣5g，红花6g，炒柴胡5g。服药10剂，至行经期再服前行经方。如此治疗2个月经周期，经行身痛基本上得到控制。再服2个月经周期，加入延胡索10g，钩藤（后下）15g，独活6g，醋炒青皮6g等，同时加服抗宫炎片，病遂告痊。

按语：本例为经行身痛，前医曾从风湿论治，未得显效，再予活血止痛，亦未进步。按前人所论，凡经行身痛不是血虚，就是血瘀，或是风寒乘袭。正如宋《女科百问》中说："或外亏卫气之充养，内乏荣血之灌溉，气血不足，经后欲行，身体先痛也。"实际上，经行身痛来源于《金匮要略·血痹虚劳病脉证并治》的血痹病，其治可以黄芪桂枝五物汤加减。至于肝郁气滞，血脉不和，脉络不畅之身痛，治疗上既要治标，疏肝和络，又要治本，补肾调周，才能获取佳效。

该患者月经周期错后，经量有所减少，色紫黯，质黏腻，有小血块，乃气滞血瘀中偏于气滞者，而且本病的特点是疼痛以左侧的肢体、少腹为主，即使是乳房胀痛也以左侧为明显。根据前人"左属血，右为气"，"左为肝，右为脾"的论述，本病与肝的关系极大。且患者病起于心情不畅，工作紧张，又进入围绝经期，肾气衰，天癸将竭，心肝之气更不易疏解。气郁日久者入乎络脉，内不能协调肝脾，外不能和谐营卫，益发使气血不和，从而形成经行身痛。肝病日久不愈，势必与肾有关，故我们在治疗中虽重在疏肝解郁，和络止痛，但始终未忘补肾，同时做好心理疏导，才能收到较好的效果。

【小结】

1. 经期或行经前后出现遍身或肢体关节疼痛，随月经周期而发作者称经行身痛。本病中医药治疗效果较好，预后亦较好。

2. 经行身痛主要因血虚，肢体关节、经络筋肉失却濡养，临床以血虚、血瘀最为常见。

3. 经行身痛不同于痹证。痹证为风、寒、湿所致，治疗以祛风散寒除湿为主。本病主要在于血虚、血瘀，且两者经常合而为病，可同时兼夹风寒湿，故在扶正通络的前提下，可借用痹证方药以通络祛邪。本病治疗上既要治标，疏肝和络，又要治本，补肾调周，才能获取佳效。

4. 平时宜注意身心健康，经前劳逸结合，避免精神紧张，适当控制水、盐的摄入量。

四、经行浮肿

经期或经行前后出现面目及四肢浮肿，称为经行浮肿。因劳倦或睡眠少所致的轻度浮肿，或偶然与月经相关，尔后又恢复正常者，一般不作疾病论。

【病因病机】

历代医家将经行浮肿分为脾虚、肾虚、气滞三种。《校注妇人良方》又谓有气分、血分之异。脾阳靠肾阳蒸腾，脾虚与肾虚可合二为一，即脾肾阳虚。气滞虽与肝有关，但宜从血分论治，重点在血瘀。

1. 脾肾阳虚

脾主运化，肾司气化。若劳累伤脾，或房劳、多产伤肾，以致脾肾阳气不足，脾虚不能制水，肾虚不能行水，水湿不运，渗入脉络之中。经行血气下注，气随血下，脾肾之阳气更虚，脉络之水愈多，泛溢于肌肤之间而成浮肿。更年期尤为多见。

2. 气滞血瘀

七情郁结，气机不畅，血行受阻，气滞血瘀。经行则气血益发不畅，脉络之水湿外溢亦可致肿。

【诊断与鉴别诊断】

1. 诊断

（1）临床表现　随月经周期而发作，大多在经前或经期发作，经行后则愈，亦有少数发作于经后期，表现为周身或面目四肢浮肿。

（2）妇科检查　常无明显阳性体征。

（3）性激素检查　雌激素、催乳素水平增高，雌激素与孕激素比值升高。

2. 鉴别诊断

通过详细询问病史、细致的全身检查、有关的实验室和辅助检查，如肝肾功能、血浆蛋白、尿常规检查等，可明确诊断。浮肿严重者应结合内科检查，排除心、肝、肾功能不良及甲状腺功能低下等引起的浮肿。

【辨证施治】

本病的治疗原则是：虚证健脾温肾，化气行水；实证理气活血，化瘀利水。

1. 脾肾阳虚证

证候：经前或经行面目浮肿，按之没指，晨起头面肿甚，月经错后，量少色淡，胸闷纳少，腹胀便溏，神疲肢冷，小便短少，形体畏寒，舌淡苔白，脉沉缓或沉弱。

分析：脾主运化，肾司气化。劳累伤脾或房劳、多产伤肾，以致脾肾阳气不足，脾虚不能制水，肾虚不能行水，水湿不运，渗入脉络之中，泛于肌肤之间，故经前或经行面目浮肿，按之没指，晨起头面肿甚；脾肾阳虚，冲任失养，故月经错后，量少色淡；脾虚失运，故纳少，腹胀便溏；肾阳不足，失于温煦，故神疲肢冷，形体畏寒；气化不利，故小便短少；舌淡苔白，脉沉缓或沉弱亦为脾肾阳虚之象。

基本治法：健脾温肾，化气行水。

方药运用：真武汤(《伤寒论》) 加减。

白术、茯苓、白芍各 10g，制附片 9g，生姜 5g，党参、黄芪、防己各 12g，薏苡仁 15g，车前子（包煎）10g。

本方为治疗脾肾阳虚，水气内停的主要方剂。水之所制在脾，所主在肾，脾阳虚则湿积而为水，肾阳虚则聚水而从其类。方中附子大辛大热，温肾暖土以助阳气，为君；茯苓甘淡渗利，健脾渗湿以利水邪，为臣；生姜辛温，既助附子温阳祛湿，又伍茯苓温散水气；白术健脾燥湿以扶脾之运化，为佐；党参、黄芪益气补脾；防己祛风行水；薏苡仁渗利湿热而健脾；车前子清利湿热。诸药合用，共奏健脾温肾、化气利水之效。

服法：经前经期水煎分服，每日 1 剂。

加减：月经过多者，加砂仁（后下）6g，阿胶珠 10g；月经过少者，加泽兰叶、丹参各 10g，益母草 15g。

2. 气滞血瘀证

证候：经行或经前面浮肢肿，尤以下肢为主，月经推迟，量少，色紫黯有块，伴有腹痛，胸脘胁肋闷胀，烦躁呃逆，舌质紫黯，脉弦涩。

分析：七情郁结，气机不畅，血行受阻，气滞血瘀，脉络之水湿外溢，故经行或经前面浮肢肿，尤以下肢为主；肝气郁结，气机不畅，故月经推迟，量少，色紫黯有块；气滞血瘀，故经行腹痛；肝气不舒，故胸脘胁肋闷胀，烦躁呃逆；舌质紫黯，脉弦涩亦为气滞血瘀之象。

基本治法：理气活血，化瘀利水。

方药运用：小调经散合泽兰叶汤(《妇人大全良方》)。

制没药、明琥珀各 5g，桂心 3g，赤芍、当归、泽兰叶、丹参各 10g，制香附 9g，益母草 15g。

方中琥珀入血分，配合没药活血化瘀，宁心安神；桂心温阳行水；泽兰行血消水，疏肝解郁，李时珍《本草纲目》谓其走血分，能治水肿、破瘀血、消癥瘕而为妇人要药；当归、赤芍、丹参养血活血；香附行气理气；益母草化瘀利水。

服法：经前经期水煎分服，每日 1 剂。

加减：腹胀胸闷明显者，加青陈皮各 5g，娑罗子、炒枳壳各 9g；便溏神疲者，加炒白术、茯苓、六曲、党参各 10g；烦躁失眠者，加合欢皮 10g，炙远志 6g，钩藤 15g。

【其他治疗】

1. 中成药

（1）补中益气丸、济生肾气丸　每次各4.5g，每日3次，适用于脾肾阳虚证。

（2）逍遥丸　每次9g，每日3次，适用于气滞血瘀证。

（3）金匮肾气丸(《金匮要略》)　每次4～6g，每日2～3次，适用于肾阳虚之经行浮肿。

2. 针灸

脾俞、肾俞、阴陵泉。适用于脾肾阳虚证，宜用补法，可灸。

【转归及预后】

本病经过适当的治疗，预后多较好。若浮肿严重者，应结合内科检查，排除心、肝、肾功能不良及甲状腺功能低下等引起的浮肿，以免贻误病情。

【预防与调护】

1. 经前适当控制水盐摄入量，经期慎食生冷瓜果，以防感寒湿滞。

2. 注意身心健康，避免精神过度紧张及过度劳累。

【临证经验】

1. 历代文献将经行浮肿分为脾虚、肾虚、气滞三证。《校注妇人良方》又有气分、血分之异。夏师认为，本病脾虚肾虚证可合二为一。气滞虽与肝有关，但重点在血瘀。我们体会，对经行浮肿来讲，血分水肿更为重要。当然，不能排除脾肾阳虚的存在，临证当辨析之。

2. 夏师曾治一例经行浮肿。该患者在内科诊治年余，始从脾虚论治，健脾利水未效，继从肾阳偏虚施治，进肾气丸、真武汤类方药，似乎有效，但亦不理想。偶因感冒，浮肿明显，转入风水治，用宣肺发汗法，得小效，再治则乏效。夏师细询病情，知源于产后，平时虽有浮肿但甚轻，每值经前明显加重，经行始消退，同时月经量逐渐减少，体形丰隆，浮肿日渐发展，舌质淡，边有紫点，脉细弦，有不畅之感。除浮肿外，经前尚有烦躁、乳胀等。病在血分，瘀阻而气不畅，痰湿蕴聚，病根仍在于肾。年届不惑，肝气不达，肾虚肝郁，经血瘀阻。治分两步：经前经期以活血化瘀为主，用小调经散合泽兰叶汤；经后补肾调肝，用补肾调周法。初诊时适值经前2天，故以小调经散、泽兰叶汤加川牛膝、车前子，经行仍服原方。服药后尿量大增，经行亦畅，浮肿消失，乃近年来未有之快适。经后补肾调周。调治半年，基本稳定。

【小结】

1. 经期或经行前后面目及四肢浮肿，称为经行浮肿，且随月经周期而发作。中医药治疗本病效果较好，一般预后亦好。

2. 经行浮肿分为脾虚、肾虚、气滞三证，治宜以健脾温肾、化气利水治其虚，理气活血、化瘀利水治其实。

3. 经前适当控制水盐摄入量，经期慎食生冷瓜果，以防感寒湿滞，同时避免精神过度紧张及过度劳累。

五、经行眩晕

适逢经行或行经前后出现头目眩晕，视物昏花，并呈周期性发作者，称经行眩晕。若因睡眠不足，劳倦烦恼而致经期轻度眩晕，偶然发作一次，又无其他症状者，可不作疾病论。

本病有虚实之分，经及时治疗，一般能获愈，预后良好。

【病因病机】

1. 血虚

大病失血，素体血虚，或脾虚化源不足，营血不充，经行气血下注，其血更虚，不能上荣清窍，故致眩晕。

2. 阴虚阳亢

素体肝肾不足，精亏血少，或房劳多产，肝肾阴血更虚，每届经前、经期阳气更旺，阴虚阳亢致发本病。

3. 脾虚夹痰

脾虚生痰，阻遏清阳之气上升，经期气血下注，气虚益甚，痰湿内蕴，清阳之气不升，痰浊上扰清窍，故致本病。

【诊断与鉴别诊断】

1. 诊断

（1）临床表现　经期或经行前后头晕目眩，或头晕沉重，头部昏浑如处雾中，常伴耳鸣恶心，并随月经周期发作。

（2）妇科检查　常无明显阳性体征。

2. 鉴别诊断

（1）通过详细询问病史、细致的全身检查、有关的实验室和辅助检查，如外耳道、听力检查无明显异常者，可与梅尼埃病相鉴别。

（2）通过心、脑、血管病等的检查，与高血压、低血压及颅脑疾病等相鉴别。

【辨证施治】

本病常见有血虚、阴虚阳亢、脾虚夹痰，治疗分别宜补养心脾，益气养荣；滋阴清热，息风潜阳；健脾升阳，除湿化痰。

1. 血虚证

证候：经行或经后头晕目眩，经期错后，经行量少，色淡红，质稀，体倦乏力，面色萎黄，心悸少寐，舌淡苔薄，脉细弱。

分析：大病失血，素体血虚，或脾虚化源不足，营血不充，经行气血下注，其血更虚，不能上荣清窍，故致经行或经后头目眩晕；营血不充，冲任失养，故月经后期，量少，色淡红，质稀；气血不足，无以上荣，故面色萎黄；心失所养，故心悸少寐；血虚气弱，故体倦乏力；舌淡苔薄，脉细弱亦是血虚之象。

基本治法：补养心脾，益气养荣。

方药运用：人参养荣汤(《太平惠民和剂局方》) 加减。

当归、白芍、黄芪、人参、白术、熟地、茯苓各10g，炙远志、陈皮、炙甘草、五味子各5g，枸杞子、夜交藤各12g。

方中以八珍汤补益气血；黄芪益气养荣；辅以五味子、炙远志补养心脾，宁心安神，交通心肾而定志宁心；枸杞子、夜交藤补血养心安神；陈皮健脾理气，以防益气补血药滋腻滞气，有碍脾胃运化功能。诸药合用，有补益心脾、益气养荣的作用。

服法：经前经期水煎分服，每日1剂。

加减：大便偏溏者，去当归、熟地，加六曲10g，砂仁（后下）5g；恶心呕吐，纳食甚差者，去熟地，加炒谷麦芽各15g，焦山楂10g。

2. 阴虚阳亢证

证候：经行头晕目眩，或头部昏痛，血压升高，经行量少或量多，色红质黏腻，烦躁易怒，口干咽燥，舌红苔黄，脉弦细数。

分析：素体肝肾不足，精亏血少，或多产房劳，阴虚阳旺，故经行头晕目眩，或头部昏痛，血压升高；肝肾阴虚，阴虚生热，故经行量少或量多，色红质黏腻，口干咽燥；肾虚肝郁，气机不畅，故烦躁易怒；舌红苔黄，脉弦细数为有热之象。

基本治法：滋阴清热，息风潜阳。

方药运用：天麻钩藤饮(《杂病证治新义》) 加减。

明天麻、山栀、黄芩、杜仲各9g，钩藤（后下）、生石决明（先煎）、牛膝、益母草各12g，夜交藤、茯神各15g。

方中明天麻、钩藤、生石决明均有平肝息风之效，用以为君；山栀、黄芩清热泻火，使肝经之热不致偏亢，是为臣药；益母草活血利水；牛膝引血下行，配合杜仲补益肝肾，是为佐药；夜交藤、茯神安神定志，俱为使药。全方共奏滋阴清热，息风潜阳之效。

服法：经前经期水煎分服，每日1剂。

加减：烦躁失眠甚者，加黄连3g，青龙齿（先煎）10g；腰膝酸软明显者，加熟地、山萸肉各10g；腹胀便溏者，去山栀、川牛膝，加炒白术、六曲各10g。

3. 脾虚夹痰证

证候：经行前后头晕而沉重，或头部昏浑，如处迷雾之中，平时带下量多，色白质腻，胸闷泛恶，神疲嗜睡，纳少便溏，苔白腻，脉濡滑。

分析：脾虚生痰，阻遏清阳之气上升，经期气血下注，气虚益甚，痰湿内蕴，清阳之气不升，痰浊上扰清窍，故经行前后头晕而沉重，或头部昏浑，如处迷雾之中；痰气交阻，浊阴不降，故胸闷泛恶，神疲嗜睡；湿浊下注，故平时带下量多，色白质腻；脾虚不运，故纳少便溏；苔白腻，脉濡滑亦为脾虚夹痰之象。

基本治法：健脾升阳，除湿化痰。

方药运用：半夏白术天麻汤(《医学心悟》）加味。

制半夏、明天麻、橘红各6g，白术、茯苓各10g，生姜3片，大枣6枚，炒荆芥6g，广藿香5g，蔓荆子10g。

方中半夏燥湿化痰，降逆止呕，天麻化痰息风而止头晕，二者合用，为治风痰眩晕头痛之要药。李杲云："足太阴痰厥头痛，非半夏不能疗，眼黑头眩，风虚内作，非天麻不能除。"本方以此二味为君，以白术为臣，健脾燥湿，与半夏、天麻配伍，祛湿化痰，止眩之功益佳。佐以茯苓健脾渗湿，与白术相合，尤能治痰之本。橘红理气化痰，荆芥疏肝祛风，蔓荆子祛风止痛，广藿香芳香化湿，姜、枣调和脾胃。诸药共奏健脾升阳，除湿化痰之效。

服法：经前经期水煎分服，每日1剂。

加减：痰郁化火，证见头目胀痛，心烦口苦者，加黄连3g，炒竹茹6g，钩藤15g，炒枳壳6g；大便溏泄，次数偏多者，加砂蔻仁（后下）各5g，六曲10g。

【其他治疗】

1. 中成药

（1）归脾丸　每次9g，每日3次，适用于血虚证。

（2）杞菊地黄丸、知柏地黄丸　每次3g，每日3次，适用于阴虚阳亢证。

（3）半夏天麻丸　每次6g，每日3次，适用于脾虚夹痰证。

2. 针灸

百会、足三里、脾俞、肾俞。阴虚阳亢者配风池、太冲，脾虚挟痰者配内关、丰隆。

【转归及预后】

本病经及时治疗一般能获愈，预后良好。

【预防与调护】

1. 临床忌温燥助阳动血之药及酒浆等辛辣之品。
2. 注意身心健康，避免精神过度紧张及过度劳累。

【临证经验】

经行眩晕实际上包括多种疾病。由贫血所引起的，前人称为血虚；经行高血压，前人称为阴虚阳亢；由神经性、脑血管水肿所致的，前人称为痰湿、虚风。

本病青壮年患者多见贫血与神经性经行眩晕，更年期多见阴虚阳旺之经行高血压。因此，对青壮年患者治疗重在滋阴养血，化痰息风，同时结合调理月经。月经过多的要控制出血，纠正贫血；月经过少的要降逆调经，务求经血下行，促使风、阳、痰、火下泄。当然，调经还必须从阴阳消长转化的根本方面着手。更年期高血压所致的经行眩晕，在经前经期宜着重息风潜阳，养血安神。天麻钩藤饮虽为主要的方药，临床上常需加入龙齿、龙骨、夜交藤、牡蛎等介类潜降之品，同时必须结合调理月经。月经过多的，加入炙龟板、女贞子、墨旱莲等固经之品；月经过少的，加入丹参、泽兰、茺蔚子、川牛膝等引血下行之品，使经行顺利，风阳痰浊下降，从而缓解眩晕。此外，更年期高血压所致的经行眩晕，除阴虚阳旺的一面外，尚有阳虚痰浊上逆的一面，临床上称为复杂证型。在治疗上宜用复法、复方施治，即滋阴息风、助阳利湿合用，方选二仙汤合天麻钩藤饮，药用仙灵脾、仙茅、巴戟天、炒黄柏、钩藤、天麻、杜仲、石决明、茯苓、益母草、茯神等。

【小结】

1. 经行眩晕，一种是由贫血所引起的，前人称为血虚；一种是经行高血压，前人称为阴虚阳亢；一种是由神经性、脑血管水肿所致的，前人称为痰湿、虚风。本病经及时治疗，一般能获愈，预后良好。

2. 本病治疗宜补养心脾，益气养荣；或滋阴清热，息风潜阳；或健脾升阳，除湿化痰。同时，还需配合调经治疗。调经必须从阴阳消长转化的根本方面着手，才能达到理想的效果。

3. 本病临床忌温燥助阳动血之药及酒浆等辛辣之品，同时要避免精神过度紧张及过度劳累。

六、经行发热

每值经期或经行前后出现发热，经后其热自退者，称经行发热。

就临床资料分析，经行发热有以下特点：

①呈周期性，常在经期或经行前后发作，经后热自退。

②经行发热要与外感相鉴别。一般经前、经期发热偏于实，经后发热偏于虚，但要与具体症状共同分析，才能确定。

【病因病机】

本病总体上与阴阳气血失调有关，主要属内伤发热，临床上有郁火、瘀热、阴虚、气虚之分，但常以阴虚郁火的兼夹证型为多见。

1. 郁火

平素情绪烦躁或精神抑郁，肝郁气滞，久而化火，经前阳气偏旺，化火更甚，郁火内蒸，以致发热。

2. 瘀热

肾虚或阴血不足之体常有情怀不畅，气郁于内，一面化火，一面滞血生瘀，瘀阻气滞，值经前阳气偏旺时而发本病。

3. 阴虚

素体阴虚，经行量多，阴血更虚，经前阳旺，经期体虚，虚火内炎，亦致本病。

4. 气虚

脾胃素弱，气血不足，经行之后气虚更著，气虚下陷，清浊交混，营卫失和，故致本病。

【诊断与鉴别诊断】

1. 诊断

（1）临床表现　发热每伴月经周期而出现，一般经前经期发热，经后自愈，亦有经将净时或经后初期发热者，数日即愈，有其规律性。

（2）妇科检查　患者一般无异常改变。若有急慢性盆腔炎、盆腔结核病史，或宿有瘀血留滞胞宫胞脉者，局部可扪及包块，或压痛不适，或触痛明显。

2. 鉴别诊断

通过详细询问病史、细致的全身检查、有关的实验室和辅助检查，如血常规、红细胞沉降率、盆腔B超、腹腔镜等，排除外感发热、炎症性疾病、结核、风湿及结缔组织疾病等。

【辨证施治】

本病实证以郁火、瘀热为主，虚证以阴虚、气虚为主，治疗宜实者清之，虚者补之。

1. 郁火证

证候：经前或经期发热，月经先期，量或多或少，色紫红有小血块，或有小腹胀痛，伴头昏头痛，胸闷烦躁，乳房胀痛，口渴寐差，尿黄便艰，舌质偏红，苔色黄腻，脉细弦带数。

分析：平素情绪烦躁，或精神抑郁，肝郁气滞，久而化火，经前阳气偏旺，郁火内蒸，以致经前或经期发热；肝郁化火，迫血妄行，故月经先期，量多；肝郁气滞，故经量少，色紫红有小血块，或有小腹胀痛；肝火偏旺，上扰心神，故头昏头痛，胸闷烦躁；肝郁不舒，乳络失畅，故乳房胀痛；口渴寐差，尿黄便艰，舌质偏红，脉细弦带数均为肝郁化火之象。

基本治法：清肝解郁，理气调经。

方药运用：丹栀逍遥散(《内科摘要》)加减。

丹皮、山栀、当归、赤芍各10g，柴胡6g，白术、茯苓、制香附、黄芩各10g，钩藤（后下）15g。

本方系逍遥散加味而成。方中柴胡疏肝解郁，当归与芍药养血涵肝，三药合用，补肝体而助肝用，是主要的配伍；白术、茯苓健脾为辅，乃“见肝之病，知肝传脾，当先实脾”之意；丹皮泻血中伏火，山栀泻三焦之火，导热下行，兼利水道，二药皆入营血，治疗肝郁化火生热；香附理气调经；黄芩清热；钩藤疏肝。全方共奏清肝解郁，理气调经之效。

服法：经前经期水煎分服，每日1剂。

加减：夹有瘀血者，加失笑散（包煎）10g，益母草15g；兼有脾胃虚弱者，加陈皮6g，党参、六曲各10g。

2. 瘀热证

证候：经前或经行发热，月经先后不一，经行量较少，色紫红有血块，小腹胀痛，头昏，胸闷烦躁，内热口渴，或有乳胀，小腹作胀等，舌偏红有紫点，脉细弦。

分析：肾虚或阴血不足之体常有情怀不畅，气郁于内，一面化火，一面滞血生瘀，瘀阻气滞，故于经前阳气偏旺时发热；肾虚肝郁，故月经先后不一；气滞血瘀，故经行量较少，色紫红有血块，小腹胀痛；郁而化火，上扰清空，故头昏；瘀热内阻，故胸闷烦躁，内热口渴，或有乳胀，小腹作胀等；舌偏红有紫点，脉细弦亦是瘀热之象。

基本治法：调气化瘀，清热通经。

方药运用：血府逐瘀汤(《医林改错》) 合越鞠丸(《丹溪心法》)。

炒柴胡、桔梗各6g，牛膝、枳壳、当归、赤芍、生地、丹皮、泽兰、桃仁、红花各10g，制香附6g，山楂15g。

方中当归、赤芍、桃仁、红花活血祛瘀，牛膝祛瘀血，通血脉，并引血下行，为方中主要组成部分；柴胡疏肝解郁，升达清阳；桔梗、枳壳开胸行气，使气行则血行；生地凉血清热，配当归能养血润燥，使祛瘀而不伤阴血；香附行气解郁；丹皮清热泻瘀；山楂消滞化瘀。全方有调气化瘀，清热通经的功效。

服法：经前经期水煎分服，每日1剂。

加减：兼肝郁化火者，加炒山栀9g，川楝子10g；木横克土，致乳房胀痛，食欲不振者，宜疏肝健脾，合逍遥散。

3. 阴虚证

证候：多见经后发热，月经先期，量多少不一，色红无血块，头昏腰酸，夜不能寐，心烦心悸，舌质红，少苔，脉细数。

分析：素体阴虚，经行量多，阴血更虚，经前阳旺，经期体虚，虚火内炎，故经后发热；阴虚血热，故月经先期，量多少不一，色红无血块；肾阴偏虚，故头昏腰酸；阴虚有热，虚火内炎，心失所养，故夜不能寐，心烦心悸；舌质红，少苔，脉细数为阴虚之象。

基本治法：滋阴养血，清热降火。

方药运用：加味地骨皮饮(《医宗金鉴》)。

生地、当归、白芍各10g，川芎6g，丹皮、地骨皮各10g，胡黄连、软白薇各6g。

方中地骨皮、胡黄连、软白薇均有入阴退虚火之功，生地滋阴清热，当归、白芍、川芎养血活血，丹皮清热降火。全方有滋阴养血，清热降火的功效。

服法：经前经期经后水煎分服，每日1剂。

加减：气阴不足者，加麦冬、北沙参各10g，五味子6g；兼心神不宁，失眠多梦者，加炒枣仁、钩藤各10g；头晕耳鸣者，加枸杞子、石决明各10g。

4. 气虚证

证候：多见经后发热，月经周期或有提前，行经量多，色淡红，无血块，头昏，神疲乏力，四肢倦怠，不思饮食，气短声低，动则汗多，舌质淡红，苔薄润，脉细或弱。

分析：脾胃素弱，气血不足，经行之后气虚更著，气虚下陷，清浊交混，营卫失和，故经后发热；气血不足，冲任失养，故月经周期或有提前，行经量多，色淡红，无血块；气血亏虚，无以上荣，故头昏；气血不足，无以濡养，故神疲乏力，四肢倦怠；脾胃虚弱，运化无力，故不思饮食；中气不足，故气短声低，动则汗多；舌质淡红，苔薄润，脉细或弱均为气血不足之象。

基本治法：补中益气，甘温除热。

方药运用：补中益气汤（《脾胃论》）。

黄芪、党参、白术各15g，炙甘草，炙升麻、炒柴胡各6g，陈皮5g，白芍、当归各10g，生姜3片，大枣5枚。

方用黄芪补气助阳，升阳举陷为主，伍以党参大补元气，两药相合，名为参芪，或有称参芪汤者，互为协同，补气之力较强。张景岳说："阳虚而火不盛者，自当用参为君，阳虚而火稍盛者，但可用参为佐。"两药能升阳举陷，使脾气充而清阳复位。炙甘草补中益气，善调脾胃不足，补三焦之元气。以上药均占重要地位。白术燥湿健脾，为补脾气第一要药，与参、芪配伍，大补后天之本，培气血生化之源。当归、白芍补血调肝，与参、芪配伍，补血而能守气，还能养脾之阴；陈皮理气健脾，李时珍云其"同补药则补，同泻药则泻，同升药则升，同降药则降"，于本方中使补气而无气滞之弊；升麻既可升提清阳，又可清热凉血解毒；柴胡和解退热，疏达肝气，二药与益气健脾药配伍，能鼓舞胃气，使清阳上升；生姜、大枣调和营卫。诸药共奏补中益气，甘温除热之功效。

服法：经前经期水煎分服，每日1剂。

加减：大便溏泄者，去当归，加炮姜5g，六曲10g；夹有肝经郁火者，加炒山栀9g，炒丹皮10g。

【其他治疗】

1. 中成药

（1）清解颗粒　每次9g，每日2~3次，适用于血热内盛证。

（2）丹栀逍遥丸　每次4~6g，每日2~3次，适用于肝经郁火。

2. 针灸

体针　膈俞、三阴交、太溪、太冲、曲泽、照海，适用于肝肾阴虚证；血海、太溪、三阴间、行间，适用于瘀热壅阻证。

耳针　肺、心、膈、子宫、卵巢、肾、内分泌，适用于各型发热。

【转归及预后】

本病经过适当的治疗，一般预后较好。

【预防与调护】

1. 临床忌温燥助阳动血之药及酒浆等辛辣之品。
2. 注意身心健康，避免过度劳累。

【临证经验】

经行发热有周期性，少数患者可于月经中间期（排卵期）发热。夏师认为，本病总体上与阴阳气血失调有关。治疗经行发热的要旨包括：

1. 主要从内伤发热论治。临床上虽有郁火、瘀热、阴虚、气虚之分，但常以阴虚郁火的兼夹证型多见。治疗上，一般经前、经期着重从郁火论治，治以丹栀逍遥散，兼外感者，应加入荆芥、防风、桑叶、菊花、银花之属；经净后应着重滋阴，可选用杞菊地黄汤或二甲（龟板、鳖甲）地黄汤等治之。对瘀热性发热，应注意有无感染。如系炎性发热者，当用红藤败酱散合银翘散治之。气虚发热颇为少见，《类证治裁》有“经后发热倦怠，两目如帛蔽不明，此脾肾精华不能上注于目也，朝用补中益气汤，夕用地黄丸加杞子”之说，实际上是气阴两虚之证。夏师对此常用补中益气汤加青蒿、鳖甲、炒丹皮、炒黄柏等，待经净之后转从脾肾论治以巩固之。

2. 热入血室。也是经期发热的一种证型，以小柴胡汤合四物汤加丹皮等治之，疗效较为满意。临证时只要见到寒热往来，几乎都可按热入血室论治，至于口苦欲呕、默默不欲饮食等症，不必悉具，亦不必追究有无外感史。如系感染性发热，可配合西药抗感染疗法以加速治愈过程。

【小结】

1. 经行发热有周期性，少数患者于月经中间期（排卵期）发热，总体上与阴阳气血失调有关。本病要注意与外感发热相区别。一般经前、经期发热偏于实，经后发热偏于虚，但应参考症状具体分析。

2. 本病实证以郁火、瘀热为主，虚证以阴虚、气虚为主，治疗宜实者清之，虚者补之。阴虚郁火的兼夹证型亦较多见，治疗上，一般经前、经期着重从郁火论治。

3. 临床忌温燥助阳动血之药及酒浆等辛辣之品。

七、经行泄泻

妇女行经期间大便泄泻，经行即作，经净即止，称为经行泄泻。

就临床资料分析，经行泄泻常与他症兼夹出现。由于本症突出，故专篇讨论之。

【病因病机】

有规律的经行泄泻病虽在气，但亦与血分有关。以下根据前人所述，从气分而论之。

1. 脾虚

素体脾虚，经行之际脾气更弱。脾弱则不能运化水谷，水谷之气不能化为精微，反化为湿浊，随脾气下陷而为泄泻。

2. 肾虚

平素肾阳不足，命门火衰，或脾虚及肾，阳气虚弱，经行之际阳气尤弱，命火愈衰，不能上温脾土而为泄泻。

3. 肝郁

平素情怀不畅，经行之际肝气郁逆更甚，横克脾胃，因而泄泻。

【诊断与鉴别诊断】

1. 诊断

（1）临床表现　经行大便泄泻，伴随月经周期出现，经后自愈。

（2）其他检查　内分泌检查，雌二醇/孕酮比值异常。大便常规检查常无异常。

2. 鉴别诊断

通过详细的询问病史和检查，必要时甚至行肛门指诊、钡剂灌肠及内窥镜检查等，可与胃肠道炎症及肿瘤等相鉴别。

【辨证施治】

经行泄泻以脾虚、肾虚、肝郁证多见，治疗宜健脾益气，化湿调经，或补肾止泻，或疏肝理气，调经止泻。

1. 脾虚证

证候：经行泄泻，泻下溏薄或稀水，月经后期，或量较多，色较淡，无血块，面色萎黄，精神疲倦，四肢乏力，浮肿腹胀，头昏目眩，或胸闷烦躁，口腻痰多，舌淡，苔白腻，脉细弦。

分析：素体脾虚，经行之际脾气更弱，不能运化水谷，水谷之气不能化为精微，反化为湿浊，随脾气下陷，故经行泄泻，泻下溏薄或稀水；脾虚不足，运化无力，气血亦虚，冲任失养，故月经后期；气虚固摄乏力，故经量较多，色较淡，无血块；脾虚气弱，无以上荣，故面色萎黄，精神疲倦，四肢乏力，头目昏眩；脾虚失运，故浮肿腹胀；脾虚生湿，湿聚为痰，故胸闷烦躁，口腻痰多；舌淡，苔白腻，脉细弦均为脾虚之象。

基本治法：健脾益气，化湿调经。

方药运用：参苓白术散(《太平惠民和剂局方》)。

党参、茯苓、炒白扁豆各 15g，煨木香 5g，苡仁 15g，陈皮 6g，桔梗 6g，焦建曲 10g。

方中党参、山药益气健脾为主，辅以茯苓、苡仁、炒白扁豆健脾渗湿，以旺后天气血生化之源，佐以木香、陈皮健脾理气，焦建曲健脾和中，更以桔梗为使，用以载药上行，宣肺利气，借肺之布精而养全身。诸药合用，补其虚，除其湿，行其滞，调其气，两和脾胃，不热不寒，行中和之职，故诸症自除。

服法：经前经期水煎分服，每日 1 剂。

加减：月经量少的，加香附、丹参、泽兰、山楂各 10g，益母草 15g；月经量多的，加砂壳（后下）5g，炮姜 6g，陈棕炭 10g 等止血之品。

2. 肾虚证

证候：月经期间或经后大便溏薄，或五更泄泻，腰酸腿软，下肢冰冷，头晕耳鸣，小便清长，舌质淡，苔白滑，脉沉细尺弱。

分析：平素肾阳不足，命门火衰，或脾虚及肾，阳气虚弱，经行之际阳气尤弱，命火愈衰，不能上温脾土，故月经期间或经后大便溏薄，或五更泄泻；肾虚腰府失养，故腰酸腿软；肾阳虚弱，失于温煦，膀胱气化不利，故下肢冰冷，小便清长；肾虚不能上荣，故头晕耳鸣；舌质淡，苔白滑，脉沉细尺弱均为肾虚之象。

基本治法：补肾止泻。

方药运用：健固汤(《傅青主女科》) 合四神丸(《证治准绳》)。

党参、白术、茯苓、薏苡仁各15g，巴戟天、补骨脂各9g，砂仁（后下）5g，肉豆蔻、炮黑姜各6g。

健固汤者，健与固也。健者，健脾也；固者，固肾也。方中党参、白术益气健脾，为主药，加茯苓、薏苡仁以利湿，巴戟天补肾以固任带，补骨脂补命门之火，肉豆蔻温脾肾而涩肠止泻，砂仁行气健脾，炮黑姜温土暖中。诸药合用，有补肾止泻的功效。

服法：经前经期水煎分服，每日1剂。

加减：月经过少的，去炮黑姜、肉豆蔻、补骨脂，加丹参、鸡血藤、益母草各15g等；经量过多的，加艾叶炭5g，鹿角胶、陈棕炭各10g。

3. 肝郁证

证候：经前或经期腹痛泄泻，伴胸闷烦躁，乳房胀痛，夜寐不安，头昏头痛，口渴，舌苔黄白微腻，脉细弦带数。

分析：平素情怀不畅，经行之际肝气郁逆更甚，横克脾胃，故经前或经期腹痛泄泻；肝郁不舒，故胸闷烦躁，乳房胀痛；肝郁化火，上扰心神，故夜寐不安，头昏头痛；热盛伤津，故口渴；舌苔黄白微腻，脉细弦带数为肝郁之象。

基本治法：疏肝理气，调经止泻。

方药运用：痛泻要方(《医方考》) 合逍遥散。

炒防风6g，赤白芍各10g，陈皮6g，白术、茯苓、丹参各10g，制香附6g，山楂、六曲各10g，绿萼梅、玫瑰花各5g。

痛泻要方所治之腹泻是由土虚木乘，肝脾升降失常而致。方中白术燥湿健脾，白芍养血泻肝，陈皮理气醒脾，防风散肝舒脾。四药相配，补脾土而泻肝木，调气机以止痛泻。再以丹参、赤芍养血补肝，绿萼梅、玫瑰花疏肝解郁，香附行气解郁，六曲消食和中，山楂行气活血。诸药合用，有疏肝理气、调经止泻的功效。

服法：经前经期水煎分服，每日1剂。

加减：月经量少，加泽兰、苏梗、炒当归各10g，益母草15g，川芎9g，广郁金10g等。

【其他治疗】

1. 中成药

（1）肉蔻四神丸　每次9g，每日2~3次，适用于脾肾两虚证。

（2）四苓散　每次9g，每日1~2次，适用于脾虚证。

（3）附子理中丸　每次4~6g，每日2~3次，适用于脾肾阳虚泄泻者。

2. 针灸

脾俞、足三里、三阴交、阴陵泉、上巨虚，适用于脾虚证。

肾俞、命门、气海、三阴交，适用于肾虚证。

【转归及预后】

本病如治疗得当，一般预后较好，如果泄泻经久不愈，则需行肛门指诊、钡剂灌肠及内窥镜检查等，与胃肠道炎症及肿瘤等相鉴别。

【预防与调护】

1. 饮食宜清淡，经期慎食生冷瓜果之类，以防食滞更伤脾阳。
2. 注意身心健康，避免过度劳累。

【临证经验】

泄泻与脾胃有关，而经行与冲任子宫的气血活动分不开。汪石山称："经水将行，气血先于流注血海，此脾气既亏，则不能运行其湿。"之所以出现周期性的泄泻，与肾阴阳消长转化失常有关。肾阳不足，不能温运脾阳，气血下泄则泄泻作矣。经前经期气血偏旺，肝气偏甚，横克脾土，可见泄泻。本病虽以脾虚为主，但临床上脾肾俱虚者更多，夹肝郁者亦不在少数。病在气分，与血分有关，乃本病之特点。

本病需在发作前 3 ~ 5 天开始服药方能奏效。经前经期以健脾疏肝、调理气血为主，月经量少者，务必加入泽兰叶、山楂、益母草、川芎之类调经药；经净之后重在调补脾肾，按月经周期进行调治。

【小结】

1. 妇女行经期间大便泄泻，经行即作，经净即止，称为经行泄泻。经行泄泻常与其他症状兼夹出现。
2. 泄泻与脾胃有关，而经行与冲任子宫的气血活动分不开。所以，周期性泄泻与肾之阴阳消长转化失常有关。
3. 经行泄泻，治疗宜健脾益气，化湿调经，或补肾止泻，或疏肝理气，调经止泻。
4. 饮食宜清淡，经期应慎食生冷瓜果之类，以防食滞更伤脾阳。

八、经行口糜

经期或经行前后口舌糜烂，每月如期发作，多年反复难愈，称为经行口糜。

就临床资料分析，经行口糜有以下特点：

①经期或经行前后周期性发作。

②常多年难愈。

【病因病机】

本病发于口舌，总因于热。有阴虚火旺，心火内炽者，有胃热熏蒸而致者，亦有阳虚气火上浮之假热者。

1. 阴虚火旺

素体阴虚，或欲念志火内动，虚火上炎，热乘于心，心火升发，遂致口舌糜烂。

2. 胃热熏蒸

素食辛辣香燥或膏粱厚味，肠胃蕴热，经行重阳转阴，冲脉气盛，夹胃热上冲，以致口糜。

3. 脾肾阳虚

素体脾肾阳虚，或房事过频，或多次流产，或过食生冷，以致肾元耗损，虚阳上浮，或心情不畅，夹心肝郁火而致口糜。

【诊断与鉴别诊断】

1. 诊断

（1）临床表现　经行舌烂口糜，每月如期发作，经净自愈，缠绵难愈。

（2）妇科检查　盆腔器官无异常。

（3）其他检查　应注意皮肤、眼、生殖器官及神经系统体征，对口糜较重者，应查血常规，必要时可行病变局部渗出物的涂片培养及皮肤过敏试验等。

2. 鉴别诊断

根据病史、体征、实验室及有关的辅助检查，必要时可行肛门指诊、钡剂灌肠及内窥镜检查等，与营养缺乏性口舌病变（如核黄素缺乏症）及白塞病等相鉴别。

【辨证施治】

经行口糜多属于热，治宜清热为主。虚者养阴清热，实者清热泻火，但脾肾阳虚者当施以引火归元法。

1. 阴虚火旺证

证候：经期口舌糜烂，唇燥咽干，五心烦热，夜寐甚差，尿少色黄，舌红苔少，脉细数。

分析：素体阴虚，或欲念志火内动，虚火上炎，热乘于心，心火升发，遂致经期口舌糜烂；阴虚火旺，伤精耗液，故唇燥咽干，尿少色黄；热扰心神，故五心烦热，夜寐甚差；舌红苔少，脉细数也是阴虚火旺之象。

基本治法：滋阴降火，宁心安神。

方药运用：知柏地黄汤(《医宗金鉴》）加减。

炙知母6g，炒黄柏9g，熟地黄、怀山药、山萸肉、丹皮、茯苓、泽泻各10g，黄连3g，莲子心3g。

本方系六味地黄丸加知母、黄柏而成。方中知母、黄柏滋肾阴，清相火，熟地滋肾阴，益精髓，山萸肉酸温滋肾益肝，山药滋肾补脾，三者共成三阴并补之功，亦即王冰所谓“壮水之主以制阳光”之义。此外，泽泻配熟地泻肾降浊，丹皮配山萸肉以泻肝火，茯苓配山药渗脾湿，复以黄连、莲子心宁心安神。诸药合用，有滋阴降火、宁心安神之功效。

服法：经前经期水煎分服，每日1剂。

加减：口干舌燥明显者，加麦冬6g，玄参10g；大便偏软者，去知母，加炒白术10g，炒扁豆10g。

2. 胃热熏蒸证

证候：经行口舌生疮，口臭，口干喜饮，尿黄便结，舌苔黄厚，脉滑数。

分析：素食辛辣香燥或膏粱厚味，肠胃蕴热，经行重阳转阴，冲脉气盛，夹胃热上冲，故致口糜；胃热熏蒸，故口臭，口干喜饮；肠胃蕴热，热移肠腑，故尿黄便结；舌苔黄厚，脉滑数为肠胃蕴热之象。

基本治法：清热泻火，荡涤胃热。

方药运用：凉膈散(《太平惠民和剂局方》）加减。

大黄（后下）5g，甘草10g，山栀10g，薄荷叶5g，黄芩9g，连翘10g，竹叶10g，黄连3g。

方中连翘清热解毒为主；黄芩、黄连清心胸郁热；山栀通泻三焦之火，引火下行；薄荷叶、竹叶外疏内清；大黄荡涤肠胃邪热，导热下行；甘草既能缓和大黄峻泻，又可助大黄清热解毒。全方共奏清热泻火，荡涤胃热之功。

服法：经前经期水煎分服，每日1剂。

加减：经行不畅者，加丹参10g，凌霄花6g，泽兰叶10g，桃仁10g；腹胀脘痞者，加枳实、枳壳各10g，广木香5g；小便甚少者，加车前子（包煎）10g，泽泻10g，碧玉散（包煎）10g。

3. 脾肾阳虚证

证候：经行口舌糜烂，患处色晦暗，气少乏力，胸闷烦躁，形寒便溏，舌质淡红，苔黄白腻，脉沉细。

分析：素体脾肾阳虚，或房事过频，或多次流产，或过食生冷，以致肾元耗损，虚阳上浮，或心情不畅，心肝郁火，故经行口舌糜烂，患处色晦暗；肾虚不足，故气少乏力；脾肾阳虚，失于温煦，运化失职，故形寒便溏；肾虚肝郁，心火上扰，故胸闷烦躁；舌质淡红，脉沉细为脾肾阳虚之象。

基本治法：扶脾益气，温阳导火。

方药运用：十全大补汤(《太平惠民和剂局方》）加减。

党参10g，炒当归10g，白术10g，仙灵脾10g，茯苓12g，白芍12g，广木香5g，肉桂（后下）5g，炙甘草5g，炙黄芪10g，山楂、炒丹皮各10g。

本方系八珍汤加黄芪、肉桂而成。方中参、术、苓、草补脾益气；当归、白芍滋养心肝；黄芪、肉桂温补气血；仙灵脾温肾助阳，引火归元；木香理气健脾；山楂活血行气；丹皮清热泻火，防上药温补太过。

服法：经前经期水煎分服，每日1剂。

加减：腹冷便溏者，加干姜5g，吴茱萸3g；浮肿者，加车前草（包煎）10g，并重用党参、白术；寒甚者，加制附片6g；月经少者，加红花9g，泽兰10g，丹参10g。

【其他治疗】

1. 中成药

（1）知柏地黄丸　每次6g，每日3次，适用于阴虚火旺证。

（2）黄连解毒片　每次4片，每日3次，适用于胃热熏蒸证。

（3）石膏散　取药粉少许敷患处，适用于胃热熏蒸证。

2. 针灸

（1）体针　廉泉、少府、合谷、三阴交。阴虚火旺加照海，胃热炽盛加内庭，宜用泻法。

（2）三棱针　金津、玉液、少冲、阿是穴，三棱针点刺，每穴出血2～3滴为宜。

【转归及预后】

本病经适当的治疗，一般预后较好。若口疮长期不愈，需与其他疾病相鉴别。

【预防与调护】

注意身心健康。经前劳逸结合，避免进食刺激性食物，如辣椒、酒等，多饮水，多吃水果。

【临证经验】

经行口糜多为本虚标实。本虚者，肾阴虚也；标实者，胃热熏蒸也。本病实际上是阴虚火旺与胃热熏蒸并见。所以然者，在于肾阴虚于下，经前经期冲任气盛化火，上犯乎胃，胃本有热，气火加之，故每至经前经期出现胃热熏蒸的证候，或可见冲肝气火偏旺的症状。

本病治疗上宜分两步。经前经期清泄胃热为主，佐以调肝平冲以治标，可选用玉烛散，即四物汤合调胃承气汤或凉膈散。胃热熏蒸常夹有湿浊，因此需合利湿浊、调气机等法，可选用甘露消毒丹加调肝平冲之品，药用滑石（包煎）、绵茵陈、黄芩、泽泻、干地黄各10g，石菖蒲、木通、广藿香、连翘各5g，白蔻仁6g，川贝母、黄连各3g，五灵脂、碧玉散、山楂各9g。经后期滋养肾阴为主，佐以涵冲柔肝，可选用归芍地黄丸或汤剂。心火偏旺，即以舌尖糜烂为主者，在治疗上应以清心火为重点，用知柏地黄汤合导赤散，再加入1～2味调经药，如丹参、泽兰等。经净后常服六味地黄汤或丸剂，以杜绝火源。脾肾阳虚者临床上颇少见。

在本病论治中，还要注意月经的变化。月经量少，排泄不畅，应加入丹参、泽兰、益母草等；月经量多，子宫泻而不藏，应加入陈棕炭、阿胶珠、茜草炭等固经止血之品。此外，滋阴降火重在滋阴，长服应选用甘寒、咸寒之品，苦寒药物不宜久用，以防苦燥伤精以及苦寒凝滞血脉，影响月经的正常排泄。当然，阴虚火旺早期，或心肝火旺，或湿热实火，又不得不用苦寒之品。湿热实火，或心肝郁火，在大队清火药中，可佐少量发表药，乃“火郁发之”之意，每能增加疗效，特别是火旺导致阴道出血者，疗效尤佳。常用的发表药有荆芥、桑叶、薄荷、防风等。江苏省中医院已故黄鹤秋老中医治疗阴虚心肝郁火所致的头痛、口糜、月经过多时，常投自制藁芷逍遥散，用炒山栀、丹皮、黄芩、黄柏、钩藤、白芷、藁本、白芍等，效果较好，可供参考。

【小结】

1. 经行口糜指经期或经行前后口舌糜烂，每月如期发作，往往多年难愈。

2. 经行口糜多为本虚标实。本虚者，肾阴虚也；标实者，胃热熏蒸也。临床上常阴虚火旺与胃热熏蒸并见。

3. 治疗上，经前经期清泄胃热为主，佐以调肝平冲以治标；经后期滋养肾阴为主，佐以涵冲柔肝以治本，可用归芍地黄丸或汤剂常服，巩固疗效。

4. 要树立战胜疾病的信心，注意身心健康。经前应劳逸结合，避免进食刺激性食物，如辣椒、酒等，多饮水，多吃水果。

九、经前期漏红

经前期阴道点滴出血，随月经周期而发作者，称经前期漏红，又称经前期出血。西医称为黄体期出血。

本病的特征是经前期反复出血，有周期性，少则 2～3 天，多则 7～10 天，甚则整个经前黄体期均有出血现象，很难与行经期相区别。本病与经漏、经期延长相似，故散见于这些疾病的记述中，但实则与上述疾病不同，在临床上亦常见，故专篇论述。

【病因病机】

本病主要在于肾之阳气不足，脾气虚弱，心肝郁火为患，以致子宫失藏，冲任失固。正如《景岳全书·妇人归》所说："若脉证无货而经早不及期者，乃心脾气虚，不能固摄而然……"《傅青主女科·种子门》中说："肝气郁则心肾之脉必致郁之极而莫解。盖子母相依，郁必不喜，喜必不郁也……肝木不舒，必下克脾土而致塞。脾土之气塞，则腰脐之气必不利……则带脉之气亦塞矣。"

1. 脾肾不足，或禀赋不足，先天肾气虚弱，后天脾胃不足，统摄失职，以致子宫固藏欠实，经前期漏红，是本病的主要病机。

2. 情怀不畅，愤怒急躁，以致心肝气郁化火，下扰子宫，以致子宫固藏失实，藏中有泻，故经前下血。

【诊断】

1. 诊断

(1) 临床表现　经前 3～5 天甚则 7 天有少量阴道出血，色红或淡红，一般无血块，有的影响月经量，连续 2 个月以上。

(2) 妇科检查　常无明显阳性体征。

(3) 辅助检查　基础体温高温相时出血。

2. 鉴别诊断

通过详细询问病史、细致的全身检查、有关的实验室和辅助检查可明确诊断，同时需排除宫颈宫腔息肉及宫颈肌瘤、炎症等病变，并与经间期出血、经漏等相鉴别。

【辨证施治】

本病除了症状辨证外，观察BBT高温相的变化十分重要。凡是高温相欠稳定、偏低、偏短、缓慢下降等，均有助于脾肾阳虚的辨证。此外，兼证的辨别也很重要。治疗上主要宜健脾补肾，结合清心调肝。除少数患者必须单纯温补外，大部分患者均需温清并施。服药时要注意掌握时间，经行即停服，以免影响正常经血的排泄。

1. 脾肾阳虚证

证候：经前3～5天甚则7天阴道有少量出血，色淡红，无血块，腰酸，纳欠神疲，大便偏溏，舌质淡红苔薄白，脉细弦。基础体温高温相欠稳定，偏短，或呈缓慢下降，或偏低。

分析：患者禀赋不足，先天肾气虚弱，后天脾胃又弱，统摄失职，以致子宫固藏欠实，故经前3～5天甚则7天阴道有少量出血，色淡红，无血块，基础体温高温相欠稳定，偏短，或呈缓慢下降，或偏低；肾虚腰府失养，故腰酸；脾虚，故大便偏溏，纳谷欠香，神疲乏力；舌质淡红苔薄白，脉细弦亦为脾肾不足之象。

基本治法：健脾益肾，温阳补气。

方药运用：温土毓麟汤(《傅青主女科》)加减。

白术15g，党参15g，茯苓10g，川续断10g，菟丝子15g，鹿角霜10g，白芍10g，怀山药10g，巴戟天9g。

方中巴戟天、菟丝子温命门之火，为主药，命门火旺，以火暖土，有助于脾阳之运；白术、党参健脾益肾，佐山药脾肾同补；川断、鹿角霜加强温补肾阳之功；茯苓健脾渗湿；白芍养血柔肝。全方有健脾益肾，温阳补气的功效。

服法：经间期经前期水煎分服，每日1剂。

加减：心肝郁火，证见胸闷烦躁、乳房乳头胀痛、口渴寐差等，加钩藤（后下）15g，炒丹皮10g，黑山栀9g，黛灯心1米；肝经湿热，证见带下量多，色黄白，质黏腻，胸闷烦躁，口苦口黏，舌质偏红，苔黄白根腻，去怀山药，加碧玉散（包煎）10g，败酱草15g，薏苡仁15g，小蓟10g。

2. 心肝郁火证

证候：经前期漏红，量少色红，头昏头晕，胸闷烦躁，口苦口渴，乳房胀痛，夜寐甚差，大便偏软，小便偏黄，舌质偏红，苔黄，脉弦细。基础体温高温相偏高。

分析：患者或肾虚血少，或脾肾不足，情怀不畅，愤怒急躁，肾虚肝郁，心肝气郁化火，下扰子宫，子宫固藏失实，藏中有泻，泻之较甚，故经前期漏红，量少色红，基础体温高温相偏高；肾虚血少，无以上荣，故头昏头晕；肝郁化火，气机不畅，故胸闷烦躁，乳房胀痛；肝热胆泄，故口苦口渴；心肝气郁，化火扰心，故夜寐甚差；脾虚失运，故大便偏软；心肝郁火，下移膀胱，故小便偏黄；舌质偏红，苔黄，脉弦细为心肝郁火之象。

基本治法：清肝解郁，宁心安神。

方药运用：丹栀逍遥散(《内科摘要》）加减。

黑山栀 10g，炒丹皮 10g，莲子心 3g，黑当归 10g，白芍 10g，茯苓 10g，炒柴胡 5g，钩藤（后下）15g，黛灯心 1 米。

本方由逍遥散加丹皮、栀子组成。方中丹皮清热凉血，黑山栀泻火除烦，清热利湿，又有凉血的作用，两药清肝泻火；柴胡疏肝解郁；当归、白芍养血柔肝；茯苓健脾祛湿，使运化有权；莲子心、钩藤清心疏肝；黛灯心清心除烦。诸药合用，有清肝解郁、宁心安神之功。

服法：经间期经前期水煎分服，每日 1 剂。

加减：失眠重者，加炒枣仁 6g，青龙齿（先煎）10g；大便偏软者，去黑山栀，加炒白术 10g，砂仁（后下）5g，怀山药 10g。

3. 肝经湿热证

证候：经前期漏红，量少色红，质黏腻，胸闷烦躁，口苦口腻，少腹隐隐作痛，纳食欠佳，小便黄少，舌质红，苔黄白根腻，脉细弦数。

分析：脾肾不足，不能助阳行气，内湿自生，湿性下流，夹有郁火，故致肝经湿热，湿热下扰子宫，子宫固藏失职，故经前期漏红，量少色红，质黏腻，少腹隐隐作痛；湿热内阻，运化无力，故纳食欠佳；肝经郁火内扰，故胸闷烦躁；湿热内阻，肝胆失疏，故口苦口腻，小便黄少；舌质红，苔黄白根腻，脉细弦数是肝经湿热之象。

基本治法：益肾养血，清肝利湿。

方药运用：清肝止淋汤(《傅青主女科》）加减。

黑当归 10g，白芍 10g，怀山药 10g，炒丹皮 10g，茯苓 10g，生地 10g，黄柏 10g，薏苡仁 15g，小蓟 10g，黑豆 10g，碧玉散（包煎）10g，柴胡 5g。

方中黑当归、白芍养血柔肝，柴胡疏肝解郁，三药合用，补肝体而助肝用。山药益肾健脾，生地养血清热，丹皮清热凉血，茯苓健脾渗湿，薏苡仁健脾利水渗湿，黄柏清利湿热，小蓟凉血止血，黑豆、碧玉散利水通淋。诸药合用，有益肾养血、清肝利湿的功效。

服法：经间期经前期水煎分服，每日 1 剂。

加减：脾胃虚弱者，去生地，加炒白术 10g，砂仁（后下）5g，党参 10g，陈皮 6g；少腹疼痛明显者，加红藤 15g，败酱草 15g，五灵脂 10g。

【其他治疗】

1. 中成药

（1）归脾丸　每次 10g，每日 2 次，适用于脾气虚证。

（2）固经丸　每次 10g，每日 2 次，适用于阳盛血热证。

（3）定坤丹(《北京市中药成方选集》)　每服 1 丸，每日 2 次，适用于气弱肾虚之经前漏红。

2. 针灸

（1）体针 关元、血海、气海，毫针刺，用泻法。

（1）耳针 内分泌、子宫、肾、肝、脾，每次选穴 2～4 个。

【转归及预后】

经前期漏红常由黄体功能不健引起，经过适当调治，多能痊愈。本病有时颇为复杂和难治，对反复不愈者，要查明原因，明确诊断。发现宫颈、宫腔息肉、子宫内膜炎、子宫黏膜下肌瘤等，需及早手术治疗。

【预防与调护】

1. 临床忌温燥助阳动血之药及酒浆等辛辣之品。

2. 注意身心健康，避免过度劳累。

【临证经验】

经前期漏红临床上较为常见，在病人主诉中，常与经期延长相混淆，因此必须细心审察和鉴别。夏师认为，治疗本病必须注意两个方面：一是测量 BBT，观察高温相的变化，如高温相时漏红，就属于经前期漏红，因为月经来潮时 BBT 高温相必定下降至低温相水平。二是按行经期初中末的时数律加以分析和判断。一般来说，行经初期为一天甚或两天者，可迅速进入行经中期，即行经期的高峰时期，经量多或较多。经前期漏红一般在经前 3 天，甚则 6～7 天，最长的自排卵期后就开始少量出血，淋漓不净，故凡主诉经期延长或经漏的患者，均需仔细地分析其出血的多少与时间的关系，再结合 BBT 高温相的观察，及早确诊。经前期漏红大多伴有高温相的失常，主要有偏短、偏低以及下降缓慢三种形式，均属于阳虚的病变。因此，要从补肾助阳论治。

本病有时颇为复杂和难治，常在肾阳偏虚之中兼夹心肝郁火或湿浊，甚则兼夹血瘀，而且在治疗上常互相矛盾，治此碍彼，不易照顾和处理，所以治疗的效果有时很不理想。如有一朱姓患者，患经前期漏红已 2～3 年，每次经前期漏红少则 7 天，多则半月，从 BBT 上升开始即出现少量出血，量少色红，或如咖啡色，无血块，伴腰酸头昏，胸闷烦躁，纳欠神疲，有时腹胀矢气，大便偏溏，脉细濡带数，舌质淡红，苔黄白腻，根部厚。BBT 高温相欠稳定，或上升缓慢，或下降缓慢。夏师采用养血补肾助阳，疏肝理气解郁的方法，以毓麟珠合越鞠丸加减，处方：黑当归、赤白芍、怀山药、炒丹皮、茯苓各 10g，山萸肉 6g，川续断、菟丝子、紫石英（先煎）各 10g，制苍白术各 9g，制香附、五灵脂、省头草各 10g，大小蓟各 12g。药后出血似有减少，但大便偏稀，不得不改用健脾补肾、清肝解郁的方法，用健固汤合越鞠丸加减，处方：党参、炒苍白术、怀山药、炒丹皮、茯苓、川断、紫石英（先煎）各 10g，广藿香、佩兰各 6g，炒荆芥 6g，五灵脂 9g。药服 5 剂后月经来潮，经量稍多，色红有小血块，7 天净，净后仍有少量咖啡色液体，持续 3～5 天始净，净后有少量锦丝状带下，转从经间排卵期论治，以补肾促排卵汤加减。药后 BBT 呈高温相提示进入经前期，又见少量漏红，BBT 上升缓慢，舌苔黄白厚腻，腹胀矢气，大便偏溏，胸闷心烦，属脾肾不足，心肝郁火，湿浊内阻，并夹有血瘀，故治之半年不巩固，不得不进行宫腔镜检查，发现宫腔息肉、子宫内膜炎。子宫内膜病检示炎性病变，分泌反应较差，除行手术摘除息肉外，予以清利化瘀等法，病情始有好转。因此，本病夹有血瘀者务必注意宫颈、宫腔息肉以及黏膜下肌瘤的器质性病变；兼夹湿热者务必注意子宫内膜的炎性疾患；兼夹郁火者，务必要注意到精神心理方面的因素，结合心理疏导。在治疗上，要抓住助阳益气的根本，夏师常用益气温肾汤，即党参、炒白术、茯苓、怀山药、川断、菟丝子、鹿角胶或鹿角霜、紫河车、五灵脂、煨木香、砂仁、钩藤等，或配服人参鹿茸丸。

验案举例

杨某，女，43岁，南京人，已婚，2005年11月30日初诊。

主诉：经前漏红1年。近1年来经前10天即见少量阴道出血，色淡红，无血块，小腹不痛，腰略酸。月经初潮14岁，周期28天，3~5天净，量中等，夹血块，无痛经，末次月经2005年11月17日（经前少量漏红9天），量中等。经间期拉丝状带下偏少。刻诊：经周14天，白带少，双乳不胀，纳谷尚可，二便自调，舌红，苔薄，脉细弦。生育史：1-0-2-1，上环13年。诊断：经前漏红。病机：肾阴偏虚，阳亦不足，心肝火旺。治法：按益肾调周法治疗，滋阴养血，疏肝调经。处方：炒黑当归10g，赤白芍各10g，山药10g，山萸肉9g，熟地10g，丹皮10g，茯苓10g，川断10g，杜仲10g，五灵脂10g，炒荆芥10g，菟丝子10g。服药7剂，并嘱患者测BBT。2005年12月8日二诊：患者BBT上升4天，小腹不痛，腰略酸，双乳胀痛，心烦寐差，纳谷尚可，大便偏溏，舌淡红，苔薄腻，脉细弦。治从经前期，健脾补肾，清肝解郁，方用健固汤合丹栀逍遥散加减，处方：党参12g，炒苍白术各10g，怀山药10g，炒丹皮10g，茯苓10g，川断10g，紫石英（先煎）10g，菟丝子10g，鹿角霜10g，炒荆芥6g，五灵脂9g，煨木香9g，黑山栀10g，钩藤（后下）12g。2005年12月15日三诊：末次月经2005年12月15日（此次经前漏红改善，持续4天），量少，色暗红，小腹不痛，腰酸隐隐，纳谷尚可，二便自调，舌红苔薄，脉细弦。从经期治疗，越鞠丸合五味调经散加减，处方：制苍术10g，制香附10g，丹皮10g，山楂10g，泽兰10g，丹参10g，赤芍10g，延胡索10g，川断10g，怀牛膝10g，陈艾叶6g，广陈皮6g。服药5剂后转从二至地黄汤合越鞠二陈汤加减，处方：女贞子10g，旱莲草10g，山药10g，山萸肉10g，丹皮10g，茯苓10g，川断10g，桑寄生10g，炒五灵脂10g，广陈皮6g，广郁金10g，制苍术10g，六一散（包煎）10g。如此按调周法治疗3个月，患者痊愈。

按语：经前期漏红，西医称为黄体期出血，常由黄体功能不全所致。患者月经前阴道少量出血，反复发作1年，故属经前期漏红。夏师认为，本病的主要病机在于经前期阳气不足，子宫失藏，冲任失固，故见阴道少量出血。阳气不足的根本原因在于肾虚，常兼夹心肝郁火或湿浊、血瘀，病情错综复杂。患者年过40，阴气自半，肾阴不足，阴虚日久，阳气亦虚，加之平素心情不舒，肝气郁滞，气郁化火，在经前期阳长至重的情况下，心肝郁火更旺，热扰胞宫，冲任不固，故经前期漏红约1年。夏师治疗本病，不是单纯的见血止血，而是按补肾调周的方法，恢复患者肾的阴阳平衡，故经后期滋阴养血，清肝解郁，以求阴长充分，转阳顺利。本病的治疗重点在于经前期，即阳长之后，阳气充足则胞宫得固，漏红即止。所以，经前要补肾助阳，益气固宫，但又必须与疏肝宁心相结合，临床常用的方剂是健固汤合丹栀逍遥散加减，药用党参、炒苍白术、怀山药、炒丹皮、茯苓、川断、紫石英、菟丝子、鹿角霜、炒荆芥、五灵脂、钩藤等。同时，注意结合心理疏导，稳定患者的情绪，故治疗3个月即收到良效。

【小结】

1. 经前期阴道点滴出血，随月经周期而发作者，称经前期漏红。本病的特征是反复发作，与一般妇科出血病症不同，临床上常有所见。治之半年有效而不巩固者，要进行宫腔镜检查，若发现宫颈或宫腔息肉、子宫内膜炎、子宫黏膜下肌瘤等，必须及早手术治疗。

2. 本病观察BBT高温相的变化十分重要。凡是高温相欠稳定、偏低、偏短、缓慢下降等，均有助于脾肾阳虚的辨证。此外，兼证、合并症的辨别也很重要。

3. 本病在治疗上主要是健脾补肾，结合清心调肝，不能单纯地见血止血，而是要按补肾调周的方法，恢复患者的阴阳平衡。经后期宜滋阴养血，清肝解郁，以求阴长充分，转阳顺利。治疗的重点在于经前期，即阳长之后，阳气充足则胞宫得固，漏红即止。除少数患者必须单纯温补外，大部分患者均需温清并施。同时，要注意掌握服药的时间，经行即停服，以免影响正常经血的排泄。

4. 临床忌温燥助阳动血之药及酒浆等辛辣之品。

十、经行吐衄

在月经来潮前后或正值经期发生衄血、吐血，称为经行吐衄。

本病与月经周期有关，常伴月经量少，甚或月经不行。因其类乎月经倒行逆上，所以有倒经或逆经之称。李时珍在《本草纲目》中就曾经写道："有行经只衄血、吐血或眼耳出血者，是谓逆行。"由于吐衄代替了月经的来潮，故又有代偿性月经之称。

就临床资料分析，本病有如下特点：

①多见于青春期女性，月经周期常失调，甚则闭经。

②临床上以鼻衄最为常见，有的出现吐血，与鼻部出血回流至口咽部有关。

【病因病机】

经行吐衄的原因是血热气逆。气为血帅，血随气行，血的升降运行皆从乎气。气热则血热妄行，气逆则血逆而上溢。月经来潮时或经行前冲气较盛，血海满盈，血热气逆，必然迫血上行而为吐衄。之所以形成血热气逆，动乎冲任，与肾阴阳的失衡有关。

1. 肝经郁火

抑郁恚怒或学习工作紧张，肝气怫逆，相火内盛，火升气逆，以致口鼻吐衄。肝藏血而司血海，冲脉为血海，隶属于肝经，经行之时冲气旺盛，气升血升，随肝气上逆上溢而为吐衄。肝气之怫逆，冲气之升逆，多是由肾精不足、阴虚火旺使然。

2. 阴虚肺燥

形体瘦弱，阴血亏虚，复因忧愁思虑，积念在心，以致心阴不足，心火偏亢。阴虚火不旺者，心肾尚能相交，水火有既济之象；阴虚心火旺者则不能下济于肾，反上迫于肺，灼肺伤络，故出现衄血，延之日久易成痨瘵。

3. 瘀阻气逆

肾虚肝郁之体，冲任失于通畅，肝郁则气滞，气滞则血滞，血滞子宫，积久成瘀，瘀阻气机不畅。经前经期冲脉气盛，气机升逆，经血随冲脉之气上逆，遂成经行吐衄。

【诊断与鉴别诊断】

1. 诊断

（1）临床表现　经行前后或正值经期出现周期性的衄血、吐血，经后自止。多伴经量减少，甚至无月经。

（2）妇科检查　常无明显阳性体征。

2. 鉴别诊断

本病应详细检查鼻咽部及气管、支气管、肺、胃等黏膜，必要时可行活检以排除恶性肿瘤及炎性出血，或通过胸部 X 线及纤维内窥镜检查排除鼻咽部、气管、支气管、肺、胃等器质性病变。

通过详细地询问病史和检查，本病可与鼻咽部的器质性病变及其他全身性疾病如维生素 C、维生素 K 的缺乏和血液病等引起的出血相鉴别。

【辨证施治】

经血倒行，必须引血下行，治疗当遵热者清之、逆者顺之、激者平之、瘀者去之的原则。待经行之后，需培补本元，帮助发育，杜绝热、逆、瘀的产生，才能巩固疗效。

1. 肝经郁火证

证候：经前经期吐血、衄血，量较多，色红或有血块，头昏耳鸣，胸闷烦躁，两胁胀痛，口干而苦，或月经周期超前，量少，甚至停经，舌质红苔黄，脉弦而数。

分析：抑郁恚怒，或学习工作紧张，肝气怫逆，相火内盛，火升气逆，以致经前经期吐血、衄血，量较多，色红或有血块；肝藏血而司血海，冲脉为血海，隶属于肝经，经行之时，冲气旺盛，气升血升，随肝气上逆而为吐衄；肝气之怫逆，冲气之升逆，是由肾精不足，阴虚火旺而致，故头昏耳鸣，胸闷烦躁，两胁胀痛，口干而苦；肝火偏旺，冲任失调，故月经周期超前，量少，甚至停经；舌质红苔黄，脉弦而数为肝经郁火之象。

基本治法：清肝泻火，降逆止血。

方药运用：清经四物汤(《古今医鉴》) 加减。

当归、白芍、生地、丹皮各 10g，黄连 3g，黄芩、黄柏、炙知母各 6g，阿胶、艾叶、制香附各 9g，甘草 6g，牛膝 10g。

方中当归、白芍养血疏肝；生地清热凉血，养阴生津；反佐之艾叶养血止血；牛膝功擅苦泄下降，能引血下行，以降上炎之火；丹皮泻血中伏火；黄连、黄芩、黄柏分别清三焦之火；知母清热泻火；香附疏肝行气；甘草调和诸药。诸药合用，有清肝泻火、降逆止血的功效。

服法：经前经期水煎分服，每日1剂。

加减：鼻衄偏多者，加黑山栀9g，茅针花、荆芥炭各6g；经行小腹作痛，有血块者，加五灵脂、茺蔚子各10g，丹参、泽兰叶各9g；腰酸头晕明显者，加熟地、川续断各10g。

2. 阴虚肺燥证

证候：经期或经后衄血吐血，量多或少，色鲜红，无血块，头昏耳鸣，潮热咳嗽，手足心烦热，唇红口干，舌质红绛，苔剥，脉细数。

分析：形体瘦弱，阴血亏虚，复因忧愁思虑，积念在心，以致心阴不足，心火偏亢，不能下济于肾，反上迫于肺，灼伤肺络，故经期或经后衄血吐血，量多或少，色鲜红，无血块，延之日久，易成痨瘵；阴虚则头昏耳鸣；肺燥，故潮热咳嗽；阴虚火旺，故手足心烦热，唇红口干；舌质红绛，苔剥，脉细数是阴虚有热之象。

基本治法：养阴润肺，清热止血。

方药运用：活血润燥生津汤(《医方集解》）加减。

当归、白芍、生地各10g，天冬、麦冬各6g，天花粉、桃仁、红花各9g，莲子心3g。

方中当归、白芍活血养血；生地养肾阴；天冬、麦冬养肺阴；天花粉清泻肺热，并润肺燥；桃仁、红花活血祛瘀；莲子心养心益肾，交通心肾。全方有养阴润肺，清热止血的作用。

服法：水煎分服，每日1剂。

加减：衄血偏多者，加茅针花、仙鹤草各10g；腰酸头晕者，加玄参10g，炙龟板（先煎）15g；咳嗽较剧者，加青蛤壳10g，杏仁10g，南北沙参各15g。

3. 瘀阻气逆证

证候：经期衄血，或多或少，月经后期居多，行经量少，色黑有块，小腹疼痛拒按，或经血不行，胸闷烦躁，舌边有紫点，脉细弦。

分析：肾虚肝郁之体，冲任失于通畅，肝郁气滞，气滞血滞，血滞子宫，积久成瘀，瘀阻气机，经前经期冲脉气盛，经血随冲脉之气上逆，致成经行吐衄，或多或少；瘀阻气滞，故行经量少，色黑有块，小腹疼痛拒按，或经血不行；肝郁气滞，故胸闷烦躁；舌边有紫点，脉细弦亦为肝郁气滞所致。

基本治法：逐血通瘀，顺气降逆。

方药运用：血府逐瘀汤(《医林改错》）加减。

桃仁、红花、当归、赤芍、丹参、熟地、川牛膝各9g，枳壳6g，制香附10g，益母草15g。

方中桃仁、红花、当归、赤芍、益母草活血祛瘀，牛膝祛瘀血，通血脉，并引血下行，为方中主要组成部分；香附疏肝理气，枳壳开胸行气，使气行则血行；熟地滋阴养血，配当归养血润燥，使祛瘀而不伤阴血。诸药合用，不仅行血分瘀滞，而且能解气分郁结，活血而不耗血，祛瘀又能生新，瘀去血行，则诸证可愈。

服法：经期水煎分服，每日 1 剂。

加减：小腹冷痛者，加肉桂（后下）3g，艾叶 9g；头痛衄血偏多者，加钩藤（后下）15g，丹皮、茅针花各 9g，亦可于上方中加入大黄、旋覆花、童便等潜降通泄之品以促经行。

【其他治疗】

1. 中成药

丹栀逍遥丸　每次 4～6g，每日 3 次，适用于肝经郁火者。

2. 针灸

（1）体针　上星、迎香、太溪、三阴交、列缺，适用于肺肾阴虚证；上星、迎香、风池、太冲，适用于肝经郁火证。

（2）耳针　神门、肾、子宫、卵巢、脑，适用于各种经行吐衄。

【转归及预后】

经行吐衄相当于西医学的代偿性月经。西医学认为，鼻黏膜和胃黏膜对卵巢分泌的雌激素较为敏感，雌激素可使毛细血管扩张，脆性增加，因而易破裂出血。对子宫内膜异位所致的周期性鼻出血，可用性激素治疗，使异位之内膜样组织萎缩而达到止血。对药物治疗无效者，可考虑手术切除局部组织。

【预防与调护】

1. 临床忌温燥助阳动血之药及酒浆等辛辣之品。
2. 注意身心健康，避免过度劳累。

【临证经验】

经行吐衄是临床常见疾病之一，常反复发作，不易治愈。夏师在临证中提出如下几点要旨。

1. 清肝降逆

这是治疗本病的主要方法。本病虽有阴虚肺燥、瘀阻气逆等多种证型，但最常见的还是肝郁化火型，夏师常用的倒经汤是根据《丁甘仁医案》中治疗经行吐衄的处方化裁而来，重在通达月经，清降气火，稍佐轻清止血。药用丹参、牛膝、泽兰、茺蔚子、炒丹皮、制香附、茅针花、荆芥炭、炒山栀、竹茹等。若大便秘结者，可加大黄，既有清热泄下降火之作用，又可入血行瘀，导血下行，是火热偏甚经行吐衄的要药。若伴有胸闷气短，可加醋炒柴胡。由于本方性偏凉，故适合经前阳长至重阶段服用，经后阴长至重阶段不宜使用。

2. 补肾降逆

经行吐衄主因在于肝郁化火，根本原因还在于肾虚。肾阴虚，子宫冲任失于涵养，冲脉之气上逆化火所致者，以《傅青主女科》顺经汤化裁，制成补肾降逆汤，标本合治，用于阴虚肺燥，肝郁化火，瘀阻气逆，经治疗后仍反复发作者。经后期治本，尤应选本方以助阴长至重，药用熟地、白芍、当归身、山药、女贞子、丹皮、茯苓、紫河车、怀牛膝、茜草、牡蛎等。如在经后期服用，尚需加入川断续、菟丝子等补阳纳气之品，或从补肾调周法调治之。

3. 子宫内膜异位症的证治

由瘀血内滞所致者，可出现严重的经行吐衄，顽固难治，鼻腔黏膜病理检查发现，部分属于子宫内膜异位于鼻腔。此时必须首先清除子宫内膜异位病灶，然后根据肝旺、阴虚、阳虚等不同证型选用倒经汤、补肾降逆汤、血府逐瘀汤等，并加入血竭、鳖甲、石打穿等消瘀化结之品。除此之外，子宫内膜异位症受卵巢激素周期性变化的影响，与中医的阴阳消长转化的月节律有关。经后期阴长，内膜样血瘀亦长，经前期阳长，膜样血瘀逐渐融化，因此，维持经前期阳长对消除子宫内膜异位性血瘀十分重要。临床常用补肾助阳的经前期方药来维持或延长经前期的阳长，药选毓麟珠合血竭、五灵脂、石打穿等。由于经前期的阳长易激动肝经之火，出现气火偏旺的证候，故需加入钩藤、山栀、炒丹皮、白蒺藜等清肝降逆之品，以防火热迫血妄行。对于阴虚火旺的患者，则需运用阴中求阳的方法来照顾经前期特点，防止不良反应，方选归芍地黄汤加助阳之品，如鹿角胶、仙灵脾等；肝郁化火的，再加入丹栀逍遥散，以防火热迫血妄行。对素体阴虚或一贯阴虚火旺的体质，只能在补阴的基础上加入适量的补阳药以照顾经前期特点，从而提高疗效，防止不良反应。

【小结】

1. 月经来潮前后或正值经期发生衄血、吐血，称为经行吐衄。本病与月经周期有关，常伴月经量少，甚或月经不行，类乎月经倒行逆上，所以有倒经或逆经之称。本病经过适当的治疗，一般预后较好。

2. 本病的发生机理多为血热冲气上逆，迫血旺行，与肝经郁火、肾阴亏虚及瘀阻气逆有关。

3. 经血倒行必须引血下行，治疗当遵热者清之、逆者顺之、激者平之、瘀者去之的原则。待经行之后需培补本元，帮助发育，杜绝热、逆、瘀之产生，才能巩固疗效。

4. 临床忌温燥助阳动血之药及酒浆等辛辣之品。

十一、乳房胀痛

乳房胀痛是指妇女月经前出现周期性的乳房肿胀疼痛。乳房胀痛是妇科常见病，各年龄均可发生，值得重视。本病即西医学所谓乳腺小叶增生，以往均归入外科病中。

乳房胀痛有以下临床特点：

①本病的起因与女性内分泌功能失调有关，并常与月经不调、不孕、痛经以及围绝经期综合征等并发，其治疗以内治为主。

②对已形成纤维瘤或癌变者，非内服药所能消散，应采取外科手术治疗。

【病因病机】

本病的发生首先与肝气郁结有关。乳房乳头属于肝胃两经，肝气郁结，乳络不畅，积久致乳房囊性增生。肝郁又必与肾虚、脾弱有关，因此就本病形成而言，以肝气郁结为主证型，肾虚为兼证型，兹分析如下。

肝藏血而主疏泄，喜条达，恶抑郁。乳头乳房是肝胃两经所居之处，若素性忧郁，多愁善感，情怀不畅，或恼怒郁闷，日久不得解脱，肝气郁结，气阻于胃，脉络不畅，乳络瘀阻。经前期阳长至重，重阳动肝，气郁化火，故致乳房胀痛。

肝郁与肾有着密切的关系。肾阴虚则不能涵养肝木，木气不舒，发为肝郁。肾阳虚则不能助肝气以舒发，肝气不发，也易成郁，且肾经入乳内，故乳腺结构不良或卵巢分泌功能紊乱者易患本病。本病虽在于肝，但本质上属肾，尤其是肾阳不足在本病发病中有重要作用。

【诊断与鉴别诊断】

1. 诊断

（1）临床表现　以经前乳房胀痛为主。

（2）检查　主要为乳房的局部扪诊。乳房未扪及肿块，可行B超检查和钼靶X线摄片，以排除乳房纤维瘤、乳腺癌、乳腺导管扩张症等。

2. 鉴别诊断

本病需与乳房其他疾病相鉴别。

（1）乳癖　本病以经前几天乳房胀痛为特征，一般无乳房肿块；乳癖则是以乳房内肿块为特征。

（2）乳衄　无肿块，有乳头溢血。

（3）乳癌　多在外上象限，肿块呈圆形或巉岩不齐，边界不清，坚硬如石，大小不一，生长迅速，早期可活动，中晚期不能活动，且乳头回缩、溢血。

【辨证施治】

本病以肝气郁结为主要证型，但根本原因在于肾虚，所以在疏肝解郁为主的基础上，经后期、经前期均可按补肾调周法论治。

1. 主证型

肝气郁结证

证候：经前乳房胀痛，兼月经不调，经量偏少，色紫红，有小血块，伴胸闷烦躁，胁肋胀痛，腋下抑或胀痛，头昏腰酸，舌质偏红，苔黄白腻，脉细弦。

分析：肝藏血而主疏泄，喜条达，恶抑郁。乳头乳房是肝胃两经所居之处，若素性忧郁，多愁善感，情怀不畅，或恼怒郁闷，日久不得解脱，则肝气郁结，脉络不畅，乳络瘀阻。经前期阳长至重，重阳动肝，气郁化火，故乳房胁肋胀痛，腋下抑或胀痛，胸闷烦躁；肝气郁结，冲任不调，故月经不调，经量偏少，色紫红，有小血块；舌质偏红，苔黄白腻，脉细弦均为肝郁化热之象。

基本治法：疏肝解郁，理气通络。

方药运用：逍遥散(《太平惠民和剂局方》）加减。

炒柴胡5g，炒当归、赤白芍、白术、茯苓各10g，川断、广郁金各9g，青陈皮、橘叶核各6g，制香附、五灵脂各10g。

本方系四逆散衍化而来，主治肝郁脾虚，脾土不合的证候。方中柴胡疏肝解郁，当归、赤白芍养血补肝，三药配合，补肝体而助肝用；茯苓、白术补中理脾，疏散条达；川断、广郁金、制香附、青陈皮、橘叶核养血行气，疏肝通络。诸药合用，使肝郁得解，血虚得养，脾虚得补，则诸症自愈。

服法：经前经期水煎分服，每日1剂。

加减：肝郁化火，乳房乳头触痛，口苦口干，头痛者，加夏枯草10g，钩藤（后下）15g，炒丹皮12g，蒲公英15g；夹有血瘀，乳房胀痛结块，经行腹痛，有大血块，且血块较多者，加王不留行12g，炙山甲片6g，五灵脂10g；肾阳偏虚，腰俞酸楚，小腹有冷感者，加川断、杜仲各10g，鹿角片（先煎）12g。

2. 兼证型

（1）肾阴虚证

证候：经前乳房胀痛、触痛明显，头晕腰酸，烦热咽干，舌质暗红，苔黄略腻，脉细弦略数。

分析：肾阴虚不能涵养肝木，则木气不舒，肝气郁结，故经前乳房胀痛触痛明显；肾虚失养则头晕腰酸；阴虚生热，故烦热咽干；舌质暗红，苔黄略腻，脉细弦略数亦是肾阴不足之象。

治法：滋阴补肾，疏肝通络。

方药：滋肾生肝饮(《校注妇人良方》）加减。

炒当归、赤白芍、怀山药、生熟地、丹皮、茯苓各10g，五味子6g，山萸肉5g，炒柴胡6g，制香附9g，五灵脂10g。

本方是调补肾、肝、脾、胃的方剂。方中炒当归、赤白芍养血柔肝，怀山药、生熟地、山萸肉补养肝肾，为主；辅以茯苓健脾渗湿；佐以丹皮、茯苓、炒柴胡、制香附、五灵脂调理心肝，疏肝解郁，以遂肝气条达之性。全方通过补养肾阴，涵养肝木而达生肝之意。

服法：水煎分服，每日1剂。

加减：心肝火旺，见烦热口苦，失眠者，加钩藤（后下）15g，炒山栀9g，炒枣仁10g；脾胃失和，伴脘痞纳差，神疲乏力者，加党参12g，广陈皮6g，炒香谷芽15g。

（2）肾阳虚证

证候：经前期乳房胀痛，胸闷烦躁，时欲叹气，腰酸，小腹作胀，形体畏寒，经行小腹作痛，有较大血块，大便偏溏，舌质淡红，苔白腻，脉细弦尺软。

分析：肾阳虚，不能助肝气以舒发，故经前期乳房胀痛，胸闷烦躁，时欲叹气；肾虚腰府失养，故腰酸；肾阳不足，无以温煦，故形体畏寒，经行小腹作痛，有较大血块；阳虚不能暖土，故大便偏溏；肾阳虚，故舌质淡红，苔白腻，脉细弦尺软。

治法：补肾助阳，疏肝通络。

方药：毓麟珠合五香丸(《景岳全书》)加减。

丹参、赤白芍、怀山药、熟地、丹皮、茯苓各10g，川断、菟丝子、鹿角片（先煎）各12g，制香附9g，五灵脂10g。

方用丹参、赤白芍、怀山药养血调经；川断、菟丝子、鹿角片温肾暖宫，调补冲任；丹皮、茯苓、制香附、五灵脂调养气血，疏肝通络。全方有补肾助阳，疏肝通络之功效。

服法：水煎分服，每日1剂。

加减：心肝气郁明显，胸闷气窒，情怀抑郁，乳房胀痛明显者，加广郁金9g，绿萼梅5g，炒柴胡5g；脾胃不和，腹胀矢气，纳欠神疲者，加炒白术、党参各10g，煨木香6～9g；痛经，小腹冷感明显者，加紫石英（先煎）10g，肉桂（后下）3g。

【其他治疗】

中成药

小金丹(《中华人民共和国药典》)　每次1粒，每日2次，适用于肝郁夹痰证。

【转归及预后】

本病经过适当的治疗，预后较好。

【预防与调护】

1. 注意身心健康，消除患者精神紧张、焦虑及应激状态。
2. 临床忌温燥助阳动血之药及酒浆等辛辣之品。
3. 饮食上以清淡易消化的食物为主。

【临证经验】

乳房胀痛属于现代医学乳腺增生性疾病。夏师认为，本病虽发于乳房局部，为肝郁气滞，脉络不畅，但实际上与肾之阴阳消长转化不足有关，即肾阳偏虚，阳长不及，不能助肝脾气血以运转舒发，因而肝脾（胃）之气血活动失调，不通则痛也。

在辨治方面，可以逍遥散为主，加山慈菇、夏枯草、丝瓜络、五灵脂、漏芦、山甲片、土贝母、地鳖虫等。要从根本上论治，尚需以补肾调阴阳为主，按月经周期的阶段特点进行论治。临床需测量BBT，观察BBT的高温相变化，按调周法进行施治，同时进行心理疏导，稳定情绪，保持心肝气血的和畅，才能取得较好的效果。

本病虽然本质上与阴阳的消长转化失调有关，但其形成和发展与心肝的关系十分密切。《疡医大全》引陈远公曰："有左乳内忽大如桃，又不疼，色亦不赤……以为痰气郁结也，谁知肝气不舒乎。夫乳属阳明，乳肿宜责阳明矣，而余独谓之肝，不起世人之疑乎。夫阳明胃土最畏肝木，肝气亦不舒矣……治法不必治胃，治肝而肿自消矣。"该论述指出，在乳房胀痛中肝较之脾胃更为重要，调治心肝也是乳房胀痛治疗的主要方法。陈远公乃陈士铎也，其学术观点大多来源于傅青主，可供参考。

【小结】

1. 乳房胀痛与女性内分泌功能失调有关，常与月经不调、不孕、痛经以及围绝经期综合征等伴发，故应划归妇科进行辨治，且以内治为主。

2. 本病的病机首先是肝气郁结。乳房乳头属于肝胃两经，而肝气郁结又是女性最为常见的病机，脉络失畅，故致乳房胀痛。

3. 本病虽以肝气郁结为主要证型，但根本原因在于肾虚，所以在疏肝解郁为主的治疗后，可按补肾调周法论治。

4. 平时需嘱患者注意身心健康，饮食上以清淡易消化的食物为主。

第十节　更年期综合征

部分妇女在自然绝经前后，因肾气衰、天癸竭、阴精不足、心肝失养而出现月经紊乱或绝止、烘热汗出、头昏耳鸣、烦躁不安、心情忧郁、心悸失眠、神疲乏力等症状，称为更年期综合征，中医称之为绝经前后诸证。因手术切除、放射治疗以及某些内分泌疾病丧失卵巢功能而出现的类似症状亦属于本病范畴。

【病因病机】

更年期肾气渐衰，天癸将竭，冲任子宫功能减退，月经紊乱而至断绝，原为女性生殖生理现象。因有些女性肾衰的程度过早或过速，或因社会、心理等因素的干扰较强，引起肾之阴阳失衡，心肝气火偏盛，冲任气血不能下泄，上逆犯于心、肝、脾，继而出现一系列症状，发为更年期综合征。

本病以肾虚为本，肾的阴阳平衡失调，影响到心、肝、脾，其中尤以心主神明和心主血脉的功能失常为主，同时又可导致痰浊、脂膜、血瘀、郁火等病变。本病的病理主要有阴虚、阳虚及兼夹郁热、瘀滞、痰浊、湿热等。

1. 主要证型

（1）阴虚　素体阴虚，或数脱血，或房劳多产，以致肾阴亏虚，天癸渐竭，阴虚不能涵养心神。心神失养，心火上炎，不能下交于肾，水火不济，发为本病；或肾阴不能涵养肝木，肝经郁火，肝阳上亢，亦常见本病。

（2）偏阳虚　素体脾弱阳虚，肾衰天癸竭，亦必致肾阳不足，既有阴虚不能涵养心肝，心肝气火上扰之象，又有脾肾阳虚于中下焦的表现，形成上热下寒、以下寒为主的病症。

2. 次要证型

（1）*兼肝郁* 性格内向，常多忧郁，心肝气郁不畅，脉络失和，发为经前后诸证。

（2）*兼血瘀* 气机不畅，经血行而不达，甚则经血瘀滞。

（3）*兼痰浊* 肝脾失调，肝郁脾弱，运化失常，痰浊内生，蕴蓄于中下焦者，为兼夹痰浊；水湿不运，泛溢于外者，为兼夹水湿。

【诊断与鉴别诊断】

1. 诊断

（1）*月经紊乱* 半数以上妇女绝经前出现月经紊乱，多为月经周期不规则，持续时间长及经量增加，多系无排卵性月经，虽生育力低下，但有意外妊娠可能。

（2）*血管舒缩症状* 潮热为围绝经期最常见症状，表现为面部和颈部皮肤阵阵发红，伴有烘热，继之汗出，持续时间短者 30 秒，长则 5 分钟。症状轻者每日发作数次，重者 10 余次或更多，夜间或应激状态易促发。此种血管功能不稳定可历时 1 年，有时可长达 5 年或更长。

（3）*精神神经症状* 围绝经期妇女往往激动易怒、焦虑不安，或情绪低落、抑郁寡欢、不能自制。雌激素缺乏还可影响睡眠、记忆力及认知功能，生活质量及工作效率降低。雌激素缺乏者还存在发生 Alzheimer 病的潜在危险，表现为老年痴呆，记忆丧失，失语失认，定向、计算、判断障碍及性格、行为、情绪的改变。

（4）*泌尿生殖道症状* 盆底松弛，乳房萎缩下垂；尿道缩短，黏膜变薄，括约肌松弛，常有尿失禁；膀胱因黏膜变薄，易反复发作膀胱炎。

（5）*心血管疾病* 绝经后雌激素水平低下，血胆固醇水平升高，各种脂蛋白增加，且高密度脂蛋白/低密度脂蛋白比率降低，故绝经后妇女易发生动脉粥样硬化、心肌缺血、心肌梗死、高血压和脑卒中。

（6）*骨质疏松* 绝经后妇女骨质吸收速度快于骨质生成，促使骨质丢失，骨小梁减少，约 25% 患有骨质疏松症，表现为体形变小，严重者可导致骨折，易发生于桡骨远端、股骨颈、椎体等部位。

（7）*皮肤和毛发变化* 雌激素不足可使皮肤胶原纤维减少，皮肤皱纹增多加深；皮肤变薄、干燥甚至皲裂；皮肤色素沉着，出现斑点；皮肤营养障碍，表现为皮炎、瘙痒、多汗、浮肿；暴露区皮肤经常受日光刺激，易致皮肤癌。大多数绝经后妇女出现毛发分布改变，通常是口唇上方毫毛消失，代之以恒久毛，形成轻度胡须，阴毛、腋毛有不同程度的丧失，躯体和四肢毛发增多或减少，偶有轻度脱发。妇科检查无阳性体征。

（8）*辅助检查*

①FSH、LH、E_2测定：绝经期 FSH > 10 IU/L，提示卵巢储备功能下降；FSH > 40 IU/L，提示卵巢功能衰竭。

②B 超：了解子宫内膜厚度，排除子宫和卵巢肿瘤。

③分段诊刮及子宫内膜检查：排除子宫内膜肿瘤。

④影像学检查：测定骨密度等，了解有无骨质疏松。

2. 鉴别诊断

通过详细询问病史，根据症状及 FSH、LH、E_2测定，排除心血管疾病、泌尿生殖器官的器质性病变、神经衰弱、甲亢等，即可确诊。

【辨证施治】

本病阴虚者在肾，涉及心、肝，治宜滋阴清降宁心；阳虚者亦在肾，涉及心、脾，治宜益肾助阳；兼有痰浊、血瘀、水湿者，当合而治之。

发作较重时，治宜清心安神、调理心肝为主，兼顾肾阴，待症状稍微缓解后，仍当从脾肾论治，兼顾心肝。

1. 主要证型

（1）阴虚证

证候：月经先期，量少或多，或崩漏，或闭经，经色鲜红或紫红，无血块，烘热出汗，头目眩晕，五心烦热，焦虑急躁，腰背酸楚，心悸失眠，大便干燥，舌红少苔，脉弦细数。

分析：素体阴虚，或数脱血，或房劳多产，以致肾阴亏虚，天癸渐竭，冲任失养，故月经先期，量少或多，或崩漏，或闭经，经色鲜红或紫红，无血块；阴虚不能涵养心肝，心神失养，心火上炎，故头目眩晕，五心烦热，焦虑急躁；心火不能下交于肾，水火失济，故烘热汗出，心悸失眠；肾阴偏虚，腰府失养，故腰背酸楚；阴血不足，肠腑失濡，故大便干燥；舌红少苔，脉弦细数亦是阴虚之象。

基本治法：滋阴降火，清心宁神。

方药运用：清心滋肾汤（夏桂成经验方）。

钩藤（后下）15g，黄连 3～5g，丹皮、紫贝齿（先煎）、怀山药、山萸肉、茯苓 10g，莲子心 5g，紫草、合欢皮 10g，浮小麦 30g。

围绝经期综合征，亦即是以往所谓的更年期综合征，临床上以阴虚火旺者为多见。阴虚以肾阴虚为主，火旺以心火旺多见。本方首在清心火，黄连清心泻火，佐莲子心加强清心安神的作用；钩藤清心肝而安神魂，紫贝齿善安神魂而泻心肝；浮小麦能养心安神，并有止汗的作用。以上均以清心为主，并有降心火，安神魂，和心血的作用。同时，怀山药、山萸肉滋肾养阴，治肾衰癸水不足之本；茯苓健脾渗湿，助山药益脾；丹皮清泻肝火，并制山萸肉之温；合欢皮安神解郁。全方心肾合治，清滋同用，共奏滋阴降火、清心宁神之效。

服法：水煎分服，每日 1 剂，连服 2 月。

加减：肝经郁火明显者，加黑山栀、苦丁茶、夏枯草各 10g；脾胃不和者，加炒白术 10g，砂仁（后下）5g；阴虚阳亢者，加天麻 9g，石决明（先煎）12g。

（2）阳虚证

证候：月经量少或量多，色淡，无血块，面色晦暗，浮肿，神疲乏力，形寒肢冷，头昏烦躁，烘热汗出，情绪抑郁，沉默寡言，腰膝酸冷，纳差腹胀，大便溏薄，小便清长，带下清稀，舌质淡红，边有齿痕，苔薄白，脉沉细。

分析：素体脾弱阳虚，肾衰天癸竭，肾阳不足，冲任失调，故月经量少或量多，色淡，无血块，面色晦暗；肾阳不足，腰府失养，故腰膝酸冷；脾肾阳虚，失于温煦，故形寒肢冷；气化不利，故小便清长；脾阳不足，运化无力，故纳差腹胀，大便溏薄；水湿内停，故浮肿，带下清稀；肾阳不足，肾阴亦虚，不能涵养心肝，心肝气火上扰，故头昏烦躁，烘热汗出，情绪抑郁，沉默寡言；舌质淡红，边有齿痕，苔薄白，脉沉细为偏阳虚之象。

基本治法：温肾扶阳，健脾利水。

方药运用：温肾宁心汤（夏桂成经验方）。

党参、仙灵脾、仙茅、炒白术各 10g，钩藤（后下）15g，莲子心 5g，连皮茯苓，防己各 12g，怀山药 9g，合欢皮、补骨脂各 10g。

方中仙灵脾、仙茅、补骨脂温肾阳，党参、白术、连皮茯苓、防己健脾利水，钩藤、莲子心、合欢皮清心平肝，安定神魂。全方寒热并用，补理兼施，上清心肝之火，下温脾肾之阳，完全适应绝经期生理病理特点的需要。

服法：水煎分服，每日 1 剂。

加减：失眠者，加紫贝齿（先煎）、合欢皮各 10g；胸闷不舒，情绪抑郁者，加广郁金 6g，娑罗子 10g，合欢皮 12g；眩晕浮肿明显者，加天麻 6g，车前子（包煎）、泽泻各 10g；阴虚火旺，烦热口渴，大便较硬者，加炙知母 6g，炒黄柏 9g，女贞子 10g 等。

2. 兼夹证型

（1）兼肝郁证

证候：月事紊乱，经量多，色鲜红，有小血块，烘热汗出，头晕腰酸，胸闷烦躁，情绪激动，胸闷抑郁，胁肋疼痛，口苦咽干，舌红苔黄腻，脉弦滑。

分析：肾气渐衰，天癸将竭，阴阳失调，故月事紊乱，经量多，色鲜红，有小血块；肾阴偏虚，故头晕腰酸；平素性情抑郁，心肝气郁不畅，心肝火旺，故胸闷烦躁，情绪激动，口苦咽干；脉络失和，故胁肋疼痛；舌红苔黄腻，脉弦滑为肝郁有热之象。

基本治法：滋阴清心，疏肝解郁。

方药运用：逍遥饮(《景岳全书》) 加减。

熟地 15g，当归、白芍、酸枣仁、茯苓、怀山药、炙龟板（先煎）各 10g，甘草、陈皮、合欢皮、炙远志各 6g，炒山栀 9g。

方中熟地养血滋肾，补精益髓；山药健脾滋肾；龟板滋阴潜阳，养血补心；当归、白芍养血疏肝；酸枣仁、合欢皮、远志养心安神，疏肝解郁；茯苓健脾渗湿；山栀泻火除烦；陈皮理气和中；甘草调和诸药。

服法：水煎分服，每日 1 剂。

加减：纳差便溏者，去熟地、当归，加炒白术、六曲各 10g，太子参 15g；夜寐甚差或失眠者，加夜交藤15g，青龙齿（先煎）各10g。

（2）兼血瘀证

证候：绝经前后小腹作痛，或有癥瘕病史，胸痹心痛，劳累后头痛，烘热汗出，烦躁寐差，月事紊乱，量少淋漓，色紫黑有块，或量多如崩如冲，舌质紫黯，脉弦涩。

分析：肾气渐衰，肾虚肝郁，气机不畅，经血行而不达，气滞生瘀，甚则经血瘀滞，或有癥瘕病史，故绝经前后小腹作痛，月事紊乱，量少淋漓，色紫黑有块，或量多如崩如冲；气机不畅，闭阻络脉，故胸痹心痛，劳累后头痛；肝郁不舒，气郁化火，故烘热汗出，烦躁寐差；舌质紫黯，脉弦涩为瘀滞之象。

基本治法：滋阴清心，活血化瘀。

方药运用：杞菊地黄汤合血府逐瘀汤。

桃仁、红花各9g，当归、赤白芍、丹参、熟地各10g，炒柴胡、桔梗各6g，杞子12g，甘菊6g，怀山药、炙鳖甲（先煎）、茜草各12g，广郁金9g。

方中桃仁、红花、当归、赤白芍、丹参活血祛瘀；柴胡疏肝解郁，升达清阳；桔梗开胸行气，使气行则血行；熟地滋阴养血，配当归又能养血润燥，使祛瘀而不伤阴；杞子、甘菊滋肾养肝；鳖甲滋阴清热；山药健脾滋肾；茜草凉血止血，活血祛瘀；广郁金活血止痛，行气解郁。诸药合用，不仅行血分瘀滞，又能解气分之郁结，活血而不耗血，祛瘀又能生新。瘀去血行，则诸证可愈。

服法：水煎分服，每日1剂。

加减：血瘀性崩漏者，去桃仁、红花，加马鞭草15g，五灵脂、益母草各12g，蒲黄（炒）12g；小腹胀滞，胸闷叹气者，去熟地，加制香附9g，广木香6g。

（3）兼痰浊证

证候：绝经前后烘热汗出，胸闷烦躁，突感肥胖，头晕目眩，胸痞不舒，夜寐甚差，时泛恶心，轻度浮肿，纳欠神疲，舌苔黄白腻厚，脉细滑带弦。

分析：肾气渐衰，精亏血少，肝脾失调，肝郁脾弱，运化失常，痰浊内生，故绝经前后突感肥胖，胸痞不舒；心肝火旺，内扰心神，故夜寐甚差；肝火痰浊上扰清空，故头晕目眩；肝郁脾弱，运化无力，故纳欠神疲；水湿泛溢，故时泛恶心，轻度浮肿；舌苔黄白腻厚，脉细滑带弦是肝郁脾虚夹痰浊之象。

基本治法：滋阴息风，化痰燥湿。

方药运用：半夏白术天麻散加减。

钩藤（后下）15g，丹皮10g，莲子心3g，怀山药10g，明天麻9g，制半夏6g，白术12g，泽泻10g，薏苡仁15丸，陈皮6g。

本方出自《医学心悟》。方中半夏燥湿化痰，天麻化痰息风，钩藤清热平肝，丹皮清热泻火，莲子心养心益肾，山药滋肾健脾，白术健脾燥湿，与半夏、天麻配伍，祛湿化痰止眩之功更著，苡仁健脾利湿，泽泻利水渗湿，陈皮理气和中。诸药合用，有滋阴息风，化痰燥湿的功效。

服法：水煎分服，每日1剂。

加减：口腻痰多，大便干燥，加防风通圣丸，每次4g，每日2次；大便溏薄者，加广藿香5g，六曲10g，砂仁（后下）2～5g；脾虚水湿外溢者，加黄芪、党参各15g，防己10g，车前子（包煎）10g。

【其他治疗】

1. 中成药

（1）更年安

处方：熟地、山药、山萸肉、丹皮、茯苓、泽泻等。

服法：每次6片，每日3次。

适应证：肝肾阴虚型更年期综合征。

（2）一叶萩片

处方：一叶萩（叶底珠）。

服法：每次2片，每日3次，连服20天。

适应证：肝肾阴虚，虚阳上亢之更年期综合征。

2. 针灸

体针 肾阴虚者取肾俞、心俞、太溪、三阴交、太冲，毫针刺，用补法。肾阳虚者取关元、肾俞、脾俞、章门、足三里，毫针刺，用补法，可灸。

耳针 内分泌、卵巢、神门、交感、皮质下、心、肝、脾。

【转归及预后】

卵巢功能衰退是引起本综合征的主要因素。由于卵泡分泌雌、孕激素的功能减退，下丘脑、脑垂体和卵巢间的平衡功能失调，雌激素对脑垂体的反馈抑制作用减弱，导致脑垂体促性腺激素（促卵泡成熟激素和促黄体生成激素）分泌增加，从而影响下丘脑与脑垂体的调节机制及其他内分泌腺（如甲状腺、肾上腺）与垂体间的平衡关系，并干扰大脑皮层与植物神经系统的功能，引起植物神经功能及代谢紊乱，出现各种临床症状。同时，本病的发生及症状的轻重与人的体质、心理健康状态、环境、神经精神因素等密切相关。本病经过中医辨证治疗及心理疏导、生活调摄，预后尚好。

【预防与调护】

1. 避免精神刺激。

2. 注意调节生活节律。

3. 饮食调摄。更年期饮食尚需注意以下三个方面：①多进含钙类食物，如虾皮、豆制品、肉骨头、骨粉、鱼粉、鱼松、黑木耳、瓜子、山楂等，对缺钙引起的烦躁不安、腰脊疼痛、颈腰椎综合征尤为适合。②多进养血降压之品，如小米粥、蘑菇烧鸡块、首乌鱼片、麦冬牛乳、东坡肘子、芹菜肉丝、天麻鱼头汤等，适用于浮肿、眩晕、高血压等。③多进滋阴软化血管之品，如新鲜水果、新鲜蔬菜、黑米粥、山楂片、菊花瘦肉片、芪蒸鹌鸭、清蒸鳝苗等，适用于肥胖、血胆固醇增高、动脉硬化等。

【临证经验】

1. 随着人口的老龄化，更年期综合征的发生亦与日俱增，成为医学界关注的热点。就中医学的整体观念来说，虽然本病的前提在于肾衰，天癸将竭，但却与天、地、人三个方面的阴阳运动失常有关。

（1）天者，不仅是指自然界的天，而且包括人体生理上的先天之本——肾。自然界的气候与空气质量对人体影响至关重要。气候的变化也是有规律的，也是圆运动的，如春温、夏热、秋凉、冬寒的规律性变化可促进生物的生长收藏变化。人体内部生、长、收、藏的内在变化自然也就形成体内阴阳消长的变化，进而推动了生命节律、生殖节律及月经周期节律的发展。围绝经期由于生理上肾衰天癸竭的变化，且经、孕、产、乳数伤于血，易处于“阴常不足，阳常有余”的状态，加上“年逾四十而阴气自半”及气候的变化，特别是气候过分温热，该凉而不凉，或气候闷热，空气质量不佳等，不利于阴虚之体，将促进心肝之气火外扰，诱发或加剧这一时期的综合征。肾为先天之本，肾衰易致天癸的早竭、快竭或应竭未竭，故而发病。

（2）地者，主要指地面上的水土，其中尤以水为重要。水者，与天癸之水相应，所以李时珍在《本草纲目·妇人月水》中谓月水下应海潮。潮有潮汐，潮水涨落的规律与月经的阴阳消长转化规律有一定的相应性。一月两次的水涨水落与一个月经周期中两次转化相应。人必须依赖水，特别是癸水，水的多少亦将影响月经周期中的转化以及心肾肝脾诸脏腑的功能。此外，水内微量元素如锌、铜、钙、钾、磷、铁、镁的稀少，亦将影响心肾肝脾的功能，诱发和加剧本病的发生。

（3）人者，主要指人的心理因素与社会因素两个方面，其中尤以心理因素在更年期综合征的发病学上占有重要地位。临床研究发现，神经质者本病的发病率较高，而且神经质的个性心理早在围绝经期前已形成，说明本病防重于治。临床观察亦发现，承受精神创伤或精神紧张、心理抑郁的妇女，远较一个生活在和谐欢乐环境中的女性更易发生更年期综合征。所以，夫妻、子女、婆媳之间关系处理的好坏，环境的优劣，脑力劳动的紧张与否，生活是否规律等，对本病的发生和加剧有着重要的影响。

（4）社会因素，特别是人际关系、社会工作的紧张程度、文化素质等，均与本病有关。在知识型女性中，尤以工作紧张、睡眠差者发病率为高。

2. 在发病后的病理变化上，本病主要表现为在心－肾－子宫生殖轴的紊乱，其根本在于肾虚，在于肾阴亏虚、癸水不充。一般来说，年龄在40岁以上者出现肾衰、天癸将竭原属正常的生理变化，但如天癸竭过早、过快或紊乱者，必然导致阴虚不能涵养心肝，特别是不能涵养心血心神。心肾水火失于交济，心火偏亢，影响到心主血脉和心主神明的功能失常，故而出现烘热汗出、面红、心悸失眠、烦躁抑郁等，其中以烘热汗出表现最为突出。虽然烘热汗出发生于午后或夜间可以用阴虚火旺来解释，但我们在临床观察中发现，这种烘热如潮水上涌，遂之汗出，精神紧张、情绪激动或注意力过分集中时容易发作，也常在上午出现，尚不足以用阴虚火旺来解释。《丹溪心法》云："心之所藏，在内者为血，发外者为汗，盖汗乃心之液。"心火动则汗液外泄，心气虚则汗液亦能外溢。汗出与心密切相关，其烘热也系之于心肝，故我们认为本病的根本虽在于肾，在于肾阴癸水的不足，但发病时主要在于心，在于心神心血的功能失常，在于心火的偏旺，心气的不足。至于子宫失调，还应包括冲任等气血失调，既不能应时下泄，势必上逆，促动心肝气火上升，有升无降，故心肝脑部的气火更旺。此亦是本病的关键所在。

3. 在治疗更年期综合征方面，夏师认为，以下三个方面的措施非常重要：一是中医药的滋肾清心疗法，二是心理疏导和调节，三是激素替代疗法，包括镇静剂的应用。

（1）*中医药的滋肾清心疗法* 夏师认为，更年期综合征多由阴虚火旺、心肾失济，所以病发较剧时当以治心为主，清心安神为要，病情稳定后当以滋肾为主，养阴为要。初期所用的滋肾清心汤以及多年摸索改进的清心滋肾汤正适合本病，药用钩藤、莲子心、黄连、紫贝齿、合欢皮、太子参、浮小麦、广郁金、炒枣仁、茯苓、丹参等，必要时可加入炙远志、夜交藤、左牡蛎、肉桂等。在具体使用时尚需依据症状加减，如出现上热下寒，在上心肝火旺，在下脾肾阳虚者，应加入仙灵脾、炮姜、肉桂，甚则补骨脂、制附片等；脾胃失和，脘腹痞胀，矢气频作，大便偏溏者，需加入煨木香、砂仁、炒白术、陈皮、佛手片、娑罗子、玫瑰花等；夹有痰浊，胸闷口腻痰多者，需加入制半夏、陈皮、广藿香、石菖蒲等。病情稳定后，再从肾阴阳或肝脾论治。夏师认为，45 岁以后特别是 50 岁以后的患者，应着重脾胃，兼顾心肝。

（2）*心理疏导和调节*

①个性心理调节：首先要客观地评价自我，不能蛮横骄躁，亦不能消极悲观，千万要注意防止心理上的衰老观，工作、学习、生活要有规律，适当地调节节奏，注意劳逸适度，避免忙乱和紧张，克服心理上的不平衡，同时注意与他人沟通思想，舒畅情怀，培养业余爱好，如种花、养鱼、书画、音乐、旅游、打猎等，使心理上有所寄托，保持较为稳定和愉快乐观的心理状态。

②家庭调节：家庭境况的好坏亦有着重要意义。家庭调节主要是家庭成员之间的关系处理，包括处理好夫妻、母女、婆媳间的关系，要让丈夫、子女、媳妇等了解更年期的生理心理变化，请他们谅解和理解，同时患者要提高心理耐受阈值，有豁达的胸怀，随遇而安的心境。

③社会调节：围绝经期的女性对社会竞争已有力不从心之感，所以社会各阶层对围绝经期妇女保健应给予重视，并采取一定的措施，避免其较重或过重的工作负担，同时注意协调周围的人际关系，互谅互让，谦虚谨慎，使其保持心境平和。

④气功疗法：静松功要求思想静，意识放松；调息功，即深呼吸运动；内养强壮功要求意守丹田，排除杂念，加强呼吸吐纳等。

（3）*激素替代疗法* 更年期综合征是由于卵巢功能减退、雌激素分泌减少所引起的，西医学对本病的治疗以雌激素为主，多主张尽量用能控制症状的最小剂量。如烦躁、头痛、失眠症状明显者，可适当选用一些镇静剂，或调节植物神经功能的药物。如地西泮（安定）2.5～5mg，每日2～3次，口服；谷维素10～20mg，每日3次，口服。此外，还可配合服用维生素B_6，复合维生素B，维生素E及维生素A等。

验案举例

许某，女，60岁，退休教师，连云港新浦人。2003年8月17日初诊。

患者绝经8年，失眠3年。近3年来夜寐欠安，或难以入睡，或易惊醒，伴四肢麻木，胸闷心慌，坐立不安，心烦易怒，纳谷欠香，口干不欲饮，舌质淡红，有紫气，苔腻，脉细弦。既往月经尚正常，有"高血压"、"浅表性胃炎"病史20年。证属肾阴不足于下，心肝郁火痰湿扰动于上，拟清心健脾，疏肝理气，化痰安神。方取清心滋肾汤、越鞠二陈汤合黄连温胆汤加减，处方：钩藤（后下）10g，黄连5g，莲子心5g，青龙齿（先煎）10g，合欢皮10g，制苍术10g，广郁金10g，广陈皮10g，陈胆星10g，茯苓10g，制半夏6g，炒荆芥6g。以此方进退，服药28贴后，患者睡眠明显改善。

按语：患者年过半百，肾阴亏虚，不能涵养心肝，心肾水火失于交济，心火偏亢，上扰心神，因而夜寐欠安，或难以入睡，或易惊醒，伴坐立不安，心烦易怒；肾为先天之本，脾为后天之本，脾赖肾阳的温煦，先天之精靠后天水谷之精的滋养，肾阳不足，火不暖土，脾运失常，故产生痰浊郁火等，症见四肢麻木，胸闷心慌，纳谷欠香，口干不欲饮等。本病的根本虽在于肾，在于肾阴癸水的不足，但发病时主要在于心，包括肝在内，证属肾阴不足于下，心肝郁火痰湿于上，是以治心为主，清心安神为要，证候稳定后，再以滋肾为主，养阴为要。夏师多年摸索改进的清心滋肾汤清心滋肾，健脾和胃，正适合本病，临床疗效较好。

【小结】

1. 部分女性在自然绝经前后因肾气衰、天癸竭、阴精不足、心肝失养而出现月经紊乱或绝止、烘热汗出、头昏耳鸣、烦躁不安、心情抑郁、心悸失眠、神疲乏力等症状，称为更年期综合征，又称绝经前后诸证。本病经过中医的辨证治疗及心理疏导和生活调摄，预后尚好。

2. 妇女更年期肾气渐衰，天癸将竭，冲任子宫功能减退，月经紊乱而至断绝，原为自然的生理现象，但若肾衰天癸竭的程度过早或过速，或社会、心理等因素的干扰较强，可引起肾之阴阳失衡，心肝气火偏甚，冲任气血不再下泄，上逆犯于心、肝、脾而出现一系列症状。

3. 治疗方面，发作时宜清心安神、调理心肝为主，兼顾肾阴；待症状稍微缓解后，则应从肾脾论治，仍当兼顾心肝。

4. 本病应避免精神刺激，注意调节生活节律，更年期饮食尚需注意以下三个方面：①多进含钙类食物。②多进养血降压之品。③多进滋阴软化血管之品。

第十一节 更年期干燥综合征

更年期女性出现阴道干燥、带下亏少、口干无津、涕泪甚少、皮肤干燥等症状，称之为更年期干燥综合征。本病多与更年期综合征同时出现，是临床常见病之一。

更年期干燥综合征与肾气衰、天癸竭有着重要的关系，属内燥病的范畴。通过辨证论治与辨病论治相结合，能够取得一定疗效。由于本病乃衰退过程中的一种疾患，因此疗程偏长，患者需要耐心服药，同时要注意饮食调养，才能取得较好效果。

【病因病机】

更年期干燥综合征的机理主要在于肾衰天癸竭，肾的阴精亏少，津液等亦随之而衰少。西医学认为，本病系卵巢功能衰退，雌激素水平进行性下降，加之机体老化所致。由于雌激素减少，雌激素的靶器官也逐渐退化萎缩，表现为外阴、阴道萎缩，分泌物减少，阴道干燥，甚至产生性交不适或困难；皮肤、皮脂腺、汗腺、泪腺等萎缩，皮肤干燥甚至角化过度、涕泪减少；口腔黏膜变薄，腺体萎缩，唾液分泌量少而稀薄，出现口舌干燥甚或疼痛等。本病一般有阴虚、阳虚、瘀滞三种证型，其中阴津亏虚是主要的。

1. 阴虚

人逾四十，阴气衰半，七七之岁，天癸将竭。天癸者，阴精也，与肾阴有关，五脏之阴气非此不能滋。肾主五液，全赖精气充之。天癸将竭或已竭，阴虚精少，津液不充。津液主柔主濡，人体各脏器组织、四肢百骸无不受其惠善，津充则润，津亏则燥，下不能涵养阴窍，上不能奉养七窍，外不能润养皮肤，是以孔窍皮肤失润，燥证见矣。阴津伤涸可致燥，燥盛化火又必灼伤阴津，阴愈虚而燥愈甚，燥愈甚则火愈旺，故而出现一系列阴伤内燥的表现。更年期脾胃常易失运，久服滋润方药可导致脾虚湿浊内阻，形成燥湿错杂之复杂病变。

2. 阳虚

禀赋不足，素体阳气虚弱，或病程久延，阴液亏虚，阴损及阳（气），阳气虚弱，既不能化水谷之精为津液，又不能输先天之阴精濡养诸窍，外荣皮肤，是以干燥诸症作矣。

3. 瘀滞

津液的周流敷布乃其常，凝滞壅聚是其变。一旦气血失运，津液布输障碍，流径受阻，津液不得上承或外布；或由于肾阴虚，调节津液的作用减退，燥结成痰，痰阻脉络，结而成瘀；或肾阴虚，子宫脉络失养，经血排泄失畅，亦致血瘀。瘀血阻滞，血气流行不畅，津液不布。《金匮要略》之所谓干血者，即此意也。瘀、痰、热、燥皆由阴虚所致，瘀滞乃第二致病因子，但有时亦起主导作用。

【诊断与鉴别诊断】

1. 诊断

（1）临床表现　自觉阴道干涩，甚或疼痛，性交困难，带下甚少，或口干津少，口腔黏膜浅表处疼痛，皮肤干燥，弹性较差，甚至有涕泪缺乏者，常伴烘热潮红、汗出、头晕、感觉异常、失眠、食欲减退、便秘等自主神经功能障碍症状。

（2）一般妇科检查　除内外生殖器官呈现不同程度的萎缩性变化和阴道分泌物减少外，无其他器质性病变。

（3）相关激素检测　雌激素水平降低，促性激素水平增高。

2. 鉴别诊断

（1）通过详细询问病史和进行有关的激素检测，可排除营养缺乏性皮肤黏膜病变，如维生素缺乏所致的皮肤干燥、口舌疼痛等，亦可进行诊断性治疗。

（2）必要时可请相关科室予以协助诊断，排除其他器质性疾病。对伴有头痛失眠及循环系统、消化系统症状者，亦需通过有关检查排除相应系统的器质性疾病。

【辨证施治】

本病有阴虚、阳虚、瘀滞三种证型，其中阴津亏虚是主要的病机，治疗宜顾护阴分，多用滋阴养津之品。阴虚日久势必影响其阳，导致阳虚，阳虚又极易碍及脾胃运化功能，气不生津，形成恶性循环，治疗颇为棘手。此时，治疗要兼顾主次，滋阴而不碍脾运，化湿而不伤阴分。

1. 阴虚证

证候：月经后期量少，甚或闭经，阴道干燥，带下全无，或有少量黄水黏液，伴口干咽燥，夜间尤甚，唇干燥裂，目涩视昏，涕泪甚少，肌肤干燥，形瘦色苍，头晕耳鸣，腰膝酸软，倦怠无力，五心烦热，齿浮牙松，纳少便结，舌苔少，质光红，脉细数。

分析：人逾四十，阴气衰半，七七之岁，天癸将竭，阴阳失调，冲任失养，故月经后期量少，甚或闭经。天癸者阴精也，与肾阴有关。肾主五液，全赖精气充之。天癸将竭或已竭，阴虚精少，津液不充，人体各脏器组织及四肢百骸无不津亏。下不能涵养阴窍，故阴道干燥，带下全无，或有少量黄水黏液；上不能奉养七窍，外不能润养皮肤，是以口干咽燥，夜间尤甚，唇干燥裂，目涩视昏，涕泪甚少，肌肤干燥，形瘦色苍；阴津伤涸可致燥，燥盛化火又必灼津伤阴，阴愈虚则燥愈甚，燥愈甚则火愈旺，热扰心神，故五心烦热，齿浮牙松；更年期脾胃失运，脾虚湿浊内阻，故倦怠乏力，纳少便结；肾气亏虚，故头晕耳鸣，腰膝酸软；舌苔少，质光红，脉细数均是阴虚之象。

基本治法：滋阴养津，宁心安神。

方药运用：二甲地黄汤加减。

生龟板（先煎）、生鳖甲（先煎）、怀山药、干地黄、牡丹皮、茯苓、泽泻各10g，玄参、炙知母、山萸肉各6g。

方中生龟板、生鳖甲滋阴潜阳，益肾健骨，养血补心；干地黄滋肾养阴，山萸肉酸温滋肾益肝，山药滋肾补脾，三药共成三阴并补之功，亦即王冰所谓“壮水之主以治阳光”之义；泽泻泻肾降浊，丹皮清泻肝火，茯苓健脾渗湿；玄参清热养阴，知母滋阴润燥。诸药合用，有滋阴养津、宁心安神的功效。

服法：水煎分服，每日1剂。

加减：火旺灼热者，加黄连3g，黄柏9g；低热缠绵，骨蒸潮热者，加地骨皮10g，白薇、银柴胡各6g；口干咽燥裂痛者，加柿霜6g，芦根、石斛各10g；皮肤瘙痒明显者，加沙参、杞子各10g，甘菊、桑叶各6g，白蒺藜、白芍各10g；兼脾虚湿阻者，去地黄、知母、玄参，加薏苡仁15g，碧玉散（包煎）10g，焦山楂、白术各10g。

2. 阳虚证

证候：月经稀少或闭经，伴气短心烦，倦怠乏力，纳少便溏，面色苍白，口干少饮，涕泪甚少，阴道干燥，小腹作胀，小便不畅，或溺后余沥不净，肢端欠温，甚至畏寒身冷，舌质淡胖，边有齿痕，苔薄白，脉细。

分析：禀赋不足，素体阳气虚弱，或病程久延，阴液亏虚，阴损及阳（气），冲任失养，故月经稀少或闭经；阳气虚弱，既不能化水谷之精为津液，又不能输先天之阴精濡养诸窍，外荣皮肤，故口干少饮，涕泪甚少，阴道干燥；阳气不足，精液亦虚，故气短心烦，倦怠乏力；脾虚运化无力，故小腹作胀，纳少便溏；阳虚气化失常，故小便不畅，或溺后余沥不净；阳气虚弱，无以温煦，故肢端欠温，甚至畏寒身冷；舌质淡胖，边有齿痕，苔薄白，脉细为阳虚之象。

基本治法：补阳益气，化湿蒸液。

方药运用：二仙汤(《中医方剂临床手册》）合圣愈汤。

红参6g，黄芪、白术、仙灵脾各10g，仙茅、炙甘草各6g，红枣5枚，荷叶1张，白芍10g，怀山药15g，巴戟天6～9g。

方中仙灵脾、仙茅、巴戟天合用，有补肾壮阳、祛寒除湿的功效；红参大补元气，黄芪补气升阳，与红参同用，增强补气的功效；白术补气健脾，燥湿利水；白芍养血柔肝；山药滋肾补脾；红枣补脾益气；荷叶清热化湿，以防温药太燥；炙甘草补脾益气，调和诸药。

服法：水煎分服，每日1剂。

加减：虚寒甚者，加制附片6～10g，肉桂（后下）3～5g，胡芦巴、补骨脂各10g；关节冷痛者，加桑寄生、杜仲、骨碎补各9g，川桂枝5g，功劳叶10g；大便溏泄明显者，加炮姜5g，补骨脂10g，芡实10g，煨肉果6g；浮肿明显者，加防己10g，泽泻、车前子各9g。

3. 瘀滞证

主证：月经后期量少，色紫黑有血块，小腹痛，妇科检查常发现子宫肌瘤，质地较硬，阴道干燥，肌肤甲错，口干舌燥，唾液甚少，涕泪缺乏，舌质紫黯有瘀点，苔甚少或无苔，脉细涩。

分析：年近七七，肾气渐衰，阴阳失调，肾阴虚调节津液的作用减退，燥结成痰，痰阻脉络，结而成瘀，瘀结日久，结聚成癥，故妇科检查常发现子宫肌瘤，质地较硬；肾阴虚，子宫脉络失养，经血排泄失畅，瘀阻气血，故月经后期量少，色紫黑有血块，伴小腹痛；津液不布则阴道干燥，肌肤甲错，口干舌燥，唾液甚少，涕泪缺乏；舌质紫黯有瘀点，苔甚少或无苔，脉细涩乃阴虚夹有瘀滞之象。

基本治法：滋阴化瘀，舒气增液。

方药运用：大黄䗪虫丸(《金匮要略》）加减。

归尾、桃仁、鳖甲（先煎）各15g，熟军6g，赤白芍各10g，地鳖虫9g，干地黄、牡蛎（先煎）、丹皮、山药各10g，水蛭6g。

方中熟军逐瘀攻下，并能清热凉血，为君药；归尾、桃仁、地鳖虫、水蛭助君药活血通络，攻逐瘀血，共为臣药；鳖甲清热养血；牡蛎滋阴潜阳；干地黄、赤白芍养血滋阴；山药滋肾补脾；丹皮清热凉血，活血散瘀。诸药合用，祛瘀血，清瘀热，滋阴血，润燥结，即尤在泾《金匮心典》所说“润以濡其干，虫以动其瘀，通以去其闭”。

服法：水煎分服，或以上方增加10倍量，研细末，制成蜜丸，每次6g，每日2~3次。

加减：夹痰浊者，加玄参10g，山慈菇、风化硝各9g，贝母、炒枳壳、竹沥、半夏各6g；气虚阳衰者，加黄芪、党参各10g，仙灵脾9g，肉桂3g；夹有湿热者，加泽泻10g，炒黄柏9g，茯苓、薏苡仁各15g。

【其他治疗】

1. 养阴利湿汤（临床验方）

处方：生熟地、怀山药各10g，山萸肉、丹皮、茯苓、泽泻，碧玉散（包煎）各9g，白扁豆、莲子肉，赤小豆各12g，黛灯心30cm。

服法：水煎分服，每日1剂。

适应证：更年期阴虚夹湿浊之干燥综合征。

2. 丹溪消渴方（《医方考》）加减

处方：黄连末1.5g，瓜蒌根末1.5g，人乳汁、藕汁、生甘蔗汁适量。

服法：上药和匀，每服1匙，每日2次。

适应证：阴虚火旺之干燥综合征。

【转归及预后】

更年期干燥综合征属内燥的范畴。通过辨证与辨病相结合，能取得一定疗效。由于本病乃衰退过程中的一种疾患，因此疗程偏长，患者需要耐心服药，同时要注意饮食调养，才能取得较好效果。

【预防与调护】

1. 注意饮食调摄。

2. 局部用药，改善症状。

3. 注意稳定情绪，避免愤怒急躁，睡眠不宜过晚，秋冬季节外敷润肤之品以保护皮肤。

【临证经验】

本病主要是阴虚，癸水衰少，肾阴不足则津液亏少。所谓“五脏之阴非此不能滋”，乃指肾阴癸水是诸阴之根本，所以滋阴养液是本病最为主要的治法。由于天癸衰竭，通过后天脾胃来滋养肾阴癸水虽有一定效果，但只能达到缓解，不能全部恢复，是以疗程长，且在治疗中务必注意一些兼夹因素，如肝郁、脾虚、痰浊、湿热、血瘀等以及新的疾病。此外，还要注意阴虚及阳，阳虚为主的转化变故。

急则治标，常常是针对次要证型而言。兼夹因素及新病者，宜先从标治。本病在临床上较为多见的是阴虚脾弱、阴虚湿热。阴虚脾弱者，滋阴与健脾合用，张景岳的补阴益气汤、五福饮、七福饮等虽有一定巧思，配合亦有所选择，但仍不太理想。滋阴者必碍脾，健脾者多燥湿，又必耗阴伤液，是以难治。夏师所用的健脾滋阴汤，药用太子参、生白术、茯苓、山药、山萸肉、广木香、陈皮、白芍、桔梗、扁豆等较为合适，可供参考。阴虚夹湿热，且湿热偏甚者，先从清利论治，可用甘露消毒丹、验方养阴利湿汤，即六味地黄汤加碧玉散、薏苡仁、制苍术等；阴虚夹湿热又夹瘀滞者，六味地黄汤加清利药后，尚需加赤芍、五灵脂、泽兰叶、生茜草、广木香、山楂等；湿重于热者，在滋阴利湿方药中需加燥湿之品，如制苍术、荆芥、炒防风等，勿以阴虚而恶之，才能获取佳效。

验案举例

陈某，女，53 岁，教师。

患者绝经 3 年，口鼻眼干燥 4 月余。初经 14 岁，7/28 ~ 35 日，量一般，色红，有小血块，或有痛经。49 岁绝经，24 岁结婚，1 –0 –2 –1，上节育环 10 余年，因月经过多而取出，平时白带不多。曾有轻度宫颈炎病史，近因头昏、口眼鼻等干燥不舒而作头颅 CT 检查，诊断为“副鼻窦炎”。就诊时绝经已 3 年，无不规则阴道流血史，带下量甚少，阴道干涩，但苦口鼻眼干燥，无涕、泪、唾液，时感烘热汗出，夜寐甚差，心烦失眠，胸闷不舒，头昏腰酸，大便干燥，小便色黄，舌质偏红，苔黄根腻，脉细弦。

根据患者所出现的症状，应属阴虚性的围绝经期干燥综合征，先予滋肾清心，疏肝和胃，以滋肾清心汤加减，处方：钩藤（后下）15g，牡蛎（先煎）15g，广郁金 9g，炒枳实 10g，陈皮 6g，茯苓 10g，北沙参 12g，麦冬 9g。药服 7 剂后烘热减少，大便亦较为通畅，惟纳食甚差，苔腻犹存，治疗仍从原方进退，以原方去麦冬、牡蛎，加炒香谷芽 10g，桔梗 9g。再服 7 剂，诸症有减，口鼻之间已有润泽之感，烘热汗出很少发作，夜寐亦好转，纳食渐馨，但仍苦于头昏眼干，胸闷心烦，转用二甲地黄汤合越鞠丸加减，处方：钩藤（后下）15g，莲子心 5g，炙鳖甲（先煎）10g，牡蛎（先煎）15g，山药 10g，山萸肉 5g，干地黄 12g，北沙参 12g，丹皮、茯苓、广郁金各 10g，荆芥 5g，焦山楂 10g，炒酸枣仁 6g。前后服药 20 余剂，症状基本稳定，夜寐亦大有好转，特别是口中已有唾液，有时亦有泪，此属显效。

按语：围绝经期干燥综合征常并发于围绝经期综合征中，颇为难治。干燥综合征不仅发生于围绝经期，亦可发生于其他年龄，但我们这里所介绍的是属围绝经期者。绝经期是肾气衰、天癸竭的时期，亦即心－肾－子宫生殖轴明显紊乱的阶段，因此，在治疗上不仅要针对干燥综合征的阴虚阳弱、瘀滞等进行遣方用药，而且还要考虑到围绝经期的生理病理特点，甚至有时候要将围绝经期的生理、病理特点作为主要的治疗方面。围绝经期干燥综合征有两个层面的含义：一是围绝经期。“人年四十，阴气自半”，说明妇女到了40岁以上，阴气不足，天癸亦逐渐衰竭，这是发生干燥综合征的内在原因。二是干燥综合征。我们认为，其病机主要是阴虚，其次是阳虚、瘀滞，而且还夹有少量的痰湿，同时还有脾胃失和，因此在治疗上主要应抓住心、肾、肝、胃，以滋阴清心为主，用验方滋肾清心汤，同时加入生津养液、疏肝和胃的药物。服后虽有效，但胃纳不馨，故加入开胃解郁之品后，诸症渐平。此后滋燥并用，调补结合，故能获得显著的效果。本案实际上是以治疗围绝经期综合征为主，兼顾干燥综合征，取得了较好的效果。

【小结】

1. 更年期干燥综合征与肾气衰、天癸竭有着重要的关系，属内燥的范畴。由于本病乃衰退过程中的一种疾患，因此疗程偏长，患者需要耐心服药，同时要注意饮食调养，才能获取较好效果。

2. 本病病机主要是阴虚，但还要注意到一些兼夹因素，如肝郁、脾虚、痰浊、湿热、血瘀等，特别要注意阴虚及阳，阳虚为主的转化变故。

3. 本病治疗宜顾护阴分，多用滋阴养津之品，但阴虚日久势必影响到阳，阳虚又极易碍及脾胃运化功能，导致气不生津，形成恶性循环，颇为棘手，故治疗要兼顾主次，滋阴而不碍脾运，化湿而不伤阴分。

4. 更年期需注意饮食调摄。局部用药可改善相应症状。此外，宜注意稳定情绪，避免愤怒急躁，睡眠不宜过晚，秋冬季节可外敷润肤之品以保护皮肤。

□第十一章□

带 下 病

正常女性阴道内均有少量白色无臭味的分泌物，这种分泌物大多来自子宫颈腺体，部分由子宫内膜分泌，或由阴道黏膜渗出，其量多少不等，往往与体内雌激素水平有关，称为白带。自经后期开始，白带逐渐增加，经间排卵期最多，排卵后逐渐减少，经前期又有所增多，妊娠期一般带下亦较多，这都是正常的生理现象，不作疾病论，正如《沈氏女科辑要笺正》引王孟英语云："带下女子生而即有，津津常润，本非病也。"正常带下为肾气充盛，脾气健运，肝气条达，由任、带所约束而润泽于阴户的一种无色、质黏、无臭的液体，其量不多。

带下的量明显增多，色、质、气味发生异常，并伴有全身或局部症状者，称为带下病，是妇科最常见的疾病之一。《素问·骨空论》曰："任脉为病……女子带下瘕聚。"所谓带下病，有广义、狭义之分。广义者，泛指腰带以下的一切妇科病，如经、带、胎、产诸病；狭义者，专指妇女阴道内流出的黏腻或清稀的液体异常而言。本章所要讨论的是狭义带下范畴的疾病。白带分泌过多、过少，或色、质异常，并伴有一定症状者，称为带下病。以往带下病仅指带下过多，这是不够全面的。带下过少常是闭经、不孕、性机能减退的早中期症状，必须加以防治。以下分别论述之。

第一节　带下过多

女子阴道内流出的分泌物超过正常生理量，同时出现色、质、气味异常，并伴有全身及局部症状者，称为带下过多。在前人的论述中，有白带、黄带、赤带、赤白带、青带、黑带、五色带及白崩、白淫、白浊之分。临床上以白带、黄带、赤白带为多见，五色带大多见于宫颈癌晚期，白崩是带下重症。带下过多有炎症性和非炎症性之别。炎症性带下一般由细菌、滴虫、假丝酵母菌以及人形支原体、解脲支原体等感染所导致，宫颈炎、子宫内膜炎、盆腔炎等也可以出现带下过多。非炎症性带下过多与内分泌失调、盆腔充血及精神因素等有关。

带下过多在临床发病过程中具有如下特点：

①外阴及阴道炎、宫颈炎等也可以导致带下增多，同时伴有外阴瘙痒。由于病原体的不同，带下的性质、质地及气味均有所不同，临证应进行全面的妇科检查以区分感染类型。

②本病具有多发、常发、混合、反复发作和易传染五大特点，临床常难以彻底治愈，严重危害女性的健康。

③本病要内外同治、男女同治，才能达到理想效果。

【病因病机】

带下过多的原因很多，就一般的炎症而言，主要与湿浊有关。正如《傅青主女科》在带下门中所说："带下俱是湿证。"湿有内湿、外湿之别。内湿为脏腑功能失调所产生，其中脾、肾两脏尤为重要。脾者属于中土，有运化水湿的作用，为水液代谢的主要脏器之一。前人谓土能制水，脾土虚弱，不能运化水湿，湿浊内阻，下犯子宫、任带等，任带失约，从而形成带下。肾者属于下焦水脏，亦有分化水湿的作用，也是水液代谢的主要脏器。肾气不足，任带脉及子宫等亦将失于"藏"、"约"，从而导致内湿带下。肝郁气滞，克伐脾胃，亦可致内湿。外湿指湿邪由下部乘虚而入侵，大多发生于经行产后子宫血室开放之际。带下过多最主要的还取决于所感之邪的程度，在急性期或亚急性期，多责之于外湿；体质下降而发病者，多属脏腑功能失调，并与任、带脉的气血不足有关。然而，外湿入侵亦常以内湿为前提，即外湿与内湿相应，致成带下。湿浊壅遏，常多转变为湿热，日久热去湿留，或素体阳气不足，转化为寒湿者亦有之。

其他如脾虚、肾虚、肝郁，常为带下过多之兼夹证。脾虚、肾虚虽为内湿产生之源，但带下过多，湿浊占据主要地位时，只能作为兼夹证。肝郁致湿浊者乃间接所致，即肝郁气滞、克伐脾土、影响肾藏，进而导致带下。亦有少数并无湿浊，纯属精津下流，此乃脾肾虚衰，统摄固藏无力所致，与湿浊无关，必须加以区别。

1. 主要证型

湿浊证　经行产后胞脉空虚，如摄生不洁，或久居阴湿之地，或手术损伤，以致湿邪乘虚而入，蕴而化热，伤及任带，发为带下。刘河间在《素问玄机原病式·六气为病》中对带下提出湿热郁结任脉的理论，在病因学上有较大的突破，"带下者，任脉之病也……故下部任脉湿热甚者，津液涌溢而为带下也。"

2. 兼夹证型

（1）脾虚证　饮食不节，劳倦过度，或思虑过多，情怀抑郁，肝气乘脾，或素体脾虚，运化失常，水谷精微不能上输以化血，反聚为湿，流注下焦，伤及任带二脉而为带下。《医学心悟·妇人门》云："带下之症……不外脾虚有湿。脾气壮旺则饮食之精华生气血而不生带，脾气虚弱则五味之食臭生带而不生气血。"

（2）肾虚证　素体禀赋不足，年老体弱，或房劳多产，或恣情纵欲，肾阳虚衰，精关不固，任带失约，故带下过多。

（3）肝郁证　素体肝郁脾虚，久而化热，肝气乘脾，脾虚生湿，肝火夹脾湿流注下焦，伤及任带而致带下。

【诊断与鉴别诊断】

1. 诊断

（1）临床表现　带下量多，为色白或黄或白赤相兼，质清稀或黏稠，或无臭，或腥臭，或伴有腰酸、小腹坠痛等。

带下过多有急慢性之别：急性者主要与急性炎症有关，如急性宫颈炎、盆腔炎等，一般同时伴有腹部疼痛、腰酸坠或发热等症状；慢性者常表现为带下过多，可伴有容易疲乏等。

（2）检查　妇科检查时除注意分泌物的性状特点外，还应仔细观察阴道壁有无病变，如有无宫颈糜烂、息肉样改变及肿瘤自宫腔内脱出等，并结合分泌物涂片、悬液培养及癌细胞检查等，必要时可行病变局部的活组织病理检查及卵巢功能检查。

2. 鉴别诊断

（1）白淫　是指欲火妄动或房事太过所致阴道内分泌较多的黏液，多与欲念的冲动有关。

（2）白浊　是指从尿道内排出的混浊如米泔样液体，或伴有尿时淋漓涩痛，其出于尿窍而非阴道，易于鉴别。

（3）其他　白带量多还应通过B超、妇科检查、宫颈检查等与宫颈癌、输卵管癌相鉴别。

【辨证施治】

带下过多的辨证重在量、色、质、气味的分析，亦需结合全身症状、舌苔、脉象而判定。本病临床虽以湿证为主，但虚实夹杂者也很多，如急性发作时伴有发热者，多以湿热或毒瘀为主。本节着重讨论慢性带下过多，以兼夹证型为主，治疗当以祛湿为主，可遵前人提出的"治脾宜升燥，治肾宜补涩，治肝宜疏达"。伴有阴痒者可结合外治。

1. 主要证型

湿浊证

证候：带下量多，色白带黄，质黏稠，有腥臭味，伴有阴痒，或胸闷烦躁，身困乏力，纳谷稍差，口腻，尿少，舌苔黄白腻根厚，脉细濡。

分析：湿浊蕴积于下焦，损伤任带二脉，故带下量多，色白带黄，质地黏稠，有腥臭气；湿浊内阻则胸闷烦躁，纳差口腻；湿蕴化热伤津，故小便短少；舌苔黄白腻，脉细濡为湿浊内蕴之象。

基本治法：燥湿化浊，固摄任带。

方药运用：止带方(《世补斋·不谢方》)。

制苍白术各10g，猪苓、茯苓、泽泻、赤芍各12g，荆芥6g，车前子（包煎）、薏苡仁15～30g，茵陈蒿10g，陈皮6g，炒黄柏10g。

止带方主治湿毒内侵、下注任带。方中黄柏、茵陈蒿清热利湿解毒，赤芍凉血活血，猪苓、茯苓、泽泻、车前子、薏苡仁利水除湿，苍术、白术、陈皮健脾利湿。全方共奏燥湿化浊，固摄任带之功。

服法：水煎分服，每日1剂，经期停服。

加减：热重于湿者，加龙胆草、炒黄芩各6g；痰湿下注者，加制半夏、制南星各6g，瓜蒌皮10g；寒湿所致者，上方去茵陈蒿、黄柏，加吴茱萸6g，艾叶9g，小茴香5g。

2. 兼夹证型

（1）脾虚证

证候：带下量多，色白或淡黄，质稀无臭气，绵绵不断，面色萎黄，脘腹易胀，纳食欠佳，大便易溏，神疲乏力，舌质淡红，脉细弱。

分析：本证乃脾虚不运，湿浊不化，肝气不舒，带脉不固而成。脾虚不运，湿浊下趋，故带下色白量多，质稀无臭；脾虚生化乏源，气血不能上荣于头面，肢体亦乏荣养，故面色萎黄，神疲乏力；脾虚湿停，清阳不升，故大便溏薄；舌淡，脉细弱均为脾虚之象。

基本治法：健脾益气，升阳除湿。

方药运用：完带汤(《傅青主女科》）加减。

党参、苍白术、山药、炒白扁豆、茯苓各10g，陈皮、甘草、柴胡、黑芥穗各6g，车前子（包煎）9g，薏苡仁15g。

方中重用白术、山药补脾益气，祛湿止带，共为君药，其中白术炒用尤善入脾胃以健脾燥湿，山药补肾健脾固精以约束带脉；党参益气补中，资君药健脾；苍术辛香行散，苦燥化浊以运脾；柴胡疏肝理气而解郁；车前子、薏苡仁利湿泄浊，使湿有去路；陈皮理气燥湿，令气行湿化；黑芥穗辛散祛风胜湿，炒黑以助收涩止带；甘草和中。全方重在健脾祛湿以止带，兼以疏肝，共奏补脾疏肝、化湿止带之功。

服法：水煎分服，每日1剂。

加减：脾虚气陷者，加黄芪15g，升麻5g；兼肾虚者，加炒川续断、杜仲、菟丝子各10g。

（2）肾虚证

证候：带下量多，色白质稀无臭气，或黏腻，绵绵不断，面色晦暗，腰膝酸软，小腹有冷感，大便时溏，小便清长，或频数失禁，形体畏寒，脉细或沉迟，舌淡苔白。

分析：素体肾阳偏虚，带脉失约，任脉不固，故带下量多，绵绵不绝，质地清稀；腰为肾之外府，肾虚失养则腰膝酸软；小腹为胞宫所居之处，胞络系于肾，肾阳虚衰，不能温煦胞宫，故小腹有冷感；肾阳不足，命门火衰，不能下暖膀胱，故小便频数清长；肾虚不能暖煦脾阳，故大便溏薄；舌脉均为肾阳不足之象。

基本治法：温补肾阳，固涩任带。

方药运用：五子补肾丸(《证治准绳》) 合茯菟丹加减。

菟丝子、枸杞子、覆盆子、补骨脂各10g，五味子5g，茯苓、车前子（包煎）、巴戟天、炒芡实各9g。

五子补肾丸，实为五子衍宗丸。方中菟丝子、枸杞子补肾阳，益精血；五味子、覆盆子补肾固涩，益气生津；车前子利尿通淋，补中有泻。本方五药皆用种子，取以子补子之义，有填精补肾、繁衍宗嗣的作用，故称五子衍宗丸。补骨脂、巴戟天加强补肾助阳之力，炒芡实、茯苓增强健脾利湿之功。

服法：水煎分服，每日1剂。

加减：夹有湿热者，去补骨脂，加炒黄柏9g，败酱草15g，薏苡仁12g；偏于肾阴虚者，去覆盆子、补骨脂，加怀山药、熟地、山萸肉各10g；偏于阴虚火旺者，去补骨脂、覆盆子、巴戟天，加炒丹皮、怀山药、熟地、炙龟板（先煎）各10g，炒黄柏、炙地骨皮各9g。

（3）肝郁证

证候：带下量多，色白或黄，质稍黏，或黏稀不一，无臭气，头昏目眩，胸闷烦躁，两胁作胀，精神抑郁，情志不畅，喜叹息，苔腻脉弦。

分析：肝为藏血之脏，主疏泄，喜条达而恶抑郁，所谓“肝体阴而用阳”，肝郁血虚则两胁胀痛而目眩；肝郁化火，故口燥咽干；肝失疏泄，木不疏土，脾失健运，故神疲食少；脾虚夹有湿热之邪，故带下量多，色白或黄。

基本治法：疏肝解郁，健脾止带。

方药运用：逍遥散(《太平惠民和剂局方》) 加味。

当归、白芍、白术、茯苓各10g，柴胡、荆芥各5g，薏苡仁15g，炒白扁豆、陈皮各6g，炒芡实10g。

逍遥散为疏肝解郁，养血柔肝，健脾助运，肝脾同调之方。方中柴胡疏肝解郁，使得肝气条达；白芍滋阴柔肝，当归养血活血，二味相合，养肝体以助肝用，防止柴胡疏泄太过；白术、茯苓、甘草健脾益气，使得运化有权，营血生化有源，稍佐升降温胃和中；薄荷、荆芥少许助柴胡疏肝散郁热，配白扁豆、炒芡实、薏苡仁、陈皮加强健脾利湿之功。

服法：水煎分服，每日1剂。

加减：肝郁化火者，加黑山栀9g，炒丹皮10g；脾胃虚弱者，加六曲10g，党参15g，砂仁（后下）5g。

【其他治疗】

1. 中成药

（1）二妙丸　每次6g，每日2次，适用于湿热下注证。

（2）千金止带丸　每次9g，每日2次，适用于脾肾虚夹湿证。

2. 外治法

外洗方（夏桂成经验方）　土槿皮12g，一枝黄花10g，蛇床子15g，花椒10g，明矾10g，苦参15g，百部15g，冰片6g，煎汤趁热先熏后坐浴，适用于带下过多湿浊较重者。

【转归及预后】

本病一般预后良好，但应注意防止病情迁延，警惕宫颈癌、宫体癌或输卵管癌的发生。

【预防与调护】

1. 加强妇女保健工作，避免长期涉水或阴湿环境作业。
2. 经常保持阴部清洁卫生，经期、产褥期、流产后尤其需要重视。
3. 注意性伴侣的卫生，防止交叉感染。
4. 注意饮食卫生，防止过食生冷、辛辣、油腻之品，以免助湿生热。

【临证经验】

夏师对带下过多的辨治主要责之于湿浊为患。经行产后胞脉空虚，或用具不洁，或久居阴湿之地，湿浊之邪乘虚而入，损伤任带，发为带下。带下日久必影响到肾、肝、脾三脏，致虚中夹实。在脏腑整体功能失调中，脾虚、肾虚、肝郁三者常互相影响，如肝郁脾虚相兼，脾虚与肾虚相兼，有的称为脾肾不足；肾阴虚与肝火旺的相兼，即阴虚火旺。所以炎症性带下病有其复杂的一面。在非炎症性带下中，特别是慢性炎症反复发作时，湿热与湿毒亦常兼夹肝郁、脾虚、肾虚的变化，有的既有脾肾两虚，又有湿热内蕴。

辨证方面，一般首先在于辨别量、色、质、气味四者。量多或时多时少者，一般多属实证；量多或甚多者，虚证居多。色黄或黄绿或深黄者，湿热居多；色淡黄者，脾虚为主；先白后黄，系湿蕴生热之象；黄中夹赤，乃火旺伤络之征；色白者，大多为虚、寒、痰湿之证也，亦有属湿热或湿毒之轻者；色赤或赤白相杂，大多属湿热伤络，或血瘀伤络，亦有属于阴虚火旺者；五色杂下，多为湿毒所致。带下质稀，属于虚证；带下质黏腻，属于实证。带下有臭气者，属热证、实证；无臭气者，属虚证、寒证。明确了四方面病变的辨证意义，就可以把四者联系起来，得出初步的结论。然后结合全身症状、舌苔脉象以及检查，不难做出明确诊断。

治疗方面，湿浊必须以化湿为主。湿重者，用止带方；热重者，宜龙胆泻肝汤；夹有热毒者，当合五味消毒饮（银花、野菊花、蒲公英、紫花地丁、紫背天葵子）。此外，针对带下的特殊性，可加入墓头回、蜀羊泉、薏苡仁、炒扁豆衣、鸡冠花、龙葵、芡实等治带专药，疗效将有所提高。脾虚者宜健脾燥湿，可选完带汤、补中益气汤，如加入炒芡实、炒白果等止带之品更为合适。肾虚者宜补而涩之。肾阳偏虚者，常用内补丸（鹿茸、菟丝子、潼蒺藜、白蒺藜、黄芪、肉桂、桑螵蛸、肉苁蓉、附子、紫菀）补肾固涩。五子补肾丸平和，但固涩有余，补养不足，故应加入怀山药、熟地、鹿角霜、巴戟天之属。肾阴偏虚者，常伴火旺，知柏地黄丸（汤）最为合适，加入水陆二仙丹（金樱子、芡实）疗效更好。肝郁者本虚标实，在服药的同时必须进行心理疏导，解除思想顾虑，情志舒畅，才能获取良效。

单纯的典型的证型虽然存在，但临床上更多的是兼夹证型，即在带下的量、色、质、气味四者间存在冲突。如带下量多，色白夹黄，质稀夹黏，一般无臭气，偶或有之，此乃虚中夹实，常为脾肾虚夹湿热的证型。带下时多时少，色赤白相杂，质稀夹黏，或有臭气，此为实中夹虚，常是湿热夹气血虚或脾肾虚的证型。带下量多，色白夹黄，或赤白相杂，质清稀如水，无臭气，此为虚中夹虚，常是阴虚脾弱的证型。带下量多，色黄白或紫褐，质黏腻，有臭气，此为实中夹实，常是湿热夹血瘀的证型。上述证型治疗可参考月经病复杂证侯的临床体会。这一类病症更需要与辨病相结合，排除顽固性炎症和肿瘤，以免贻误病情。

验案举例

郭某，女，38 岁。

主诉：带下量多半年。患者从 2000 年 6 月开始白带量多，色白，质黏，时有小腹疼痛，有霉菌性阴道炎反复发作病史。B 超子宫附件无异常。月经正常，生育史 1－0－1－1，未上节育环。妇科检查：阴道通畅，分泌物量少，乳白色，白带呈颗粒状。左侧附件有压痛。清早大便偏稀溏，每天后半夜腹部肠鸣，时有腹痛，且易于颜面发红，夜寐不佳，舌质红，舌苔腻，脉细弦。来诊时正值经间排卵期，故采用健脾补肾促排卵汤加减。处方：党参 15g，炒白术 10g，茯苓 10g，炒川断 10g，杜仲 10g，紫石英（先煎）10g，广木香 9g，广陈皮 6g，荆芥 6g，薏苡仁 20g，蛇床子 10g，骨碎补 10g，五灵脂 10g，钩藤（后下）10g，赤白芍 10g。12 剂。药后白带量减少，用补肾调周法，在健脾补肾的基础上加入土茯苓、薏苡仁、黄柏等利湿化浊之品，白带未再增多。

按语：患者有阴道炎反复发作史，妇科检查左侧附件有压痛，临床辨证属脾肾阳虚，下焦湿浊为患，且兼心肝火旺，用党参、白术、茯苓、薏苡仁、川断、杜仲等健脾补肾，紫石英、蛇床子温阳祛湿，燥湿止痒，骨碎补温阳固涩，钩藤清降心肝之火。健脾、温肾、燥湿三者兼顾，共奏良效。

【小结】

1. 本病以湿为核心，初期发病宜祛湿为主，若反复发作，则需从体质方面考虑，兼顾调理脾、肝、肾等脏腑功能，注意气血阴阳的周期性变化节律。

2. 本病辨证依据带下的量、色、质、气味四大特征，结合全身症状，分清寒热虚实，尤为重要。

3. 治疗带下过多，宜灵活运用清热燥湿之法，清热不宜过寒而伤脾胃，利湿不宜过于温燥而耗阴液。

第二节　带下过少

女子经后期到经间排卵期阴道内流出的液体过少，甚至不能润泽阴道，称为带下过少。前人文献缺乏有关此病的专论，相关症状散见于闭经、不孕、阴痒及性功能衰退的有关病症中。调治本病对闭经、不孕、阴痒、性功能减退等有着积极的预防意义，故列专题论述。

【病因病机】

本病的原因有二：一是禀赋不足，肾气欠盛，天癸不充，加以房劳多产（大多与堕胎或流产或胚胎停止发育有关），或大病久病之后，肝肾阴精匮乏，天癸衰少；二是与长期的情志心理因素有关，女性血少气多，或工作压力过大，或学习紧张，或长期忧郁烦躁，以致心肝气郁化火，致使心肾失济，癸水不充，故致带下少。后者是主要方面。近20年来，随着生殖辅助技术的开展运用，超促排卵药物的使用和穿刺取卵术可致卵巢组织损害，此后癸水不足甚至衰少，亦可引起带下过少。

本病的主要机理在于肝肾阴虚，天癸匮乏或衰少。肝者藏血，乙癸同源，故需得肾水滋养。肾者藏精，为元精所藏之处，内寓真阴真阳，天癸者，癸水也，亦属于此。血虚肾阴不足，癸水缺乏，是以带下过少，甚则枯竭，常致阴道子宫等生殖器官缺乏滋养而呈干涩之状，碍及血海，可直接影响月经来潮，致经闭不行，或无排卵而不能生育，或导致性功能减退，过早绝经，现称之为卵巢早衰。

1. 主要证型

肝肾阴虚证　禀赋不足，或房劳多产，或大病久病之后肝肾阴精亏耗，津液不足，故带下过少。阴虚易于导致心肝气郁化火，火热更易伤阴，致使阴津愈亏。

2. 兼夹证型

（1）*脾胃虚弱证*　素体脾胃偏弱，或饮食失当，劳倦过度，或寒暖不调，损伤脾胃，水谷精微生化乏源，不能补养濡润，致使带下过少。

（2）*瘀血内阻证*　经产感寒，余血留蓄，或情怀抑郁，气机不畅，血行不利，久而积聚成瘀；或湿邪外侵，流注冲任子宫，湿阻气滞，瘀血内阻，气机不畅，津液不能输布，亦可导致带下偏少。

【诊断与鉴别诊断】

1. 诊断

带下过少一般表现为经后期至经间排卵期带下量少，甚或全无，或有阴道干燥、头晕腰酸、胸闷心烦、性机能减退、月经延后、经量偏少等。阴道涂片或激素检查示雌二醇水平较低，基础体温可见低温相延长或偏高，或体温单相等。

2. 鉴别诊断

通过病史及检查，应与希恩综合征、卵巢早衰、更年期干燥综合征等相鉴别。

【辨证施治】

本病的治疗以补益肝肾、滋养阴精为主，兼以健脾益气，化瘀和络。

1. 主要证型

肝肾阴虚证

证候：经后期至经间排卵期带下过少，甚或全无，阴道干燥，或伴阴痒，头晕腰酸，胸闷烦躁，夜不能寐，舌质偏红，苔薄黄或少苔，脉细弦或数。

分析：肝肾阴虚，阴精亏乏，甚则阴虚火旺，耗伤津液，肝肾阴精不能上荣于头目，故头晕；腰为肾之外府，肾虚则腰酸；肝肾不足，阴虚内热，热耗津液，故胸闷烦躁；心失所养，故见夜寐差等症状；舌质偏红，苔薄黄或少苔，脉细弦或数为肝肾阴虚之象。

基本治法：滋补肝肾，生津养液。

方药运用：二甲地黄汤加减。

炙龟板（先煎）、炙鳖甲（先煎）各15g，干地黄、怀山药、山萸肉、炒丹皮、茯苓各10g，天冬、麦冬各9g，夜交藤15g，莲子心3g。

二甲地黄汤是夏师的经验方，由归芍地黄汤加炙龟板、炙鳖甲而成。归芍地黄汤是夏师经后期常用的一张验方，由四物汤合六味地黄丸而成。归芍者，四物汤之代表药也，因川芎辛温升散，夏师遵照《傅青主女科》的立方旨意，恐其辛温行气，非经后初期所宜，故去之。当归有润肠通便之功，故凡大便稀溏或易溏泄者，常以大生地代熟地，而且用药量亦较轻，配合六味地黄丸血中养阴，更利于阴分的恢复。血海空虚，癸水匮乏较甚者，宜于养血补肾中加炙龟板、炙鳖甲等血肉有情之品，进一步促进阴长。二冬养阴生津，夜交藤、莲子心安定心神，合“欲补肾者先宁心，心宁则肾实”之意。

服法：经后期到经间排卵期水煎分服，每日1剂。

加减：心肝郁火甚者，加钩藤（后下）15g，黑山栀10g，荆芥、广郁金各6g；心火偏甚者，加黄连3g，炒枣仁6g，青龙齿（先煎）10g；兼脾胃失和者，去干地黄、天冬、麦冬，加白术、炒白扁豆各10g，焦山楂10g，炒竹茹、陈皮各6g，太子参10g，六曲9g。

2. 兼证型

（1）脾胃虚弱证

证候：经后期至经间期带下过少，甚或全无，自觉阴道内干燥或兼阴痒，纳欠神疲，脘腹作胀，矢气频频，大便或溏，舌质淡红，苔薄白腻，脉细弱。

分析：脾胃虚弱，生化乏源，阴精不足，故月经后期，带下过少，甚则全无；脾虚不能运化水湿，气机不调，故脘腹作胀，矢气频频，大便或溏；舌质淡红，苔薄白腻，脉细弱为脾胃虚弱之象。

基本治法：健脾和胃，益气生津。

方药运用：参苓白术散(《太平惠民和剂局方》）加减。

党参、炒白术、茯苓、怀山药各10g，炙甘草、广陈皮、桔梗各6g，煨木香5g，炒谷芽12g，焦山楂、建莲子肉各9g。

本方系宋代《太平惠民和剂局方》所载的名方，临床运用甚广。原书指出："能治脾胃虚弱，饮食不进，多困少力……此药中和不热，久服养气育神，醒脾悦色……"人参、山药、莲子肉益气健脾为主，辅以白术、茯苓、苡仁、扁豆健脾渗湿以旺后天生化之源，佐以甘草益气和中，砂仁和胃醒脾，理气宽胸，更以桔梗为使，载药上行，借肺之布精而养全身。临床常以党参易人参，另加陈皮、焦山楂、谷芽以健脾和胃。

服法：经后期至经间排卵期水煎分服，每日 1 剂。

加减：便溏较频者，加砂仁（后下）5g，六曲 10g，炮姜 6g；纳欠，苔厚腻者，加省头草 10g，制川朴 5g；心烦寐差者，加炙远志 6g，合欢皮 10g，炒枣仁 5g。

（2）瘀血内阻证

证候：带下过少，甚或全无，经来腹痛，色紫黑，时有血块，下腹作痛，胸闷烦躁，口渴不欲饮，肌肤干燥甲错，舌质暗红，边有瘀斑或瘀点，脉细涩。

分析：瘀血内阻，津失敷布，故带下过少或全无；气机阻滞不宣，故胸闷烦躁；瘀血停滞，积于血海，冲任气机不畅，故经来腹痛，色紫黑有血块；舌脉皆为瘀滞之象。

基本治法：活血化瘀，滋阴生津。

方药运用：活血润燥生津汤(《医方集解》) 加减。

当归、赤白芍、生地黄各 10g，天冬、麦冬各 6g，天花粉、桃仁、红花各 9g，炙鳖甲（先煎）15g，山楂 10g。

本方为《医方集解》引朱丹溪之方，乃手太阴、足厥阴之方也。方中当归、白芍、地黄为四物汤之要药，滋阴生血；天花粉、二冬润燥生津；桃仁、红花、赤芍活血润燥；鳖甲乃血肉有情之品，加强滋阴之力。如此营血既生，脏腑形体得以濡养，津液充盛，白带亦得润泽。

服法：水煎分服，每日 1 剂。

加减：大便干结难解者，加大黄 5g；胸闷腹胀者，加枸橘李 10g，青陈皮各 6g，炒柴胡 5g；小腹疼痛明显者，加五灵脂、延胡索各 10g。

【其他治疗】

中成药

（1）六味地黄丸　每次 3g～6g，每日 3 次，适用于阴虚之带下过少。

（2）大黄䗪虫丸　每次 3g，每日 3 次，适用于血瘀之带下过少。

（3）杞菊地黄口服液　每次 10ml，每日 2～3 次，适用于肝肾阴虚之带下过少。

【转归及预后】

带下过少一般预后较好，如未及时或彻底治疗，可出现月经量少，月经稀发，甚至闭经等。因手术、放疗等造成的带下过少，预后较差。

【预防与调护】

1. 及早诊断和治疗原发疾病。

2. 注意增强体质，改善饮食结构。

3. 注意围生期保健，预防和及时治疗产后大出血，防止脑垂体前叶急性坏死。

4. 盆腔放疗时，尽量避免过多照射卵巢部位。

【临证经验】

带下过少常与月经后期量少伴发。阴道干涩既影响夫妻之间的性生活，又影响生育，所以我们将带下过少作为主要病症来介绍。一般来说，带下过少主要是肾阴虚，癸水不足，在滋肾养阴的方剂中首选二甲地黄汤。二甲是血肉有情之品，对增加癸水有着重要的作用。就我们临床所及，阴虚用滋肾养阴原是正治，但最好的方法是阳中补阴，即大补肝肾之阴的同时加入一定量的助阳药，如菟丝子、肉苁蓉、仙灵脾等，阴得阳助则泉源不竭。在阴虚、癸水衰少的同时，常可兼夹肝郁、痰湿或血瘀，治疗上不仅要滋阴助阳，而且要兼以疏肝健脾，化湿逐瘀。

验案举例

刁某，26岁，工人。

主诉：月经延后，带下甚少，影响性生活1年余。14岁初潮，3～5/35～50日，经量一般，色质无异常，无痛经。24岁结婚，未避孕，夫妇同居未孕。妇科检查未见异常，B超检查发现子宫略小。BBT低温相稍高，高温相偏低，有时不太明显。性激素检查：雌二醇低下，促卵泡生成素升高。据患者自述，月经后期已有10余年，即从初潮至今月经落后，近年来更严重，有时甚至2～3月一行。经后带下过少，时觉阴内干涩，影响性生活，有时头晕腰酸，月经量偏少，色红无血块，平时胸闷烦躁，性情欠稳定，夜寐多梦，舌质偏红，苔薄黄，脉细弦。

就诊时适值月经干净第1天，予以滋肾养阴，稍佐助阳，从调周法论治，方取左归饮加减。处方：熟地黄10g，山药、女贞子、白芍、丹皮、茯苓各10g，山萸肉6g，怀牛膝、川断、菟丝子、炒白术各10g，砂仁（后下）5g，炒六曲12g。药服14剂后带下有所增加，但尚未呈蛋清样，大便不实，有时泄泻，泻前腹痛，舌质偏红，苔色黄白腻，脉细弦。原方再入疏肝健脾之品，加炒防风6g。再服7剂后大便转实，带下增多，呈锦丝状蛋清样，腰俞酸楚，舌脉如前。从经间排卵期论治，同时加入健脾理气之品，处方：丹参、赤白芍、山药、炒丹皮、茯苓、川断、菟丝子各10g，紫河车（先煎）6g，五灵脂10g，炒白术10g，砂仁（后下）5g，荆芥6g。药后BBT上升至高温相，进入经前期，仍以补肾促排卵汤原方去紫河车、炒白术、砂仁，加鹿角霜9g，制香附6g，绿萼梅5g。至经行期用疏肝调经的方药，经后期仍用左归饮合香砂六君子汤加减，待白带增多，出现锦丝状带下时，再予补肾促排卵汤治之。如此按调周法调治5个月经周期，经后期带下量增多，接近正常，月经周期也基本上得到恢复。

按语：带下过少虽然主要在于肾阴不足，癸水不充，但也有偏阳虚、偏血瘀、偏痰湿的不同。是证月经后期量少，头昏腰酸，形体清瘦，带下过少，阴道干涩，甚则影响性生活，显系肝肾阴虚。在第一次服左归饮后，患者出现大便溏薄，便前腹痛，腹胀，矢气频作，乃脾胃虚弱、肝脾失和所致，因此不得不佐以健脾和胃、疏肝理气之品，即土中疏木，去左归饮中滋腻之熟地黄，加炒白术、炒防风、陈皮、砂仁等品，果然见效。本病由来已久，其所以取效并非方药神效，实际上还得益于患者工作调动，心情舒畅，生活规律，故调治 5 个月经周期而能康复。

【小结】

1. 带下过少的发生与素体因素和疾病影响有关。如果体质虚弱，尚可通过加强营养，滋补后天以养先天。若属希恩综合征等，往往较难恢复。

2. 临床需处理好原发疾病，才能明显改善带下过少的症状。

3. 夏师治疗带下过少重在调补肝肾，常用张景岳和傅青主的补阴方药，时刻注重顾护精血，防止伤津耗液之举。全方位地保护阴精，特别在女性“年过四十而阴气衰半”时尤其重要。

□第十二章□

生殖器炎症

生殖器炎症是女性常见的疾病，尤其是慢性炎症，或称之为炎症后遗症，更为常见。生殖器炎症是病原体和身体防御机能斗争的过程。女性生殖器具有独特的防御机能，只有在这些自然防御机能（正气）受到破坏时，病原体（邪气）才会侵入机体形成炎症。前人所谓“邪之所凑，其气必虚”，“最虚之处，便是容邪之所”。生殖器不同部位的炎症也反映出其免疫防御机能的差别。有鉴于此，前人将女性生殖器炎症根据部位分别命名为阴疮、阴茧、阴痛、带下病、腹痛、癥瘕等。现代医学分别称为外阴炎、阴道炎、宫颈炎、子宫内膜炎、盆腔炎等。本章主要介绍外阴炎、阴道炎、宫颈炎、盆腔炎。

在急性发作期，生殖器炎症以“湿、热、毒、瘀、滞”为主。临床上表现为炎症部位的红、肿、热、痛、带下或出血，以及发热不适、腹痛，甚则高热剧痛、昏迷等全身症状。在诊断中，需要辨证与辨病相结合，尽快明确发病部位、病变程度和趋向。在治疗上，亦当中西并重，内外合治。高热昏迷时，当以西医方法进行抢救。如转变为慢性炎症，现称为炎症后遗症，当以中医辨治为主，着重扶正化瘀，稍佐清利。总之，在急性发作期当以祛邪为主，扶正为次，重在湿热毒瘀的祛除；炎症后遗症当以扶正为主，祛邪为次，病理已转化为瘀滞者稍兼清利湿热，正邪互结者重在“改邪归正”，病才能痊愈。然而，改邪归正确非易事，必须有耐心、恒心、信心，并需要得到患者较好的配合。

第一节　外阴部炎症

一、前庭大腺炎

前庭大腺位于两侧大阴唇后1/3深部，腺管开口于处女膜和小阴唇之间。因解剖部位的特点，在性交、分娩及其他情况污染外阴部时，病原体容易侵入而引起前庭大腺炎。本病患者以育龄妇女多见，幼女及绝经后妇女少见。急性前庭大腺炎时，病原体首先侵犯腺管，腺管呈急性化脓性炎症，腺管开口往往因肿胀或渗出物凝聚而阻塞，脓液不能外流，积存而形成脓肿，称前庭大腺脓肿。该侧大小阴唇发赤肿胀、疼痛，中医称为阴痛、阴肿。急性炎症消退后，脓液逐渐吸收转清或形成囊肿，中医称为阴茧。

就临床资料分析，前庭大腺炎有以下特点：

①病程短，易于反复发病，往往从初期到红肿热痛时间较短，且疼痛剧烈，病人难以忍受，需及时处理。一旦切开引流成功，炎症容易较快地痊愈。

②若炎症分泌物未能及时排清，易于形成囊肿，且可继发感染，形成脓肿，反复发作，因此，手术时须仔细清除分泌潴留物。

【病因病机】

外阴位于下焦，中医认为，本病主要是湿热之邪外侵，稽留于外阴部。湿热下注，气血失和，蕴而为患。

1. 湿热下注

感染邪毒，阻于下焦，湿阻于内，蕴而生热，或下焦积热，外邪引发而成。

2. 瘀血内阻

湿热蕴阻，脉络不通，酿生湿毒，秽浊留滞，结成脓毒。

【诊断与鉴别诊断】

1. 诊断

急性炎症可见一侧阴唇下端红肿、发热、触痛明显，形成脓肿时局部有波动感。若为淋病奈瑟菌感染，挤压局部可流出稀薄、淡黄色脓汁。严重者脓肿直径可达3～6cm，患者出现发热等全身症状，腹股沟淋巴结可呈不同程度增大。当脓肿内压力增大时，表面皮肤变薄，脓肿可自行破溃。若破孔大，可自行引流，炎症较快消退而痊愈；若破孔小，引流不畅，则炎症持续不消退，并可反复发作。慢性炎症除外阴稍有不适外，无明显自觉症状。

2. 鉴别诊断

（1）外阴疖　一般在皮肤的表面，体积较小，质地偏硬，且无脓液形成。

（2）外阴血肿　一般有明确的外伤史，疼痛不如脓肿明显。

【辨施施治】

本病急性期要迅速控制症状，需中西药大量、足量合用，清利下焦湿热，控制感染；反复发作者，应结合患者身体情况，中西药并用。

1. 湿热证

证候：急性炎症期前庭大腺管粘连堵塞，腺体未发生感染时，可形成前庭大腺潴留性囊肿，如蚕茧状，感染后局部红、肿、热、痛、阴痒，稍久则化脓，苔黄腻，脉数。

分析：湿热邪毒下注外阴，郁而化热，湿热交阻，不通则痛，发为红、肿、热、痛，日久化脓，舌脉均为湿热之表现。

基本治法：清热解毒，利湿止痛。

方药运用：龙胆泻肝汤(《医方集解》）加减。

龙胆草 5g，炒黄柏各 9g，黄芩、山栀、泽泻、木通、柴胡各 6g，生地、当归、赤芍、车前子（包煎）各 10g，紫花地丁 12g，甘草 5g。

方中重用龙胆草以清肝胆实火，除下焦湿热，为君药；黄芩、栀子苦寒折火，协助龙胆草清泻湿热；泽泻、木通、车前子引火下行，从小便而出；当归、生地养血柔肝，防止热邪伤肝；紫花地丁清热解毒，促进瘀热湿毒消散；甘草调和诸药，防止苦寒之品损伤脾胃。

服法：水煎分服，4 小时 1 次。

加减：外阴红、肿、热、痛明显者，加金银花、蒲公英、半边莲各 10g；外阴肿胀疼痛剧烈者，加制乳香、制没药各 10g，白芷 6g，皂角刺 8g；阴痒颇剧，湿热偏甚者，加薏苡仁 15g，地肤子、土茯苓各 10g。

2. 血瘀证

证候：慢性炎症期局部皮肤肥厚、粗糙，呈紫褐色，外阴瘙痒，或伴阴茧状，舌边紫，苔微黄腻，脉细弦。

分析：病程日久，阴血不足，血虚夹瘀，伤及血络，阴部肌肤失养，故局部皮肤肥厚、粗糙，呈紫褐色；生风化燥，故发为阴痒；舌边紫，苔微黄腻，脉细弦为血瘀之象。

基本治法：活血化瘀，清利湿热。

方药运用：血府逐瘀汤(《医林改错》）加味。

桃仁、红花、当归、赤芍、川牛膝各 10g，炒枳壳、柴胡、桔梗各 6g，熟地 10g，山甲片 10g，炒黄柏 9g，薏苡仁 15g。

本方出自《医林改错》，原治胸中瘀血，阻碍气机，兼见肝郁气滞之瘀血证。方系桃红四物汤以赤芍易白芍，加入柴胡、桔梗、枳壳、牛膝、甘草组成。方中当归、川芎、赤芍、桃仁、红花活血化瘀；牛膝祛瘀血，通血脉，并引血下行；柴胡疏肝解郁，升达清阳；桔梗、枳壳开胸行气，使气行血行；生地清热凉血，配当归能养血润燥，使祛瘀而不伤阴血；甘草调和诸药。本方不仅行血分瘀滞，而且能解气分之郁结，活血而不耗血，祛瘀又能生新，合而用之，使瘀去血行。黄柏、苡仁等清利湿热，山甲片散瘀通络。全方共奏活血化瘀，清利湿热之功。

服法：水煎分服，每日1剂。

加减：阴痒甚者，加制苍术9g，荆芥6g，地肤子10g；病程长、阴茧较大者，加地鳖虫、炙桂枝各6g，石打穿15g，牡丹皮、五灵脂各10g。

【其他治疗】

外治法：

（1）蒲公英外敷方

处方：鲜蒲公英60g。

用法：上药洗净捣烂，加少许蜜糖，调匀敷于患处，每日换药1次。

适应证：急性前庭大腺炎有脓肿者。

（2）外用洗剂

处方：野菊花15g，紫花地丁30g，龙胆草15g，蒲公英30g，黄柏15g。

用法：煎汤趁热先熏后洗，每日2次。

适应证：急慢性前庭大腺炎或有湿疹者。

【转归及预后】

本病经积极治疗一般预后较好，但应向患者说明脓肿可能反复发作。

【预防与调护】

1. 保持外阴清洁卫生，不穿宜化纤内裤。
2. 饮食忌辛辣刺激之品。
3. 注意性生活卫生。

【临证经验】

本病散见于阴茧、阴肿、阴痛、阴痒等相关文献中。一般说来，本病急性期属热毒夹湿浊，简称为湿热证，慢性期以血瘀为主。前庭大腺炎症发作严重时，腺管口粘连堵塞，形成脓肿，应以手术治疗为好。在治疗本病时，无论急慢性炎症，除内治法外均需配合外洗外敷，甚至外治重于内治。急性期以外用洗剂（见验方项）熏洗后，再涂敷玉红膏和金黄膏。玉红膏成分：当归60g，白蜡60g，甘草45g，血竭12g，轻粉12g，紫草6g，白芷15g，麻油500g。金黄膏成分：大黄、黄柏、姜黄、白芷各500g，南星、陈皮、厚朴、甘草各200g，天花粉1000g，共研细末，用凡士林70%，上述药粉30%调匀成膏。用法：摊于纱布上敷患处，每日换药1次。慢性期可用1029药膏（《妇科临床精华》），药用蛇六谷、生大黄、天葵子、芙蓉花、一见喜、黄芩、樟脑各50g，野菊花、蒲公英各100g。上药共为细末，凡士林调匀，摊于纱布上敷患处，每日换药1次。

【小结】

1. 前庭大腺炎发病较急，症状较重，且易于反复发作，久而形成囊肿，应当向患者交代清楚。

2. 若形成脓肿，应及时切开引流。此外，外治法在前庭大腺炎治疗中具有较好的作用。

3. 保持外阴清洁卫生非常重要。此外，宜调畅情志，忌食辛辣油腻之品，以免助火生湿。

二、外阴溃疡

单纯性的外阴溃疡不仅局部红肿热痛，而且可化脓溃破，脓水淋漓，有如虫蚀，谓之阴疮，或称阴蚀。本病早在汉代《金匮要略》中已有记载，“少阴脉滑而数者，阴中即生疮。阴中蚀疮烂者，狼牙汤洗之。”

【病因病机】

本病常由外阴炎症发展而来，外阴部的创伤感染亦可致此。阴疮可分阳证、阴证两种。一般情况下，由链球菌、葡萄球菌所致者类似阳证阴疮的热毒病因，大肠杆菌所致者与阳证阴疮的湿热病因相似，结核菌所致者绝大部分属阴证阴疮的寒凝病因。

1. 阳证

经行产后卫生护理不当，邪毒侵袭，或湿热蕴积，伏于肝脉，滞于冲任，侵蚀外阴肌肤，破溃成疮。

2. 阴证

久居寒湿之地，寒湿乘虚侵袭，凝滞于内，邪气不能外达，内陷于冲任肌肤，或阳气虚衰，气血失和，与痰湿凝结，肌肤失养，日久则溃腐成疮。

【诊断与鉴别诊断】

1. 诊断

（1）临床表现　外阴红肿，有大小不等的多个溃疡，溃疡基底部呈红色，上覆一层脓性分泌物，局部灼热痒痛不止，甚则脓水淋漓，或久不敛口。

（2）检查　除外阴部常规检查外，必要时尚需行局部组织病理检查和性病的有关检查，同时应注意有无合并眼部及口舌病变。

2. 鉴别诊断

根据病史、局部表现及细致的检查，可除外结核、性病（如梅毒硬下疳、软下疳）、腹股沟肉芽肿及癌性溃疡，并与口－眼－生殖器综合征相鉴别。此外，约有1/3的外阴癌在早期表现为溃疡。

【辨证施治】

本病应注意辨别阴阳，急则治标，缓则治本，还要注意内外兼治，重视局部用药。

1. 阳证

证候：一侧或双侧阴户充血肿胀，见多数小水疱或滤泡性小脓肿，继则出现溃疡，疼痛或烧灼感，行动艰难，同时伴有恶寒发热，口干纳少，小便涩痛，舌苔黄腻，脉细滑数。

分析：湿热之邪内侵，与阴部气血相搏结，经脉阻塞，蕴结成毒，腐肉酿脓，故阴户充血肿胀，有水疱或脓肿，疼痛灼热；邪毒与正气交争，故身热；热盛伤津则口干；湿热下注则小便涩痛；舌脉黄腻，脉细滑数均为热毒之象。

基本治法：清热解毒，活血化瘀。

方药运用：仙方活命饮(《校注妇人良方》) 加减。

金银花、天花粉各10g，防风、生甘草、陈皮、乳香、没药各6g，白芷、贝母各5g，当归尾10g，穿山甲、皂角刺各9g。

痈肿疮毒多因热毒壅结，气血壅滞而成。方中金银花清热解毒，消散疮肿，为治痈要药；辅以归尾、乳香、没药活血散瘀以止痛，陈皮理气行滞以消肿，防风、白芷畅行营卫，疏风散结以消肿；贝母、天花粉清热排脓，穿山甲、皂角刺解毒透络，消肿溃坚，共为佐使。诸药合而用之，共奏消肿散结之效。

服法：水煎分服，每日1剂。

加减：热毒甚者，加蒲公英、紫花地丁、紫背天葵各10g；湿浊甚者，加薏苡仁、茯苓各15g。

2. 阴证

证候：外阴皮色不变，不甚肿痛，溃烂日久，瘙痒充血，脓水淋漓，疮久不敛，神疲体倦，纳谷不香，心悸烦躁，舌质淡嫩，苔薄黄腻，脉细软无力。

分析：气虚不能托毒则皮色不变，肿痛不甚，或溃烂日久，脓水不多；气血不荣则新肉不生，神疲体倦，纳谷不香；心悸烦躁乃邪热尚存之象；舌质淡嫩，苔薄黄腻，脉细软无力为阴证之象。

基本治法：益气养血，托毒化痰。

方药运用：托里消毒散(《外科正宗》) 加味。

人参9g，白术、黄芪各15g，茯苓、当归、白芍、金银花各12g，白芷、皂角刺、桔梗各6g。

本方为八珍汤去熟地，加金银花、黄芪、桔梗、皂角刺、白芷而成。方中人参、黄芪、白术、茯苓、甘草健脾益气，托毒排脓；当归、川芎、白芍养血和血，通经托毒。两组药合用，气血双补，扶正托毒，以利排脓生肌。皂角刺、桔梗、白芷透脓溃坚；银花清热解毒，使脓出毒泄，痈肿消散。诸药合用，共收补益气血、托里消痈之功。

服法：水煎分服，每日1剂。

加减：体弱者去白芷，倍黄芪；肿块坚硬，皮色不变者，加服小金丹。

【其他治疗】

中成药

小金丹(《外科全生集》)

处方：白胶香、草乌头、五灵脂、地龙、木鳖子、乳香、没药、麝香、墨炭、归身。

服法：每次1.5~3g，每日2次。

适应证：外阴部阴证阴疮肿块稍硬者。

【转归及预后】

阳证者，及时治疗多可短期愈合；阴证往往病程迁延，不易速愈；发生癌变者，预后不良。

【预防与调护】

注意外阴清洁卫生，带下异常或伴有阴痒者，应即时治疗，防止病情加重。

【临证经验】

一般来说，发病急骤，一侧或两侧阴部红、肿、热、痛，甚则脓水淋漓，多为热证；一侧或两侧肿块坚硬或呈囊性，皮色不变，日久不消，多为寒证。热证发病急骤，易治；寒证病变缓慢，难治。热证形体壮实者，属善证，预后良好。寒证有两种不同的情况，一是阴疮久溃不敛，脓水淋漓，奇臭异常，形体羸弱者，另一是外阴肿块，坚硬不消，久治不愈者，均应行病理学检查以排除恶性病变。在治疗本病时，必须配合外治法。先用外阴炎的验方熏洗，然后局部涂敷玉红膏，必要时可配合针灸、中西医结合等方法治疗。

【小结】

1. 本病辨证时要注意区别阳证和阴证。
2. 治疗时需注意祛湿，分利湿浊，或利湿，或燥湿，且应结合健脾补肾而用之。
3. 若经治疗后症状并未缓解或有所加重，应及时活检，排除恶性病变。

第二节 阴道炎

一、滴虫性阴道炎

由阴道毛滴虫感染而引起的阴道炎称为滴虫性阴道炎，是常见的阴道炎之一。阴道毛滴虫适宜在温度25℃~40℃、pH值5.2~6.6的潮湿环境中生长，在pH值小于5或pH值大于7.5的环境中则不生长。

就临床资料分析，滴虫性阴道炎有以下特点：

①容易通过性接触传播，或经公共浴池、游泳池及共用浴盆、浴巾等感染。临床应检查男性前列腺液，看是否有滴虫。若为阳性，须同时进行治疗。

②药物治疗后，滴虫的繁殖处于一个较低的水平，检查时不容易得到阳性结果。妊娠

期及月经前后阴道内的 pH 值发生变化，隐藏在腺体及阴道皱襞中的滴虫易于繁殖，可引起炎症发作，因此一些患者常久治不愈。

【病因病机】

中医认为，本病多因脾肾不足，湿邪入侵，湿郁化热，蕴蒸腐败所致。

本病主要是湿热证型。情志伤肝，肝气郁结，郁而化热，肝郁克脾，脾虚湿盛，湿热互结，流注下焦，日久生虫，虫毒侵蚀外阴肌肤，故痒痛不宁。

【诊断与鉴别诊断】

1. 诊断

（1）临床表现　阴道分泌物增多，呈稀薄脓性、黄绿色、泡沫状，并伴有臭味。阴道口及外阴瘙痒，间或有灼热、疼痛、性交痛等。若尿道口有感染，可有尿频、尿痛，有时可见血尿。阴道毛滴虫能吞噬精子，并能阻碍乳酸生成，影响精子在阴道内存活，故可致不孕。

（2）检查　阴道黏膜充血，严重者有散在出血斑点，甚至宫颈有出血点，形成草莓样宫颈；后穹隆有较多白带，呈灰黄色、黄白色稀薄液体，或黄绿色脓性，或泡沫状。带虫者阴道黏膜可无异常改变。在阴道分泌物中找到滴虫即可确诊。

2. 鉴别诊断

本病应注意与湿疹进行鉴别。湿疹多对称分布，境界明显，反复发作，水洗或食鱼虾等可加重病情，且发生于任何部位皮肤。

【辨证施治】

本病的治疗以清利杀虫为要。

湿热证

证候：带下量多，色灰黄或呈脓性泡沫状，质稀薄，伴有臭气，阴痒或剧痒难忍，心烦失眠，或有腰酸，舌苔黄白腻，脉细弦。

分析：肝经湿热，随经脉下注于前阴，日久生虫，湿热熏蒸，故局部瘙痒；湿热秽液下泄，故带下量多，色质味异常；心烦失眠为心肝火旺之征；舌脉为肝经湿热之象。

基本治法：清热利湿，杀虫止痒。

方药运用：萆薢渗湿汤(《疡科心得集》）加减。

萆薢 12g，薏苡仁 15g，黄柏、赤茯苓、丹皮、泽泻、滑石各 10g，炙知母 5g，苍术、百部、鹤虱各 9g。

方中苍术、苡仁健脾化湿，黄柏清利下焦湿热，丹皮清热凉血，泽泻、赤茯苓、滑石、萆薢清热利湿，临床应用时可酌情加入苦参、蛇床子、白鲜皮、鹤虱等清理湿热，杀虫止痒。

服法：水煎分服，每日 1 剂。

加减：脾胃虚弱者，加炒白术、党参各 10g，陈皮 6g；肾虚者，加川断、寄生、怀山药各10g；肝郁者，加荆芥、柴胡各5g。

【其他治疗】

外治法

（1）灭滴丸（夏桂成经验方）

处方：蛇床子9g，明矾3g。

用法：上药研细末，炼蜜为丸，如弹子大，每晚用药熏洗后塞于阴道深部，24小时后更换。10天为1疗程。

适应证：已婚者的滴虫性阴道炎。带下夹血者不宜。

附：滴虫熏洗方（夏桂成经验方）

处方：蛇床子30g，土槿皮、黄柏、百部、苦参各15g，花椒10g，明矾6g。

用法：煎汤熏洗坐浴，每日2次。

适应证：滴虫性阴道炎。

（2）复方滴虫粉(《妇科临床精华》)

处方：蛇床子粉200g，雄黄粉100g，葡萄糖100g，硼酸粉100g。

用法：上药混匀备用。先行阴道冲洗，后用干棉球擦干，用压舌板取滴虫粉1～2g，置于阴道后穹隆处，并向阴道壁涂抹，将一带线棉球塞入阴道，嘱病人自己在当晚或翌晨取出。每日1次，3～5次为1疗程。

适应证：滴虫性阴道炎。

（3）蛇床白头翁汤(《中医妇科验方选》杨凡岗方)

处方：蛇床子60g，白头翁、苦参、黄柏、银花各30g，黄药子、百部各20g，荜茇15g。

用法：水煎去渣，熏洗阴部。

适应证：湿毒性滴虫性阴道炎。

【转归及预后】

滴虫性阴道炎经积极治疗和遵照医嘱调护，完全可以治愈。部分患者用药依从性较差，往往在药物治疗1个周期后不进行第2个周期的治疗，故而容易复发。

【预防与调护】

1. 服药后偶见胃肠道反应，如食欲减退、恶心、呕吐等，亦可见头痛、皮疹、白细胞减少等，一旦发现应停药。治疗期间及停药24小时内禁饮酒，否则可出现皮肤潮红、呕吐、腹痛、腹泻等反应。甲硝唑能通过乳汁排泄，用药期间及用药24小时内不宜哺乳。

2. 复发的病例多数为重复感染，应将内裤及洗涤用的毛巾煮沸5～10分钟以消灭病原体，同时对其性伴侣进行治疗。

【临证经验】

滴虫性阴道炎的发病率居各种阴道炎之前位。在治疗上，疗效确切的西药有甲硝唑

（灭滴灵）等。近年来，以西药甲硝唑杀虫，用中药改善内在环境，杜绝滋生滴虫之源，调整机体免疫力，降低西药的副作用，疗效更好。一般方法是：甲硝唑200mg，阴道深部上药，上药前用蛇床子散等杀虫止痒中药煎汤外洗，同时口服龙胆泻肝汤等。这种方法特别适用于口服甲硝唑有不良反应及肝功能障碍的滴虫性阴道炎患者。

夏师认为，外阴阴道假丝酵母菌病、滴虫性阴道炎两者皆以湿浊为主要病变，但前者以脾虚湿盛为主，后者以湿热肝火为主，前者宜健脾燥湿，后者宜清肝利湿。只有祛除湿浊，改变机体内外环境，不利于假丝酵母菌和滴虫生长繁殖，才能根治此类病症。

【小结】

1. 滴虫性阴道炎是一种通过性接触及公共场所传播的传染性疾病，可随着阴道内环境的变化而反复发作。

2. 本病应注意与湿疹相鉴别，在阴道分泌物中寻找到滴虫即可确诊。滴虫性阴道炎常与假丝酵母菌性阴道炎等其他性传播疾病并发。

3. 本病临床辨证以湿热下注为主，治疗时尚需注意，清利湿热不可过于苦寒，以免损伤正气。

4. 患者治疗后复查滴虫呈阴性时，仍应于每次月经后复查白带。若经3次检查均为阴性，方可视为治愈。

二、外阴阴道假丝酵母菌病

外阴阴道假丝酵母菌病（VVC），以前称为念珠菌性阴道炎，临床上以外阴阴道顽固性瘙痒，有灼热感、尿痛及性交痛为主要特征，常见于青春期到绝经期的妇女。约75%的妇女一生中至少患过一次VVC，其中40%～50%的人经历过一次复发。国外文献报道，在无症状的健康育龄妇女阴道中，假丝酵母菌的检出率约为20%。本病属中医“阴痒”、“带下病”范畴。

根据临床资料分析，外阴阴道假丝酵母菌病主要有以下特点：

①穿紧身化纤内裤、肥胖等使会阴局部的温度及湿度增加，有利于假丝酵母菌繁殖，易引起感染。

②服用高雌激素的避孕药、广谱抗生素、肾上腺皮质激素、免疫抑制剂、放疗及化疗药等可降低机体防御功能，为病菌入侵创造条件，增加感染机会，并迁延难愈。

【病因病机】

中医学认为，本病的发生主要与湿浊有关，湿是假丝酵母菌滋生的有利因素，口腔、肠道特别是阴道黏膜处均是湿浊易蕴之处，容易引起假丝酵母菌的增殖活跃。湿浊之所以滋生，与肝脾失调特别是脾虚有关。脾主运化水湿，脾虚不运，水湿因而致患。

本病主要病机为湿热下注。情志伤肝，肝气郁结，郁而化热，肝郁克脾，或素体脾虚不健，脾虚湿盛，湿热互结，流注下焦，日久生虫，虫毒侵蚀外阴肌肤，故痒痛不宁。

【诊断与鉴别诊断】

1. 诊断

（1）临床表现　外阴瘙痒，有灼热感，伴尿频、尿痛、性交痛，阴道分泌物增多，呈白色凝乳状或豆渣样。尿痛的原因是排尿时尿液刺激水肿的外阴及前庭。

（2）检查

①妇科检查：外阴红斑、水肿，可伴有抓痕，严重者可见皮肤皲裂、表皮脱落。阴道黏膜红肿，小阴唇内侧及阴道黏膜附有白色块状物，擦除后露出红肿黏膜面，急性期还可见到糜烂及浅表溃疡。

②实验室检查

A. 直接镜检：将阴道分泌物放在10%氢氧化钾或生理盐水湿片上，镜下可见卵圆形芽孢和假丝酵母菌。

B. 染色检查：可用革兰氏染色法、刚果红或PAS染色后镜检，其阳性率均比直接镜检法高。

③辅助检查

A. 分离培养：为确诊是否为假丝酵母菌感染，可进行培养，并进行菌种鉴定。

B. pH值测定：具有重要鉴别意义。若pH值 <4.5，可能为单纯假丝酵母菌感染；若pH值 >4.5，并且涂片中有大量白细胞，可能存在混合感染。

2. 鉴别诊断

通过询问病史，根据症状、妇科检查及阴道分泌物直接镜检或染色检查，需与滴虫性外阴阴道炎、阿米巴性外阴炎、外阴瘙痒症、外阴接触性皮炎等相鉴别，有条件者可进行其他辅助检查。

【辨证施治】

本病治疗重在利湿杀菌止痒，除口服药外，尚可配合外洗及阴道塞药。

湿热下注证

证候：带下量多，色白，质黏稠，或呈豆腐渣状，阴痒颇剧，或有灼热疼痛，心烦失眠，纳欠神疲，舌质淡红，苔黄白而腻，脉细濡或细弦。

分析：湿热蕴积下焦，损伤冲任二脉，故带下量多，质地黏稠；偏于湿重者，可见带下多，色白，呈豆腐渣样；偏于热者，有灼热疼痛；湿热扰及心神，故心烦失眠，纳欠神疲；舌质淡红，苔黄白而腻，脉细濡或细弦均为湿热之象。

基本治法：利湿清热，杀菌止痒。

方药运用：萆薢渗湿汤(《疡科心得集》) 加减。

制苍白术各10g，薏苡仁15～30g，丹皮、茯苓、泽泻、滑石、萆薢各10g，白芷、荆芥6g，炒柴胡5g，地肤子、车前子（包煎）各9g。

方中苍术、白术、薏苡仁健脾化湿，丹皮清热凉血，茯苓、泽泻、滑石、萆薢清热利湿，荆芥、地肤子、白芷等清利湿热，杀虫止痒。

服法：水煎分服，每日1剂。

加减：兼有肝郁，伴胸闷烦躁，情绪抑郁者，治宜疏肝解郁，上方合逍遥散，即在方中加炒当归、白芍各10g，广郁金9g，合欢皮9g；兼脾虚，伴腹胀矢气，大便溏薄者，当辅以健脾理气，上方合香砂六君子汤，即在方中加煨木香6～9g，砂仁（后下）5g，党参10～20g。

【其他治疗】

外治法

（1）外洗方（夏桂成经验方）

处方：土槿皮15g，龙胆草、苦参、黄柏各10g，花椒6g，冰片（后溶入）2g。

用法：上药水煎后外洗，每日2～3次。

适应证：湿热下注型VVC。

（2）阴道塞药（夏桂成经验方）

用法：冰硼散胶囊，每次清洗外阴后取一粒塞于阴道内，10天为1疗程，连用3个疗程，经期停用。

适应证：外阴阴道假丝酵母菌病。

（3）刘敏如验方(《全国中医妇科验方集锦》)

处方：大黄、银花藤、百部、薄荷各30g，雄黄、硼砂各3g。

用法：上药用布包，煎水2000ml，分3次坐浴。

适应证：湿热下注型VVC。

（4）保妇康栓(《中华人民共和国药典》)

用法：将栓剂塞入阴道深部，每晚1粒（1.74g），7天为1个疗程。

适应证：外阴阴道假丝酵母菌病。

【转归及预后】

一般单纯性的VVC在常规治疗后多数症状和体征均能消失，但少数患者治疗起来比较困难，容易复发，应注意诊治基础疾病。

【预防与调护】

1. 消除诱因，积极治疗糖尿病，及时停用广谱抗生素、雌激素与皮质类固醇激素。
2. 同时治疗性伴侣，治疗期间避免性生活。
3. 在公共场合尤其要注意清洁卫生。

【临床经验】

中医药治疗VVC效果较好，治疗时应重视整体与局部相结合，其内服方基本上以健脾燥湿为主，局部治疗包括外洗外涂法。在应用中药的同时，可配合制霉菌素片口服，必要时可用制霉菌素塞入阴道，或用2%～4%苏打水冲洗外阴及阴道，清除阴道分泌物，改变阴道环境，使之不利于假丝酵母菌生存繁殖。另外，应加强预防工作，积极治疗糖尿病。在长期大量应用抗生素、肾上腺皮质激素、雌激素时，应注意预防本病的发生，并杜绝传染。

验案举例

孟某，女。

带下色黄量多2年余，假丝酵母菌性阴道炎反复发作1年余。患者近2年来带下色黄量多，偶有小腹隐痛，伴腰酸，阴痒。外院检查白带发现假丝酵母菌，多次塞药治疗，经常复发。15岁初潮，5/24日，量多，夹有血块，无痛经。24岁结婚，1－0－2－1，未避孕。末次月经2008年7月9日，量多，无明显血块，无痛经，带下色黄，量多，腰酸，二便调，易于失眠，舌红苔腻，脉细弦。肾虚湿热下注，经后阴血不足，湿热为患较甚，按经后期论治，健脾补肾，清热利湿，以易黄汤加减。处方：山药、炒白术、怀牛膝、黄柏、芡实、赤芍、炒白术、川断、桑寄生、骨碎补、土茯苓各10g，生薏苡仁20g。7剂水煎分服。

复诊时患者诉白带颜色及阴痒好转，腰酸略减。已值经前期，白带量仍略多，大便偏稀，小腹仍偶有隐痛，治以健脾补肾，化湿固带，清热解毒，在健固汤加四妙丸的基础上加红藤、败酱草、丝瓜络等清热解毒通络之品。行经期在五味调经汤加越鞠丸的基础上注重活血化瘀排浊。1个月后患者诉白带已经明显好转，量亦减少。经治疗半年，假丝酵母菌性阴道炎未发作，白带无异常。

按语：本案属假丝酵母菌阴道炎反复发作，辨证属脾肾不足，湿浊下注，治疗当以健脾补肾、清热解毒为主。脾肾健旺则易于祛湿排浊，患者体质改善，假丝酵母菌失去了合适的生存环境，故能从根本上遏制其发作。

【小结】

1. 外阴阴道假丝酵母菌病临床较为常见，辨证多以湿热下注为主，治疗重在利湿杀菌止痒，中西医结合治疗效果较好。

2. 外阴阴道假丝酵母菌病易于反复发作，临床治疗应当彻底，并注意排除糖尿病等原发病，方可提高疗效。

3. 夏师治疗本病不仅注重清利湿热，而且常在培本固元的基础上提高机体正气，增强防病抗病能力，疗效较好。

三、老年性阴道炎

绝经以后年老体衰，抵抗力薄弱，阴道抵抗力更弱，因此易感染细菌而致阴道炎，谓之老年性阴道炎，西医称为萎缩性阴道炎。

根据临床资料分析，老年性阴道炎有以下特点：

①常见于绝经以后。雌激素水平较低，阴道壁萎缩，黏膜变薄，上皮细胞内糖原含量减少，阴道壁pH值增高，局部抵抗力降低，因而病菌容易入侵。

②手术与放射治疗破坏卵巢功能，年龄虽未至老，但卵巢的激素活性已不复存在，阴

道抵抗力薄弱，亦易感染而致阴道炎。

【病因病机】

本病主要由肾气衰，天癸竭，肝肾阴虚，冲任虚衰，湿热之邪入侵所致。

患者或年事渐高，肾气衰弱，天癸衰竭，或素体肝肾不足，冲任虚衰，湿热之邪易于入侵；或忧思伤心，劳倦伤脾，或素体心脾两虚，脾虚运化失职，湿浊内生；若兼外邪侵犯，更易导致下焦湿浊。

【诊断与鉴别诊断】

1. 诊断

（1）临床表现　阴道分泌物增多，外阴瘙痒，有灼热感。阴道分泌物稀薄，呈淡黄色，严重者呈脓血性白带。由于阴道黏膜萎缩，可伴有性交痛。

（2）妇科检查　阴道呈老年性改变，上皮萎缩、菲薄，皱襞消失，变平滑。阴道黏膜充血，有小出血点，有时见浅表溃疡。溃疡面可与对侧粘连，严重时造成狭窄甚至闭锁，炎症分泌物引流不畅可形成阴道或宫腔积脓。

2. 鉴别诊断

根据年龄、临床表现、分泌物涂片及阴道细胞学检查，必要时借助局部组织病理检查和分段诊刮等，可排除滴虫或霉菌性阴道炎、阴道及子宫颈恶性肿瘤等。

【辨证施治】

本病虽有湿热之证，但因体虚为主，清利之法只能降次，治疗的重点在于补虚，即增强阴道抵抗力和抑制细菌生长兼顾。

1. 肝肾阴虚证

证候：高年带下，色黄质稀或黏，或夹血性分泌物，阴道灼热，阴痒颇剧，头晕心悸，烦躁易怒，夜寐甚差，腰腿酸软，口干尿黄，舌质偏红，脉细弦带数。

分析：年高肾气亏损，肝肾不足，精血亏虚，故腰腿酸软；夹有湿热，故带下色黄；热灼血络，故夹有血性分泌物；阴虚生热，虚热熏灼，故阴道灼热；热邪下注于膀胱，故尿黄；虚热内扰，故头晕心悸，烦躁易怒，伴有口干寐差；舌脉均为阴虚之象。

基本治法：补养肝肾，固带止痒。

方药运用：杞菊地黄汤合水陆二仙丹(《洪氏集验方》）加减。

枸杞子 12g，甘菊 6g，怀山药、熟地、山萸肉、炒丹皮、茯苓、泽泻、女贞子、炒芡实、金樱子各 10g。

杞菊地黄汤是在六味地黄丸的基础上加入枸杞、菊花，方出《麻疹全书》。六味地黄丸为宋代钱乙的补肾代表方，是肾、肝、脾三阴平补之剂。方中熟地滋肾填精；山萸肉养肝肾涩精；山药补益脾阴而固经；茯苓淡渗脾湿，助山药益脾；泽泻清泄肾火以利尿，并防熟地之滋腻；丹皮清泄肝火，并制山萸肉之温。全方三补三泻，补而不涩，再加枸杞子补养肝肾之精，菊花疏风散热。水陆二仙丹源自《洪氏集验方》，芡实和金樱子一生于水，一生于山，故以“水陆”名之。本方具有补肾涩精之功，配合杞菊地黄丸共奏补养肝肾、固带止痒之效。

服法：水煎分服，每日 1 剂。

加减：虚火偏旺者，加炒黄柏 9g，炙知母 6g；夹有瘀血，小腹作痛，带下紫黑者，加五灵脂 10g，炒蒲黄（包煎）6g，黑当归、赤白芍各 10g；心火偏旺，心烦失眠者，加莲子心 3g，黄连 5g，炒枣仁 9g。

2. 心脾两虚证

证候：高年带下较多，色白带黄，质黏腻，有臭气，阴痒，头昏心悸，神疲乏力，大便易溏，烦躁口苦，舌质偏红，苔黄白腻，脉细濡。

分析：心脾不足，脾虚夹有湿热，故带下色白带黄，质黏腻；兼热毒之象，故有臭秽之气，或伴有阴痒；心气不足，故头昏心悸；脾虚失健则神疲乏力，大便易溏；兼湿热上扰，故口苦烦躁；舌脉为心脾两虚夹有湿热之象。

基本治法：健脾宁心，利湿止带。

方药运用：归脾汤合易黄汤(《正体类要》）加减。

黄芪、党参、白术、茯苓、白芍各 15g，炙远志 6g，炒枣仁 5g，煨木香 6g，怀山药 10g，炒黄柏 9g，薏苡仁 15g，炒芡实 10g，荆芥 6g。

归脾汤源自《济生方》，原书指证曰：“治心脾受伤，不能摄血，致经血妄行及妇人带下。”方中以人参（多用党参代）、黄芪、白术、茯苓补气健脾为主，使脾胃强健则气血自生；白芍养血滋阴；炙远志、炒枣仁养心安神；木香理气醒脾，使补而不滞。易黄汤出自《傅青主女科》，方中山药、芡实、薏苡仁健脾利湿以固任带，脾运则湿无以生；黄柏清热燥湿；荆芥为气药而入血分，调和血气。全方共奏健脾宁心，利湿止带之功。

服法：水煎分服，每日 1 剂。

加减：心肝火旺者，加炒山栀 9g，炒丹皮 10g；胃纳甚差者，加陈皮 6g，炒谷麦芽各 9g；大便溏泄，便次偏多者，去炒黄柏，加六曲 10g，炮姜 5g。

【其他治疗】

1. 中成药

乌鸡白凤丸　每次 1 粒，每日 2 次，适用于阴血虚之带下病。

2. 外治法

（1）外洗方（夏桂成经验方）

处方：龙胆草 10g，黄柏、鹿衔草各 15g，甘草 6g，淫羊藿 10g。

用法：水煎熏洗，每日 2 次。

适应证：肝肾阴虚型老年性阴道炎。

（2）老年性阴道炎洗剂(《中医妇科验方选》)

处方：野菊花、银花、淫羊藿各 30g，当归、黄柏、蛇床子、赤芍、丹皮各 15g，紫草 30g，冰片（冲）3g。

用法：清水1500～2000ml浸泡1～2小时，煎煮20～30分钟，先熏后洗，待水温适宜后，坐浴15～20分钟。每日1～2次，每剂药可熏洗2次。

适应证：肝肾阴虚型老年性阴道炎。

（3）黄连膏

处方：黄连、姜黄、当归、黄柏各18g，生地72g，香油800ml，黄蜡120g。

用法：以香油浸药2天，文火煎熬去渣，再入黄蜡熔化成膏。先用0.5%醋酸或1%乳酸冲洗阴道后，以膏药涂阴道壁。每日1次，10次为1疗程。

适应证：老年性阴道炎。

（4）蛋黄油

处方：熟蛋黄3～4个。

用法：将熟蛋黄放入勺内，用文火熬煎，待蛋黄枯，去渣存油备用。外涂阴道壁，每日1次，10天为1疗程。

适应证：肝肾阴虚型老年性阴道炎。

【转归及预后】

本病一般比较单纯，但对于反复发作或久治不愈的情况，要考虑到恶性肿瘤的可能，应及时与患者沟通，借助活检以查明病情。

【预防与调护】

锻炼身体，增强体质，保持局部卫生，调适饮食，预防本病发生。

【临证经验】

一般来说，老年性阴道炎属实证者甚少，大多属于虚证，或有虚中夹实者，亦以虚为主，当从虚论治。根据夏师多年来的临床体会，虚者主要在于阴虚，即肝肾不足，常与干燥综合征相伴；或心脾不足，气血亏虚；或夹有湿热湿浊。临床上常有应用清利或燥湿之品而致痛剧者，亦可为证。余昕鸿医案中治疗老年阴痒的一段话很有参考价值。“余在业师贾兰泉先生处见师治一妪，年约50余，阴痒半载，服黑归脾汤大剂30余剂而愈。余不甚解，问之，师曰：‘治病……皆有祖父之遗法也。’道光时，吾族中某太太，年近六旬，阴痒数月……每以利湿清热之剂，或以炙肝片夹之，其痒更甚，彻夜不寐，后延孟河北乡贾先生，即以党参四两，桂圆肉四两，煎浓汁，分申、戌、子时服尽，即能酣寐，至明日日晡时醒，其病霍然。众问故，贾先生曰：高年血燥生风，诸公用利湿之品，利去一分湿，即伤其一分阴，湿愈利血愈虚，血愈虚而风愈甚，其痒岂能止息?！治法无奇，唯养血而已。”当然，湿热湿浊症状十分明显者，可适当加入1～2味清利之品，亦不可不用耳。

验案举例

陈某，45岁，干部。

阴痒2月余，月经后期。初潮15岁，5～7/25～37日，量偏少，色紫红，有血块，无痛经。26岁时结婚，1-0-3-1，上环10余年，因经期延长已取环1年余。有宫颈炎病史，曾有霉菌性阴道炎，已经治愈。患有桥本氏病16年。就诊时外阴与阴道内作痒已经有2月余，并以经后为甚，剧痒之时有灼热欲裂之感，自觉阴内外干燥，带下不多。月经以往错后，近年来先期而至，量一般，色鲜红，有小血块，6~7天始净，伴有头昏腰酸，心烦口干，小便色黄，夜寐甚差，舌质偏红，苔黄，脉细数。

根据患者的症状，辨证属肝肾阴虚，心肝郁火，治疗当滋养肝肾为主，佐以清利，方用杞菊地黄丸加减。处方：枸杞子10g，菊花6g，钩藤（后下）15g，山药、熟地、丹皮、茯苓各10g，山萸肉6g，泽泻9g，炒白术、太子参、白芍各10g，莲子心3g。服药7剂后症状稍有好转，但仍觉阴内阴外灼热欲裂，干痒作痛，同时出现腹胀矢气，大便偏溏，以杞菊地黄汤合异功散治之，即前方去熟地，加牡蛎（先煎）15g，砂仁（后下）5g。药服5剂后月经来潮，按经期论治，予以清肝调经，用钩藤汤合五味调经散加减。处方：钩藤（后下）15g，炒丹皮10g，合欢皮、丹参、赤芍、泽兰叶、五灵脂、茯苓各10g，白蒺藜12g，桑寄生10g，益母草15g，六曲10g。服药7剂后经事已净，再以杞菊地黄丸合异功散加减，同时配合外洗方，药用土槿皮15g，龙胆草、黄柏各10g，甘草6g，仙灵脾、大生地各10g。如此内服外洗，调理2月余，外阴瘙痒消失。

按语：绝经前后虽然介于老年期与青壮年之间，但是本病以虚证为主，与老年性阴痒一致。从本案的妇科特征分析，月经先期、量中、色鲜红、有小血块，说明有血热，阴痒、灼热干裂、带下尿少，说明阴虚火旺。全身症状方面，阴虚火旺是主要的，故滋养肝肾，佐以清利而获效。

【小结】

1. 老年性阴道炎以阴虚为主，非急性炎症应着眼于改善整体功能，避免长期应用西药的副作用，一般收效较好。

2. 天癸既绝，肾气衰弱，气血俱虚，全赖脾胃资生化源，治疗时应注意顾及患者脾胃功能，避免过用利湿伤阴之品。

3. 内外合治，适当运用外洗方药可提高临床疗效。

第三节　子宫颈炎

子宫颈是抵御阴道内病原体进入宫腔的重要屏障，但其本身易受各种病菌的侵犯。子宫颈急性和慢性炎症统称为子宫颈炎，临床上以慢性子宫颈炎为多见。慢性子宫颈炎有轻度、中度、重度之别，又有糜烂、息肉、肥大、宫颈腺体囊肿之不同。由于宫颈的环境特殊，治疗虽有一定疗效，但常反复发作，有少数可发生恶变。因此，本病应引起妇产科医师的极大关注。

根据临床资料分析，子宫颈炎主要有以下特点：

①急性子宫颈炎大多为性传播疾病引起，最常见的病菌为淋球菌，其他病原体包括沙

眼衣原体等。慢性宫颈炎可由急性宫颈炎治疗不彻底转变而来，或于分娩、流产时病原体侵入宫颈黏膜，潜藏于宫颈黏膜褶皱内，反复感染而发病。

②慢性宫颈炎是宫颈癌的危险因素，临床应予以重视。对于年龄超过 18 岁有性生活的女性，应当每年进行宫颈刮片检查。

【病因病机】

本病多由于分娩、流产或手术损伤子宫颈，病原体侵入而引起感染，或产褥期、经期等不注意卫生，以致风、寒、湿、热之邪特别是湿浊之邪入侵，损及冲任，波及肝肾而致功能失调，阴道分泌物质和量改变，宫颈受分泌物的刺激，上皮脱落而形成糜烂，属于湿蕴生热，湿热郁腐所致。炎症初期，糜烂面仅为单层柱状上皮所覆盖，表面平坦，称单纯型糜烂；病变日久，宫颈腺上皮过度增生并伴有间质增生，糜烂面凹凸不平，呈颗粒状，称颗粒型糜烂；如间质增生显著，表面凹凸不平更加明显，则称乳头型糜烂。后两者均属血瘀所致。

【诊断与鉴别诊断】

1. 诊断

（1）临床表现　大部分患者无症状，有症状者主要表现为阴道分泌物增多，呈黏液脓性，或阴道分泌物刺激引起的外阴瘙痒和灼热感。此外，还可有腰酸及下腹部坠痛、经间期出血、性交后出血等症状。若合并尿道感染，可出现尿急、尿频、尿痛。

（2）检查

①妇科检查：宫颈充血、水肿、黏膜外翻，有黏液脓性分泌物附着，甚至从宫颈管流出，宫颈管黏膜质脆，容易出血。若为淋病奈瑟菌感染，尿道旁腺、前庭大腺受累，可见尿道口、阴道口黏膜充血、水肿及多量脓性分泌物。

②显微镜检查：阴道分泌物白细胞增多，急性宫颈炎光镜下平均每个油镜视野有 10 个以上，或每个高倍视野有 30 个以上中性粒细胞，即可诊断急性宫颈炎，此时需进一步做衣原体及淋病奈瑟菌检测。

③病原体检测：常用检测方法除宫颈分泌物涂片和革兰氏染色外，还有分泌物培养、酶联免疫吸附试验（ELISA）及核酸检测。慢性宫颈炎明确病原体较困难。对有性传播疾病的高危妇女，应作淋病奈瑟菌及衣原体的相关检查，必要时可作阴道镜检查及活组织检查以明确诊断。经阴道 B 型超声检查对诊断深部的宫颈腺囊肿有帮助。

2. 鉴别诊断

本病应注意与宫颈上皮肉瘤样变、早期宫颈癌、深部宫颈腺囊肿相鉴别。

【辨证施治】

本病治疗原则在于内外同治。内服多选清利湿热之品，局部外治亦较为重要。

湿热下注证

证候：宫颈表面红肿或糜烂，面积大小不一，带下量多，色黄或黄白相间，或赤白带下，质黏稠，呈脓样，阴痒，腰酸神疲，小腹坠痛，阴道作坠，或有性交出血，舌质偏红，脉细弦。

分析：下焦湿热熏蒸，伤及任带，故带下量多，质黏稠，呈脓样，阴痒；肾气不足，故腰酸神疲；肾虚及脾，中气不足，故小腹坠痛，阴道作坠；舌质偏红，脉细弦为阴虚夹湿热之象。

（1）内治法

基本治法：清热利湿，补肾健脾。

方药运用：二妙丸(《疡科心得集》）加味。

制苍术、炒黄柏、怀牛膝、龙葵、桑寄生、白术、怀山药、茯苓各10g，薏苡仁、败酱草、白花蛇舌草各15g，五灵脂9g。

方中苍术辛苦而温，芳香而燥，直达中州，为燥湿健脾之主药，但病传于下焦，又非治中可愈，故以黄柏苦寒下降之品入肝肾，直清下焦之湿热。二味合方，标本兼治，中下两宜，有清热燥湿之效，为治湿热之有效方剂。入牛膝、苡仁更能清利湿热，即谓之四妙丸。酌入白术、山药、茯苓以加强健脾之功，败酱草、龙葵、白花蛇舌草以清热解毒，辅以桑寄生补肾祛湿，五灵脂活血化瘀。全方共奏清热利湿，补肾健脾之效。

服法：水煎分服，每日1剂，经行停服。

加减：腰酸作痛者，加川续断、制狗脊各10g；小腹胀坠者，加党参15g，柴胡6g，荆芥5g；带下腥臭者，加鱼腥草、刘寄奴各15g。

（2）外治法

局部外洗方：黄连400g，银花500g，连翘1000g，蒲公英1000g，白矾150g，煎成3000ml备用。

局部外涂药粉：龙骨12g，桔梗6g，冰片1.5g，血竭4.5g，儿茶6g，黄柏6g，延胡索30g。除冰片外，余药研成极细末，高压消毒后加入冰片备用。

用法：将冲洗药200ml加两倍热开水混合，待接近体温时，用稀释液300～500ml冲洗阴道，以消毒棉球拭干，将外涂药粉约一茶匙涂于子宫颈糜烂面，并塞以消毒棉花纱布球，嘱患者24小时后自行将棉花纱布球拉出。间日上药1次，10次为1疗程，月经期停止治疗，上药期间禁止性生活。

【其他治疗】

1. 中成药

（1）知柏地黄丸　每次6g，每日2次，经行停服，适用于阴虚火旺，湿热性的宫颈炎。

（2）四妙丸　每次6g，每日2次，经行停服，适用于一般湿热性宫颈炎。

2. 针灸

取穴：带脉、中极、白环俞、阴陵泉、行间，湿热下注配水道、次髎，脾虚加气海、足三里、三阴交，肾阳虚加关元、命门、肾俞，肾阴虚加大赫、志室、三阴交、照海。

方法：每次选 3 ~4 穴，毫针刺，用平补平泻法或泻法。

3. 外治法

（1）子宫丸(《实用中西医结合妇产科证治》)

处方：白矾 585g，乳香 10.5g，没药 9g，蛇床子 4.2g，钟乳石 13.2g，雄黄 13.2g，硼砂 1.2g，硇砂 1.05g，儿茶 10.8g，血竭 7.5g，章丹 46.5g，冰片 1.05g，麝香 1.2g。

用法：先用水 2 碗煮白明矾，数沸至略稠状，入其次 8 味药，加水三五匙，煮 10 分钟，入章丹、血竭，再加水 2 匙煮开，使药呈黏液状时，加冰片、麝香搅拌，加水 30ml，文火煮至糊状，将药摊在石板上，制成每丸约 0.9g，3 ~4 分钟后药丸凝干，铲下保存。用时每次 1 丸，置于子宫颈处，每周 1 次，4 次为 1 疗程。月经前后 3 天不可上药。

适应证：湿热型子宫颈糜烂。

（2）宫糜膏(《中医妇科验方选》国培方)

处方：青黛 100g，松香 300g，樟脑 150g，银珠 25g，五倍子 100g。

用法：上药制成油膏后，浸入纱布条。局部消毒，拭净分泌物后，以油纱条敷糜烂面，用消毒大棉球填塞，隔日更换 1 次。孕妇禁用。治疗中禁止性交和盆浴，经期停用。

适应证：湿热性子宫颈糜烂。

（3）儿白粉(《中医妇科验方选》鲍淑芬方)

处方：儿茶、白及各等份。

用法：共研细末，先用 0.1% 新洁尔灭棉球将阴道内分泌物擦净，将药物涂入宫颈糜烂处，后将干棉球塞于阴道，次日取出。

适应证：湿热性慢性宫颈炎。

（4）清涤湿浊冲洗剂(《中医妇科验方选》尹桔垣方)

处方：苦参 20g，大黄 20g，银花藤 20g，薄荷 12g，荆芥 10g，蛇床子 15g，地肤子、芒硝各 12g，蒲公英 15g。

用法：布包水煮，坐浴冲洗，每日 2 次。

适应证：急性宫颈糜烂，带下如注，质浓而有臭气。

【转归及预后】

随着抗生素的应用，急性宫颈炎多能治愈。慢性宫颈炎是宫颈癌的高危因素，应予以足够重视，防止贻误。

【预防与调护】

1. 定期做妇科检查，积极治疗急性宫颈炎。
2. 尽量避免分娩或器械损伤宫颈，产后发现宫颈裂伤应及时缝合。
3. 注意性生活卫生。

【临证经验】

慢性宫颈炎一病，虽然近年来提出生理性的问题，但是对于一些症状明显者，仍应注意辨证论治。本病临床多属湿热下注，急性发作时以清利湿热为主；若反复发作，正虚难以恢复，则宜在扶正的前提下从健脾补肾入手，提高机体抗病能力，同时祛除湿热等外邪，往往能提高疗效。

验案举例

黄某，主诉接触性出血3月余。患者婚后夫妇同房即有少量出血，妇科检查示：宫颈Ⅲ度糜烂。TCT检查示：宫颈中度炎症。B超未见异常。13岁初潮，7～10/30～40天，量偏多，色鲜红，无痛经。0－0－0－0。就诊时值经后末期，带下量不多，色黄，无腰酸腹胀，舌质偏红，苔黄腻，脉弦。治以健脾补肾清热，用补天种玉丹合易黄汤加减，处方：丹参10g，赤白芍各10g，山药10g，山萸肉10g，炒丹皮10g，茯苓10g，炒川断10g，杜仲10g，五灵脂10g，鹿角霜10g，荆芥6g，薏苡仁20g，炒黄柏10g，怀牛膝10g，炙龟板（先煎）10g。服药14剂后月经来潮，于五味调经散合越鞠丸基础上加四妙丸，增苍术、川牛膝、泽泻、马鞭草等利湿化浊之品。此后在调整月经周期的同时注重补益肝肾，健脾化湿。如此3个周期后妇科检查示宫颈Ⅱ度炎症，接触性出血亦完全消失。

按语：本案患者时有接触性出血，带下色黄，宫颈Ⅲ度糜烂，结合舌苔脉象，辨证当属下焦湿热，热伤血络，故治疗以健脾补肾、清利湿热为法，以补天种玉丹合易黄汤，同时加入四妙丸，脾肾双补，兼顾祛邪，故而获效。

【小结】

1. 子宫颈炎有急慢性之分，急性期需要及时处理，慢性宫颈炎近年来认为有生理病理之分，且容易反复发作，经久不愈。

2. 本病临床辨证多属湿热下注，内外同治易于收获良效。

3. 慢性宫颈炎与宫颈癌发病有一定的关系，临床需要交代患者，注意定期进行宫颈刮片检查。

第四节 盆腔炎性疾病

盆腔炎性疾病是女性上生殖道的一组感染性疾病，主要有子宫内膜炎、输卵管炎、输卵管卵巢脓肿、盆腔腹膜炎等，最常见的是输卵管炎。前人的著述中虽然没有盆腔炎的记载，但其临床表现散见于“带下过多”、“热入血室”、“癥瘕”等相关病症中，甚至某些不孕、痛经亦与此有关，辨治时可参考。

就临床资料分析，盆腔炎有以下特点：

①多发生在性活跃期、有月经的妇女，初潮前、绝经后或未婚妇女很少发生盆腔炎性疾病。

②主要由内源性和外源性病原体感染引起。内源性病原体来源于阴道内的菌群，包括需氧菌和厌氧菌，以两者合并感染为多见。外源性病原体主要为性传播疾病的病原体，如淋病奈瑟菌、沙眼衣原体等。

③炎症可局限于一个部位，也可同时累及几个部位。若急性盆腔炎未能得到及时正确的治疗，可由于盆腔粘连、输卵管阻塞导致不孕、输卵管妊娠、慢性盆腔痛等。炎症反复发作可严重影响妇女健康，增加家庭与社会的经济负担。

④盆腔炎的高危因素主要有：性活动与年龄、下生殖道感染、宫腔内手术感染、性卫生不良、邻近器官炎症直接蔓延、盆腔炎性疾病再次发作。

【病因病机】

本病是由于妇女月经期、流产期、产褥期调护不当，或经期性交，或宫腔手术操作消毒不严，邪入子宫及附件等器官，影响冲任督带气血而发作的。初发时，湿热之邪与气血相搏，蕴蒸不解，多呈急性炎症反应，偏向于实证。若日久不愈，身体虚弱，邪盛正虚，或湿邪遏伏，正气不能达邪而结聚不化，多表现为盆腔炎后遗症，以气虚血实为主，或虚实错杂，以虚为主。

【诊断与鉴别诊断】

1. 诊断

（1）临床表现

①急性期：常见症状为下腹痛、发热、阴道分泌物增多。腹痛为持续性，活动或性交后加重。若病情严重，可有寒战、高热、头痛、食欲不振。月经期发病可出现经量增多，经期延长。

②盆腔炎性疾病后遗症：临床常见下腹疼痛或坠胀，腰骶酸痛，劳累、性交后及月经前后加重，带下增多，月经不调，不孕或异位妊娠等，可伴有低热起伏、疲乏无力等。

（2）检查

①全身检查：差异较大，轻者无异常发现，严重者呈急性病容，体温升高，心率加快，下腹部有压痛、反跳痛及肌紧张，甚至出现腹胀，肠鸣音减弱或消失。

②妇科检查：阴道可见脓性臭味分泌物；宫颈充血、水肿；将宫颈表面分泌物拭净后，若见脓性分泌物从宫颈口流出，说明宫颈管黏膜或宫腔有急性炎症；穹隆触痛明显时，需注意是否饱满；宫颈举痛；宫体稍大，有压痛，活动受限；子宫两侧压痛明显。若为单纯输卵管炎，可触及增粗的输卵管，压痛明显；若为输卵管积脓或输卵管卵巢脓肿，可触及包块，且压痛明显，不活动；宫旁结缔组织炎时，可扪及宫旁一侧或两侧片状增厚，或两侧宫骶韧带高度水肿、增粗，压痛明显；若有盆腔脓肿形成且位置较低时，可扪及后穹隆或侧穹隆有肿块，且有波动感，三合诊常能协助进一步了解盆腔情况。

2. 鉴别诊断

急性盆腔炎应与急性阑尾炎、输卵管妊娠流产或破裂、卵巢囊肿蒂扭转或破裂等急症相鉴别。

盆腔炎性疾病后遗症有时与子宫内膜异位症、盆腔瘀血综合征不易鉴别。子宫内膜异位症痛经呈继发性、进行性加重，若能触及典型结节，有助于诊断；盆腔瘀血综合征表现为长期慢性下腹疼痛、腰骶痛，妇科检查多无明显异常。二者与盆腔炎性疾病后遗症鉴别困难时应行腹腔镜检查。输卵管积水或输卵管卵巢囊肿需与卵巢囊肿相鉴别，输卵管卵巢囊肿除有盆腔炎病史外，肿块常呈腊肠形，囊壁较薄，周围有粘连；卵巢囊肿一般以圆形或椭圆形较多，周围无粘连，活动自如。附件炎性包块可与周围粘连，不活动，有时易与卵巢癌相混淆。炎性包块为囊性，而卵巢癌多为实性或囊实相间。B 型超声检查有助于鉴别。

【辨证施治】

本病应注意辨清病情发展及寒热虚实，急则治标，缓则治本。

1. 发热（初期）

证候：恶寒发热，少腹胀痛剧烈，拒按，甚则全腹剧痛，带下增多，色黄如脓样，臭秽，口干，恶心，胃纳甚差，尿黄便艰或便溏，舌苔黄腻或黄燥，脉洪滑或滑数。

分析：热毒内侵，与冲任胞宫气血相搏结，下焦气机不畅，气血受阻，故少腹胀痛剧烈，拒按，甚则全腹剧痛；热毒与气血相搏，邪正交争，营卫不和，故恶寒发热；湿热之毒蕴结下焦，故带下量多，色黄如脓样，臭秽；热灼中焦，阴液灼伤，故口干，恶心，纳差，尿黄便艰；舌脉均为热毒初盛之象。

基本治法：清热解毒，利湿化瘀止痛。

方药运用：盆腔炎Ⅰ号方（夏桂成经验方）。

金银花、蒲公英、红藤、败酱草各 15～30g，赤芍、丹皮、延胡索、黄柏各 10g，生薏苡仁 20g，车前草 10g，广木香 5g，五灵脂 10g。

盆腔炎Ⅰ号方系夏师临床经验方，乃从外科常用的红藤煎演化而来。方中红藤、败酱草清热解毒通络，为主药，金银花、蒲公英加强清热解毒功效，赤芍、丹皮、五灵脂活血化瘀，黄柏、车前草、苡仁清热利湿，延胡索、广木香行气止痛。全方共奏清热解毒，利湿化瘀止痛之功。

服法：水煎分服，每日 2 剂，4 小时服 1 次。

加减：热重便艰者，加大青叶、山豆根各 15g，大黄（后下）5g；大便溏而秽臭者，加葛根 10g，黄连 5g，六曲 12g；疼痛剧烈者，加制乳没各 6g，皂角刺 5g，山甲片 9g；神昏谵语者，加服安宫牛黄丸。

2. 癥瘕（中、后期）

证候：低热起伏，少腹胀痛拒按，妇科检查有包块，带下量多，色黄稠或稀薄如水，腰骶酸痛，胸闷纳差，神疲乏力，尿黄便艰或溏，舌质偏红，苔黄腻或黄燥，脉洪数或滑数。

分析：瘀热内结，低热起伏，下焦气血阻滞，邪热瘀结，故少腹胀痛拒按，甚则有包块结聚，腰骶酸痛；下焦湿热为患，故带下量多，色黄稠或稀薄；热邪侵犯中上焦，故胸闷纳差，神疲乏力；热灼津伤，故尿黄便艰；舌质偏红，苔黄腻或黄燥，脉洪数或滑数均为邪毒内盛之象。

基本治法：活血化瘀，败脓消癥。

方药运用：盆腔炎Ⅱ号方（夏桂成经验方）。

丹参30g，赤白芍、桃仁各10g，红藤15g，败酱草15g，生薏苡仁30g，三棱、莪术、穿山甲各9g，陈皮6g，山楂、延胡索各12g，炒枳实、桔梗各9g，皂角刺6g。

盆腔炎Ⅱ号方亦从红藤煎演化而来。方中红藤、败酱草、生苡仁清热利湿解毒，配伍丹参、赤白芍、桃仁、延胡索活血化瘀止痛，在Ⅰ号方的基础上加入三棱、莪术、穿山甲、皂角刺、枳实、桔梗破血消癥，陈皮、山楂和胃健脾扶正。全方共奏活血化瘀，败脓消癥之功。

服法：水煎分服，每日1～2剂。

加减：低热较明显，苔黄腻，大便艰者，加蒲公英15g，银花藤12g，大黄（后下）6g；纳欠便溏者，去桃仁、枳实，加煨木香6g，六曲10g，茯苓12g；腰酸尿频者，加川续断、桑寄生各10g，怀山药12g。

3. 邪陷正衰

证候：面色㿠白或晦暗，喘咳气弱，汗出不暖，手足逆冷，形体畏寒，腰酸腹胀，下腹隐痛，带下量多，色黄白，质黏稠，神志模糊，舌红少苔，脉微弱或细数。

分析：邪毒炽盛，热入血室，耗伤津液，元气大虚，气虚不固，故面色㿠白，汗出肢冷畏寒；下焦湿热瘀结，故腰酸腹胀，下腹隐痛，白带黄稠；邪气入里，玄府郁闭，故神志模糊；舌脉均为邪毒内陷，正气不足之象。

基本治法：回阳救逆，扶正托毒。

方药运用：参附汤合薏苡附子败酱散(《金匮要略》)。

红参9g，西洋参5g，制附片9g，黄芪15～30g，败酱草30g，薏苡仁20g，龙骨、牡蛎各（先煎）15g，山萸肉9g，甘草6g。

参附汤大补元气，是治疗阳气暴脱危症的名方，方出《重订严氏济生方》。方中红参大补脾肺之元气以固后天，脾肺之气健旺则五脏之气皆旺；大辛大热之熟附子温壮元阳，大补先天；二药上助心阳，下补肾命，中补脾土，配黄芪、西洋参增强补气之力；苡仁、败酱草清热利湿，消肿排脓，伍附子温补阳气以行郁滞。全方共奏温阳行气化湿，消肿托毒排脓之功。

服法：水煎频服，每日2剂。

加减：大便溏泄者，加炮姜6g，炒白术10g；舌苔黄，根腻浊，脉数者，加服安宫牛黄丸以安心神，清热托毒。

4. 湿热夹血瘀证

证候：多属盆腔炎性疾病后遗症，见低热起伏，或发热不著，腰骶酸楚，少腹隐痛、刺痛或胀痛，带下较多，色黄或白，质稀黏，有臭气，神疲乏力，胸闷不舒，纳食较差，大便秘结或溏泄，舌质偏红，苔黄腻，脉细弦数。

分析：湿热之余气与气血搏结于冲任胞宫，故少腹隐痛、刺痛或胀痛，腰骶酸楚；邪正交争，病势进退，故低热起伏，或发热不著；下焦湿热为患，故带下较多，色黄或白，质稀黏，有臭气；湿热瘀结内伤，故神疲乏力，胸闷不舒，纳食较差，大便秘结或溏泄；舌脉亦为湿热瘀结之象。

基本治法：清热利湿，化瘀和络。

方药运用：盆腔炎Ⅲ号方（夏桂成经验方）。

炒当归、赤白芍各10g，红藤、败酱草各15g，广木香6g，延胡索10g，炒柴胡、陈皮各5g，桑寄生、山楂各12g，薏苡仁15g。

盆腔炎Ⅲ号方又名复方红藤败酱散，亦源于外科常用的复方红藤煎，是夏师治疗盆腔炎性疾病后遗症的常用方剂。方中红藤、败酱草为主药，红藤活血通络而有清利之功，败酱草清利湿热，排脓祛毒；当归、白芍养血行气以扶正气；木香、延胡索、柴胡行气止痛；陈皮、苡仁、山楂健脾和胃以养后天；桑寄生补肾祛湿。全方共奏清热利湿，化瘀和络之功。

服法：水煎分服，每日1剂。

加减：大便溏泄者，去当归，加炒白术10g，砂仁（后下）5g；小腹冷痛者，加肉桂3g，艾叶6g；有癥瘕者，加地鳖虫6g，三棱9g，鸡内金5g；兼肝肾不足，腰骶酸楚剧烈，小便频数，头晕耳鸣者，宜在清化中合用补养肝肾之品，加川续断、怀山药、枸杞子各10g，经前黄体期再加菟丝子、鹿角片（先煎）各10g；兼脾肾虚弱，腰膝酸冷，小腹冷痛，大便溏泄者，宜在清化中合用温补之品，以盆腔炎Ⅲ号方去当归、红藤，加党参、炒白术、杜仲、补骨脂各10g，肉桂（后下）3g，经前黄体期再加菟丝子、鹿角片（先煎）各10g；兼心肝气郁，胸闷烦躁，时欲叹气，夜寐甚差，情绪不畅者，宜在清化中合用疏解之品，加广郁金、合欢皮、娑罗子各10g，炙远志6g，钩藤（后下）15g。

【其他治疗】

1. 中成药

（1）桂枝茯苓丸　每次4～6g，每日2次，适用于输卵管积水及瘀血性盆腔炎。

（2）逍遥丸　每次4～6g，每日2次，适用于盆腔炎以肝郁气滞为主者。

（3）三虫面（《中医妇科验方选》）

处方：全蝎、蜈蚣、䗪虫各100g。

服法：研末装胶囊内，每日5粒，睡前1次服。肝肾功能不良者慎用。

适应证：瘀血性慢性附件炎。

2. 针灸

取穴：气海、带脉、中极、阴陵泉、行间。热毒盛者加大椎、曲池、合谷，湿热下注者加次髎、白环俞、肝俞、血海、太冲，热毒伤阴加太溪、复溜、三阴交、肾俞，气血不足加足三里、大赫、三阴交、气穴。

方法：实证用泻法，注意下腹部穴位针刺的深度，同时不可刺入发炎组织，可以加用电针，急性者每日治疗2次，慢性者每日1次或隔日1次。

3. 外治法

（1）外用热敷方（夏桂成经验方）

处方：千年健、地骨风、羌活、独活、川椒、白芷、乳香、没药、红花、血竭各6g，川续断、桑寄生、五加皮、赤芍、当归、防风各20g，透骨草、艾叶各50g。

用法：上药研为粗末，放于布袋内，蒸热后局部外熨，每日2～3次，连用3～5天后再换新药，10天为1疗程。

适应证：盆腔炎以湿为主夹血瘀者。

（2）中药灌肠方（夏桂成经验方）

处方：紫花地丁、蒲公英各15g，制乳没各9g，香附、赤芍、黄柏各10g，红藤20g。

用法：将上药煎煮2次后浓缩成100ml备用。取药液80ml，加热开水20ml，用清洁导尿管插入肛门内14cm左右，慢慢将药液注入。注药毕，嘱患者垫高臀部，休息30分钟方可起床。每疗程7次，若症状减轻，可继续第2疗程。初灌肠时，个别患者有肠鸣腹痛，可于灌肠前内服颠茄合剂10ml以减少肠蠕动。

适应证：盆腔炎湿热夹血瘀证。

【转归及预后】

急性期如及时对症治疗，一般预后尚可。若治疗不当，可致盆腔炎性疾病后遗症，主要改变为组织破坏，见广泛粘连、增生、瘢痕形成及输卵管炎、卵巢炎等，可导致不孕、异位妊娠、慢性盆腔痛、盆腔炎反复发作等。

1. 不孕

输卵管粘连阻塞可致不孕。急性盆腔炎后不孕发生率为20%～30%。不孕的发生率与盆腔炎发作次数有关，第一次发作，不孕危险为8%～13%，第二次为19.5%～36%，第三次为40%～60%。

2. 异位妊娠

盆腔炎后异位妊娠发生率是正常妇女的8～10倍，异位妊娠的发生率也与盆腔炎发作次数有关，第一、二、三次盆腔炎发作后异位妊娠的发生率分别为6%、12%和22%。

3. 慢性疼痛

慢性炎症形成的粘连、瘢痕和盆腔充血常引起下腹部坠胀、疼痛及腰骶部酸痛，常在劳累、性交后及月经前后加剧。

4. 盆腔炎反复发作

由于盆腔炎造成输卵管组织结构破坏，局部防御功能减退，盆腔炎常反复发作。有盆腔炎病史者，约25%可再次发作。

【预防与调护】

1. 严格掌握妇科手术指征，作好术前准备；术时注意无菌操作；术后作好护理，预防感染。

2. 提倡安全性行为，减少性传播疾病的发生。

3. 及时、正确诊断和治疗下生殖道感染。

4. 注意性生活卫生，禁止经期性交。

5. 在48小时内作出急性盆腔炎的诊断及治疗，将明显降低急性盆腔炎后遗症的发生率。

【临证经验】

1. 子宫内膜炎

子宫内膜炎急性发作与“热、毒、湿、瘀”四大因素有关，但在病情发展过程中，热毒与湿热是有区别的。热毒炽盛者极易传变，且发作较快，可与子宫内的血瘀相合，变化尤多。一般的清热解毒、化瘀止痛方法，如五味消毒饮合复方红藤煎仅适用于早期；当发展到中期时，根据脓已成与脓未成，其治疗方法又有不同。脓已成者，以五味消毒饮合大黄牡丹汤，药物的剂量要加大，同时必须加入败毒散脓的药物，如金银花30～60g，蒲公英、紫花地丁、紫背天葵各30g，大黄6～10g，丹皮、桃仁各15g，制乳没各6～9g，赤白芍各15g，广木香、山甲片各10g，必要时尚需加入六神丸，每次10粒，每日2次。如病情进一步加重，邪毒侵入营血，上犯心脑，出现高热寒战、昏迷、谵语者，切勿等闲视之，一般需中西医结合救治。中医方面必须清热解毒，凉营安神，保护心脑，可用《温病条辨》的清营汤，药用生地、麦冬各10g，玄参12g，金银花60g，净连翘20g，竹叶心9g，黄连5g，蒲公英30g，大黄5g等，同时加服安宫牛黄丸以调治之，务必控制症状，稳定病情。

我们体会，在高热腹痛的初发时期，如能取子宫内膜的分泌物进行细菌培养，发现球菌类感染者，大多与热毒炽盛有关；如系杆菌类感染者，特别是大肠杆菌感染者，多为湿热阻宫。湿热阻宫者虽然较球菌类感染的毒性稍轻，但缠绵难愈，治当从清热利湿、化瘀止痛入手，选用大黄解毒汤、进退黄连汤加通瘀煎等较为合适。

慢性子宫内膜炎的一般证治已如上述。我们在临床上发现，慢性子宫内膜炎还有肾气不足或肾阴亏损的一面。兼夹湿热瘀阻者，治以单纯的清热利湿、化瘀止痛或理气行滞、化瘀止血等方法不理想时，必须兼以扶正，甚则全从扶正入手。扶正的中心在于补肾，而补肾需与月经周期的演变相结合。对子宫内膜炎所致的出血与月经不调，需要调理月经周期，具体内容可参考月经周期与调周法的有关论述。慢性炎症属于寒湿凝滞者，常与肾阳虚有关，所以在应用少腹逐瘀汤时，尚需加入补肾暖宫的方药，如毓麟珠、艾附暖宫丸等。

结核性子宫内膜炎临床亦可见到。一般初中期表现为月经先期量多，劳则发热，常有低热，小腹坠痛，隐痛不已，与阴虚血瘀有关。阴虚则火旺，血瘀则内结，内结之血瘀在阴虚的情况下极易形成干性血瘀，因而出现硬性结聚。治疗的重点在于滋阴与化瘀并重。经前经行时可选固经丸合加味失笑散，药用炙龟板、炒黄柏、炒黄芩、椿根白皮、制香附、五灵脂、蒲黄、炒川断、大小蓟、功劳叶等；平时期可服银甲地黄汤，即银柴胡、炙鳖甲合六味地黄丸。本病晚期常表现为月经量少，甚则闭经，形体消瘦，低热颧红，舌质光红少苔，脉象细数。经期予以益肾通经，可用益肾通经汤（见夏桂成著《实用妇科方剂学》），平时仍用银甲地黄汤加青蒿、太子参、功劳叶，间服大黄䗪虫丸。因病情较重，子宫内膜损害较重者非旦夕所能收功。

老年性子宫内膜炎常表现为老年性带下或复经，伴小腹隐痛，腰酸头昏，烦热口渴，神疲乏力等，虽然有湿热瘀阻或气滞血瘀，但程度甚轻。在辨治方面，根据我们的体会，主要着重在虚证方面。肝肾阴虚者以滋阴清热、调养肝肾为主，可适当加入清利或疏化之品，用杞菊地黄丸（汤）加味，药用枸杞子、菊花、山药、山萸肉、干地黄、丹皮、茯苓、泽泻、牛膝、楮实子、炒黄柏、大小蓟等，或加入蜀羊泉、地榆、白花蛇舌草之类；心脾不足，夹有湿热或瘀滞者，从健脾养血、宁心安神入手，适当加入清利或疏化之品，以归脾汤加味，药用党参、黄芪、白术、茯苓、广木香、陈皮、白芍、炒枣仁、炙远志等，或加入鹿衔草、炒丹皮、白花蛇舌草，或加入五灵脂、蒲黄等。总之，老年性子宫内膜炎的治疗关键在于扶正，虽有实象，除个别湿热明显或瘀阻腹痛较著者当从急则治标处置外，余均以培补正气为要。

2. 输卵管炎

输卵管炎的致病菌主要为链球菌、葡萄球菌、大肠杆菌及绿脓杆菌，其次为厌氧性链球菌、脆弱杆菌等。一般来说，链球菌与葡萄球菌所致的感染常表现出热毒炽盛的证候，且易致脓疡；大肠杆菌所致者常表现出湿热瘀阻的证候，虽证情缠绵，但没有热毒炽盛者传变快、证候剧烈、易化脓的变化。在急性期，湿热与热毒炽盛型一样，均会向两个方面转化，一是邪热入血，上犯心脑，引发危证，一是腹痛剧烈，热腐血肉为脓血。因而在辨治过程中，要注意这两种变化的及时治疗。

邪热入血，上犯心脑，引发危证者，不仅高热寒战，少腹疼痛剧烈，而且还伴有昏迷谵语，烦躁不安，甚则斑疹隐隐，舌质红绛，中见黄腻苔。治疗必须中西医结合，不仅要用银翘散、五味消毒饮等，而且还常以清营汤、犀角地黄汤等加减，药用钩藤（后下）15g，丹皮10g，水牛角30g，黄连5g，金银花、连翘各15g，竹叶心6g，蒲公英12g，败酱草15g，延胡索10g，熟地12g，大青叶10g等。此外，还必须兼服牛黄清心丸或安宫牛黄丸，必要时尚需加入大黄5g。

热毒炽盛，腐肉成脓，形成脓性癥瘕者，可见高热寒战，少腹剧痛，痛如针刺状，或呈跳痛状，脉洪数。此乃痈脓时期，即《金匮要略》所云："脉洪数者，脓已成，不可下也，大黄牡丹汤主之。"我们常用五味消毒饮合大黄汤，同时加入败脓之品，如金银花15～30g，连翘15g，蒲公英15g，天葵子12g，大黄（后下）6g，牡丹皮10g，制乳没各6g，冬瓜仁10g，桃仁10g，败酱草15～30g，皂角刺6g，山甲片6g，薏苡仁30g。

在慢性输卵管炎中，还有由于情怀抑郁，心肝不舒所致者，患者始终回忆不起急性炎症过程。我们常采用疏肝解郁的逍遥散加减，药用炒当归、赤白芍、白术、茯苓各10g，炒柴胡5g，广郁金9g，丝瓜络6g，延胡索10g，川断、寄生各12g。长期服用并结合心理疏导，解除思想顾虑，才能提高治疗效果。

肉芽肿性输卵管炎一般与结核性病变有关。中医学认为，该病有阴虚血瘀、气虚血瘀两种。阴虚血瘀者，其瘀的程度较甚，应予二甲地黄汤合血府逐瘀汤加减。如瘀结成癥、疼痛剧烈者，尚可加入地鳖虫、炙蜈蚣、全蝎等虫类药，或兼服大黄䗪虫丸。气虚血瘀者，必须采用补气健脾、化瘀消癥的方药，一般可用补阳还五汤加入化瘀消癥的药物，药用党参、黄芪、白术、茯苓、红花、赤芍、五灵脂、延胡索等，同时加山楂、生鸡内金等消散肉积之品。

此外，慢性输卵管炎的治疗还要注意到扶正的一面，补肾调周法亦为常用的治法，可参考夏桂成《中医妇科理论与实践》。我们体会，对于慢性盆腔炎（包括肿瘤）而言，“扶正改邪，改邪归正”与“扶正祛邪”的治法有所不同，虽然从表面上看只是“祛”、“改”一字之差，但意义是不同的。“扶正祛邪”是通过扶正达到祛除邪气的目的。邪气者，主要指病毒、细菌等有害之微生物。邪气易乘正虚而入，最虚之处便是容邪之所，亦即盆腔中子宫、输卵管部位。邪气必将影响和危害正气，故需通过养血、益气、补肾、助阳以及清热利湿的方法来扶助正气，提高免疫功能，达到排除邪气的目的。扶正祛邪法虽然适用于慢性炎症和肿瘤，但亚急性的炎症或慢性炎症急性发作时，也可据情使用。“扶正改邪”只适用于慢性炎症或肿瘤患者，因为此邪非病毒、细菌等微生物，而是指正气的部分在长期与邪抗争中转化成邪。此类病症时间较长，病情顽固，邪气入侵后长期在盆腔内子宫、输卵管处稽留，与正气相对抗，相影响，逐渐使正气改变，最终由正转邪，即正常细胞变成异常的细胞，组织变形，纤维结缔组织增生，甚则形成硬化、僵化，反过来有害正气，亦称为邪。通过扶正，把异常的细胞重新改变过来，把变形的组织重新恢复过来，使纤维结缔组织增生减轻，硬化变形的组织软化，即所谓“改邪归正”。扶正改邪主要有三种治法，即滋阴养血法、血中助阳法、活血化瘀法，其中尤以滋阴养血法最为重要，但需要临床长期使用，并当佐以怡情养性，调畅情志，稳定心理，才能收到较好的效果。

（1）*滋阴养血法*　本法必须在辨证和辨体质特点的指导下使用。就妇科的输卵管、子宫而言，滋阴养血的方剂应以归芍地黄汤为主方。归芍者，当归、白芍也，功能养血活血，是四物汤中的主要成分；六味地黄汤，是以地黄为主的滋养肾阴的方剂。在临床使用时，我们常加入龟板、鳖甲。此二药为血肉有情之品，不仅有助于六味地黄汤补肾阴，而且有提高天癸癸水的作用。阴水有着润泽子宫、输卵管，滋养生殖器官组织细胞的重要作用，可使子宫、输卵管内变坏的细胞组织重新变过来，也就是说阴水是改邪归正的物质基础。由于输卵管处于少腹两侧，属肝经部位，因此我们在临床上常用滋肾生肝饮。滋肾生肝饮是由归芍地黄汤合逍遥散，逍遥散有利于肝经部位的病变恢复，更适合慢性输卵管炎的病患，但脾胃运化欠佳，甚则腹泻、胃痛者不宜。

（2）*血中助阳法*　本法亦为扶正改邪的常用方法。凡具有肾虚偏阳及血虚的特点，同时夹有水湿、血瘀等病理产物者，可应用本法。我们临床上常用的方剂为毓麟珠。毓麟珠是在四物四君的基础上加入川断、菟丝子、鹿角等助阳之品。四物四君又称之为八珍，补气养血，加入助阳之品，可提高天癸中的阳水，增强组织细胞的活力，提高免疫水平，推动血液流动，促进残存的水湿、血瘀等有害物质吸收或排除。

（3）活血化瘀法　轻剂量的活血化瘀药，如当归、赤白芍、红花、鸡血藤等，的确有一定的扶正作用，是改邪的常用方法。

3. 卵巢炎

本病与子宫内膜炎等类似于中医学的热入血室证，也有类似于中医学痃瘕证的。因此，探讨和诊治本病应首先从热入血室着手。

夏师认为，从热入血室的一系列证候群来看，主要是指盆腔生殖器官炎症而言。我们将热入血室的主要证候特点归纳为：①谵语如狂，昼则明了，夜则发作，日轻夜重；②寒热如疟，或身热暮甚；③胸胁满，如结胸状，或少腹满痛；④阳明热病，下血谵语；⑤热性病，与月经适来适断有关。其中最后一条至为重要。古人限于历史条件，缺乏微观手段，因此，只能停留在对外在证候的分析上。可贵的是，根据热入血室的程度范围，古人提供了几个非常重要的值得我们今天借用的治疗方法，如：早期者可提撤外邪，从表而解，或表里双解；中期重证直需凉血清热，或泄热通瘀；后期结为癥瘕时用疏肝通络、化瘀消癥等法。

（1）提撤外邪　凡是具有寒热或身热的早期症状，病情较轻，可予提撤外邪法治疗，使邪从外而解。正如叶天士在《外感温热篇》中所说："仲景立小柴胡汤，提出所陷热邪以参枣扶胃气，冲脉隶属阳明也。"因此在恶寒发热的盆腔生殖器官炎症早期，可用轻清疏解或和解法治之，如以小柴胡汤合银翘散加减，药用柴胡、黄芩、陈皮、荆芥、丹皮、金银花、连翘、桑叶等。

（2）表里双解　邪热汇聚于血室，可表现为表里证候或结胸证候。胸者，上焦也，血结尚未达到下焦血海的部位，必然具有发热、胸腹疼痛的症状，故犹可转气透表，需运用表里双解的方法，如桂枝红花汤加海蛤、桃仁。《近代中医流派经验选集·先师范文虎先生临床经验简介》一文中载有热入血室病案："郑右，伤寒十余日，经水来不止，热入于里，幸不太重，但须防其热入血室。舌质淡白，胸中有痰，又有下利，先从血分取法，桃仁、红花、蛤壳各三钱（9g），桂枝、白芍、生姜各一钵半（9～10g），炙甘草一钵（3g），红枣六枚。本例复诊后证即减，四诊得痊愈。此证为伤寒邪热由表渐入里，而经水适来，并有下利，气阴两伤之象，但须防其热入血室……王海藏出一桂枝红花汤加海蛤、桃仁，原是表里上下一齐尽解之理。"我们体会，炎性病变大多为温热之邪入侵，由卫至气，由气入营，由营入血。气营之交，陷于胸胁者，犹可表里双解，需用凉膈散之类的方药，加入海蛤、桃仁等血分药最为合适。

（3）凉血清热　此法适用于热毒之邪陷于营血之间，结聚于血室，或热毒炽盛，上犯心脑，或迫血妄行，一方面出现高热昏迷、少腹作痛，一方面又出现月经过多、斑疹隐隐，所以必须运用凉血清热的犀角地黄汤、清营汤、玉女煎等。同时，热毒甚者需合五味消毒饮，湿浊甚者需合四妙丸、四苓散等加减，即在凉血清热解毒的方药中加入制苍术、黄柏、薏苡仁、川牛膝、马鞭草、泽泻等，同时加入化瘀止痛药，如五灵脂、赤芍、桃仁、红花等，必要时尚可加入制乳没、地鳖虫、干地龙、全蝎、蜈蚣等。蜈蚣为助阳药，热性病用此宜慎。

（4）通瘀泄热　热入血室，久而与血相结，热在血中，血在热外，相互胶结，已非清热所能医治，必须用通瘀的方法才能使热随血泄。叶天士《外感温热篇》说："若本经血结自甚，必少腹满痛，轻者刺期门，重者小柴胡汤去甘草，加延胡索、归尾、桃仁、赤芍，夹寒加肉桂，心气滞者，加香附、广郁金、陈皮、枳壳等，甚者亦有用桃核承气汤者。"通过排除血瘀才能祛除血热，从而解除入夜的昏迷谵语。对于卵巢炎属于痃瘕者，除了理气疏肝，用橘核丸、荔枝核、川楝子、炒柴胡等肝经方药外，还必须加化瘀消癥的桂枝茯苓丸、五灵脂、地鳖虫、石打穿等。在慢性卵巢炎的发展过程中，还要注意肝阴脾气的不足。由于肝阴脾气的不足，才能使瘀热蕴结而成癥瘕，所以兼服归芍地黄汤合木香六君汤加减也很重要。前人谓"养正则积自除"，不可不知。其他如外治法、针刺法，亦可结合应用。

验案举例

（1）急性盆腔炎案

赵某，45 岁，干部。

小腹疼痛、发热、带下黄稠量多 2 天。初潮 15 岁，7/30～35 日，量中等，色红有小血块，无痛经史。25 岁结婚，3－0－0－3，绝育 20 年。有胃痛史，病名不详。平素尿频，偶有失禁。体温 38.9℃，急性病容，形体肥胖，下腹压痛拒按，反跳痛（＋），肠鸣音减弱。妇科检查：阴道穹隆明显触痛，宫颈摆痛，宫体中位压痛，活动欠佳，左侧附件片状增厚，右侧（－），血白细胞总数 225×10^9/L，中性粒细胞 83%，大便脓细胞（＋＋），白带脓细胞（＋）。患者发病前曾外出涉水受凉，自感不适，发热恶寒，下腹部疼痛，腹泻 2 次。后去厂医务室治疗，给予"四环素"，口服无效。发病后发热、腹痛加剧，泄泻 3 次，大便黄臭，带下稠，量多，伴头痛汗出，发声不扬，口苦喜饮，舌质红，苔色黄腻，中厚，脉弦数。治以清热燥湿，化瘀止痛，方取红藤败酱散加减，处方：红藤、败酱草各 30g，虎杖 15g，蒲公英 15g，黄连 3g，广木香 9g，泽泻 10g，薏苡仁 30g，制乳没各 5g，制苍术 10g。服药 7 剂后月经来潮，经量较多，色紫红，有小血块，腹痛发热减轻，但肺气不宣，发声不利，舌苔依然黄腻，但已较薄，脉弦数。转予进退黄连汤合泽兰叶汤治之，处方：红藤 30g，黄连 3g，制苍术 10g，广木香 9g，薏苡仁 30g，泽兰叶 12g，丹皮 10g，赤芍、五灵脂各 10g，桔梗 9g，生甘草 5g，益母草 15g，茯苓 12g。药服 5 剂月经已净，腹痛大减，发热已解，体温 36.8℃，泄泻亦愈，带下转少，色仍微黄，发声如常，舌质淡红，苔薄黄腻，脉细弦。白细胞 92×10^9/L，中性粒细胞 72%。以红藤败酱散加减，处方：红藤、败酱草各 20g，黄芩 9g，广木香 9g，炒川楝子 10g，薏苡仁 20g，泽泻 10g，赤芍 10g，山楂 10g，茯苓 12g。再服 5 剂，盆腔炎基本告愈，腹痛未见，带下正常。妇科检查：宫体轻度压痛，余无异常。白细胞 75×10^9/L，中性粒细胞 63%，白带脓细胞

（－）。惟感小腹胀坠，大便偏软，有时偏溏，神疲乏力，纳差。素体脾胃不足，转从健脾燥湿、升阳理气治之，以补中益气汤加减，处方：黄芪、党参各12g，炒白术、茯苓、炒白扁豆各10g，炙升麻、广木香各6g，陈皮5g，炒薏苡仁15g，红藤15g，焦山楂10g。再服5剂，病遂告痊。

按语：患者下腹疼痛，发热，病变部位在子宫。子宫又名胞宫或血室，所以盆腔炎归属于热入血室。本病的特点是与大便溏泄有关，大便之所以溏泄，就在于湿热。湿热侵犯脾胃，再由脾胃入侵血室。湿热之邪与热毒不同，湿性黏滞，传变较慢，而且由脾胃入侵，所以大便稀溏，在一定程度上亦有排泄热邪的作用。湿热之邪入侵血室后，与经血相搏结，一方面得经行、产后之虚而入侵，一方面又可借经行而排除，所以湿热之邪得月经畅行而稍有缓解。是证之所以能较快康复，不仅得力于正确的药物治疗，亦得力于经行之顺利。之所以有湿热之邪为患者，与本体的脾胃不足有关。脾胃者，亦包括大肠与肺在内。肺与大肠相表里，脾胃虚弱所形成的湿热亦必影响到大肠，大肠之湿热亦可传之于肺，故见肺气郁闭，声门不利，发声不扬，也是本病的特点。在治疗上，起初应用红藤败酱散加减，效果并不理想，不得不转用黄连汤合泽兰叶汤。黄连汤来自《伤寒论》，是治疗湿热病的主要方剂。在善后巩固期内，用补中益气汤而竟全功。

盆腔炎散见于“癥瘕”、“痛经”、“带下”、“热入血室”等有关病症中。一般急性盆腔炎均为热毒所致，所以变化多，可出现危症，其辨治当从温病的卫气营血着手，治疗以清热解毒、行气活血为法，也有从和解撤邪，逐瘀泄热入手者。

（2）慢性盆腔炎案

何某，35岁，职员。

小腹疼痛1年余。患者于1年前行人流术，半月后小腹疼痛伴发热，带下色黄如脓，量多气臭，反复发作，持续至今。初潮14岁，3～5/23～30日，量偏少，色红，有小血块，或有痛经。25岁结婚，1－0－2－1。妇科检查：外阴已产式，阴道通畅，可见较多脓性分泌物，宫颈轻度炎症，举痛，宫体后位略大，质中，压痛，活动差，右侧附件增厚，有压痛，左侧可触及乒乓球大小囊性包块，触痛明显。住院治疗后热退，左侧附件包块消失，脓性带下已少，常因劳累发作，反复不已。刻下少腹隐痛，有时坠胀，劳累后加剧，腰膝酸软，面色晦暗，形体消瘦，大便不实，月经先期，经量偏少，色暗红，有小血块，经行第1天腹痛有所加剧，纳食较差，大便有时欠实，舌质红，苔黄白腻，脉弦细。适值经间排卵期，依据症状，属脾肾不足，湿热内阻，以补肾健脾、调理气血为主，佐以清利，用补肾促排卵汤加减。处方：丹参、赤白芍、山药、丹皮、茯苓各10g，山萸肉6g，紫石英（先煎）10g，五灵脂12g，败酱草15g，薏苡仁20g，广木香9g。服药5剂后BBT上升，按经前期论治，以补肾助阳、疏肝清利为法，上方去山萸肉，加钩藤（后下）15g，制香附9g。至行经期转用疏肝调经法，方取越鞠二陈汤合五味调经散加减，处方：制苍术、制香附、炒丹皮、山楂各10g，丹参、赤芍、泽兰叶、五灵脂、马鞭草各12g，茯苓10g，薏苡仁15g。经净后再予经后期常用方，滋肾生肝饮合红藤败酱散，处方：丹参、赤白芍、山药各10g，山萸肉6g，丹皮、茯苓、川断、桑寄生各10g，炒柴胡5g，红藤、败酱草各15g，广木香6g，薏苡仁20g。如大便溏泄，从木香六君汤加减。前后调治5个月经周期，患者恢复健康，精力充沛，面色红润。妇科检查：宫体正常，双侧附件未扪及异常，慢性盆腔炎已痊愈。

按语：慢性盆腔炎与急性盆腔炎不同，急性盆腔炎主要在于热毒、湿热、气滞、血瘀等，而慢性盆腔炎主要在于气滞血瘀，或兼夹湿热。是证从湿热、热毒演变成瘀滞，此种瘀滞表面上看起来是实证，但本质上以虚为主，是脾肾不足，正气虚弱，以致瘀浊内阻。因此，通过补肾调周法的系统治疗获得显效。

慢性盆腔炎临床上颇为常见，隶属于“痛经”、“癥瘕”、“带下”、“不孕”等病症，尤与不孕症的关系最大。一般认为，慢性盆腔炎主要与气滞血瘀有关，因此治疗多从理气解郁、和络止痛入手，同时佐以清利湿热的方法。我们常用的慢性盆腔炎Ⅰ号方和Ⅱ号方颇有效验，逍遥散、橘核丸、膈下逐瘀汤等也有一定的效果，然而治标不治本，复发率较高，稍有劳累，或性情忧郁、急躁、紧张以及感受寒凉等即行发作或加重。为此，我们倡导用补肾调周法治疗本病，有月经失调的不孕者更应采用该法。

【小结】

1. 盆腔炎性疾病近年发病率有所提高，主要与卫生不当及逆行感染有关，但正气虚弱是发病的根本。

2. 本病临证应当注意与阑尾炎、异位妊娠、子宫内膜异位症、盆腔瘀血综合征、卵巢囊肿蒂扭转等疾病相鉴别，以免误诊。

3. 夏师治疗盆腔炎注重初、中、末的不同时期，结合辨证，分子宫内膜炎、输卵管炎、卵巢炎等不同疾病进行论治。

4. 慢性盆腔炎是一种易于反复发作的疾病，应嘱患者适当锻炼身体，增强体质，加强营养和休息，避免再次发作。

□第十三章□

妊　娠　病

妊娠期间，由于生理上发生变化，精神情绪上亦不同，因而容易导致一些与妊娠有关的疾病，称为妊娠期疾病，又称胎前病。

妊娠期的常见疾病有：妊娠恶阻、异位妊娠、流产类疾病（主要指胎漏、胎动不安、滑胎）、妊娠高血压综合征、羊水量异常、胎萎不长、子嗽、子淋、妊娠小便不通、孕痈等。此外，还包括妊娠期肝内胆汁淤积症，即妊娠身痒。

妊娠病的原因十分复杂，有外因、内因、子病、母病等多方面的因素，但主要是母体与胎儿两方面的因素。母体方面，重点在于虚变；胎儿方面，重点在于气火旺的实变，俗谓"胎前一盆火"即指此而言。

妊娠病的治疗原则，大多是治病与安胎并举。亦有胎死腹中，或胎堕难留等，安之无益，反损母体健康者，则当从速促其流产，以保护母体。俗常"胎前宜凉"之说，是针对子病气火偏旺者而言，但母体虚弱，脾肾不足，又当培补脾肾，温固胎元，不可偏执。

孕妇用药，既要注意慎用或禁用发汗、催吐、泻下药物，又要注意避免攻逐滑利、祛痰破血、耗气散气及一切有毒之品。凡有害胎儿的药，均应谨慎使用，以防止损害胎元或致畸。确属病情需要时，亦可选用上述药物，但须严格掌握剂量，"衰其大半而止"，以免带来不良影响。

妊娠期的胎养胎教极为重要。胎养主要指食养疗法，它不仅有助于胎儿的生长发育，而且可增强母体健康，防止流产、滑胎以及孕期并发症的产生。北齐徐之才的逐月养胎说，按肝胆、心包、三焦、脾胃、肺、大肠、肾、膀胱经络养胎，选择相应的食物，可供参考。胎教主要是心理调护，要求孕妇不急不躁，情绪稳定，心胸宽泰，聆听优美的音乐，生活规律，起居适度，寒温劳逸适宜，保持孕期健康，以达到优生优育的目的。

第一节　妊娠恶阻

妊娠早期出现恶心呕吐，不能进食，甚则食入即吐，呕吐剧烈，犹如阻隔饮食者，称为恶阻，或妊娠呕吐。若仅见头晕厌食，恶心泛泛，嗜酸择食，或晨起呕吐痰涎者，则属妊娠早期常有的现象，可不作疾病论治，一般至妊娠3个月后可自行消失。

本病以呕吐为主，一般按呕吐的程度分为以下三种。

①较轻的晨吐：为妊娠早期常见的现象，仅在清晨恶心呕吐，吐出痰涎等，尚不致影响日常生活，唯感神疲乏力。

②中度呕吐：恶心呕吐程度稍重，且不限于晨间，但经药物治疗、饮食调理（如吃流质或半流质及清淡饮食）和适当休息后，症状可减轻或缓解。

③严重恶性呕吐：持续恶心呕吐，甚则呕吐苦水、血丝，可致酸中毒、电解质平衡紊乱或肝肾功能异常，需住院治疗。

本病虽然临床表现轻重差别很大，但绝大多数经治疗后能痊愈，只有极个别患者因剧吐出现酸中毒、肝功能衰竭、肾功能衰竭等并发症。因此，对严重呕吐者，必须迅速控制代谢紊乱，维持酸碱平衡，保护肝肾功能。

【病因病机】

本病的原因主要有两个方面：一是妊娠冲脉之气亢盛，其气上逆，逆犯于胃，胃失和降；二是肝脾失调，肝气偏旺，克伐脾胃。妊后经血不再下泄，血聚养胎，冲气失于涵养，气机上逆，胃居中焦，首受其害，故又有谓胎气上逆者。肝藏血，冲脉之血来源于肝脏，孕妇肝血易虚，情绪偏激，肝失条达，肝气郁结化火，火性炎上，肝胆互为表里，肝火上逆，胆火随之上升，故口苦。冲脉附于肝，肝气挟冲气逆犯于胃，是以胃失和降，上逆而呕吐不已。《女科经纶》有“妊娠呕吐属肝挟冲脉之火冲上”之说，即其理也。

此外，本病亦有脾胃素虚，升降失调，或痰湿内阻，胃失和降者，均属兼夹因素。由于呕吐频繁，耗伤津液，饮食不进，津液生成乏源，亦可致阴血匮乏，气失濡养，故其后期常合并气阴两虚。阴虚水不涵木，木火益旺，不仅损肝伤脾，亦可扰乱心神，下汲肾阴，致昏迷抽搐等。此乃危重之症，不可轻视。

【诊断与鉴别诊断】

1. 诊断

凡妊娠早期出现恶心呕吐，食入即吐，或不食亦吐，甚则呕吐剧烈，不能进食，吐出血液和黄绿胆汁，尿酮体试验呈阳性者，可确立诊断。

为识别病情轻重和判断预后，还应酌情进行尿酮体、体温、脉搏、血电解质、肝肾功能的检测及心电图检查，必要时可行眼底和神经系统检查。

2. 鉴别诊断

本病应与妊娠合并消化性溃疡、急慢性胃肠炎、病毒性肝炎、孕痈、胆道感染、神经官能症等相鉴别。如呕吐剧烈，经积极治疗仍不减轻，同时兼有不规则的阴道流血，子宫大于妊娠月份，并伴有血压升高等，尚需排除葡萄胎。

【辨证施治】

妊娠恶阻的发生主要是冲气上逆，胃失和降所致，表现为肝胃不和，可兼有脾胃虚弱或痰湿阻滞。本病治疗首先在于降逆止吐，以抑肝和胃为主，如兼痰浊、脾虚者，不仅要兼治，而且要辅以心理疏导。

1. 主要证型

肝胃不和证

证候：妊娠早期恶心呕吐剧烈，不能进食，吐出黄苦水或酸水，甚则吐出黄绿胆汁和血液，胸满胁胀，头晕目眩，烦躁口苦，尿黄量少，大便干结，舌质偏红，苔黄腻，脉弦滑。

分析：素体肝旺，孕后肝失血养，肝血不足而益偏亢，且肝脉挟胃贯膈，肝气上逆犯胃，胃失和降，故恶心呕吐，不能进食；肝胆互为表里，肝气上逆则胆火随之上升，胆热液泄，故吐黄苦水或酸水，甚则吐出黄绿胆汁和血液，烦躁口苦；肝热气逆，上扰清空，故头晕目眩；肝火内炽，火邪灼津，故尿黄量少，大便干结；胸满胁胀，舌质偏红，苔黄腻，脉弦滑均为肝热犯胃之象。

基本治法：抑肝和胃，降逆止吐。

方药运用：抑肝和胃饮（夏桂成经验方）加减。

苏叶 3g，黄连 5g，制半夏、广陈皮、竹茹各 6g，钩藤（后下）15g，黄芩 9g，生姜 3 片。

本方是从苏叶黄连汤的基础上加味而来。苏叶黄连汤出自《温热经纬》，方中苏叶、黄连为主药，黄连更为抑肝的要药。朱丹溪曾用黄连一味抑肝和胃，名之曰抑青丸。加入苏叶者，其意有二：一是取代吴萸，佐金平木，控制呕吐；二是苏叶具理气安胎的作用，对于妊娠期更为合适。陈皮、制半夏和胃降逆，制止呕吐。半夏为妊娠禁药，非必要者可不用之。竹茹有清热和胃的作用，既助黄连以抑肝，亦助半夏、陈皮以和胃。生姜少量和胃止吐。总之，尽快控制呕吐乃本方药最主要的目的。

服法：水煎频服，少量多次代茶饮，每日 1 剂。

加减：呕吐甚剧者，加炙乌梅 3g，芦根 15g，藕节炭 10g，炙枇杷叶 9g；头昏晕甚者，加甘菊 6g，石决明（先煎）10g；吐出痰涎颇多者，加茯苓 10g，川朴花 5g。

2. 兼夹证型

（1）脾胃虚弱证

证候：妊娠初期恶心呕吐，不能进食，吐出清水黏痰，头晕肢麻，脘腹痞闷，纳食不馨，舌质淡红，苔薄白腻，脉缓滑。

分析：脾胃素虚，升降失常，孕后阴血下聚养胎，冲气上逆犯胃，胃失和降，故恶心呕吐，不能进食；脾胃虚弱，运化失司，水湿内停，随胃气上行，或湿聚成痰，故吐出清水黏痰，脘腹痞闷，纳食不馨；中阳不振，清阳不升，四末失荣，故头晕肢麻；舌质淡红，苔薄白腻，脉缓滑均为脾胃虚弱之象。

基本治法：健脾和胃，降逆止吐。

方药运用：香砂六君子汤(《景岳全书》) 加减。

党参、白术各10g，甘草3g，制半夏、广陈皮各6g，茯苓10g，广藿香、砂仁、苏叶各5g，炒竹茹9g，生姜3片，大枣3枚。

香砂六君子汤是在六君子汤基础上加藿香、砂仁而成，方中参、苓、术、草健脾益气，藿香、砂仁、陈皮理气和胃，半夏降逆止呕，原方以姜水煎服，加强温中止呕之力，再加苏叶、竹茹理气止吐。诸药合用，共奏健脾养胃、理气止呕之功。

服法：水煎温服，少量频饮，每日1剂。

加减：呕吐剧烈者，加代赭石（先煎）10g，灶心土（忌用烧煤灶中者）30g；烦热口渴，加黄连3g，黄芩9g；兼有虚寒者，加淡干姜3g，公丁香3g。

（2）痰湿阻滞证

证候：孕后恶心呕吐，不能进食，吐出黏腻痰浊，胸腹胀满，纳呆神疲，嗜睡，口腻痰多，舌质淡，苔白腻而厚，脉滑。

分析：孕后冲肝之气上逆，木郁土壅，痰湿停聚，或素体痰湿内蕴，阻遏中焦，胃失和降，故恶心呕吐，不能进食；脾失健运，痰湿阻滞气机，故口腻痰多，吐出黏腻痰浊，胸腹胀满；脾虚中阳不振，故纳呆神疲，嗜睡；舌质淡，苔白腻而厚，脉滑均为痰湿阻滞之象。

治法：燥湿化痰，和胃降逆。

方药运用：小半夏加茯苓汤(《金匮要略》) 加减。

制半夏、广陈皮各6g，茯苓10g，生姜3片，广藿香6g，炒竹茹9g，川朴花6g，炒谷麦芽各10g。

小半夏加茯苓汤由半夏、生姜、茯苓三味药组成，功能散寒化饮，降逆止呕。方中半夏辛温，涤痰化饮，降逆止呕，是治痰饮病的要药；生姜辛散，温中降逆，消散寒饮，又能抑制半夏之悍性。孙思邈谓："生姜，呕家之圣药，呕为气逆不散，故用生姜以散之。"茯苓增强健脾利水之力，陈皮、川朴花理气和中，广藿香、竹茹醒脾化痰，炒谷麦芽健胃消食。诸药合用，共奏燥湿化痰、健脾和胃之功。

服法：水煎频服，每日1剂。

加减：偏于寒凝者，加淡干姜5g；偏于火热者，加黄连3g；夹有食积者，加山楂10g，炒枳实9g，制川朴6g。

【其他治疗】

1. 中成药

左金丸　每次1.5g，每日3～4次，适用于肝胃不和之妊娠呕吐。

2. 外治

（1）*火罐疗法* 服药前或进餐前于中脘穴拔火罐，每次20分钟。

（2）*刮痧疗法* 取背部脾俞、胃俞、肝俞、胆俞刮痧，务使被刮处呈红色反应，每日1次。

【转归及预后】

妊娠恶阻经及时治疗，大多可治愈。若体温升高达38℃以上，心率每分钟超过120次，出现持续黄疸或蛋白尿，精神萎靡不振等，应考虑及时终止妊娠。

【预防与调护】

1. 向患者解释病情，清除其紧张情绪，保持心情舒畅，保证充分的休息与睡眠。
2. 中药宜浓煎，少量频饮，食前可于中脘部拔火罐。
3. 注意全身症状和大小便情况。
4. 饮食宜清淡且富有营养，忌辛辣刺激之品，少食多餐。常食新鲜蔬菜、水果，务必保持大便通畅。

【临证经验】

本病主要证型是肝胃不和，辨证的特点是烦热剧吐，有明显的情绪变化。同时，又不可忽视兼证。如素体脾胃虚弱者，早孕期冲肝气逆，木不疏土，脾失健运，清气不升；或冲肝之气横逆犯胃，胃气失降，则脾胃不和的程度更加严重。此外，脾胃不和，升降失调，不能协助肝脏调畅气机，致冲肝之气上逆而无所制约，使肝胃不和之程度加重。脾胃虚弱的辨证特点是纳呆神疲，但一般无大便溏泄。痰湿多由肝胃不和，脾失健运，水湿停聚而产生；或素体痰湿内蕴，阻遏中焦，胃失和降。其辨证特点是：呕吐痰浊，舌苔腻厚。呕吐时间较长，必继发气阴两虚，津液亏少，而且阴津越亏，肝火越旺，势必引起危重病变，必须及时检测电解质、肝肾功能等，以防突变。

本病在治疗上必须以抑肝和胃、降逆止呕为前提。抑肝和胃饮中，黄连是主药，亦为抑肝降逆、和胃止吐之要药，较剧的呕吐非用之不可，即使兼夹脾胃不和、痰湿内阻或后期气阴两虚，仍可应用之。如确有虚寒者，可加重温调之品，如前人所制的连理汤，即属于恶阻病症的特殊性（主证）与普遍性（兼证）相结合的治法。我们体会，恶阻剧吐时，药物很难下咽，因此，一些止呕止吐的外治方法必须运用，如中脘穴拔火罐，背部脾胃腧穴刮痧等，都有一定疗效。服药时的少量频饮也很重要，服药前可先服少量乌梅汁、生姜汁，以达到能服下汤药的目的。在药物治疗的同时，要结合心理疏导，稳定孕妇情绪，消除紧张恐惧，还要指导其饮食调养，少吃多餐，以流质、半流质为主，还可根据患者喜爱，“以其所思任意食之”。临床早孕妇女多思生冷瓜果及酸味之物，但不得过量，以防损伤脾胃。同时，本病患者多有大便秘结，因此，定时大便，保持大便通畅，亦有助于缓解病情。

验案举例

李某，26岁，已婚，干部。

就诊时妊娠60天余，恶心呕吐，不思饮食，食入即吐，脘部胀满不适，吐出酸苦黄水，伴有头晕乏力，胸闷烦躁，夜寐欠安，大便艰行，小便黄少，时或有轻度腰骶酸楚，舌质淡红，苔黄腻，脉细弦滑。停经50天时，小便早孕试验阳性，妊娠60天，尿酮试验阳性。诊断：妊娠恶阻。中医辨证：肝胃不和。治以抑肝和胃，降逆止吐，方用抑肝和胃饮加减。处方：苏叶5g，黄连5g，陈皮6g，炒竹茹10g，当归、白芍各10g，佛手片6g，钩藤12g，茯苓、桑寄生各9g，炒谷麦芽各10g，广木香6g。服药5剂，同时补液。

复诊：恶心呕吐有所好转，烦躁不已，口苦口干，舌苔由黄腻转为黄燥，脉弦滑带数。原方去当归、佛手片，加芦根10g，北沙参12g。再服7剂，同时每日补液1000ml～1500ml。

三诊：恶心呕吐减轻，已能进食，小便尿酮试验转为阴性，又出现腰酸加重，小便频数，小腹胀坠，转用补肾养血，抑肝和胃。处方：炒当归、白芍各10g，苏叶5g，黄连3g，陈皮6g，炒竹茹9g，炒谷麦芽各10g，炒川断、桑寄生、杜仲各10g，苏梗5g，钩藤12g。服药7剂后腰酸已减，继续服药，诸症渐平。服药至妊娠100天后停药。足月分娩一男婴。

按语：是案以妊娠恶心、呕吐频作、吐出黄苦之水为主证，属肝胃不和，肝经郁热，故用抑肝和胃饮加味治疗，获得较好疗效。患者出现腰酸，且有过两次流产，其中第2次流产是自然流产。腰酸是流产的先兆，必须见微知著，所以一旦恶阻缓解后，其先兆流产的迹象就会显现，如不及时加以保胎，有可能出现流产，不可不察。另外，在妊娠恶阻中，还要注意伤津劫液导致气阴两虚的问题。西医学应用补液方法虽可缓解阴液的耗损，但毕竟火热内存，所以还是应该结合养胃生津，才能收到更好的效果。

【小结】

1. 妊娠恶阻，首先需与一般的早孕反应相鉴别。

2. 对呕吐严重者，必须迅速控制代谢紊乱，维持酸碱平衡，保护肝肾功能。

3. 妊娠恶阻的主要证型是肝胃不和，治当抑肝和胃。兼夹脾胃虚弱或痰湿阻滞者，治疗上需加入健脾和胃或燥湿化痰之品。

4. 妊娠恶阻如兼夹痰湿证，则病情易反复，需配合心理疏导，才能取得较好疗效。

5. 要树立治疗疾病的信心，保持心情舒畅，注意休息，忌食刺激性食物。

第二节　异位妊娠

受精卵在子宫体以外着床发育者，称为异位妊娠，俗称宫外孕。受精卵着床的部位可在输卵管、卵巢、腹腔等处，因而异位妊娠分为输卵管妊娠、宫颈妊娠、卵巢妊娠、腹腔妊娠等，其中以输卵管妊娠占绝大多数，约为98%。异位妊娠破裂时的疼痛及腹腔大量出血与中医学的“妊娠腹痛”、“癥瘕”、“腹中瘀血”相似。

异位妊娠是妇科常见的急腹症之一，近年来国内外发生率均呈上升趋势。输卵管妊娠破裂后，可造成急性腹腔内出血，发病急，病情重，如治疗不及时或处理不当，可危及生命。

【病因病机】

本病主要由于脏腑虚弱，气血两伤；或新产、经行不慎，坐卧湿地，风冷、湿热之邪入侵，犯于冲任；或情怀不畅，气血郁滞，气滞血瘀；或房事过度，精浊损于冲任，冲任失调，气血失和，脉络失畅，以致孕卵凝聚在少腹，不得达于子宫，阻滞血脉。

瘀结少腹，不通则痛。瘀阻伤络，阴络受损，血自内溢，故腹部膨大，满急而痛。愈溢则愈瘀，愈瘀则愈痛，痛甚则厥逆，血脱气乱，阴阳分离，昏不知人；嗣后瘀血留续而为癥瘕。

【诊断与鉴别诊断】

1. 诊断

（1）临床表现　凡患者出现停经、腹痛、阴道出血，有原发性或继发性不孕史，或盆腔炎史，见面色苍白，烦躁不宁，晕厥，四肢厥冷，或冷汗多，表情淡漠，脉微欲绝，出现休克，其严重程度无法用外出血加以解释者，均应怀疑异位妊娠的可能。

（2）检查

结合腹部检查、妇科检查、B超、血或尿β-HCG测定、腹腔或阴道后穹隆穿刺、子宫内膜病理检查、腹腔镜检查等，可明确诊断。腹腔镜检查是异位妊娠诊断的重要手段，而且可以在确定诊断的情况下起到治疗作用。

异位妊娠有未破裂型和已破裂型之分。未破裂型由于临床表现不明显，诊断较困难，往往借助辅助检查才能确诊。已破裂型患者突感下腹一侧撕裂样疼痛，持续或反复发作，甚至导致晕厥与休克，诊断不困难。

2. 鉴别诊断

本病需要与流产、急性输卵管炎、急性阑尾炎、急性卵巢囊肿蒂扭转、卵巢子宫内膜异位囊肿破裂、黄体破裂等进行鉴别，此外尚需排除急性胃肠炎。

【辨证施治】

本病治疗首在于杀胚。不稳定型是治疗的重点，凡活血化瘀、下胎杀胚之方药，在辨证前提下均可应用。如出现休克，则当先抢救。

1. 休克型

证候：输卵管妊娠破裂或流产，腹腔内急性大量出血，甚至出现气随血脱之休克征象。面色苍白，四肢发冷，血压降低，冷汗淋漓，少腹剧痛拒按，脉沉细而微或细数。

分析：患者络伤血崩，阴血暴亡，气随血脱，故面色苍白，四肢发冷，血压降低，甚则冷汗淋漓；孕卵停滞于子宫之外，胀破脉络，故少腹剧痛拒按；脉沉细而微或细数为阴血暴亡、阳气暴脱之象。

基本治法：回阳固脱，活血化瘀。

方药运用：参附汤(《妇人大全良方》）合活络效灵丹(《医学衷中参西录》）加减。

制附片9g，红参（另煎冲服）9g，炙甘草5g，炙桂枝3g，茯苓、丹皮、丹参、赤芍各10g，制乳没各6g。

参附汤中人参大补脾肺之元气以固后天，脾肺之气旺则五脏之气皆旺，配伍附子回阳救逆，使先天之阳生则一身之阳生。二药相须，药专力宏，上助心阳，下补命门，中补脾土，为益气救脱的代表方剂。活络效灵丹中丹参、赤芍活血化瘀，乳香、没药理气和络，桂枝、丹皮活血通经，茯苓利湿化浊。

服法：水煎分服，每日2剂，3~4小时服1次。

加减：大便秘结，腹胀，苔黄腻者，加生大黄（后下）6g，玄明粉（冲服）9g，枳实6g；形寒，苔白腻者，加服金匮九种心痛丸，每次3~10丸；寒热夹杂，苔黄白厚腻者，加生大黄（后下）6g，玄明粉（冲服）9g，肉桂（后下）3g。

2. 不稳定型

证候：输卵管妊娠流产或破裂，内出血量不多，经抢救后血压已经回升至平稳。此阶段主要为腹痛腹胀，胚胎还可能存活，有再次内出血和重新出现休克的可能。

分析：胎孕胞宫之外，脉络破损，络伤血溢，离经之血瘀于少腹，故腹痛腹胀；瘀血内阻，新血不得归经，故仍有内出血及气随血脱而再次休克的可能。

基本治法：化瘀杀胚，理气止痛。

方药运用：宫外孕Ⅰ号方（山西医学院附属第一医院经验方）加减。

丹参15g，赤芍10g，桃仁9g，川牛膝10g，蜈蚣3g，五灵脂10g，制香附9g。

方中丹参、赤芍、桃仁活血祛瘀，消癥止痛；蜈蚣、牛膝活血化瘀，重在杀胚；五灵脂、香附理气化瘀。

服法：水煎分服，每日1~2剂。

加减：出血多者，加云南白药（吞）0.5g，每日2~3次，或三七粉（吞）3g。

3. 包块型

证候：症情稳定，盆腔内有明显包块，下腹部轻微胀痛或压痛，舌质暗苔薄，脉弦细。

分析：胞宫之外胚胎殒堕，络伤血溢于少腹，瘀积成癥，故盆腔内有明显包块；癥块阻滞气机，故下腹部轻微胀痛或压痛；舌质暗苔薄，脉弦细为瘀血内阻之象。

基本治法：化瘀消癥，破坚散结。

方药运用：宫外孕Ⅱ号方（山西医学院附属第一医院经验方）加减。

丹参12g，赤芍10g，乳香、没药各6g，桃仁9g，莪术10g，地鳖虫6g。

方中丹参、赤芍、桃仁活血化瘀，莪术、地鳖虫消癥散结，乳香、没药既有化瘀止痛之功能，又有止血和络之作用。诸药相合，既能活血消癥，又能和络止痛，化中寓止，止中偏化，故有消癥瘕、止疼痛、促进血凝块消除及盆腔包块分解和吸收的作用。生乳没对胃弱者不宜。

服法：水煎分服，每日1剂。

加减：有感染者，加银花15g，连翘10g，红藤、败酱草各30g；便秘者，加生大黄（后下）6g，或番泻叶9g，泡茶饮。

【其他治疗】

1. 中成药

（1）大黄䗪虫丸　每次3g，每日3次，适用于异位妊娠包块型。

（2）桂枝茯苓胶囊　每次3粒，每日3次，适用于异位妊娠包块型。

2. 中药保留灌肠法

（1）山羊血15g，桃仁15g，丹参15g，赤芍15g，延胡索15g，三棱9g，莪术9g，地鳖虫9g。上药浓煎成150～200ml，低压保留灌肠，用于异位妊娠未破损期或陈旧性异位妊娠。

（2）桃仁15g，丹参15g，蒲公英15g，鱼腥草30g，鸭跖草30g。上药浓煎成150～200ml，再加1%普鲁卡因10ml，低压保留灌肠或离子透入。

3. 外敷法

樟脑6g，血竭9g，松香9g，银珠9g，麝香0.06g。将前4药研细加热成糊状，涂于布上，然后将麝香撒于药面，趁热贴于腹部疼痛处。

【转归及预后】

异位妊娠根据妊娠部位、就诊时间、诊断处理是否及时之不同，预后吉凶不一。输卵管妊娠早期，有保守治疗指征，可免除手术。如果输卵管妊娠破裂，严重的可危及生命，必须手术抢救。不稳定型输卵管妊娠必须在严密观察下保守治疗。子宫颈、输卵管狭部间质妊娠必须手术治疗。

【预防与调护】

1. 积极治疗盆腔炎、子宫内膜异位症等疾病。
2. 保守治疗期间应卧床休息，密切观察病情变化。
3. 保持大便通畅，避免增加腹压的活动。
4. 包块消失后，仍应定期复查血清β-HCG，直至其达正常范围。
5. 本病属急腹症，患者处于休克状态时，一般伴有恶心呕吐、腹胀等，需禁食。

【临证经验】

异位妊娠的病情观察和调护十分重要。

1. 观察患者腹痛的部位、性质、时间，以判断病情的进展和病变部位，并注意异位妊娠腹痛和其他炎症（如泌尿系统疾患、阑尾炎等）腹痛相鉴别。输卵管妊娠将破裂时，常为下腹部一侧持续性憋胀或撕裂样疼痛，且阵发性加剧，一旦破裂，则会突发刀割样剧痛，严重时可突发虚脱，应予警惕。输卵管妊娠急性破裂，血液流入腹腔，刺激腹膜，可发生腹痛，因患者体位及血液积聚部位不同，可表现为心窝部痛、肩胛部痛、肛门部憋痛或有大小便意等，同时有腑实证发生。腑实证所致的腹痛，为胃脘部或全腹部不定位置的扭痛，有麻痹性肠梗阻的症状和体征。子宫蜕膜排出前的腹痛，多为下腹中部阵发性绞痛，伴有腰部酸困及较大量的阴道出血。血肿包块引起的压迫痛或牵扯痛多在异位妊娠急性破裂大出血后1周左右发生，表现为下腹或肛门部憋胀或下坠感，于大便前、小便后加重，并有大小便不利等现象。有时血肿包块与大网膜或其他脏器粘连，可有牵扯痛，并常随患者体位变化或活动而增减，剧烈时可引起一过性休克。在服用活血化瘀药物过程中，血肿包块局部常有位置不定的针刺样疼痛，此为血液吸收过程中常有的现象，可不予处理。

观察阴道排除物的情况以及出血的色、质、量、气味。如异位妊娠胚胎死亡后的不规则阴道出血血量较少，但淋漓不断。如阴道出血时间较长并有臭气，可能是继发感染，应予积极治疗。

观察患者口渴情况。如一直躁渴，是持续内出血的信号，应予重视。

此外，需注意大小便的色、质、量，月经恢复情况，患者服药后腹痛有否减轻，有无恶寒发热、畏冷恐热及舌苔、脉象等，以辨别有无外邪入侵或湿热感染。

2. 对休克型患者，要注意观察其是否表情淡漠、烦躁不安、知觉迟钝、意识模糊及体温、脉象、呼吸、血压的变化，尤其要注意观察脉象。切脉不单纯是为了解心率，更要掌握脉象变化。一般从脉象测知患者休克危象往往先于血压。要注意患者额头、四肢是否汗出黏冷，是否面色苍白、紫绀，皮肤弹性如何。如皮肤黏冷，弹性差，指甲床呈灰白或青紫，表浅静脉尤其手足背静脉塌陷，是为休克之危象，应急速抢救。密切注意患者心率的变化，如无其他因素，心率往往随缺氧程度而递增，并随休克的轻重而起伏变化，故应随时观察，以防意外。

3. 活血化瘀，杀胚消癥乃是治疗本病的主要方法。夏师认为应从两方面入手：一是活络效灵丹加味，即在活络效灵丹中加入三棱、莪术、蜈蚣、土牛膝、土鳖虫等杀胚之品；二是胚胎死亡后形成癥瘕，可长期服用消癥化瘀之大黄蛰虫丸、桂枝茯苓丸，亦可配合中药灌肠、理疗等。消除癥瘕为时较长，需要耐心坚持治疗，方可取得满意疗效。

4. 中西医结合非手术治疗异位妊娠是我国开创的新方法，除中医中药辨证论治外，急性出血阶段病人应绝对卧床，尽量减少体位改变和增加腹压的动作，并严密观察血压、脉搏、腹痛情况和血红蛋白、红细胞计数、尿妊娠试验及血β-HCG的变化，及时输血输液，补充血容量，必要时可随时改用手术治疗，以免贻误病情，造成不良后果。

验案举例

王某，29岁，已婚，无业。

2008年7月8日初诊：患者末次月经为2008年5月3日，量中，色暗红，无血块。停经40天时尿HCG（+）。7月1日无明显诱因出现左下腹隐痛，呈间歇性，阴道少量流血。孕酮15.93ng/ml，β－HCG 260.7mIU/ml。7月4号血β－HCG 168.6mIU/L，高度怀疑异位妊娠。7月5日B超示：①子宫后方强回声包块；②子宫后方少量积液。结合性激素及B超结果，诊为异位妊娠，建议行诊断性刮宫及后穹隆穿刺术，患者拒绝，要求中药保守治疗。小腹隐痛，无晕厥，少量阴道流血，二便尚调，舌红苔薄黄，脉细滑。予活血化瘀，消癥杀胚治疗，处方：丹参10g，赤芍10g，紫草10g，蜈蚣2条，地龙10g，川牛膝10g，三棱10g，莪术10g，桃仁10g，苍术10g，川断10g，生山楂10g。7剂。

2008年7月15日二诊：患者诉阴道少量出血，无腹胀腰酸、肛门坠胀、恶心呕吐、恶寒发热，舌脉如前。B超示：左侧附件区实质性包块。性激素三项示：E_2 25ng/ml，β－HCG 218.9mIU/ml，P 1.35ng/ml。继予原方6剂。

2008年7月21日三诊：患者无明显阴道出血，无明显腹胀腰酸，纳寐可，二便调。B超示：左侧附件区实质性包块。性激素三项示：E_2 13ng/ml，β－HCG 33.2mIU/ml，P 0.4ng/ml。嘱患者继续服原方14剂。

2008年8月10日四诊：经净2日，无腹痛，纳可，寐安，二便调，舌红苔薄，脉细弦。血β－HCG 3.2mIU/ml。B超示：左侧附件区实质性包块2.2cm×1.5cm。嘱继服桂枝茯苓胶囊，每次3粒，每日3次。

按语：本例异位妊娠主要是血瘀少腹实证，治疗初以活血杀胚为主。辨证治疗中需动态观察，可以根据HCG水平的变化、附件包块的大小，结合阴道流血情况及舌苔脉象来判断疗效。组方用药时需注意攻下不可过剧，中病即止，以免导致再次出血。HCG逐渐下降提示胚胎死亡，如无阴道流血，可予桂枝茯苓胶囊继续化瘀消癥，以善其后。

【小结】

1. 结合临床表现和实验室检查，异位妊娠诊断并不困难，但须早期诊断，若诊断不及时，严重者可危及生命。

2. 异位妊娠与中医学的“妊娠腹痛”、“癥瘕”、“腹中瘀血”相似，分为休克型、不稳定型和包块型。临床多根据病情选择保守治疗或手术治疗。如出现休克，当先抢救。

3. 治疗异位妊娠，病情观察和调护十分重要。活血化瘀，消癥杀胚乃是治疗本病的主要方法。同时，需积极治疗可能引起异位妊娠的原发疾病。对异位妊娠术后患者，仍应积极治疗炎症以通畅输卵管。

第三节　流产

妊娠28周前，胎儿尚未具有独立生存能力即被排出母体，称为流产。发生在妊娠12周以前者为早期流产，中医称为堕胎；发生在12～28周之间者为晚期流产，中医称为小产。流产约占所有妊娠的10%～18%，临床上以早期流产多见，且与7、5、3奇数律有一定关系，亦即在妊娠50天、70天左右，甚则90天左右发生流产者为多。妊娠100天后，流产的发生率大大降低。

中医药在防治本类疾病上具有优势。西医学的先兆流产与中医学的胎漏、胎动不安一致，习惯性流产与滑胎、数堕胎一致。滑胎与胎漏、胎动不安过去多不加区分，但实际上是有区别的，滑胎如出现胎漏，甚或胎动不安，大多已失去治疗意义，因而需要早防早治，未病即治。

一、胎漏、胎动不安

妊娠期阴道内少量出血，时下时止，无腰酸腹痛者，称为胎漏；妊娠期仅有腰酸腹痛，或下腹坠胀，或伴有极少量阴道出血者，称为胎动不安。二者相当于西医学的先兆流产。胎漏、胎动不安可进一步发展为堕胎、小产。

胎漏、胎动不安名虽不同，但临床表现难以截然分开，且其病因病机、辨证论治、转归预后及预防调护等基本相同，故一并讨论。

【病因病机】

本病的主要机理在于肾虚不能系胞，肾主固藏，有助于子宫之封藏，孕后子宫必须得到肾气、肾阴、肾阳的支持，才能使胚胎稳固。《校注妇人良方》说："腰痛者多堕胎也"，意味着堕胎流产与肾有关。肾气不足，子宫固藏乏力，或肾阳亏虚，子宫失于温煦，胚胎不能很好的生长；或肾阴不足，阴血亏耗，血海不充，不能滋养胎儿，胎儿得不到生长发育；或阴虚火旺，络损血溢，阴血失守，子宫失藏，亦易致流产。肾虚者，有先天的发育因素，但主要是后天的因素。堕胎、流产、孕期房劳、紧张烦忧、夜失安眠、心肝郁火等不仅耗损肾阴，而且干扰了心－肾－子宫轴的调节作用，从而使阴阳气血紊乱而致流产。

此外，尚有脾气虚、血瘀、湿热三种兼夹因素。脾气虚常兼夹于肾虚中，出现脾肾两虚症状。血瘀有两种情况：一是癥瘕所致，即宿有瘀结，孕后成癥；二是气滞血瘀所致，血瘀内阻，必伤胞络。湿热常是继发因素，孕后肾虚脾弱，湿浊内生，湿蕴生热，导致伤胎；亦可能有继发感染的因素。

【诊断与鉴别诊断】

1. 诊断

（1）临床表现　妊娠期间阴道少量下血，时下时止，为胎漏；先感腰痛，腹部胀坠作痛，继有少量阴道出血者，为胎动不安。如治疗不及时或阴道流血增多，腹痛加剧，可发展为堕胎、小产。

（2）检查　结合停经史，尿或血清 β－HCG 呈阳性反应，基础体温持续高相即可诊断。通过血 HCG、P、E_2的定量观察及 B 超探查可进一步了解胚胎情况。

2. 鉴别诊断

通过询问病史，尤其是末次月经时间及有关检查，可与功能失调性子宫出血、输卵管妊娠、葡萄胎、子宫肌瘤等进行鉴别。此外，还应鉴别流产的类型，以便选择相应的治疗方案。

【辨证施治】

本病以肾虚为主，同时有偏气虚、偏阳虚、偏阴虚及阴虚火旺四者。其治疗各有不同，重点在健脾益气，亦当重视补肾健脾，宁心安神。

1. 偏于气虚证（肾气虚证）

证候：妊娠期间胎漏，量少，色淡红，腰酸，尿频，神疲乏力，小腹作坠，或有流产史，舌淡苔白，脉细滑。

分析：先天禀赋不足，房劳过度，久病劳损，或流产导致肾气虚，胎失所系，冲任不固，故见胎漏，量少，色淡红；肾气亏虚，腰膝失养，故腰酸，神疲乏力；气虚系胞无力，故小腹作坠；膀胱失煦，固摄无权，州都不约，故尿频；舌淡苔白，脉细滑均为肾气虚之象。

基本治法：补肾益气，固肾安胎。

方药运用：补肾育胎丸（罗元恺经验方）。

吉林人参6～12g，党参、白术各12g，菟丝子12g，桑寄生10g，炒川续断、杜仲各9g，阿胶（烊冲）10g。

罗元恺教授针对此型提出补肾固冲，健脾养血的安胎原则。菟丝子补而不燥，滋而不腻，平补肾之阴阳以壮先天之本，为安胎之首选；人参、党参补气健脾，益后天之本以养胎。二者皆可重用。桑寄生、续断、杜仲、阿胶补肾养血安胎，白术健脾益气安胎。

服法：水煎分服，每日1剂。

加减：心烦失眠者，加莲子心5g，炒枣仁9g；脾胃失和者，加苏梗6g，广陈皮6g，砂仁（后下）5g；出血稍多者，加苎麻根15～30g，陈棕炭10g。

2. 偏于阳虚证（肾阳虚证）

证候：妊娠期间胎漏，量少，色淡红无血块，头昏腰酸，夜尿多，小腹有冷感，或有坠痛，有流产史，舌淡苔白根稍腻，脉沉弱。

分析：久病损伤，或堕胎小产，阳气亏虚，或气虚进一步发展，故胎漏，量少，色淡红无血块；肾阳虚衰，温煦失职，不能温暖腰腹，故腰酸，小腹有冷感，或有坠痛；阳虚不能温运气血和上养清窍，故头昏；肾阳不足，气化失职，故夜尿多；舌淡苔白根稍腻，脉沉弱为肾阳不足之象。

基本治法：补肾助阳，温宫安胎。

方药运用：寿胎丸(《医学衷中参西录》）加减。

菟丝子15～30g，桑寄生12g，炒川断10g，阿胶（烊冲）10g，杜仲12g，怀山药10g，砂仁（后下）5g，艾叶炭6g。

张锡纯自释云：“胎在母腹者，果善吸其母之气化，自无下坠之虑，且男女生育者，皆赖肾气作用。菟丝子能补肾，肾旺自能荫胎也。寄生能养血，强筋骨，能大使胎气强壮，故《神农本草经》载其能安胎。续断亦补肾之药，阿胶系驴皮所熬，最善伏藏血脉，滋补肾阴，故《神农本草经》亦载其能安胎也……寿胎丸重用菟丝子为主药，而以续断、寄生、阿胶诸药辅之。”加杜仲、山药补肾安胎，砂仁理气健脾，艾叶炭温胞止血。

服法：水煎分服，每日1剂。

加减：形寒肢冷，小腹偏凉者，加鹿角胶（烊冲）10g，紫石英（先煎）10g；脾胃不和者，加陈皮6g，党参15g，白术10g；出血多者，加炮姜3g，陈棕炭10g。

3. 偏于阴虚证（肾阴虚证）

证候：妊娠期胎漏，色红无血块，或小腹隐痛，头昏腰酸，心悸寐差，大便艰行，舌质淡红或有裂纹，脉细滑弦。

分析：肾阴亏虚，孕后胎赖阴血以养，阴血更虚，血海失藏，故胎漏，色红无血块，或小腹隐痛；阴虚精亏髓减，清窍失充，故头昏；腰膝失养，故腰酸；肾阴亏虚，水不济火，故心悸寐差；阴虚津亏，肠失濡润，故大便艰行；舌质淡红或有裂纹，脉细滑弦均为肾阴虚之象。

基本治法：滋阴补肾，养血安胎。

方药运用：滋阴养胎方（夏桂成经验方）。

当归身、白芍各10g，怀山药、山萸肉、熟地各12g，炒川断、桑寄生各10g，太子参15g，茯苓神各10g，阿胶（烊冲）10g，苎麻根15g，黄连3g。

方中熟地、山药、山萸肉、阿胶滋阴补肾，当归身、白芍养血安胎，川断、桑寄生补肾安胎，太子参、茯苓补气健脾，茯神、黄连清心安神，苎麻根止血安胎。诸药合用，使肝肾之阴充足，血止胎安，自无流产之虞。

服法：水煎分服，每日1剂。

加减：夜寐甚差，心悸明显者，加五味子6g，炒枣仁9g，莲子心5g；胃脘不舒，恶心呕吐明显者，加广陈皮6g，炒竹茹6g；出血量稍多者，加地榆炭10g，白及粉（另吞）3g。

4. 阴虚火旺证

证候：妊娠期间出血稍多，色鲜红，质黏稠，头昏腰酸，烦热口渴，寐差，便艰尿黄，舌质偏红苔黄腻，脉细滑带数。

分析：阴虚生内热，热伏冲任，迫血妄行，发为胎漏，故出血稍多，色鲜红，质黏稠；肾阴亏虚，腰膝失养，故腰酸；虚火上扰心神，故头昏寐差；肾阴不足，失于滋润，故烦热口渴，便艰，尿黄；舌质偏红苔黄腻，脉细滑带数均为阴虚火旺之象。

基本治法：滋阴清热，固冲安胎。

方药运用：保阴煎(《景岳全书》) 加减。

大生地10g，怀山药9g，山萸肉9g，炒黄柏10g，炒黄芩9g，白芍10g，苎麻根15g，炒续断10g，地榆炭10g，莲子心5g。

方中生地凉血止血；白芍配地黄养血敛阴；山药益肾健脾；续断补肾安胎，且有助阳之效，乃阳中求阴之意；黄柏治肾中之相火以退虚热，黄芩清心肺之热，黄芩、黄柏合用泻火以止血。全方滋阴补肾，壮水清热，使血止胎安。

服法：水煎分服，每日 1 剂。

加减：阴道漏红增多者，加女贞子 12g，墨旱莲 12g，炙龟板（先煎）10g；心烦失眠明显者，加黄连 5g，青龙齿（先煎）10g；阴虚肝火旺，头痛乳胀者，加钩藤 12g，生甘草 5g，炒山栀 9g。

5. 脾虚证

证候：妊娠期间小腹坠痛，或有胎漏，量少，色淡红，腹胀矢气，大便溏泄，日行 2～3次，神疲乏力，胃纳欠佳，头昏腰酸，舌质淡苔白腻，脉细滑。

分析：脾虚气血生化乏源，冲任匮乏，不能载胎养胎，气不摄血，胎元不固，故有胎漏，量少，色淡红；小腹坠痛乃气虚系胞无力，血虚胞失濡养所致；脾主运化，脾虚则胃纳欠佳，腹胀矢气；脾虚失运，清浊不分，水湿下注肠道则大便溏泄，日行 2～3 次；气血生化不足，四肢百骸失养则神疲乏力；脾虚后天不能充养先天，肾气亦虚，故腰酸；清阳不升，清窍失养则头昏；舌质淡苔白腻，脉细滑为脾虚之象。

基本治法：健脾益气，补肾安胎。

方药运用：补中益气汤（《脾胃论》）加减。

党参 15～30g，黄芪 15～30g，炒白术 12g，茯苓 10g，当归身 10g，炒柴胡 5g，炙升麻 5g，砂仁（后下）5g，广陈皮 6g，煨木香 6g，炒川断、桑寄生各 12g，苏梗 5g。

《内经》指出："劳者温之，损者益之。"饮食劳倦，必伤脾胃，气血不足，中气下陷，冲任督带不固，故经带之疾见矣，宜以甘温之品温养脾胃，补中益气，升阳举陷。方中黄芪补气助阳，升阳举陷为主，伍以人参大补元气，两药相合，名为参芪，或有称参芪汤者，互为协同，补气之力较强。两药升阳举陷，使脾气充而清阳复位。炙甘草补中益气，善调脾胃不足，补三焦之元气。白术燥湿健脾，为脾脏补气第一要药，与参、芪配伍，大补后天之本，培气血之生化。当归身补血调肝，与参、芪配伍，取补气生血之意，补血而能守气，兼能养脾阴。陈皮理气和胃，使补气而无气滞之弊。升麻升提清气，柴胡疏达肝气，此二药与健脾药相配，能鼓舞中气，使清阳上升，又助参、芪升举。煨木香、砂仁健脾止泻，川断、寄生补肾安胎。诸药合用使中气健旺，肾气得充，胎元因之而安固。

服法：水煎分服，每日 1 剂。

加减：腰酸明显者，加杜仲 10g，菟丝子 10g；大便偏多，小腹有冷感者，加炮姜 5g，六曲 10g；胃脘不舒，作胀呃逆者，加佛手片 6g，炒谷芽 10g；出血量多者，加陈棕炭 10g，阿胶珠 10g。

6. 血瘀证

证候：妊娠期间阴道漏红，小腹隐痛，痛则漏红，色黑或有小血块，胸闷烦躁，舌质偏紫或有紫瘀点，苔白腻，脉细滑。

分析：胎居胞内，胞宫之癥积瘀血碍其生长则胎元不固，或跌仆闪挫，气血失和，冲任子宫瘀滞，故阴道漏红，小腹隐痛，痛则漏红，色黑或有小血块；瘀血内阻，气血运行失畅，心神不宁，故胸闷烦躁；舌质偏紫或有紫瘀点，苔白腻，脉细滑均为血瘀之象。

基本治法：养血和络，化瘀安胎。

方药运用：胶艾汤(《金匮要略》) 合失笑散。

炒当归、白芍各10g，甘草5g，阿胶（烊冲）10g，艾叶6g，五灵脂10g，炒蒲黄（包煎）6g，广陈皮9g，川续断10g。

胶艾汤中阿胶养血止血，艾叶温经暖胞，止血安胎，二者共为主药。白芍敛阴和营，当归补血安胎，川芎易动血，故弃之不用，甘草益气健脾，调和诸药。失笑散是化瘀止痛且无留瘀之弊的方剂，胎漏者用之，取其化瘀止血之效。两方合用，共奏养血和络、化瘀安胎之功。

服法：水煎分服，每日1剂。

加减：腹胀矢气，胸闷烦躁者，加佛手片6g，广木香9g，苏梗5g；烦热口渴者，去艾叶，加黄连3g，钩藤12g；腰酸神疲者，加黄芪、党参各12g，桑寄生12g。

7. 湿热证

证候：妊娠期间阴道流血，量或稍多，色红质黏腻，头昏腰酸，神疲乏力，纳欠口腻，尿少，腹胀矢气，舌苔黄白厚腻，脉细滑数。

分析：脾虚湿浊内生，或外湿停滞，内外湿蕴，日久化热，下扰胎元，胎元不固，热迫血行，故见孕后阴道流血，量或稍多，色红质黏腻；湿邪滞于中焦，阻滞气机，胃失和降，故纳欠口腻，腹胀矢气；湿邪内阻，清阳不能上升，故头昏；湿浊中阻，有碍脾运，故神疲乏力；胎系于肾，胎气不安，故腰酸；湿热伤津，故尿少；舌苔黄白厚腻，脉细滑数均为湿热之象。

基本治法：清热利湿，健脾理气。

方药运用：加减固经丸(《医学入门》) 合异功散。

炙龟板（先煎）9g，白芍10g，炒黄柏9g，炒子芩9g，椿根白皮10g，白术10g，党参10g，茯苓12g，陈皮6g，苎麻根15g，炒蒲黄（包煎）6g。

方中龟板滋肾固冲，为君药，黄柏坚阴泻火，佐龟板以纠正阴虚火旺的不平衡状态，两药相合，对下焦肾与子宫有重要的“滋、清、固、封”作用。白芍、椿根白皮助龟板滋阴养血，固冲止血；黄芩助黄柏清热安胎；蒲黄能化能止，化中寓止，以防清热留瘀之弊；苎麻根凉血止血安胎。异功散为四君子汤加陈皮，其中党参益气补中为主，配白术健脾除湿，这是益气健脾法的关键所在，且白术尚有安胎之功。茯苓淡渗利湿，既祛脾虚所生之湿，又利湿以助脾运，使参、术更好地发挥补益作用；陈皮理气健脾。两方合用，凉而不滞，湿热除而胞胎安。

服法：水煎分服，每日1剂。

加减：腹胀矢气，大便偏溏者，去龟板、黄柏，加煨木香9g，砂仁（后下）5g；腰背酸楚明显者，加桑寄生12g，杜仲10g；胃脘痞胀，恶心泛吐者，加广陈皮6g，炒竹茹6g，苏梗6g。

【其他治疗】

1. 中成药

滋肾育胎丸　每次5g，每日3次，适用于胎漏、胎动不安属肾虚者。

2. 胎产金丹

处方：当归、丹皮、川芎、艾叶、白薇、延胡索、党参、赤石脂、茯苓、白术、鳖甲、熟地、没药、甘草、五味子、青蒿、香附等。

服法：每服1丸，每日2次，温开水送下。

适应证：气血亏虚之胎动不安。

【转归及预后】

胎漏、胎动不安者，若胎元未殒，经及时有效治疗后，大多可继续妊娠，分娩出健康的婴儿。若胎元已殒，则会发展为堕胎或胎死不下。若为父母遗传基因的缺陷或子宫畸形等，非药物所能奏效。因此，流产后必须检查夫妇双方，预防本病的再次发生。

【预防与调护】

1. 阴道出血期间应卧床休息，避风寒，慎起居，防止发生外感等疾病。同时，需安慰患者，消除其紧张焦虑情绪。

2. 每日用温开水清洗外阴，保持局部清洁。禁止性生活，避免不必要的妇科检查及增加腹压的活动。

3. 饮食应营养丰富且易消化，阴道出血期间忌食生冷瓜果，并保持大便通畅。

【临证经验】

夏师认为，本病既要重视主要病变的特点，又要重视辨证论治，不仅要保胎成功，而且要达到优生优育的目的。兹就夏师治疗本病的经验分别介绍如下。

1. 补养肾气以固先天之本是主要治法，但需与养血相结合

《女科经纶》引《女科集略》曰："女子肾脏系于胎，是母之真气，子所系也。若肾气亏损，便不能固摄胎元。"因此补养肾气是固摄胎元的主要方法。我们体会，女子以血为主，孕后血聚养胎，在补养肾气的方药中常需结合养血。《医学衷中参西录》中所制的寿胎丸是补肾安胎的著名方剂，其中亦含有养血的药物。汉唐以来，保胎最为常用的是胶艾汤，或称胶艾四物汤。在宋代的《妇人大全良方》中，加减胶艾汤就有近10张方子，可见其运用之广、之多。这也说明在补养肾气中不能忽视养血的重要性。夏师认为，在血中补养肾气，要注意到脾胃的运化问题。如腹胀泄泻明显者，选用养血药时宜慎重。

2. 宁心安神，调节情志，稳定心理，使心肾相济以稳固胎元

子宫者，受孕后当固藏，但固藏又必与肾有关，与胞脉胞络的制约有关。《傅青主女科》中曾多处提到"胞脉者上系于心"、"胞脉者系于肾"，可见，子宫之藏、胞脉胞络之制约实与心肾交济密切关联。我们在临床上观察到，胎漏者大多有流产史，甚则多次流产，所以受孕后心理紧张，夜不安眠，以致心肾不能相济，子宫失于固藏。夏师常在补肾安胎方药中加入钩藤、莲子心、黄连、炒枣仁、茯神、青龙齿等1～2味宁心安神之品。此外，注意心理疏导，稳定心理情绪也是非常重要的。

3. 健脾和胃以旺后天之化源，助胎儿生长发育

前人认为，胎孕之形成在于肾精，胎元之固尤在于肾气、肾精。肾气、肾精之充实必赖后天水谷之精气以养之，胎儿成长亦有赖于后天水谷之精气支持。孕后由于活动减少，先兆流产中胎漏、胎动不安又当卧床休息，禁止活动，较长时间的活动减少或停止必然影响脾胃的运化，前人曾有“脾阳宜动，动则运”之说，夏师谓“运则健”，故健运脾胃十分重要。保胎病人不管有无脾虚症状出现，均需适量加入健脾和胃的药物。这不仅可旺后天生化之源，充养胎儿，而且有助于心肾，特别是肾气能固护胎儿，有助于保胎成功。前人认为白术、党参、黄芪、砂仁、苏梗等为保胎良药，其意义亦在于此。

4. 关于保胎养胎，优生优育的问题

优生优育必须注意胎禁、胎养、胎教三个方面。胎禁者，主要是药禁的问题。胎漏、胎动不安等先兆流产病症，一般服保胎药均需一段时间，少数甚则服至分娩，因而用药宜慎重。一些妊娠期禁忌药物应尽可能不用，必须用者亦当中病即止。根据现代药理研究，马兜铃、木通、防己、天仙藤、青木香等均有毒性，当尽量不用。对致畸致流的药物，如半夏、南星、蜈蚣等，亦应严格禁用。胎养者，前人着重十二经养胎，在治疗时亦应有所考虑。十二经养胎，除心君及其相应的手太阳小肠经独养胎，以心包经及相应手少阳三焦经代之外，其他经脉均有养孕时间，可供参考。按木、火、土、金、水顺序，木者，足厥阴肝经及足少阳胆经，养孕1～2月；火者，手厥阴心包经及手少阳三焦经，养孕3～4月；土者，足太阴脾经及足阳明胃经，养孕5～6月；金者，手太阴肺经及手阳明大肠经，养孕7～8月；水者，足少阴肾经及足太阳膀胱经，养孕9～10月。如肝胆木经养胎时，需服酸性药物和食物，包括叶酸；心包经代心养胎时，需服苦味药物和食物，余皆仿此。

验案举例

利某，女，36岁，商业工作者。

患者结婚10年未孕，体外受精胚胎移植术后第8天，腹痛漏红2天，来我院求诊。初经14岁，6～7/30～50日，量偏少，色暗红，有血块，腹隐痛。26岁结婚，夫妇同居，未避孕。妇科检查未见异常。B超示两侧卵巢较大，在当地医院诊断为“多囊卵巢综合征”。曾于1年前在广州某医科大学附属医院行体外授受胚胎移植术，未获成功。

就诊时为第2次体外受精胚胎移植术后第8天。近2天来阴道漏红，色淡红，有时较鲜，无臭气，腰酸，两少腹隐痛，形体肥胖，皮肤干燥，纳食尚可，夜寐时好时差，大小便正常，BBT呈高温相，舌质淡红苔腻，脉细滑。

鉴于胎漏见红，且少腹作痛，腰酸，舌苔腻厚，当养血补肾，化痰固冲，以寿胎丸合当归芍药散加减，处方：黑当归、白芍、怀山药、炒川断、桑寄生、杜仲、菟丝子各10g，苎麻根、地榆炭各15g，山萸肉6g，炒子芩9g，茯苓10g，广陈皮6g。药服7剂后阴道漏红即止，心烦失眠，故原方去山萸肉、黄芩、地榆炭，加钩藤（后下）15g，炒枣仁10g。

继则阴道又有漏红，且胃脘作痛，口腻多痰，大便不实，口苦烦热，失眠，再以健脾补肾、清热化湿固冲等法治之，用健脾补肾汤加减。处方：党参10g，炒白术12g，炒川断、桑寄生各10g，陈皮6g，佩兰、广藿香各10g，炒谷芽15g，黄连3g，茯苓12g，地榆炭10g，白芍10g，佛手片5g。前后服用20剂，又出现恶心泛吐，乳房作胀，原方去佩兰、地榆炭，加竹茹10g，广木香6g，苏梗5g。服药至孕90天，始终苔腻，胃脘不舒，小腹隐痛，仍予香砂六君子汤加炒川断、桑寄生、省头草、白芍各10g，苏梗6g。有时心肝火旺，加钩藤（后下）15g，黄连5g。服药到妊娠近7月，停药返广州，足月分娩一女婴，体重3.9公斤。

按语：本例原月经后期，量少，色淡红，无血块，当属虚证，全身症状亦属于肾虚肝郁夹痰，且患者曾雌激素低下。前人有“月经后期而来者阴不足也”之论，所以肾阴偏虚是根本，肝郁痰浊内阻也很重要。现代高科技体外受精，胚胎移植到子宫体内后，虽然运用大剂量HCG，但仍然出现肾虚、痰湿、瘀浊症状。在应用健脾益气、补肾养血、化痰燥湿之法后，又出现心肝气火偏旺，故从健脾补肾、清热化湿、兼以养血和络论治，前后治疗6月余始愈。夏师认为，试管婴儿保胎成功，不仅在于健脾补肾，祛湿化浊、理气和络也非常重要。本例化湿除痰贯穿始终，说明此人不仅原有痰湿，而且在大剂量激素运用后液体增加，痰湿形成。增加这方面的防治措施，有助于更好地提高保胎效果。

【小结】

1. 胎漏、胎动不安均属于西医的先兆流产，临床表现难以截然分开。本病经及时有效的治疗后，大多可继续正常妊娠，分娩出健康的婴儿。如治疗不及时或阴道流血增多，可进一步发展为堕胎、小产。

2. 胎漏、胎动不安诊断并不困难，但临床上须首先排除异位妊娠，可结合B超、血清β-HCG、P、E_2的定量检查以鉴别。

3. 胎漏、胎动不安以肾虚为主，但有偏气虚、偏阳虚、偏阴虚和阴虚火旺四者，并可兼脾虚、血瘀或湿热，故治疗上以补肾为主，有兼证者则需兼治。

4. 夏师治疗胎漏、胎动不安以补养肾气为大法，同时结合养血宁心安神，健脾和胃，使心肾相济，胎元稳固，后天之化源旺盛。

5. 本病要注意休息，消除紧张焦虑情绪，忌食刺激性食物。

6. 随着人工辅助生育技术在临床上越来越多的运用，本病的治疗更应及早开始，以防胚胎的早期丢失。

二、滑胎

堕胎或小产连续发生三次以上称为滑胎，或称“数堕胎”，西医学称为习惯性流产。本病亦为临床所常见。除母体因素外，尚需排除男方肾气不盛、精亏、血弱等先天因素及性病、梅毒等其他因素。

【病因病机】

本病的主要原因在于肾虚子宫失固，但亦有少数人与血瘀有关。肾者，封藏之本。子宫者，系于肾。肾虚不能司封藏之职，且不能助子宫之藏，故屡孕屡堕。屡堕则肾愈虚，愈虚则愈不能系胎，所以滑胎也。肾为肝之母，与心相交济。心肝气火偏旺，必然耗损肾阴与肾气，且滑胎者孕后精神紧张，思虑过多，心肾不能交合，肾虚不得恢复，更不能系胞固胎也。此外，尚有少数瘀血阻于子宫，或血结成癥，亦可致滑胎。肾气虚常与脾气虚有关，临床上脾肾虚弱者亦多见。

【诊断与鉴别诊断】

1. 诊断

屡孕屡堕连续三次以上，伴腰膝酸软、体质较弱、小便较频等表现者即可诊断。

2. 鉴别诊断

通过详细地询问病史和检查，在妊娠前主要明确引起习惯性流产的原因，妊娠后应排除葡萄胎、胎死宫内、胎儿畸形及羊水过多等。

【辨证施治】

本病的主要证型是肾虚，单纯性血瘀者较为少见。本病治疗方法和先兆流产相似，以预防为主，重在治本。若已出现先兆流产症状，则宜补肾安胎为要，但往往不免堕胎。兼心肾不济者，必交济心肾；兼肝郁化火者，佐以清肝解郁；兼脾胃不和者，佐以健脾和胃；血瘀者，活血化瘀，佐以益肾安胎。

1. 肾虚证

证候：屡孕屡堕，甚或应期而堕，腰膝酸软，入夜尿频，精神委顿，纳食较差，带下偏多，舌质淡嫩，苔薄白，脉沉弱。

分析：胞脉者系于肾，肾气虚则冲任不固，胎失所系，故屡孕屡堕，甚或应期而堕；腰为肾之府，肾虚则腰膝酸软；肾气虚，膀胱失约，气化失职，故入夜尿频；肾虚温煦功能减弱，不能振奋中阳，故精神委顿；肾气亏虚，带脉失固，故带下偏多；舌质淡嫩，苔薄白，脉沉弱均为肾虚之象。

基本治法：补肾固胎。

方药运用：泰山磐石散(《景岳全书》) 加减。

黄芪、党参各15g，炒当归9g，炒川断、杜仲、菟丝子、炒白术各12g，熟地10g，川芎3g，黄芩9g，砂仁（后下）5g。

方中党参、黄芪、白术草益气健脾以固胎气，当归、川芎、熟地补血调血以养胎元，川断补益肝肾，砂仁调气和胃，菟丝子有固肾之作用，黄芩、白术同为安胎要药。诸药合用，使气血调和，冲任得固，胎孕得安。本方从表面上分析着重补养气血，以后天脾胃为根本，但是从深层次看，必须由脾及肾，以后天充养先天，才能固胎，肾实则胎元亦实，始达到稳如泰山磐石。

服法：水煎分服，每日1剂。

加减：兼肝郁化火，症见胸闷烦躁，乳房胀痛，舌苔黄腻，脉弦者，加黑山栀10g，钩藤（后下）15g，醋炒柴胡5g；兼心火偏旺，症见心烦失眠，情绪紧张，舌质偏红，脉细数者，去川芎、当归，加钩藤（后下）15g，黄连3g，炒枣仁6g，青龙齿（先煎）10g；兼脾胃薄弱，症见腹胀便溏，矢气频频者，去当归、熟地，加苏梗、煨木香各6g，焦建曲10g，炒谷芽10g，茯苓9g。

2. 血瘀证

证候：屡孕屡堕，甚或应期而堕，小腹作痛作胀，心烦，口干不欲饮，有子宫肌瘤病史，舌质淡红，边有紫点，脉细滑不畅。

分析：子宫素有癥瘕，冲任损伤，累及胎元，胎元受损则屡孕屡堕，甚或应期而堕；瘀血内积，气血运行受阻，不通则痛，故小腹作痛作胀；瘀血内阻，津失输布，心神失养，故心烦，口干不欲饮；舌质淡红，边有紫点，脉细滑不畅均为瘀血之象。

基本治法：活血化瘀，益肾安胎。

方药运用：胶艾汤(《金匮要略》) 加减。

炒当归10g，川芎5g，赤白芍各9g，熟地10g，川续断10g，艾叶9g，阿胶（烊冲）10g，甘草6g，丹参10g，炒五灵脂10g。

方药分析见胎漏、胎动不安。若血瘀滑胎者，本次妊娠未出现胎漏或胎动不安时，可用川芎3～5g活血行滞。

服法：水煎分服，每日1剂。

加减：小腹作痛明显者，加木香5g，延胡索10g；腹痛有漏红者，去川芎、赤芍，加炒蒲黄（包煎）6g，茜草炭10g，血竭3g；神疲乏力，腹胀大便欠实者，去当归、熟地，加炒白术10g，焦山楂9g，黄芪、党参各12g，煨木香5g。

【转归及预后】

对于滑胎患者，必须查明原因。非严重的基因缺陷及非器质性病变引起的滑胎，经过系统的治疗，预后良好。此外，有少数因宫颈内口松弛所致滑胎的病人，虽属器质性病变，但于孕12～18周行宫颈内口环扎术，同时配合孕前后补肾健脾、益气固冲治疗，待分娩发动前拆除缝线，亦可正常妊娠与分娩。

【预防与调护】

1. 染色体异常的夫妇应于孕前进行遗传咨询，确定可否妊娠，还需行夫妇血型鉴定及丈夫精液检查，并明确女方有无生殖道畸形、肿瘤、宫腔粘连等疾病。

2. 宫颈内口松弛者应在妊娠前行宫颈内口修补术，或于孕12～18周行宫颈内口环扎术。

3. 一旦确诊妊娠，应立即治疗并休息，安定情志，适当增减衣物，避免外感。

4. 饮食宜营养丰富，易消化吸收，以保证胎儿发育。

【临证经验】

滑胎的原因很多，引起滑胎的病证亦很多。临床遇本病应首先排除全身性疾病所引起的滑胎。在治疗方面，夏师的临床经验主要有以下几个方面。

1. 补肾固胎必合宁心安神，心肾合治

在先兆流产类疾病治疗中，一般都强调宁心安神，稳定情绪。在滑胎中更应强调心肾的重要性，常在补肾固胎的方药中加入宁心安神之品，如莲子心、五味子、钩藤、炒枣仁、龙齿等，同时加强心理疏导，消除顾虑，避免紧张恐惧，稳定情绪，保证睡眠。在补肾方面，主要还在于补肾气、补肾阳，因为固子宫者，阳气也。一般心肾合治在于滋养肾阴与清心安神相结合，而此则在于温补肾阳肾气与宁心安神相结合。使用时必须注意药物之间的协调，既清心肝之热，又不能影响脾肾之阳气恢复；恢复阳气亦不能引发或增剧心肝之火。

2. 补肾固胎常需结合健脾益气

夏师在长期的临床实践中发现，脾肾虚弱而滑胎者颇为多见，特别是孕后孕酮低下者，因而健脾补肾、益气固胎较为多用。考泰山磐石散、胎元饮，均为脾肾双治之剂。《妇人大全良方》在保胎的治疗中最为常用的是胶艾汤，但在其具体应用中亦常加入黄芪、党参、白术等药，可见对健脾益气的重视。脾胃为后天之本，气血阴阳生化之源。凡补肾固胎方药亦当通过后天脾胃的消化吸收才能起作用，且滑胎疗程长，长期卧床休息，亦必致脾胃运化不良，是以健脾益气非常重要。

3. 防治结合，防重于治

这里所指的防治包括孕前和孕后。所谓防者，即指在受孕之前通过检查和治疗找出原因，予以根治；治者，即指受孕之后的保胎措施。滑胎的确有一定的难治性，特别是流产次数多者，其治疗的难度更大。因此，加强孕前调治，祛除病证的原始病因后，保胎的成功率自然提高。

4. 注意“3、5、7”奇数律在保胎中的重要性

就一般先兆流产而言，其孕后的“3、5、7、9”时间均是关键时刻，夏师称之为过关。3 者，指 30 天，即刚受孕的时间，早早孕临床上较难发现。5 者，指受孕 50 天左右，这是需重视的第一关。7 者，指受孕 70 天左右。9 者，即受孕 90 天左右。根据我们的长期观察，一般流产的确易发生在孕 50 天、70 天、90 天左右的时间，甚则孕 5 月、7 月左右亦属危险时期，正如《妇婴至宝》所说：“凡遇三、五、七月份尤易堕胎，下次复坠，辄亦如期。”这里所谓的三月、五月、七月份是指受孕后的时间，非时间上的三月、五月、七月也。《景岳全书·妇人规》也说：“所以屡见小产、堕胎者，多在三个月及五月、七月之间，而下次之堕必如期复然。”

5. 滑胎之治疗同于胎漏、胎动不安，但有两点必须指出

第一，要强调心肾脾胃的治疗，尤需重视补肾固胎。肾之固必须要心肾相济，除药物上注意心肾合治外，心理上的疏导亦不容忽视，务必要求患者情绪稳定。特别是出现腰酸、小腹胀痛作坠、胎漏见红的先兆症状时，心理安和、情绪稳定十分重要。当然，经诊断已无保胎价值者，又当从速促其流产，免致流血过多，损害健康，影响恢复。第二，防重于治。即在滑胎之前服补肾安胎药以防范之。一般自孕后开始服药，同时必须注意“3、5、7”时期，即孕后50天、70天及3个月、5个月、7个月的时期，夏师称其为易流产期。预为防范，加强补肾安胎，绝对卧床休息，并进行心理疏导，以安度危险期，方能获取较好疗效。

验案举例

韩某，女，30岁，干部。

结婚5年，已流产3次。素有月经后期，初经14岁，5～7/40～50天，量中等，色红，有小血块。有痛经史，25岁结婚，明确的流产已3次，且均在孕后50天左右，妇科检查及B超均未见异常。BBT不仅高温相延迟，而且上升缓慢，高温相欠稳定，迭经用黄体酮及小剂量雌激素周期治疗。用黄体酮时BBT高温相维持正常，停药则病情依然。第2～3胎曾用黄体酮保胎未果。

就诊时月经后期，2～3月一行，经前胸闷烦躁，乳房胀痛，口苦口干，夜寐较差，舌质偏红，苔黄白腻，脉细弦。BBT高温相7天，有时低落欠稳定。经量偏少，色紫红，有小血块，平时头昏腰酸，大便干结。

就诊时正值经前期，故从补肾调周法，按经前期论治，以右归饮合逍遥散治之，处方：炒当归、赤白芍、怀山药、熟地、川断、菟丝子、鹿角片（先煎）各10g，炒柴胡5g，钩藤（后下）15g，绿萼梅5g，巴戟天9g，丹皮10g。药服5剂后月经来潮，仍苦乳胀，胸闷心烦，从疏肝调经论治，以越鞠丸合五味调经散治之，处方：制苍术、制香附、丹皮、山楂、丹参、赤芍、泽兰叶、五灵脂各10g，川断12g，益母草15g，艾叶6g，茯苓12g。服药7天后经净，是治疗的重点时期，以归芍地黄汤合菟蓉散治之。服药20剂后出现锦丝状带下，腰酸，从经间排卵期论治，用补肾促排卵汤治之。药后BBT上升，呈高温相，从经前期及行经期治之，方药均同前。有时配合复方当归注射液，经治半年怀孕。孕后见头昏腰酸，神疲乏力，舌质淡红，脉细滑，予养血补肾，益气健脾，方取寿胎丸合归脾汤加减，处方：菟丝子、炒川断、杜仲、桑寄生各10g，阿胶（烊冲）10g，炒当归、白芍各9g，黄芪、党参、白术、茯苓各12g，苏梗6g，炒子芩9g。前后服药月余，进入孕后70天左右，出现烦热口渴，大便艰，小便黄，伴有黄带，舌质转红，脉细滑数，转从保阴煎论治，处方：怀山药、白芍各10g，炒黄柏、黄芩各9g，生地12g，炒川断、桑寄生、茯苓各12g，苎麻根15g，钩藤（后下）12g。前后服30余剂，进入孕100天，又出现心烦口渴、头痛寐差等胎火偏旺的证候，再从保阴煎合钩藤汤加减，处方：大生地、怀山药、黄芩各10g，黄连5g，炙橘皮6g，竹茹9g，钩藤（后下）15g，青龙齿（先煎）10g，莲子心3g，白芍10g，桑寄生12g，泽泻9g，苎麻根15g。服药至妊娠5月余始停药，后足月产一男婴。

按语：此例滑胎病案亦属习惯性流产。以往第2～3胎均用西药保胎，未获成功。夏师嘱其先调治月经，孕后再予保胎。测量 BBT 证实为黄体功能不健，同时要求患者避孕，待功能恢复后才可怀孕。从患者所出现的月经病分析，后期量偏少，色紫红，有血块，当属瘀滞为患；从全身症状上分析，系肾虚肝郁。联系起来看，瘀滞者，气滞血瘀也。气滞与肝郁相关，所谓肝郁气滞也。月经周期愈来愈后，说明气滞逐渐加重，而且自初潮后一贯如此，且此次月经后期与多次流产亦有关，由此还有肾虚的因素。肾虚导致肝郁气滞，肝郁气滞导致血瘀，所以血瘀是次要的，肾虚是主要的。肾虚肝郁后极易克伐脾胃，所以有时出现脾胃不足的现象；肾虚肝郁又容易化火，所以本病在气郁明显的情况下化为火热。在夏师补肾调周法的治疗下，患者月经周期大大缩短，BBT 的双温相亦渐趋正常，为保胎奠定了良好的基础，故嘱其受孕。怀孕后立即采取脾肾同治的保胎措施，胎气渐旺，又出现肾阴偏虚、心肝火旺的状态，故孕后服用保胎药至 5 月半，在孕 8 ~9 月时亦断续服用滋阴养血、清肝宁心、理气疏肝、利湿疏风等药。在服药过程中配合心理疏导，安定心神。患者曾疑常服中药会影响胎儿智力、皮肤、头发等，夏师均予耐心解释，于是安心服药，得以产一男婴，不仅智力、皮肤、头发未受影响，而且智力超群，身体健康，学习成绩优异。

【小结】

1. 滑胎，西医学称为习惯性流产，近年来又称为复发性自然流产。一些功能性疾病引起的滑胎，经过怀孕前后的系统中医辨证治疗，预后良好。

2. 滑胎诊断并不困难，但再次妊娠前男女双方应进行详细的体格检查，如卵巢功能测定、精液检查、子宫输卵管碘油造影、超声波检查、内分泌激素测定及染色体核型分析等。一旦停经，应及早通过有关检查确诊妊娠。

3. 滑胎以肾虚为主，兼有血瘀表现，治宜补肾安胎。兼心肾不济者，必交济心肾；兼肝郁化火者，佐以清肝解郁；兼脾胃不和者，佐以健脾和胃；兼血瘀者，活血化瘀，佐以益肾安胎。

4. 治疗滑胎需防治结合，防重于治。“3、5、7”奇数律在保胎中很重要，需遵循和重视。

5. 对于滑胎患者，必须查明原因，针对病因进行积极的治疗。一旦确诊妊娠，应立即治疗并休息，同时安定情志，注意饮食营养。

第四节 妊娠期高血压疾病

妊娠中晚期出现高血压、水肿、尿蛋白，甚至昏迷抽搐等症状，称为妊娠期高血压，以往惯称为妊娠高血压综合征。中医学称之为“子肿、”“子痫”、“子冒”等。

本病多发生在妊娠 24 周以后，除典型症状外，严重的可出现抽搐、昏迷、心肾功能衰竭，甚至发生母婴死亡。

就临床资料分析，妊娠期高血压具有以下特点：

①本病强调生育年龄妇女发生高血压、蛋白尿与妊娠之间的因果关系。

②本病国内发病率为9.4%～10.4%，国外为7%～12%，是孕产妇和围生儿患病率及死亡率较高的病种。

③本病机理至今未明，主要与异常滋养层细胞侵入子宫基层、免疫因素、血管内皮细胞受损、遗传因素、营养缺乏、胰岛素抵抗等相关，是国内外妇产科界研究的热点和难点。

【病因病机】

中医学认为，本病发生的机理主要是阴虚阳旺，胎火偏盛，热极生风，痰火内蒙，虚风上扰等。以下按发作前及发作时的病变分而述之。

1. 发作前，即子痫的先兆期，以阴虚阳旺为主

（1）阴虚肝旺　肾阴亏虚，孕后阴血养胎，阴虚益著，心肝失养，胎火偏旺，肝阳上亢。

（2）脾虚肝旺　阴虚肝旺之体，脾胃又虚，运化失司，化源不足，精虚血少，水湿停聚，泛溢为肿。血虚则肝失所养，胎气壅阻，土壅木郁，势必肝阳上亢，发作时风阳痰火颇甚。

2. 发作时，即子痫期，以风火、痰火为主

（1）风火型　阴虚肝旺或脾虚肝阳上亢，兼之胎火偏盛，阳亢化风，风阳上旋，淫及四肢，因而发生抽搐子痫。

（2）痰火型　阴虚肝旺，或脾虚肝旺，胎火偏盛，促动心肝之火，灼液为痰，痰火相交，蒙蔽心脑之窍，因而发为昏迷型子痫。

【诊断与鉴别诊断】

1. 诊断

（1）临床表现　妊娠20周以后及产后48小时内出现高血压、水肿、蛋白尿，严重者出现头晕目眩、恶心呕吐，甚至抽搐昏迷。

（2）检查

①高血压：持续血压升高，收缩压≥140mmHg或舒张压≥90mmHg。

②蛋白尿：24小时内尿蛋白含量≥300mg或相隔6小时的两次随机尿液蛋白浓度达30mg/L（定性+）。

③水肿：体重异常增加是多数患者的首发症状。孕妇体重增加≥0.9kg/周或2.7kg/4周，是子痫前期的信号。

④其他辅助检查：包括血液检查、肝肾功能检查、尿液检查、眼底检查、心电图、超声心动图、胎盘功能、胎儿成熟度检查、脑血流图等。

2. 鉴别诊断

本病应与妊娠合并慢性肾炎、妊娠合并癫痫、脑炎、脑肿瘤、脑血管畸形破裂出血、糖尿病高渗性昏迷及低血糖昏迷等相鉴别。

【辨证施治】

本病的治疗在于子痫前期滋阴平肝，息风静阳，利水化痰，控制肝阳肝风，防止子痫发作。

1. 子痫前期

（1）阴虚阳旺证

证候：妊娠后期常感头晕目眩，腰俞酸楚，心悸气短，面色潮红，高血压，蛋白尿，或下肢浮肿，舌红或绛，脉弦劲而数。

分析：素体肝肾阴虚，孕后阴血下注养胎，阴虚阳旺，上扰清窍，故常感头晕目眩；肾阴亏虚，腰膝失养，故腰俞酸楚；肾阴亏损，水不济火，不能上养心阴，故心悸气短；阴虚内热，虚火上炎，故面色潮红；舌红或绛，脉弦劲而数均为阴虚阳旺之象。

基本治法：育阴潜阳，平肝清心。

方药运用：杞菊地黄汤(《医级》）合二甲。

枸杞子10g，甘菊6g，熟地黄、怀山药、山萸肉、炒丹皮、茯苓、泽泻、白芍各10g，炙龟板、生牡蛎（先煎）各20g，钩藤（后下）15g。

杞菊地黄汤即在六味地黄丸的基础上加入杞子、菊花而成。六味地黄丸为肾、肝、脾三阴并补之剂，且以补肾阴为主。方中熟地滋肾填精为主，辅以山萸肉养肝肾而涩精，山药补益脾阴而固经，三药合用达到三阴并补之功。茯苓健脾渗湿，助山药益脾；泽泻清泻肾火以利尿，并防熟地之滋腻；丹皮清泻肝火，并制山萸肉之温。诸药合用，滋补而不留邪，降泄而不伤正，补中有泻，寓泻于补，相辅相成，是通补开合的方剂。杞子滋补肝肾，钩藤、菊花平抑肝阳，清肝明目，龟甲、牡蛎滋阴潜阳。全方共奏育阴潜阳，平肝清心之功。

服法：水煎分服，每日1剂，血压甚高者每日2剂。

加减：大便秘结者，加生大黄（后下）6g，柏子仁9g；浮肿明显者，加天仙藤15g，冬瓜皮10g，车前子（包煎）10g；头痛甚者，加夏枯草10g，全蝎粉（吞）3g，僵蚕粉（吞）3g；目糊羞明者，加黄连3g，生龙齿（先煎）10g。

（2）脾虚肝旺证

证候：妊娠后期面浮肢肿，头痛头晕，纳食不馨，胸闷泛恶，神疲肢软，大便偏溏，血压高，蛋白尿，舌质淡红，苔腻，脉虚弦而滑。

分析：脾虚失运，湿聚痰生，孕后阴血养胎，阴血益虚，肝失滋养，肝阳夹痰浊上扰清窍，故头痛头晕，胸闷泛恶；水湿泛于肌肤四末，故面浮肢肿，神疲肢软；运化失司，故纳食不馨，大便偏溏；舌质淡红，苔腻，脉虚弦而滑均为脾虚肝旺之象。

基本治法：健脾利湿，平肝潜阳。

方药运用：半夏白术天麻散(《医学心悟》）。

煨天麻9g，白术10g，制半夏6g，茯苓15g，陈皮6g，大腹皮9g，钩藤（后下）15g，防己10g，苦丁茶、白蒺藜各10g，赤小豆10g。

本方由二陈汤去乌梅，加天麻、白术、大枣而成。方中半夏燥湿化痰，降逆和胃，为治痰要药；天麻平肝潜阳以息肝风，为治风要药；脾为生痰之源，故用白术健脾燥湿，茯苓健脾利湿，使脾运健旺，湿去痰消；陈皮理气化痰，与半夏配伍，又可降逆和胃，使痰消浊降。诸药相合，使风息痰消，诸症自已。

服法：水煎分服，每日 1 剂，血压高者每日 2 剂。

加减：蛋白尿明显者，加猪苓、土茯苓、白茅根各 10g；血压甚高者，加珍珠母、生牡蛎（先煎）各 15g。

2. 子痫

（1）风火证

证候：突然眩晕倒仆，四肢抽搐，牙关紧闭，目睛直视，口吐白沫，少时自醒，醒后复发，发则抽搐。轻则偶发，重则频频发作，昏迷不醒，血压持续不降，脉搏加快，预后差。

分析：素体肝肾阴虚，孕后血聚养胎，阴血愈虚，肝阳化风，上扰清窍，故突然眩晕倒仆；风阳上旋，淫及四肢，燔灼肝经，伤津耗液，筋脉失养，故四肢抽搐，牙关紧闭，目睛直视，口吐白沫，少时自醒，醒后复发，发则抽搐。

基本治法：息风潜阳，平肝清心。

方药运用：羚角钩藤汤(《通俗伤寒论》）加减。

羚羊角粉（吞）0. 3 ~0. 6g，钩藤（后下）20g，桑叶、川贝母各 6g，鲜生地、白芍、竹茹、茯神、白蒺藜各 10g，甘菊花 5g，珍珠母（先煎）20g，生牡蛎（先煎）15g。

方中羚羊角、钩藤清热平肝，息风止痉，为主药；桑叶、菊花清肝明目，佐羚羊角、钩藤以息风止痉；竹茹、贝母清热化痰；生地、白芍养阴清热；茯神宁心安神。全方共奏息风潜阳，平肝清心之效。

服法：水煎分服，每日 3 剂。不能服者改鼻饲。

加减：心肝火旺者，加龙胆草 6g，黄连 3g，苦丁茶、夏枯草各 10g；昏迷痰多者，加天竺黄 10g，陈胆星 10g，炙远志 6g。

（2）痰火证

证候：突然眩晕仆地，昏迷不醒，喉中痰声辘辘，发作之前头晕恶心，口腻痰多，入夜寐差，烦躁不已，惊悸不安，舌苔黄腻而厚，舌质偏红，脉滑数。

分析：阴虚于下，火旺于上，临产前、分娩时及新产后阴血下聚或暴亡，心肝火旺，灼津伤液，炼液成痰，痰郁化火，痰火上犯清窍，故发作之前头晕恶心，口腻痰多，突然眩晕仆地，昏迷不醒，喉中痰声辘辘；痰火互结，扰于心神，故入夜寐差，烦躁不已，惊悸不安；舌苔黄腻而厚，舌质偏红，脉滑数均为痰火内盛之象。

基本治法：清热豁痰，开窍安神。

方药运用：清宫汤(《温病条辨》）合牛黄清心丸(《痘疹世医心法》)。

连翘心、玄参心各 6g，莲子心 3g，羚羊角粉（吞）3g，水牛角 15g，丹皮 10g，广郁金（明矾拌）9g，炙橘红 6g，石菖蒲 5g，陈胆星、天竺黄各 10g，竹沥水 1 匙，牛黄粉（吞）0.3g。

方中水牛角咸寒，其气清灵透发，寒而不遏，清心凉血解毒，且能散瘀；玄参咸寒，滋阴清热解毒；丹皮凉血活血散瘀，以防热与血结，且助犀角清心凉血。牛黄清心丸中牛黄、羚羊角、连翘心、玄参心、莲子心清宫宁心，竹沥、炙橘红、陈胆星、石菖蒲、天竺黄、郁金化痰开窍，使气通脉畅，痰热消则抽搐止。

服法：水煎分服，每日 2 剂。不能服者改鼻饲。

加减：时有抽搐者，加钩藤（后下）15g，全蝎（另吞）3g；昏迷者，加服至宝丹或苏合香丸，每次 1 丸，每日 2 次。

（3）虚风证

证候：产后数小时内突然昏仆，头昏眩晕，胸闷心悸，四肢抽搐，汗多，面无华色，舌质淡红，苔薄黄，脉细数。血压高，蛋白尿，或有浮肿。

分析：新产后阴血暴虚，阴虚风动，故产后数小时内头昏眩晕、胸闷，突然昏仆；肝在体为筋，爪甲为筋之余，筋失血养则四肢抽搐；阴血不足，不能上荣头面，故面色无华；心失濡养则心悸；阴虚阳浮，迫液外泄则汗多；舌质淡红，苔薄黄，脉细数均为阴血亏虚之象。

基本治法：滋阴养血，平肝息风。

方药运用：三甲复脉汤(《温病条辨》）加减。

炙龟板、炙鳖甲、牡蛎（先煎）各 20g，白芍 10g，钩藤（后下）15g，炙甘草 6g，太子参 15g，制首乌、熟地、怀山药、女贞子各 10g，陈皮 6g，山楂 10g。

方中龟板、鳖甲、牡蛎育阴潜阳；白芍、制首乌、熟地、怀山药、女贞子滋阴养血，取“治风先治血之意”；钩藤平肝息风；太子参、炙甘草健脾益气；陈皮、山楂理气和胃。

服法：水煎分服，每日 1 剂。

加减：气血两虚者，加黄芪、党参、炒当归各 10g；昏迷，痰声辘辘者，加陈胆星、天竺黄各 6g，炙橘红 5g；眼涩模糊者，加枸杞子 10g，甘菊 6g，桑叶 6g，赤芍 10g。

本病情况紧急，需中西医结合抢救。抢救无效时，应及时终止妊娠，以挽救孕妇生命。

【其他治疗】

1. 中成药

（1）安宫牛黄丸　每次 1 粒，每日 2 次，适用于昏迷型子痫。

（2）苏合香丸　每次 1 丸，每日 2 次，适用于痰湿蕴阻型子痫。

（3）羚羊角粉　每次 0.3 ~ 0.6g，每日 2 ~ 3 次，适用于风火型子痫。

2. 针灸

抽搐者，取人中、曲池、合谷、承山、太冲。昏迷者，取人中、百会、涌泉、风池。

【转归与预后】

子肿、子晕、子痫，可视为妊娠期高血压疾病的不同阶段。子肿、子晕为中医药治疗的有效时期，若治疗不及时，病情进一步发展，可出现子痫前期的临床表现，稍有不慎，一触即发为子痫。子痫一旦发作，需中西医结合治疗。若治疗及时，处理得当，可控制抽搐，母子平安；若抽搐反复发作，抽搐时间长，往往预后不良。

【预防与调护】

1. 重视孕期保健，定期做产前检查。调节情志，保持心情舒畅，勿受精神刺激。注意休息，左侧卧位，保持环境安静。

2. 子痫患者要密切观察体温、脉搏、呼吸、血压、神志、尿量等，及早发现心力衰竭、肺水肿、脑出血、肾功能衰竭、DIC 等并发症，并给予积极处理。

3. 禁辛辣，宜服富含高蛋白、维生素类及钙、铁的食物，低盐饮食，控制饮水量。

【临证经验】

夏师认为，本病的辨治主要在子痫发作前，先兆子痫是治疗本病的重要时期。由于高血压、水肿、蛋白尿是本病主要症状，因而临床治疗亦应针对这三个症状。

1. 妊娠水肿

妊娠水肿又称子肿。轻度妊娠水肿对孕妇危害不大，应适当休息，注意睡眠，限制食盐摄入量。中度以上浮肿时，应从脾、肾、气滞三个方面制水。①脾虚：浮肿兼脾虚症状，舌质淡红，脉细弦滑，治当补气健脾，分利水湿，以全生白术散合防己黄芪汤加减，药用党参、黄芪、白术、连皮茯苓各 15g，陈皮 6g，白芍 10g，钩藤（后下）20g，泽泻 10g，桑白皮 9g。②肾虚：浮肿较重，兼肾虚症状，舌质淡红，苔白腻，脉细弦滑，治当补肾温阳，化气利水，以真武汤加减，药用制附子 6～9g，茯苓、炒白术、白芍各 10g，生姜 5 片，泽泻、车前草各 9g，钩藤（后下）20g，川续断 10g。如伴有高血压或蛋白尿，则应在处方中加重利尿平肝的方药。

2. 妊娠高血压

妊娠高血压又称子晕、子眩。妊娠高血压初起时，血压时高时低，如果注意休息和治疗，可以很快恢复正常。如果不注意治疗和休息，亦可以很快转入先兆子痫，症状除头昏晕和血压高外，尚有失眠，口苦心烦，舌红，脉弦滑数。治当滋阴平肝，以杞菊地黄汤加减，药用枸杞子 10g，钩藤（后下）15g，怀山药、熟地、山萸肉、茯苓、泽泻各 10g，石决明（先煎）15g，苦丁茶 10g 等。浮肿尿少者，尚需加入车前子 10g，黛灯心 1 米。本病重点在于养阴和定期服用，龟板、女贞子、墨旱莲、牡蛎等是常用的药物。

3. 妊娠蛋白尿

在排除妊娠合并肾炎后，可给予利尿、降压及镇静方药。单纯的微量尿蛋白有时可自行消失，如尿蛋白量多时，可随症辨治，一般清利为主，以导赤四苓散加减，药用生地、木通、竹叶（连心）、泽泻、茯苓、车前草、荔枝草、白芍等，同时亦需加入钩藤、甘菊、决明子、石决明等降压的药物。

4. 子痫前期

子痫前期又称子冒，即上述三种症状同时并存，而且症状已日益加重，应提高警惕，随时都可进入子痫发作状态。此时要注意休息，这种病人常因自觉症状不明显，不愿休息，然而适当的休息和充分的睡眠在治疗上是必要的。护理方面，每周应测2次血压及尿蛋白，并要测量体重等。中医主要按阴虚肝旺、脾虚肝旺论治。因其随时都可能进入子痫状态，因而要让病人立即住院治疗，密切观察，避免声、光刺激，限制盐的摄入，注意血压的变化，每天测1次尿蛋白，必要时可测24小时尿蛋白量，同时注意自觉症状的发展，记录出入量，可给予镇静、利尿、解痉、降压及降低颅内压等药物。此外，可用梅花针叩刺颈部两侧，或在足心敷贴附子饼，还可加服羚羊角粉等以控制或降低血压。

5. 子痫

子痫是妊娠高血压综合征的严重阶段，必须积极抢救。其护理较之先兆子痫时更为重要。要把病人安置在单人房间，除避免声、光、痛等任何刺激外，按中医水能克火的观念，房间（包括灯光）要以白色或深蓝如水之色进行布置，禁止火红色。要保持绝对的安静，防止病人跌到床下，防止撞伤和咬舌。当子痫抽搐时，可用纱布缠在压舌板上，垫在臼齿部位，以防将舌咬破，同时将头偏向一侧，以防抽搐或昏迷时舌向后移而堵塞喉部，造成窒息，亦可防止分泌物吸入气管中。还要去除活动义齿，以防咽下。昏迷期应禁止饮食。药液可通过鼻饲管输入，但不准随意刺激病人，以防止因此而引起抽搐。药物治疗的目的在于控制抽搐，降低血压和利尿，以恰当地处理产科情况。若子痫不能控制，或由于某些病理原因，可考虑终止妊娠。

【小结】

1. 妊娠期高血压，中医学称之为“子肿”、“子痫”、“子冒”等，辨治主要在子痫发作前。

2. 结合临床表现和实验室检查，妊娠期高血压诊断并不困难，但诊断时需明确病情轻重，从而采取不同的治疗措施。

3. 子痫的先兆期以阴虚肝阳旺为主，治宜育阴潜阳，平肝清心。子痫期以风火、痰火型为主，治以息风潜阳，清热豁痰。

4. 夏师治疗妊娠期高血压很重视高血压、水肿、蛋白尿这三个主要症状。治疗得当，可有效防止进入子痫前期或子痫期。

5. 对于子痫要树立防重于治的思想，早期诊断和治疗对控制病情发展有重要意义。此外，需注意饮食调护与情志的疏导。

第五节 羊水量异常

正常妊娠羊水量随孕周而有所增减，至妊娠38周，羊水量约为1000ml，此后逐渐减少，足月时约800ml。超过2000ml者，称羊水过多；少于300ml者，称羊水过少。以往多重视羊水过多，而对羊水过少有所忽略。临床羊水过少亦有所见，故一并介绍之。

一、羊水过多

妊娠期间羊水量超过2000ml者，称羊水过多。本病分急性与慢性两种，前者在短期内羊水急剧增加，后者则在较长时间内渐渐增加。其中以慢性羊水过多症较为多见。胎儿先天畸形与单卵双胎妊娠等往往伴有羊水过多。在母体并发疾病中，以妊娠高血压及糖尿病较为常见。

羊水过多前人称之为“胎水肿满”，又称之为“子满”，首见于《诸病源候论·胎间水气子满体肿候》。《医宗金鉴·妇科心法要诀》曰：“遍身俱肿，腹胀而喘，在六七个月时者，名曰子满……大凡水之为病多喘促，气之为病多胀满。喘促属肺，胀满属脾也。”

【病因病机】

本病的主要原因在于脾肾不足，阳气薄弱，不能制水，其中也有水血相搏等因素。脾胃虚弱，中气不足，运化失职，湿浊阻滞，气机不利，水湿停聚，发为胎水；或肾阳不足，阳气不化，水湿停聚，壅蓄胎中，发为“胎水肿满”；或如《校注妇人良方》所谓“胎中挟水，水血相搏”使然。

【诊断与鉴别诊断】

1. 诊断

（1）临床表现

①急性羊水过多：多发生在妊娠20～24周，羊水快速增多，在短时间内横膈上抬，不能平卧，甚至出现呼吸困难，发绀，孕妇表情痛苦，腹部因张力过大而感到疼痛，食量减少，便秘。由于胀大的子宫压迫下腔静脉，影响血液回流，常引起下肢和外阴部浮肿及静脉曲张。孕妇行走不便，仅能端坐。

②慢性羊水过多：多发生在妊娠28～32周，羊水在数周内缓慢增多，多数孕妇能够忍受，临床症状不明显，多在产前检查时发现腹围、宫高均大于正常孕周，胎位不清，胎心遥远或听诊不清。

（2）检查

①B超检查：羊水过多的诊断标准为：羊水最大暗区垂直深度（羊水池）> 7cm（有学者认为 > 8cm），羊水指数 > 18cm。

②甲胎蛋白（AFP）测定：母血、羊水中AFP明显增高，提示胎儿畸形，亦可协助诊断羊水过多。

③孕妇血糖检查：可排除妊娠期糖尿病。

④胎儿染色体检查：需排除胎儿染色体异常时，可作羊水细胞培养，或采集胎儿血培养，作染色体核型分析。

2. 鉴别诊断

本病通过临床表现和相关检查，可与葡萄胎、胎儿畸形、多胎妊娠、腹水和卵巢囊肿等相鉴别。

【辨证施治】

本病的治疗原则为：血虚脾弱者，健脾养血利水；脾肾阳虚者，健脾温肾利水。

1. 血虚脾弱证

证候：妊娠后期腹部增大逾常，胸闷气喘，头昏心悸，甚则不能平卧，或伴面浮足肿，纳呆神疲，小便偏少，舌苔淡白，脉细滑或带数。

分析：脾主运化，脾虚失健，输精无力，水湿不运，故纳呆；水湿泛溢肌肤，故腹部增大逾常，面浮足肿，小便偏少；脾为气血生化之源，脾虚化源不足，不能充达肢体，故肢体倦怠，神疲乏力；气血亏虚，不能濡养头目，故头昏；血不养心，故心悸；舌脉均为血虚脾弱之象。

基本治法：健脾养血，利水消肿。

方药运用：千金鲤鱼汤(《备急千金要方》) 合防己黄芪汤(《金匮要略》) 加减。

当归、白芍、枸杞子、白术各 10g，茯苓 15g，黄芪、防己各 10g，鲤鱼 1 条。

方中鲤鱼行水消肿；黄芪益气固表，且能行水消肿；防己行水消肿；白术补气健脾祛湿，与黄芪为伍，增其益气固表之力，与防己相配，则祛湿行水之功加倍；茯苓健脾理气渗湿以行水；当归、白芍养血安胎，使水行而不伤阴血。

服法：鲤鱼去骨洗净，煎汤煮上药，每日 1 剂，分 2 次服。

加减：羊水特多者，加车前子、猪苓等利水之品；脾气虚甚者，加党参 15g，炙甘草 6g，广木香 5g；肾虚者，加仙灵脾 9g，肉桂（后下）3g。

2. 脾肾阳虚证

证候：妊娠后期腹大逾常，胸闷气喘，形体畏寒，腰腿酸软，纳欠神疲，腹胀便溏，小便量少，舌淡苔白，脉细滑。

分析：禀赋肾虚，命火不足，孕后胎阻气机，有碍肾阳敷布，上不能温煦脾阳，下不能温运膀胱，水湿停聚胞中，故小便量少，腹大逾常；脾肾阳虚，水气凌心则胸闷气喘；血失温运则形体畏寒；运化失司则纳欠神疲；脾不升清则便溏；腰为肾之府，肾主骨生髓，肾虚则腰腿酸软；舌淡苔白，脉细滑亦为脾肾阳虚之象。

基本治法：温肾健脾，利水消肿。

方药运用：真武汤(《伤寒论》) 加减。

制附片 6 ~9g，炒白术 10g，炮干姜 6g，白芍 10g，茯苓、党参各 15g，泽泻 10g，台乌药 6g，生姜 3 片，鹿角霜 10g。

方中附子温肾助阳，化气行水，兼暖脾土以温运水湿；茯苓、白术健脾利湿，淡渗利水，使水气从小便而出；生姜温散，既助附子温阳祛寒，又伍茯苓、白术以散水湿；白芍开阴结，与附子同用，引阳药入阴以消阴霾之气。诸药配伍，温脾肾，利水湿，共奏温阳利水之效。需注意的是，附子各地用量不一，一般用量宜轻，并需久煎，中病即止。

服法：水煎分服，每日1剂。

加减：心悸不宁者，加炙桂枝5g，炙甘草8g，合欢皮10g；烦躁寐差者，加钩藤（后下）15g，黄连3g；小便不畅并有淋痛之感者，加炒黄柏9g，泽泻10g，黛灯心1米。

【其他治疗】

中成药

金匮肾气丸　每次4～6g，每日2～3次，适用于肾阳虚之羊水过多。

【转归及预后】

围生儿的预后与羊水过多严重程度有关。本病有发生胎位异常、脐带脱垂、胎儿窘迫的可能，亦可因早产导致新生儿发育不成熟；如有畸形，围生儿的病死率较高。本病对母亲的威胁主要是胎盘早期剥离、产程延长及产后出血，临床需及时正确处理，以防止这些并发症的产生。

【预防与调护】

1. 定期产前检查，每周复查羊水指数及胎儿生长情况。
2. 积极治疗糖尿病、母儿血型不合、妊娠期高血压等疾病。
3. 注意休息，取左侧卧位。
4. 饮食需摄入足够的蛋白质，补充铁及钙制剂，忌食生冷油腻，低盐饮食，减少饮水量。

【临证经验】

慢性羊水过多时，如果肯定是胎儿畸形引起的，应及早终止妊娠；如未发现胎儿畸形，可按上述辨证论治，并结合“水血相搏”的情况，必要时加入丹参、炒当归、白芍、川芎，甚至炙桂枝、琥珀、泽兰叶等养血活血的药物。在前人的认识中，妊娠晚期稍加活血和血药有利于分娩。一般使用得当，不会引起不良反应。

【小结】

1. 羊水过多可以通过症状、B超及其他辅助检查诊断，并需与胎儿畸形、多胎妊娠、腹水和卵巢囊肿等相鉴别。
2. 羊水过多是因血虚脾弱或脾肾阳虚以致水蓄胞中，引起腹大异常、胸闷气促、不得平卧的一种病症，宜分别采用健脾养血、健脾补肾法治之。在利水之时应注意保胎，遣方用药不宜过用逐水之剂，以免伤胎。如经检查证实胎儿有畸形，已无保胎意义，则应以下胎益母为原则，及时终止妊娠。
3. 羊水过多治疗时应注意“水血相搏”的情况，必要时可加入养血活血的药物，以利于水血的分利，且妊娠晚期稍加活血和血药有利于分娩。
4. 注意休息、定期产检、积极治疗原发病与并发症。

二、羊水过少

妊娠晚期羊水量少于300ml者，称为羊水过少。早中期妊娠的羊水过少，多以流产告终。临床上发现的羊水过少多在妊娠28周以后，且多与高危妊娠、高危胎儿及胎儿畸形有密切关系。本病论治散见于中医“胎萎”、“胎枯”的有关文献中。

【病因病机】

本病的原因为阴血不足，津液亏少。患者素体阴虚津亏，或孕后胎漏淋漓，或营养不良，以致阴精不足，津液亏少，不能充实子宫以养胎儿，故致羊水不足；或患者素体脾弱，生化之源不足，气血不充，或便溏泄泻，以致津液亏少，孕后阴血下聚以养胎元，阴血不足，津液不充，养胎之血液亦少，故而羊水不足。

【诊断与鉴别诊断】

1. 诊断

产前检查发现宫高、腹围偏小，结合B超，妊娠晚期最大羊水池深度≤2cm或羊水指数≤5cm，即可明确诊断。

2. 鉴别诊断

本病须与胎死不下、胎萎不长相鉴别。

(1) 胎死不下　胎死不下无胎动和胎心音，可有胎漏、胎动不安史。羊水过少有胎动、胎心音，胎儿肢体发育正常，B超检查羊水暗区在3cm以下。

(2) 胎萎不长　胎萎不长胎儿肢体发育偏小；羊水过少胎儿肢体发育正常，B超检查最大羊水池深度≤2cm或羊水指数≤5cm。二者均有胎动和胎心音。

【辨证施治】

本病多属虚证，阴虚津亏为主，脾虚血少为次。前者宜滋阴生津安胎，后者宜健脾养血安胎。

1. 阴虚津亏证

证候：妊娠中晚期腹围、宫底低于正常，小腹或有隐痛，头昏腰酸，烦热口渴，皮肤干燥，大便艰行，小便黄，舌质红少苔，脉细数。

分析：阴精不足，津液亏少，不能营养冲任、充实子宫以养胎儿，故见腹围、宫底低于正常；冲任源于胞中，冲任不足，胞脉失养，不荣则痛，故小腹隐痛；肾主生殖，腰为肾之府，故见腰酸；津液亏少，不能充养濡润组织官窍，故见头昏，烦热口渴，皮肤干燥，尿黄便艰；舌质红少苔，脉细数均为阴液亏少之象。

基本治法：滋阴养血，生津安胎。

方药运用：一贯煎(《柳州医话》) 合沙参麦冬汤(《温病条辨》)。

沙参、麦冬各9g，生熟地、白芍、枸杞子各10g，石斛、玄参各12g，金铃子6g，芦根15g。

方中生熟地滋阴养血，补益肝肾，清热生津；沙参、麦冬、枸杞子、白芍、石斛、玄参益阴养血，滋肾柔肝，清养肺胃；金铃子疏肝理气，使滋阴而不遏制气机，疏肝理气而不耗伤阴血；芦根清热生津除烦。诸药合用，使阴津充足，胎水生长。

服法：水煎频服，每日2剂。

加减：头昏头疼，烦躁易怒者，加炒山栀9g，钩藤15g，甘菊6g；夜寐甚差者，加莲子心3g，夜交藤15g，炒枣仁9g；漏下黏稠液体者，加炙龟板（先煎）20g，左牡蛎（先煎）15g，芡实10g。

2. 脾虚血少证

证候：妊娠中晚期腹围、宫底低于正常，小腹隐痛，头昏心悸，纳欠腹胀，神疲乏力，矢气频作，舌质淡红，苔薄白，脉细滑。

分析：胎赖气血以养，脾失健运，生化乏源，血虚气弱，胎元失养，故腹围宫底低于正常；气血不足，胞脉失养，不荣则痛，故小腹隐痛；气血亏虚，不能濡养头目，上荣舌面，故头昏，舌质淡红，苔薄白；血不养心，心神不宁，故心悸；四肢百骸失于濡养，故神疲乏力；清气不升，浊气不降，故纳欠腹胀，矢气频作；血虚而脉失充盈，故脉细。

基本治法：健脾益气，养血安胎。

方药运用：参苓白术散(《太平惠民和剂局方》）合当归补血汤(《兰室秘藏》)。

党参、白术各15g，茯苓10g，甘草、广木香各5g，怀山药10g，炒白扁豆10g，黄芪30g，当归10g，陈皮6g。

方中重用黄芪大补肺脾之气，以资气血生化之源，阳生阴长，气旺血生；当归养血和营；党参、白术、茯苓益气健脾；山药助党参健脾益气；白扁豆助白术、茯苓健脾化津，渗渍胞中；陈皮、木香理气健脾，防补益太过而气滞；甘草健脾和中，调和诸药。

服法：水煎频服，每日2剂。

加减：头昏心慌明显者，加丹参10g，夜交藤15g，合欢皮9g，炒枣仁6g；腰酸腹痛明显者，加炒川断、桑寄生各10g，白芍12g；纳食甚差者，加炒谷麦芽各10g；漏下黏稠液体，似羊水状者，加炒芡实10g，炙乌贼骨10g。

【其他治疗】

中成药

（1）麦味地黄丸　每次6g，每日3次，适用于阴津亏耗证。

（2）十全大补膏　每次1匙，每日3次，适用于气血两虚证。

【转归及预后】

羊水过少改变了胎儿生活的内环境，容易出现胎儿宫内缺血缺氧，若同时合并有脐带异常、过期妊娠、妊娠高血压等，更加重胎儿宫内缺血缺氧的程度，如处理不及时，可出现新生儿窒息，甚至围产儿死亡。

【预防与调护】

1. 重视围产期保健，注意卧床休息，取左侧卧位以改善子宫供血。

2. 加强孕期营养，饮食既要富有营养，又要易于消化。严禁辛辣刺激食物及利尿通便、燥湿化痰的药物，以免损耗阴津。

【临证经验】

羊水过少临床较为少见。本病多见于妊娠高血压、胎儿宫内发育迟缓及过期妊娠等疾病过程中。羊水过少者的胎儿多半似脱水状，皮肤皱缩，或伴有其他畸形。如羊水过少持续5周以上，则多半有明显的羊膜病变或胎儿病变，有时可与胎儿肾功能不全或尿道闭锁有关。

【小结】

1. 产前检查发现宫高、腹围偏小，结合B超及有关检查，即可明确诊断，且需与胎萎不长、胎死不下相鉴别。

2. 羊水过少多属虚证，分为阴虚津亏、脾虚血少两种，前者宜滋阴生津安胎，后者宜健脾养血安胎。

3. 夏师治疗羊水过少多从脾肾论治，主要是补充津液，滋阴养血与生津养液合用。

第六节　胎萎不长

胎儿在母腹中生长发育迟缓，以致妊娠四五月后腹形与宫体明显小于正常妊娠月份，经检查胎儿尚存活者，称为胎萎不长。前人又称为“妊娠胎萎燥”、“妊娠胎不长”、“胎不长养”。本病相当于西医学的胎儿生长受限（FGR）。

【病因病机】

本病的主要原因在于母体不足，或先天发育欠佳，脏腑气血亏损；或孕后房事不节，伤及肾气，肾虚脾弱，既不能暖宫以育生发之气，又不能输送较多的新鲜血液以养胎儿；或孕后将养失宜，营养欠佳，化源不足；或因胎漏下血，血去气弱，胎儿失养，遂致胎萎不长。此外，尚有因父气孱弱，雄精不壮，胎气欠实者。

【诊断与鉴别诊断】

1. 诊断

妊娠四五个月后，腹形与子宫明显小于正常妊娠月份，低于正常宫高平均值2个标准差，经检查胎儿仍存活者，可明确诊断。本病常伴胎漏下血，或合并妊娠高血压、慢性肾炎、慢性高血压、心脏病，或有慢性消耗性疾病、慢性严重性贫血、慢性失血病史等，或服用对胎儿有致畸作用的药物，或接触放射线，或有烟酒嗜好及偏食等。

2. 鉴别诊断

通过详细询问月经史，准确了解末次月经及胎动日期，可正确估计胎龄。通过胎儿成熟度和胎盘功能检查，以及羊水培养、染色体核型分析或甲胎蛋白测定等，可帮助诊断。诊断本病需排除胎儿畸形，确认孕期是否准确等。本病与胎死不下、羊水过少都有宫体小于妊娠月份的特点，需加以鉴别。

（1）胎死不下　胎萎不长有胎动和胎心音；胎死不下无胎动和胎心音，可有胎漏、胎动不安病史。

（2）羊水过少　胎萎不长胎儿肢体发育偏小；羊水过少胎儿肢体发育正常，B超检查羊水暗区在3cm以下。

【辨证施治】

本病治疗重在养气血、补脾胃、滋化源，精充血足则胎有所养。在治疗过程中，应动态观察胎儿的生长情况，如发现畸胎、死胎，应从速下胎益母，以防变生他病。

1. 气血虚弱证

证候：妊娠四五月后腹形、宫高小于正常月份，胎儿存活，身体羸弱，面色萎黄，头昏心悸，气短少言，神疲乏力，舌质淡红，脉细滑。

分析：胎赖气血以养，血虚气弱则胎元失养，故胎虽存活，但生长迟缓，腹形明显小于正常月份；气血亏虚，肌肤失荣，故面色萎黄，身体羸瘦；血虚心脑失养，故头晕心悸；气虚阳气不布，故少气懒言；舌质淡红，脉细滑均为气血虚弱之象。

基本治法：益气养血，滋养胎儿。

方药运用：八珍汤加减。

当归、白芍、熟地各10g，川芎、党参、白术各15g，茯苓、黄芪各10g，甘草6g，枸杞子、阿胶（烊冲）各10g。

方中党参与熟地益气养血；黄芪、白术、茯苓助党参益气补脾；当归、白芍、枸杞子、阿胶助熟地补益阴血；川芎行气，引诸药入血海胞宫以荣养胎儿；炙甘草益气和中，调和诸药。

服法：水煎分服，每日1剂。

加减：夜寐甚差者，加夜交藤15g，炒枣仁9g；腹胀大便偏溏者，去当归、熟地，加砂仁（后下）5g，煨木香6g，炒香谷芽15g；胎漏下血者，去川芎，加苎麻根15g，陈棕炭10g，艾叶炭6g；腹胀者，加丹参10g，鸡血藤15g，艾叶6g以加速宫内血运，从而增加氧和营养物质的供给。

2. 脾肾亏虚证

证候：妊娠四五月后腹形、宫高小于正常月份，胎儿存活，腰酸腿软，小腹冷痛，纳少便溏，神疲乏力，或形寒怕冷，舌淡苔白，脉沉细滑。

分析：胞脉系于肾，脾肾不足，精血匮乏，胞胎失于温养，故胎儿存活，但生长迟缓，孕母腹形小于妊娠月份；脾虚失运，故纳少便溏，神疲乏力；肾虚不能温养胞脉肢体，故形寒怕冷，小腹冷痛；脾肾阳虚，腰府失于温煦，故腰酸腿软；舌淡苔白，脉沉细滑均为脾肾亏虚之象。

基本治法：健脾温肾，养育胎儿。

方药运用：温土毓麟汤(《傅青主女科》) 加减。

巴戟天、覆盆子各10g，炒白术、党参各15g，山药、神曲、补骨脂、炒川断、杜仲各10g，艾叶9g。

方中巴戟天、覆盆子温肾暖胞以养胎儿；党参、白术、山药健脾益气以滋化源，源盛流畅则血有所生，胎有所养；神曲健脾和胃以利水谷之消化。诸药合用，健脾和胃，温肾暖宫，助胎儿生长。

服法：水煎分服，每日1剂。

加减：小腹冷痛颇著，大便泄泻次数增多者，加制附片6g，炮姜5g；心烦失眠者，加钩藤（后下）15g，炒枣仁6g；小便偏少者，加茯苓10g，泽泻9g。

【其他治疗】

中成药

（1）人参养荣丸　每次4～6g，每日2～3次，适用于气血虚弱之胎萎不长。

（2）人参鹿茸丸　每次4g，每日2次，适用于脾肾阳虚之胎萎不长。

【转归及预后】

本病经过精心调治，胎儿可继续生长发育，直到足月分娩。若治疗延误或不当，则会影响胎儿生长发育，可导致过期不产，甚至胎死腹中。本病关键在于及早诊断和治疗，否则将影响胎儿后天的体能和智力。

【预防与调护】

1. 嘱孕妇左侧卧位以增加子宫血流量，改善胎盘灌注，可定期吸氧。

2. 积极治疗妊娠并发症，定期产检，若发现胎儿畸形，应及早终止妊娠。

3. 选择营养丰富、易于消化的食物，纠正不良生活习惯，保持心情舒畅，戒烟忌酒，禁止滥用药物，避免接触有害物质。

【临证经验】

夏师认为，胎萎不长除从脾肾论治外，还应注意到寒凝与血热的证候。寒凝与子宫有关，宫内寒变，必然影响生长发育。祛寒暖宫，有如春回大地，自然万物生长，可选艾附暖宫丸（汤）。如小腹冷感明显者，香附可改为附子，另加鹿角胶等加强补肾温阳之功。血热亦与子宫有关，宫内热变，灼物伤津，也不利于胎儿生长，可选保阴煎。心肝火旺者，可选滋水清肝饮，务必降低宫内热度，保持胎儿正常发育。此外，在补肾健脾、益气养血的同时，还应考虑到调畅宫内气血，特别是妊娠中晚期，加强宫内的血液循环，促进宫内新陈代谢，宜用丹参、当归、白芍、鸡血藤等药物。《金匮要略》在妊娠篇提到，妇人养胎，宜常服当归散。当归散养血活血，助胎发育甚佳，但在胎漏时应慎用。

验案举例

祁某，35岁，干部。

患者结婚5年不孕，经治已怀孕7月。就诊时孕29周，腹围偏小。于某医院产前检查时发现近1月宫高仅增长1厘米，诊为“胎儿宫内生长受限”，伴腰酸腹胀，纳呆恶心，夜寐时好时差，有时矢气，神疲乏力，两脉细滑带弦。初经15岁，5~7/30~40日，量中偏少，色紫红，有小血块。30岁结婚，夫妻同居，未避孕而未生育。妇科检查未见异常。妊娠早期曾出现恶心呕吐，饮食阻隔，通过调治而愈。

根据患者胎长不利、腰酸腹胀、纳呆等，从调理脾胃入手，方用归芍六君汤加减，处方：丹参、白芍、白术、茯苓各10g，党参12g，竹茹、陈皮各6g，山楂、省头草、广木香各9g，黄连3g，炒川断、桑寄生各10g。药服7剂后腹胀矢气改善，腰酸、恶心呕吐亦减轻，原方加入炒香谷芽10g。服药之后诸症有减，但纳食不馨，治疗仍守原方进退，强健后天生化之源，在原方中加入炒谷芽、省头草、川断、桑寄生等。前后服药30余剂，胃纳逐步转佳，胎儿发育亦转佳，足月生产一女婴，重3公斤。经随访，孩子出生后体质、智力都优于同龄人，幼儿时期多次在国内绘画比赛中获奖，考入重点小学，并竞选为班长。

按语：患者素有月经不调，以致结婚5年未孕。妊娠早期恶阻发作，剧吐而不能进食，虽经调治，愈后稍有不慎，或情怀不舒，又出现恶心泛吐，可见脾胃受损，以致妊娠后期饮食甚少。后天水谷不旺，既不能培养母体之肝脾肾，导致气血运行不畅，又不能濡养子宫胚胎，以致胚胎发育欠佳，宫高不符合生理要求，呈现胎萎不长之势。一般胎萎不长见于妊娠早中期。本病显然是与母体的营养欠佳有关，即后天脾胃生化之源不足，故调理后天、健运脾胃非常必要，选用归芍六君汤去半夏，加入化湿清热补肾之品。前后治疗1月余，保证了胎儿的正常发育。因为患者脾阴胃阴均受损害，故恢复较为缓慢。

【小结】

1. 胎儿在母腹中生长发育迟缓，以致妊娠四五月后腹形与宫体明显小于正常妊娠月份，经检查胎儿尚存活者，称胎萎不长。

2. 孕妇宫高、腹围及体重增长低于均值限或持续不增长时，要怀疑有宫内生长迟缓的可能，再结合辅助检查即可确诊。本病需排除胎儿畸形。

3. 胎萎不长多属虚证，分为气血虚弱和脾肾亏虚，前者宜益气养血，后者宜健脾温肾。若发现畸胎、死胎，则应从速下胎益母，以防变生他病。

4. 治疗胎萎不长，除从脾肾论治外，还应注意到寒凝与血热的证候。临床在补肾健脾、益气养血的同时，还应考虑到调畅宫内气血，特别是妊娠中晚期，宜加强宫内血液循环，促进宫内新陈代谢。

5. 应嘱孕妇注意休息，舒畅情志，定期产检，加强营养，戒烟忌酒，禁止滥用药物。

第七节　妊娠咳嗽

妊娠期间久咳不已，甚或五心烦热，入晚咳嗽尤剧，胎动不安者，称为妊娠咳嗽，亦名“子咳”、“子嗽”。如久咳不愈，潮热盗汗，痰中带血，精神倦怠，形体消瘦，属于妊娠劳嗽，俗称“抱儿痨”，乃本病之剧者，临床罕见。

早在《诸病源候论》中就有“妊娠咳嗽候”，认为本病的发生主要责之于肺，但随四时气候之变更，五脏应之，皆能令人咳。关于子嗽，巢元方等认为，只要是妊娠期间咳嗽，无论外感、内伤均属子嗽范畴。本节所论子嗽，实为内伤性咳嗽。

【病因病机】

西医认为，本病的发生主要由于妊娠期间上呼吸道黏膜充血水肿，容易感染，刺激迷走神经所致。中医认为，肺为娇脏，不耐寒热，子嗽总由火热上扰，肺失清肃所致，临床上有阴虚、痰火之分。素体肺阴不足，孕后血聚养胎，阴血愈亏，阴虚火旺，虚火上炎，灼肺伤津，肺失濡润，发为咳嗽；素体阳旺，孕后胎气偏盛，气盛化火，火乘于肺，炼液成痰，痰火蕴塞于肺，失于肃降，故致咳嗽。

【诊断与鉴别诊断】

1. 诊断

通过妊娠咳嗽的时间、程度、特征及有关检查即可确诊。临床表现为妊娠中后期咳嗽不已，入晚尤甚，咽痒阵咳，胎动不安，甚或五心烦热，不得平卧等。

2. 鉴别诊断

通过妊娠咳嗽的时间、程度、特征及有关检查，不难与外感咳嗽、咽喉部炎症及肺部炎性咳嗽相鉴别。必要时在孕6个月后可作胸部X线摄片及相关检查。此外，还应与抱儿痨相鉴别。抱儿痨孕前多有结核病史，除久咳不愈外，还伴有结核病的症状和体征。

【辨证施治】

妊娠咳嗽主证型为痰火，次证型为阴虚，治疗必须治病与安胎并举，降气、豁痰、滑利等药物必须慎用。

1. 阴虚证

证候：妊娠中后期干咳无痰，入晚尤甚，有时痰中带血，久咳不已，胎动不安，头晕目眩，咽干口燥，两颧红赤，五心烦热，腰酸腿软，舌红少苔，脉细数而滑。

分析：素体阴虚，孕后阴血养胎，因孕重虚，虚火内生，灼肺伤津，故干咳无痰，入晚尤甚；脉络受损则痰中带血；肺喜润恶燥，肺燥失养，必咽干口燥，两颧红赤，久咳不已；阴虚火旺，上扰清窍，故头晕目眩，五心烦热；肝肾阴虚，故腰酸腿软；舌红少苔，脉细数而滑均为阴虚内热之象。

基本治法：养阴润肺，止嗽安胎。

方药运用：百合固金汤(《医方集解》引赵蕺庵方）加减。

生地、熟地各10g，麦冬6g，百合、玄参各10g，桔梗、大贝母、甘草各6g，当归、白芍各9g。

方中百合滋阴清热，润肺止咳；麦冬、玄参养阴清肺；白芍养血敛阴；生地补肝肾之阴；贝母化痰止咳；桔梗、甘草清肺利咽。全方重在养阴润肺滋肾，金水相生，阴津充足则虚火自平。

服法：水煎分服，每日1～2剂。

加减：痰中带血较多者，加仙鹤草10g，五味子5g，荆芥炭6g；火旺咳剧者，加炙贝母9g，炒黄柏10g；夜寐甚差者，加青龙齿（先煎）10g，炒枣仁9g。

2. 痰火证

证候：妊娠中晚期咳嗽不已，咳痰不爽，痰液黄稠，面红口干，胎动不安，胸闷烦热，舌质偏红苔黄腻，脉弦滑而数。

分析：素有痰湿，郁久生热，痰热壅肺，灼肺伤津，故咳痰不爽，痰黄而稠；痰热内蕴，扰于心神，故胸闷烦热；津液不能上承，故面红口干；舌质偏红苔黄腻，脉弦滑而数均为痰热内盛之象。

基本治法：清热降火，化痰止咳。

方药运用：马兜铃散(《济阴纲目》）加减。

马兜铃10g，沙参9g，桔梗、甘草各6g，大贝母5g，陈皮、大腹皮各6g，紫苏、五味子各3g，桑白皮10g。

方中马兜铃、桑白皮、大贝母清肺化痰止咳；桔梗宣开肺气，祛痰利咽；沙参养阴清肺；紫苏、陈皮、大腹皮行气宽中；五味子敛肺止咳，并可防方中诸药宣肺太过，避免流产之弊。

服法：水煎分服，每日1～2剂。

加减：痰火甚，咳逆不得卧者，加炙知母、黄芩各9g，青蛤壳10g；痰中带血者，加仙鹤草10g，蒲黄炭（包煎）6g；纳食不香，脘痞不舒者，加广陈皮6g，炒谷麦芽各10g，炒竹茹6g。

【转归及预后】

本病经过适当的治疗和休息，一般预后良好。若久咳不已，或素体脾肾不足，或有流产甚至习惯性流产病史，或失治、误治，恐进一步发展，导致胎漏、胎动不安，甚至堕胎、早产。

【预防与调护】

1. 注意居室通风，适当锻炼，勿贪凉或取暖太过，以免招致外邪犯肺。
2. 饮食宜清淡、有营养，忌辛辣刺激之品，可常食生梨、百合等滋阴润肺之品。
3. 忌恼制怒，保持乐观情绪。

【临证经验】

子嗽虽有外感、内伤之分，但病位均在肺。外感者治疗与一般内科咳嗽相同，但必须照顾胎妊，发表不宜太过，以免劫津伤阴而犯虚虚之戒。内伤者因孕后阴血下聚以养胎，素体阴虚，容易出现阴虚火旺犯肺，故见阴虚、痰火两型，治疗以养阴清热或清热化痰为主。然豁痰滑利之品当慎用，以防伤胎、滑胎之虞。夏师认为，临床上所见的子嗽常常是阴虚肺燥和痰火蕴阻相兼，治疗当复方并用。其咳嗽的特点是咽痒，阵咳，顿咳，痰少质黏，入晚咳剧，夜不能卧，甚则胎动频繁，小便失禁，治宜先从清热安胎、肃肺止咳入手，待火降痰化、腻苔得退后，再进润肺养阴之品。此外，在运用马兜铃时需注意中病即止，切勿多用。

验案举例

曹某，30 岁，已婚，教师。

孕 5 月余，咳嗽 10 多天。患者一年前曾自然流产 1 次，此次孕 40 天即来保胎治疗，服益肾健脾安胎剂近 2 月。孕 92 天 B 超示：宫内胎儿成形，胎心胎动良好。孕 5 月作咳嗽，在内科服药近半月少效，仍来夏师处诊治。刻诊：咽痒作咳，入晚尤甚，痰少色清，质黏难咯，咳剧则胎动频繁，不能平卧，小便失禁，时有腹痛，夜寐欠佳，口干纳欠，舌红苔黄腻，脉弦。诊断：妊娠咳嗽（妊娠合并支气管炎）。证属阴虚肺燥，痰火相壅，治拟清热安胎，肃肺止咳。以蜜炙马兜铃散加减，处方：蜜炙马兜铃、南北沙参各 10g，炙知母 6g，炒黄柏 9g，生甘草、炙桑白皮、川贝母各 6g，青蛤壳（先煎）12g，盐水炙五味子 5g，甜杏仁 10g，苎麻根 15g 等。5 剂后咳嗽大减，再以原方加百合、麦冬各 6g，经治半月告痊。

按语：本例阴虚肺燥，痰火相壅，故以蜜炙马兜铃散治之。方中马兜铃、杏仁、大贝母清热化痰，润肺止咳，肃降肺气；炙知母滋肾降火。复诊时因患者咳嗽大减，故减清肺化痰止咳之品，加百合、麦冬润肺养阴，补肾安胎。患者以往有流产史，故治病不忘安胎，母病愈则胎亦安。

【小结】

1. 妊娠期间久咳不已，甚或五心烦热，入晚咳嗽尤剧，胎动不安者，称为妊娠咳嗽，亦名“子咳”、“子嗽”。

2. 通过妊娠咳嗽的时间、程度、特征及有关检查，不难与外感咳嗽、咽喉部炎症及肺部炎性咳嗽相鉴别。

3. 孕后阴血下聚养胎，阴虚肺燥，临床以虚证、热证居多，常见之阴虚与痰火二证型，治疗上分别以养阴润肺、清热化痰为主。

4. 夏师认为，临床上所见的子嗽常常是阴虚肺燥与痰火蕴阻相兼，治疗当复方并用。用药时尤应注意久咳伤胎气，故始终应顾护胎元，且用药宜清润，不可滋腻太过，恐聚湿生痰，致久咳难愈。

5. 应嘱患者心情舒畅，饮食清淡，寒热适宜，忌辛辣刺激之品。

第八节　妊娠小便淋痛

妊娠期间出现小便频数、淋漓涩痛等症状者，称为妊娠小便淋痛，也称“子淋”。

本病与现代医学的妊娠合并泌尿系感染或妊娠合并急性肾盂肾炎相一致。

【病因病机】

中医学认为，本病的发生主要是火热移于膀胱，以致膀胱气化不利。之所以形成火热者，除胎孕因素外，主要在于肾阴虚及感受邪热，因此有实热、阴虚两者。实热者由素体阳旺，孕后阴血下聚以养胎，阴虚则阳火偏旺；或过食肥甘辛热之品，热蕴于内；或摄生不慎，感受热邪，下扰膀胱，灼伤津液，膀胱气化不利，致发淋证。阴虚者多由素体阴虚，肾水不足，孕后肾精养胎，阴愈亏，火愈旺，移热膀胱，灼津伤液，气化不利，水道不畅，致发淋证。

【诊断与鉴别诊断】

1. 诊断

本病以孕后小便频数、窘迫、淋漓涩痛为主，可伴有高热、腰痛、膀胱压痛或肾区叩击痛。尿常规检查：每高倍视野中白细胞超过 5 个，或白细胞聚集成团。血液检查：白细胞增多。中段尿培养计数：杆菌数 $>10^5$/ml，或球菌数 >200/ml。

2. 鉴别诊断

通过病史及各种有关检查，可与阑尾炎、泌尿系结石等相鉴别。

【辨证施治】

子淋多属热，治疗以清润为主，不宜过于通利，以免损伤胎元。

1. 主证型

（1）心火偏亢证

证候：孕妇小便淋漓涩痛，尿少而赤，面赤心烦，口渴喜饮，甚或口舌糜烂，舌尖红，苔少或无苔，脉细数。

分析：心火内炽，侵扰心神，故见心烦；火热伤津，故口渴喜饮；心火移热于小肠，故小便淋漓涩痛，尿少而赤；心火上炎，故面赤，口舌糜烂，舌尖红；苔少或无苔，脉细数均为心火偏旺之象。

基本治法：泻火通淋。

方药运用：导赤散(《小儿药证直诀》) 加味。

生地 10g，甘草梢 6g，木通 5g，淡竹叶 9g，麦冬、莲子心各 5g，炒黄柏，泽泻各 10g，黛灯心 1 米，黄连 3g，蒲公英 15g。

方中生地清热养阴生津，使肾精足则心火降，为君；木通上清心火，下利小便；淡竹叶清心泻火，引热下行；麦冬养阴宁心；黄连、莲子心、黛灯心清心泻火；黄柏、泽泻清热利湿；甘草梢直达病所，清热止淋，且调和诸药。

服法：水煎分服，每日 1～2 剂。

加减：失眠烦躁甚者，加钩藤（后下）15g，青龙齿（先煎）10g，炒枣仁 6g；大便秘结者，加玄参 10g，柏子仁 10g，炒枳实 10g，必要时可加大黄（后下）3g；伴发热者，加银花 15g，连翘、大青叶各 10g。

（2）阴虚火旺证

证候：妊娠中晚期小便频数淋漓，量少色黄，尿道口灼热作痛，形体消瘦，午后潮热，心烦不寐，头晕腰酸，大便干结，舌质红，苔薄黄而干，脉细滑数。

分析：素体阴虚，孕后阴血养胎，阴虚更甚，阴虚内热，津液亏耗，膀胱不利，故小便频数淋漓，量少色黄，尿道口灼热作痛；津液不能濡润肠道，故大便干结；阴液不能濡养机体，故形体消瘦；阴虚内热，故午后潮热；虚火上炎，扰于心脑，故头晕，心烦不寐；腰为肾之府，肾阴虚则腰酸；舌质红，苔薄黄而干，脉细滑数均为阴虚内热之象。

基本治法：滋阴润燥通淋。

方药运用：知柏地黄丸(《医宗金鉴》) 加味。

炙知母 6g，炒黄柏 9g，熟地、怀山药、山萸肉、炒丹皮、茯苓、泽泻各 10g，龟板（先煎）15g，玄参、地骨皮各 10g。

方中熟地、山萸肉滋补肝肾，填精益髓，并能涩精；山药补益脾阴，亦能固精；丹皮清肝胆相火，兼泻血中之热；茯苓、泽泻利尿通淋；知母、黄柏泻火坚阴，使火平水足，津液来复，则淋痛自愈。

服法：水煎分服，每日 1～2 剂。

加减：失眠者，加莲子心 3g，青龙齿（先煎）10g，炒枣仁 9g；腰酸胎动不安者，加炒川断、桑寄生各 10g，白芍 10g，甘草 6g。

2. 兼证型

湿热下注证

证候：妊娠期小便频数而急，尿黄，尿时艰涩不利，尿道口灼热刺痛，口干口苦，烦热不欲饮，胸闷食少，舌质红，苔黄腻，脉滑数。

分析：湿热留滞膀胱，气化不利，故小便频数而急，尿黄，尿时艰涩不利，尿道口灼热刺痛；脾胃湿热熏蒸于上，故烦热不欲饮；湿困脾胃，故胸闷食少；湿热内阻，胆气上溢，故口苦；舌质红，苔黄腻，脉滑数均为湿热内蕴之象。

基本治法：清热通淋利湿。

方药运用：五淋散(《医宗金鉴》) 加味。

黑山栀、赤茯苓、当归、白芍各 10g，黄芩 9g，甘草梢 6g，泽泻 9g，木通 5g，滑石 10g，蒲公英 9g。

方中黑山栀、黄芩、滑石、木通清热泻火通淋；茯苓、泽泻利湿通淋；白芍、甘草梢养阴清热，缓急止痛；当归、白芍养血安胎。诸药合用，使邪去而不伤正，治病与安胎并举，确为治疗湿热子淋之良方。方中木通、滑石性较滑利，且当归活血易动胎，用时宜谨慎。

服法：水煎分服，每日 1～2 剂。

加减：湿热偏盛者，合黄连解毒汤，即加黄连 3g，黄柏 9g；肾虚明显者，加黄柏

10g，炙知母 6g，肉桂（后下）3g。

【转归及预后】

子淋是妊娠期较为常见的一种并发症。凡妊娠月份越早，疾病迁延越久，病情越重，则流产、早产发生率越高。如反复发作，可发展为慢性肾盂肾炎，故应早期诊断、早期治疗，以免给母体及胎儿造成更大的危害。

【预防与调护】

1. 嘱患者卧床休息，取侧卧位，左右轮换以减少子宫对输尿管的压迫。如为右侧肾盂肾炎，则应左侧卧位。鼓励孕妇多饮水以稀释尿液。

2. 注意阴部卫生，节制性生活，防湿热秽浊之邪上犯膀胱。

3. 持续高热时要积极采取降温措施。

4. 治疗应及时彻底，3 次尿液培养均无细菌生长方可停药。慎重选用抗生素，尤其是在孕 3 个月以内。

5. 饮食宜清淡，富有营养，禁食温燥、辛辣及油腻之品。

6. 密切观察胎儿情况，发现异常及时处理。

【临证经验】

在本病的治疗中，心火偏亢者虽以清心导赤、泻火通淋为主，但亦要根据肾虚的情况有所加减。一般可加入怀山药、桑寄生、炒川断、生熟地等。补肾滋阴不仅有利于心火下降，而且有利于安胎固胎。湿热下注者，虽当以清热利湿通淋为主，但亦必须考虑到湿热在一定程度上与脾肾的功能不足有关。因此，应根据病情需要，在湿热症状有所缓解后，加入怀山药、白术、桑寄生等健脾补肾之品。尿血者，应加入大小蓟、侧柏叶、白茅根等清利止血之品。阴虚火旺者，除滋阴润燥通淋外，还应加入川续断、桑寄生、菟丝子等平补肾阳之品，不仅有助于滋阴补肾，而且能较好地达到固胎防流产的目的。

【小结】

1. 妊娠期间出现小便频数、淋漓涩痛等症状者，称为妊娠小便淋痛，也称“子淋”。中药治疗子淋不良反应少，疗效满意，既能治疗母体的泌尿系统感染，又无损于胎儿，预后较好。

2. 通过临床表现、尿常规或中段尿培养即可确诊。

3. 子淋一证，热证、虚证居多，心火偏亢、阴虚火旺者多见，湿热下注者亦常见。

4. 夏师治子淋强调以清润为主，本着治病与安胎并举的原则，慎用苦寒清降滑利之品。

5. 本病应注意休息，多饮水，保持局部卫生，饮食清淡，及时排空膀胱，不可憋尿。

第九节　妊娠小便不通

妊娠七八月小便不通，饮食如常，小腹胀急，心烦不得卧，称为妊娠小便不通，或称

"转胞"，"胞转"，《金匮要略》称其为"小便难"。

本病相当于西医学的妊娠合并尿潴留。

【病因病机】

妊娠小便不通的原因主要是妊娠中期以后增大的子宫和胎头将膀胱向上推移，膀胱气化不行，水道不通，故不得溺。本病临床上有气虚、肾虚之分，湿热常为兼夹因素。素体虚弱，中气不足，孕后胎儿逐渐增大，气虚无力举胎，胎压膀胱，气化不行，故溺不得出；素体肾气不足，胞系于肾，孕后肾气愈虚，举胞无力，胎压膀胱，兼之肾虚不能行气于膀胱，气化不利，水道闭塞，故不得溺；此外，亦有水道不行，湿浊内蕴，继发湿热阻滞者，当予注意。

【诊断与鉴别诊断】

1. 诊断

本病多发生在妊娠晚期，表现为小便不通，小腹胀满急痛，甚或喘急，心烦不得卧。

2. 鉴别诊断

通过病史和B超等相关检查，可排除泌尿系结石、肿瘤等器质性病变。本病与子淋同属于妊娠后小便不利，临证时亦应加以鉴别。本病为小腹胀急，溺不得出；子淋则以小便淋漓热痛为主。

【辨证施治】

本病临床以小便不通为主，且以虚证多见，有气虚、肾虚之分。治疗宜补气升提，助膀胱气化。不可妄用通利之品，以免犯虚虚之戒，影响胎元。

1. 气虚证

证候：妊娠期间小便不通，或频数量少，小腹胀急疼痛，坐卧不安，面乏华色，精神疲倦，头重眩晕，气短懒言，大便不爽，舌质淡，苔薄白，脉细滑。

分析：气虚无力升举，清阳之气不升反陷，举胎无力，胎重下坠，压迫膀胱，以致膀胱气化不利，水道不通，溺不得出，故小便不通，或频数量少；不通则痛，溺停膀胱，膀胱胀满，故小腹胀急疼痛，坐卧不安；气虚下陷，血不上荣，故面乏华色，头重眩晕，精神疲倦，气短懒言，大便不爽；舌质淡，苔薄白，脉细滑均为气虚之象。

基本治法：补气升陷，举胎化气。

方药运用：补中益气汤(《脾胃论》) 加味。

黄芪、党参各30g，白术10g，炙甘草、陈皮各6g，炙升麻5g，柴胡6g，当归10g，桔梗9g，通草5g，台乌药6g，茯苓15g。

方中黄芪、党参、白术、茯苓健脾补气以载胎，黄芪、党参重用以加强补气之力；升麻、柴胡、桔梗升提举胎；乌药温宣下焦之气；通草下气行水而通溺；当归养血安胎；陈皮理气健脾，使补而不滞；炙甘草补中益气，调和诸药。

服法：水煎分服，每日2剂。

加减：形体畏寒者，加桂枝5g，苏梗3g；大便偏溏者，加六曲10g，砂仁（后下）5g，并注意保暖。

2. 肾虚证

证候：妊娠后期小便频数不畅，继而癃闭不通，小腹胀满而痛，坐卧不宁，畏寒肢冷，腰腿酸软，舌质淡，苔白滑，脉细滑无力。

分析：肾阳不足，不能温煦膀胱以化气行水，或肾虚系胞无力，胎压膀胱，故妊娠小便频数不畅，继而癃闭不通；溺蓄膀胱，故小腹胀急疼痛，坐卧不安；腰为肾之府，肾主骨生髓，肾虚故腰腿酸软；阳虚温煦失司，故畏寒肢冷；舌质淡，苔白滑，脉细滑无力均为肾虚之象。

基本治法：温肾扶阳，化气行水。

方药运用：肾气丸(《金匮要略》) 加减。

干地黄、怀山药、山萸肉、丹皮、茯苓各10g，泽泻9g，桂枝5g，制附片6g，车前子（包煎）10g，台乌药5g。

方中干地黄、山药、山萸肉为滋肾补肝之品；泽泻、茯苓、车前子渗利行水；桂枝通阳化气；台乌药化气行水；附子温肾通阳，入药宜久煎，且中病即止。诸药合用，使阳胜气行，水道通利。

服法：水煎分服，每日2剂。

加减：腹胀便溏者，去干地黄，加炒白术10g，煨木香5g，炮姜5g；纳欠苔腻者，加陈皮6g，炒黄柏9g，通草6g。

【其他治疗】

1. 中成药

（1）金匮肾气丸　每次6g，每日3次，适用于肾虚证。

（2）补中益气丸　每次6g，每日3次，适用于气虚证。

2. 热熨法

方法：四季葱（大葱连须用），每天500g，洗净用手折断，放入锅内炒热，分两份轮流使用。每次取250g，用布或毛巾包裹，热熨下腹部（自脐部向耻骨部移动），冷后易之。每天1次（不拘时），每次约30分钟。

适应证：小腹胀急小便不通者。

【转归及预后】

本病在临床较少见，属急证，通过对症处理可迅速缓解，但易反复，需纠正气虚、阳虚的状态，才能巩固疗效。

【预防与调护】

1. 妊娠中晚期应适当活动，增强体质，衣着保暖，以防寒冷伤阳。

2. 饮食应富有营养，易于消化，忌食生冷油腻之品。

3. 尿潴留者可使用导尿法，但应注意控制速度，不可过急，以免引起昏厥。

【临证经验】

妊娠小便不通属急证，多见于妊娠晚期，在妊娠早期亦有所见。治疗方面，气虚者除益气导溺外，补中益气汤亦有一定效果。此外，尚可运用《医宗金鉴·妇科心法》中的举胎四物汤，药用当归、白芍、熟地、川芎、人参、白术、陈皮、升麻等。原书指出，此方治转胞，服后以指探吐，吐后再服再吐，如此三四次，则胎举而小便利矣。按：此方系根据朱丹溪的参术饮加减化裁而来，查参术饮乃本方无升麻，而有半夏、生姜、甘草。丹溪在原书中说："孕妇小便闭而不通者，谓之转胞，乃胎气陷下，壅遏过甚，气道梗阻，故水不得通，虚人多有之，宜参术饮作一剂，服后探吐之。"探吐者，乃急则治标之法。先用探吐使腹肌收缩，逼胎上举，膀胱气化通溺，然后再以参术补养善后。肾虚者，偏于阳虚也，用肾气丸颇合，但应加车前子、木通等通利之品，必要时可先行导尿，然后再予补肾助阳、渗利小便以善其后。气虚、肾虚均需注意有无湿热下注，如兼有湿热者，可用黄柏、知母、贝母、苦参等以清利之，且有助于防治继发感染。

验案举例

20世纪80年代初，我院曾收治一患者，第一胎孕70余天，因妊娠小便不通，反复导尿，痛苦不堪而行人流术。此次第二胎孕2月余，小便不畅，小腹胀急，腰腿冷感，烦不得卧，舌边齿印，苔薄根腻，脉沉细滑。遂以"妊娠小便不通"收治入院。各项常规检查均在正常范围之内。夏师认为，证属肾阳偏虚，膀胱失煦，气化不利。治拟温肾助阳，化气利水，方选肾气丸加减。处方：肉桂（后下）、制附片（先煎）各5g，熟地、山药、山萸肉、茯苓、泽泻、黄芪、白术、钩藤（后下）各10g，桔梗6g，甘草3g。服药5剂后小便渐畅，诸症亦缓，住院月余，坚持服药，病愈出院。孕7月后，妊娠小便不通之疾又作，自服前方14剂而愈。至孕39周顺产一女婴。

按语：妊娠小便不通往往发生在妊娠的中晚期，此例患者早期即患本病，反复导尿，苦不堪言，第一胎即因此而告终。此次妊娠又作，辨证属肾阳不足，膀胱失煦，气化不利，以肾气丸加减。肾气丸温阳利尿，钩藤易丹皮之凉血而平肝宁心，加黄芪、白术补气升提，桔梗开宣肺气。诸药合用，收温补肾气、通利水道之功。

【小结】

1. 妊娠七八月小便不通，饮食如常，小腹胀急，心烦不得卧，称为妊娠小便不通，或称"转胞"、"胞转"。临床虽不多见，但中医治疗效果较好，且预后良好。

2. 通过病史、临床表现和尿常规、B超等，可以明确诊断，但需排除泌尿系结石、肿瘤等器质性病变。

3. 妊娠小便不通为本虚标实之证，临床上有气虚、肾虚之分，湿热常为兼夹因素。治疗以补气升提、温肾通阳、助膀胱气化为主，兼有湿热者，可酌加清利之品，但不可妄用通利之品，以免犯虚虚之戒，影响胎元。

4. 临证应告知患者，膀胱充盈后需及时排空，切勿憋尿。衣着应保暖，不可贪凉。

第十节 孕 痈

妊娠期间并发肠痈，称为孕痈，西医称为“妊娠合并急性阑尾炎”。本病是妊娠期最常见的外科急腹症，其发生率在妊娠各期相近，阑尾炎穿孔则多发生在妊娠晚期。孕期子宫增大，阑尾的位置改变，阑尾炎的症状和体征与非孕期有不同程度的差异，且往往病情发展较快，流产、早产的发生率明显增加，因此，必须及时诊断和处理，以改善母婴的预后。

【病因病机】

中医学认为，孕妇在妊娠期间摄生不慎，寒湿乖违，饮食不节，劳力过度，情志过极，喜怒无常，以致脾虚气滞，湿浊留阻，血气蕴结，湿浊与血气蕴蓄，腐化成痈；或宿有肠痈之恙，得孕后气血环流不周，瘀滞与宿恙湿热交结，以致形成孕痈。

【诊断与鉴别诊断】

1. 诊断

本病腹痛一般开始于上腹部或脐周，以后逐渐转移至右下腹。孕中晚期阑尾位置较高，因而压痛点较高；阑尾位于子宫背面时，疼痛可能位于右侧腰部。孕痈急性发作之初往往伴恶心呕吐，发热在38℃左右，且脉数较体温为著。

2. 鉴别诊断

本病孕早期的临床表现与非孕期基本相同，但需要排除卵巢囊肿蒂扭转、右侧异位妊娠、右侧泌尿系结石、妊娠黄体破裂等。妊娠中期需要鉴别的疾病有卵巢囊肿蒂扭转、右侧急性肾盂肾炎、急性胆囊炎及胆结石等。妊娠晚期要与分娩先兆、胎盘早期剥离、子宫肌瘤红色变性及其他外科急腹症相鉴别。

【辨证施治】

本病在妊娠早中期时诊断并不困难，在中晚期时诊断较为困难，故详细询问病史非常重要。据国内文献报道，在妊娠期急性阑尾炎的病例中，20%～40%有慢性阑尾炎病史。对可疑病例不要轻易否定诊断，凡腹痛持续并逐渐加重者，在排除其他外科疾病后，仍应考虑本病可能。

1. 痈脓未成证

证候：妊娠腹痛，初起绕脐疼痛，随后疼痛转至右下腹，按之痛剧，身热恶寒，口渴引饮，恶心呕吐，大便秘结，舌红苔黄腻，脉滑数或洪数。

分析：平素情志不畅，肝气郁滞或妊娠胎阻，气机不畅，血行受阻，瘀血内生，气滞脘腹则腹痛走窜；嗜食膏粱厚味，湿热蕴于肠中，瘀血湿热互结，故右下腹疼痛，固定不移；湿热中阻，胃失和降，故恶心呕吐；气血不畅，营卫不和，故身热恶寒；热盛伤津则口渴引饮，大便秘结；舌红苔黄腻，脉滑数或洪数均为热盛化毒之象。

基本治法：清热化瘀。

方药运用：复方红藤煎(《中医外科学》)。

红藤、紫花地丁各30g，制乳没各6g，连翘、金银花各12g，丹皮10g，延胡索10g，甘草3g，大黄3g。

方中红藤清热解毒，活血通络；紫花地丁、金银花、连翘清热解毒，消痈散结；制乳没、延胡索行气止痛；丹皮清热凉血，活血散瘀；大黄通腑泄热。诸药合用，瘀散热祛，疼痛自止。

服法：水煎分服，每日2剂，4小时服1次。

加减：恶心呕吐者，加陈皮、制半夏各6g，黄连3g，生姜3片；大便偏溏者，去大黄，加广木香6g，山楂10g，青陈皮各6g，六曲10g。

2. 痈脓已成证

证候：小腹或脘胁疼痛剧烈，拒按，发热，体温可达39℃，烦躁口渴，不欲饮，腹皮拘急隆起，尿黄便结，舌苔黄腻，脉滑数。

分析：本证为前证的进一步发展。热毒壅盛，与气血相搏，蕴积成脓，故高热，小腹或脘胁疼痛剧烈，拒按，腹皮拘急隆起；湿热内阻，热被湿遏，故口渴不欲饮；火热内盛，高热不退，热伤津液，故尿黄便结；舌红苔黄腻，脉滑数或洪数均为热毒内盛之象。

基本治法：解毒排脓。

方药运用：排脓散(《外科正宗》) 加减。

黄芪15g，当归、金银花各12g，白芷、防风各6g，瓜蒌仁10g，川续断9g，败酱草30g，薏苡仁15g，五灵脂10g，蒲公英10g。

方中金银花、蒲公英、败酱草清热解毒，消痈排脓；当归、五灵脂化瘀止痛；薏苡仁利湿排脓；防风、白芷祛风胜湿，消肿止痛；瓜蒌仁清热散结，润肠通便；黄芪补气托毒，排脓生肌；川断安胎。诸药合用，清热解毒，脓祛胎安。

服法：水煎分服，每日2剂。

加减：腹胀便溏者，加炒白术10g，煨木香5g，六曲10g，桔梗9g；发热较高者，需合西药抗感染治疗。

【其他治疗】

外敷法

如意金黄散　适用于妊娠合并阑尾炎痈脓未成证。

【转归及预后】

如阑尾炎已有穿孔、坏死或弥漫性腹膜炎，无论是妊娠的任何阶段，均应立即手术。高度怀疑本病时，亦可剖腹探查。妊娠晚期急性阑尾炎手术时，若无产科指征，不提倡同时行剖宫术；若有产科指征时，可先行腹膜外剖宫产，再行阑尾切除。本病如治疗及时，一般预后良好。

【预防与调护】

1. 孕期有腹痛等不适要及时就诊，以免延误病情。

2. 对继续妊娠者，术后 1 周内应给予保胎治疗。

3. 忌暴饮暴食，饭后不宜剧烈运动。发病期间饮食宜清淡。

4. 注意调畅情志，气机舒畅，气血和合，郁滞得消。

【临证经验】

在治疗本病时，要特别重视阑尾炎痈脓未成期的诊治。一旦疑是本病，疼痛发热较重者，复方红藤煎应每日 2 剂。舌苔黄腻者，复方红藤煎中的大黄是主要药物，即使服后大便见溏，也不能随意舍去。此外，可配合外敷疗法，必要时应中西医结合治疗，尽快控制病情。有相当一部分西医妇产科工作者认为，一旦确诊本病，不论妊娠期限和病变程度如何，均应立即进行手术，其目的是避免病情迅速发展，如并发阑尾穿孔和弥漫性腹膜炎等。

【小结】

1. 妊娠期间并发肠痈，称为孕痈，又称“妊娠合并急性阑尾炎”。本病是妊娠期最常见的外科急腹症，其发生率在妊娠各期相近，阑尾穿孔则多发生在妊娠晚期。

2. 本病早期临床表现不典型，宜密切观察病情变化，以免失治误治。

3. 本病初期为湿热之邪壅积阑尾，气血郁闭，治宜清热解毒，理气活血消痈。若热郁化火，肉腐成脓，发展到痈脓已成期，则宜清热解毒，排脓消痈。

4. 夏师特别重视阑尾炎痈脓未成期的诊治。一旦疑是本病，疼痛发热较重者，则予复方红藤煎每日 2 剂。同时，治病不忘安胎，方中酌加安胎之品。

5. 孕后宜饮食有节，切忌膏粱厚味，暴饮暴食，发病期间宜以清淡饮食为主，同时调畅情志，将息有度，寒温适宜。

第十一节　妊娠身痒

妊娠中晚期出现四肢瘙痒，甚或全身瘙痒，入夜尤甚，或目珠、皮肤、小溲色黄者，称为妊娠身痒。本病散见于古典医籍“妊娠黄疸”、“妊娠身痒”的描述中。我们认为，妊娠身痒往往出现较早，且持续时间较长，治疗不及时或病情进一步发展，可出现黄疸。本病相当于现代医学的妊娠期肝内胆汁淤积症（ICP）。前人已认识到，“孕妇患此必致腹胀胎腐”（《陈素庵妇科补解》），因此，当重视本病的防治。

【病因病机】

妊娠期肝内胆汁淤积症发生的原因在于肝经郁火与湿热。患者素体不足，妊娠之后阴血下聚以养胎，肝失血养，肝之藏血与疏泄功能均受影响。肝血不足则肝气易郁，郁久化火，肝火内炽则胆热液泄，流入营血；肝又为心之母，母病及子，引动心火，心肝之郁火挟胆液入络，外达肌表，致身痒不已或黄疸。或素体脾虚，湿浊偏盛，孕后过服辛温之剂，或土壅木郁，郁久化火，加之妊娠中晚期胎火偏旺，湿热内生，肝火兼胎火挟湿热入络，壅遏肌肤，发为身痒或黄疸。若失治或病情日进，肝火、湿热经久不解，更耗阴血，进而继发气滞血瘀，则胎失所养，胎萎不长，甚至胎死宫内。肝失藏血，还可发生产时及产后出血。总之，本病以郁火、湿热为主，在发病过程中有偏于郁火和偏于湿热之不同。本病发于营血之中，与肝胆关系很大，其病理变化亦是顺着肝胆血分而发展，故必须及时控制。

【诊断】

1. 诊断

（1）临床表现

①瘙痒：80%患者在妊娠30周开始出现瘙痒，也有在妊娠25～29周出现者，个别甚至更早。瘙痒一般呈持续性，入夜尤甚，严重者可引起失眠、神疲乏力、纳谷不香。分娩后可立即消失，或在产后数小时至数日内消失。

②黄疸：瘙痒发生数日或数周内，约半数患者出现轻度黄疸，尿色变深。分娩后1～2周黄疸消失。

（2）检查

①血清胆汁酸：较正常值可增加百余倍，且出现异常的时间早于瘙痒的症状和其他实验室改变，是本病早期诊断的重要指标。

②肝功能：本病早期即有转氨酶轻中度升高，一般为正常值的2～10倍；20%的患者血清胆红素升高，但很少超过85.5μmol/L。

2. 鉴别诊断

通过询问病史及有关检查，本病需与妊娠合并病毒性肝炎、药物性黄疸、妊娠高血压、妊娠急性脂肪肝、妊娠合并胆道感染、妊娠风疹等相鉴别。

【辨证施治】

本病主要在于心肝郁火与湿热，临床上有偏于郁火、偏于湿热之不同。中医药治疗ICP可缓解瘙痒症状、恢复肝功能、降低血清胆汁酸水平。偏于郁火者当清肝为主，佐以利湿；偏于湿热者则需清热利湿并举。

1. 偏于郁火证

证候：妊娠晚期四肢瘙痒，继则周身皆痒，入夜尤甚，心烦易怒，胸闷胁胀，小溲黄赤，大便干结，舌质红，苔薄黄，脉弦滑。

分析：妊娠晚期阴虚血少，生风化燥，肌肤失养，故周身瘙痒；夜间阴气当令，阴虚不能相应，故入夜尤甚；血不养心，心神失养，心火偏旺，故心烦；阴虚肝木无以涵养，肝火更旺，故易怒胁胀；小溲黄赤，大便干结，舌质红，苔薄黄，脉弦滑均为火热之象。

基本治法：清肝利湿，健脾养血。

方药运用：茵陈蒿汤（《伤寒论》）加味。

茵陈、炒山栀、炒丹皮各10g，钩藤（后下）、白蒺藜各15g，当归、白芍、白术、茯苓各10g，炒柴胡、制大黄各6g，地肤子10g。

方中茵陈苦泄下降，功专清利湿热而退黄；栀子清热降火，通利三焦；丹皮清肝凉血；钩藤、白蒺藜平肝潜阳，祛风止痒；当归、白芍、白术、茯苓滋阴养血润燥，健脾利湿安胎；柴胡疏肝，肝胆得疏，自无胆汁淤积之患；地肤子清热利湿止痒；大黄泻热逐瘀，通利大便，导瘀热由大便而下。

服法：水煎分服，每日1剂。

加减：心火偏盛，瘙痒颇剧，心烦寐差者，加黄连、莲子心各3g，丹参10g；脾运不健，纳谷不馨，大便不实者，去当归、制大黄，加煨木香6g，砂仁（后下）3g，炒谷芽15g；湿热偏甚，胸闷脘痞，目肤皆黄，舌苔黑腻者，去当归、白芍，加白鲜皮、冬葵子、泽泻、车前草各10g，茵陈加至15g。

2. 偏于湿热证

证候：妊娠中晚期四肢瘙痒，甚或周身皆痒，继则目肤皆黄，胸闷心烦，纳谷欠香，神疲思睡，溺黄热涩，大便先干后溏，舌红苔黄根腻，脉来濡细。

分析：湿热内蕴，加之胎体长大，气机升降失调，以致湿热郁而不达，滞于体内，熏蒸肌肤，故目肤皆黄；湿热溢于肌肤，故皮肤瘙痒；湿困脾土，运化失司，故纳谷不香；湿热下注膀胱则溺黄热涩；湿阻胸膈，气机不畅，故胸闷心烦；湿性重着，湿邪困脾，故神疲思睡；湿邪阻碍气机，传导失司，故大便干；脾虚生湿或湿邪困脾，影响脾胃功能，故大便先干后溏；舌红苔黄根腻，脉来濡细均为湿热之象。

基本治法：清热利湿，祛风止痒。

方药运用：茵陈五苓散(《金匮要略》）加减。

茵陈、钩藤（后下）各15g，猪苓、茯苓、白术、泽泻各10g，炒荆芥6g，地肤子、白鲜皮、白蒺藜、炒丹皮各10g，炒谷芽15g。

方中茵陈清热利湿退黄；钩藤、白蒺藜平肝潜阳，祛风止痒；猪苓、茯苓、泽泻利水祛湿泻热，使湿热从小便出；白术健脾益气；丹皮凉血活血以止痒；炒荆芥、地肤子、白鲜皮祛风止痒；炒谷芽健脾消食。

服法：水煎分服，每日1剂。

加减：心肝火旺，瘙痒颇剧，心烦寐差者，加黄芩、黑山栀各10g，莲子心3g，丹参10g；脾运不健，纳谷不馨，大便不实者，加砂仁（后下）3g，煨木香10g。

【转归及预后】

本病孕妇预后良好，但可致胎儿生长受限、胎死宫内或早产等，使围产儿患病率和死亡率增高，因而近年来已被列为高危妊娠，并日益受到重视。

【预防与调护】

1. 定期检测肝功能、血甘胆酸、胆红素，并对胎盘功能及胎儿情况进行监测。
2. 适当卧床休息，可左侧卧位以增加胎盘血流量。

3. 忌恼制怒，保持心情舒畅，以利气血调和。

4. 饮食宜清淡而富有营养，多食蔬菜水果，禁辛辣、鱼腥、烟酒、肥腻及生冷之品。

【临证经验】

夏师认为，本病以心肝（胆）郁火湿热为发病的主要原因，因此临床宜清肝解郁与利湿止痒结合，常用的方剂为丹栀逍遥散合茵陈蒿汤，基本的药物为炒山栀、炒丹皮、当归、白芍、钩藤、茵陈、泽泻、炒柴胡、茯苓、地肤子等。偏于郁火，以火热为主者，治疗上清热必须占主导，可加入生地、黄连，甚则大黄。凉血泄热，才能达到止痒的要求。偏于湿热，以湿为主者，治疗上必须燥湿占主导，可加入制苍白术、防风、藿香、佩兰等。温燥化湿，才能达到除湿的要求。此外，还要认识到瘀滞的重要性，因为肝经郁火必然有瘀滞，所以常在上述基本方药中加入赤芍、丹参、虎杖等活血之品。这些活血化瘀的药物性质虽较为缓和，但毕竟偏于活血，要慎重使用，用之得当，效果颇佳。在治疗过程中，始终要注意湿热的变化。如湿甚于热，应以温燥为主；热重于湿，应以清利为主，但不能专事清利。临床发现，对湿甚于热者，只用清利反易致脾弱湿甚，湿蕴蒸热，出现烦热身痒加重的变化，不可不知。如果肝肾阴虚，藏血不足，待郁火湿热解除后，还应侧重滋阴养血以保护肝脏；脾胃薄弱者，湿热清除后宜健脾和胃，恢复后天生化之源，既为保肝之措施，又为养胎之要着，有着积极的临床意义。

由于本病患者胆汁的胆盐分泌量不足，维生素 K 的吸收减少，肝脏合成凝血因子Ⅱ、Ⅶ、Ⅸ、Ⅹ的量亦减少，容易引起产后出血。因此，要重视健脾养血法在本病治疗中的应用，增强肝藏血的功能，对预防产后出血有积极意义。

验案举例

张某，24 岁。

孕 33 周余，孕检发现胆汁酸增高 10 天。皮肤瘙痒不甚，口干心烦，下半夜汗出，无肤黄尿黄，舌尖红苔薄白，脉细滑数。血清丙氨酸氨基转移酶 80 IU/L，甘胆酸 510 nmol/L。曾在外院服茵陈合剂 1 周，胆汁酸未降。拟滋阴清肝，健脾利湿，处方：钩藤（后下）15g，山栀 10g，丹皮 10g，炒当归 10g，白芍 10g，生地 10g，醋柴胡 6g，黄连 3g，泽泻 10g，茯苓 10g，桑寄生 10g，焦山楂 10g。药服 7 剂后，生化指标均降至正常范围。

按语：本案主要在于心肝之火偏旺，而湿热不甚，故茵陈蒿为主的方剂少效。治疗重在清肝胆之火，佐以健脾利湿，选丹栀逍遥散加减，并加入滋阴凉血之品。一味桑寄生体现了治病不忘安胎的整体观。

【小结】

1. 妊娠中晚期出现四肢瘙痒，甚或全身瘙痒，入夜尤甚，或目珠、皮肤、小溲色黄者，称为妊娠身痒。

2. 根据患者的临床表现及肝功能、血甘胆酸、胆红素的检测，诊断并不困难。

3. 本病主要在于心肝郁火与湿热，治疗上应以清肝利湿、健脾养血、祛风止痒为原则，并根据证型有所偏重。用药应注意养血不要过于滋腻，可适量加入理气行滞之品，以免阻滞气机，加重黄疸。利湿不要过于滑利，以免伤胎，并酌情加入养血补肾安胎之品。

4. 夏师认为，治疗本病要把清肝解郁与利湿止痒结合在一起，始终注意湿与热的轻重变化，并随症加减。妊娠晚期要认识到瘀滞的重要性，加入性质较为缓和的活血之品，如赤芍、丹参、虎杖等。湿热消退后，要及时应用补益肝肾、健脾养血法，既保护肝脏，又可安胎，并对预防产后出血有积极意义。

5. 本病宜适当休息，保持心情舒畅，定期检测肝功能、甘胆酸等，饮食宜清淡。

□第十四章□

产 后 病

产妇在胎儿娩出后发生的与分娩有关的疾病，称为产后病。产后所发生的疾病很多，就前人所载而言，有三急、三冲、三病等。呕吐、盗汗、泄泻为三急。冲心、冲肺、冲胃为三冲。冲心者十难救一，冲肺者十全一二，冲胃者五死五生，这是古人对孕产所致瘀血演变的一种预后判断，值得重视。痉、大便难、郁冒为新产三病，首载于《金匮要略》。常见的产后病有：产后腹痛、产后发热、产后恶露不绝、产后自汗盗汗、产后排尿异常、产后身痛、产后便秘、产后缺乳、产后乳汁自出等。

产后病的病理特点可以归纳为三点：一是虚，分娩时的产创和出血导致亡血伤津，甚则阴虚火旺；二是瘀，孕产所致的恶露瘀滞可以导致多种病变，所谓“败血妄行，遗害无穷”；三是寒，俗有“产后一块冰”之说，临产用力过多，必然耗气，且亡血伤津，亦必及气，气虚阳弱，阳气偏虚，故易出现寒变。此外，产后易汗，百节空虚，风寒易侵，所谓“邪之所凑，其气必虚”，“最虚之处，便是容邪之所”，故产后发病难痊也。

产后病的诊治内容，前人在产后病的诊断上强调“三审”：即先审少腹痛与不痛，以别恶露之有无；次审大便通与不通，以验津液之盛衰；再审乳汁行与不行及饮食多少，以察胃气之强弱。通过三审，结合产妇体质、病症特点、舌脉变化等进行综合分析，可对疾病作出比较客观的诊断与辨析。在治疗上，根据产后“多虚多瘀，易寒易热”的特点，本着“勿拘于产后，勿忘于产后”的原则，针对病情，虚则宜补，实则宜攻，寒则宜温，热则宜清。在具体运用时，应辨病与辨证相结合，灵活掌握，实则宜速，虚者可缓，才能获取较好的疗效。

第一节 产褥期抑郁症

产褥期抑郁症（PPD）是指产妇在分娩后出现抑郁症状，是产褥期精神综合征中最常见的一种类型，多在产后2周发病，产后4~6周症状明显。分娩后12个月是妇女一生中发生精神疾病的高危时期，且产后前3个月的发生率比后9个月高。本病在欧美国家的发病率为3.5%~33%，我国这方面的资料不多，有报道为3.8%~18.48%。

产褥期抑郁症，中医学称之为“产后发狂”、“产后癫狂”、“产后乍见鬼神”、“产后忧郁”等，表现为妇人产后精神抑郁，沉默寡言，情志烦乱，哭笑无常，呵欠频作，甚则登高而歌，弃衣而走，打人毁物，不识亲疏。本病最早见于《诸病源候论》，嗣后妇科著作均有所论述。本病若不及时治疗，产妇可出现自杀倾向，或伤害婴儿，影响夫妻关系及整个家庭，应当予以重视。

【病因病机】

产褥期抑郁症多因体质虚弱，产时失血耗气，阴血亏虚，血不养心，心神失养；或素性抑郁，产后气血亏虚，肝木失养，肝失藏血，血不舍魂；或过度忧愁思虑，损伤心脾；或产后元气本亏，再因劳倦，气虚无力运血，败血滞留成瘀而发为本病。

1. 主要证型

（1）心脾两虚　《灵枢·本神》曰：“思出于心而脾应之。”产时失血耗气，阴血亏虚，血不养心，心神失养，或过度忧愁思虑，损伤心脾，故致产后抑郁。《万氏女科》云：“心主血，血去太多，心神恍惚，睡卧不安，言语失度。”

（2）肝郁脾虚　紧张、思虑过度等因素不断刺激可导致肝气郁结，木旺侮土，故成肝郁脾虚之产后抑郁。

2. 兼夹证型

（1）痰火　产后阴血亏虚，心肝失养，不仅心神不宁，而且气火偏旺，炼液成痰，痰火上扰心神而发病。《陈素庵妇科补解》对产后乍见鬼神的机理分析曰：“乍见鬼神，由心血虚而邪干之也。所谓邪者，败血也，痰也，火也。血与痰有形，而火无形，无形之火能载有形之痰与血而上奔，有形之痰血能随无形之火而上逆。血，水类，血虚则不能制火而上炎，痰随火涌，火上行则瘀血随之而冲入心，是以心神恍惚怖畏，如见鬼神也。”

（2）血瘀　产后元气亏虚，复因劳倦耗气，气虚无力运血，血滞成瘀，或产后胞宫瘀血停滞，瘀攻于心，正如《万氏女科》曰：“产后虚弱，败血停积，闭于心窍，神志不能明了，故多昏困。”

【诊断与鉴别诊断】

1. 诊断

产后4周内出现情绪低落，伤心流泪，且呈昼夜变化的趋势，即夜间加重，尚有内疚，焦虑，易怒，食欲减退，睡眠障碍，易疲劳，处理事情的能力低下，不能履行做母亲的职责等，甚则发为狂躁、癫狂。

2. 鉴别诊断

（1）产后神经衰弱　主要表现为失眠、多梦、记忆力下降及乏力等，经充分休息，可较快恢复。

（2）产后胃肠神经功能紊乱　精神紧张后多有腹泻，可伴有乏力、出汗等症状，但无其他精神活动异常。

（3）产母抑郁　从开始分娩至产褥第7天所出现的一过性哭泣或忧郁状态，约占产妇的50%～70%，以产后3日内发病最多，又称“三日闷”，病程短，病情轻，发病率高。

【辨证施治】

本病的主要证型分为心脾两虚与肝郁脾虚，可兼夹有痰火、血瘀二者，治疗上应着重养血安神，疏肝理气，兼有痰火者泻火涤痰，兼有血瘀者活血化瘀。

1. 主要证型

（1）心脾两虚证

证候：产后精神不振，夜寐不安，神志恍惚，悲伤欲哭，不能自主，情绪低落，舌质淡红，苔色薄白，脉沉细无力。

分析：“思出于心而脾应之”，产后失血过多，思虑太过，所思不遂，心血暗耗，心失所养，神明不守，故产后焦虑抑郁；心神不宁，故夜寐不安，神志恍惚，悲伤欲哭，不能自主，情绪低落；舌质淡红，苔色薄白，脉沉细无力均为心脾两虚之象。

基本治法：益脾养心，滋液安神。

方药运用：甘麦大枣汤（《金匮要略》）合归脾汤（《济生方》）。

小麦10g，甘草6g，大枣5枚，黄芪20g，太子参30g，广木香6～9g，白术10g，茯苓神各10g，炙远志6g，炒枣仁10g，合欢皮9g。

方中太子参、黄芪、白术、甘草、大枣补脾益气，小麦养心宁神，合欢皮安神解郁，茯神、枣仁养心安神，远志交通心肾而定志宁心，木香理气醒脾，防益气补血药滋腻滞气。本方为养心与益脾并进之方，亦即益气与养血相融之剂。

服法：水煎分服，每日1剂。

加减：失眠明显者，加柏子仁10g，青龙齿（先煎）10g；腹胀矢气，大便偏溏者，加砂仁（后下）5g，六曲10g；小腹有凉感，肠鸣便溏者，加炮姜5g，肉桂（后下）5g；心烦口渴，夜寐甚差，舌尖尤红者，加黄连5g，莲子心3g，黛灯心1米；口腻痰多，舌苔厚腻，胡言乱语者，加竹沥10g，制半夏6g，广郁金（明矾拌）9g，化橘红6g，陈胆星9g，必要时可加服牛黄清心丸。

（2）肝郁脾虚证

证候：精神郁闷，沉默寡言，性情孤僻，或心烦易怒，头昏头痛，失眠多梦，善太息，胸胁乳房胀痛，或呕恶痰涎，神疲乏力，舌质淡红，苔薄白腻，脉弦细。

分析：素性抑郁，产后复因情志所伤，故精神郁闷，沉默寡言，性情孤僻；肝郁气滞，气机失畅，故善太息，胸胁乳房胀痛；肝郁化火，母病及子，故心烦易怒，失眠多梦；肝火上扰清窍，故头昏头痛；肝气乘脾，脾虚生痰，故呕恶痰涎；脾虚气弱，四肢肌肉失养，故神疲乏力；舌质淡红，苔薄白腻，脉弦细均为肝郁脾虚之象。

基本治法：疏肝解郁，健脾安神。

方药：逍遥散(《太平惠民和剂局方》) 加味。

炒当归、赤白芍、白术、茯苓各10g，炒柴胡5g，广郁金9g，石菖蒲6g，合欢皮12g，广陈皮、炙甘草各5g。

方中柴胡疏肝解郁，当归、赤白芍养血柔肝，陈皮、白术、茯苓健脾去湿，广郁金、合欢皮解郁安神，石菖蒲开窍醒神，炙甘草益气补中，缓肝之急。诸药合用，气血兼顾，肝脾同治，共达解郁安神之效。

服法：水煎分服，每日1剂。

加减：脾虚明显，腹胀便溏，神疲乏力者，加广木香9g，党参15g，砂仁（后下）5g；肝热偏重，大便燥结，口苦口渴者，加大黄5g，黄连3g，郁李仁10g，柏子仁9g；肝热扰心，五心烦热，急躁愤怒者，加山栀10g，丹皮9g，钩藤（后下）15g，苦丁茶9g；胃脘痰浊偏甚，呕恶痰涎，脘部痞闷者，加制半夏9g，广藿香6g，炒枳壳6g。

2. 兼夹证型

（1）痰火证

证候：起病较急，烦躁易怒，哭笑无常，狂躁不安，甚则打人毁物，弃衣而走，登高而歌，喉中痰鸣，面赤目赤，大便秘结，舌质红绛，苔黄腻较厚，脉滑数。

分析：产后阴血亏虚，心肝失养，不仅心神不宁，而且气火偏旺，火旺炼液成痰，痰火上扰心神，故烦躁易怒，哭笑无常，狂躁不安，甚则打人毁物，弃衣而走，登高而歌，喉中痰鸣；火热偏甚，故面赤目赤；火热伤津，故大便秘结；舌质红绛，苔黄腻较厚，脉滑数均为痰火之象。

基本治法：泻火涤痰，宁心安神。

方药：黄连温胆汤(《温热经纬》) 加味。

黄连5g，炒竹茹6g，炒枳实10g，制半夏、化橘红各6g，茯苓12g，甘草3g，陈胆星10g，青龙齿（先煎）10g，钩藤（后下）20～30g，甘草5g。

方中黄连清心泻火，钩藤清肝安魂，青龙齿善安神魂而泻心肝，半夏降逆和胃，燥湿化痰，竹茹清热化痰，止呕除烦，胆星祛风化痰，枳实行气消痰，使痰随气下，佐以陈皮理气燥湿，茯苓健脾渗湿，甘草调和诸药。全方共奏泻火涤痰，宁心安神之效。

服法：水煎分服，每日2剂。

加减：火热偏甚，面红目赤，狂躁明显者，加大黄6～10g，玄明粉（后下）9g，青礞石（先煎）10～15g；夜难入寐，躁动不安者，加紫贝齿（先煎）10g，生铁落（先煎）30～60g；口腻痰多，舌苔黄白而厚者，加竹沥（吞服）1匙，瓜蒌皮10g，制川朴6～10g。

(2) 血瘀证

证候：产后恶露不下，或下而不畅，色黑有血块，小腹硬痛拒按，默默无语，焦虑，欲哭无声，神思恍惚，记忆力下降，食欲减退，或神志错乱，如见鬼神，喜怒无常，哭笑不休，登高弃衣，不识亲疏，狂态毕具，面色晦暗，舌边紫，脉细涩。

分析：产后气血虚弱，劳倦过度，气血运行无力，血滞成瘀，或情志所伤，气滞血瘀，恶血不去，新血不生，故产后恶露不下，或下而不畅，色黑有血块；不通则痛，故小腹硬痛，拒按；胞宫内败血停滞，瘀血上攻，闭于心窍，神明失常，故产后默默无语，焦虑，欲哭无声，神思恍惚，记忆力下降，食欲减退，或神志错乱，如见鬼神，喜怒无常，哭笑不休，登高弃衣，不识亲疏，狂态毕具；面色晦暗，舌边紫，脉细涩均为血瘀之象。

基本治法：活血化瘀，醒脑安神。

方药：癫狂梦醒汤(《医林改错》) 加减。

桃仁 15g，红花 9g，香附 10g，青皮 6g，柴胡 6g，木通 6g，赤芍 10g，制半夏 5g，桑白皮 10g，大腹皮 10g，苏子 10g，甘草 3g。

方中桃仁、红花、赤芍、香附活血化瘀；柴胡升清阳，散结气；大腹皮下气宽中；青皮理气散滞；苏子降气化痰；半夏燥湿化痰；桑白皮泻肺火，利水道；木通清降心火，通利九窍关节血脉；甘草生用泻心火，缓急，调和诸药。全方共奏豁痰化瘀，利窍醒脑之功。

服法：水煎分服，每日 1～2 剂。

加减：兼有热结，大便燥艰者，加大黄 6g，炒枳实 10g；瘀结较甚者，加五灵脂 10g，琥珀粉（另吞）3g，必要时可加地鳖虫 6g，麝香粉（另吞）0.1～0.3g；兼夹痰浊者，加制苍术 10g，陈胆星 9g，化橘红 6g。

【其他治疗】

1. 中成药

(1) 天王补心丹(《世医得效方》)　滋阴养血，补心安神。每次 1 丸，每日 2 次，适用于产后阴血亏虚型产褥期抑郁症。

(2) 柏子仁散(《证治准绳》)　用白羊心一个煎汤，柏子仁散 15g 入羊心汤煎煮，去滓，不拘时温服，适用于产后败血挟邪攻心的产褥期抑郁症。

2. 针灸

(1) 体针　取肝俞、心俞、内关、神门、三阴交。上 5 穴均施捻转补法，中强刺激，留针 30 分钟，每日 1 次。

(2) 耳针　取脑点、脑干、神门、卵巢、内分泌、皮质下，用王不留行籽敷贴，每日可揉按 3 次。

【转归与预后】

本病初起，经过药物与心理治疗，预后良好，约 70% 患者于 1 年内治愈，极少数患者可持续 1 年以上，但再次妊娠时约有 20% 复发率，其第二代的认知能力可受一定影响。若治疗不及时，且精神抑郁持续存在，则产妇可出现自杀倾向或杀害婴儿，影响夫妻关系及整个家庭，应当予以重视。

【预防与调护】

1. 加强围生期保健，减轻孕妇对妊娠分娩的紧张情绪。对有精神疾患家族史的孕妇，应给予更多的关爱。对于有不良孕产史的产妇，应向她们说明产生的原因，鼓励其增加自信心。

2. 引导患者舒畅情志，针对患者的个性特征给予个体化的心理疏导，解除致病的心理因素，提高患者的自我价值意识。

【临证经验】

夏师认为，在处理产褥期抑郁症时应注意以下几个方面。

1. 心理疗法

分娩本身与产后精神疾病发生有关。本病患者多在孕期或分娩时有重大精神创伤史，因缺乏早期关注，或产后加重其负担而导致产后精神失常。精神疾病的治疗主要是矫正其病态心理，因此心理治疗是基本疗法之一。医生应和患者建立良好的关系，取得患者的信任，解除患者的心理负担，给患者创造良好的生活环境，使患者心情舒畅，精神愉快，促进身心早日康复。在心理疏导的过程中，还必须查找原因，解决一些实际问题，才能有助于疾病治愈。

2. 中西医结合，针药并用

导致产褥期精神障碍的病因多种多样，包括心理因素、产褥感染的毒性反应、难产、失血过多、产后垂体和甲状腺功能低下等，因此在治疗上针对病因和临床特点，采用中西医结合方法较为理想。

（1）忧郁状态　属于中医气郁痰阻型。常选用逍遥散合温胆汤，药用制半夏、陈皮、茯苓、甘草、竹茹、炒枳实、石菖蒲、广郁金、炒柴胡、胆星、炒枣仁、炙远志等。西药应用多虑平、安定、谷维素等合治之。

（2）狂躁兴奋状态　属于中医痰火扰心型。一般用生铁落饮加味，药用生铁落（包煎）15～30g，天冬、麦冬各9g，浙贝母6g，陈胆星10g，化橘红6g，炙远志、石菖蒲各10g，茯苓神各12g，钩藤（后下）15～30g，丹参15g，朱砂（冲服）0.5g，同时可兼服礞石滚痰丸、琥珀抱龙丸以治之。西药可用氯丙嗪、奋乃静等促进睡眠。

（3）神经症状态　属于中医肝郁脾虚型。中药用越鞠丸或逍遥散等。西药可选用谷维素、安定等。

（4）错乱-谵妄状态　常并发于产褥感染后，属中医瘀血乘心，常选用癫狂梦醒汤，具体用药见前辨证论治项。此时要注意两种情况：一是盆腔炎，热毒犯于心包者，一般有高热，神昏，谵语，可用清营汤合牛黄清心丸；二是蓄血证，可用下瘀血汤，药用大黄、䗪虫、桃仁等。

（5）无力困惑状态　是产褥期精神障碍转为慢性时常见的一种类型，常由产后垂体、甲状腺功能低下引起，属于心肾亏虚，可用左归丸或右归丸加入益智仁、炙远志、胆星、琥珀、太子参或红白人参等。西药可用胎盘组织液、维生素 B_1、维生素 B_{12}、维生素 C，或给予相应的激素治疗。

以上 5 种类型皆可配合针灸治疗。针药并投，相得益彰，功效较好，亦较快，临床可试用之。

验案举例

单某，女，32 岁。

流产 2 次，第 3 胎保胎成功，足月分娩一女婴后，因不慎感袭风寒，以致恶露月余始净。又因与公婆不和，心情不畅。产后 2 月后汗出较多，周身关节酸痛，形寒肢冷，胸闷烦躁，夜寐甚差，有时抑郁寡欢，情怀不畅，神志恍惚，形体消瘦，舌质淡红，苔白腻，脉细缓带弦。已服用越鞠丸、温胆汤、独活寄生汤、趁痛散等方药，乏效。中医辨证属肝郁气滞，营卫失和，治以温阳和营，疏肝解郁。处方：桂枝 10g，赤芍 10g，白芍 10g，陈皮 6g，煅牡蛎（先煎）15g，青龙齿（先煎）10g，醋炒柴胡 5g，广郁金 9g，桑寄生 12g，生姜 3 片，大枣 3 枚，荆芥 6g，防己 10g，合欢皮 10g，甘草 6g。前后服药月余，诸症均减，再服半月，同时进行心理疏导，化解婆媳矛盾，故得痊愈。

按语：本方由桂枝汤合逍遥散加减而成。桂枝原为辛温解表的药物，得芍药酸敛的配合，一散一敛，一温一凉，散敛以解肌，温凉以解表，无汗能发汗，有汗能敛汗，故有发汗解表、温运表阳、敛汗护中的双相性调节作用。病由产后而起，性情忧郁，常多烦躁失眠，可见心肝气郁，营卫失和，故用逍遥散加广郁金、合欢皮以解郁，且逍遥散中的柴胡不仅有疏肝解郁的作用，还有和解少阳之功。少阳者，胆经也，与肝经厥阴相表里。之所以加入龙牡者，因龙牡镇降安神。桂枝合龙牡，本为二加龙牡汤，原为虚劳病而设，产后本就虚弱，故在解郁方药中加此镇静安神，调治虚劳。加入桑寄生、防己者，乃因肾虚关节酸痛，又加陈皮和中，姜枣调和诸药，始为得当。

【小结】

1. 中医学中以精神障碍为主的疾病包括“产后发狂”、“产后癫狂”、“产后乍见鬼神”、“产后忧郁”等。

2. 产褥期抑郁症需结合病史、临床表现及相应的辅助检查以明确诊断，并需与产后神经衰弱、产后胃肠神经功能紊乱及产母抑郁相鉴别。

3. 夏师认为，产褥期抑郁症首先要注意心理疗法，用药重在心肝，以安定神魂、清火化痰、活血化瘀宁心等法调治之。可中西医结合，针药并用。

4. 预防与调护上，应加强围生期保健，减轻孕妇对妊娠分娩的紧张情绪，引导患者舒畅情志，同时针对患者的个性特征给予个体化的心理疏导。

第二节　产后腹痛

产后以小腹部疼痛为主的疾病称为产后腹痛，又称“儿枕痛”，西医称之为产后痛。

若仅见小腹部微微疼痛，是产后的常见反应，数日后气血恢复，其痛即可自行消失，无须治疗。

本病以小腹部疼痛为主，按其疼痛程度可分为三种：

①轻度腹痛：腹痛隐隐，按之可缓，此乃产后常见之反应。

②中度腹痛：小腹疼痛，痛势不剧，但无休时，活动后疼痛增剧，经服药和适当休息后可缓解。

③剧烈腹痛：小腹疼痛剧烈，拒按，恶露量少，色黯有块。

本病轻重差距很大，轻者大多数无需药物治疗，均能自愈，少数腹痛较剧，影响休息和睡眠者则需药物治疗。

【病因病机】

产后腹痛的发生与新产后子宫收缩及产妇身体状态密切相关。妊娠期子宫藏而不泻，蓄藏精血，濡养胎儿，随着胎体逐渐增大，子宫渐蓄至极。分娩后胎儿、胎衣次第俱下，子宫由藏而泻，并由膨满顿成空虚状态，加之子宫缩复排出余血浊液，子宫在此一藏一泻过程中，气血变化急剧。若产妇体健，多可适应。若产妇素体气血虚弱，或产时失血过多，或产后调摄失当而致血虚，冲任、胞脉失于濡养，不荣则痛，或瘀阻胞宫，不通则痛。

1. 血虚

因产耗阴伤血，血海骤虚，胞脉失濡；或素体阴亏血虚，因产所伤，阴血更虚，冲任失养；或产劳伤气，正气虚弱，无力推动血液在血脉中正常运行，血行不畅，迟滞而瘀，即《沈氏女科辑要笺正》所云："失血太多，则气亦虚馁，滞而为痛。"

2. 血瘀

产后余血排泄不畅，瘀阻于胞宫，凝滞不通；或产后血室大开，胞脉空虚，寒邪乘虚侵袭，寒性凝滞，血得寒则凝，正如《素问·举痛论》所云："寒气入经而稽迟，泣而不行，客于脉外则血少，客于脉中则气不通，故卒然而痛。"寒性收引，"寒气客于脉外则脉寒，脉寒则缩蜷，缩蜷则脉绌急，绌急则外引小络，故卒然而痛。"或因情怀抑郁，肝气郁结，气机郁滞，不能推动血行，血瘀脉络，经脉瘀阻，不通则痛。

【诊断与鉴别诊断】

1. 诊断

产后小腹部阵发性或持续性疼痛，哺乳时疼痛加剧，但无恶寒、发热等症状，常伴有恶露量少，色紫暗有块，排出不畅，或恶露量少，色淡红。

2. 鉴别诊断

（1）*产后伤食腹痛*　多有伤食史，痛在脘腹，常伴有胃脘满闷，嗳腐吞酸，呕吐腹泻，大便臭秽，舌苔垢腻等，恶露无异常改变。

（2）*产褥感染腹痛*　多于产后 24 小时开始发病，小腹疼痛剧烈，持续不减且拒按，伴有发热恶寒或高热寒战，恶露时多时少，色紫黯如败酱，气臭秽，舌质红，苔黄腻，脉弦数或洪数。血常规、分泌物培养、妇科检查、B 超等资料有助于鉴别诊断。

（3）产后痢疾　产后腹痛窘迫，里急后重，大便呈赤白脓血样。大便常规检查可见多量红细胞、白细胞。

【辨证施治】

产后腹痛，主要根据腹痛及恶露的量、色、质、气味的特点进行辨证分析。《景岳全书·妇人规·产后腹痛》曰：“产后腹痛……血有留瘀而痛者，实痛也；无血而痛者，虚痛也。大都痛而且胀，或上冲胸胁，或拒按而手不可近者，皆实痛也，宜行之散之。若无胀满，或喜揉按，或喜热熨，或得食稍缓者，皆属虚痛，不可妄用推逐等剂。”在瘀血之实证中，又需根据疼痛的特点，探求原因进行论治。本病治疗应遵循实则通之，虚则养之的原则，并稍加止痛药。

1. 血虚证

证候：新产之后小腹隐痛，按之痛缓，头晕目眩，心悸怔忡，大便秘结，舌质淡红，脉细。

分析：冲为血海，任主胞胎。素体气血不足，因产耗气伤血，冲任血虚，子宫失养，不通则痛；或血少气弱，运行无力，血行迟涩，故小腹隐痛，按之痛缓；血虚津亏，肠道失于濡养，故大便干结；气血亏虚，不能上荣，故面色苍白，头晕目眩；血不养心，故心悸怔忡；舌质淡红，脉细均为血虚之象。

基本治法：补血益气。

方药运用：肠宁汤(《傅青主女科》）加减。

当归 10g，熟地 10g，阿胶（烊化）10g，党参 15g，山药 15g，续断 10g，麦冬 10g，肉桂（后下）3g，甘草 6g。

方中当归、阿胶养血滋阴，熟地、麦冬滋阴润燥，党参、山药、甘草健脾益气，续断补肾养肝，佐肉桂少许，取其温通。全方具有补血益气之功。气血充足则冲任得养而诸证自除。

服法：水煎分服，每日 1 剂。

加减：疼痛较著者，加香附 10g，乌药 10g 以行气止痛；血虚偏寒者，加生姜 3 片。

2. 血瘀证

证候：产后小腹疼痛拒按，或得热痛缓，恶露量少不畅，色紫有块，或伴胸胁胀痛，或畏寒肢冷，面色青白，舌质紫黯或见瘀斑，舌苔薄白，脉弦涩。

分析：产后百脉空虚，血室正开，寒邪乘邪入侵，寒凝血瘀，或胎盘、胎衣残留，或情志所伤，肝气郁滞，血行不畅，瘀滞冲任，胞脉不通，瘀血停留子宫，故小腹疼痛拒按；血得热则畅行，故得热痛缓；血行不畅，气滞血瘀，恶露当下不下，故恶露量少，色紫黯有块，滞涩不畅；寒凝血瘀，故畏寒肢冷，面色青白，或伴胸胁胀痛；舌质紫黯或见瘀斑，舌苔薄白，脉弦涩亦为气滞血瘀之象。

基本治法：活血化瘀，通络止痛。

方药运用：散结定痛汤(《傅青主女科》) 加减。

当归 10g，川芎 6g，益母草 15g，黑荆芥 6g，制乳香 6g，生山楂 20g，桃仁 6g。

方中当归、川芎补血活血；桃仁、生山楂活血化瘀；益母草活血散瘀生新；黑荆芥止血，并防化瘀致出血偏多之弊；制乳香化瘀止痛。本方于补血之中行逐瘀之法，消块于生血之内，妙在不专攻止痛而疼痛止。

服法：水煎分服，每日 1 剂。

加减：若属寒凝血瘀，症见小腹冷痛，得热痛缓，脉沉紧者，加小茴香 6g，吴茱萸 3g，炮干姜 4g；若缘肝气郁结，症见胀甚于痛，胸闷胁胀者，加乌药 10g，柴胡 5g，延胡索 10g，枳壳 10g；若气虚者，加黄芪 20g，党参 15g，减益母草、乳香等化瘀之品。

【其他治疗】

1. 中成药

益母草膏　每次 10g，每日 3 次，开水冲服，适用于血瘀产后腹痛。

2. 外治法

方法：以陈艾叶焙干蒸热，敷脐腹，凉则换之。

适应证：产后虚寒性腹痛。

【转归与预后】

产后腹痛为产后常见病，经积极治疗大多能痊愈。若失治误治，瘀血日久而成瘀热，或感染邪毒致产后发热，或瘀血不去，新血不生，血不归经而致产后恶露淋漓不尽，故需引起重视。

【预防与调护】

1. 孕期应加强营养，纠正贫血。饮食有节，防止伤食腹痛发生。血虚者以甘温养血为主，血瘀者饮食宜清淡、易消化，忌食辛辣生冷寒凉之品。

2. 忌恼制怒，保持心情舒畅，以利气血畅行。注意保暖，勿受寒凉。

3. 注意观察恶露排出的量、色、质及腹痛情况，及早发现胎膜残留等病变。

【临证经验】

产妇分娩后由于子宫收缩而引起腹痛，称为宫缩痛。本病多见于经产妇，尤其是在哺乳时疼痛加重，一般 3～4 天后可自行消失。产后腹痛剧烈者，务必注意鉴别诊断，排除胎盘胎膜残留、宫腔积血、产褥感染等。

宫缩痛多见于经产妇，可能与其宫壁紧张力不如初产妇，历次妊娠分娩，子宫肌纤维受到一定损伤，不能保持其固有的强力性收缩状态有关。夏师认为，此乃气血亏虚，子宫与脉络失于濡养所致。俗语云“产后一块冰”，产后气血亏虚所发生的子宫疼痛，的确有寒的病理状态，因此《金匮要略》曾提出用当归生姜羊肉汤、当归建中汤治此。临床上对虚证腹痛，亦应考虑到产后多虚亦多瘀，因此，常用加减殿胞煎。殿胞煎系张景岳所制新方，原治小产后腹痛、产后儿枕痛等证，处方：当归 15～30g，川芎、炙甘草各 3g，茯苓

5g，肉桂（后下）3～6g，炒白芍9g，益母草15g，黄芪、太子参各10g。夹有气滞者，加煨木香、台乌药各5g；疼痛剧烈者，加炒延胡索、五灵脂各9g。

产后宫缩腹痛属寒瘀者，大多宫腔内有分泌残留物，如血块、胎膜或部分胎盘，常因子宫发生阵发性强力收缩而引起疼痛。夏师对此常用生化汤加味，且重用归、芎。处方：当归15～30g，川芎6～9g，桃仁10g，炙甘草6g，炮姜3g，泽兰10g，益母草15～30g，山楂10g。兼肝郁气滞者，加制香附9g，青陈皮各6g，炒枳壳10g；湿热或湿浊内阻者，加马鞭草30g，败酱草15g，薏苡仁15g，茯苓15g，制苍术10g；恶露量甚少，至而不畅者，加丹参10g，红花9g，川牛膝10g，车前子（包煎）10g。必要时可手术清除。在治疗过程中稳定患者情绪，消除紧张、恐惧、忧郁等心理压力，舒畅气机，保持气血流畅，有助于疼痛缓解。此外，饮食调治亦至关重要，特别是虚证腹痛，更应照顾到脾胃。脾胃健旺，后天生化之源强盛，不仅疼痛能早日缓解，而且整个身体康复亦易事耳。

【小结】

1. 产后腹痛又称儿枕痛，西医称之为产后痛。中医药治疗本病效果较好，大多能痊愈。

2. 产后腹痛需结合病史、临床表现及相应的辅助检查以明确诊断，并应与产后伤食腹痛、产褥感染腹痛及产后痢疾相鉴别。

3. 根据腹痛的性质及恶露的量、色、质、气味等，产后腹痛可分为血虚与血瘀两型。治疗原则是实则通之，虚则养之，稍加止痛。血虚者补血益气，缓急止痛；血瘀者活血化瘀，通络止痛。

4. 夏师认为，产后腹痛常虚实兼夹，多虚多瘀，且在虚证中亦常夹寒，所以不仅要虚实兼顾，而且还要照顾到脾胃，以利产后恢复。

第三节　产后发热

产褥期间出现发热，体温高于38℃，持续不退，或突然高热寒战，或仅自觉发热，五心烦热，称为产后发热。

西医亦称之为产后发热，认为本病以产后24小时至10天内连续两次体温高于38℃，或长期低热不退为主要表现。本病是产后常见病，其发热较轻者一二日即自行减退，无需药物治疗，可不作疾病论。

本病按发热性质和原因分为产褥感染和产后血虚发热两种。

一、产褥感染

凡在产褥期发生的生殖器官感染，称为产褥感染。本病主要指盆腔内感染，邪毒火热乘产后多虚多瘀而入侵发病，病情一般较重，是产妇死亡的四大原因（严重的妊娠期高血压、产后出血、妊娠合并心脏病、产褥感染）之一，因而应予以足够的重视。体温上升几乎是产褥感染的必有体征。绝大多数的产褥期发热是由于产褥感染而致。

【病因病机】

本病的原因较多，病变亦较为复杂。其致病机理与产后“正气易虚，易感病邪，易生瘀滞”的特殊生理状态密切相关。产后胞脉空虚，邪毒乘虚直犯胞宫，易感外邪，败血停滞，均可致发热。

1. 血瘀发热

瘀血阻于胞宫，阻碍气机，营卫不通，瘀而发热。瘀血阻滞，湿热蕴结，常易出现湿热瘀阻发热。萧慎斋《女科经纶·产后证下》云：“败血为病，乃生寒热，本于营卫不通，阴阳乖格之故。”

2. 火毒发热

产后血室正开，胞脉空虚，若因妊娠后期不禁房事，或有早期破水，产程延长，或产时处理不当、消毒不严或产道损伤等，邪毒乘虚入侵，直犯胞宫，正邪交争，可致发热。产后正虚，若邪毒炽盛，与血相搏，则传变迅速，邪毒由卫、气而入营入血，甚则逆传心包，出现危急重症。高锦庭曾说：“外症虽有一定之形，而毒气流行亦无定位，故毒入于心则昏迷，入于肝则痉厥，入于脾则腹疼胀，入于肺则喘咳，入于肾则目暗手冷，入于六腑亦皆各有变端，兼证多端，七恶迭见。”最终邪与瘀血遏伏，蕴结而成癥瘕。

【诊断与鉴别诊断】

1. 诊断

本病表现为产褥期恶寒发热，连续 3 天以上体温高于 38℃，并伴有腹痛、恶露不畅、色暗红、有臭气等。妇科检查可以明确感染部位、范围、程度等，血、尿常规及培养可明确致病菌性质，药敏试验可以协助诊断和治疗，必要时可拍摄胸部平片等。

2. 鉴别诊断

（1）蒸乳发热　产后 3～4 天泌乳期见低热，俗称“蒸乳”，可自然消失，不属于病理范畴。

（2）乳痈发热　表现为乳房胀硬、红肿热痛，甚则溃腐化脓。发热并伴有乳房局部症状是其特点，而产后发热不伴有乳房局部症状，可资鉴别。

（3）产后小便淋痛　产后小便淋痛、发热恶寒的同时，必伴有尿频、尿急、淋漓涩痛、尿黄或赤，尿常规检查可见红细胞、白细胞，尿培养可见致病菌。

其他如产后痢疾、产后肠痈、产后疟疾所致发热，亦可发生在产褥期，但此类发热与产褥生理无密切关系，应按内科诊治。

【辨证施治】

本病有一般感染和较严重的感染两种。一般感染主要表现为血瘀证，病情较轻，若及时用活血化瘀的中药治疗，传变不太明显，可以向愈；较严重的感染属火毒发热证，不仅病情重，而且传变迅速，又可分为初期邪热火毒证，中期热毒入营证和热传心包证，晚期脓瘀证。

本病的治疗原则是：血瘀发热者宜活血化瘀；火毒发热初期邪热火毒证，治宜清热解毒；中期热毒入营证，治宜清营凉血，热传心包证，治宜凉营托毒；晚期脓瘀证，治宜清热败脓。

1. 血瘀发热证

证候：产后数日发热或寒热时作，恶露较多或不畅，色紫黯而有瘀块，少腹阵痛拒按，腰酸而胀，胃纳差，身倦无力，舌质紫黯，苔薄黄，脉数，虚大无力。

分析：产后恶露排出不畅，瘀血阻于胞宫，阻碍气机，郁而发热；营卫失调，阴阳失和，故有寒热时作；气机不畅，瘀血内停，故恶露紫黯而有瘀块；胞宫、胞脉阻滞，故小腹阵痛拒按，腰酸而胀；产后多虚多瘀，血瘀的同时常兼夹有脾胃气虚，故胃纳差，身倦无力；舌质紫黯，苔薄黄，脉数，虚大无力均为血瘀之象。

基本治法：活血化瘀。

方药运用：清解生化汤（夏桂成经验方）。

当归、益母草各15g，川芎、炮姜各6g，桃仁、山楂各9g，炙甘草5g，银花、连翘各10g，败酱草15g，贯众9g。

方中当归补血活血，川芎行气活血，佐当归以缩宫复旧，山楂、益母草化瘀生新，桃仁活血祛瘀，炮姜温经止痛，银花、连翘、败酱草、贯众清热解毒，炙甘草调和诸药。全方共奏活血化瘀，清热解毒，缩宫生新之效。

服法：水煎分服，每日1剂。

加减：寒热往来者，加柴胡10g，黄芩12g，生姜3片，大枣3枚，赤芍、丹皮各9g；胎盘胎膜残留引起感染者，加川牛膝10g，瞿麦、冬葵子各9g；纳谷不馨，苔厚腻者，加红藤15g，薏苡仁10g，制苍术10g。

2. 火毒发热证

（1）初期邪热火毒证

证候：产后恶寒高热，腰酸神疲，恶露量多或少，色紫黯如败酱，臭秽，小腹疼痛拒按，烦躁口渴，尿少色黄，大便燥结，舌红，苔黄腻，脉数有力。

分析：新产血室正开，胞脉空虚，邪毒直犯胞宫，正邪交争急剧，故恶寒高热，腰酸神疲；邪毒入胞与瘀血互结，热迫血行则量多，热与血结则量少，热毒熏蒸，故色紫黯如败酱，气臭秽；瘀血阻滞胞宫、胞络，故小腹疼痛拒按；热扰心神，故烦躁；热灼津液则口渴，尿少色黄，大便燥结；舌红，苔黄腻，脉数有力均为邪毒内燔之象。

基本治法：清热解毒。

方药运用：五味消毒饮(《医宗金鉴》) 加味。

蒲公英、金银花、净连翘、野菊花、紫花地丁、败酱草各15g，当归、赤芍、山楂各10g，制乳没各6g，大黄（后下）6g。

方中金银花清气血热毒，蒲公英、净连翘、野菊花、紫花地丁、败酱草均有清热解毒之功，当归、赤芍、山楂活血化瘀，制乳香、没药活血生肌止痛，大黄泻热凉血。全方共奏清热解毒，凉血化瘀之效。

服法：水煎分服，每日1剂。

加减：舌苔黄腻而厚，大便偏溏者，去大黄、当归，加木香5g，制川朴6g，薏苡仁30g，制苍术10g；小腹痛剧，恶露涩少者，加延胡索、五灵脂各10g，广木香5g，川芎6g。

（2）中期

①热毒入营证

证侯：高热持续不退，斑疹隐隐，恶露量或多或少，色暗红，有臭秽，小腹疼痛，大便秘结，小便黄少，舌质红绛，苔黄燥，脉细弦而数。

分析：产后正虚，若邪毒炽盛，与血相搏则传变迅速，热入营分而累及血分，故高热持续不退；热毒燔灼血分则斑疹隐隐；热迫血行则恶露量多；热与血结则恶露量少；热毒熏蒸，故色暗红，有臭秽；热毒内盛，营阴被灼，故尿少色黄，大便燥结；舌质红绛，苔黄燥，脉细弦而数均为热毒入营之象。

基本治法：清营凉血。

方药运用：清营汤(《温病条辨》）加减。

连翘、金银花各15g，生地、丹皮、当归、赤芍、山楂各10g，大青叶、益母草各15g，玄参10g，红藤、败酱草各30g，大黄（后下）6g，生薏苡仁15g。

方中玄参配生地养阴清热，银花、连翘、大青叶、红藤、败酱草清热解毒以透邪热，薏苡仁利湿化浊，丹皮、当归、赤芍、山楂活血化瘀以消瘀热，丹皮、赤芍、大黄凉血活血。全方清营、养阴、活血相配，共收清营透热、活血消瘀之功。

服法：水煎分服，每日2剂。

加减：恶露过多者，加地榆、槐花各10g；小腹疼痛剧烈者，加制乳没各6g，延胡索10g；热度过高，神志不清者，加服安宫牛黄丸或紫雪丹，同时应采取输液、输血等扶正措施。

②逆传心包证

证侯：高热持续不退，神昏谵语，恶露或多或少，色紫红有臭秽，小腹疼痛，面色苍白，四肢厥冷，舌质紫绛，脉细数。

分析：失治误治，邪毒逆传心包，故高热持续不退，神昏谵语；热迫血行则恶露量多；热与血结则恶露量少；热毒熏蒸，故色紫红，有臭秽；瘀血阻滞胞脉，故小腹疼痛；病势加重，热深厥脱，故面色苍白，四肢厥冷；舌质紫绛，脉细数均为热深厥脱，阴阳离决之象。

基本治法：凉营托毒。

方药运用：犀角地黄汤(《千金要方》）加减。

水牛角（另煎）15g，丹皮、带心连翘、金银花各15g，牛黄3g，板蓝根15g，生地、黄芪各10g，升麻5g，五灵脂10g，败酱草30g。

方中水牛角、牛黄清心凉血解毒，生地养阴清热，丹皮凉血散瘀，五灵脂活血化瘀，带心连翘、金银花、板蓝根、败酱草清热解毒，配以黄芪、升麻扶助正气，托毒外出。全方凉血活血与散瘀解毒并用，正如叶天士所说："入血就恐耗血动血，直须凉血散血。"

服法：水煎分服，每日2剂。

加减：高热神昏者，加服安宫牛黄丸，每次1粒，每日2次，或加服紫雪丹，每次3g，每日2次；大便秘结，恶露臭秽者，加大黄（后下）6~9g，玄明粉（冲）10g。

（3）晚期脓瘀证

证候：低热起伏，或高热稽留不退，恶露下少，色紫黯有血块，小腹疼痛拒按，可触及盆腔包块，烦躁口渴，大便艰行，小便黄少，舌质黯红有瘀点，苔黄腻，脉细数。

分析：湿热之邪与余血相搏结，瘀热互结于胞中，热毒炽张，腐化气血成脓，邪正交争，病势进退，故低热起伏，或高热稽留不退；瘀热内结则恶露量少，色紫黯有血块；胞脉阻滞，故腹痛拒按；瘀结日久则为癥瘕，可触及盆腔包块；邪热留恋伤津，故烦躁口渴，便结溲黄；舌质黯红有瘀点，苔黄腻，脉细数均为脓瘀之象。

基本治法：清热败脓。

方药运用：大黄牡丹汤合薏苡附子败酱散(《金匮要略》)。

大黄9g，牡丹皮、桃仁、赤芍各10g，薏苡仁、败酱草各15g，山楂10g，炙山甲片（先煎）9g，制乳没、皂角刺各6g，桔梗9g，益母草15g。

方中大黄攻下热结；丹皮、桃仁、益母草泻其血络，清其血热；炙山甲活血通络；山楂、赤芍活血化瘀；薏苡仁、败酱草清利湿热，败脓祛毒；制乳没化瘀止痛，皂角刺、桔梗透络排脓。全方共奏清热解毒，逐瘀排脓之效。

服法：水煎分服，每日1~2剂。

加减：腹胀矢气，大便偏溏者，去大黄、桃仁，加煨木香5g，六曲10g，五灵脂9g，茯苓15g；发热时轻时重，苔黄腻者，加红藤、蒲公英各15g。

【其他治疗】

1. 中成药

（1）六神丸　每次10~15粒，每日3次，适用于邪热火毒证发热初期。

（2）牛黄清心丸　每次1丸，每日2次，适用于邪热火毒证发热中期。

2. 针灸

（1）体针　取关元、中极、维胞、阴陵泉、曲池、合谷，用泻法，每日1~2次，留针30分。

（2）耳针　取子宫、卵巢、外生殖器、神门，可埋针。

3. 外治法

中药灌肠

处方：丹参30g，鸡血藤30g，桃仁、红花、三棱、莪术各20g，五灵脂15g，蒲黄

15g，红藤、金银花、败酱草各25g。

用法：浓煎至100ml，保留灌肠，每日1次。

【转归与预后】

由于病因不同，产后发热的预后各异。属血瘀者病情较缓，经积极合理的治疗可痊愈。火毒发热是产后发热中的危急重症，治疗抢救及时者可痊愈；若失治、误治，以致邪毒内传，热入营血，逆传心包，甚则热甚厥脱，最终邪与瘀血遏伏，蕴结而成癥瘕，可危及生命，预后不良，即使抢救成功，亦可造成多器官的损伤而成产后虚损。

【预防与调护】

1. 加强孕期卫生宣传，临产前2个月避免性生活及盆浴。及时治疗外阴阴道炎及宫颈炎等慢性疾病和并发症。

2. 避免胎膜早破、滞产、产道损伤与产后出血。严格消毒产妇用品，正确掌握手术指征，严格无菌操作，保持外阴清洁。

3. 加强营养，增强全身抵抗力，积极治疗贫血等内科并发症。

4. 产褥期保持会阴清洁，每日清洗2次。

5. 卧床休息，有盆腔感染时宜采取半卧位以利于引流，亦可使炎症局限。若有血栓性静脉炎时应抬高下肢。

【临证经验】

夏师认为，本病在辨证中应注意以下三点：

①凡年龄在30岁以下，生育仅一二胎者，往往气血盛，体质强，其感染尚轻，疗效速。年逾40岁以上，生育多胎者，往往气血衰，体质弱，其感染常重，疗效缓。

②凡恶露多而少腹作痛，或按之有块者，多为瘀血，治宜化瘀为主；凡恶露多而腹不痛者，为虚多瘀少，治宜益气养血为先。

③多寒少热或不热者，多为阳虚；但热不寒或少寒多热，多为阴虚；发热无汗，腹胀闷或痛，胃纳少思，恶露不下，二便欠通者，为表里俱实；发热，自汗，盗汗，知饥能纳，二便自利或频数，恶露顺下，或过多而色淡者，为内外俱虚之证。

治疗产褥感染时不必拘泥于“产后宜温不宜凉”的陈规。王肯堂曰：“当求病起因，病在何经。病气治气，病血治血，何用何执。”相反，产后感染发热，特别是热毒型者，常由溶血性链球菌、葡萄球菌、肺炎双球菌、大肠杆菌感染所致，因此，用清热解毒、抗菌消炎的药物大有必要。对于脓毒血症、菌血症以及重症产褥感染患者，高热时可予物理降温、输液；对有中毒症状者，应予激素或输血疗法；血压低，不易测出者，应予升压药，并选用抗生素；病情重笃者，可选用两种抗生素，一直用到体温正常、一般情况好转、白细胞正常后，再酌情减小剂量。产后发热常属六淫中的“火毒”为患，极易伤阴，因此，一般的支持疗法极为必要。

在具体的证治中，还要注意对热毒型有关病症的辨治。如热毒所引致的络脉病变，即下肢血栓性静脉炎，大多于产后 10～20 天发生低热，寒战亦轻，患侧腿部温度高于另一侧，常在左下肢股静脉、腘静脉及大隐静脉处有压痛，疼痛剧烈，时有大腿浮肿，皮肤高度紧张而呈白蜡样，舌质红，苔白微黄，脉数。治当活血化瘀，清热解毒，以桂枝茯苓丸加银花、蒲公英、当归、水蛭等。盆腔血栓性静脉炎多属热毒与瘀血互结，常发生在产后 1～2 星期子宫内膜炎之后，寒战与高热交替，一天发作数次，体温可达 40℃以上，下腹部有抵抗和压痛，舌质红，脉数有力或无力。治当清热解毒，活血化瘀，以加味勇安汤为主，药用玄参、当归、银花、赤芍、甘草、桃仁、丹皮、川芎、红花、紫花地丁等。若产褥感染引发腹膜炎，多属热毒犯脾，常见于产后 3～4 日，高热寒战，腹部胀硬，腹胀矢气，便秘，腹痛拒按，舌质红，苔干黄，脉数而无力。治当清热解毒，化瘀通腑，药用银花、连翘、生地、蒲公英、知母、紫花地丁、丹皮、赤芍、大黄等。腹胀加广木香、枳壳、川厚朴，气虚加人参，阳虚加附子、肉桂。由于腹部胀气，应将方药浓煎，每次20～30ml 为宜。腹膜炎是产褥感染中严重的并发症，死亡率约占产褥感染死亡的 1/3，其诊断虽无困难，但治疗效果难以令人满意。因此，应兼取中西医疗法，适当时候可切开引流，外敷、保留灌肠等亦有一定效果。

【小结】

1. 产褥感染表现为产褥期恶寒发热，连续 3 天以上，体温高于 38℃，并伴有腹痛、恶露不畅、色暗红、有臭气等。结合妇科检查、血、尿常规等检查及病史可明确诊断。

2. 产褥感染分为血瘀发热证和火毒发热证两大类。血瘀发热证宜选用活血化瘀之方药；火毒发热证初期之邪热火毒证，治当清热解毒；中期热毒入营证当清营凉血，热传心包证当凉营托毒；晚期发展为脓瘀证，治疗需用清热败脓之剂。

3. 治疗产褥感染所致发热，在清热解毒、凉营化瘀的同时需顾护正气，以防祛邪伤正。

二、产后血虚发热

产后营血大耗，所谓亡血伤津，血耗阴伤，或血虚气弱，以致发热者，称为产后血虚发热。本病与产褥感染病因不同，表现亦不一样，故立专题讨论。若产后一两天内阴虚阳旺，有轻度发热现象，继则自愈者，乃产后常有现象，非病也。

【病因病机】

由于孕育时血聚养胎，分娩时的创伤和产时产后大出血，以及分娩时的体力消耗等严重损耗气血，阴血暴脱，常可引起产后血虚发热。临床资料表明，产时大出血及创伤为本病最主要的原因，产后出血量超过 1000ml 者亦每见体温增高。西医认为，本病可能因大出血所致的循环血量减少、散热减少及因贫血、休克等所致的大脑皮层对体温调节的失控等所致。对本病中医有两种解释：一是阴血暴虚，阳气无所依附，气血分离，阳气浮越于外而发热；二是阴血大耗，阳气相对有余，气火偏旺，亦令发热。病机不同，处理也不一致。

【诊断与鉴别诊断】

1. 诊断

本病表现为产后低热，午后为著，或热势颇著，状若高热，面色苍白或萎黄，眩晕耳鸣，心悸，或烦躁内热，面赤如妆，恶寒喜热等。实验室检查可见红细胞、血红蛋白、红细胞比积等降低。

2. 鉴别诊断

本病需与结核、慢性炎症及风湿性疾病之低热相鉴别。

【辨证施治】

1. 血虚气浮证

证候：产时失血较多，身有微热，或热势颇甚，恶寒喜热，或面赤如妆，头晕目眩，心悸少寐，腹痛隐隐，舌质淡红，苔薄白，脉虚稍数。

分析：产时产后失血伤津，阴血骤虚，阴不敛阳，虚阳外浮，故身有微热；营血亏虚，营卫不和，故热势颇甚，恶寒喜热；血虚气浮，虚阳上越，故面赤如妆；血虚心神失养，故心悸少寐；肝血亏虚，虚风内动，故头晕目眩；血虚胞脉失养，故腹痛隐隐；舌质淡红，苔薄白，脉虚稍数均为血虚气浮之象。

基本治法：补血敛气。

方药运用：八珍汤(《正体类要》) 加减。

当归、白芍、熟地、白术、党参、茯苓各10g，炙甘草5g，黄芪15g，炮姜3g。

方中白术、党参、茯苓、炙甘草补脾益气，当归、白芍、熟地滋肾养血，加黄芪以增强四君子补气固摄之功，炮姜温经止血。诸药合用，气血双补，使暴脱之阴血得以固摄，上浮之虚阳得以回纳。

服法：水煎分服，每日1～2剂。

加减：脾胃虚弱，大便溏泄者，加砂仁（后下）5g，六曲10g；失眠明显者，加炒枣仁6g，合欢皮10g，炙远志5g；恶露臭秽，小腹隐痛明显者，加败酱草15g，广木香6g，延胡索10g。

2. 血虚火旺证

证候：产后低热，午后为甚，烦躁失眠，头晕耳鸣，腰背酸楚，口苦口干，大便艰行，小便黄少，舌质红，苔黄少，脉细弦数。

分析：产时失血，阴血亏虚，阴虚阳盛，虚火内炽，故产后低热，午后为甚；虚火上炎，扰乱心神，故烦躁失眠；血虚阴弱，肝肾阴虚，故头晕耳鸣，腰背酸楚；阴虚火旺，津亏失润，故口干咽燥，便干尿少；舌质红，苔黄少，脉细弦数均为阴虚火旺之象。

基本治法：养血清火。

方药运用：一阴煎(《景岳全书》) 加减。

生熟地各9～15g，白芍10g，麦冬6g，炙甘草3g，怀牛膝4.5g，丹参6g，青蒿9g，炙鳖甲（先煎）10g，炒丹皮10g。

方用青蒿清火退热，炙鳖甲滋阴清热，白芍、麦冬、生熟地养血滋阴，丹皮、青蒿清热凉血，丹参养血活血，怀牛膝引火下行，炙甘草调和诸药。全方共奏滋阴养血，和营退热之效。

服法：水煎分服、每日1~2剂。

加减：心悸失眠者，加夜交藤15g，炒枣仁6g，青龙齿（先煎）10g；神疲乏力者，加太子参15g，黄芪15g，陈皮6g；恶露臭秽，小腹作痛，舌苔黄腻者，加红藤、败酱草各15g，炒黄柏9g，延胡索10g。

【其他治疗】

中成药

1. 补中益气丸　每次6g，每日3次，适用于气血虚弱之产后发热。

2. 知柏地黄丸　每次5g，每日3次，适用于血虚火旺之产后发热。

【转归与预后】

产后血虚发热症情较缓，及时合理诊治，一般可获痊愈；如调治失当，容易出现反复，再经调治，仍可奏效，一般预后良好。

【预防与调护】

1. 积极纠正孕期贫血，做好围产期保健，减少生产时的出血。

2. 增加营养，进食易消化、富含蛋白质、维生素及矿物质的食物。

【临证经验】

产后血虚发热有两种不同的病机和证治。一是营血骤然大耗，气失所附，气血分离，阳气浮散于外，出现发热。《沈氏女科辑要笺正》说："新产发热，血虚而阳浮于外居多。亦有头痛。此是虚阳升腾，不可谓冒寒，妄投发散，以煽其焰。此唯潜阳摄纳，则气火平而热自已。如其瘀露未尽，稍参宣通，亦即泻降之意，必不可过于滋填，反增其壅。诸亡血虚象，不可发汗，先圣仪型，早已谆谆告诫。"治疗方面，前人盛赞炮姜之用，认为炮姜入血收敛浮阳，因此用八珍汤、十全大补汤、当归补血汤等方时，均应加入炮姜。夹有瘀露者，加山楂、益母草；兼感冒者，亦只能加荆芥、桑叶、银花、连翘等轻清疏解之品。二是阴血虚，气旺化火，大多与肝肾不足有关，或素体阴亏，产时出血颇多，产后相火偏旺，低热淹缠，午后为著。前人曾以地骨皮饮治之，即四物汤加地骨皮、炒丹皮，必要时还应加入炒黄柏、鳖血拌青蒿等，不必顾虑产后宜温之说。

【小结】

1. 产后血虚发热表现为产后低热，午后为著，或热势颇著，状若高热，伴面色苍白或萎黄，眩晕耳鸣，心悸，或烦躁内热，面赤如妆，恶寒喜热。本病常有产后出血史，临证还当细辨。

2. 治疗产后血虚发热，血虚气浮者应用补血之剂加炮姜以收敛浮阳，血虚火旺者则宜于补血方剂中加入凉血之品，不必拘于产后宜温之说。

3. 积极纠正孕期贫血，做好围产期保健，减少生产时的出血。饮食上增加营养，进食易消化、富含蛋白质、维生素及矿物质的食物。

第四节　产后恶露不绝

恶露是指胎儿娩出后胞宫内残留的败血浊液等。正常恶露初为暗红色，继则淡红，末为黄色或白色。一般于产后3周左右净。如产后恶露持续1个月以上仍淋漓不断，则称为恶露不绝，又称“血露不尽”。《女科经纶》有“一月为斯”之说，认为如果恶露量、色、质正常，又无其他症状，可不作病论。

【病因病机】

产后恶露不绝的主要原因是气虚血弱。其一，素体虚弱，因产耗伤正气则气更虚，或产后操劳，损伤脾气，脾统血，脾气虚弱，冲任不固，血失统摄，恶露不绝。血为气母，血去气亦伤，血失濡养则气更虚。气行血行，气推动血液在血脉中正常运行，气虚推动无力则血行迟滞，气虚夹瘀；若寒邪乘虚入胞，与血相搏，则凝结为寒瘀；若精神忧郁，情志不畅，气机郁结，则气滞血瘀；或宿有癥积，或胞衣胎膜残留，阻滞冲任以致恶血不去，新血难安，故恶露淋漓不止。其二，产后失血，血属阴类，阴液亏虚；或产后过食辛热之品，耗阴伤液则阴更虚，虚热内生；或情怀不畅，肝气郁结，气郁化火，热扰冲任，迫血妄行，致恶露不绝。其三，产时不洁，或产后护理不慎，产褥不洁，邪毒内侵，瘀浊内阻，蕴而化热，损伤血络，故恶露不绝。

【诊断与鉴别诊断】

1. 诊断

(1) 临床表现　产妇分娩3周以后仍有血性恶露淋漓不断，或阴道突然大量出血，伴恶露之色、质、气味异常，或伴下腹疼痛，即可诊断为产后恶露不尽。如出血过多，可致血崩虚脱。

(2) 妇科检查　子宫较大而软，多呈后倾位，或伴压痛。必要时可行诊断性刮宫和病理检查，怀疑滋养细胞肿瘤者，应先行尿或血HCG测定。

(3) 血液学检查　如血常规，出凝血时间，血小板计数等。

2. 鉴别诊断

根据病史、体检及有关的辅助检查，排除胎盘胎膜残留和炎性感染，并除外生殖器官肿瘤、产后子宫滋养细胞肿瘤及凝血机能障碍性疾病等，方可确立本病的诊断。

本病当与妊娠滋养细胞疾病、会阴切开缝合术后出血、子宫黏膜下肌瘤等疾病相鉴别。妊娠滋养细胞疾病除产后阴道出血淋漓不尽外，有时可见咯血、阴道紫蓝色结节等转移症状，血HCG可异常升高。会阴切开缝合术后出血可见会阴侧切口处肿胀渗血。

【辨证施治】

本病主要是气虚血（阴）虚，气虚失摄、血（阴）虚火旺是其本，瘀浊阻滞是其标。治疗当补气或益血养阴，尽早控制恶露，严防血崩。

本病发生在产褥期，如仅是少量或中等量的出血，一般首选中医药治疗，辨证按气虚失摄证、瘀血阻滞证、血（阴）虚火旺证治疗，可获良效。如出血量多，或严重贫血，或合并较重的感染，则当中西医结合治疗。

1. 气虚失摄证

证候：产妇分娩20天后恶露不止，量多色淡，无臭味，小腹空坠，精神疲倦，气短懒言，面色㿠白，舌质淡红，苔薄白，脉缓弱。

分析：气虚子宫失摄，故恶露过期不止而量多；气虚血亏，故恶露色淡，无臭味；气虚血少，不能上荣于面，故面色㿠白；中阳不振，故精神疲倦，气短懒言；气虚下陷，故小腹空坠；舌质淡红，苔薄白，脉缓弱均为气虚之象。

基本治法：补气摄血。

方药运用：补中益气汤（《脾胃论》）。

党参20g，黄芪20g，白术10g，炙甘草6g，陈皮5g，升麻6g，柴胡6g，阿胶（烊冲）10g。

方中党参、黄芪、白术、炙甘草补益脾气以增统摄之力；陈皮健脾运脾，滋而不腻；升麻、柴胡升阳固摄；复入阿胶养血止血，共奏补气摄血之功。

服法：水煎分服，每日1剂。

加减：偏寒者，加鹿角胶（烊冲）10g，艾叶炭10g；大便偏溏者，加炮姜5g，砂仁（后下）6g；恶露质黏腻，有臭气者，加红藤、败酱草各15g，薏苡仁15g。

2. 瘀浊阻滞证

证候：恶露淋漓，涩滞不爽，量时多时少，色黯有块，小腹疼痛拒按，或有发热，舌紫黯或边有瘀斑瘀点，苔黄白腻，脉弦涩。

分析：瘀血阻滞胞络、子宫，新血不得归经，故恶露淋漓，涩滞不爽，量时多时少，色黯有块；瘀血阻滞，经脉不畅，故小腹疼痛拒按；瘀血久滞，湿浊内生，蕴而化热，故发热；舌紫黯或边有瘀斑瘀点，苔黄白腻，脉弦涩均为瘀浊阻滞之象。

基本治法：活血化瘀，利浊止血。

方药运用：生化汤(《景岳全书》引钱氏方）加减。

当归10g，川芎6g，桃仁6g，失笑散（包煎）10g，益母草10g，红藤、败酱草各15g，薏苡仁12g。

方中重用当归养血活血，祛瘀生新，为主药；川芎活血行气，为血中气药，佐当归以缩宫复旧，亦为主药；桃仁、失笑散活血化瘀，祛瘀生新止痛；益母草既可活血，又能利水，水利则血行；红藤、败酱草、薏苡仁清热利湿，使产后留于胞宫之内的湿浊得以清利。

服法：水煎分服，每日1剂。

加减：气虚，小腹空坠者，加党参20g，黄芪20g；肝气郁结，胸胁胀痛，脉弦者，加郁金10g，香附10g，川楝子10g；偏寒，得暖稍舒者，加肉桂5g，小茴香6g，炮姜5g，或用少腹逐瘀汤；兼有湿热下注，恶露黏稠臭秽者，加红藤、败酱草各15g，蒲公英10g，马齿苋15g，薏苡仁15g。

3. 血（阴）虚火旺证

证候：产后恶露逾期不止，量多色红质稠，或有臭味，口干咽燥，面色潮红，五心烦热，舌红少苔，脉细数。

分析：产后失血伤津，阴液亏耗，虚热内生，热扰冲任，迫血下行，故恶露逾期不止，量多色红质稠，或有臭味；虚火上炎则面色潮红；阴液不足，津不上乘，故口干咽燥；虚热内扰则五心烦热；舌红少苔，脉细数皆为血（阴）虚火旺之象。

基本治法：滋阴养血，清热止血。

方药运用：保阴煎(《景岳全书》)。

生地10g，白芍10g，山药10g，川续断10g，黄芩6g，黄柏10g，熟地10g，甘草6g。

方中生地甘寒养阴，苦寒泄热，入肾经而滋阴降火，养阴津而泻伏热；阴血亏虚则虚火内生，血热迫血妄行则恶露不尽，白芍、山药、熟地、甘草滋阴养血以降火；川续断阳中求阴，固肾止血；黄芩、黄柏清热利湿泻火。

服法：水煎分服，每日1剂。

加减：兼气虚者，加炙黄芪10g，太子参10g；肝郁化火，两胁胀痛，心烦口苦，苔黄，脉弦数者，用丹栀逍遥散；感受邪热，兼夹湿热者，加红藤、败酱草各30g，地榆10g。

【其他治疗】

1. 中成药

益母草膏　每次20ml，每日3次，开水冲服，适用于血瘀性恶露不绝。

2. 针灸

（1）体针　取关元、气海、太溪、足三里、隐白、大敦。平补平泻，留针30分钟。也可针灸并用。

（2）耳针　神门、交感、肝、子宫，可埋针，间歇刺激。

【转归及预后】

本病若能及时治疗，大多可痊愈。反之，出血日久可导致贫血；如有胎盘胎膜残留，可继发感染；严重者可因出血过多而昏厥，需积极抢救。对于产后出血淋漓不止达2～3个月者，应高度警惕妊娠滋养细胞肿瘤，宜做相关检查。

【预防及调护】

1. 剖宫产时应合理选择切口，避免子宫下段横切口两侧角部撕裂，合理缝合。

2. 产后出血可追溯到第 3 产程和产后 2 小时，阴道流血较多或怀疑胎盘胎膜残留者，应仔细检查胎盘、胎膜。若有残缺，应及时取出；不能排出胎盘残留时，应探查宫腔。

3. 卧床休息，采用半卧位以利恶露排泄，保持外阴清洁卫生。

4. 积极安慰患者，消除紧张焦虑情绪，避免不良情志刺激。

5. 产褥期禁止性生活与盆浴。

6. 坚持母乳喂养，以利子宫恢复。

7. 饮食宜清淡且富有营养，忌辛辣、煎炸及寒凉生冷之物。

【临证经验】

恶露，顾名思义，是分娩后所应排除的一种有害物质。西医学认为，恶露是产褥期胎盘附着部位出血混合宫腔清除的产物从阴道排出，其中含血液、坏死的蜕膜组织和黏液等，可分为血性恶露、浆性恶露和白恶露。正常的恶露有血腥味，但不臭。一般血性恶露约持续 3 ~ 7 天，以后逐渐变成浆性恶露，产后 2 周左右变为白色或淡黄色，约产后 3 周左右干净。人工流产或半产者，一般恶露 1 周左右干净。子宫复旧不良，或宫腔有残留胎盘、胎膜，或感染时，恶露量会增多，持续时间可延长，并混有臭味。若子宫收缩不佳，恶露会增多，色红，且持续时间延长，可用子宫收缩剂治疗，如催产素、麦角制剂、益母草流浸膏、生化汤、加减生化汤等。现代实验研究发现，马齿苋的提取液对豚鼠、大鼠及家兔的离体子宫和家兔及犬的在位子宫都有明显的兴奋作用。产妇口服鲜马齿苋注射液 6 ~ 8ml 后，子宫收缩增多，强度增加。马齿苋注射液可代替麦角新碱，使子宫平滑肌收缩，其作用甚至较麦角新碱更强。并且，马齿苋对各型痢疾杆菌、伤寒杆菌、金黄色葡萄球菌均有抑制作用，所以对子宫收缩不良伴有湿热感染者尤其适合。本病虽然有气虚、阴虚血热之分，但均虚中兼实，有程度不同的瘀浊内阻，因此需加入山楂 10g，益母草 15g，马齿苋 10g。对血瘀等实证类型，一般在服用活血化瘀的生化汤时，应进一步检查，如确系胎盘、胎膜残留者，要行清宫术，特别是人工流产或半产、引产者，更应考虑手术清宫，不得徒恃药饵。

凡恶露经久不绝者，必须注意两种情况：一是继发的湿热感染。凡气虚、阴虚血热、血瘀，特别是后两者，极易引起湿热，因此清利、清化在所必用，不可拘泥于“产后宜温宜补”之说。夏师常用“红藤败酱苡仁散”以控制湿热。二是恶性化。久漏不已，要警惕妊娠滋养细胞肿瘤的可能，需做进一步检查，如尿、血的 HCG 测定和诊刮病检，以便早发现，早防治。此外，调情志、节饮食、慎起居、多休息等也是十分重要的。

验案举例

方某，女，23 岁，职员。

自然流产后阴道流血 43 天未净。初经 15 岁，5 ~ 7/37 日，量中，色红，夹有烂肉样血块，经行 1 ~ 2 天腹痛，结婚 6 个月，未避孕。此次孕 50 天自然流产，未清宫，于某医院 B 超探查，宫内未见异常，尿 HCG(–)。患者畏惧诊断性刮宫，故来我院求诊。

患者阴道流血多，色红，有块，曾掉下大血块，小腹疼痛，7 天后减少，迄今未净，量少，色暗红，无血块，腹不痛，无臭气，腰俞酸楚，头昏口干，神疲乏力，大便偏干，小便偏黄，舌质偏红，苔薄白腻，脉细弦。

根据患者的全身情况及恶露特征，从扶正化瘀论治，用助气补漏汤合失笑散加减，处方：生黄芪 15g，党参、炒白术各 10g，炒川断、女贞子、旱莲草、左牡蛎（先煎）各 15g，砂仁（后下）5g，紫草 10g，炒五灵脂、大小蓟各 12g，蒲黄炭（包煎）9g。服药 5 剂后阴道流血仍未净，且有增多，如月经来潮之象，色红无血块，腹不痛，但腹胀便溏，苔腻，脉细滑。拟健脾理气，化瘀固经，以香砂六君子汤合加味失笑散治之，处方：党参、炒白术、茯苓各 10g，煨木香 6g，砂仁（后下）5g，广陈皮 6g，炒川断 10g，炒五灵脂 12g，蒲黄炭（包煎）9g，荆芥炭 10g，蚤休 10g，大小蓟各 15g。再服 5 剂后恶露净，大便实，出现烦热口渴，舌质转红，脉细弦。转从经后期论治，以二至地黄丸（汤）加健脾化瘀之品治之，嘱测量 BBT。

按语：妊娠 50 天的自然流产，一般恶露最迟应该在 1 周内干净。此例恶露不绝 43 天，必须注意两种情况：一是不全流产，即胎盘胎膜有残留；二是绒毛的恶变，这虽然很少见，但可引起不良后果，不得不注意。

患者恶露量少，色暗红，质地稍黏，虽无血块，仍有瘀滞的现象，且全身既有肝肾不足、阴虚的证候，又有脾弱气虚的病变，故初用助气补漏汤。出现大便溏泄者，说明脾胃气虚较重，且二至丸偏凉，易致便溏。药后漏红增多如经行，有助于排尽残余之瘀浊，因此健脾益气，化瘀固经，以达到尽快控制出血的效果。

【小结】

1. 恶露是指胎儿娩出后胞宫内残留的败血浊液等。产后恶露持续 1 个月以上仍淋漓不断，称为恶露不绝，又称“血露不尽”。

2. 根据病史、体检及有关的辅助检查，首先应排除胎盘胎膜残留、炎性感染及生殖器官肿瘤、产后子宫滋养细胞肿瘤、凝血机能障碍性疾病等，方可确立本病的诊断。

3. 产后恶露不绝，气虚血弱是主要病机，治疗当补气或益血养阴，尽早控制恶露，严防血崩。

4. 夏师认为，本病虽然有气虚失摄或阴虚血热之虚证类型，但恶露经久不绝极易引起湿热，常有不同程度的瘀浊内阻，属虚中兼实，因此清利、清化在所必用，不可拘泥于“产后宜温宜补”之说。

5. 治疗本病要帮助患者树立治疗信心，避免进食膏粱厚味及大补之食物，保持外阴清洁卫生，禁止性生活和盆浴。

第五节 产后自汗盗汗

产后涔涔汗出，持续不止，动则尤甚，甚则卧床安静休养亦汗出不止者，称产后自汗。若产后寐则遍身汗出，湿透内衣，甚则一夜更衣数次，醒则汗止者，称产后盗汗。

本病以汗出为主，按汗出之量可分为以下三种：

①微微汗出：产妇全身或上半身或仅头面部微微汗出，或仅于稍劳、进食时汗出，汗出量少，无需更换内衣，为产后常见的现象，数天后营卫调和即愈，无须服药治疗。

②涔涔汗出：产妇在安静休养状态下，全身亦汗出溱溱，里衣湿透，甚则日换内衣数次。

③大汗淋漓：产后汗出量多，大汗淋漓，精神恍惚，神志模糊，面无华色，此为危重症候。按其症状及汗的性质可分为亡阴和亡阳，需中西医结合以救其脱。

自汗、盗汗可分别出现，亦可相兼出现。本病绝大多数能治愈，只有极少患者发生亡阴亡阳之变，危及生命。

【病因病机】

本病的病因主要是生产耗气伤血。人体津液代谢的平衡赖气的运化、输布和固摄，正气虚弱，卫外失固，腠理不密，不能固摄津液则津液外泄。血能养气，因产失血，气失所濡加剧了正气亏虚，津液失固，故自汗出。另外，心主血，汗为心之液，心血不足，心失所养，心不藏液，心液外泄，也可加剧自汗之程度。

血属阴类，血去阴伤，阴液不足，阴不制阳，虚火内灼，迫津液外溢，肌表不密，故盗汗。自汗日久，心液耗伤，气阴两虚，或盗汗日久，津液亏损，气随津脱，亦致气阴两虚，故而自汗、盗汗相兼为患，昼日自汗，寐则盗汗。

自汗、盗汗亦有湿热蕴蒸所致者，临证当详辨。

【诊断与鉴别诊断】

1. 诊断

产后自汗表现为产后周身汗出，不能自止，日易内衣数次；产后盗汗表现为产后寐即汗出，醒则汗止。

除一般检查外，还应根据情况选择 PPD 试验、胸部 X 线透视、抗链“O”、血沉及甲状腺功能测定等以排除其他疾病。此外，在盛夏季节应排除因居室通风不良或保暖过度所致的多汗，方可诊断为本病。

2. 鉴别诊断

本病应当与发热性疾病、风湿、结核及甲状腺功能亢进等所致的全身性多汗相鉴别，也要与产后中暑、发热所致的汗出鉴别。产后中暑多发生在夏日炎热酷暑之季，以骤发高热、汗出、神昏、嗜睡、甚则躁扰抽搐为特征。产后发热也可出现汗出较多，但以高热多汗、汗出后热退为特征，多起病急，病程短。产后自汗无季节性，无发热及神志改变。

【辨证施治】

本病的治疗原则是：气虚不固者，治宜益气固表止汗；阴虚火旺，迫津外泄者，治宜滋阴降火敛汗。治疗中要密切注意气为血帅，血为气母及阴阳互根的特点，务使阴阳平衡，营卫和调，腠理固密而自汗、盗汗自愈。

1. 主要证型

（1）气虚失固自汗证

证候：产后汗出，不能自止，动则益甚，或头汗出，面色少华，气短懒言，语声低怯，精神疲倦，舌质淡红，舌苔薄白，脉细弱。

分析：产后伤血，气随血耗，腠理不密，卫阳不固，故汗出不能自止；动则耗气，气不摄津，故动则汗出益甚；气虚阳浮，故头汗出，面色少华，气短懒言，语声低怯，精神疲倦；舌质淡红，舌苔薄白，脉细弱皆为气虚失固之象。

基本治法：补气和营止汗。

方药运用：黄芪汤(《经效产宝》）加减。

生黄芪 20g，白术 10g，炒防风 6g，熟地黄 6g，茯苓 10g，煅牡蛎（先煎）30g，麦冬 10g，大枣 30g。

方中生黄芪、白术健脾益气，固表止汗；茯苓佐芪、术补气健脾；防风御风和营；熟地、麦冬滋阴补液；煅牡蛎固涩敛汗。

服法：水煎温服，每日 1 剂。

加减：汗不止者，加麻黄根 10g，瘪桃干 10g，浮小麦 30g；心慌心悸，加五味子 10g，酸枣仁 10g；精神紧张者，加浮小麦 30g。

（2）阴虚迫津盗汗证

证候：产妇熟睡后汗出，甚则湿透内衣，醒来即止，面色潮红，头晕目眩，两耳蝉鸣，按之可缓，口燥咽干，五心烦热，舌红少苔，脉细数。

分析：因产伤血，营阴耗损，阴虚内热，热迫液泄，故产妇熟睡后汗出，甚则湿透内衣；醒后阳出于阴，卫表得固，故醒来即止；阴虚阳浮于上，故面色潮红，头晕目眩，两耳蝉鸣，按之可缓；虚热灼阴，津不上承，故口燥咽干；阴虚心肝失养，故五心烦热；舌红少苔，脉细数均为阴虚内热之象。

基本治法：滋阴益气，生津敛汗。

方药运用：生脉散(《内外伤辨惑论》）加味。

人参 3g，麦冬 10g，太子参 10g，山萸肉 10g，地骨皮 10g，五味子 10g，煅牡蛎（先煎）20g。

方中人参、太子参益气健脾，固摄津液；麦冬、山萸肉、地骨皮滋阴清热；五味子、煅牡蛎收涩止汗。

服法：水煎温服，每日 1 剂。

加减：阴虚火旺者，加炒黄柏 10g，鳖甲（先煎）20g，青蒿 10g；心悸者，加柏子仁 10g，酸枣仁 10g；情绪激动者，加煅龙骨（先煎）20g，淮小麦（包煎）30g。

2. 兼夹证型

（1）心血不足，心液不藏证

证候：产后自汗或盗汗，或昼自汗，夜盗汗，心悸少寐，面色无华，舌质淡红，舌苔薄白，脉细。

分析：汗为心液，心液不藏则汗出不止；心血亏虚无以润养颜面，心神失于濡养，故心悸少寐，面色无华；舌质淡红，舌苔薄白，脉细均为心血不足之象。

基本治法：补血养心，敛液止汗。

方药运用：归脾汤(《济生方》) 加减。

人参3g，黄芪20g，白术、茯苓、当归10g，酸枣仁、五味子各10g，木香5g，炒黄连3g。

方中人参、黄芪、白术补气生血，养心益脾；当归补血养心；茯苓、酸枣仁宁心安神；木香理气醒脾，补而不滞，与补气养血药配伍，使补而不碍胃；五味子酸涩敛汗；少佐黄连清热泻火，宁心止汗。

服法：水煎温服，每日1剂。

加减：汗多者，加煅牡蛎（先煎）30g，浮小麦20g；血虚甚者，加制首乌、枸杞子、熟地黄各10g。

（2）湿热证

证候：自汗盗汗较久，烦热口渴，口黏纳差，脘腹痞胀，神疲乏力，骨节酸楚，小便少，大便或溏，苔黄厚腻，脉细濡。

分析：汗出日久，阴液受损则内热易生，阴津不能上承于口，故烦热口渴；产后脾虚，或调补不当，损伤脾胃，运化不健，湿热内生，故口黏纳差，脘腹痞胀，神疲乏力，大便或溏；湿热之邪浸淫四肢，故骨节酸楚；热移膀胱，津液受损，故小便少；苔黄厚腻，脉细濡均为湿热之象。

基本治法：清热利湿，和营固表。

方药运用：甘露消毒丹(《温热经纬》) 加减。

怀山药、炒丹皮、茯苓、泽泻、碧玉散（包煎）各10g，黄连3g，瘪桃干、焦山楂、白术各9g，薏苡仁15g。

方中山药健脾养阴，丹皮清热凉血，茯苓、苡仁健脾利湿，泽泻、碧玉散清利湿热，黄连增强清热燥湿、清心止汗之力，瘪桃干为止汗要药，白术健脾益气，固表止汗，焦山楂健脾助运。诸药合用，共奏健脾利湿、清热止汗之功。

服法：水煎分服，每日1剂。

加减：大便溏泄者，加砂仁（后下）5g，神曲、炒白扁豆各10g；烦热口渴，夜失安眠者，加莲子心3g，黛灯心1米，川朴花5g。

【其他治疗】

外敷法

处方：五倍子10g。

用法：将五倍子研末，加水少许，搅拌成糊状，睡前敷于脐部，用纱布固定。

适应证：阴虚盗汗。

【转归及预后】

产后自汗、盗汗，有气虚和阴虚之分。临床上往往阴损及阳，阳损及阴，故自汗、盗汗常气阴两虚俱见。产后汗证如及时补虚敛汗，预后良好。若汗出不止，日久不瘥者，须防气随津脱，变生他疾。对于长期盗汗者，应借助胸片等检查，除外结核病变。

【预防及调护】

1. 注意清洁卫生，汗出较多时宜用温水擦浴，并勤换内衣，防止受凉，保持居室空气流通。

2. 指导进食及服药方法，饮食和药液不宜过烫，就餐速度不宜过快。忌食有刺激性的食物，如辣椒、大蒜等。

【临证经验】

夏师认为，产后自汗，稍劳则加剧，产后盗汗，遇烦则益甚，所以然者，自汗主在气虚，卫外失固，盗汗主在阴虚火旺，津液被迫外溢。自汗、盗汗常兼而有之，但必须注意以下情况。其一，汗出过多，将有亡阴亡阳之危；其二，汗出过多，腠理玄府空疏，卫外失固，外邪乘虚入侵，易成虚中夹实之候；其三，汗为心液，汗出过多，心烦躁怒、紧张恐惧更使心液外溢，益发汗出不止；其四，产后调补失当，治疗失常，以致继发湿热蕴蒸，亦可使自汗、盗汗加剧。

本病的治疗，既要尽快控制汗出，以免发生脱变，又要注意脉因症治，给予辨证论治。气虚自汗者虽应以《经效产宝》黄芪汤治疗，但如兼有外邪者，在补气固表中应酌加散邪和营之品，桂枝汤亦较为合适。夏师曾经治疗产后因汗出较多而感受外邪者，用玉屏风散和桂枝汤常收到较好疗效。对汗出特多，形寒肢冷，脉细欲绝者，必须以大剂量参附汤稍加桂枝汤和之，同时配合输液以抢救之，迟则亡脱之变在即。对阴虚盗汗，虽以生脉散加味治疗，但阴虚之所以盗汗还在于火旺，因此清火敛汗在所必用。火旺者何？晚清江阴名医邓养初论盗汗曰："黄昏盗汗，阴虚火旺也，当归六黄汤主之；夜半盗汗，阴分伏热也，青蒿鳖甲知母汤主之；黎明盗汗，肝火旺也，丹栀逍遥散治之。"虽非针对产后而言，但对治疗产后盗汗仍有重要的参考价值。夏师常用莲子心、炙乌梅、炒丹皮、盐水炒黄连、瘪桃干、煅牡蛎等治盗汗。本病必须注意到有无兼夹湿热，如有湿热蕴蒸者，急则治标，首当清热，可稍佐辛温疏化之品。夏师常用进退黄连汤、半夏泻心汤、甘露消毒丹等治产后盗汗。在治疗自汗、盗汗的同时，务必要注意心理疏导，特别是对神经质的患者，稳定情绪、安定心神、平降心火十分重要。一般在解释安慰的同时，于方药中加入淮小麦、炙远志、青龙齿、五味子等药物，有助于加强和巩固止汗的作用。凡汗出患者，要鼓励其多喝糖盐开水，卧床休息，避免过冷过热刺激，不可过饮白开水或茶叶水，忌食椒、姜、葱、蒜等辛辣发散而有刺激作用的食品。除亡阳者外，不宜服用热烫的饮料和食物。

验案举例

顾某，女，27岁，农民。

产后盗汗2月余。初经15岁，4～6/25～35日，量一般，色质正常，无痛经。23岁结婚，1－0－1－1。妇科和B超探查，除见轻度宫颈炎外，余无异常。平时带下较多，色黄白，质黏腻，迭经中西医治疗少效。就诊时，产后盗汗2月余，入夜则盗汗淋漓，而且均在夜半发作，头昏腰酸，胸闷烦热，口渴喜饮，饮而不多，有时口腻口苦，纳食较差，神疲乏力，且产时出血较多，舌质偏红，苔中根部较腻，脉弦细带数。

根据病情及以往服用黄芪红枣汤较多，拟滋阴清热，健脾利湿，用青蒿鳖甲知母汤加健脾利湿之品，处方：青蒿9g，炙知母5g，鳖甲（先煎）10g，赤白芍、碧玉散（包煎）、茯苓、泽泻各10g，太子参15g，浮小麦（包煎）30g，碧桃干、山楂各10g，炒丹皮9g。服药7剂后盗汗减少，口干烦热亦减轻，小便有所增加，故原方去山楂、炙知母，加怀山药、桑寄生各10g。再服7剂，盗汗基本控制，头昏烦热，口干口苦，根苔厚腻等均较前好转，但舌质仍偏红，以杞菊地黄汤加健脾利湿之品，处方：枸杞子、钩藤（后下）各12g，怀山药10g，山萸肉6g，大生地9g，炒丹皮、茯苓、泽泻、白术、碧玉散（包煎）各10g，桑寄生12g，浮小麦（包煎）30g，陈皮6g，焦山楂10g。再服15剂，病遂告痊。

按语：产后盗汗，可据汗之多少、颜色、质地及出汗时的感觉进行具体的分析。是证盗汗淋漓，汗略黄，较黏稠，出汗时烦躁身热，均说明有热象。产后汗证多为阴虚，《傅青主妇科》曰："产后睡中汗出，醒来即止，犹盗瞰人睡，而谓之盗汗，非汗自至之比。杂证论云，自汗阳亏，盗汗阴虚。"故凡为热者，多属于阴虚火旺。本案有一个最大的特点，即在阴虚火旺的前提下夹有湿热。湿热亦可导致盗汗或加剧盗汗，其之所以形成，一方面与原有之湿浊有关，另一方面与患者不注意饮食以及误治而来。由于盗汗淋漓，患者自认为体弱，反复服用黄芪红枣汤，这样就不断地助长湿浊，导致湿热偏甚，形成较为复杂的病变。本例属于阴虚湿热，所以用滋阴清热、健脾利湿法取得了较好的效果。

【小结】

1. 产后自汗表现为产后周身汗出，不能自止，日易内衣数次；产后盗汗表现为产后寐即汗出，醒则汗止。自汗、盗汗可分别见之，亦可相兼出现。

2. 本病的病因主要是生产耗气伤血。气虚不固是自汗的主要病机，治当益气固表止汗；阴虚火旺，迫津外泄，是盗汗的主要病机，治宜滋阴降火敛汗。同时，治疗中要密切注意气为血帅、血为气母、阴阳互根的特点，务使阴阳平衡，营卫和调，腠理固密而自汗、盗汗则愈。

3. 夏师认为，治疗产后自汗、盗汗要既要尽快控制出汗，以免发生脱变，又要注意脉因症治，进行辨证论治。此外，还要注意心理疏导，稳定情绪，安定心神，平降心火，嘱患者配合治疗。

4. 汗出较多时宜用温水擦浴，并勤换内衣，防止受凉，同时注意保持居室空气流通，忌食刺激性的食物。

第六节 产后排尿异常

新产后小便不通，或尿意频数，甚则小便失禁者，统称为产后排尿异常，或称为产后小便异常。此种现象在临床中较为多见。

中医学称小便不通为“癃闭”，小便失禁为“遗溺”，尿频为“小便频数”。本病因见于分娩后，故冠以“产后”两字。所谓产后，亦包括小产、人工流产后。西医学所谓产褥期泌尿系疾病，如产后尿潴留、产后泌尿系感染、产后尿失禁以及泌尿道和生殖道瘘等，均属本病范畴。

【病因病机】

本病发生的机理主要是膀胱气化失职。《素问·宣明五气论》云：“膀胱不利为癃，不约为遗溺。”膀胱之气化功能有赖肺、脾、肾的调节。肺主气，通调水道，为水之上源，津液通过肺的肃降作用，下输至肾与膀胱，化为尿液。脾转输津液，将其上输于肺。肾为水脏，主津液，司蒸化，升清降浊，浊者下降化为尿液，注入膀胱，在膀胱内潴留至一定程度时，即可排出体外。若湿热之邪蕴结于膀胱，气化失司，亦可导致排尿异常。

1. 肺脾气虚

素体虚弱，肺脾肾气虚，或因产耗气伤血，诸气更虚。脾气虚，不能转输水液，小便因之失常，即《灵枢·口问》所云：“中气不足，溲便为之变。”肺气虚，不能通调水道，下输膀胱，膀胱窒塞则小便不通。肺气虚，不能制约水道，故小便频数，尿有余沥，或遗尿、失禁，即《金匮要略·肺痿肺痈咳嗽上气病脉证并治》所云：“肺痿……遗尿，小便数，此上虚不能制下也。”

2. 肾虚

封藏失职，不能固摄小便，故小便清长、失禁，即薛立斋所说：“产后遗尿，肾气不固也。”肾阳偏虚者，命门火衰，“无阳则阴无以生”，膀胱气化无权，气化不利则癃闭。肾阴偏亏者，产后亡血伤津，复增津液燥竭，“无阴则阳无以化”，亦致尿少、尿闭。

3. 湿热蕴结

产时外阴不洁，或接生不慎，阴部创伤；或产后摄生不慎，感染秽浊，湿热之邪上犯膀胱，或产后过食肥甘辛热之物，脾运失健，积湿生热，流入膀胱。湿热之邪蕴结膀胱，气化失司，故致尿频、尿急、尿痛，甚至癃闭。

【诊断与鉴别诊断】

1. 诊断

本病表现为产褥期小便困难，甚至尿闭或小腹胀急，或小便次数增多，甚则日夜数十次，或小便自遗，不能自行控制，或淋沥涩痛。本病常有第二产程延长或阴道助产手术史，或经过导尿。

除常规体格检查外，应作清洁中段尿或导尿检查，并进行细菌培养和药敏试验。如产后7~10天发生不自主漏尿，则应检查阴道有无瘘孔存在，可采用窥阴器检查、手指触诊，亦可探针或膀胱内注入亚甲蓝、静脉注射靛胭脂等，必要时可行膀胱镜、尿道镜等内窥镜检查。

2. 鉴别诊断

通过病史和有关检查，可明确产后排尿异常的性质和原因，同时应注意排除泌尿系结石、肿瘤等疾病，并与尿道括约肌松弛之张力性尿失禁相鉴别。

【辨证施治】

本病治疗首先应辨别虚实。虚者有气虚、肾虚之分，气虚者宜补气升清，肾虚者宜补益肾气；实证湿热者宜清热利湿。

1. 气虚证

证候：新产后小便不通，小腹胀急，坐卧不安，或小便频数，甚则自遗，面色少华，气短神疲，四肢乏力，舌质淡红，苔薄白，脉细。

分析：素体气虚或产时失血耗气，或新产忧思劳累过度，脾肺之气亦虚，无力通调水道，转输水液，膀胱气化不利，水液停滞脬中，故小便不通，小腹胀急，坐卧不安；膀胱失约，故小便频数，甚则自遗；气虚中阳不振，故气短神疲，四肢乏力；产后气虚血亦亏，不能上荣于面，故面色少华；舌质淡红，苔薄白，脉细皆为气虚血亏之象。

基本治法：补气升清。

方药运用：补中益气汤。

党参20g，炙黄芪20g，白术、茯苓各10g，陈皮、升麻各6g，枳壳、当归、山药各10g。

方中党参、炙黄芪、白术、山药补益脾肺之气，转输水液以通调水道；升麻、枳壳一升一降，调畅气机；陈皮理气化湿，使停于脬中之水液得以气化而通溺；当归补血，使血足气旺。

服法：水煎分服，每日1~2剂。

加减：小便不通者，加泽泻10g，车前子（包煎）15g，猪苓10g；肺气虚者，加桔梗10g，升提肺气，下病上取，提壶揭盖；小便频数失禁者，去茯苓，加金樱子10g，芡实10g，益智仁10g。

2. 肾虚证

证候：产后小便不通，小腹胀急，尿意频频，欲解不能，甚则癃闭，或小便频数，日夜数十次，甚则失禁，自遗，面色晦暗，腰膝酸软，舌淡红，苔薄白，脉沉细无力。

分析：产后肾虚，膀胱气化不利，故小便不通，小腹胀急，尿意频频，欲解不能，甚则癃闭；肾阳偏虚，封藏失职，故小便频数，日夜数十次，甚则失禁，自遗；命门火衰，故面色晦暗，腰膝酸软；舌淡红，苔薄白，脉沉细无力均为肾虚之象。

基本治法：补益肾气。

方药运用：金匮肾气丸。

干地黄10g，山药15g，山萸肉、茯苓、丹皮、泽泻、桂枝各10g，附子6g。

方中干地黄、山萸肉、山药、茯苓、丹皮、泽泻为六味地黄丸，功在滋肾填精，有助封藏；桂枝、附子温肾通阳。诸药合用，补肾助阳，化气行水。

服法：水煎分服，每日1～2剂。

加减：小便不通者，加车前子（包煎）15g，怀牛膝10g；小便频数自遗者，去泽泻、茯苓，加桑螵蛸、金樱子、芡实各10g，覆盆子15g；偏阳虚者，重用附子，桂枝；偏阴虚，见咽干、五心烦热、舌红少苔、脉细数者，去附子、桂枝，加熟地黄、麦冬各10g。

3. 湿热证

证候：产后尿意频数，尿道灼热涩痛，甚则癃闭，口干或苦，舌红苔白或黄腻，脉数。

分析：产时外阴不洁，或接生不慎，阴部创伤，或产后摄生不慎，感染秽浊，湿热之邪上犯膀胱，气化不利，故尿意频数，尿道灼热涩痛，甚则癃闭；产后过食肥甘辛热之物，脾运失健，积湿生热，故口干或苦；舌红苔白或黄腻，脉数均为湿热之象。

基本治法：清热利湿。

方药运用：加味五淋散。

生山栀、茯苓、当归、白芍、生甘草各10g，车前子（包煎）15g，泽泻10g，滑石15g，木通6g，黄芩10g。

方中山栀清利三焦之热；茯苓健脾渗湿；车前子、泽泻、滑石、木通清热利湿，通淋利尿；黄芩清肺热以达通调水道之功；当归、白芍养血益津，合甘草缓解小腹胀急，使利湿而无伤阴之弊。

服法：水煎分服，每日1～2剂。

加减：恶露不尽者，加益母草15g，泽兰10g；湿重于热，小腹胀急，排尿不畅或癃闭者，加台乌药6g，肉桂（后下）3g，黄柏6g。

【其他治疗】

1. 外敷加艾灸

盐炒，加麝香150mg混匀，填脐中，外用葱白10余根作一束，切如半指厚，置盐于脐上，艾灸。觉热气入腹难忍时小便即通。适用于气虚者。

2. 坐浴法

陈瓜蒌30～60g，煎汤坐浴约20分钟，可使肺气下行，膀胱清利，小便流畅。适用于肺气不宣，小便不畅者。

【转归及预后】

本病经及时治疗，大多可以治愈。若治疗不及时，排尿异常持续存在，严重者可影响产妇生活质量及产褥期恢复。

【预防及调护】

1. 重视产前检查，适当活动锻炼以缩短产程。

2. 对既往有慢性泌尿系感染病史者，应行预防性治疗，以防复发。

3. 消除产妇紧张情绪，鼓励产妇及时排尿。清洗外阴，保持清洁。

【临证经验】

产后排尿异常，是指产后小便不通、小便频数或失禁等。气虚膀胱失职是本病的主要病机。气虚可责之于肺、脾、肾三脏。若因外邪袭肺，肺气郁滞，不能通调水道而致者，不属产后病之列。随着新法接生的普及和卫生知识的提高，湿热邪毒侵袭之湿热蕴结型正日渐减少。古籍所载之损伤尿脬，膀胱失约，淋漓不尽者却并非罕见。这是由于分娩过程中胎头下降，压迫膀胱、尿道等组织，损伤膀胱括约肌，或导致其缺血、坏死，或神经功能障碍，尿道失去正常张力。肝主疏泄，若产后精神抑郁，肝气郁结，三焦水道壅阻，决渎失职，亦可致小便不通。

治疗本病应在辨证论治的前提下，对小便不通者加泽泻、车前子、猪苓、茯苓、木通等通利之品。现代药理研究证实，当归、川芎、牛膝、红花、五味子等有收缩平滑肌作用，可择其一二加入辨证方中。对小便频数不禁、自遗者，可加金樱子、芡实、桑螵蛸、益智仁、覆盆子。对膀胱损伤者，应补气固脬，用猪、羊尿脬煎汤代水。《妇人大全良方·产后小便不禁》载："黄丝绢三尺，白茅根二钱，马屁勃末二钱"，或以黄丝绢一尺加白牡丹根皮、白及各三钱，近人将黄丝绢易为蚕茧。对癃闭者，应导尿以缓急。对膀胱破损甚者，当手术修补。对产后癃闭因于湿热感染者，应及时治疗，以防延误。同时，尚需注意膀胱蓄血可影响气化，导致或加深癃闭，治用桃仁承气汤加味。夏师曾治一尿闭患者，肾虚之体，感染湿热，先与温通，后施清利，均未效。仔细诊察，乃瘀血内阻，遂投桃仁承气合滋肾丸，药用桂枝、桃仁、红花、当归、泽兰、大黄、川续断、桔梗、黄柏、知母、肉桂、车前子、川牛膝而获痊愈。尚有开提肺气一法，向被喻为"提壶揭盖"，是以荆芥、桔梗、杏仁、紫菀、葶苈子为主药。通大便以利小便，大黄为必用之品。古人以"倒换散"治癃闭，即大黄、荆芥二味，证治得当，亦获佳效。

【小结】

1. 新产后小便不通，或尿意频数，甚则小便失禁，统称为产后排尿异常，或称为产后小便异常。

2. 通过病史和有关检查，可明确产后排尿异常的性质和原因，同时应注意排除泌尿系结石、肿瘤等疾病。

3. 本病的治疗首在辨别虚实。虚者有气虚、肾虚之分，气虚者宜补气升清，肾虚者宜补益肾气；实证湿热者宜清热利湿。

4. 夏师认为，气虚膀胱气化失职是本病的主要病机。治疗应在辨证论治的前提下，小便不通者加泽泻、车前子、猪苓、茯苓、木通中的一二味；小便频数不禁、自遗者，加金樱子、芡实、桑螵蛸、益智仁、覆盆子中的一二味。

5. 临床应鼓励产妇及时排尿，切勿因疼痛而憋尿，要树立信心，及时治疗，以利产后恢复。

第七节　产后身痛

产妇在产褥期间出现肢体关节酸楚、疼痛、麻木、重着等，称为产后身痛，又称“产后关节痛”、“产后痛风”，俗称“产后风”。

本病的临床表现轻重悬殊，绝大多数治疗后均能痊愈，只有极少数患者可致残。本病具有以下特点：

①时间性，发生于产褥期。

②季节性，以冬春严寒季节多见。

③地区性，北方较多见，南方少见，农村、山区产妇产后需劳动，故亦多见，城市产妇较少见。

④突发性，“风邪善行而数变”，产妇突然受邪后多于短时间内肢体即不能屈伸，甚或不能着地行走。

【病因病机】

本病多属内伤，主要原因是气血亏虚。产后气血两亏，百节空虚，经脉失养，或产伤肾气，腰为肾之府，膝属肾，肾之经脉过足跟，肾虚府失所养，经络失濡，故见腰痛、膝关节酸痛、足跟痛。本病的兼夹病因多为外感风寒。产后血去气伤，正气不足，卫表不固，腠理不密，百节开张，若起居不慎，风寒之邪易乘虚侵袭。风性善行，走窜于血脉经络，寒主收引、凝滞，经脉收引，气血运行不畅，故致身痛。若寒邪凝滞，气滞血瘀，瘀阻脉络、关节，亦可致身痛。

【诊断与鉴别诊断】

1. 诊断

本病临床表现为产褥期出现四肢关节疼痛、麻木、重着，甚至双下肢痿痹，不能行走。“风寒湿三气杂至，合而为痹”，其风胜者，疼痛游走不定；寒胜者，疼痛剧烈，痛有定处，得暖则减；湿胜者，肢体肿胀，麻木重着，活动不利。

本病除常规体检外，还应注意检查血常规、抗链“O”、血沉、类风湿因子等，伴腰痛者应查尿常规等。

2. 鉴别诊断

通过详细询问病史和有关检查，可排除风湿、类风湿性疾病，腰痛者还需与肾炎等相鉴别。此外，本病当与痹证、痿证相鉴别。痹证任何时候均可发病，而产后身痛发生在产褥期，与产褥生理有关。痿证以肢体痿弱不用、肌肉瘦削为特点，肢体关节一般不痛；产后身痛以肢体、关节疼痛、重着、屈伸不利为特点，有时亦兼麻木不仁或肿胀，但很少出现痿弱不用的表现。

【辨证施治】

本病主要因气血不足，故治疗以补益气血为主，兼以祛风散寒，化湿行瘀。《沈氏女科辑要笺正》云：“此证多血虚，宜滋养，或有风寒湿三气杂至之痹，则养血为主，稍参宣络，不可峻投风药。”

1. 气血不足证

证候：产褥期遍身关节酸痛，肢体酸楚、麻木，面色㿠白，头晕目眩，心慌气短，失眠多梦，神疲乏力，舌质淡红，苔薄白，脉细弱。

分析：素体气血虚弱，产时产后失血过多，百骸空虚，血虚经脉失养，故遍身关节酸楚、疼痛，肢体麻木，神疲乏力；血虚不能上荣，故面色㿠白，头晕目眩；心神失养，故心慌气短，失眠多梦；舌质淡红，苔薄白，脉细弱均为气血不足之象。

基本治法：补气养血，温经和络。

方药运用：黄芪桂枝五物汤(《金匮要略》)。

黄芪 20g，桂枝、白芍、当归各 10g，党参 15g，生姜 3 片，大枣 30g。

气血亏虚，不荣则痛。方中黄芪、党参、大枣补气健脾，益血荣脉；当归、白芍养血和络，柔筋缓急；桂枝、生姜温阳散寒，活络止痛。

服法：水煎分服，每日 1 剂。

加减：营血亏虚者，加熟地、枸杞子、鸡血藤各 10g；脾气虚者，加白术、山药、扁豆各 10g。

2. 肾精亏虚证

证候：产后腰背酸痛，两腿乏力，俯仰不利，足跟疼痛，眼睑黯黑，头晕目眩，耳鸣如潮，按之可缓，舌质淡，苔薄白，脉沉细。

分析：腰为肾之外府，膝属肾，足跟为肾经所过，素体肾虚，或因产耗伤精血，肾之精血亏虚，失于濡养，故眼睑黯黑，腰背酸痛，两腿乏力，俯仰不利，足跟疼痛；肾精亏损，髓海空虚，故头晕耳鸣；肾虚固摄无权，故夜尿多；舌质淡，苔薄白，脉沉细均为肾精亏虚之象。

基本治法：补肾强腰，壮骨祛风。

方药运用：养荣壮肾汤(《叶氏女科证治》)。

杜仲、续断、桑寄生、当归各 10g，川芎 6g，独活、防风各 10g，肉桂 5g，生姜 3 片。

腰为肾之府，方中杜仲、续断、桑寄生补肾强腰，独活、防风祛风除湿，当归、川芎养血和络，肉桂、生姜片温化肾气，驱寒止痛。

服法：水煎分服，每日 1 剂。

加减：兼外感风寒者，加秦艽 10g，细辛 3g。

3. 风寒侵袭证

证候：产后周身关节酸痛，屈伸不利，或腰背强痛，或痛无定处，或疼痛剧烈如锥刺，或肢体肿胀，麻木重着，步履艰难，或足不任地，得热则舒，恶风怕冷，纳谷不香，舌质淡红，苔薄白，脉细缓。

分析：产后气血不足，卫阳不固，腠理不密，起居不慎，风寒湿邪乘虚而入，留滞经络关节，气血痹阻不通，故肢体关节疼痛，屈伸不利，或腰背强痛；风邪偏盛则痛无定处；寒邪独盛则恶寒怕风，疼痛剧烈，宛如针刺；湿邪偏盛则肢体肿胀，麻木重着，步履艰难，或足不任地；血脉得热而通利，故疼痛得热则舒；脾运失健，故纳谷不香；舌质淡红，苔薄白，脉细缓乃产后气血虚弱，兼有风寒之象。

基本治法：养血祛风，散寒除湿。

方药运用：独活寄生汤(《备急千金要方》)。

干地黄、当归、怀牛膝、独活、桑寄生、秦艽、防风各10g，细辛3g，桂枝、杜仲各10g，川芎5g，党参10g。

方中秦艽、独活、防风祛风散寒，除湿和络；“治风先治血，血行风自灭”，当归、川芎养血活血，通络止痛；细辛、桂枝温经助阳，散寒止痛；牛膝、桑寄生、杜仲补肾壮腰；地黄补肾养血；党参益气补血。

服法：水煎分服，每日1剂。

加减：兼肾虚者，加续断、仙灵脾各10g；寒凝血瘀者，加桃仁、红花各10g；湿胜者，去干地黄，加苍术6g，薏苡仁20g。

【其他治疗】

1. 针灸

（1）毫针　全身痛者，取合谷、太冲、曲池、足三里、三阴交；上肢痛者，取肩髃、曲池、合谷、外关、足三里、三阴交；下肢痛者，取环跳、足三里、阳陵泉、三阴交、太冲。

（2）艾灸　取关元、肾俞、大椎，艾条温和灸，每次5分钟，每日1次。

2. 肌肉注射

黄芪注射液　4ml肌注，每日2次。适用于产后气血虚身痛。

【转归及预后】

本病的转归及预后与患者的体质、病情轻重、治疗调摄是否得当有关。若能及时治疗，大多可以治愈，预后佳。如失治、误治，日久不愈，正气愈虚，经脉气血瘀阻愈甚，可致关节肿胀，屈伸不利，僵硬变形，甚则肌肉萎缩，筋脉拘急，痿痹残疾。

【预防及调护】

1. 产妇卧室应保持干燥，温度适宜，阳光充足，避免直接吹风。在冬天宜防寒保暖，夏天切勿贪凉。

2. 痛甚时应卧床休息，恢复期可下床活动，适当进行体育锻炼。

3. 鼓励患者放松心情，避免过度紧张，保证睡眠。

4. 宜食用营养丰富且易于消化之品，忌食生冷，可多食养血活血之品。

【临证经验】

产后身痛的主要原因是气血虚弱，筋脉失养，不荣则痛，但其痛不剧，治疗以补气养血为主。唐代昝殷在《产宝》中创制趁痛散以治产后身痛，首开治产后气血虚弱的先例。夏师在临证中常用《金匮要略》黄芪桂枝五物汤治疗本病。养血之品多甘腻，兼脾虚失运者，方中尚需加鸡血藤、当归等养血活血、舒筋和络之品，以助气血流动，并碍脾腻膈。不可误认气血亏虚之骨节酸痛、肌肤麻木为风寒侵袭所致，而妄投祛风散寒之品。“治风先治血，血行风自灭”，只有益气养血、活血和络方为得当。因产伤肾，精血不足，外府失于濡养，腰背酸痛者，仙灵脾、骨碎补为良品，可益肾壮阳，祛风除湿。《日华子本草》赞仙灵脾“治一切冷风劳气，补腰膝，强心力……筋骨挛急，四肢不任。”精血已伤，肾性恶燥，附子、干姜等大辛大热之品有耗精灼液之弊，不可轻投。临证时，祛风、寒、湿、瘀诸邪，“勿拘于产后”，但又要“勿忘于产后”。顾护气血，扶正祛邪，使气血流通，筋脉得养，则身痛自愈。此外，临证常见产后情怀不畅，肝郁不舒，气机壅滞，以致外则营卫气血失和，内则阴阳失调。气血失和而骨节酸痛，阴阳失调而寐差寒热者，治之既不可祛风燥湿，又不宜温肾助阳，当以丹栀逍遥散合桂枝汤调之，并辅以心理疏导和暗示。正如《理瀹骈文》所云：“情欲之感，非药能愈；七情之病，当以情治。”食疗亦非常重要，应嘱产妇多服红枣、桂圆、黄芪、当归、生姜、羊肉等以助药力。

验案举例

薛某，女，28 岁。

产后月余，周身关节疼痛。14 岁初潮，5～7/25～37 日，量中，色红，有小血块，有时有痛经。25 岁结婚，1－0－2－1。平时带多，质稀无臭气，以往妇科检查未发现异常，但体质较差，常有头昏腰酸之苦，曾服中药少效。

产后月余恶露始净，因汗多烦热贪风凉而致周身关节酸痛，形寒怕冷，腰膂酸楚明显，午后尤剧，并伴头昏心悸，时寒时热，小便较频，大便时干时溏，舌质淡红，苔黄白微腻，脉细弦。

症见关节酸痛，头昏心慌，从血虚论治，先予养血和络，用黄芪桂枝五物汤加味，处方：黄芪 12g，炙桂枝 9g，炙甘草 6g，赤白芍、茯苓、熟地各 10g，鸡血藤 15g 等。服药 5 剂后，虽有小效而未痊。再三推敲，患者素体薄弱，未产之前常感腰酸，既产之后肾虚更著，腰脊空虚，风湿乘虚而入，稽留于肾之外腑，故腰膂酸楚更为明显，显然属于肾虚，而非血虚，虽有风湿，亦为兼证，故方选《傅青主女科》养荣壮肾汤。处方：当归 10g，炒怀牛膝、制枸杞、补骨脂各 9g，制苍术、苡仁各 12g，鸡血藤 15g，炒黄柏 6g。服药 7 剂后腰膂酸痛大减，周身关节之痛亦有所减轻，再以本方服 20 余剂，腰膂酸痛、周身关节痛均控制，恢复工作。

按语：产后身痛主要是指周身的关节酸痛，与内科学中的痹证虽有相同的一面，但亦有不同的一面。相同者，与外界的风寒湿入侵有关。《沈氏女科辑要笺正》曰：“遍身疼痛，痛在经络，皆无定处……此症多血虚，宜滋养。或有风寒湿三气杂而至之痹，则养血为主，稍参宣络，不可误投风药。”不同者，产后多虚，尤以肾虚为主，常兼有心肝气郁，故治疗上不可误投风药和活血药。一般来说，周身疼痛可根据疼痛的部位、性质、程度来区分虚实。是证疼痛部位在腰膂或腰骶，性质上呈酸痛，程度上呈绵绵状，故可诊断为肾虚。酸痛者，又与风寒湿邪入侵有关。应用黄芪桂枝五物汤后虽有好转，但效不理想，进一步辨证分析，确认为肾虚夹风湿证，故以养荣壮肾汤加活血利湿之品，服药20余剂而痊愈。

【小结】

1. 产妇在产褥期间出现肢体关节酸楚、疼痛、麻木、重着等，称为产后身痛，又称“产后关节痛”、“产后痛风”，俗称“产后风”。

2. 本病的主要原因是气血亏虚，兼夹病因多为外感风寒。

3. 通过详细询问病史和有关检查，可排除风湿、类风湿性疾病，腰痛者还需与肾炎等鉴别。

4. 夏师认为，产后身痛的主要原因是气血虚弱，筋脉失养，不荣则痛，治疗以补气养血为主。根据辨证，本病可分为气血不足、肾精亏虚、风寒侵袭等，应分别予以补气养血和络、补肾养精壮骨、祛风寒利湿等治疗。此外，尚有一种肝郁所致身痛，一方面形体恶寒，关节酸痛，一方面胸闷烦躁，心情不畅，亦可能伴有轻度的风湿病症，治疗上除疏肝解郁、祛风燥湿之外，还必须进行心理疏导，舒畅情怀，才能获得较佳的效果。

5. 治疗本病要树立信心，防寒保暖，切忌夏月贪凉。

第八节　产后便秘

产后大便干结或数日不解，排便时干燥难行而疼痛，称为产后便秘。本病属新产三病之一。若仅出现神疲乏力，纳谷尚可，大便秘结，排之不畅，多由产后阴亏血少，肠腑失濡，正气不足，推动无力所致，数日后可自行缓解，不作疾病论。

【病因病机】

本病主要机理是血虚津亏，肠道失润，所谓“河里无水舟不行”。由于分娩失血，阴血骤虚；或汗出伤阴，津液亏耗；或素体阴虚，因产重伤，阴虚火旺，虚火内灼，伤津耗液，津亏液少，肠失濡润，糟粕燥而不行；或因素体气虚，因产耗伤正气，无力推送糟粕，便结肠中，壅滞不下，亦成秘结。《圣济总录》云：“大肠者，传导之官，变化出焉。产后津液减耗，润养不足，糟粕壅滞，故大便难而或致不通。喜病此者，由去血多，内亡津液故也。”

【诊断与鉴别诊断】

1. 诊断

凡产后大便秘结，排之不畅，甚则服药亦不能排出，饮食正常，无腹痛、呕吐等伴发症，肛门指诊可扪及干结之粪块，即可诊断为产后便秘。必要时可行直肠镜等检查。

2. 鉴别诊断

根据病史及临床表现，需注意排除痔疮、肛裂等疾病，并与其他疾病引起的便秘相鉴别。

【辨证施治】

本病治疗应针对产后体虚津亏的特点，以养血润肠为主，不宜妄行苦寒通下，以免徒伤中气。同时，按兼夹阴虚内热或气虚之不同，可分别佐以泻火或补气之品。

血虚证

证候：产后大便干燥，数日不解，解时艰涩难下，纳谷尚可，腹不痛，面色萎黄，舌质淡红，苔薄白，脉涩。

分析：产后失血伤津，液少津亏，肠道失于濡润，故大便干燥，数日不解，解时艰涩难下；证非外感里实，故纳谷尚可，腹不痛；血虚不荣于外，故面色萎黄；舌质淡红，苔薄白，脉涩均为阴血不足之象。

基本治法：养血润燥。

方药运用：四物汤(《太平惠民和剂局方》）加味。

熟地、当归、白芍各10g，川芎5g，火麻仁、柏子仁各10g，生首乌、肉苁蓉各15g。

方中四物汤养血润燥，柏子仁、生首乌、火麻仁滋补阴精，肉苁蓉补肾助阳，此四味均俱润肠通便之功。诸药合用，血足肠润则糟粕得排。

服法：水煎分服，每日1剂。

加减：兼阴虚内热，症见口干咽燥，手足心热，舌红苔薄黄，脉细数者，去川芎、肉苁蓉，加生地黄、知母、黄柏、玄参各10g；兼气虚，症见便意频作，临厕努责乏力，汗出气短，脉虚者，加党参、黄芪各10g，白术15g，广木香9g。

【其他治疗】

1. 中成药

麻仁丸　每次6～8g，每日2次，适用于产后血热津伤之便秘。

2. 外治法

用双手食指以适当的压力按压迎香穴5～10分钟，然后将手指向四周移动，逐渐扩大面积，可使肠蠕动加快。

【转归及预后】

本病一般预后较好，大多数病人服润肠通便之剂即可缓解，极少数患者需灌肠通便。长期便秘努责，可导致阴挺等。

【预防与调护】

1. 积极安慰患者，解除其思想顾虑和急躁情绪，养成每日一次定时大便的习惯。

2. 积极治疗产后汗证，多饮水，增加食物中蔬菜和粗纤维的比例。

3. 清淡饮食，戒烟戒酒，忌食辛辣刺激性食物。

4. 鼓励产妇尽早下床活动，增加肠蠕动。

【临证经验】

产后大便难，不仅是大便干结难解，尚包括大便质地正常，因产伤气，无力推送，解之不畅。因产失血，阴血亏虚是本病的主要原因。阴亏血少，肠道失濡，河中无水舟不行，故大便干燥，排之困难，临厕努责，大汗淋漓，肛裂疼痛，以致不愿大便，致使糟粕停滞肠腑，大肠重吸收其津液，便结成栗。如此恶性循环，解之不畅，患者往往痛苦、害怕、担忧、急躁，气机郁结，糟粕更加难行。因此，要解除思想顾虑，养成每日定时大便的习惯，没有便意，亦须如厕，尽量减少糟粕在大肠中停留的时间，减轻秘结的程度，以利排出。有人因便秘难行、害怕排便而节制饮食，殊不知饮食少则糟粕少，大便在大肠内停留的时间亦相应延长，故控制饮食无济于事。饮食失节，过食辛热煎炸之品以致便秘者，要改变饮食习惯，多进富含粗纤维和滋润养阴之品，如芹菜、韭菜、菠菜、香蕉、苹果、标准面粉、大麦粉、植物油等。忌辛热之品。本病的药物治疗，主要是滋阴养血，润肠通便，但要顾护后天之本，防止腻膈碍脾，硝黄等攻涤之品亦不可轻投。若饮食积滞，蓄积酿热，或邪陷阳明，与糟粕搏结，腑气壅滞，大便硬结难下，硝黄虽峻，亦不可迟疑，应釜底抽薪，急下存阴，且中病即止，以防耗气伤阴。对因产伤气，传送无力，临圊努责，动则汗出短气者，当以参、芪、术补其正气。拼力努挣，便下量少溏薄，乃产后腹壁、盆底肌肉松弛，肠黏膜应激性降低，或神经功能失调所致，补气行滞、加强锻炼为治之良法。产后次日即可下床活动，不可卧床过久，亦可配合提肛运动，促使肠蠕动，促进排便和子宫复旧。

产后大便难为产后三病之一，只要辨证准确，用药得当，心情舒畅，适当锻炼，合理饮食，预后良好。病情顽固者，需灌肠通腑以缓其苦。

【小结】

1. 产后大便难，因产失血，阴血亏虚是主要原因。

2. 夏师认为，治疗产后大便难主要是滋阴养血，润肠通便，但要顾护后天之本，防止腻膈碍脾，苦寒伤胃，硝黄等攻涤之品亦不可轻投。

3. 产后大便难是一种常见产后病，其辨证治疗或养血润肠，或补气行滞，或开提肺气，或荡涤肠腑。本病虽轻，但宜及时积极治疗，以防因努挣导致阴挺等。

第九节　产后缺乳

产妇在哺乳期乳汁甚少或全无，称为产后缺乳，又称为“产后乳无汁”、“产后乳汁不行”。缺乳多发生在产后第2～3天或15天内，也可发生在整个哺乳期。乳汁之多少以及是否缺乏，是以能否满足婴儿需要为标准。

【病因病机】

乳汁由气血化生，受阴阳所调控，但又与冲、任、心、肝、肾、脾、胃等经脉有关，其中肝、胃两经与乳头、乳房关系尤为密切。缺乳的机理较复杂，主要仍在虚实两者。

1. 虚

虚主要在于气血不足，涉及阴虚、肾阳弱两者。

（1）气血虚弱　《女科秘诀大全·乳汁不行》分析气血虚的原因时说：“如产母去血过多，又或胎前有病，以贫俭之妇营养欠佳，或产后失于调养，或年至四旬外。”《景岳全书·妇人规》曰：“夫人乳汁乃冲任气血所化，故下则为经，上则为乳，皆足以致气血虚弱。气血虚弱则冲任空虚，久则不能化生乳汁，故乳汁缺少。”

（2）肝肾阴虚　肾藏精，肝藏血，精血不足，肝肾亏损，冲任空虚，故致乳汁缺少。

（3）肾阳偏虚　先天肾气不足，或后天脾虚及肾，肾阳虚弱，阳虚阴盛，冲任匮乏，无以化生乳汁，故乳少。

2. 实

气血郁滞，乳络不畅，乳汁不得外达，故缺乳。

（1）肝郁气滞　素性忧郁，或产后伤于恐惧、忧虑、紧张等，以致肝郁气滞，乳络乳脉涩滞，乳汁运行受阻而缺乳。

（2）痰湿蕴阻　素体阳虚，痰湿内阻，或产后恣食膏粱厚味，中州失运，水谷精微不能化为气血，反致痰湿内生，痰脂充溢，壅阻于乳络乳脉之间，以致乳汁不行。

（3）乳汁蓄积　哺乳不当，或乳头内缩，或当风受凉，以致乳汁蓄积，阻滞于乳络乳脉之间，不得外出而缺乳。

【诊断与鉴别诊断】

1. 诊断

本病表现为产后哺乳期主要是产后半月内乳汁缺乏或全无，不足以喂养婴儿。乳房柔软，乳汁清稀者，属虚；乳房胀痛，乳汁较浓者，属实。

2. 鉴别诊断

通过检查乳房及乳汁，可排除炎症及乳腺发育不良等所致的缺乳，同时应注意有无乳头凹陷和乳头皲裂。

【辨证施治】

本病治疗主要应辨别虚实。虚者补而通之，实者化而通之。

1. 虚证

（1）气血虚弱证

证候：乳汁不下，或下而量少，乳汁清稀，乳房无胀满感，面乏华色，神疲乏力，头晕纳差，舌淡白或淡胖，苔白，脉细。

分析：气血虚弱，乳汁化源不足，故乳汁不下，或下而量少，乳汁清稀，乳房无胀感；气虚血少，不营于外，故面乏华色，头晕；脾失健运，故神疲乏力，纳差；舌淡白或淡胖，苔白，脉细均为气血不足之象。

基本治法：补气养血，佐以通乳。

方药运用：通乳丹(《傅青主女科》）加味。

党参、黄芪各12g，当归10g，麦冬9g，桔梗6g，甘草5g，猪蹄1对。

本方乃傅氏治疗产后气血两虚，乳汁不下之专方。当归、麦冬养血滋液；猪蹄为血肉有情之品，补益滋养通乳；党参、黄芪既能补气生血以化乳，又能补气行血以通乳；桔梗载药上行。

服法：以猪蹄煎汤后，再入煎上药，每日1~2剂温服。

加减：头晕心悸者，加枸杞子、丹参各10g，炒枣仁6g；纳呆腹胀者，加陈皮6g，广木香5g。

（2）阴虚证

证候：乳汁很少，甚至全无，乳房无胀满感，头晕腰酸，烦热口渴，夜寐甚差，形体消瘦，舌质花裂偏红或光红少苔，脉细弦带数。

分析：肾阴亏损，精血不足，以致冲任失养，故乳汁很少，甚至全无，乳房无胀满感；肾阴不足，髓海空虚，故头晕腰酸；阴虚火旺，灼津伤液，故烦热口渴；心神失养，故夜寐甚差；舌质花裂偏红或光红少苔，脉细弦带数均为肾阴虚之象。

基本治法：滋阴养血，佐以通乳。

方药运用：归芍地黄汤加味。

当归、白芍、熟地、怀山药、山萸肉、桑椹子、炙鳖甲（先煎）、玄参、炒丹皮、茯苓各10g，麦冬9g，通草5g。

方中六味地黄汤滋肾填精，当归、白芍养血益阴，桑椹子、炙鳖甲（先煎）、玄参、麦冬滋阴增液，通草通络下乳。

服法：水煎分服，每日1~2剂。

加减：心悸失眠者，加酸枣仁6g，柏子仁10g；脘腹作胀者，加陈皮6g，娑罗子9g。

（3）阳虚证

证候：乳汁下少，甚则全无，或乳汁清稀，乳房无胀满，纳欠神疲，腰酸尿频，形体畏寒，舌质淡红，苔白腻，脉细弱。

分析：肾阳虚弱，命门火衰，血失温运，故乳汁下少，甚则全无，或乳汁清稀，乳房无胀满；肾阳不足，脾阳亦弱，运化失职，故纳欠神疲；肾阳下虚，膀胱失煦，气化不利，故形体畏寒，腰酸尿频；舌质淡红，苔白腻，脉细弱均为肾阳虚之象。

基本治法：温阳益气，佐以通乳。

方药运用：参茸丸(《北京市中药成方选集》）加味。

红参3g，鹿角片（先煎）、怀山药、熟地各10g，仙灵脾9g，黄芪10g，肉桂3g，紫河车（先煎）9g，炒当归10g，通草3g，炙甘草6g。

方中红参、黄芪、怀山药、炙甘草补益气血，熟地、炒当归、紫河车补血益乳，鹿角片、仙灵脾、肉桂温补肾阳，通草通络下乳。

服法：水煎温服，每日1~2剂。

加减：腹胀便溏者，去熟地、当归，加炒白术10g，炮姜6g，砂仁（后入）5g，补骨脂9g；关节酸痛，胸闷不舒者，加炒柴胡5g，鸡血藤15g，羌独活各5g，桂枝3g。

2. 实证

（1）肝郁气滞证

证候：两乳胀满作痛，乳汁不下，量少不畅，乳汁色黄质稠，精神抑郁，胸胁作痛，时欲呃逆，食欲减退，舌质暗红，苔薄黄，脉弦。

分析：肝主疏泄，性喜条达，其经脉过乳头，肝气郁结或七情所伤，肝气不畅，故乳汁不下，量少不畅，精神抑郁；气滞则乳积，故两乳胀满作痛；肝经布胸胁，气滞不通，故胸胁作痛；木旺克土，故时欲呃逆，食欲减退；舌质暗红，苔薄黄，脉弦均为肝郁气滞之象。

基本治法：疏肝解郁，通络下乳。

方药运用：下乳涌泉散(《清太医院配方》)。

当归、赤白芍各10g，川芎6g，生地9g，柴胡、青陈皮各6g，天花粉、漏芦各9g，桔梗、白芷、木通各5g，穿山甲片（先煎）、王不留行各9g，甘草5g。

方中当归、白芍、生地补血增液，川芎、柴胡、青陈皮疏肝理气解郁，花粉生津润燥，白芷、桔梗理气通络，漏芦、穿山甲、王不留行、木通通络下乳，软坚散结，甘草调和诸药。

服法：水煎温服，每日1~2剂。

加减：大便偏溏者，去生地、天花粉，加炒白术10g，煨木香9g；夜寐甚差者，去白芷、川芎，加炙远志6g，炒枣仁9g。

（2）痰湿壅阻证

证候：乳汁稀少或点滴全无，乳房丰满柔软，形体肥胖，胸闷泛恶，纳食欠佳，或食多乳少，大便偏溏，舌质胖，苔白腻，脉沉细而滑。

分析：素体痰湿偏盛，或产后过食进补，痰脂壅阻于乳络乳脉之间，故乳汁稀少，或点滴全无，乳房丰满柔软，形体肥胖；痰湿困阻中焦，胃失和降，故纳食欠佳，或食多乳少，胸闷泛恶，大便偏溏；舌质胖，苔白腻，脉沉细而滑均为痰湿壅阻之象。

基本治法：健脾化痰，疏肝通络。

方药运用：漏芦散加味(《妇人大全良方》)。

漏芦10g，瓜蒌皮、茯苓、土贝母各10g，炙远志、制苍术、制香附、王不留行、炙山甲片（先煎）各6g。

方中制苍术、茯苓健脾化痰，漏芦、瓜蒌皮、土贝母、炙远志化痰通络，制香附疏肝理气，王不留行、炙山甲片通络下乳。

服法：水煎温服，每日1剂。

加减：形体畏寒，加干姜5g，川桂枝3g；大便溏泄者，去瓜蒌皮，加炒白术、砂仁（后下）各5g。

（3）乳汁蓄积证

证候：乳房胀满疼痛，甚则胀硬焮红，痛甚结块，手不可近，乳汁不行，或伴发热，胸闷烦躁，口渴思饮，舌质红苔黄腻，脉细弦数。

分析：乳汁蓄积，乳络壅塞，蕴蒸化热，故两乳胀满疼痛，甚则胀硬焮红，痛甚结块，手不可近，乳汁不行，或伴发热；热扰心神，故胸闷烦躁；火热伤津，故口渴思饮；舌质红苔黄腻，脉细弦数均为乳汁蓄积之象。

基本治法：疏肝通络，清热解毒。

方药运用：连翘汤(《经效产宝》）加味。

连翘10g，升麻5g，玄参、赤芍、白蔹各9g，甘草5g，杏仁、山甲片（先煎）、王不留行、蒲公英各10g。

方中连翘、蒲公英、升麻清热解毒，玄参滋阴增液，赤芍活血通络，白蔹、杏仁清热散结，山甲片、王不留行疏肝通络。诸药合用使乳络通畅，自无蓄积之苦。

服法：水煎分服，每日2剂。

加减：发热甚者，加银花15g，大黄（后下）6g，皂角刺9g，天花粉10g；疼痛甚者，加制乳没各6g，白芷5g。

【其他治疗】

1. 中成药

（1）鹿角粉　每次4g，每日2次，适用于肾阳虚乳汁不下者。

（2）十全大补丸　每次6g，每日2次，适用于虚证乳少。

（3）逍遥丸　每次6g，每日2次，适用于肝郁证乳少。

（4）芎归平胃散　每次6g，每日2次，适用于痰湿证乳少。

2. 针灸

（1）体针　主穴膻中、乳根、少泽。偏于气血虚弱者，加足三里、三阴交、脾俞、胃俞、膈俞；肝气郁结者，加太冲、合谷、内关、肝俞。其中膻中、乳根平刺，针尖向乳头，刺入1～1.5寸，以乳房部有胀感为宜。虚证可加灸法，实证用泻法或平补平泻。

（2）灸法　取膻中、乳根。用艾条温和灸10～20分钟，每日2次。7～10天为1疗程。

3. 推拿

取俯卧位，用单掌或双掌推揉胸、腹、背腰、骶部数分钟，点按脾俞、肝俞、膈俞各1～2分钟。再取仰卧位，用单掌或多指顺任脉路线摩擦胸腹部数分钟，用拇指按摩乳根、膻中、中脘、关元各 1 分钟，点按足三里 2 分钟。7 次为 1 疗程。

4. 外治法

用热水或葱汤熏洗乳房，也可用桂皮煎水，或三棱 15g 煎汁后洗乳房，均有宣通乳络之功，适用于肝郁气滞型产后缺乳。

【转归及预后】

产后缺乳颇为常见。早期哺乳就发现缺乳，应及时治疗。一般来说，本病产后半个月内治疗效果较好，若在产后一二个月才治疗，往往效果不佳。

【预防与调护】

1. 保证充足睡眠和精神愉快，避免不良精神因素的刺激。

2. 产后尽早哺乳，定时哺乳，促进早期泌乳。

3. 指导和纠正产妇喂奶姿态，尤其注意婴儿含接乳头的方式，夜间可以多吮吸，因夜间泌乳素分泌较白天旺盛。

4. 多进高蛋白流质饮食，增加营养，调节情志。

【临证经验】

产后缺乳颇为常见。除乳房乳头发育不良及异常者外，一般应分虚实论治。明清之前，主要着眼于气血肝胃，以气血不足、肝郁气滞而分型辨证。金元时期，朱丹溪提出膏粱厚味，痰湿蕴阻致病，始增痰气蕴阻证治。明清以后，开始注意到本病与肝肾的内在联系，提出阴虚、阳虚的证治。

夏师强调，在治疗本病时务必注意以下几点。

1. 营养和休息非常重要

凡属虚证或虚实夹杂者，营养极端重要，猪蹄、鲫鱼、糯米、赤豆、酒酿等是主要的食疗品，同时食物宜淡不宜咸，因咸能耗血，并要忌辛辣之品。争取多休息，足够的睡眠是乳汁充足的保证。

2. 早期哺乳，早期治疗

一般在产后当天即可开始哺乳，1 周内可知乳汁是否充足。有些产妇因为早期乳房不胀而自行中断或减少哺乳次数，往往造成缺乳。也有难产者，因过迟哺乳而影响乳汁的生成。如早期发现缺乳，应及时治疗。一般来说，产后半个月内治疗效果较好。若产后一二个月才来治疗，往往效果不佳。

3. 注意恶露情况

如恶露过多或不止，势必耗血，影响乳汁化生，需同时治疗。

4. 注意乳房乳腺发育

乳房乳腺发育差者，正如古人所说，虽经治疗亦无益也。如有乳头凹陷或乳头皲裂，授乳困难，可用乳罩帮助之。

5. 注意精神情志的变化

若产后情志不畅、忧郁、恐惧、紧张，必然影响乳汁分泌，此时需要进行心理疏导，非单纯的逍遥散或下乳涌泉散所能治愈。根据我们的经验，在治疗实证时亦要考虑虚证，可在疏通方中加入少量补血药，在补养方剂中加入少量通乳药，在补血方剂中加入滋阴药，在补气方剂中加入补阳药，同时配合饮食营养，注意休息，调畅情绪，才能获得较佳效果。

验案举例

陶某，女，25，已婚，售票员。

1997年10月7日初诊。患者于1997年9月27日生第一胎（顺产）。产后乳汁量少，质稠，两乳微胀，前来求诊。刻诊：产后12天，乳少质稠，两乳微胀，恶露量少，色暗无块，腹不痛，性情抑郁，纳谷不香，大便干结，数日一行，舌淡苔黄腻，脉细弦。诊断：产后缺乳。证属产后阴血亏虚，肝体失养，疏泄不及，乳汁运行不畅，治以疏肝通络，养血和胃，以下乳涌泉散加减。处方：炒当归10g，赤芍10g，漏芦10g，王不留行10g，炙山甲（先煎）9g，丝瓜络6g，通草6g，钟乳石（先煎）10g，广郁金10g，全瓜蒌（打）10g，枳壳10g，合欢皮10g。服完7剂后来人诉乳汁增多，婴儿够食。予原方7剂继服。

按语：乳血同源，乳汁的生成赖脾胃生化，气旺血足才能化乳，乳汁的分泌还赖肝气的疏泄，肝郁气滞、疏泄不及亦是乳少的原因之一，故治疗既需养血和胃，又需疏肝通络。此妇肝郁明显，因此方中疏肝通络药为君，药后颇效。《儒门事亲》曰："啼哭悲怒郁结，气溢闭塞，以致乳脉不行。"故产时产后均应保持情志舒畅，切忌抑郁。治疗本病时应注意酌加丝瓜络、瓜蒌等理气通络之品。

【小结】

1. 产后缺乳诊断并不困难，主要表现为产后半月内乳汁缺乏或全无，应与乳痈缺乳相鉴别。

2. 产后缺乳中医药治疗效果较好。治疗产后缺乳应辨别虚实。虚者补而通之，实者化而通之。气血虚弱者宜补气养血，佐以通乳；阴虚者宜滋阴养血，佐以通乳；阳虚者宜温阳益气，佐以通乳；肝郁气滞者宜疏肝解郁，通络下乳；痰湿壅阻者宜健脾化痰，疏肝通络；乳汁蓄积者宜疏肝通络，清热解毒。同时要重视产妇的休息与营养，关注产妇的情志变化及恶露等，及时治疗产后病，以免影响哺乳。

3. 指导产妇正确、定时哺乳，排空乳房。同时配合饮食营养，注意休息，调畅情志，以期获取较佳效果。

第十节　产后乳汁自出

产妇在哺乳期间不经乳儿吮吸，乳汁自然流出，不能自止，称为产后乳汁自出，又称为"漏乳"、"乳汁自涌"。若产妇体质健壮，气血充盛，乳房胀满，乳汁充盈自溢，或至哺乳时未行哺乳，乳汁溢出，不属病态，为生理现象，无需治疗。

【病因病机】

本病的病机主要有两个方面：一是气虚失摄，二是肝经郁热。乳汁由血所化，赖气以行。乳房属胃，蓄积乳汁，产妇脾胃素虚，或产程过长，耗伤气血，或产后饮食不节，损伤脾胃，或劳倦思虑，脾胃损伤，以致脾胃虚弱，中气不足，固摄无权，故乳汁自溢。乳头属肝，肝藏血，主疏泄和调节情志活动，喜条达而恶抑郁。若素体精神忧郁，或产后情怀不畅，肝气郁结，郁而化热，热伤乳络，亦可迫乳溢出。

【诊断与鉴别诊断】

1. 诊断

本病表现为产妇在哺乳期间不经吮吸而乳汁自出，或随泌随溢，乳汁不足以喂养婴儿。检查时可见一侧或双侧乳头乳汁点滴而下，渗湿衣衫。乳房松软，不胀或稍膨胀，其他无明显异常。

2. 鉴别诊断

本病需与乳泣和高催乳素血症相鉴别。

（1）乳泣　乳泣是孕期乳汁自然流出，而本病是产后哺乳期乳汁自然流出。

（2）高催乳素血症　不在哺乳期，闭经同时伴乳汁流出，乳汁不多，常在挤压乳房、乳头时溢出少许，也有自然溢出者，通过检测内分泌水平可鉴别之。

【辨证施治】

本病主要由于气虚不摄，故治法以补气固摄为主。

1. 气虚失摄证

证候：乳头未经婴儿吮吸，乳汁自然点滴而出，或随化随出，乳房柔软不胀，乳汁清稀，精神疲倦，气短乏力，纳谷不香，舌淡红苔薄白，脉细弱。

分析：产后气血虚弱，中气不足，胃气不固，乳汁失摄，故乳头未经婴儿吮吸，乳汁自然点滴而出，或随化随出，乳房柔软不胀；血虚则乳汁清稀；脾胃气虚，故精神疲倦，气短乏力，纳谷不香；舌淡红苔薄白，脉细弱均为气血虚弱之象。

基本治法：益气补血，佐以固摄。

方药运用：八珍汤(《正体类要》)。

党参 15g，白术、茯苓、炙甘草各 10g，熟地 6g，炒当归、白芍各 10g，煅牡蛎（先煎）15g。

方中党参、白术、炙甘草补中益气，熟地、白芍、当归养血柔肝，茯苓健脾宁心安神，煅牡蛎滋阴固摄。全方有益气养血，补气固摄敛乳之效。

服法：水煎分服，每日 1 剂。

加减：乳汁自溢多者，加黄芪 15g，芡实、五味子各 10g；脾虚便溏者，加六曲 10g，炒麦芽 30g，砂仁（后下）5g。

2. 肝经郁热证

证候：乳汁不经婴儿吮吸，经常自然流出，质较稠，乳房轻度胀痛，精神抑郁，烦躁易怒，头晕胁胀，口干时苦，舌质暗红，苔薄黄，脉细弦。

分析：肝郁化热，热迫津液，故乳汁不经婴儿吮吸，经常自然流出，质较稠；肝郁气滞，故乳房轻度胀痛，精神抑郁；肝郁化火，故烦躁易怒，头晕胁胀，口干时苦；舌质黯红，苔薄黄，脉细弦均为肝经郁热之象。

基本治法：疏肝解郁，清热固涩。

方药运用：丹栀逍遥散加减。

丹皮10g，山栀6g，柴胡5g，白术、白芍、茯苓各10g，钩藤（后下）15g，夏枯草9g。

方中丹皮、山栀、柴胡疏肝解郁，白芍养血柔肝，白术、茯苓健脾益气，钩藤、夏枯草清热平肝。诸药合用，使肝经郁热得解，故无乳汁自出之患。

服法：水煎分服，每日1剂。

加减：乳汁外溢多者，加煅龙骨（先煎）、煅牡蛎（先煎）各30g。

【其他治疗】

1. 中成药

十全大补丸　每次6g，每日2次，适用于产后气虚不固型乳汁自出。

2. 验方

麦芽蝉蜕散（临床验方）

处方：麦芽15g，蝉蜕6g，山楂、六曲各10g，全瓜蒌9g。

服法：水煎分服，每日1剂。

适应证：产后轻度乳汁自溢。此方有回乳之功，运用时需掌握时间及剂量，以免回乳。

【转归及预后】

仅少量乳汁自出一般不影响乳母健康，若多量乳汁自出可影响乳母及婴儿健康，需积极治疗。若辨证准确，用药得当，仍久治无效，乳漏不止，可予回乳。

【预防与调护】

1. 增加营养，增强体质。忌食辛辣动火及甘腻助湿生痰之品。
2. 注重情志调理，忌恼制怒，保持心情舒畅。
3. 上衣宜宽松适度，不宜过紧，以免乳房受压，乳汁外溢更多。

【临证经验】

产后乳汁自出主要由于气虚，治当补气为主，养血为辅，补血药不可过于滋腻，以防伤胃碍脾。如气虚日久，肾阳不足者，可选附子理中汤加五味子、芡实、煅牡蛎等固涩之品。临证见素体胃热，或产后嗜食辛热炙煿以致胃热熏蒸，乳汁外溢者，可用玉女煎去大寒之石膏，加固涩之龙骨、牡蛎。肝经郁热者，宜投疏肝解郁、清热固涩药物，如效仍欠佳者，应考虑两方面：一是肾阴亏虚，水不涵木，需大补肾阴，如滋水清肝饮、三甲地黄汤等，始能获效；二是心理欠稳定，君火不静，肝胆相火不能平降，除服药外，更需心理疏导，改情易性。本病在辨证论治的基础上，需加芡实、五味子、龙骨、牡蛎等固涩之品，避麦芽、山楂、六曲等回乳之剂。若辨证准确，用药得当，仍乳漏不止或不欲哺乳者，可用山楂、神曲、麦芽合免怀散回乳，或单味麦芽回乳，用炒麦芽60g煎作茶饮，每日1剂，连服3~5天，生麦芽亦可。《济阴纲目》免怀散是根据“妇人手少阳少阴之脉，下为月水，上为乳汁”之论所创立，取红花、赤芍、当归尾、川牛膝活血通经、引血下行以回乳。

【小结】

1. 产后乳汁自出，根据病史及临床表现即可明确诊断，但需与乳泣、高催乳素血症相鉴别。

2. 本病主要由于气虚不摄，治以补气固摄为主。气虚失摄证宜益气补血，佐以固摄，用八珍汤加减；肝经郁热证宜疏肝解郁，清热固涩，用丹栀逍遥散加减。在辨证论治的基础上，可加入芡实、五味子、龙骨、牡蛎等固涩之品。对于心理欠稳定者，需辅以心理疏导，才能巩固疗效。

3. 注重增加营养，增强体质。忌食辛辣动火及甘腻助湿生痰之品。加强情志护理，忌恼制怒，保持心情舒畅。

□第十五章□

不 孕 症

有正常性生活，未经避孕而一年未妊娠者，称为不孕症。未避孕而从未妊娠者，称为原发性不孕症；曾经有过妊娠，而后未避孕连续一年不孕者，称为继发性不孕症。前人将原发性不孕称为“全不产”、“绝产”、“绝嗣”、“绝子”等，将继发性不孕称为“断绪”。也有分为绝对性不孕症和相对性不孕症者。相对性不孕症通过治疗可以改善病态得以孕育。绝对性不孕症则是经治疗仍不能获得改善的一类不孕症。近 20 余年，由于生殖辅助技术的开展，一些以往认为不可治愈的不孕症亦可改善。我国不孕症的发生率为7% ~10%，不孕因素可能在女方、男方或男女双方。一般不孕症女方因素约占 40%，男方因素约占 30% ~40%，男女双方因素占 10% ~20%。目前，反复流产和异位妊娠未获得活婴者也归属于不孕范畴。不孕是一个涉及多学科的疑难杂症，病因涵盖女性的排卵障碍、盆腔病理、男性不育、免疫因素和不明原因 5 大类。对不孕原因的分析一直是社会和医疗界高度关注的问题。当前，位居第一位的原因是妇女婚姻和生育年龄的延迟。世界各国因为文化、地理、宗教和种族的不同，其不孕症的病因构成和分布以及治疗策略都存在差异。

就临床资料分析，不孕症女方因素主要有以下几点：

①卵巢功能障碍性不孕症主要由于性腺功能异常和卵巢局部病变，肾上腺和甲状腺功能异常也可影响卵巢功能，造成排卵障碍或黄体功能不全。

②盆腔炎性不孕症主要由于盆腔炎造成盆腔和输卵管的阻塞或通而不畅。

③免疫性不孕症乃同种免疫和自身免疫因素使精子、卵子不能结合或受精卵不能着床。

④经临床系统检查不能明确原因的不孕归属原因不明性不孕症。

【病因病机】

早在公元前 11 世纪，《周易集解·卷十一》中就有“妇三岁不孕”之记载。皇甫谧

《针灸甲乙经·妇人杂病篇》云："女子绝子，血衃在内不下，关元主之。"提出瘀血不孕的病因和针灸治疗。此后历代论述众多。究其原因，不外乎先天生理缺陷和后天罹病。前者非药物所能治疗，后者若为先天肾气不足，或诸因伤及脏腑，气血失调所致，宜辨脏腑虚实，气血盛衰，冲任通盛与否，但用药必须照顾精血。大苦大寒、大辛大热之品尤当慎用。

受孕是一个复杂的过程。《妇科玉尺·求嗣》引万全曰："男子以精为主，女子以血为主，阳精溢泻而不竭，阴血时下而不愆，阴阳交畅，精血合凝，胚胎结而生育滋矣。"生殖的根本是肾气、天癸、男精女血。女子在一定的年龄阶段，肾气旺盛，天癸成熟，任通冲盛，若男女生殖之精相合，种植于胞宫即成胎孕。女子不孕，除先天病理因素影响外，主要是后天脏腑功能失常，气血失调而致冲任病变。本病常见的证候有肾虚、肝郁、痰湿、血瘀、湿热、血虚等。

1. 肾虚

肾主生殖，不孕与肾的关系密切。肾气旺盛，精血充沛，任通冲盛，两精相博，才能受孕。由于某些因素影响了上述的某一环节，就会导致不孕。一般影响肾与冲任者，又将导致月经的异常。肾虚的病理又有肾气虚、肾阴虚和肾阳虚。

（1）肾气虚　先天禀赋不足，肾气不充，或后天房劳多产，大病久病损伤肾气，或高龄肾气渐衰，则冲任虚衰，不能摄精成孕。

（2）肾阴虚　房劳多产，失血伤津，精血两亏，或素性急躁，嗜食辛辣，暗耗阴血等导致肾阴不足，冲任失滋，子宫干涩不能摄精成孕。《女科经纶·嗣育门》引朱丹溪曰："妇人久无子者，冲任脉中伏热也……其原必起于真阴不足，真阴不足则阳胜而内热，内热则荣血枯。"

（3）肾阳虚　素体阳虚，或寒湿伤肾，或阴损及阳，均可导致肾阳虚弱，命门火衰，冲任不足，胞宫失于温煦，宫寒不能摄精成孕。《圣济总录·妇人无子》云："所以无子者，冲任不足，肾气虚寒故也。"或有经期摄生不慎，当风受寒，寒湿之邪入里，损伤肾阳，客于胞中，子宫寒冷不能摄精成孕者。

2. 肝郁

素体肝血不足，情怀不畅，忧思郁怒，或肾虚母病及子，或脾病及肝等导致肝气郁结，疏泄失常，气血不调，冲任失和，胞宫不能摄精成孕。或盼子心切，肝郁不舒，久而不孕，正如《景岳全书·妇人规·子嗣》云："产育由于气血，气血由于情怀，情怀不畅则冲任不充，冲任不充则胎孕不受。"

3. 痰湿

素体肥胖，或脾肾不足之体恣食膏粱厚味，导致湿聚成痰，痰湿内蕴，阻滞冲任胞宫，不能摄精受孕。《女科经纶·嗣育门》引朱丹溪云："肥盛妇人，禀受甚厚，恣于酒食，经水不调，不能成孕，以躯脂满溢，湿痰闭塞子宫故也。"

4. 血瘀

经期产后余血不净，或摄生不当，邪入胞宫，或寒湿及湿热邪毒久恋下焦，气血失和，瘀血内阻，冲任不通而不能成孕。《医宗金鉴·妇科心法要诀·调经门》云："不子之故伤冲任……或因积血胞寒热。"

5. 湿热

手术、产后、经期将息失宜，湿邪乘虚入侵，蕴而生热，流注下焦，阻滞胞脉胞络，壅塞胞宫，故而不能摄精成孕。

6. 血虚

体质素弱，阴血不足，或脾胃虚损，化源虚少，营血不足，或久病失血伤津，冲任血虚，胞脉失养，均不能摄精成孕。《校注妇人良方》说："又有脾胃虚损，不能营养冲任。"《格致余论》云："阳精之施也，阴血能摄之，精成其身，血成其胞，胎孕乃成。今妇人无子者，率由血少不足以摄精也。"

除上述因素外，环境污染等因素亦可扰乱冲任、气血、胞宫的功能，以致氤氲乐育活动受到影响，导致不孕症的发生。

【诊断与鉴别诊断】

1. 诊断

(1) *病史* 包括结婚或同居年龄、健康状况、性生活情况、月经史、分娩史及流产史等。同时应注意有无生殖器感染，是否采取避孕措施，有无结核病史、内分泌病史及腹部手术史。

(2) *临床表现* 结婚1年以上，夫妇同居，性生活正常，男方生殖功能正常，未避孕而不受孕，或曾有孕产史，间隔1年以上不避孕而未孕，常伴有月经失调、带下异常等。

(3) *检查* 通过全面检查找出原因，是治疗不孕症的关键。

①排卵障碍的诊断

A. 基础体温测定：可回顾性地分析该周期是否发生排卵。高温相不足10日是黄体功能不全的征象。

B. 宫颈黏液测定：宫颈黏液的量、拉丝度、显微镜下羊齿样结晶、宫口开大程度4项指标≥8分Insler评分便可预测即将排卵。

C. 子宫内膜组织学检查：子宫内膜的分泌期改变是排卵的重要标志，分泌期子宫内膜的时相是诊断黄体功能不全的精确指标，但临床难以把握。

D. B超监测：可以直接经阴道检查卵泡发育、子宫内膜形态等，甚至可测定子宫和卵巢的血流量、阻力等，分析血供与生殖功能的关系。

E. 激素测定：包括FSH、LH、P、E_2、T、PRL、DHEA-S、SHBG、FT等。

F. 腹腔镜或生育镜：fertiloscopy联合了经阴道注水腹腔镜（穹隆镜、染色通液试验和宫腔镜）、输卵管镜和纤维输卵管镜，是新的不孕症微创诊断技术，可直接观察子宫的大小、形态，客观、全面地评估宫颈、宫体、子宫角和输卵管开口及子宫外部的情况，准确地了解病变的部位、范围和程度。其适应证包括：早期原因不明的原发和继发性不孕，妇科和超声检查盆腔无明显异常者；HSG或超声检查显示宫内异常，需要进行宫腔镜诊断和（或）手术的不孕患者；HSG经至少3个周期的治疗仍未受孕者；开腹或腹腔镜子宫肌瘤剔除术后，输卵管手术后，或Ⅲ、Ⅳ期子宫内膜异位症术后，替代HSG或标准腹腔镜二探；替代标准腹腔镜，为宫腔镜手术作简单的腹腔诊断。

②盆腔因素的诊断

A. 子宫输卵管造影（HSG）：可明确输卵管阻塞的部位，有无子宫畸形、子宫黏膜下肌瘤及子宫内膜和输卵管结核等。

B. 超声下宫腔声学造影

C. 磁共振成像（MRI）：对女性生殖道畸形导致的不孕有较好的诊断价值。

③免疫性不孕的诊断：自身免疫抗体（抗精子抗体、抗子宫内膜抗体、抗卵巢抗体等）测定、胚胎保护性抗体（CD3、CD4、CD8封闭抗体）测定。

④不明原因性不孕的诊断：精液分析、排卵监测、输卵管造影、盆腔和（或）腹腔镜检查均未发现异常者。

⑤男性因素的诊断：包括精子DNA碎片指数（DFI）、男性下丘脑－垂体－睾丸轴功能和对精子的遗传学诊断。

目前常用的诊断程序为：对不孕夫妇的病史、一般情况作出评估后，首先进行精液常规检查，其次进行排卵监测、子宫输卵管碘油造影，再次进行盆腔检查和（或）腹腔镜检查。其他检查不作为不孕症诊断的一线检查项目。

2. 鉴别诊断

通过详细询问病史和以上有关检查，可排除生殖系统的先天性生理缺陷和畸形，结核性盆腔炎，宫颈、宫腔、输卵管粘连及心理性不孕、性传播疾病之不孕等。

（1）排卵障碍

①下丘脑中枢性原因：包括神经性厌食、肥胖、低促性腺激素性性腺功能不良及下丘脑肿瘤。

②垂体性原因：包括特发性高催乳素血症、垂体腺瘤、空蝶鞍综合征及希恩综合征。

③卵巢性原因：包括卵巢早衰、Turner综合征、先天性性腺发育不良、多囊卵巢综合征、卵巢抵抗综合征、黄体功能不足、黄素化卵泡不破裂综合征及卵巢内分泌肿瘤。

④其他内分泌腺原因：包括先天性肾上腺皮质增生、Cushing综合征、肾上腺皮质功能减退（艾迪生病）及甲状腺功能减退。

（2）盆腔因素

①炎症病变：盆腔炎、输卵管炎或积水。

②子宫内膜异位症

③子宫内膜的环境改变：炎症、免疫性疾病、结核性盆腔炎、子宫内膜炎、Asherman综合征。

④子宫黏膜下肌瘤、子宫畸形（双角子宫、子宫纵隔）

（3）免疫因素　宫颈和精子间的相容关系受到机械性、免疫性及内分泌等各种因素的影响。抗精子抗体、自身免疫系统的平衡失调、主动免疫保护机制缺陷等，使女性无法产生足够的胚胎保护性因子，从而造成反复流产和习惯性流产。

（4）不明原因性不孕

（5）男性不育症

①精液异常：先天原因包括生殖道发育异常、染色体畸变、精子基因缺失等。后天原因包括输精管绝育术后、输精管结核性病变、睾丸和附睾外伤、病毒性腮腺炎感染及无精子症。

②性功能异常：包括勃起功能障碍、逆行射精、不射精等。

【辨证施治】

不孕的辨证重点是审脏腑、冲任、胞宫之病位，辨气血、寒热、虚实之变化，还有辨病理产物之痰湿、瘀血与湿热的不同。若月经初潮推迟，月经后期量少，常有腰痛膝软者，多属肾虚气弱；伴畏寒肢冷，月经量少或多，色淡质稀者，多属肾阳虚；伴月经先期量少，色红，偶夹小血块，烦躁口渴，五心烦热者，多属肾阴不足；若胸胁乳房胀痛，情志郁郁不乐者，多属肝郁；形体肥胖，带下量多，质稠黏，伴胸闷泛恶者，多属痰湿；继发不孕，经期延长，赤白带下，低热起伏，苔黄腻者，多属湿热；经行腹痛，量少不畅，质挟血块，舌瘀暗滞，多属血瘀；月经后期，量少色淡，伴头晕目眩，耳鸣，心悸失眠者，多为血虚。

本病病因复杂，常需多种因素综合考虑。病人无证可辨时，则需结合对其病因分类的认识确立调治方案。如排卵功能障碍性不孕需用补肾调周法，输卵管慢性炎症阻塞性不孕需用补肾通络法，免疫性不孕抗精子抗体阳性者需要滋阴清热才能达到抑制抗体的目的。如此针对具体病因进行治疗，方可收到良好的效果。

历代医家对于不孕症有许多治疗方法。宋代王怀隐《太平圣惠方·治妇人子脏虚冷久无子诸方》中载有阳起石丸温肾暖宫，养血调经，治胞宫虚寒不孕。现代临床每多用此取效。赵佶《圣济总录·妇人经血暴下兼带下》载有温宫暖胞方剂三首，治疗胞宫寒冷，不能摄精成孕的不孕。陈自明《妇人大全良方·卷之九·求嗣门》载有“治妇人禀受气弱，胎脏虚损，子宫冷惫，血寒痼冷，难成子息，功效如神”之续嗣降生丹；治妇人无子之秦桂丸；治“妇人血虚气急，阴阳不升降，久不成妊娠者”之养真丸。其中秦桂丸和养真丸皆可温宫祛风，养血调经，调补阴阳。薛己《校注妇人良方·产宝方序论第三》说：“大率治病先论其所主，男子调其气，女子调其血。气血者人之神也，然妇人以血为本，苟能谨于调护，则气血宣行，其神自清，月水如期，血凝成孕。”严用和《济生方·卷下·求子》论不孕治法曰：“女子当养血抑气，以减喜怒；男子益肾生精，以节嗜欲，依方调治，阴阳和平，则妇人乐有子。”元代朱震亨《丹溪心法·卷五·子嗣九十三》提出了“行湿燥痰”的治疗法则，并为治疗“痰湿不孕”、“痰湿闭经”制订了丹溪痰湿方，同时指出，子宫干涩、血虚则不能摄精成孕，治宜凉血降火，滋阴养血，血足精充则可摄精成孕。

明清医家继承了唐、宋、金、元各家的理论和经验，并加以发挥，更加丰富了不孕的辨治内容。明代朱棣《普济方·妊娠诸疾门》所载治疗不孕的方剂有助阳丹、暖宫丸和卷柏丸。这些方剂皆可温肾摄精，调补冲任，治疗由肾虚命火不足，不能温煦胞络冲任之不孕。张介宾《景岳全书·妇人规》提出了治疗不孕病的两大法则，即“调经种子”和“填补命门”，为后世医家认识和治疗不孕提供了理论依据，这与现代治疗不孕从补肾固冲着手是一致的。万全在《广嗣纪要·择配篇》提出：“合男子多则沥枯虚人，产乳众则血枯杀人。”力主节欲防病，告诫不孕病人宜节欲，男则保精，女则益血，精血气盛，交合以时，则可育子也。万氏又采韩飞霞女金丹和杨仁斋艾附暖宫丸治宫寒不孕，且告诫人们：“凡妇人服药，更戒恼怒，勿食生冷。”龚信《古今医鉴·卷十一·求嗣》载有治不孕方三首：调经种玉汤疏泄肝气，养血调经；调经汤疏肝健脾；助阳孕子丸滋水养肝，调理冲任。他强调，女子以肝为先天，阴性凝结，易于怫郁，郁则气滞血瘀，上方可供临床选用。明·王肯堂《证治准绳·女科》载有补肾填精、通调冲任的赵氏肉苁蓉菟丝子丸，现为治疗不孕常用方。其所载健脾化痰、调理冲任的秦桂丸（与《妇人大全良方》同，但少防风），治素体肥胖或脾肾阳虚，痰湿内生，湿痰闭塞冲任胞宫之不孕。清代阎纯玺《胎产心法·种子补益受胎寿子论》载有种子丹、种子奇方、坎离丸、延嗣酒、补益大豆方和补阳益气煎等，皆有补肾填精、益气生血之功，为后人所习用。吴谦《医宗金鉴·产科心法·上集》指出：“妇人以调经为主，其外肝经之病最多……另有女科方法，和肝养血为先。”强调肝在女子生理中的重要作用，主张肝经之病宜疏肝养肝调经为主，方选益母胜金丹加减。书中所载济坤大造丸补气益血，益肾化精，治妇人血虚气弱之不孕。傅山《傅青主女科·种子》列有不孕十条，分别以补血填精、调经种子之养精种玉汤治血虚不孕，以温润填精、盖气生精之并提汤治肾气不足不孕，以温补心肾、养精益气之温胞饮治胞胎寒极不孕，以温脾胃、补心肾之毓麟汤治脾胃虚寒不孕，以补阳固带之宽带汤治带脉拘急不孕，以疏肝理气、扶脾养阴之开郁种玉汤治肝气郁结不孕，以健脾益气、祛湿化痰之加味补中益气汤治湿盛不孕，以滋肾清热之清骨滋肾汤治骨髓内热不孕，以温经散寒、攻坚祛积、攻补兼施的升带汤治任督脉虚之不孕，以温补肾阳、化水利湿之化水种子汤治膀胱之气不化的不孕。陈念祖《女科要旨·种子》治疗不孕，除内服药物治疗外，尚列广嗣丸纳阴道之动情欲、开宫口的方法，有深入研究之必要。

1. 一般辨证

（1）肾气虚弱证

证候：婚久不孕，月经不调或停闭，经量或多或少，色黯，头晕耳鸣，腰膝酸软，精神疲倦，小便清长，舌淡，苔薄，脉沉细，尺弱。

分析：肾气不足，冲任虚衰，不能摄精成孕，故婚久不孕；肾气虚衰，冲任失调，血海失司，故月经失调；腰为肾之府，肾主骨，肾虚腰府失养，故腰膝酸软；小便清长，脉沉细，尺弱均为肾气虚之象。

基本治法：补肾益气，温养冲任。

方药运用：毓麟珠(《景岳全书·妇人规》)。

党参12g，白术、茯苓各10g，炙甘草39g，当归、川芎、白芍、熟地各10g，菟丝子、杜仲、鹿角霜各12g，川椒5g。

方中四物汤补血；四君子汤健脾益气；菟丝子、杜仲、鹿角霜温养肝肾，调补冲任，补阴益精；川椒温肾助阳。全方既温养先天肾气以生精，又培补后天脾胃以生血，使精血充足，冲任有养，胎孕易成。

加减：若子宫发育不良，应积极早治，加入血肉有情之品，如紫河车、鹿角片（或鹿茸)、桃仁、丹参、茺蔚子各10g；若性欲淡漠者，加淫羊藿、仙茅、肉苁蓉各10g。

（2）肾阴虚证

证候：婚久不孕，月经先期量少或量多，色红无块，形体消瘦，腰酸，头目眩晕，耳鸣，五心烦热，舌红少苔，脉细数。

分析：肾阴不足，冲任失养，胞宫干涩，难以摄胎成孕，或阴血火旺，血海太热，不能摄精成孕；肾阴不足，精血亏少或阴虚火旺，故月经先期量少或后期量多，色红；阴液不足，肢体失荣，故形体消瘦；肾阴不足，髓海失养，故头目晕眩，耳鸣；腰府失养，故腰酸；虚火内扰，故五心烦热；舌红少苔，脉细数均为肾阴不足之象。

基本治法：滋阴养血，调冲益精。

方药运用：养精种玉汤合清骨滋肾汤(《傅青主女科》)。

当归、白芍、熟地、山萸肉、丹皮、沙参各10g，五味子、黄柏6g，白术、石斛、龟板各10g。

方中当归、白芍滋养肝血，熟地、山萸肉补益肾精，黄柏清肾中虚火，丹皮清肝火，沙参滋阴壮水，五味子敛阴，龟板滋肾填精，白术、石斛健脾以滋其化源。两方合用，具有清火滋水、养阴填精之功。

服法：经后期水煎服，每日1剂，分2次服。

加减：临证可加龟板10～15g，知母、紫河车、首乌、肉苁蓉、菟丝子各10g。

（3）肾阳虚证

证候：婚久不孕，月经后期量少，色淡或月经稀发，甚则闭经，面色晦暗，腰酸腿软，性欲淡漠，大便不实，小便清长，舌淡苔白，脉沉细。

分析：肾阳虚弱，冲任失于温养，血海不充，故婚久不孕，月经后期量少，色淡，或月经稀发，闭经；腰为肾府，肾阳不足，命门火衰，故面色晦暗，腰酸腿软，性欲淡漠；肾阳虚弱，火不暖土或不能温化膀胱，故大便不实，小便清长；舌淡苔白，脉沉细均为肾阳不足之象。

基本治法：温肾养血益气，调补冲任。

方药运用：温肾丸(《妇科玉尺》)。

熟地、山萸肉、巴戟天、当归、菟丝子各10g，鹿茸8g，益智仁、生地、杜仲、茯神各 10g，山药 15g，远志、续断各 12g，蛇床子 6g。

方中生熟地、山萸肉、山药、当归滋补肝肾，养血调经，益阴摄阳，使“阳得阴助而生化无穷”；鹿茸、巴戟天、菟丝子、蛇床子温肾壮阳，填精补髓，使“阴得阳生而泉源不竭”；杜仲、续断补肝肾，强腰膝；益智仁、茯神健脾涩精。全方共奏温肾助阳，益精养血种子之功。

服法：经前期水煎服，每日 1 剂，分 2 次服。

加减：若子宫发育不良，应积极早治，加入血肉有情之品，如紫河车、鹿角片（或鹿茸）、桃仁、丹参、茺蔚子各 10g；性欲淡漠者，加淫羊藿、仙茅、石楠藤、肉苁蓉各 10g，也可选用韩百灵经验方“益阳渗湿汤”（《百灵妇科》），药用熟地、山药、白术、茯苓、泽泻、枸杞、巴戟天、菟丝子、肉桂、附子、补骨脂、鹿角胶、甘草等。

（4）肝郁证

证候：婚久不孕，经前双乳小腹胀痛，月经周期先后不定，经血夹块，情志抑郁不畅，或急躁易怒，胸胁胀满，舌质黯红，脉弦。

分析：肝气郁结，气血不和，冲任失调，故胞宫不能摄精成孕；经前气机不畅，故双乳小腹胀痛，周期先后不定，经来夹块；肝郁气滞，或郁而化火，故胸胁胀满，急躁易怒；舌质黯红，脉弦均为肝郁之象。

基本治法：疏肝解郁，养血理脾。

方药运用：开郁种玉汤(《傅青主女科》）加味。

当归、白芍、白术各 10g，茯苓、丹皮、香附各 12g，花粉 8g，香附 10g，青皮、柴胡、红花各 6g，郁金 12g，川楝子 6g，丹参、川芎、泽兰、延胡索各 10g。

方中当归、白芍养血柔肝，白术、茯苓健脾培土，丹皮凉血活血，香附理气解郁调经，花粉清热生津，香附、青皮、柴胡、郁金、川楝子调气行滞解郁，丹参、川芎、红花、泽兰活血调经，延胡索行气活血止痛，以发挥行气调经种玉之功。

服法：经前期水煎服，每日 1 剂，分 2 次服。

加减：乳胀有结块者，加王不留行、路路通、橘核各 10g；乳房胀痛灼热者，加炒川楝 6g，蒲公英 12g；梦多寐差者，加炒枣仁、夜交藤各 12g。

（5）痰湿证

证候：婚久不孕，经行后期，月经量少或闭经，带下量多质稠，形体肥胖，头晕心悸，胸闷呕恶，苔白腻，脉滑。

分析：痰湿阻滞冲任胞宫，故不能摄精成孕，经行后期，月经量少或闭经；痰湿积于带脉，故带多质稠；痰湿泛溢肌腠，故肥胖；痰湿中阻，故呕恶胸闷；痰湿上蒙清阳，故头晕心悸；苔白腻，脉滑均为痰湿内阻之象。

基本治法：燥湿化痰，调理冲任。

方药运用：启宫丸(《医方集解》）合补中益气丸(《内外伤辨惑论》）加减。

制半夏、苍术、香附各 10g，神曲、茯苓、陈皮各 10g，党参、黄芪各 12g，当归、白术各10g，川芎、升麻、柴胡各6g，甘草3g。

方中半夏、陈皮、苍术、茯苓运脾燥湿化痰；神曲消积化滞；香附、川芎行气活血，调理冲任；党参、黄芪、甘草益气健脾；升麻、柴胡升阳化湿；当归、白术健脾养血；陈皮、茯苓燥湿化痰。全方共奏益气升阳，化痰和血，调经种子之功。

服法：经后期水煎服，每日1剂，分2次服。

加减：呕恶胸满甚者，加厚朴6g，枳壳、竹茹各10g；心悸甚者，加远志10g；痰湿内盛，胸闷气短者，加瓜蒌、南星、石菖蒲各10g；经量过多者，黄芪加量，加续断10g；心悸者，加远志10g；月经后期或经闭者，加鹿角胶、仙灵脾、巴戟天各10g；痰瘀互结成癥者，加昆布15g，海藻、菖蒲、三棱、莪术各10g。

（6）血瘀证

证候：婚久不孕，月经后期，经量多少不一，色紫夹块，经行腹痛，小腹作痛不舒或腰骶骨疼痛拒按，舌暗或紫，脉涩。

分析：瘀血内阻胞宫冲任，故经行后期；经脉阻滞，故经行量少；瘀血阻于脉外，新血不得归经，故经行量多，色紫夹块；瘀血内阻，不通则痛，故经行腰痛，腹痛拒按；舌紫，脉涩均为瘀血之象。

基本治法：活血化瘀，调理冲任。

方药运用：少腹逐瘀汤(《医林改错》）加减。

当归、赤芍各10g，红花、桃仁各9g，五灵脂12g，茴香、制香附、枳壳各6g，丹参、牛膝各10g，桂枝5g，薏苡仁15g。

方中当归、赤芍、红花、桃仁、五灵脂、丹参活血化瘀；制香附、小茴香、枳壳理气行滞；桂枝温通，牛膝、薏苡仁引血下行。全方共奏行气活血，温经散寒，调理冲任之功。

服法：经后期水煎服，每日1剂，分2次服。

加减：血瘀较为严重，但身体壮健者，可以朴硝荡胞汤治之，药用朴硝、丹皮、当归、桃仁、厚朴、桔梗、人参、赤芍、茯苓、桂心、牛膝、虻虫、桂皮、附片等；下焦久瘀，湿热交阻者，加二妙散、败酱草、红藤等。

（7）湿热证

证候：继发不孕，月经先期，或经期延长，淋漓不断，赤白带下，腰骶酸痛，少腹坠痛，或低热起伏，舌红，苔黄腻，脉弦数。

分析：湿热互结，湿阻气机，热伏冲任，胞宫被灼，不能摄精成孕，故继发不孕；冲任阻滞，热迫血行则经期延长，淋漓不断；湿热下注则赤白带下，少腹坠痛；湿热黏滞，故低热起伏；带脉被扰，故腰骶酸痛；舌质红，舌黄腻，脉弦数皆为湿热之象。

基本治法：清热燥湿，活血调经。

方药运用：四妙丸(《全国中药成药处方集》）加味。

苍术、牛膝、黄柏、苡仁、泽泻各9g，红藤、败酱草各15～30g，茯苓、艾叶各9g，制香附、车前草各6g。

方中苍术、黄柏、苡仁、牛膝、败酱草、红藤清利下焦湿热，泽泻、茯苓、车前草淡渗利湿，艾叶、香附温通下元，理气调经。全方共奏清热燥湿，活血调经之功。

服法：经后期水煎服，每日1剂。

加减：湿热而兼有瘀血者，加当归、赤芍、延胡索、苏木等；瘀血较为明显者，合桂枝茯苓丸治之；湿热偏于热者，用龙胆泻肝汤；经行腹痛者，加香附、泽兰各12g，地鳖虫6g；带下腥臭者，加败酱草、蒲公英、椿根皮、土茯苓各12g。

（8）血虚证

证候：婚后无子，月经后期，量少色淡，面色萎黄，皮肤不润，形体瘦弱，头晕目眩，大便干结，舌淡苔薄，脉细弱。

分析：素体虚弱或久病失血，以致冲任血虚，胞宫失养，故不能摄精成孕；营血不足，冲脉空虚，故经行后期，量少色淡；血虚不能上荣于面，故面色萎黄，头昏目眩；全身失于营养则形体瘦弱，皮肤不润；舌淡苔薄，脉细弱亦为血虚之象。

基本治法：养血滋肾调经。

方药运用：加味四物汤(《济阴纲目》)。

当归、川芎、白芍、生地、阿胶、白术、茯苓各10g，橘红6g，甘草3g，续断15g，香附10g。

方中四物加阿胶养血调经，白术、茯苓、甘草、橘红健脾，益生化之源，续断补肾，香附调气。

服法：经后期水煎服，每日1剂。

加减：气血两虚者，加党参、山药各15g；血虚未复，营阴不足者，合两地汤(《傅青主女科》)，药用玄参、麦冬、阿胶、地骨皮、龟板、枸杞子各10～12g。

2. 析因辨证

（1）排卵障碍性不孕

①主证型

A. 阴虚证

证候：婚后未孕，月经后期，经量少或略少，色红或淡红，或暗红无血块，平时带下偏少，或甚少，或头昏腰酸，咽干，烦热，夜寐较差，大便偏干，舌质偏红，舌边有裂痕，或呈齿轮状，脉细弦或细弦数。

分析：阴分不足，精血亏少则月经后期量少，色红；阴液不足，任带空乏，带下乏源，故量少；肾阴不足，虚火上炎，故头昏，咽干，烦热，夜寐较差；腰府失养，故腰酸；阴津不足，失于濡润，故大便偏干；舌脉均为阴虚之象。

基本治法：滋阴养血，血中生精。

方药运用：归芍地黄汤(《中医临床妇科学》)加减。

炒当归、白芍、怀山药、丹皮、茯苓各10g，山萸肉8g，泽泻10g，女贞子12g，怀牛膝10g。

方中当归、白芍、山萸肉、女贞子滋阴养血，怀山药、丹皮、茯苓、泽泻健脾利湿，怀牛膝引诸药直达下焦。

服法：经净后水煎服，每日1剂，分2次服。

加减：若阴虚火旺，出现口干舌燥，舌质偏红，五心烦热，大便干，小便黄者，加知母6g，炮山甲（先煎）10g，生地9g，地骨皮12g，石斛12g；心火偏旺，夜寐甚差，心烦失眠者，加夜交藤15g，炒枣仁6～9g，青龙齿（先煎）10～15g。

B. 阴阳两虚偏阳虚证

证候：婚后未孕，或继发不孕，月经后期，经量偏少，色淡红，或暗红无血块，平时带下偏少，性欲淡漠，头昏腰酸，少腹或小腹有凉感，小便较频，大便时有溏象，神疲乏力，舌质淡红，苔薄白腻，脉细弦。

分析：肾气虚弱，冲任失于温养，血海不充，故宫寒不能摄精成孕，月经后期量少色淡，带下偏少；肾阳不足，命门火衰，故性欲淡漠，神疲乏力；肾阳虚弱，火不暖土，或不能温化膀胱，故大便不实，小便较频；舌脉均为阴阳两虚偏阳虚之象。

基本治法：滋阴助阳，血中养精。

方药运用：补天五子种玉丹(《中医临床妇科学》）加味。

熟地、山萸肉、当归身、枸杞子各12g，女贞子、丹皮、茯苓、泽泻、覆盆子各6g，山药、怀牛膝、杜仲、五味子、紫河车、巴戟天各10g。

本方由归芍地黄汤合五子补肾丸而成。方中熟地、山萸肉、当归、枸杞子、女贞子滋阴养血填精，覆盆子、杜仲、巴戟天、紫河车补肾助阳，五味子、山药敛阴养精，丹皮、茯苓、泽泻、怀牛膝健脾化湿，引药归下焦肝肾经。

服法：经净后服，每日1剂，分2次服。

加减：脾胃不和，腹胀便溏者，去熟地、当归身，加炒白术10g，砂仁（后下）5g；阳虚寒盛，形寒腰酸者，加淫羊藿9g，补骨脂10g；心火偏旺，心烦失眠者，加莲子心5g，青龙齿（先煎）20g。

②兼证型

A. 心肝郁火证

证候：婚久不孕，月经后期量少，或先期量少，色红，有小血块，小腹作胀，平时带下少或甚少，头晕腰酸，胸闷烦躁，情绪抑郁，时欲叹气，夜寐甚差，口干咽燥，便干尿黄，舌质偏红，苔黄腻边有齿痕，脉弦细带数。

分析：肝气郁结，气血不和，冲任失调，故月经周期先后不定，经来夹块，胞宫不能摄精成孕；肝郁气滞，郁而化火，故胸闷烦躁，情绪抑郁，口干咽燥，便干尿黄；心肝郁火，心神不宁，故夜寐甚差；舌质黯红，脉弦均为肝郁之象。

基本治法：滋阴养血，清肝宁心。

方药运用：滋肾生肝饮(《校注妇人良方》）加减。

当归、白芍、山药、山茱萸、生地黄、丹皮、茯苓、泽泻各10g，柴胡、五味子各

5g，白术10g。

方中当归、白芍、山药、山萸肉、干地黄滋肾生肝，炒柴胡清肝理气，丹皮、茯苓、泽泻健脾以助肝。

服法：经净后服，每日1剂，分2次服。

加减：肾虚明显，腰酸较甚者，加川断、菟丝子各10g；心火偏旺，失眠烦躁轻者，加钩藤10g，莲子心5g，青龙齿（先煎）10g；肝火偏甚，头痛、急躁、愤怒甚者，加炒山栀、白蒺藜各10g。

B. 气滞血瘀证

证候：婚后不孕，月经后期或先后不一，经量偏少，色淡红或黯红，质稀黏，或有小血块，小腹作胀，头昏腰酸，胸闷烦躁，口干不欲饮，舌质紫暗，或舌边有瘀点，脉细弦带涩。

分析：瘀血内阻胞宫、冲任则经行后期，不能摄精成孕；经脉阻滞，故经行量少，色紫夹块，腹痛拒按；舌紫，脉涩均为瘀血之象。

基本治法：理气化瘀，养血活血。

方药运用：柴胡疏肝散合归芍地黄汤加减。

柴胡8g，白芍、枳壳、陈皮、川芎、当归、地黄、山药、山茱萸、丹皮、泽泻、车前子（包煎）各10g。

方中白芍、怀山药、干地黄、山茱萸滋补阴精，柴胡、芍药、枳壳、陈皮、川芎理气活血，加川续断可以阴中求阳，促进转化。

服法：经净后水煎服，每日1剂，分2次服。

加减：经行量或多或少，淋漓不净者，加五灵脂10g，蒲黄（包煎）6g，茜草12g；经行量甚少者，加川牛膝、泽兰叶各10g；大便偏溏者，加炒白术10g，砂仁（后下）5g。

C. 痰湿脂浊证

证候：婚久未孕，月经后期，量少，色淡红，无血块，平时带下少，头昏腰酸，胸闷烦躁，口腻多痰，形体逐渐肥胖，性欲较差，或有神疲，舌苔黄白腻，脉细滑或细弦带滑。

分析：痰湿内阻，闭阻冲任胞宫，故不能摄精成孕，经行后期量少，或带少；痰湿之体多肥胖，痰湿中阻，故胸闷口腻多痰；痰浊上蒙清阳则头昏；苔白腻，脉滑均为痰湿内阻之象。

基本治法：滋阴养血，燥湿化痰。

方药运用：归芍地黄汤合越鞠二陈汤加减。

丹参、赤白芍、山药、山萸肉各10g，怀牛膝12g，丹皮、茯苓、川断、苍术、郁金、制香附、制南星各10g。

方中白芍、山药、山萸肉滋阴养血，丹参、丹皮、赤芍、怀牛膝活血化瘀，制苍术、广郁金、制香附、制南星燥湿化痰，川断温肾助阳。

服法：经净后水煎服，每日1剂，分2次服。

加减：腰酸不甚者，加熟地、女贞子各10g；脾胃不和，口腻痰多，大便不实者，加炒白术、炒六曲各10g。

（2）黄体功能不全性不孕　主证型为阳虚，亦有少数为肾阴虚者；兼证中有郁火、血瘀、痰湿三者。

①主证型

A. 阳虚证

证候：婚久不孕，或易流产，月经周期或先或后，经量偏多，偶或量少，色淡红，常夹腐肉状血块，腰酸，小腹冷痛，行经期大便稍溏，经前胸闷烦躁，乳房胀痛，舌质淡红，苔黄白腻，脉弦细。BBT高温相偏短，欠稳定。

分析：肾阳虚弱，冲任失于温养，故婚久不孕或易流产，月经或先或后，经量偏多，偶或量少，色淡红；腰为肾之府，肾阳不足，命门火衰，故腰酸，小腹冷痛，行经期大便稍溏；肾阳虚弱，火不暖土，故大便不实；舌脉均为肾阳不足之象。

基本治法：养血调肝，补肾助阳。

方药运用：毓麟珠(《景岳全书》）加减。

丹参、赤白芍、怀山药、山萸肉、熟地各10g，丹皮、茯苓、白术各9g，川断、菟丝子、鹿角片（先煎）各12g，炒柴胡、青陈皮各6g。

方中赤白芍、怀山药、山萸肉、熟地养血益精，川断、菟丝子、鹿角片温肾暖宫，调补冲任，茯苓、白术、丹皮、丹参健脾养血，炒柴胡、青陈皮疏肝理气。全方共奏补肾助阳，调补气血冲任之功。

服法：经间期开始服用，每日1剂，分2次服。

加减：心肝气郁，乳房胀痛明显，胸闷，时欲叹气者，加广郁金、制香附各9g，绿萼梅5g；夹有血瘀，小腹作痛者，加五灵脂10g，益母草15g。

B. 脾肾两虚证

证候：婚久不孕或自然流产，月经先后不一，行经量多，色淡红，质黏腻，有腐肉样血块，小腹坠痛，头昏腰酸，腹胀矢气，大便溏泄，神疲乏力，胸闷烦躁，乳房胀痛，舌质淡红，苔白腻，脉细弱。BBT高温相偏低，下降缓慢。

分析：脾肾不足，冲任失于温养，血海不充，故婚久不孕或易流产，月经或先或后，经量偏多，色淡红；腰为肾之府，肾阳不足，命门火衰，故腰酸，小腹冷痛，大便溏泄；肾阳虚弱，火不暖土，故大便不实；舌脉均为肾阳不足之象。

基本治法：健脾补肾助阳。

方药运用：温胞饮(《傅青主女科》）加减。

党参15g，炒白术、巴戟天、杜仲、菟丝子、山药、芡实各10g，肉桂（后下）3g，补骨脂、紫石英各（先煎）10g，绿萼梅5g。

方中白术、巴戟天脾肾双补，气中补阳，为主药；杜仲、菟丝子、肉桂、补骨脂、紫石英温肾暖宫；党参、山药、芡实健脾益精；绿萼梅轻清理气。全方共达温肾暖宫之效。

服法：经前期水煎服，每日 1 剂，分 2 次服。

加减：心肝气郁，胸闷者，加炒柴胡 5g，制香附 9g，青陈皮 6g；脾虚泄泻明显者，加砂仁（后下）5g，煨木香 9g，炮姜 3g。

C. 肾阴虚证

证候：婚久不孕，或多次流产，月经先期，经量或多或少，色红，有小血块，头昏腰酸，胸闷烦躁，夜寐甚差，便干尿黄，舌质红苔黄，脉弦细带数。

分析：肾阴不足，精血亏少或阴虚火旺，故婚久不孕，或易流产，月经先期，经量或多或少，色红；阴液不足，脑髓失充则头昏；腰府失养则腰酸；虚火内扰则五心烦热；舌红，脉细数均为肾阴不足之象。

基本治法：滋阴补肾，清热调经。

方药运用：滋水清肝饮(《医宗己任编》）加减。

丹参、赤白芍、生地、山药、山萸肉、炒丹皮、茯苓各 10g，炒柴胡 5g，炒山栀 9g，钩藤（后下）12g，川断 12g，生甘草、五灵脂 10g。

方中白芍、生地、山药、山萸肉滋水养阴，柴胡、山栀、丹皮清肝，茯苓、钩藤调肝健脾，丹参、五灵脂活血调经，川断平补阴阳。全方共达滋水养阴清肝之功。

服法：经前期水煎服，每日 1 剂，分 2 次服。

加减：肾阳虚，腰酸甚，下肢有冷感者，加杜仲 12g，制狗脊 10g；心火偏旺，精神不安，失眠者，加青龙齿（先煎）10g，炒枣仁 9g，莲子心 5g。

②兼证型

A. 兼郁火证

证候：婚久不孕，有流产史，月经先期量多，或先后不一，量多少不定，色红，有小血块，头晕腰酸，胸闷烦躁，乳头或乳房胀痛，或头痛，夜寐甚差，舌质偏红，苔黄腻，脉弦细。

分析：肝郁不达，郁而生热，故月经先期量多，或先后不一，量多少不定；肝气郁滞，乳络不通，故胸闷烦躁，乳头或乳房胀痛；郁火内扰，心神不宁，故夜寐甚差；舌脉均为肝郁化火之象。

基本治法：补肾助阳，温肝解郁。

方药运用：补肾解郁汤（夏桂成经验方）。

当归、赤白芍、山药、山萸肉、熟地、丹皮、茯苓、菟丝子各 10g，紫石英 15g，制香附 9g，柴胡 5g，钩藤（后下）12g，山栀 9g。

方中菟丝子、紫石英补肾助阳；当归、赤白芍、山药、山萸肉、熟地滋阴养血，益肾柔肝；香附、炒柴胡、钩藤、炒山栀疏肝解郁；丹皮、茯苓调和肝脾。全方具有补肾解郁之功。

服法：基础体温呈高温相时服用，每日 1 剂，分 2 次服。

加减：脾胃较差，腹胀便溏者，去当归、熟地、炒山栀，加炒白术、煨木香各9g；心肝火旺，夜寐较差，口舌溃破者，去当归、山萸肉，加黄连5g，青龙齿（先煎）15g，黛灯心3g。

B. 兼瘀血证

证候：婚久不孕或有流产史，月经后期，经量多，色紫红，有较大血块，或兼夹膜状血块，腰酸腹痛，胸闷烦躁，夜寐较差，舌质黯红，边有紫点，苔色黄腻，脉涩。

分析：瘀血内阻胞宫、冲任，故经行后期；宿瘀不去，新血难安，故经量多，有较大血块排出；瘀血内阻，故色紫夹块，腹痛，胸闷烦躁，夜寐较差；舌紫脉涩均为瘀血之象。

基本治法：补肾助阳，活血化瘀。

方药运用：毓麟珠(《景岳全书》）合脱膜散（夏桂成经验方）加减。

当归、赤白芍、山药、丹皮、茯苓各10g，川断、菟丝子、鹿角片（先煎）各6g，五灵脂、肉桂（后下）各3g，莪术、制香附、苍术各10g。

方中川断、菟丝子、鹿角片、肉桂补肾助阳，炒当归、白芍养血，丹皮、五灵脂、赤芍、莪术、制香附理气活血，怀山药、苍术、茯苓理气健脾，肉桂、五灵脂温通化瘀。全方共奏补肾助阳，活血化瘀之效。

服法：基础体温呈高温相时服，每日1剂，分2次服。

加减：心肝郁火，胸闷乳胀，头痛失眠者，去当归、肉桂，加钩藤（后下）、白蒺藜各12g，莲子心3～9g；脾胃不和，腹胀便溏，纳差神疲者，去当归、熟地，加炒白术12g，煨木香9g，党参12g。

C. 兼痰脂证

证候：婚久不孕，月经后期，经量或多或少，色淡红，质黏腻，胸闷烦躁，口腻多痰，乳房胀痛，形体肥胖，舌苔黄白厚腻，脉细滑。

分析：痰湿内阻，闭阻冲任胞宫，故婚久不孕，经行后期，量或多或少；痰湿中阻故胸闷烦躁，口腻多痰，乳房胀痛，形体肥胖；苔白腻，脉滑均为痰湿内阻之象。

基本治法：补肾助阳，燥湿化痰。

方药运用：毓麟珠合越鞠二陈汤(《景岳全书》）加减。

当归、赤白芍、怀山药、山萸肉各9g，牡蛎（先煎）15g，丹皮、茯苓、川断、菟丝子、苍术、香附各10g，青陈皮各6g。

方中川断、菟丝子温肾助阳，牡蛎、当归、赤白芍、怀山药、山萸肉滋阴补肾，苍术、香附、青陈皮燥湿化痰。全方具有补肾助阳，燥湿化痰之功。

加减：痰湿偏盛，口腻痰多者，去牡蛎、当归，加制半夏、制川朴、陈胆星各9g；脾胃不和，腹胀便溏，神疲乏力者，去当归、牡蛎，加炒白术12g，砂仁（后下）5g，藿香10g。

（3）盆腔及输卵管炎性不孕　以瘀滞为主，病程长，病情复杂，特别是输卵管炎症所致不孕，常兼夹湿热、寒湿、肾脾两虚、阴血虚四者，治疗当分清主次，且不易过用破血通络之品。

①主证型

血瘀证

证候：婚久不孕，经量偏少或量多淋漓，色紫黯，有血块，经行少腹胀痛，拒按，或腰俞酸楚，平时带下黄白量多，质黏腻或有臭气，胸闷心烦，乳房胀痛，精神抑郁，或虽症状不多，但输卵管一侧或两侧增粗，通而不畅，偶或经间排卵期少腹胀痛，舌质紫黯，边有瘀斑，脉涩。

分析：瘀血内阻胞宫、冲任，故经行偏少；瘀血占据血室，新血难安，故经量多，有较大血块排出；瘀血内阻，故月经色紫夹块；气机不通，故少腹胀痛，胸闷烦躁，乳房胀痛；舌紫，脉涩均为瘀血之象。

基本治法：行气活血，化瘀通络。

方药运用：血府逐瘀汤(《医林改错》) 合活络效灵丹(《医学衷中参西录》) 加减。

桃仁、红花、当归、赤芍、生地各10g，川芎9g，柴胡、桔梗各6g，枳壳、牛膝各10g，甘草3g，丹参、延胡索各10g，乳香、没药各10g。

方中桃仁、红花、当归、赤芍、生地、川芎为桃红四物汤，活血祛瘀，柴胡、桔梗两升药开胸行气；枳壳、牛膝两降药引血下行；当归、丹参、乳香、没药活血化瘀通络；延胡索理气通络。全方共具行气活血，化瘀通络之功。

服法：基础体温呈高温相时服用，每日1剂，分2次服。

加减：经间排卵期疼痛剧烈者，加五灵脂10g，全蝎5g；经行量少者，加泽兰叶10g，益母草15g；输卵管积水者，加川桂枝5g，茯苓12g，䗪虫6g，橘核10g；经行量多者，加炒蒲黄（包煎）6~9g，大小蓟各12g，茜草炭15g；气滞腹胀明显者，加天仙藤10g，金铃子9g，小茴香6g，青皮5g。

②兼证型

A. 兼湿热证

证候：婚久不孕，少腹隐痛，经行先期量多，色红，有黏腻样血块，或腰俞酸，带下量多，色黄白，质黏腻，有脓样带下，或有腥臭气，面红烦热，口苦咽干，小便黄赤，尿量少，大便有时欠实，舌红苔根黄白腻，脉细濡数。

分析：湿热互结，湿阻气机，热伏冲任，故不能摄精成孕；冲任阻滞，热迫血行，故经期延长，淋漓不断；湿热下注，故带下量多，色黄白，质黏腻，有脓样带下，或有腥臭气，少腹坠痛；舌质红，苔黄腻，脉细濡数皆为湿热之象。

基本治法：清热利湿，活血化瘀。

方药运用：红藤败酱散(《中医临床妇科学》)。

红藤、败酱草各10g，乳香、没药各6g，延胡索、木香、当归、赤芍、薏苡仁、山楂各10g。

方中红藤、败酱草清热利湿，延胡索、木香、赤芍理气活血，苡仁燥湿健脾。

服法：基础体温呈高温相时服用，每日 1 剂，分 2 次服。

加减：经行量多者，加失笑散（包煎）12g，大小蓟各 10g，茜草炭 12g；经行量少，经行不畅者，加泽兰叶 10g，制香附 9g，益母草 15～30g，川牛膝 10g；经行疼痛剧烈者，加五灵脂 10g，徐长卿 9g；伴小腹包块者，加山甲片 9g，皂角刺 9g，五灵脂 10g，桔梗 9g，大黄 6g。

B. 兼寒湿证

证候：婚久不孕，月经后期，量少，色紫黯，有血块，少腹冷痛，得温则舒，形寒腹冷，小溲清长，带下色白，质稀，大便或溏，舌质淡，苔白腻，脉沉细无力。

分析：寒湿之气入侵，冲任受袭，寒湿交阻胞宫，故月经后期，量少，色紫黯，有血块，少腹冷痛；下焦寒湿浸淫，故小溲清长，带下色白，质稀，大便或溏；舌脉亦属寒湿之象。

基本治法：温经散寒，活血化瘀。

方药运用：温经汤(《妇人大全良方》) 加减。

当归、赤芍、川芎各 10g，肉桂（后下）5g，莪术、川牛膝各 10g，党参 15g，甘草 5g。

方中肉桂温经散寒，活血通络，当归、川芎活血行滞，肉桂、当归、川芎通阳散寒，莪术、川牛膝活血祛瘀，党参温肾助阳。全方旨在温经散寒，活血化瘀。

服法：基础体温呈高温相时服用，每日 1 剂，分 2 次服。

加减：经行量少者，加丹参、红花、泽兰叶各 10g，益母草 15g；经行量多者，加炒五灵脂 10g，炒蒲黄（包煎）各 6～9g，血余炭 10g；瘀结较重者，加制乳没、山甲片（包煎）各 6g，王不留行 12g；痰湿较重者，加苍白术各 10g，车前子（包煎）、苡仁各 10g。

C. 兼脾肾两虚证

证候：婚久不孕，或易流产，少腹隐痛，劳则发作，月经后期，量或多或少，色淡红，或有血块，神疲乏力，白带量多，腹胀矢气，纳差便溏，腰酸腿软，舌质淡红，苔白腻，脉虚弱。

分析：脾肾两虚，冲任失于温养，血海不充，故月经后期，量或多或少，色淡红，或有血块，婚久不孕，或易流产；腰为肾之府，肾阳不足，命门火衰，故腰酸腿软；脾肾阳虚，火不暖土则便溏；舌脉均为脾肾阳虚之象。

基本治法：健脾补肾，化瘀通络。

方药运用：健固汤(《傅青主女科》) 合桂枝茯苓丸(《金匮要略》)。

党参、茯苓、白术、巴戟天、薏苡仁各 10g，桂枝 5g，赤芍、丹皮、桃仁各 10g。

方中党参、炒白术益气健脾；茯苓、苡仁健脾利湿；巴戟天温补脾肾，固摄任带；赤芍、丹皮、桂枝温经活血通络。全方共奏健脾补肾，化瘀通络之效。

服法：基础体温呈高温相时服用，每日 1 剂，分 2 次服。

加减：小腹冷痛明显者，加炮姜 5g；经行小腹坠痛，量多者，加炒荆芥 6g，黄芪 12g，阿胶珠 10g，艾叶炭 6g；经行腹痛，量少者，加丹参、泽兰叶各 10g，益母草 15g；胸闷心烦，经前乳房胀痛者，加青皮、玫瑰花各 6g，广郁金 10g。

D. 兼阴血虚证

证候：婚久不孕，少腹隐痛，或抽掣样疼痛，头昏腰酸，形体消瘦，月经先期或先后不一，经量或多或少，色红有小血块，烦躁寐差，甚则失眠，带下偏少，或有黄带，舌质偏红，边有紫斑，苔薄，脉细弦带数。

分析：阴血亏少或阴虚火旺，冲任失养，子宫干涩，故不能摄精成孕，月经先期或先后不一，经量或多或少，色红；阴液不足，脑髓失充，故头昏；腰府失养则腰酸；虚火内扰则烦躁寐差，甚则失眠；舌红，脉细数均为肾阴不足之象。

基本治法：滋阴养血，化瘀通络。

方药运用：归芍地黄汤合活络效灵丹(《医学衷中参西录》) 加减。

当归、白芍、山药各 12g，山萸肉、干地黄、丹皮、茯苓、泽泻各 10g，丹参、乳香、没药各 6g。

方中当归、白芍、怀山药、山萸肉、干地黄滋补肾阴，丹皮、丹参、乳香、没药活血通络，茯苓、泽泻利水渗湿，引药下行。全方滋阴养血，化瘀通络。

服法：基础体温呈高温相时服用，每日 1 剂，分 2 次服。

加减：少腹隐痛，持续不断者，加延胡索 10g，琥珀（冲）3g；腰酸腿软明显者，加川断、桑寄生各 10g；烦躁失眠明显者，加合欢皮 9g，炒枣仁 10g；纳差，胃脘不舒，大便偏软者，去当归、干地黄，加广木香 9g，陈皮 6g，炒白术 10g；经量偏多者，去川牛膝，加女贞子、墨旱莲各 10g，炒蒲黄（包煎）6g。

（4）免疫性不孕

①肝肾阴虚证

证候：久未受孕，月经正常或先期量少，色红，质稠，腰酸腿软，头晕耳鸣，五心烦热，口干，舌红苔少或薄白，脉细数。

分析：肝肾阴虚，阴虚内热，热扰血海，迫血妄行，故月经先期而至；水亏火旺，故量少，色红，质稠；腰为肾之府，肝肾阴虚，故腰酸腿软；阴虚不能上荣于头目脑髓，故头晕耳鸣；虚热上浮，故五心烦热，口干；舌红苔少或薄白，脉细数均为肝肾阴虚之象。

基本治法：补养肝肾，滋阴降火。

方药运用：知柏地黄丸合左归饮(《景岳全书》)。

生熟地、山茱萸、怀山药各 12g，泽泻、丹皮、知母各 10g，黄柏 6g，枸杞子、菟丝子、当归、赤白芍各 10g。

方中知母、黄柏滋阴清热，生熟地、山茱萸、怀山药、枸杞子养阴清热，泽泻、丹皮清利泻热。全方共奏补养肝肾，滋阴降火之效。

服法：每日 1 剂，分 2 次服。

加减：肝郁火旺者，加柴胡、栀子、合欢皮、绿萼梅各6g；兼湿热者，加败酱草、苡仁各10g；脾胃虚弱者，去当归、生熟地，加白术、砂仁（后下）各10g；排卵后，可适当加温肾药，如续断、菟丝子、鹿角霜各12g；兼血瘀者，加参三七5g，茜草、当归、桃仁、红花、丹参各10g。

②阳虚夹瘀证

证候：久不受孕，月经正常或后期，量少，色紫暗有血块，腰酸腿软，少腹冷痛喜温，舌淡红或有瘀点，苔薄白，脉沉细。

分析：肾中阳气不足，阴寒内盛，气血生化不足，故月经后期量少；瘀血内停，经脉阻滞，故色紫暗有块；阳虚则经脉失于温煦，故腰酸腿软，少腹冷痛喜温；舌淡红或有瘀点，苔薄白，脉沉细均为阳虚夹瘀之象。

基本治法：温肾壮阳，活血化瘀。

方药运用：毓麟珠合桃红四物汤(《景岳全书》)。

当归、川芎、赤白芍、熟地、党参、黄芪各12g，茯苓、白术、菟丝子、鹿角片（先煎）、杜仲各10g，川椒5g。

方中党参、黄芪、茯苓补气调经，当归、川芎、赤白芍、熟地益阴养血，菟丝子、杜仲、鹿角片温经散寒。

服法：每日1剂，分2次服。

加减：脾胃虚弱者，去当归、熟地，加砂仁（后下）3g，煨木香10g；少腹疼痛者，加延胡索10g，炮姜5g。

（5）原因不明性不孕

①心肾失济证

证候：婚久不孕，经期不调，量少色红，五心烦热，夜寐多梦，咽干口渴，头昏心悸，腰酸腿软，舌红少苔，脉细数。

分析：婚久未孕，积想在心，营阴暗耗，故经行不调，量少色红；肾阴不足，肾水不能上承以济心火，故五心烦热，夜寐多梦，咽干口渴，头昏心悸；心肾不交，水火失济，阴阳失衡，气血不调，冲任失和，故不能摄精成孕。

基本治法：补肾滋阴，和冲益精。

方药运用：养精种玉汤(《傅青主女科》）合柏子仁丸(《妇人大全良方》）加减。

当归、白芍、熟地、山萸肉、柏子仁各10g，卷柏6g，泽兰、续断各12g，牛膝10g。

方中当归、白芍滋养肝血，熟地、山萸肉补益肾精，与柏子仁丸合用，共奏滋阴养血填精，交济心肾之功。

服法：每日1剂，分2次服。

加减：心火偏旺，失眠严重者，加酸枣仁10g，夜交藤15g；精神不宁，心悸不安者，加钩藤（后下）12g，枸杞10g，五味子6g，龟板（先煎）10g，鳖甲（先煎）10g，丹参10g。

②肝脾失调证

证候：婚久不孕，月经不调，量或多或少，色紫红有块，情志失畅，经前胸闷急躁，乳房作胀，经行少腹疼痛，苔薄黄，脉弦。

分析：肝脾不调，冲任失和，故胞宫不能摄精成孕；盼子心切，肝郁不舒，情怀失畅，故月经不调；忧思郁怒，肝脾失调，疏泄失常，故月经量或多或少，色紫红有块；气滞则经前胸闷急躁，乳房作胀；气滞血行不畅，故经行少腹疼痛。

基本治法：疏肝解郁，养血理脾。

方药运用：开郁种玉汤(《傅青主女科》) 合逍遥散(《太平惠民和剂局方》) 加减。

当归、白芍、茯苓、丹皮、香附各 10g，花粉、柴胡各 6g，黄芩、柴胡各 5g，白术 10g，煨姜、薄荷各 5g，炙甘草 3g。

方中当归、白芍养血柔肝；白术、茯苓健脾培土；丹皮凉血活血；柴胡、黄芩、香附疏肝解郁，理气调经；花粉清热生津。全方共奏疏肝健脾，养血种子之功。

服法：每日 1 剂，分 2 次服。

加减：乳胀有结块者，加王不留行、路路通、橘核各 10g；乳房胀痛灼热者，加炒川楝子、蒲公英各 10g；梦多寐差者，加炒枣仁、夜交藤各 12g。

【其他治疗】

1. 中成药

（1）定坤丹　每次 1 粒，每日 2 次，适用于肾虚型不孕症。

（2）鹿胎膏　每次 5g，每日 2 次，适用于肾虚型不孕症。

（3）乌鸡白凤丸　每次 1 粒，每日 2 次，适用于气血不足型不孕症。

（4）逍遥丸　每次 9 粒，每日 2 次，适用于肝郁气滞型不孕症。

（5）知柏地黄丸　每次 9 粒，每日 2 次，适用于阴虚火旺型不孕症。

2. 针灸

（1）毫针

①肝肾不足证：补益肝肾，调理冲任。取关元、肾俞、肝俞、三阴交、太溪、照海，用补法。

②脾肾阳虚证：补肾阳，益督脉。取中极、命门、肾俞、太溪、三阴交、大赫，用补法，中极可加灸。

③肝郁气滞证：疏肝解郁，调理冲任。取关元、三阴交、肝俞、太冲、期门、内关，关元、三阴交用补法，余穴用泻法。

④宫寒证：暖宫散寒，调理冲任。取中极、气海、命门、归来、足三里、三阴交，平补法，中极、气海可针灸并用。

⑤寒湿证：健脾化湿，调理冲任。取中极、脾俞、气海、足三里、丰隆、阴陵泉，中极、脾俞、气海、足三里用补法，丰隆、阴陵泉用泻法。

（2）耳针　取内分泌、肾、子宫、皮质下、卵巢。

①毫针刺法：每次2~3穴，中等刺激，隔日1次。

②埋针：每次2~3次，3日1次，双耳交替。

③耳穴贴压：用王不留行贴压穴位，每日按压2~3次，双耳交替。

（3）灸法　温经暖宫，调补冲任。取关元、神阙、命门、肾俞。

①艾条灸：每穴灸5~10分钟，隔日1次。

②隔姜灸：中等艾炷，每穴3~5壮，隔日1次，用于黄体功能不全性不孕症。

3. 外治法

（1）中药灌肠法（中医杂志，1987，9：41）　丹参30g，赤芍30g，三棱15g，莪术15g，枳实15g，皂刺15g，当归15g，乳香10g，没药10g，透骨草15g。上药加水浓煎成100毫升，保留灌肠，每晚1次。每灌肠10次，休息3~4日。行气活血，散结祛滞，通经走络，开窍透骨，用于气滞血瘀型不孕。

当归、赤芍、三棱、莪术各10g，天仙藤15g，皂角刺6~10g，山甲片6~9g，制乳没各6g，透骨草30g或川桂枝10g，赤芍、桃仁、茯苓、丹皮、红藤30g，败酱草30g，苡仁30g，蒲公英15g。使用方法：上药浓煎成100毫升，温度37℃~39℃，保留灌肠，每晚1次。每灌肠10次，休息3~4天，再继续使用。经期停用。

（2）敷脐法(《方药集》)　杜仲、小茴香、川附子、牛膝、续断、甘草、大茴香、天麻子、紫梢花、补骨脂、肉苁蓉、熟地黄、锁阳、龙骨、海马、沉香、乳香、母丁香、没药、木香、鹿茸。上药为膏，温热化开，贴于脐部，3~5天换药1次。滋补肝肾，养血温经，适用于肝肾亏虚型不孕。

（3）纳药法(《妇科秘方》)　白矾、蛇床子。上药各等分为末，醋糊为丸，弹子大，用绸包裹，线扎紧，留线头尺许，送入阴道内3~4寸，留线在外，定坐半日，候热极带线取出，小便后再换1丸，如前送入。温肾助阳燥湿，用于肾虚型不孕。

（4）输卵管注药法　复方当归注射液，或当归注射液，或丹参注射液，每2毫升加生理盐水稀释至12毫升，在卵泡前期行输卵管通液1~3次，每次间隔1~2天，3个月为1疗程。

4. 推拿

小腹部操作：取仰卧位，按顺时针方向行摩法，手法要求深沉缓慢，同时配合按摩气海、关元，约10分钟。背部操作：用㨰法在腰脊柱两旁治疗后，按揉肾俞、肝俞各2~3分钟，以酸胀为度。下肢部操作：按揉三阴交2~3分钟。

【转归及预后】

不孕与感染、炎症、卵巢功能失调、排卵障碍等有关，易受心理、生理诸多因素的影响，加上个体差异及生活境遇不同，故较为复杂。如果感染、炎症引起输卵管通而不畅，应积极早期地进行治疗；若通而不畅继续发展，则易致输卵管梗阻，加重病情。在不孕的治疗过程中，首先要明确原因，进行基础疾病的治疗，纠正体内不良因素的干扰，尽可能保持在自然的生理周期状态下受孕，或是稍加医学干预，使之尽快受孕。若盆腔炎症、输卵管炎症等迁延日久，则可能带来不可逆转的后果。

一般来说，功能性不孕中医治疗效果较好，器质性病变所致的不孕疗效较差。治疗过程越长，受孕的可能性也越小。

【预防与调护】

1. 积极治疗月经失调，预防和治疗癥瘕。
2. 月经期避免性生活和不必要的生殖道检查。
3. 避免婚前和计划外妊娠，防止多次人工流产。
4. 注意外生殖器卫生，积极治疗阴道炎、盆腔炎等原发病。
5. 加强营养，合理饮食，避免不适当的节食减肥。
6. 适当体育锻炼，注意劳逸结合。
7. 调畅情志，减轻工作压力，避免精神刺激。
8. 避免滥用抗生素，防止体内菌群失调和肝肾功能受损。

【临证经验】

由于不孕症病程较长，病变错综复杂，因此在辨证过程中常需要结合辨病。每个证型均有其特点，如功能性不孕症需用补肾调周法，盆腔炎后遗症、输卵管梗阻性不孕症需用补肾通络法，免疫性不孕滋阴清热才能达到抑制抗体的效果。特别是矛盾兼夹的证型，更要分析处理恰当。如肾虚兼肝郁在不孕症中颇为多见，肾虚夹肝郁血瘀亦为多见，甚则夹肝郁血瘀又夹湿热者亦有之，临床不仅要分析主次标本的关系，而且还要注意各证型之间的用药协调性。又如肾阳虚兼夹郁火者在年龄较大的不孕女性中较为常见。清热有碍阳虚，温阳有助于郁火，因而在处理上，一要分清主次，二要避免用药冲突。如肾阳虚与心肝郁火同见，则要分清是否肾阳虚为主，如是则当以温补肾阳为主，法用右归饮或右归丸为主方，尽可能避用桂附及鹿角片之类，以免温散动火。肉桂温养下焦，可考虑使用，紫石英、鹿角胶等比较合适，同时需加入钩藤、丹皮、绿萼梅、白蒺藜等清肝之品。如心肝郁火为主者，则当清热解郁为主，以丹栀逍遥散为主方，但应尽可能避用山栀，因其清肝之力较强，对脾胃之阳有所剋伐，用钩藤、白蒺藜等品代之较好，同时可加入川断、杜仲，必要时再入紫石英、肉桂等温补肾阳，直入下焦。我们所提出的心（脑）－肾－子宫生殖轴学说正是为了强调心（脑）的作用，心情烦躁、心境不宁、心肾不得交济，自然有碍于正常生殖活动，因而心（脑）－肾－子宫轴是调节生殖功能的核心所在。《广嗣纪要》说：“求子之道，男子贵清心寡欲，所以养其精。女子贵平心定意，所以养其血……女子之性偏急而难容，女子之情媚悦而易感，难容则多怒而气逆，易感则多交而涩枯。气逆不行，血少不荣，则月事不以时也。此女子所以贵乎心定，气养其血也。”我们在临床上常遇到一些不孕妇女，心情急躁，到处求医，反而很难受孕。一旦领养子女之后，自身也能很快受孕，这说明心理上的稳定平和对生殖健康具有相当重要的作用。

验案举例

（1）排卵功能障碍性不孕症

王某，因“结婚2年，夫妻同居未孕”，2005年6月4日来我院求治。末次月经2005年5月24日，量少，色红，有血块，腹不痛。曾在南京军区总医院查血雄激素、泌乳素，二者均偏高，尿17－羟皮质类固醇、17－羟皮质类固酮未见异常。B超监测排卵示卵泡发育不良。刻诊：月经周期第12天，乳头溢液，量少色清，口干，心烦易怒，腰酸，带下量少，舌红苔薄腻，脉细弦。证属肝肾亏虚，肝经郁火，冲任失滋，治从经后期，滋养肝肾，疏肝健脾，方选二至地黄丸合越鞠丸加减。处方：女贞子、墨旱莲、山药、山萸肉、牡蛎、丹皮、茯苓、川断、菟丝子各10g，苍术、香附各9g，广陈皮6g。服上方7剂后，乳房胀痛有所好转，口干亦有好转，继以补肾调周为治疗大法恢复排卵，并配合疏肝理气以降低患者的泌乳素。排卵期以补肾促排卵汤加减；经前期患者易出现便溏，治以健脾补肾，疏肝和胃，方选健固汤合越鞠二陈汤加减；经期则以理气活血调经为法，方选越鞠丸合五味调经散加减。经两个周期的调治后，患者未再出现乳头溢液，腰酸状况亦有所好转。2005年8月8日复诊，基础体温高温相达19天，尿妊娠试验（＋），遂转入补肾养血，和胃安胎，以收全功。

按语：卵巢功能与机体的内环境有较为密切的关系。体内阴阳平衡，气血充沛，脏腑功能协调，卵巢才能排出健康的卵子。本案属肝肾亏虚，肝经郁火，冲任失滋，故经后期以滋养肝肾、疏肝健脾为法，方选二至地黄丸合越鞠丸加减，再以补肾调周配合疏肝理气，降低患者的泌乳素，使其排卵功能恢复而受孕。

排卵功能障碍性不孕症需要解决两大难题：一是提高肾阴癸水水平，促进卵泡发育，使之具有趋向发育成熟的优势卵泡，为排卵奠定基础。二是通过活血化瘀使心肝调节功能趋于排卵的兴奋状态，从而达到顺利地排卵。经后期是奠基阶段，也是卵泡发育时期，故又称之为经后卵泡期。我们的体会是，提高肾阴癸水的水平，促进卵胞发育，滋阴养血，是这一时期的重要措施。一般用归芍地黄汤或养精种玉汤、左归丸、左归饮等。夏师认为，“静能生水”，“阴静阳动”。阴者，静也，静能使肾阴癸水升高，动则走泄，有动于中必耗其精，故从理论上补阴必须要静。肾者，内寄相火，其系上属于心，心者，君火也，相火随之而动，则阴水必耗矣。静者，心静也。前人指出：“欲补肾者先宁心，心宁则肾自（实）。”我们在滋阴治疗中突出三点：一是血中补阴，即在补血的基础上补阴，用四物汤加六味地黄丸加减。二是补阴药选镇静沉降者，所谓“精不足者补之以味，熟地、龟板之属是也”。三是宁心，心静才能保持肾静，静才能达藏，藏则固。从月经的周期及生殖节律来看，阴阳均处在不断的运动中。没有阴阳转化的运动，就不可能达到月经周期的演变，没有月经周期的演变，就不可能出现生殖节律。经后期的阴长运动是绝对的，所以静者，不是绝对的静，而是一种极其缓慢的运动。首先，随着月经周期的后移，经后中期出现一定的带下，其阴长运动就明显起来，因而在这一时期加入一定量的助阳药可推进月经周期的演变。其次是生化，阳生阴长，阴阳在动态过程中相互生化，故张景岳有阳中求阴，阴中求阳之说。此外，女性的性机能、性欲提高需要癸水之阴，亦要得到阳的帮助，因而常在归芍地黄汤中加川断、菟丝子、肉苁蓉或锁阳、紫河车，甚至仙灵脾、巴戟天中的1～2味。

（2）黄体功能不全性不孕症

徐某，女，26岁，南京人。因“结婚3年，夫妻同居未孕”就诊。男方精液常规检查正常。月经初潮13岁，7/30～37天，量一般，色紫红，夹血块，伴痛经。BBT高温相偏短。平素常感腰酸，心烦，经间排卵期白带少，经前乳房胀痛，大便稀软。月经周期第3天血 E_2 69.00pg/ml，LH 5.93mIU/ml，FSH 7.1mIU/ml，T 0.23pg/ml，P 6.25pg/ml。月经周期23天时P 10.23pg/ml。B超示子宫偏小。HSG检查示双侧输卵管通畅。就诊时值月经周期第10天，白带量一般，小腹不痛，腰略酸，纳谷欠香，二便正常，舌质淡红，苔薄腻，脉细弦。证属肾阳偏虚，阴亦不足，夹有心肝郁火血瘀，按经后期治疗，滋肾调肝，佐以健脾，以滋肾生肝饮合香砂六君子汤加减，处方：丹参10g，赤白芍各10g，山药10g，山萸肉9g，丹皮10g，茯苓10g，川断10g，菟丝子10g，炒柴胡6g，广木香9g，广陈皮6g，六一散（包煎）10g。经间期健脾滋阴，调气和血，以健脾促排卵汤加减，处方：党参15g，制苍白术10g，紫石英（先煎）10g，广木香9g，五灵脂10g，赤白芍10g，山药10g，丹皮10g，茯苓10g，川断10g，菟丝子10g，省头草10g。患者基础体温上升后改滋肾疏肝，方取毓麟珠合越鞠丸加减，处方：丹参10g，赤白芍各10g，山药10g，丹皮10g，茯苓10g，川断10g，紫石英（先煎）10g，五灵脂10g，六一散（包煎）10g，省头草10g，制香附10g，制苍术10g。基础体温上升19天时尿妊娠试验（+），此后足月分娩一子。

按语：患者月经周期尚正常，但色紫红，夹血块，伴痛经，说明有瘀滞。结合全身症状，属肾虚肝脾失调，既有肝肾不足，阳气虚弱，又有肝郁化火，肝郁气滞，伴有血瘀。患者初潮后即有痛经，说明先天肾气不足，偏于阳虚；患者基础体温高相偏短，亦说明虽然表面上月经周期正常，实质上阴阳各有不足。以调周法治之，促其阴阳在正常水平上的消长转化运动，故治疗1个月即受孕。

黄体功能不全性不孕与阳虚有关，子宫寒冷不孕者际上主要指此而言。远在秦汉时代，治疗不孕不育的秦桂丸就是基于子宫寒冷而设。到明清时期，张景岳的毓麟珠，傅青主的温胞饮以及保胎的泰山磐石饮、胎元饮等，均从肾阳脾气的内在功能不足来处方用药。我们的补肾助孕汤在张景岳的毓麟珠基础上加入紫石英、杜仲等品，对黄体功能不全性不孕有效率达94.55%。近年来我们又加用一些外治方药，如“加味艾附暖宫汤”，以艾叶10g，制香附10g，北细辛6g，制川乌10g，川椒9g，吴茱萸6g，官桂9g，仙灵脾10g煎汤后，于每晚泡脚，冷则再煮，煮热后再泡，持续10～15分钟，并将药渣趁热敷帖于小腹子宫部，冷则煮热，亦持续15分钟，在秋冬季节使用，病人反映良好。这也充分反映出内外合治的优势。在诊治过程中，还要考虑到阴虚的一面。在脾胃功能正常的情况下，适时地加入怀山药、山萸肉、熟地等中的1～2味，可保证阳长运动健康发展。

黄体功能不全性不孕症虽以肾虚为前提，但也不能忽视肝脾失调的重要性，逍遥散有助于改善或提高黄体功能。本病患者常有胸闷烦躁，乳房胀痛，大便时溏及催乳素增高，甚则溢乳，正是肝郁的明证。所以在肾阳虚的辨治方药中可加入炒柴胡、白蒺藜、钩藤等。

（3）输卵管阻塞性不孕症

邱某，女，31岁，公司职员。继发不孕2年。2004年曾在妊娠60天时行人工流产术。近2年夫妇同居而未孕。月经初潮15岁，平素经期7天，月经周期30天。末次月经2004年2月23日，经量中等，色红，有少量小血块，小腹隐痛。26岁结婚，0-0-1-0，未避孕。妇科检查：外阴已婚式，阴道通畅，宫颈轻度糜烂，子宫中后位，大小正常，压痛（-），双侧附件轻度压痛。子宫输卵管造影示：双侧输卵管通而不畅。男方精液检查正常。2004年3月5日来诊。刻下：月经周期第13天，带下量中等，呈蛋清样，两少腹时痛，腰酸，舌淡红，苔白腻，脉细弦。证属肾气虚弱，湿热内蕴胞脉胞络，冲任失滋，治从经间期，补肾促排卵，佐以通络，方选补肾促排卵汤加减。处方：丹参、赤芍、白芍、怀山药、山萸肉、丹皮、茯苓、川断、菟丝子、紫石英（先煎）、五灵脂、山楂各10g，广木香、红花各6g，天仙藤10g。服上方7剂后带下量中等，基础体温仍处低相，小腹作胀，神疲乏力，遂转入调周法，佐以通络。拟归芍地黄汤加减，即3月5日方去紫石英、五灵脂、红花，加陈皮6g，炒白术10g。3月16日复诊时基础体温上升4天，乳房胀痛，脘腹胀满，便溏，治从经前期，健脾补肾，疏肝和胃，方选健固汤加减。3月23日来诊，基础体温高温相12天，双侧乳房微胀，右侧少腹隐痛，腰酸，腹胀矢气，大便欠实，夜寐多梦，考虑有妊娠可能，故用养血补肾理气法治之。7日后复诊，基础体温高温相24天，尿妊娠试验（+），小腹隐痛，乳房抽痛，右少腹时有抽痛，遂以养血补肾、和胃安胎法以收全功。

按语：中医药治疗本病长期以来以内服中药为主，疗效不显著。近年来，输卵管注药术常和内服中药结合使用。慢性输卵管炎大多由急性炎症演变而来，临床上亦可能无症状出现，只在输卵管造影时发现。其病变的特点是：病程长，疗程长，反复发作，劳累之后极易发作。由于炎症的阻塞及局部组织增厚增粗，常伴疼痛，故中医学将其称作“瘀滞证”。由于反复发作，劳累后易发作，中医古籍有称之为“下痨证”。我们体会，本病的治疗有以下步骤和措施。

一是以瘀滞为主，重在化瘀通络，疏肝理气，以单纯的内服药为第一步，可用夏师的验方通管散加减，药用当归、赤白芍、天仙藤、丝瓜络、山甲片、川续断、山楂、怀牛膝等。同时，外用复方当归注射液肌肉注射，加强活血通络的作用。《不孕症的诊断和中医治疗》一书介绍的通管汤，药用炮山甲、皂角刺、三棱、莪术、制乳没、昆布、川芎、海藻、赤芍、丹参、桃仁、益母草、夏枯草、路路通。每日1剂，水煎服，经期停用，连服2~6月，有助于输卵管炎症的消除和吸收，有利于输卵管的通畅。

二是内治与外治相结合。由于本病的复杂与顽固，因此内外合治非常必要。我们认为，保留灌肠法在外治方法中极为重要。我们在临床上常用桂枝茯苓丸加减：川桂枝 10g，赤芍 10g，桃仁 12g，丹皮 9g，红藤 15g，败酱草 15g，山甲片 6g，制乳没各 6g。煎后滤渣，取 100 毫升缓缓注入肠中，每晚 1 次。每灌肠 10 次，休息 3～4 天，经期停用。同时结合使用“消癥止痛熨包”，药用千年健、寻骨风、羌活、独活、川椒、白芷、乳香、没药、红花、血竭各 6g，川断、桑寄生、五加皮、赤芍、当归、防风各 20g，透骨草、艾叶各 50g。上药研为粗末，放于布袋中，蒸热后局部外敷，每日 2～3 次。连用 3～5 天后再换新药，10 天为 1 疗程，经期停用。

三是辨证内服药，结合西医通液疗法。鉴于慢性输卵管炎引起的梗阻性不孕必须应用活血化瘀、通畅脉络的通管散或通管汤，可结合西医的通液疗法，直接将抗生素和生理盐水注入输卵管内，以更好地达到治疗效果。

四是活血化瘀与补肾调周法结合应用，亦是局部与整体治疗相结合。一般慢性输卵管炎之所以反复发作，大多伴有月经不调、少腹疼痛，并常在经间排卵期或行经期加重，因此，结合调周法有着重要意义。

以上方法在具体应用时又有以下三种形式：

①调周法为主，适当加入一些活血通络、清热利湿的药物，如丝瓜络、山甲片、红藤、苡仁等。调周法可按 5 期论治，但必须测量基础体温。稳定的高温相对湿瘀交阻或瘀热内结者有扶正祛邪、改邪归正的作用，有助于机体免疫力的提高，可防止治愈后反复发作。

②化瘀祛邪为主，照顾到周期治疗。一般在亚急性输卵管炎或输卵管炎发作时运用此法。常用红藤败酱散，或银翘散合红藤败酱散，并适当加入一些调周的药物，经后期用白芍、山萸肉，经前期用川断、杜仲等。

③局部化瘀通络与调周并重。在慢性输卵管炎反复发作时，既要控制炎症和疼痛，又要补肾调周，扶助正气，提高免疫力。如经后期治以滋肾生肝饮合红藤败酱散，经前期治以毓麟珠合红藤败酱散。

（4）免疫性不孕症

王某，29 岁，中学教师。

继发性不孕 2 年。患者 2 年前曾行人工流产，术后至今未孕。月经初潮 15 岁，平素月经经期 5 天，周期 25 天，末次月经 2006 年 9 月 10 日，量中等，色红，无血块，无痛经史。26 岁结婚，0－0－1－0。男方全面检查未发现异常。女方检查示：AsAb 1：200，EmAb 1：200。2006 年 10 月 8 日来诊。刻诊：月经周期第 19 天，基础体温上升 4 天，乳房胀痛，口干欲饮，腰酸，二便尚调，舌红苔腻，脉细弦。辨证属肾阴偏虚，肝郁气滞，兼夹瘀浊。治按经前期，补肾调肝，助阳抑抗，方选助阳抑抗汤加减，处方：丹参、赤白芍、山药、山萸肉、丹皮、茯苓、川断、紫石英（先煎）、菟丝子、五灵脂各 10g，青陈皮各 6g，炒柴胡 5g。服上药后，患者乳房胀痛好转，腹胀较明显，遂配合疏肝健脾，经期治以理气活血调经，方选越鞠丸合五味调经散加减；经后期治以养血补肾，理气健脾，滋阴抑抗，方选参苓白术散合滋阴抑抗汤加减；经间期治以补肾促排卵法，方选补肾促排卵汤加佩兰10g，苎麻根15g；经前期治以健脾补肾，疏肝和胃，方选健固汤合越鞠二陈汤加减。经过一个完整周期调治后，患者诸症好转。2007年1月6日复诊，基础体温高相28天，尿妊娠试验（+），遂以养血补肾、理气和胃安胎收全功。

按语：免疫性不孕的病机多属阴虚血热、湿热蕴结和瘀血阻络，一般是由于行经、分娩、人流术引起等生殖道损伤、出血、炎症，或房事不节，邪热乘机入侵所致。临证虽以肝肾阴虚型多见，但经后偏于阴虚火旺者治宜滋阴降火，用自拟滋阴抗抑汤，经前则以助阳抑抗为主。

对免疫性不孕症的治疗，夏师认为，要侧重调阴阳、利湿热、化瘀血之法，并将其分为两个证型进行治疗。

①阴虚火旺证：月经先期或周期正常，量偏少或多，色红有小血块，头晕耳鸣，心悸失眠，腰腿酸软，烦躁内热，口干，舌质红，苔黄腻，脉细弦数。

治法：滋阴降火，调肝宁神。

方药：滋阴抑亢汤(《中医临床妇科学》)。

加减：兼有湿热，伴少腹痛，带下量多，色黄白质黏稠者，加败酱草、苡仁各15g，碧玉散（包煎）10g，炒黄柏6g；兼心肝郁火，胸闷烦躁，情绪忧郁，经前乳房胀痛者，加荆芥6g，合欢皮、广郁金、黑山栀各9g；兼脾胃虚弱，伴大便溏泄、腹胀矢气者，加炒白术10g，砂仁（后下）、煨木香各5g，六曲9g。

服法：月经干净后开始服药，每日1剂，水煎分2次（午后、夜晚睡前服）。至排卵期再加入川续断、菟丝子、鹿角片（先煎）各10g，续服10剂。服药期间配用避孕套，戒烟酒，防感冒。

②阳虚瘀浊证：月经后期或基本正常，量、色、质一般，腰腿酸软，小腹有冷感，大便易溏，神疲乏力，小便清长或频数，基础体温高温相偏低，欠稳定，舌质淡红，苔白。

治法：补肾健脾，温阳化瘀。

方药：助阳抑亢汤(《中医临床妇科学》)。

加减：兼湿热，伴有少腹隐隐胀痛，带下黄白量多，质黏腻，苔黄白根厚者，加败酱草、苡仁各15g，萆薢、碧玉散（包煎）各10g；兼脾胃虚弱，伴脘腹痞胀，大便溏泄者，加炒白术10g，砂仁（后下）、炮姜各5g。

服法：一般在排卵期开始服药，每日1剂，水煎分2次（晨、午）服，至月经来潮停药。服药期间配用避孕套，戒烟酒，防感冒。

此外，抗子宫内膜抗体阳性者，在调复阴阳的基础上还要着重清利化瘀药物的应用。必须强调的是，调整阴阳，利湿清化均需以血分为基点，才能获取良效。宫颈黏液局部抗体阳性者，可以用蛇床子、明矾、黄柏等研末，蜜丸如弹子大，塞于阴道深部以缓解之。临床不能忽视此点。

（5）不明原因性不孕症

张某，女，26，已婚，经商。2006年7月4日初诊。

2001年早孕40天时行药流1次，此后夫妇同居未避孕4年未孕。排卵期无白带，自测基础体温无排卵。初潮17岁，4～5/30～50天，量偏少，无血块和痛经。生育史0-0-1-0。2006年6月B超示：右侧卵巢5.3cm×4.5cm×3.6cm，左侧卵巢有一6.4cm×5.5cm囊肿。HSG：双侧输卵管通畅。末次月经2006年6月26日。现月经周期第8天，基础体温呈低温相，白带偏少，未见蛋清样白带，腹胀矢气少，大便偏干，舌红苔腻，脉细弦。证属肾阴偏虚，阳亦不足，心肝气郁，按经后期论治，拟滋肾生肝，仿归芍地黄汤出入。处方：丹参、熟地、赤白芍各10g，山药、川断各15g，山茱萸6g，丹皮、茯苓、菟丝子各10g，炒柴胡6g，广木香10g，砂仁（后下）5g。7剂。经间期于上方加入炒白术10g，枸橘李6g，杜仲10g，服用4剂。

2006年7月25日复诊：2006年7月21日月经来潮，现第5天，经量中等，4天干净，纳后胃胀，腹胀，矢气不多，便溏，每日3次，舌质红，舌苔腻，脉细弦。治拟疏肝健脾，以参苓白术散加减。处方：制苍白术、赤白芍、山药、茯苓、川断、桑寄生各10g，煨木香12g，广陈皮、广郁金、党参各12g，合欢皮6g，砂仁（后下）3g。7剂。

2006年8月8日三诊：现经周第18天，腹胀，食后胀甚，欲吐，白带可，有拉丝样白带6～7天，舌质红，舌苔腻，脉细弦。经后中末期，以补天五子种玉丹合香砂六君子汤治疗，处方：丹参、赤白芍、山药各12g，山茱萸、菟丝子、丹皮、茯苓各10g，川断、杜仲各15g，五灵脂10g，广木香、炒白术、广陈皮各10g。

2006年8月14日四诊：现经周第24天，基础体温高温相6天，白带量中等，腹胀，大便偏稀，夜寐安，舌质淡红，舌苔腻，脉细弦。经前期治宗上法，处方：丹参、赤白芍、山药、丹皮、茯苓各10g，川断、菟丝子、紫石英（先煎）各15g，五灵脂、煨木香、炒苍白术、红藤各10g，山茱萸6g。

2006年8月29日五诊：月经未潮，下腹坠胀，小便不多，纳谷不香，舌质淡红，舌苔腻，脉细弦。尿妊娠试验（+）。诊为早孕，与健脾益气安胎之法，仿泰山磐石散意出入。处方：党参12g，白术、苎麻根、桑寄生、菟丝子各10g，广陈皮5g，炒香谷芽10g，炒竹茹、广木香各6g，砂仁（后下）3g，苏叶、炒黄芩各5g。

2006年9月5日六诊：早孕47天，腹胀，食后恶心欲吐，乳胀，二便调，舌质红，舌苔腻，脉弦滑。上方去黄芩，加黄连3g。孕52天时略有乳胀，腹胀，矢气多，便软，日1～2次，舌质红，舌苔腻，脉细弦。上方去竹茹，加白芍、钩藤（后下）各10g。2006年9月28日：孕67天，B超见胎儿基本成形，腰酸甚，腹胀矢气多，大便不畅，纳谷不香，舌质红，舌苔腻，脉细滑。处方：太子参15g，炒白术、茯苓神、山药各10g，山茱萸6g，桑寄生、杜仲各12g，广陈皮、炒竹茹各6g，钩藤（后下）、苎麻根各10g，苏梗6g，黄连3g。服药至妊娠75天停药。孕40周时足月分娩，母子平安。

按语：不明原因性不孕妇女的生育力或处于正常生育功能的低限，或存在精子和卵子结合方面的问题，如受精、植入和早期胚胎发育异常等。对于以上异常，目前标准的不孕检查方法难以发现，有些心理上的障碍也可能造成不孕。虽然某些不明原因性不孕可不治而孕，但其自然妊娠率较正常妇女明显降低，故仍应积极治疗。诊治过程中，应仔细询问原因，审因论治，与患者夫妇充分讨论，适当进行心理治疗，或更换环境，创造良好的受孕条件。婚后1年以上不孕者，排除男方的因素，且有关检查均属正常者，我们常采取三个方面的措施。一是详细耐心地问诊，主要抓住月经带下的微细变化。如经血的排泄是否符合以往的规律，色质有无变化，与个体的“7、5、3”数律是否相合；带下的变化，主要是经间排卵期锦丝状带下的数量、质量以及延续的时间，是否与其原有的“7、5、3”数律相符。我们发现，有些人由于经间期锦丝状带下偏少而引起不孕。二是测量基础体温，仔细观察基础体温的低、高温相曲线变化。低温相偏高多属于阴虚；高温相起伏不定，呈锯齿状或不规则的波浪状，多属心肝脾胃失调；高温相偏低、偏短或不稳定，一般与阳虚有关。三是心因性不孕。鉴于我国的传统观念，人们对生育的期望值很高，特别是对于结婚较久且尚未生育的夫妇来说，来自各方的压力很大。此时应当调整心态，树立信心。

【小结】

1. 不孕症是以妊娠和（或）生育困难为特征的一组临床综合征。随着社会的发展，妇女婚育年龄的延迟，受孕时间、体重、感染、心理因素、男方原因等导致的不孕症成为常见疾患，是医学界高度关注的问题。

2. 不孕症按照病因学可以分成：排卵障碍性不孕、黄体功能不全性不孕、输卵管阻塞性不孕、免疫性不孕及原因不明性不孕。

3. 不孕症属多因性疾病。阴虚、阳虚是其本，气滞、血瘀、痰湿、湿热是其标，故治疗原则是：滋阴养血为主，疏肝理气、清热化湿、活血化瘀为辅。

4. 夏师治疗不孕症常用补肾调周法论治，其重视填补阴精，顾护脾胃，协调气血。

5. 创造良好的家庭氛围，营造友爱的互助环境，树立治疗信心，克服心理障碍，避免精神刺激，戒烟酒，忌食辛辣等刺激性食物。调整生活节律对不孕症治疗至关重要，也应引为重视。

□第十六章□

卵巢过度刺激综合征

卵巢过度刺激综合征（Ovary Hyperstimulation Syndrome，OHSS）是一种发生于促排卵后黄体阶段或妊娠早期的医源性并发症，常由辅助生殖技术（ART）或排卵障碍妇女治疗的需要所引起，属自限性疾病。若治疗延误，可危及生命。

本病的临床特点是：

①卵巢体积显著增大（囊性增大）。

②毛细血管通透性增加，富含蛋白质的体液漏入血管间隙，导致血液浓缩，第三间隙水肿，可出现腹水、胸水、心包积液等。

③本病临床表现为少尿或无尿，电解质紊乱，氮质血症，低血容量性休克，凝血功能障碍，血栓形成，成人呼吸窘迫综合征（ARDS），多器官损害与衰竭，甚至导致死亡。

④本病早期多指运用 HCG 刺激排卵后 3～7 天，晚期则指此后的 12～17 天，通常 10～14 天可以快速自行缓解。

根据本病的临床表现，可将其归属于“妇人腹痛”、“癥瘕”、“水肿”等范畴，当 OHSS 合并妊娠时，又类似于“恶阻”、“妊娠腹痛”等。

【病因病机】

人体由于先天禀赋和后天条件的差异，可形成不同类型的体质，进而影响机体对某种致病原因的易感性。在 OHSS 的发生中，人为地在短时间内大量促使天癸分泌，致使肾气过盛，卵泡过度充盈，卵泡过度增大，水湿精液蓄积，从而形成癥瘕。而且，在促发卵泡生长的过程中，肾气过盛，癸水过盈，必耗肾之阴阳，所以形成本虚标实。因此可以认为，在辅助生殖过程中所出现的 OHSS 是身体受到医源性侵袭后，脏腑功能失常，阴阳失和，气血失调，从而影响子宫、冲任、胞脉、胞络，进而导致瘀、痰、水湿等病理产物蓄积，反过来脏腑经络、阴阳气血功能更加紊乱。现具体分析如下：

1. 肝郁血瘀

本病多发生在年轻体瘦的女性。一方面肾阴不足，癸水不充；另一方面阳旺，肝火偏盛，加之不孕之心理压力较大，情志怫郁，气机阻滞，火郁于中，血行不畅，脉络欠利，久而滞血生瘀，瘀阻胞脉胞络，终成癥病。肝郁血瘀，宿瘀不去，新血难生，可渐成血虚夹瘀之证。此外，肝郁化火，剋伐脾胃中土，可出现脾胃失和的症状。

2. 阴虚痰瘀

先天不足，癸水不充，或年轻羸瘦，阴虚体质，又有多囊卵巢综合征之宿疾，加之促排卵药物使用后肾阴癸水耗损更甚，湿浊瘀阻内蕴于卵巢，结聚成癥，影响肾、肝、脾胃及经络的正常功能，故出现一系列症状。

3. 水湿停滞

肾为元阳，司开阖；脾乃中土，主运化水湿。若阴虚及阳，命门不足，中阳失振，水湿停滞，积于腹中，则易成腹水；水湿不化，碍及心阳，心阳不布，肺失宣降，水湿滞于上焦，致成胸水。

4. 气阴衰竭

上述诸况日久未得改善，以致脏腑功能失调，元阳衰退，形成气阴两竭之象，临床称为“OHSS 危象”，常见肾功能衰竭、血管栓塞、成人呼吸窘迫综合征等。

综上所述，本病涉及肾、肝、脾、心、肺等脏，其发病之初多在肝、肾，涉及脾胃，终碍心肺，导致五脏俱损。在本病发生过程中，脏腑功能失调为本，病理产物为标。病理产物包括气、血、水，以气滞为先，瘀滞乃病发之关键，最终水湿停滞为患。总之，本病本虚标实，相兼为病，若不及时控制，每易酿成气阴衰竭之危症。

【诊断与鉴别诊断】

1. 诊断

（1）临床表现　一般在应用人绒毛膜促性腺激素（HCG）3～10 天之后发病，也有个别严重者在刺激排卵早期即可出现。主要的症状包括：恶心、呕吐、气急、食欲减退、腹泻，甚至完全不能进食，腹胀明显，可伴局部或全身水肿，少尿或无尿，腹水，胸腔积液，卵巢或卵巢囊肿蒂扭转，或卵巢破裂时腹痛剧烈，病情进一步发展可出现呼吸困难、呛咳、嗜睡、休克，最终可因多器官功能衰竭导致死亡，流产的发生也随之增多。主要的临床体征有：体重迅速增加，不同程度的腹部膨隆，双侧下腹压痛，腹水和胸腔积液及低血容量性休克、氮质血症、肝肾功能障碍、成人呼吸窘迫综合征、血管栓塞、多器官功能衰竭的相应体征。

（2）检查

①B 超：可见卵巢多房增大，多发性囊肿及黄体囊肿形成，腹水，胸腔及心包积液。同时可了解有无妊娠，是否多胎，并排除葡萄胎和绒毛膜上皮癌的可能。

②激素测定：E_2 显著升高，P、PRL 升高。

③血液生化测定：血清总蛋白减少，红细胞压积（HCT）增高，纤维蛋白原、凝血实验及肝肾功能异常，严重者可出现低血钠、高血钾。

④妊娠试验：基础体温（BBT）上升第12～14天可查β－HCG，月经延期3～5天或BBT上升18～20天可进行尿妊娠试验，以及早确定妊娠与否。

（3）明确诊断

OHSS的诊断主要根据病史、典型症状、体征及B超检查，并结合雌、孕激素测定。OHSS的WHO三级分度法如下。

①轻度：排卵后3～6天或注射HCG后5～8天开始出现下腹部不适，或轻微下腹痛，伴食欲不振；E_2＜1500pg/ml；B超检查卵泡不少于10个，卵巢增大，卵巢直径＜5cm，有或无卵泡囊肿和黄体囊肿。

②中度：有明显下腹胀痛，可见恶心、呕吐、口渴，偶伴腹泻；体重增加≥3 kg，腹围增大，E_2 3000pg/ml；卵巢明显增大，直径5～10cm，腹水＜1.5L。

③重度：腹水明显增加，腹胀痛加剧，伴口渴、少尿、恶心、呕吐、腹胀，甚至无法进食，大量腹水和胸腔积液可致呼吸困难，难以平卧；卵巢直径＞10cm，体重增加＞4.5 kg，血液浓缩，呈高凝状态，电解质紊乱，肝肾功能异常。

2. 鉴别诊断

本病要注意与葡萄胎、绒癌引起的卵巢过度刺激反应相鉴别。此外，根据病史、典型症状及体征，可与卵巢非赘生性囊肿、多囊卵巢、卵巢肿瘤及盆腔炎所致腹痛（胀）、盆腔积液等相鉴别。

【辨证施治】

本病的治疗主要根据腹痛、腹胀的程度及伴随症状，参合舌脉和发病的久暂，辨其属实、属虚、属热、属瘀，或相兼为病，辨病结合辨证用药。

1. 肝郁血瘀证

证候：卵巢肿大，下腹不适或轻微下腹痛，胸胁满闷，性情怫郁，叹息稍舒，舌质紫红或有瘀斑，脉弦细涩。

分析：七情伤肝，气机阻滞，情志怫郁，火郁于中，血行不畅，脉络欠利，久而滞血生瘀，瘀阻胞脉胞络，终成卵巢肿大；气机不畅，故胸胁满闷，叹息稍舒；肝郁血瘀，故下腹不适或轻微下腹痛；肝郁克伐脾胃，脾胃失和，故食欲不振；舌脉均为肝郁血瘀之象。

基本治法：疏肝解郁，养血活血。

方药运用：逍遥散（《太平惠民和剂局方》）合桂枝茯苓丸（《金匮要略》）加减。

丹参、赤白芍、白术、茯苓各10g，炒柴胡、广郁金、广木香各6g，桃仁、丹皮、川桂枝各9g，大腹皮10g，青皮5g，泽泻9g。

服法：水煎分服，每日1剂。

加减：偏于血瘀者，加红花10g，川牛膝9g，延胡索12g；肝郁化火者，去桂枝，加钩藤（后下）15g，夏枯草10g；腹痛明显者，加五灵脂10g，制乳没各5g；兼痰湿者，加制苍术10g，陈皮、制半夏各6g；兼湿热者，加制苍术、怀牛膝各10g，炒黄柏9g，苡仁30g。

2. 阴虚痰瘀证

证候：卵巢肿大，腹痛隐隐，恶心呕吐，口渴，偶伴腹泻，舌质光红，苔中根部厚腻，脉细弦滑。

分析：先天不足，癸水不充，加以促排卵药物使用之后耗损肾阴，痰瘀内阻，因而口渴；湿浊瘀阻内蕴于卵巢，结聚成癥，故卵巢肿大；舌脉均为阴虚痰瘀之象。

基本治法：滋阴养血，化痰通瘀。

方药运用：归芍地黄汤（《薛氏医案》）合越鞠二陈汤（夏桂成经验方）加减。

丹参、赤白芍、怀山药、干地黄、丹皮、茯苓各10g，山萸肉5g，制苍术12g，制香附9g，陈皮、制半夏各6g，山楂12g，川牛膝10g。

服法：水煎分服，每日1剂。

加减：脘腹痞闷，口黏痰多者，去干地黄，加广木香9g，佛手片5g；腰酸尿频者，加川续断、菟丝子各10g；腹痛明显者，加五灵脂10g，延胡索12g，地鳖虫6g。

3. 阳虚湿蕴证

证候：腹部胀满，恶心呕吐，腹水，面色皖白，气短时汗，肢体肿胀，神疲无力，少气懒言，舌质淡红，苔白滑，脉沉细。

分析：肾为元阳，司开阖，脾乃中土，主运化水湿。若阴虚及阳，命门不足，中阳失振，水湿停滞，积于腹中，故见明显下腹胀满；水湿停滞，碍及中焦，气机升降失常，故恶心呕吐；中下焦气化不利，碍及上焦，心阳不布，肺失宣降，水湿滞于上焦，故气短时汗，少气懒言；舌脉均为阳虚湿蕴之象。

基本治法：健脾补肾，温阳化水。

方药运用：真武汤（《伤寒论》）加减。

制附片6～9g，生姜3～5g，炙桂枝6～9g，白术、连皮茯苓各12g，白芍10g，甘草5g，薏苡仁30g。

服法：水煎分服，每日1剂。

加减：大便溏泄者，加煨木香10g，砂仁（后下）5g，炮姜5g；面浮足肿，小便偏少者，加防己10g，生黄芪12g，泽泻、大腹皮各10g。

4. 气阴衰竭证

证候：胸闷气促，心慌心悸，胸腹积水，腹泻腹痛，少尿，甚则内出血，舌质淡红，苔少色白，脉细数。

分析：诸况日久未得改善，以致脏腑功能失调，元阳衰退，故成气阴两竭之象，三焦气化不利，心阳不布，肺失宣降，故呼吸困难；中焦气机紊乱，故恶心呕吐；下焦气化不利，故尿少。肝肾功能衰竭，血络不通，血管栓塞等重症之象，临床称为OHSS危象。

基本治法：益气养阴，扶正固脱。

方药运用：生脉散（《内外伤辨惑论》）合参茸丸(《北京市中药成方选集》）加减。

西洋参6～10g，生黄芪10～30g，麦冬6～9g，五味子6g，北沙参10g，广木香6～9g，延胡索10g，茯苓12g，炙甘草6g，鹿茸粉（另吞）6g，炮姜5g。

服法：水煎分服，每日1～2剂。

加减：腹胀腹泻明显者，加香橼皮10g，砂仁（后下）5g，六曲10g；出血者，加白及粉（分吞）3g，三七粉（分吞）5g。

【其他治疗】

1. 中成药

（1）逍遥丸　每次6g，每日2次，适用于肝郁证。

（2）越鞠丸　每次5g，每日2次，适用于痰瘀证。

（3）参苓白术丸　每次6g，每日2次，适用于脾虚证。

（4）血府逐瘀口服液　每次1支，每日3次，适用于气滞血瘀证。

（5）六味地黄丸　每次8粒，每日3次，适用于肝肾不足证。

（6）知柏地黄丸　每次8粒，每日3次，适用于阴虚内热证。

2. 针灸

取血海、关元、足三里、丰隆、三阴交等，强刺激。

【转归及预后】

1. 警惕发生OHSS的高危因素，小心选择用Gn促排卵的对象。

2. 加强排卵诱发过程中E_2与B超监测，及时调整Gn尤其是HMG/FSH的用量，对有可能发生OHSS者，应停止或延迟注射HCG，或减少HCG的剂量。

3. 轻度OHSS一般不需特殊处理，可门诊治疗，但要注意休息和监测病情的发展，避免性生活及粗暴的腹部和盆腔检查，以免损伤卵巢。倘未妊娠，一周左右或月经来潮可自然缓解；若合并妊娠者，疾病有恶化可能，需进一步作血液和腹部超声检查，从而决定是否住院治疗。

4. 中重度患者多需在密切监护下住院治疗，为避免肿大的卵巢扭转或破裂出血，住院后要卧床休息，每4小时记录生命指征和出入量，每天常规检查身体，称体重，测腹围，检查基础血象（包括HCT）、电解质、凝血功能、肝肾功能，或行妊娠试验，超声监测卵巢大小及胸腹水，测定E_2和P值。重度患者需描记心电图，测定中心静脉压，监测血容量。有呼吸短促或肺损害的病人，需给予胸部X光检查及血氧定量检查。

【预防与调护】

1. 在助孕治疗中，应尽量不用HCG作黄体支持。

2. 有人主张预防性应用白蛋白，即于肌注HCG 36小时后用人血白蛋白5g加入0.9%氯化钠溶液中滴注，以防止OHSS的发生。

3. 当发现 OHSS 危险因素时，应停用 HCG。

4. 滑行疗法（coasting）：当卵泡直径达 16mm 时，应停止外源性 Gn 运用，E_2 降至 21960pmol/L 时再予以肌注。

5. 单侧卵泡提前抽吸：一侧卵巢生长阶段的卵泡被抽吸后，随着卵泡液丢失，激素水平下降，可显著干扰卵子的成熟和减少 OHSS 发生的可能。

6. 促排卵方案的调整：减少 HCG 的用量或改用 rHLH 促排卵，是减少 OHSS 发生的重要方法。

7. 孕激素的应用：大剂量孕酮肌肉注射，如每天肌肉注射黄体酮 200mg，可以预防 OHSS 的发生。

8. 全胚胎冷冻：肌注 HCG 36 小时后取卵，冷冻保存全部分裂期胚胎，而不予移植及黄体支持。

OHSS 的发病有高度的个体差异，目前尚无任何一种因子能够作为其发病的预测指标。所以在临床很难绝对地预防，只能相对地预防和防止演变成重症。

【临证经验】

随着辅助生殖技术的不断开展及促超排卵技术的广泛应用，对于卵巢过度刺激综合征病理生理的认识不断深入，现总结如下。

1. 诊断方面

根据轻、中、重进行三级分类治疗。中医的介入主要在轻、中度阶段或轻度之前，也就是说，当运用促排卵药物后应严密监测患者卵巢的变化情况。我们在对高危患者启动促排卵前多注意复习病历，特别是对 PCOS 患者 LH 和 FSH 比值大于 2 以上时谨慎使用 Gn，并认真随访。

2. 治疗方面

轻度患者可以先采用中医辨证治疗，中度患者则必须住院，中西医结合治疗，切勿延误病机，使之发展到危象。对反复出现卵巢过度刺激综合征者，应积极寻求原因，在间歇期采用中药辨证治疗，调整其内分泌环境，改善体质状况，治疗原发疾病，避免再次出现卵巢过度刺激综合征。

中医药对卵巢过度刺激综合征的治疗研究需要努力的方向：一是对卵巢过度刺激综合征的预防，杜绝加重 OHSS 的因素，纠正盲目地使用 Gn 或 HCG，防患于未然。二是中度以上 OHSS 必须按照西医学的治疗方法，不失时机地用药，防止病情愈演愈烈，造成不堪设想的后果。三是一旦 OHSS 发生，且治疗效果不佳的早孕者，应遵照“下胎益母”的妊娠病治疗原则，及时终止妊娠。

验案举例

某女，32 岁，1996 年 3 月初诊。

结婚 7 年未妊娠，1988 年曾在某医院采用克罗米芬促排卵治疗，出现 OHSS 而中止治疗。1990 年曾行双卵巢楔形切除，1992～1995 年期间先后 3 次行促排卵治疗，同样诱发 OHSS。1996

年来诊，因对并发 OHSS 的恐惧，要求服中药调治。月经期腹痛，腰痛，四肢不温，带下偏多，面色苍白兼黄，BBT 示黄体功能不全，遂用补肾中药调周治疗。月经期采用折冲饮加减，卵泡期投当归芍药散合桂枝茯苓丸，黄体期用八味地黄丸。2 个月后，BBT 高温相可维持 11 天左右。继续调治约 3 个周期，同样用促排卵药物，未出现 OHSS。同年 10 月 ET 后妊娠，翌年妊 34 周时，因双胎横位，行剖宫产术，娩出女婴 2286g，男婴 1994g。

按语：此患者系易感体质，曾经多次接受促排卵药物 Gn 和 HCG，反复出现 OHSS，每次出现均有不同程度的浮肿、腹胀及腹痛，卵巢增大，甚则恶心呕吐，住院治疗仍未能缓解，只得终止妊娠。由于本身黄体功能不全，存在着肾阳不足，接受促排卵治疗后所出现的症状又属肝郁气滞。针对这种情况，先调整月经周期，在中药理气养血、补阳活血的综合治疗下，改善内分泌环境，变更敏感体质后，OHSS 不再发生，妊娠成功维持。这说明中药可调整内分泌功能，克服敏感体质，对 OHSS 具有调治和预防作用，其机理尚待进一步研究。

【小结】

1. 卵巢过度刺激综合征是现代辅助生殖技术或不孕症促排卵治疗的并发症。

2. 本病可分为轻、中、重度及 OHSS 危象，甚至引起严重的后遗症或导致死亡，临证不可忽视。

3. 我们运用中医药治疗 OHSS 主要是针对轻、中度患者。当卵巢出现过度刺激早期时宜加活血药物，结合针灸促排卵，避免用 HCG 制剂，可防止病情加重，有利于缓解。

□第十七章□

计划生育并发症

计划生育作为对人口的出生增长实行计划调节和控制，使我国实现人口与经济、社会协调发展的一项基本国策，也是关系到妇女生殖健康的重要内容。贯彻计划生育方针，做到有节制地生育，是必须努力宣传、认真执行的重要举措。目前，宫内放置节育器、服用避孕药等方法较为常用，若避孕失败，还有人工流产等补救措施。然而，在临床上运用这些方法后常出现一些并发症，如出血、腹部疼痛、盆腔感染、胃肠道反应等，常不同程度地影响妇女的生活质量，求诊者较多。因此，采取积极的治疗对策，及时应用各种方法为患者解除病痛，对计划生育工作的顺利开展有着重要意义。

第一节　人流术后并发症

人工流产手术是避孕失败后的补救措施。在正常情况下，早期妊娠人工流产术后阴道出血一般7~10天干净，短的3~5天即净，不致引起并发症。由于手术操作和体质因素，以及术后劳累、休息不佳等种种原因，有时会出现一些并发症。若出血量多，如月经样，或淋漓不净，即所谓人流后子宫出血；若腹痛时作，漏红不已，或出血量多，有组织残留，为瘀阻胞宫；若发热腹痛，出血淋漓不尽与带下并见，多为术后盆腔感染。以上均属人流术后并发症。

就临床资料分析，人流术后并发症有以下特点：

①人流术后并发症包括西医妇科学的子宫穿孔、人工流产综合征、术中出血过多、宫颈裂伤、漏吸、栓塞、吸宫不全、术后感染、术后宫颈管或宫腔粘连、慢性盆腔炎、月经异常、继发不孕等。

②根据研究报道，人工流产术时的宫颈扩张和吸刮使该女性以后妊娠流产率的危险系数提高为正常的 2 ~3 倍；多次人流以后，妊娠早产或分娩低体重儿的危险系数提高为正常的 2.5 倍；多次人流的妇女乳腺癌的发生率也有所增加。此外，国内有报道指出，人流术后再次妊娠时，产前、产后出血的发生率明显提高。

【病因病机】

中医认为，人流损伤冲任，胞脉气血运行受阻，气血不畅则瘀阻子宫；若人流中失血过多，或疏于休息，可致气血不足；人流还可致感染外邪，湿热壅滞。

1. 气血两虚

人流术后劳逸不当或操劳过度，或人工流产术时妊娠月份过大，加之平素体质较弱，致使气血两虚，子宫收缩乏力，气不摄血，故出血时间延长。

2. 瘀阻子宫

人工流产术前对子宫过度前屈或后屈的位置估计不足，或负压过大引起子宫异常收缩，吸管未能进入宫底部，或未注意吸刮两侧宫角，或对吸出物与妊娠月份是否相符未予仔细核对等，以致胎盘组织残留，瘀结血室，好血不得归经而致出血不止。

3. 湿热壅滞

由于术中消毒不当，或术后过早性生活，或术前即有生殖器炎症，致使湿热之邪入侵，蕴阻于子宫及冲任脉络之间，进而扩展至整个盆腔而发病。

总之，人流或刮宫次数愈多，正气愈伤。湿热与瘀血交结，黏合于脉络脏器之间，胶着难化，是谓炎症粘连，虽亦属于湿热范畴，但较难治愈。并且，粘连发生于宫腔又未能及时治疗者，可致月经闭止不行。

【诊断与鉴别诊断】

1. 诊断

（1）临床表现　人流术后阴道流血，持续 10 天以上，量多或少，淋漓不尽，或伴腹痛，腰酸作坠，体温升高，阴道排出物混浊臭秽等。

（2）检查　妇科检查应注意宫颈是否扩张，有无组织物堵塞于宫口；宫体大小是否正常，有无压痛；双侧附件有无增厚、压痛等。必要时应行诊断性刮宫，并辅以血常规、凝血功能、血或尿 HCG 测定及 B 超检查等。

2. 鉴别诊断

通过询问病史及上述检查，不难排除滋养细胞疾病及凝血机能障碍性疾病，可并与盆腔炎及子宫肿瘤等出血相鉴别。

【辨证施治】

本病治疗重在辨别虚实，对症处理。对于急腹症，应当予以急诊治疗。

1. 气血两虚证

证候：出血量时多时少，或淋漓不净，色淡红或稍黯，小腹胀坠，或伴腰痛，神疲乏力，纳食欠佳，头昏心慌，汗出较多，夜寐欠佳，舌质淡红，边有齿痕，脉细无力。

分析：出血量多或日久致阴血亏虚，血为气之母，血不足则气亦匮乏，气虚则小腹坠胀，神疲乏力；血不养心，故心慌汗出，心神失养，夜寐欠佳；舌脉均为气血不足之象。

基本治法：益气养血，固冲止血。

方药运用：加减归脾汤(《济生方》)。

党参、黄芪、白术各15g，当归、白芍各10g，艾叶炭6g，阿胶（烊冲）、桑寄生各10g，炙远志、炒枣仁各9g，陈皮6g，炙升麻5g。

本方由《济生方》的名方归脾汤加减而来，原书指证，《沈氏女科辑要笺正》云："治心脾受伤，不能摄血，致经血妄行及妇人带下。"方中党参、黄芪为主药，补气健脾，辅以当归、白芍、阿胶养血和营，远志、枣仁养心安神，艾叶炭、阿胶固冲止血，白术、陈皮益胃健脾，以资生化，升麻补气升提，桑寄生补肾益精。全方共奏益气养血，固冲止血之功。

服法：水煎分服，每日1剂。血止后续服1周。

加减：食欲甚差者，加炒香谷麦芽各15g，山楂炭10g，六曲9g；出血多者，加炙乌贼骨15g，煅龙骨、煅牡蛎（先煎）各20g，血余炭10g。

2. 瘀阻子宫证

证候：出血量时多时少，或淋漓不净，色紫黑，有血块，腰腹阵发性疼痛，腰骶酸胀，头昏乏力，恶心泛吐，纳食欠佳，口渴不欲饮，大便或秘结，舌质紫暗，脉细涩。

分析：瘀血阻滞胞宫胞络，好血不得归经，故淋漓不净，色紫黑，夹血块；瘀血阻滞，血脉不畅，故腰腹阵发性疼痛；瘀血中阻，故恶心泛吐，纳食欠佳；瘀久化热，故口渴不欲饮，大便或秘结；舌质紫暗，脉细涩皆为瘀血阻滞之象。

基本治法：逐瘀固冲，益气养血。

方药运用：加味生化汤(《傅青主女科》)。

当归15～30g，赤芍15g，川芎9g，桃仁、山楂各10g，黄芪、党参各12g，益母草15～30g，川续断15g，炮姜6g。

近代很多人认为本方出自《傅青主女科》，但根据考证，实乃《景岳全书》引浙江绍兴《钱氏家传方》。方中重用当归补血活血，祛瘀生新，为主药；川芎活血行气，乃血中气药，亦为主药；桃仁、赤芍活血化瘀，促进新生；炮姜温经止痛，而且有助于生新；山楂化瘀生新，益母草化瘀缩宫，黄芪、党参益气培中，川续断补肾强腰以助益气养血、逐瘀固冲之力。

服法：水煎分服，每日2剂，4小时服1次，血止后停服。

加减：兼湿热者，去炮姜、川芎，加败酱草15g，薏苡仁12g，马鞭草15g；兼阴虚火旺者，去川芎、炮姜、党参，加钩藤（后下）、丹皮各10g，炙鳖甲（先煎）12g。

3. 湿热壅滞证

证候：出血量时多时少，色暗红，质黏腻，有臭气，小腹作痛，发热头晕，腰酸下坠，纳欠口腻，小便黄少，舌苔黄腻质红，或有紫点，脉细数无力。

分析：下焦湿热扰及冲任，故出血时多时少，色暗红；湿热阻滞下焦气机，脉络不畅，故小腹作痛；湿热阻于中焦，故口腻纳欠；舌苔黄腻质红，或有紫点，脉细数无力均为湿热之象。

基本治法：清热解毒，益气化瘀。

方药运用：清宫汤（夏桂成经验方）。

银花、蒲公英、马鞭草、败酱草各15g，炒当归、赤芍各10g，蒲黄（包煎）6g，车前草、益母草各15g，焦山楂10g，五灵脂10g。

本方主要由加味失笑散合五味消毒饮加减而成。方中当归、赤芍、益母草活血化瘀，银花、蒲公英、败酱草清热解毒，马鞭草、车前草利湿排浊，蒲黄、五灵脂化瘀止血不留瘀，佐以焦山楂顾护脾胃，防清热苦寒败胃。全方共奏清热解毒，活血化瘀之功。

服法：水煎分服，每日2剂，4小时服1次。

加减：小腹胀痛者，加广木香6g，制香附9g，延胡索10g；热重者，加大青叶、红藤各12g；出血多者，加大小蓟各15g，侧柏炭10g，大黄炭6g；腰痛者，加川续断、桑寄生各10g；食欲不振者，加谷麦芽、六曲各10g；盆腔有炎性包块者，加三棱、莪术各10g，地鳖虫6g。

4. 瘀浊交阻证

证候：腹痛剧烈呈周期性，难以忍受，经量甚少或闭经，舌质紫暗，脉细弦。可借助宫腔镜检查之，多为宫腔宫颈粘连。

分析：瘀浊交阻于下焦，留着于冲任胞宫，血脉滞涩，故腹痛剧烈，呈周期性；瘀阻于胞宫，血不归经，故经量甚少或闭经；舌质紫暗，脉细弦均为瘀浊交阻之象。

基本治法：活血化瘀，利湿导浊。

方药运用：血府逐瘀汤加味。

当归、桃仁、三棱、莪术、延胡索各10g，川芎6g，川桂枝5g，制乳没各5g，制香附10g，薏苡仁20g，冬瓜仁10g。

血府逐瘀汤出自《医林改错·血府逐瘀汤所治之症目》，原治胸中瘀血，阻碍气机，兼见肝郁气滞之瘀血证，女科之瘀血在下焦者尤为合适。本方系桃红四物汤以生地易熟地，赤芍易白芍，另加柴胡、桔梗、枳壳、牛膝、甘草组成。其中当归、川芎、赤芍、桃仁、红花活血祛瘀；牛膝通血脉，引血下行；柴胡疏肝解郁，升达清阳；当归养血润燥，祛瘀而不伤阴血。这里去红花，加三棱、莪术、桂枝、制乳没，加强了活血化瘀的功效；制香附为女科要药，开胸行气，使气行则血行；薏苡仁、冬瓜仁清热解毒。全方共奏活血化瘀，利湿导浊之功。

服法：水煎分服，每日1剂，经前1周开始服，服至经净即停。经期每日2剂，4小时服1次。

加减：经净后，去桃仁、三棱、莪术、制乳没，加赤白芍、炙鳖甲、山楂、怀山药、丹参、川续断、桑寄生等补肾养阴之品。

【其他治疗】

1. 中成药

（1）归脾丸　每次 1 丸，每日 2 次，适用于心脾两虚，气短心悸，肢倦乏力，崩漏便血等。

（2）妇科千金胶囊　每次 6 粒，每日 3 次，适用于湿热下注，气血不足者。

2. 针灸

（1）体针　足三里、三阴交、地机、气海，平补平泻，留针 30 分钟。

（2）耳针　子宫、神门、皮质下、内分泌。可埋针。

【转归及预后】

本病若积极对症处理，一般预后尚佳。如出现子宫穿孔、栓塞等，应及时处理，防止危及生命。本病远期可出现宫颈宫腔粘连、慢性盆腔炎、月经异常、继发不孕等，可能对以后的妊娠、分娩有影响，而且与子宫内膜异位症和免疫性不孕等有关。

【预防与调护】

1. 术后 2 周内禁止性生活和盆浴。
2. 既往有盆腔感染者，可以适当配合抗感染治疗。
3. 注意休息，避免劳累引起感染等并发症。
4. 做好避孕工作，防止再次人流。

【临证经验】

本病在辨治上既要参考月经失调、痛经、生殖器炎症、不孕等相关内容，又要注意到手术所致的一些特点：

①子宫冲任损伤。手术损伤子宫冲任是本病不同于其他病症的特点之一。子宫冲任隶属于肾，又隶属于阳明脾胃，若子宫冲任损伤不复，必然累及先天肾与后天脾胃，故调复肾与脾胃，才能恢复子宫冲任。

②女子以血为主，子宫冲任以血为用。人流术后余瘀未净，血流不畅，极易致瘀，由于瘀之成分、性质、程度、范围不同，可以诱发不同病症，也可长期潜伏，流注各处，产生各种怪症。因此，在处理时既要考虑到多瘀的特点，又要考虑到稽留多变的特点，延长化瘀和络方法的运用是十分必要的。

③心理影响，不可轻视。古人曾有“小产之伤，十倍于大产”之说，其中亦包含心理影响在内。人流术常致气血失和，心神不宁，故药物治疗的同时需配合心理疏导，同时做好避孕绝育工作，尽可能避免再手术。

验案举例

张某，妊娠 2 个月，B 超示胚胎停止发育，遂行清宫术。现清宫术后第 1 日，小腹疼痛隐隐，有少量出血，夜寐较差，伴有盗汗，昨日略有腰酸，二便尚可，无耳鸣，现无腰酸，舌质偏红，苔微黄腻，脉细涩。

治疗当按小产后调理，以杞菊地黄汤合加味失笑散加减。处方：枸杞10g，钩藤（后下）10g，山药10g，山萸肉10g，炒川断10g，桑寄生10g，炒蒲黄（包煎）10g，炒五灵脂10g，莲子心5g，败酱草15g，蒲公英10g。7剂，水煎分服。患者服药3天后腹痛消失，5天后出血干净，诸症渐平。

按语：该患者清宫术后小腹隐痛，并伴有少量出血，表明瘀滞的存在，此外，腰酸、盗汗体现出阴虚有热的一面，舌苔脉象提示尚有湿热因素存在，治疗当遵循“虚者补之，瘀者行之，热者清之”的原则，采用杞菊地黄汤合加味失笑散加减，酌情加入清利湿热的败酱草、蒲公英，从而收到很好的疗效。

【小结】

1. 人流术后并发症形式多种多样，应注意仔细辨别，急重症时还需要抢救，不能贻误病情。

2. 本病辨证时需注意虚、瘀、热之分，治疗当遵循“虚者补之，瘀者行之，热者清之”的原则，随症加减。

3. 夏师在治疗本病时尤其强调心理因素的影响，多加入钩藤、莲子心、青龙齿、合欢皮、广郁金等安定心神、调畅气血之品。

第二节　宫内放置节育器的并发症

宫内放置节育器，普遍认为是一种安全、有效、经济和容易推行的节育办法，也是一种可逆的避孕方法，因此是目前我国妇女的主要节育措施，约70%的育龄女性采用此法避孕。宫内节育器主要有两大类，一种是惰性宫内节育器，另一种是活性宫内节育器。前者由于金属带环脱落率及带器妊娠率的高发，1993年已经停止生产。后者又分为含铜和含药的两种宫内节育器。然而，无论哪种置入后都有可能导致阴道不规则流血，表现为月经过多，经期延长，或少量的经漏，一般不需要处理，3～6月后可逐渐恢复。少数女性放置宫内节育器后，可出现白带增多、下腹胀痛等，应根据具体情况明确诊断后予以对症治疗。

就临床资料分析，宫内放置节育器的并发症有以下特点：

①可出现月经异常改变、下腹部或腰骶部的酸坠疼痛以及白带增多等不良反应，一般白带数月后逐渐减少。

②节育器放置后出现的并发症主要有节育器异位、嵌顿或断裂、下移或脱落以及合并妊娠等。

【病因病机】

宫内放置节育器引起的并发症主要由于节育器损伤子宫内膜血管、异物反应和凝血机能改变所致。

中医学认为，金属之物置于胞宫，子宫冲任的气血运行受损，加之精神紧张，情绪抑郁，以致肝郁气滞，气郁化火，火热逼迫冲任气血，经血失于固藏，故月经过多或淋漓不已；或肝郁气滞，肾虚任弱，血行不畅，异物阻之而为血瘀；或素体虚弱，营阴不足，不能涵养络脉，络脉失养，以致挛坠而痛；或素体虚弱，脾胃不足，气虚失运，经血失于统摄。并且，血热、血瘀、气虚三者常互相影响，导致病情错杂，治疗棘手。

【诊断与鉴别诊断】

1. 诊断

（1）临床表现　本病表现为上环后月经过多、经血漏下不止、腰腹疼痛或白带量多等，亦可出现节育器异位、嵌顿或断裂、下移或脱落以及合并妊娠。

（2）检查　妇科检查、B超检查、X线透视有助于确定宫内节育环的位置、形态和规格，出血较多时常需作血常规、凝血功能测定等。

2. 鉴别诊断

通过有关检查，可与盆腔炎和盆腔肿瘤相鉴别，并需排除凝血功能障碍性疾病。

【辨证施治】

出血时间对症状有直接的影响，故本病治疗当辨别病程久暂，虚实变迁，以清热、补虚、固冲为主。

1. 肝经郁热证

证候：节育器置入术后月经量增多，或淋漓7天以上，色紫红，腰酸，小腹隐痛，心烦失眠，小溲色黄，舌质偏红，脉细弦。

分析：金属之物置于胞宫，有碍子宫冲任的气血运行，若情志抑郁，五志化火，郁火内炽，迫血妄行，故月事增多且淋漓不净；肝气不舒，郁热为患，瘀血停滞，故经血紫红；异物留置下焦，故腰酸，小腹隐痛；热耗营阴，血不养心，故心烦失眠；舌质偏红，脉细弦均为肝经郁热之象。

基本治法：清热解郁，凉血止血。

方药运用：清经散(《傅青主女科》)合加味失笑散。

炒黄柏6g，熟地、白芍、地骨皮各10g，川续断15g，丹皮炭、荆芥炭、仙鹤草各12g，五灵脂10g，炒蒲黄（包煎）6g。

方中黄柏、熟地、白芍滋阴养血，调补肝肾，壮水制火；地骨皮清火坚阴，止血固经；川断补肾止血；丹皮炭、荆芥炭疏肝理气，入炭者具有止血之功；仙鹤草清热凉血，失笑散化瘀止血，二者既能清热凉血补肾化瘀，又可固经止血，正如《傅青主女科》所云：“此方虽是清火之品，仍是滋水之味，火泄而水不与俱泄，损而益之也。”

服法：水煎分服，每日1剂，出血多时可每日2剂。

加减：兼脾胃气虚者，加党参15g，白术10g；兼心肝郁火者，加黑山栀10g，钩藤（后入）15g，炒柴胡5g。

2. 阴虚血热证

证候：节育器置入后月经量多如冲，淋漓15天以上不止，经色鲜红，小腹隐痛，下腹或腰骶部酸坠，心悸头晕，神疲乏力，舌质红或少苔，脉细小。

分析：置环后异物持久刺激，冲任损伤，气不摄血，故月经量多如冲；失血过多过久，气血虚弱，胞宫失养，故小腹隐痛，下腹或腰骶部酸坠；阴血耗伤，营阴不足，心失所养，故心悸头晕，神疲乏力；舌质红少苔，脉细小均属阴虚血热之象。

基本治法：滋阴清热，止血固冲。

方药运用：两地汤(《傅青主女科》) 加味。

生地、玄参、白芍、麦冬、阿胶（烊冲）、地骨皮各10g，女贞子、旱莲草各15g，炒地榆、蒲黄炭（包煎）、茜草炭、马齿苋各12g，甘草5g。

两地汤系《傅青主女科》治疗月经先期量少的名方。夏师认为，该方补阴为主，不是泻火之方，然而“只专补水，水既足，火自消矣，亦既济之道也。”方中重用玄参，合生地又开一滋肾阴之法门，配合白芍、麦冬、阿胶、地骨皮补养肝肾为主，佐以女贞子、旱莲草养阴清虚热，地榆、蒲黄炭、茜草炭、马齿苋固经止血。通过补养肾阴，涵养肝木，而达“壮水之主，以制阳光”，是夏师治疗阴虚火旺三法中之一法。

服法：水煎分服，每日1剂。

加减：心烦失眠者，加丹参、合欢皮各10g，钩藤（后下）15g，炒枣仁6g；腹胀矢气，大便偏溏者，上方去熟地，加煨木香6g，炒白术、六曲各10g。

3. 气虚证

证候：节育器置入后自觉下腹或腰骶部酸坠，矢气频作，身困嗜睡，纳谷不香，面色无华，舌质淡红，苔白腻，脉细。

分析：素体虚弱，脾胃气虚，置入节育器后冲任受扰，气机升降失常，故矢气频作，食欲不振；脾虚气弱，不能运化水谷精微，故身困嗜睡，面色无华；舌脉均为脾虚气弱之象。

基本治法：健脾益气，固摄冲任。

方药运用：归芍六君汤加减。

丹参、党参、炒白术、生炙黄芪、白芍各15g，煨木香5g，茯苓、焦山楂、炒谷芽、合欢皮各10g，广陈皮6g，荆芥炭5g。

本方为夏师临床常用方，乃归芍地黄汤合六君子汤而成。归芍地黄汤系在六味地黄丸基础上加当归、白芍以滋阴养血，再合六君子汤，共奏养血和胃、健脾益气之效。

服法：水煎分服，每日1剂。

加减：烦躁失眠者，加炙远志6g，炒枣仁9g，夜交藤15g；腰酸尿频者，加川续断、桑寄生、狗脊各10g；少腹时或刺痛者，加鸡血藤12g，益母草15g，五灵脂10g。

【其他治疗】

中成药

（1）血竭胶囊　每次2粒，每次2~3次，适用于放置节育器后出血属瘀血者。

（2）功血宁胶囊　每次1~2粒，每日3次，适用于放置节育器后出血属血热者。

（3）补中益气丸　每次6粒，每日3次，适用于放置节育器后出血属气虚者。

【转归及预后】

放置节育器后并发症如积极处理，一般预后良好，但远期可出现异位妊娠、盆腔炎等，应予以注意。

【预防与调护】

1. 宫内放置节育器后应注意休息。
2. 保持心情舒畅，少食辛辣之品。

【临证经验】

宫内放置节育器的并发症，最常见的是月经过多、月经淋漓不尽，其次是腰腹作痛及胃肠道反应。中医治疗时虽分血热、阴虚、气虚三者，但因病情错杂，常需三组方药配合使用，药用黄芪、党参、炙龟板、炒黄柏、五灵脂、蒲黄炭、炙乌贼骨、茜草、阿胶珠、煅牡蛎、血余炭等。偏于热的加清热药，偏于脾虚的加重益气健脾药，偏于血瘀的加重化瘀药，可以较好地控制出血。腰腹痉挛性疼痛除应用滋肾调肝的方药外，尚需加入化瘀和络之品，如鸡血藤、炒当归、赤白芍、干地龙等，一般需3个月经周期。胃肠道反应除素体因素外，多因患者对节育术有顾虑，思想负担重，精神神经系统功能紊乱，所以在调理脾胃的同时务必加入疏肝调心之品，同时结合心理疏导，才能稳定疗效。

验案举例

康某，35岁，上环后出血1月余未净，量时多时少，色红，时夹血块，无腹痛。月经7～10/35，量中等，无痛经，色红，有少量血块。1－0－2－1。上环后在外院曾接受抗感染治疗，否认不洁性生活史。刻下：阴道流血1月余未净，量较多，色红，夹血块，偶有小腹作胀，腰酸，神疲乏力，大便略干，舌红苔腻，脉弦。治拟滋阴清热，利湿化浊，化瘀固经，以固经丸、四草汤合加味失笑散加减。处方：炙龟板（先煎）9g，炒黄柏10g，川断10g，椿根皮10g，马鞭草12g，鹿衔草30g，茜草炭15g，益母草15g，炒蒲黄（包煎）10g，炒五灵脂10g，大小蓟各10g，血余炭10g。服药7剂后血量减少，但仍有少量淋漓不净，色偏暗，腰酸，神疲乏力，舌质偏红，脉细。治拟益气固经，滋阴清热，化瘀止血，方用归脾汤合加味失笑散加减。处方：太子参15g，炒白术10g，茯苓10g，五味子5g，丹皮炭10g，女贞子10g，墨旱莲10g，山药10g，山萸肉10g，川断10g，炒蒲黄（包煎）10g，炒五灵脂10g。7剂药毕血止，后经调周法治疗，未再出血。

按语：患者上环后出血淋漓不净，时多时少，色红，夹有血块，舌红苔腻，脉弦，辨证属阴虚火旺，迫血妄行，夹有湿热，故以固经丸、四草汤合加味失笑散加减。三方结合，很好地体现了夏师治疗出血性疾病从“虚、瘀、热”出发的学术思想。值得一提的是，四草汤是夏师的验方，对于血热夹瘀的出血疗效较佳。其中马鞭草有清热利湿、化瘀止血的作用，鹿衔草有清热止血、祛风化湿的功效，茜草炒用化瘀止血，益母草祛瘀生新，具有明显收缩子宫的作用。本案患者大便偏干，舌苔黄腻，知下焦有湿热，故以四草汤清化止血，合固经丸、失笑散，共奏滋阴清热、利湿化浊、化瘀止血之功。药后患者阴虚表现减轻，气虚稍显，故以归脾汤合失笑散加减。根据病情变化，细加辨证，合理用药，故能收到较好的效果。

【小结】

1. 宫内放置节育器的并发症多种多样，以出血量多及经期延长、腹痛、白带增多为多见。

2. 临床应根据症状予以治疗，同时注意提高机体抵抗力。若经治未能缓解，应考虑更换计划生育措施。

3. 夏师治疗本病，除注重辨别“热、虚、瘀”三因素外，常配合安定心神，疏肝理气，使患者真正理解国策，主动积极配合，杜绝并发症的发生。

□第十八章□

其他疾病

本章所涉疾病亦属于妇科杂病的范畴，但因病种复杂，很难归属于某类疾病中，故另立一章。本章介绍的病种有子宫脱垂、阴吹、脏躁、面部黄褐斑等。

第一节　子宫脱垂

子宫从正常位置沿阴道下降，宫颈外口达坐骨棘水平以下，甚至子宫全部脱出于阴道口外，称子宫脱垂。子宫脱垂常伴有阴道前后壁膨出。西医属于盆腔器官脱垂的范畴。中医称为“阴挺”、“阴挺下脱”、“阴脱”、“阴蕈”、“阴菌” 等。因本病多发生在产后，故又称“产肠不收”。

就临床资料分析，子宫脱垂有以下特点：

①患者可能存在慢性呼吸道疾病（如长期咳嗽，负压增高）、消化道疾病（如便秘）或消耗性疾病等。本病多发生于经产妇或有滞产、产伤病史者，未生育者少见。

②子宫脱垂多见于老年体弱者，合并其他疾病的机会较大，故应予以综合处理。

【病因病机】

本病的发生常与临盆过早，难产，产程过长，产中用力太过及各种增加腹压的劳动有关。房劳多产，损伤胞络，或体质较差，气血虚弱，不能收摄，或子脏虚冷，或肝火湿热下注，均可诱发子宫脱垂。中医学在阐述本病病理机制时，多从脾虚气陷、肾虚失固出发。此外，素体肝旺，夹有湿热，或因子宫脱垂于外，屡经摩擦，继发湿热感染等，临床上亦有所见。

1. 脾虚气陷

脾胃居中焦，乃气血生化之源，气机升降之枢纽。脾虚则生化乏源，气血不足，既不能营养肌肉筋脉，又不能主持升降，以致升者反降，任带两脉失养而松弛，缺乏提系之力，故子宫脱垂。

2. 肾虚失固

肾居下焦，主前后二阴，又为奇经八脉之本。凡全身机能活动均有赖于肾阳，全身肌肉筋脉之濡养均有赖于肾阴。肾阴不足则下焦肌肉筋脉失养，肾阳不足则子脏虚冷，不能提挈子宫，故子宫脱垂。

【诊断与鉴别诊断】

1. 诊断

（1）临床表现　本病临床表现有轻重之分：Ⅰ度患者一般无不适。Ⅱ度以上患者常有不同程度的腰骶部疼痛或下坠感，站立过久、劳累后或腹压增加时症状明显，卧床休息后减轻。Ⅲ度子宫脱垂者常伴有排尿排便困难，或便秘，或遗尿，或有尿残余及张力性尿失禁，且易并发膀胱炎。脱出的块状物即使休息后也不能自行回缩，通常需用手推送才能将其还纳至阴道内，甚至经手也难以回纳。脱出在外的子宫及阴道黏膜长期与衣裤摩擦可导致宫颈、阴道壁溃疡，甚至出血，继发感染时常有脓血分泌物渗出。

（2）检查

①妇科检查：嘱病人向下屏气，当腹压增加时观察有无子宫颈下垂。若无宫颈脱出阴道外口，可用手指深入阴道触及宫颈，测出宫颈至处女膜缘的距离，并检查子宫脱垂的程度。此外，在做双合诊检查子宫两侧有无包块时，还应注意阴道前壁及后壁膨出程度，检查泌尿生殖裂隙宽松情况及肛提肌损伤和松弛程度。

根据患者平卧用力向下屏气时子宫下降的程度，子宫脱垂分为3度：

Ⅰ度　轻型：宫颈外口距处女膜缘 <4cm，未达处女膜缘。

　　　重型：宫颈已达处女膜缘，阴道口可见子宫颈。

Ⅱ度　轻型：宫颈脱出阴道口，宫体仍在阴道内。

　　　重型：宫颈及部分宫体脱出阴道口。

Ⅲ度　宫颈与宫体全部脱出阴道口外。

②辅助检查：通过宫颈刮片或宫颈活体组织检查，了解有无炎性变性细胞、间变的上皮细胞，甚至恶性细胞。特别是宫颈糜烂或溃疡的患者，应除外恶性病变。

2. 鉴别诊断

根据病史和检查可明确诊断并进行分度，同时了解有无合并阴道前后壁脱垂、会阴陈旧性裂伤及有无压力性尿失禁。通过妇科和B超检查，应排除子宫黏膜下肌瘤、宫颈肌瘤、单纯宫颈过长、宫颈息肉、慢性子宫内翻症、阴道壁肿瘤及囊肿等。

【辨证施治】

根据“虚者补之，陷者举之，脱者固之”的原则，本病治疗应以益气升提，补肾固脱为主。气虚者益气升提，肾虚者补肾固涩，虚中夹湿热者，先清利湿热其治标，继则升提固涩治其本。

1. 脾虚气陷证

证候：子宫脱垂，劳则加剧，小腹胀坠，四肢乏力，少气懒言，面乏华色，小便较频，大便偏溏，带下量多，色白质稀，舌质淡红，苔薄白，脉细缓。

分析：脾气素虚，中气下陷，故小腹下坠，子宫脱垂；劳则气耗，中气更虚，故脱垂加剧；脾主四肢，脾虚中阳不振，运化无权，故四肢无力，少气懒言，面色少华，大便偏溏；下元气虚，膀胱失约，故小便较频；脾虚不能运化水湿，湿浊下注则带下量多，色白质稀；舌脉均为脾气虚弱之象。

基本治法：补气升提。

方药运用：补中益气汤（《脾胃论》）加减。

黄芪30～60g，党参30g，白术15g，当归10g，炙甘草、陈皮、炙升麻、柴胡各5g，生姜3片，大枣5枚。

本方重用黄芪、党参升阳举陷；白术、炙甘草甘温补中，助黄芪补气健脾；气虚日久，营血必虚，当归养血和营；柴胡、生麻益气升提；陈皮调理气机，助升降之复。诸药配伍，使脾胃健运，元气内充，气虚得补，气陷得举，清阳得升。

服法：水煎分服，每日1剂。

加减：Ⅱ度到Ⅲ度脱垂者，加金樱子10g，炙乌梅5g；大便溏泄者，加砂仁（后下）5g，六曲10g，炮姜6g；兼夹湿热，以致带下量多，色黄质浓稠者，加败酱草15g，薏苡仁20g，炒黄柏9g，紫花地丁、半边莲各10g。

2. 肾虚失固证

证候：子宫脱垂，久而不复，腰酸腿软，小腹坠胀，形体畏寒，四肢乏力，尿频或有失禁，头晕耳鸣，舌质淡红，脉细弱。

分析：肾藏精而系胞，肾虚则冲任不固，带脉失约，故子宫脱垂，腰酸腿软，小腹下坠；肾精不足，清窍失养，故头晕耳鸣；肾与膀胱相表里，肾虚膀胱气化失司，故小便频数，或有失禁；舌脉均为肾虚之象。

基本治法：补肾固脱。

方药运用：大补元煎(《景岳全书》) 加减。

红参3～10g，山药、熟地、杜仲、炒当归、山萸肉各10g，枸杞子9g，炙甘草6g，金樱子、菟丝子、紫河车（先煎）各12g。

方中红参、山药、炙甘草益气健脾，培补气血之本；当归、熟地养血滋阴；杜仲、山萸肉、枸杞子补益肝肾。全方既补先天不足，又培后天之本，故称为大补元煎。加入紫河车、金樱子等，大补肝肾之精，固摄冲任带脉，以达系胞之力。

服法：水煎分服，每日1剂。

加减：小腹冰冷者，加制附片（先煎）6g，鹿角胶（烊冲）、补骨脂各10g；纳欠腹胀者，加陈皮、煨木香、炮姜各6g；心悸寐差者，加青龙齿（先煎）10g，合欢皮9g，炒枣仁6g；兼有湿热，以致带多色黄，质黏腻如脓样者，加炒黄柏9g，败酱草15g，薏苡仁20g，鱼腥草、茯苓各10g。

3. 肝经湿热证

证候：子宫脱垂，阴道宫颈红肿溃烂，黄水淋漓，或如黄绿脓样，有臭秽气，肛门肿痛，发热口渴，烦躁不安，小便黄赤，舌苔黄腻，脉弦滑数。

分析：子宫脱垂后继发湿热侵袭，以致肝经湿热为患，下注阴器，灼伤血络，故阴道宫颈红肿溃烂，黄水淋漓，或如黄绿脓样，有臭秽气；肝火循经上炎，故发热口渴，烦躁不安；湿热注于下焦，故小便黄赤；舌脉均为肝经湿热之象。

基本治法：清热利湿。

方药运用：龙胆泻肝汤(《医方集解》) 加减。

龙胆草、黄芩、山栀各9g，泽泻10g，木通6g，柴胡5g，生地、当归各10g，蒲公英、紫花地丁、薏苡仁各15g，甘草5g。

方中重用龙胆草以清肝胆实火，除下焦湿热，为君药；黄芩、栀子苦寒折火，协助龙胆草清泻湿热；泽泻、木通引火下泄，从小便而出；当归、生地养血柔肝，防热邪伤肝；蒲公英、紫花地丁、薏苡仁清热利湿解毒。

服法：水煎分服，每日1~2剂。

加减：兼气虚下陷者，加黄芪、太子参各15g，升麻5g；兼肾虚失固者，加川续断、桑寄生各10g，肉桂（后下）3g。在服药同时，可外敷黄连油膏等。

【其他治疗】

1. 中成药

(1) 补中益气丸　每次6~9g，每日3次，适用于脾虚气陷型子宫脱垂。

(2) 五子补肾丸　每次6g，每日3次，适用于肾虚失固型子宫脱垂。

(3) 龙胆泻肝丸　每次5g，日服2~3次，适用于肝经湿热型性子宫脱垂。

2. 针灸

取穴：百会、气海、维道、足三里、三阴交。肾虚加关元、大赫、肾俞、照海，湿热下注加中极、次髎、曲泉、阴陵泉、大敦，伴有膀胱膨出加曲骨、横骨，伴有直肠膨出加会阳、承山。

方法：患者仰卧，子宫颈脱出阴道口外者，先还纳后再行针刺。针刺气海、维道时针尖向耻骨联合方向，使针感放散到会阴部，可采用单向捻转法，使肌纤维缠绕针身，然后缓缓提针。

灸法：用艾条温灸百会穴。

【转归及预后】

本病中重度者保守治疗效果不理想，西医多采用手术治疗。年老体弱不耐手术者应加强护理，防止出现并发症。

【预防与调护】

1. 禁止产妇过早参加重体力劳动。

2. 积极治疗慢性咳嗽、习惯性便秘。

3. 加强营养，增强体质，提倡做产后保健操。

【临证经验】

综合治疗对子宫脱垂及其反复发作效果较好，特别是对子宫脱垂Ⅱ～Ⅲ度者尤为重要。兹将我们所应用的三种措施介绍如下。

1. 熏洗法

乌头10～20g，五倍子10～20g，醋60ml。先将乌头、五倍子加水1.5kg，煮沸后再文火煮10分钟，倾入预置的陶瓮（直径22cm，高26cm）内，事先加醋60ml，令病人趁热坐熏，每日2～3次，每次约半小时。用过的药液可继续加醋使用，连续4次。注意事项：如无五倍子，可用乌梅代替；高温时注意防止烫伤，严寒期注意保暖；坐瓮的高度以患者舒适为度；药渣药液应倾入粪缸内，防止牲畜误食中毒。

2. 针灸

在熏洗同时可进行针灸治疗。针上加灸，两组穴位交替使用。第1组穴位：中极、三阴交（双）；第2组穴位：曲骨、足三里（双）。上两组穴位均可加入维胞、子宫等。操作方法：中极、曲骨用三进一退的烧山火手法，足三里平补平泻，三阴交用补法。灸法：针刺得气后，在留针期间用针尾裹艾绒温灸，三壮为度，或用艾条灸，以热为度。每日1次。

3. 乌及散阴道塞药

生川乌10g，白及10g，共研细末和匀。以纱布包川乌、白及粉10～15g，做成带线纱球，于熏洗、针灸后塞入阴道深部。以后每隔7日换药1次，一般用药5次。塞药后熏洗、针灸可继续进行。如纱球掉出，可加大纱球或增填纱布，务使药球固定在阴道深部。注意：妊期、经期及子宫不规则出血时不宜塞药。宫颈炎、阴道炎未见出血者，不忌阴道塞药，但需加强观察，如有不适不宜再用。外治同时配合内服药，可改善机体状况，利于痊愈和巩固疗效。

【小结】

1. 子宫脱垂多见于年纪较大的经产妇，治疗时应注意全身情况的照顾，以扶正为主，兼顾其他病理因素。

2. 子宫脱垂以脾虚气陷、肾虚失固为主要证型，可兼夹湿热。

3. 本病治疗应根据“虚者补之，陷者举之，脱者固之”的原则，以益气升提、补肾固脱为主。气虚者益气升提，肾虚者补肾固涩，虚中夹湿热者，先清利湿热以治标，继则升提固涩以治本。外治法对于局部病变效果较好，应予以配合使用。

第二节 脏 躁

妇人精神忧郁，情志烦乱，无故悲伤，哭笑无常，频频呵欠，称为脏躁，今称癔症。如发生在妊娠期，则称“孕悲”；发生在产后，则称为“产后脏躁”。

【病因病机】

脏躁的产生主要在于心神失养，后世学者又提出肝肾阴血不足。兹分述如下。

1. 心神失养

忧愁思虑则伤心，劳倦过度则伤脾，心脾两伤，气血不足，血脉空虚，心神失养，故心神不宁，神气自乱。

2. 肝肾不足

产后或病后阴血亏虚，心肝失养，气火偏旺，神不得宁，魂不得藏，故神魂不宁。

【诊断与鉴别诊断】

1. 诊断

本病多有精神抑郁、所愿不遂、情志内伤等病史，表现为女子精神忧郁，情志烦乱，无故悲伤，哭笑无常，呵欠频作等，常因剧烈的精神创伤而诱发，症状富有情感色彩，暗示性高。本病体格检查不能发现器质性病变，可进行心理人格检测及脑部检查。

2. 鉴别诊断

通过有关检查，需排除狂证、忧郁证、癫证、更年期综合征、脑部器质性疾病及某些代谢性脑病，如低血糖、肝性脑病等。

【辨证施治】

1. 心神失养证

证候：精神不振，神志恍惚，易于激动，心中烦乱，睡眠不安，发作时呵欠频作，悲伤欲哭，不能自制，喜怒无常，口干便艰，舌质淡红，苔薄白，脉细弱无力或有数象。

分析：血虚不能养神，故精神不振，神志恍惚；血不养肝，肝气易结，郁而化火，故易于激动，心中烦乱，睡眠不安，发作时呵欠频作，悲伤欲哭，不能自制；神有余则笑，不足则悲，故喜怒无常；阴津不足，故口干便秘；舌脉均为阴血亏虚之象。

基本治法：甘润滋阴，养心安神。

方药运用：甘麦大枣汤(《金匮要略》) 加味。

甘草 6g，小麦 15g，大枣 5 枚，茯神 10g，麦冬 6g，竹茹 9g，生地 10g，川百合 9g，炙远志 6g。

甘麦大枣汤为《金匮要略》治疗心阴受损，肝气失和脏躁的一首名方。该方用药甘润平和，以小麦为君，颇合《素问·脏气法时论》“肝苦急，急食甘以缓之”及《灵枢·五味篇》“心病者，宜食麦”之旨。小麦甘凉，养肝补心，除烦安神；甘草甘平，补养心气，和中缓急，二者君臣相助。大枣甘温质润，益气和中，润燥缓急，为佐药。三药合用，甘润滋补，养心调肝，和中缓急。此外，茯神、远志加强宁心安神之功，生地、麦冬、百合滋阴养液，竹茹、远志祛痰，更助主药甘润滋阴，养心安神。

服法：水煎分服，每日 1 剂。

加减：胸闷口腻痰多者，加制苍术 9g，广郁金、制香附各 6g，制半夏 5g，茯苓 10g；月经过多者，加黄连 3g，地榆炭 10g，苎麻根 15g；月经过少者，加丹参、泽兰叶、茺蔚子各 15g。

2. 肝肾不足证

证候：哭笑无常，呵欠频作，夜寐多梦，甚则精神恍惚，伴头晕耳鸣，心烦易怒，口干喜饮，手足心热，腰膝酸软，舌质红，苔薄黄，脉弦细数。

分析：肝肾素虚，精不化血，血虚不能养神，故哭笑无常，呵欠频作，夜寐多梦，甚则精神恍惚；肾虚清窍失养，甚而虚火上扰，故头晕耳鸣，心烦易怒，手足心热；阴液亏耗，故口干喜饮；舌脉为肝肾不足，夹有虚热之象。

基本治法：滋肾清肝，养心安神。

方药运用：百合地黄汤(《金匮要略》) 加味。

川百合、干地黄、枸杞子各 10g，炒枣仁 6g，龙骨（先煎）、牡蛎（先煎）各 15g，甘草 5g，肉苁蓉、合欢皮各 9g。

《神农本草经》记载，百合“味甘平，主邪气腹胀心痛，利大小便，补中益气”，其不仅能补虚滋养，还能镇静祛邪。地黄为滋养上品，汪绮石在《理虚元鉴》中指出，地黄加入补虚剂中，“则肺部喜其润，心部喜其清，肾部喜其滋，肝部喜其和，脾部喜其甘缓。”临床加枸杞子以增强养阴之功，龙骨、牡蛎镇静潜降安神，炒枣仁、合欢皮安神解郁，肉苁蓉滋肾补阳。

服法：水煎分服，每日 1 剂。

加减：月经过多者，加炙龟板（先煎）15g，墨旱莲、女贞子各 10g；月经过少者，加丹参、川牛膝各 10g；夹有痰浊者，加黄连 3g，竹沥半夏 6g，陈胆星 9g，茯苓 10g。

【转归及预后】

本病多可在短期内治愈，预后良好，但需注意解除致病因素，否则可能再次发作或反复发作。

【预防与调护】

1. 注意调畅情志，适当培养一些有益的爱好以转移注意力。
2. 家人应当给予关心爱护，排除致病因素及诱发条件，鼓励患者渡过难关。

【临证经验】

本病常与更年期忧郁证伴发。发病原因与脏阴不足及个人格性特点有关，表现为心神失养，神魂失藏，故西医学以精神治疗为主，并辅以必要的对症治疗，而中医学则以甘润滋养的甘麦大枣汤为主方。服用本方常需结合心理疏导，如暗示法等，方能收效。同时，应掌握兼夹证型的辨治。如夹气郁者，菖蒲、郁金在所必用，甚则需用柴胡、香附；夹痰者，胆星、半夏不可缺，甚则可加入白矾、枳壳；心肝火旺轻者，加灯心、莲子心、钩藤、丹皮等，重者加黄连、龙胆草、石决明、珍珠母等。当然，本病防重于治，加强锻炼，增强体质，避免精神刺激，保持心情乐观，增加营养，清淡饮食等非常重要，亦可滋养脏阴，如长服西洋参、珍珠粉，同时进行针对性的心理疏导，使患者增加与疾病斗争的信心、恒心，从而控制疾病的发作。

【小结】

1. 妇人脏躁临床发病率很低，多与更年期相伴，需与更年期综合征等有关疾病相鉴别。

2. 本病辨证多以心神失养为主，时常兼夹肝肾不足，治疗时应综合考虑。

3. 夏师治疗本病以滋养心神、疏肝理气为主，同时加强心理疏导，鼓励患者增强信心，勇于面对疾病。

第三节　面部黄褐斑

女子面部出现色素沉着，多分布在额、眉、鼻颊及唇上等部位，色斑淡褐色或深褐色，呈对称性，大小不等，形状不规则，多数界限清楚，状如蝴蝶，亦有模糊不清，多年不退者，往往日晒后加重，称为面部黄褐斑，俗称蝴蝶斑，发生于妊娠期者称为妊娠斑。本病还有“黧黑斑”、“面尘”等不同名称。

【病因病机】

本病大多原因不明。口服避孕药的妇女约20%可发生本病。妊娠期因雌、孕激素增多而促使色素沉着，可发生本病。此外，患有月经失调、慢性肝病、结核、肿瘤等消耗性疾病及长期服用某些药物，如冬眠灵等，也可发生本病。

中医学认为，本病与情志不调、房事不节、多产多育及饮食失调等因素有关，但主要还在于肝、脾、肾三脏失调，尤以阴虚火旺及血瘀为本病的主要病变。《外科正宗》说：“黧黑斑者，水亏不能制火，血弱不能华肉，以致火燥结成黑斑，色枯不泽。”忧思抑郁，血滞不华，面络失和，瘀结于上，亦可发为褐斑。此外，《诸病源候论》认为，“此由风邪客于皮肤，痰饮渍于脏腑”。命门火衰，元阳不足，不能暖土（脾）旺火（心），气血不畅，脉络失和，亦可致面部黄褐斑。

【诊断与鉴别诊断】

1. 诊断

本病表现为女子面部色素沉着，呈淡褐色或深褐色，对称性，大小不等，形状不规则，多数边界清楚，亦有模糊不清者，可长期存在，多年不褪，往往日晒后加重，多见于月经不调、妊娠及少数口服避孕药者。除一般检查外，必要时应行血尿常规检查及有关内分泌激素的测定、B超和X线检查等。

2. 鉴别诊断

通过病史及有关检查，可排除营养不良、贫血、结核、肿瘤、慢性酒精中毒、肝肾病变及因长期服用某些药物等引起的面部黄褐斑。

【辨证施治】

本病治疗应辨别虚实，分清主次，在滋补肝肾的基础上予以活血祛瘀化痰。

1. 肾阴不足证

证候：面部色斑呈深褐色，头晕耳鸣，腰背酸软，五心烦热，少寐健忘，形体瘦弱，月经失调，量或多或少，色红无块，婚久不孕，舌红少苔，脉细弦。

分析：肾阴亏耗，精髓不足，故头晕耳鸣；水亏火旺，火燥于面部，故结成黑斑；骨失所养，故腰背酸软；阴虚生内热，故五心烦热，少寐健忘；阴精不能濡养全身，故形体瘦弱；冲任失司，血海蓄积失常，故月经失调，量或多或少，色红无块，婚久不孕；舌红少苔，脉细弦亦为肾阴不足之象。

基本治法：滋阴益肾，清热调经。

方药运用：二至丸(《医方集解》) 合六味地黄汤加减。

女贞子、墨旱莲各12g，怀山药、熟地、山萸肉、丹皮、茯苓、泽泻各10g，丹参、制首乌、怀牛膝、赤白芍各15g。

女贞子甘平，少阴之精隆冬不凋，其色青黑，故益肝补肾；旱莲草甘寒汁黑，入肾补精，能益下而荣上，强阴而黑发。《医方集解》云，此足少阴药也。二至丸合六味地黄汤及首乌、牛膝、丹参、赤白芍，能滋阴清热，补益肝肾，活血化瘀，降火消斑。

服法：水煎分服，每日1剂。

加减：火旺者，加知母6g，黄柏9g；失眠者，加炒枣仁6g，青龙齿（先煎）10g；尿频肢凉者，加菟丝子、巴戟天各10g。

2. 肝郁血瘀证

证候：颜面褐斑，胁肋胀痛，胸脘痞闷，烦躁易怒，纳谷不馨，月经失调，经量偏少，色紫红有血块，或经行腹痛，舌苔薄白，脉弦滑。

分析：肝郁气滞，故胁肋胀痛，烦躁易怒；气滞则血行不畅，久而成瘀，瘀结于面部，故颜面褐斑；肝气横逆犯胃，故胸脘痞闷，纳谷不馨；肝主疏泄，肝气疏泄失司，血海蓄积失常，故月经失调，经量偏少；肝郁气滞，血行不畅，故经行色紫红，有血块，或经行腹痛；舌苔薄白，脉弦滑为肝郁血瘀之象。

基本治法：疏肝解郁，活血化瘀。

方药运用：血府逐瘀汤(《医林改错》) 加减。

柴胡9g，当归、赤芍各12g，川芎6g，桃仁、红花各9g，泽兰、香附、丹参各10g，桔梗、炒枳壳各6g。

血府逐瘀汤出自《医林改错·血府逐瘀汤所治之症目》，原治胸中瘀血，阻碍气机，兼见肝郁气滞之瘀血证。女科之瘀血在下焦者，尤为合适。本方系桃红四物汤以生地易熟地，赤芍易白芍，再加柴胡、桔梗、枳壳、牛膝、甘草而成。其中当归、川芎、赤芍、桃仁、红花活血祛瘀；牛膝通血脉，引血下行；柴胡疏肝解郁，升达清阳；当归养血润燥，祛瘀而不伤阴；加入丹参、香附可增强活血化瘀，行气消滞之功。

服法：水煎分服，每日1剂。

加减：偏于气滞者，加广郁金10g，青陈皮各6g；夹有郁火者，加丹皮、山栀各9g；偏于血瘀者，加莪术9g。

3. 痰湿内阻证

证候：面部黄褐斑，胸胁支满，头晕目眩，呕吐清水痰涎，脘部有振水音，小便偏少，形体肥胖，或素盛今瘦，月经大多后期，舌质淡苔腻，脉弦滑。

分析：痰湿中阻，饮渍于上，生为斑黑；气机受阻，升降失常，故胸胁支满，呕吐清水痰涎，脘部有振水音，月经后期；痰湿为患，津液输布失常，故小便偏少，形体肥胖；痰浊内阻，清阳不升，湿浊上犯，故头晕目眩；舌质淡苔腻，脉弦滑为痰湿内阻之象。

基本治法：健脾补肾，温阳化痰。

方药运用：苓桂术甘汤(《伤寒论》）加减。

炙桂枝10g，苍白术、茯苓各12g，陈皮6g，制半夏5g，泽泻9g，生姜6g，仙灵脾9g，仙茅6g，薏苡仁15g。

王邈达在《汉方简义》中说："用淡渗之茯苓为君，选通降其依附之水饮；辛温之桂枝，以补助其被残之阳气；更用气温味甘兼苦辛之白术，甘能补中，苦能降逆，辛能散寒，以扶正祛邪；甘平之甘草，更固守其中。"仙灵脾、仙茅助苍术、半夏、泽泻、生姜、陈皮、薏苡仁和中化痰。

服法：水煎分服，每日1剂。

加减：腰酸下肢冷者，加制附片5g，肉桂（后下）3g；大便溏泄者，加砂仁（后下）5g，炮姜6g，六曲10g；烦躁乳胀者，加青皮6g，荆芥6g，娑罗子9g。

4. 肾阳虚衰证

证候：面部黄褐斑，头晕耳鸣，腰酸腿软，精神委靡，神疲乏力，四肢不温，经期错后或闭止，舌质淡胖，舌苔白滑，脉沉无力。

分析：肾阳偏虚，温运不足，气血不畅，脉络失和，故面部生斑；肾阳虚损及肾阴精髓不足，故头晕耳鸣，腰酸腿软；阳气不足，温煦失职，故精神委靡，神疲乏力，四肢不温；阳气衰弱，气血生化不足，温行无力，故经期错后或闭止；舌质淡胖，舌苔白滑，脉沉无力均为阳虚之象。

基本治法：温补肾阳，化凝散阴。

方药运用：右归饮(《景岳全书》）加减。

熟地12g，肉桂（后下）5g，制附片（先煎）6～10g，鹿角胶（烊冲）10g，枸杞子、巴戟天、怀山药、肉苁蓉、茯苓各10g。

方中熟地甘温，滋肾填精；附子、肉桂温补肾阳而祛寒；枸杞子养肝血，助主药以滋肾养肝；山药、茯苓补中养脾；杜仲、巴戟天补肝肾，壮筋骨。

服法：水煎分服，每日1剂。

加减：脾阳弱者，加党参、白术各10g，炮姜6g；胃纳欠佳者，加陈皮6g，炒谷麦芽各10g。

【转归及预后】

本病一般预后较好，但对于其他慢性原发病，应当进行积极治疗。

【预防与调护】

1. 避免长时间日晒，杜绝使用劣质化妆品。
2. 积极预防和治疗引起黄褐斑的慢性病。
3. 调节饮食，多食碱性食物，少摄入酸性食品。
4. 平和心态，调畅情志，使气血调和，肌肤濡养。

【临证经验】

女子面部黄褐斑属中医学面部黑皮，或称“黧黑斑”、“面尘”等。《外科正宗》曾说：“黧黑斑者，水亏不能制火，血弱不能华肉，以致火燥结成黑斑，色枯不泽。”虽然一般求治者以青年女子为多，但随着生活水平的提高，中老年女子若有此苦衷，亦当求治。我们用调周法获效，重点在于滋阴降火，调复天癸功能。至于痰饮、血瘀、阳虚等病变者，亦必有其临床表现，可随症论治。

验案举例

赵某，44岁，干部。

面部黄褐斑4年，近来加重。初潮15岁，5~7/30日，量一般，色质正常，无痛经。近4年来月经周期4~5/20~30日，量偏多，色红，有少量血块。24岁结婚，1-0-1-1,外用工具避孕。妇科检查未见异常。BBT低温相偏高，高温相欠稳定。就诊时两颊至鼻翼旁有蝶状褐斑，逐渐加重，经用多种祛斑的化妆品和药物少效。心烦易怒，夜寐不熟，大便时干时溏，现值周期第13天，已有蛋清样带下，量少，腰酸头昏，经前乳房胀痛，一般持续7天，舌质偏红，脉细弦。

根据症状，从阴虚火旺论治，予以滋阴解郁，方取滋肾生肝饮，处方：丹参、赤白芍、山药、熟地黄、炒丹皮、茯苓、川断、菟丝子各10g，炒白术、泽泻、山楂各9g，醋炒柴胡、山萸肉各6g，五灵脂12g。服药7剂后BBT上升呈高温相，遂在方中加紫石英（先煎）9g，绿萼梅5g，再服7剂。患者复诊时自述经前5天阴道少量漏红，BBT高温相不稳定，呈缓慢下降，经行时血量中等，色红，有血块，腹胀，腰背酸痛，经前乳房胀痛减轻，经行7天未净，腹胀便溏，舌质偏红，苔腻，脉细弦。转从健脾滋阴、化瘀固经论治，方取参苓白术散合加味失笑散，处方：太子参15g，炒白术、山药、炒丹皮、茯苓、桑寄生、五灵脂各 10g，煨木香、六曲各 9g，大小蓟各 12g，炒蒲黄（包煎）6g，牡蛎（先煎）15g。药服 7 剂，至经间排卵期予补肾促排卵汤，加重滋阴降火、理气健脾之力。经前期亦按经前期方，行经期予以疏肝调经，用越鞠丸合五味调经散治之。经后期如大便溏，仍用参苓白术散合失笑散治之；如大便偏干，用滋肾生肝饮加减，但需加碧玉散、薏苡仁、焦山楂，或再加桑白皮、炙鳖甲等。如法调治 4 个月经周期，面部黄褐斑基本消失，月经亦渐趋正常，患者十分感激，疗效亦出于医者之所料也。

按语：患者经期提前，经量增多，色红有血块，此血热夹瘀也。全身呈现阴虚火旺，肝脾失调症状，可见其妇科特征上的血热是由阴虚心肝郁火所致。心肝气郁化火不仅可以导致血热与瘀滞，而且可致脾胃失和，这就增加了阴虚郁火的复杂性及治疗上的难度，无怪乎在应用滋阴降火后反致腹胀便溏。当然，在阴虚火旺的长期演变中必及乎阳，阳气虚弱，故在治疗初期出现经前期漏红。通过不断调整方药，在不太长的疗程中获得显效，亦属治之合度耳。

【小结】

1. 本病虽属皮肤病范畴，但除孕妇外，成年月经失调女性常见。因此，调理和恢复正常的月经乃是治疗的要着。当然，面部黄褐斑的外治亦非常重要。

2. 夏师认为，本病除阴虚火旺、脾虚血少或夹有血瘀外，其他如痰湿内阻、肾阳虚衰等较为少见。我们一般嘱患者长期服用六味地黄丸，外用玉容散，同时避免日晒等。如有慢性肝肾疾病或其他疾病者，均应结合有关专科治疗，才能巩固疗效。

第四节 阴 吹

妇人阴道里时时气出有声，状如矢气，故名阴吹。是症在临床上常有所见，严重的不仅阴中气出有声，且有粪便杂出，或血液随气而出。由于妇女多羞，艰于出口，需医者反复追询方可得之。

【病因病机】

本病病机在于胃气下泄，不循常道，逼走前阴。

1. 燥实

大便秘结，腑气不畅，胃气不得下泄，因而别走旁道，逼走前阴。

2. 气虚

素体不健，脾胃中虚，气虚下陷，清浊交混，升降失常，部分胃气下泄于前阴。

3. 痰饮

脾胃虚弱，痰饮停留于中焦，影响脾胃升降，阳明浊气不得顺利下泄，逼走于前阴。

4. 肝郁

忧思郁结，情志内伤，肝气郁逆，克伐脾胃，升降失调，阳明谷气不能升发，化为浊气，不能循常道而下泄，逼走前阴。

【诊断与鉴别诊断】

1. 诊断

（1）临床表现 女子阴道里时时出气，或气出有声，状如矢气，甚则伴出血和粪便。

（2）检查 妇科检查可有会阴Ⅲ度裂伤、阴道后壁瘘孔等存在。肛门指检有时可以触及瘘孔。对于阴道穹隆处的小瘘孔、小肠和结肠阴道瘘需行钡剂灌肠检查。对于更加隐匿的瘘孔，有时需在直肠镜下方能发现。

2. 鉴别诊断

通过妇科及实验室检查等，可排除霉菌性和滴虫性阴道炎等疾病。

【辨证施治】

本病治疗宜明辨虚实，实则清之，虚则补之，同时结合理气化痰。

1. 燥实证

证候：阴吹频频，气出有声，大便干燥，秘结难行，口干烦热，腹部胀气，舌苔黄厚，脉弦滑。

分析：中焦燥实，耗伤津液，故大便干燥，秘结难行；内热郁结，故口干烦热，腹部胀气；舌苔黄厚，脉弦滑均为燥实之象。

基本治法：清热润燥，理气导滞。

方药运用：麻仁丸(《金匮要略》)。

麻子仁、白芍、枳实各10g，大黄（后下）、厚朴各6g，杏仁12g，白蜜（冲）1匙。

本方为《伤寒论》为脾约便秘证而设，此处取其润肠泻热、行气导滞之功。方中麻子仁质润多脂，入脾胃大肠，益脾胃之阴，为君药；杏仁甘平润燥，入肺与大肠，上肃肺气，下润大肠；枳实破结，大黄泻热，厚朴除满，此三味为小承气汤，能助泄热；白蜜甘润，且能缓急，以防泻之太过。

服法：水煎分服，每日1剂。

加减：大便坚结甚者，加玄明粉（冲）10g；气滞甚者，加木香5g，槟榔9g。

2. 气虚证

证候：阴吹时作时止，头昏心慌，面乏华色，纳食不馨，神疲乏力，倦怠嗜卧，小腹作坠，舌质淡红，脉细弱。

分析：心气不足，心神失养，不能上荣于头面，故头昏心慌，面乏华色；脾气虚弱，健运失职，故纳食不馨，神疲乏力，倦怠嗜卧；中气不足，故小腹作坠；舌质淡红，脉细弱均为气虚之象。

基本治法：益气升清，调和胃腑。

方药运用：补中益气汤。

党参、黄芪各15g，白术、茯苓、当归各10g，炙甘草、陈皮、升麻、柴胡各6g，生姜5片，大枣5枚。

方中黄芪补中益气，升阳举陷，重用为君药；以党参代人参，与白术、炙甘草甘温补中；当归和血补血，取血中生气之意；陈皮调理脾胃气机，以助升降之复，且补而不滞；升麻、柴胡轻清升散，助诸药提升。李杲在《内外伤辨惑论》中云："胃中清气在下，必加升麻、柴胡以引之，引黄芪、人参、甘草甘温之气味上升……二味苦平，味之薄者，阴中之阳，引清气上升也。"

服法：水煎分服，每日1剂。

加减：腹胀呃逆者，加制半夏6g，广木香5g，焦山楂10g；小腹有冷感者，加炮姜5g，艾叶9g，肉桂（后下）3g。

3. 痰饮证

证候：阴吹时重时轻，脘痞不舒，纳食不香，夜寐不熟，大便不通，口渴不欲饮，舌苔白腻而厚，脉弦滑而迟。

分析：痰浊内阻中焦，气机升降失职，故脘痞不舒，纳食不香；痰饮扰心，故夜寐不熟；中焦痰阻，津液输布不利，故口渴不欲饮；舌苔白腻而厚，脉弦滑而迟均为痰饮之象。

基本治法：燥湿化痰，健脾和胃。

方药运用：橘半桂苓枳姜汤(《温病条辨》)。

桂枝5g，茯苓10g，橘皮、制半夏各6g，炒枳实9g，生姜5片，制川朴5g，炒秫米9g。

方中橘皮理气化痰，燥湿行滞，和胃健脾；生姜温通散寒，蠲饮止呕，与橘皮配伍，使胃气健运，痰湿消除；再加枳实除痰癖，开胸结，消胀满，共奏燥湿化痰、健脾和胃之功；半夏、川朴增加化痰燥湿之力；桂枝行气散寒；秫米除烦。《温病条辨》在方药下注云："愈后以温中补脾，使饮不聚为要。其下焦虚寒者，温下焦，肥人用温燥法，瘦人用温平法。"

服法：水煎分服，每日1剂。

加减：脾胃虚弱者，加白术、太子参各9g；夜寐甚差者，加合欢皮9g，炙远志6g。

4. 肝郁证

证候：阴吹较轻，胸闷烦躁，抑郁叹息，忧思不解，夜寐不熟，舌质淡红，苔黄白腻，脉细弦。

分析：肝郁气滞，气机不畅，故胸闷烦躁，抑郁叹息，忧思不解；肝郁化热，内扰心神，故夜寐不熟；舌质淡红，苔黄白腻，脉细弦均为肝郁之象。

基本治法：疏肝理气，调和心脾。

方药运用：逍遥散(《太平惠民和剂局方》)加减。

炒当归、白芍、白术、茯苓各10g，广陈皮、炒柴胡各6g，合欢皮9g，茯神12g，薄荷（后下）3g。

逍遥散为疏肝解郁，养血柔肝，健脾助运，肝脾同调之名方。方中柴胡疏肝解郁，使肝气条达；白芍滋阴柔肝，当归养血活血，二味相合，养肝体以助肝用，兼制柴胡疏泄太过；白术、茯苓、甘草健脾益气，使运化有权，营血生化有源；稍佐陈皮理气温胃和中；薄荷助柴胡疏肝散郁热；合欢皮、茯神疏解肝郁，安定心神。

服法：水煎分服，每日1剂。

加减：心脾不足者，加太子参15g，炙远志6g，炒秫米10g；肝郁化火者，加钩藤（后下）15g，丹皮10g，莲子心3g。

【其他治疗】

外治法

消喧散(《中医妇科验方选》)

处方：胡椒粉15g，茴香粉15g，葱白（去皮带须）8根。

用法：将两药与葱白共捣成糊状，寅酉二时敷气冲穴，纱布覆盖，胶布固定，避免着凉，禁服寒凉之品。

适应证：寒邪中阻，胃气下陷之阴吹。

【转归及预后】

阴吹一般预后良好，部分需要积极寻找和治疗原发病。

【预防与调护】

1. 平时注意会阴部的卫生。
2. 功能性的阴吹应注意调节情志，舒畅心情。

【临证经验】

阴吹一症多见于40岁以上经产体弱之妇女，室女体健者极为少见。因患此病“多隐忍不言，以故名书不载”，所以，就诊者远较实际患者为少。如发作轻微，可不作疾病论治，正如王孟英所说：“阴吹亦恒有之事，别无所苦者，亦不为病……惟吹之太喧，而大便艰燥，乃称为病”。

随着人民生活卫生水平的提高及优生优育工作的开展，因生产过多引起的气虚阴吹者已明显减少。本病诊断上首先要区分是功能性的，还是器质性的。治疗上要针对具体病因，辨别证型。因前庭、肛门、直肠阴道瘘及会阴裂伤所致者，应进行手术治疗。对肝郁气滞，情志障碍所致者，除应用疏肝理气、宁心安神之剂，即逍遥散加炙远志、合欢皮、炒枣仁、广郁金等心经药外，尚需注意心理疏导，方能提高疗效。对大便燥实，腑气不得下泄所致者，应通大便，泄阳明，降浊气，一般果导、开塞露等均可使用，以保持每日大便通畅。对痰饮阻于中焦，阻碍气机升降所致者，在化痰燥湿法中尚需结合升降气机之品，如桂枝、桔梗、半夏、枳壳等。对气血虚弱所致者，宜大补气血，升提中气，所谓欲降先升。清升则浊降，浊降则能循故道，故治以补中益气汤加制半夏、焦山楂。

验案举例

张某，女，43岁。

阴吹已3年，素来肝脾失调，心肝气郁，脾胃虚弱，一身融合气虚、肝郁、腑气欠通三者。从脾论治，未能建功；疏肝宁心，亦未能获效；后转从升降气机，稍有转机，但迅即故我。最后从调理肝脾入手，予逍遥散、六君子汤加入桔梗、枳壳、荆芥、山楂等，同时加强心理疏导，安定心神，前后治疗3个月，方得基本痊愈。

【小结】

1. 临床阴吹患者并不多见，有时需仔细询问才能获悉。本病应与先天畸形、直肠阴道瘘和Ⅲ度会阴裂伤以及炎症等相鉴别。

2. 本病病机在于胃气下泄，不循常道，逼走前阴，临床以津亏肠燥兼有肝郁，腑气欠通为主。

3. 夏师治疗本病多在辨证论治的基础上注重心理疏导，舒畅情怀，安神定志。

4. 患者需在治疗的同时注意锻炼，增强体质。

□附　一□

本书选方汇编

一画

一贯煎(《柳州医话》)

北沙参　麦冬　当归　生地黄　枸杞子　川楝子

用于肝肾阴虚，血燥气郁之闭经、羊水过少等。

二画

二至丸(《证治准绳》)

女贞子　旱莲草

用于肝肾阴虚，虚火迫血之经期延长、不孕等。

二至地黄汤(《证治准绳》)

女贞子　旱莲草　大生地　怀山药　山萸肉　丹皮炭　茯苓　川断。

用于阴虚火旺之月经先期、月经量多、经期延长、吐血、衄血等。

二妙丸(《疡科心得集》)

苍术　黄柏

用于带下之湿热偏重者。

二仙汤(《中医方剂临床手册》)

仙茅　仙灵脾　巴戟天　知母　黄柏　当归

用于肾阳不足，寒热错杂之绝经期眩晕。

十全大补汤(《太平惠民和剂局方》)

人参　白术　茯苓　黄芪　当归　熟地　白芍　川芎　甘草　肉桂

用于气血亏虚，阳气不足之闭经。

人参养荣汤(《太平惠民和剂局方》)

白芍　当归　陈皮　黄芪　桂心　人参　白术　甘草　熟地　五味子　茯苓　远志

用于气血虚弱，筋脉失养之经行身痛。

七制香附丸(《医学入门》)

香附　当归　莪术　丹皮　艾叶　乌药　川芎　三棱　红花　延胡索　柴胡　乌梅　童便

用于气滞血瘀，冲任不通之月经后期、月经量少、癥瘕等。

八珍汤(《正体类要》)

人参　白术　茯苓　甘草　熟地　当归　川芎　白芍

用于气虚血亏，冲任失濡之痛经、胎萎不长、产后发热等。

三画

三甲复脉汤(《温病条辨》)

生白芍　阿胶　生龟板　生鳖甲　生牡蛎　干地黄　炙甘草　麦门冬　麻仁

用于肝肾阴亏，虚阳上扰之子晕（妊娠高血压综合征）。

下乳涌泉散(《清太医院配方》)

当归　川芎　白芍　生地黄　柴胡　天花粉　漏芦　青皮　桔梗　通草　白芷　穿山甲　甘草　王不留行　木通

用于肝郁气滞，乳脉失畅之产后乳汁不通。

大补元煎(《景岳全书》)

人参　山药　熟地　杜仲　枸杞子　当归　山茱萸　炙甘草

用于肾气亏虚，冲任不固之阴挺（子宫脱垂）。

大黄牡丹汤(《金匮要略》)

大黄　芒硝　丹皮　桃仁　冬瓜仁

用于热毒炽盛，瘀热结聚之产后腹痛、产后发热等。

大黄䗪虫丸(《金匮要略》)

大黄　黄芩　甘草　桃仁　杏仁　白芍　干地黄　干漆　虻虫　水蛭　蛴螬　䗪虫

用于瘀血内结，正盛邪实之癥瘕等。

千金鲤鱼汤(《千金要方》)

鲤鱼　白术　生姜　白芍　当归　茯苓

用于脾运失健，水湿内停之子满（羊水过多）。

小半夏加茯苓汤(《金匮要略》)

半夏　生姜　茯苓

用于痰湿蕴阻，胃失和降之妊娠恶阻。

小营煎(《景岳全书》)

当归　熟地　芍药　山药　枸杞子　炙甘草

用于血虚阴亏，血海失盈之月经后期、月经过少。

小调经散(《校注妇人良方》)

没药　琥珀　桂心　芍药　当归

用于瘀阻冲任，血化为水之经行浮肿。

小调经散(《证治准绳》)

没药　琥珀　桂心　芍药　当归　细辛　麝香

用于瘀血性经行浮肿、月经量少等。

马兜铃散(《济阴纲目》)

马兜铃　桔梗　人参　甘草　贝母　桑白皮　陈皮　大腹皮　紫苏　五味子

用于痰热蕴肺，肺失清肃之妊娠咳嗽。

四画

天麻钩藤饮(《杂病证治新义》)

钩藤　石决明　山栀子　黄芩　川牛膝　杜仲　益母草　桑寄生　夜交藤　朱茯神

用于肝阳亢盛，上扰清窍之经行头痛、子痫。

五子衍宗丸(《证治准绳》)

枸杞子　菟丝子　五味子　覆盆子　车前子

用于肾精亏虚，冲任失充之月经不调、不孕等。

五味消毒饮(《医宗金鉴》)

金银花　野菊花　蒲公英　紫花地丁　紫背天葵

用于热毒蕴结之乳痈、阴肿、阴疮及带下。

五淋散(《医宗金鉴》)

赤芍　山栀子　赤茯苓　当归　黄芩　甘草

用于湿热蕴结，膀胱气化不利之妊娠小便淋痛。

止带方(《世补斋·不谢方》)

茯苓　猪苓　泽泻　赤芍　牛膝　车前子　丹皮　茵陈　黄柏　栀子

用于湿热侵袭，带脉不固之带下。

内补丸(《女科辑要》)

鹿茸　菟丝子　潼蒺藜　紫菀茸　黄芪　肉桂　桑螵蛸　肉苁蓉　制附子　白蒺藜　茯神

用于肾气虚损，固涩无权之带下。

内异止痛汤（江苏省中医院经验方）

钩藤　紫贝齿　当归　赤芍　五灵脂　延胡索　莪术　肉桂　全蝎粉　蜈蚣粉　广木香　川续断

用于瘀血性剧烈痛经。

少腹逐瘀汤(《医林改错》)

小茴香　干姜　延胡索　没药　川芎　官桂　当归　蒲黄　赤芍　五灵脂

用于寒凝血瘀，冲任瘀阻之痛经、不孕。

牛黄清心丸(《痘疹世医心法》)

牛黄　朱砂　生黄连　黄芩　山栀子　郁金

用于痰火上扰，蒙遏清窍之子痫。

化肝煎(《景岳全书》)

青皮　陈皮　芍药　丹皮　栀子　泽泻　贝母

用于肝郁化火，冲脉气逆之溢乳性闭经。

丹栀逍遥丸(《校注妇人良方》)

当归　白芍　柴胡　茯苓　白术　甘草　丹皮　栀子　煨姜　薄荷少许

用于肝郁化火，脾失健运之月经先期、月经过多、经行发热、经行乳胀、不孕、乳衄。

六味地黄丸（汤）(《小儿药证直诀》)
熟地　山药　山萸肉　茯苓　泽泻　丹皮
用于肝肾阴虚，精血不足之月经过少、不孕等。
水陆二仙丹(《洪氏集验方》)
芡实　金樱子
用于肾气不足，带脉失约之带下。
开郁种玉汤(《傅青主女科》)
白芍　香附　当归　白术　丹皮　茯苓　天花粉
用于肝气郁结之不孕。

五画

甘麦大枣汤(《金匮要略》)
甘草　小麦　大枣
用于阴液不足，心神失养之绝经期情志异常和脏躁。
甘露消毒丹（饮）(《温热经纬》)
飞滑石　绵茵陈　黄芩　石菖蒲　川贝母　木通　藿香　射干　连翘　薄荷　白豆蔻
用于湿热交蒸，迫津外溢之产后自汗、盗汗。
艾附暖宫丸(《沈氏尊生书》)
艾叶　当归　香附　川芎　白芍　黄芪　续断　地黄　肉桂　吴茱萸
用于肾阳亏虚，胞宫虚寒之月经后期、痛经等。
左归丸(《景岳全书》)
熟地　山药　山茱萸　枸杞子　菟丝子　鹿胶　龟胶　川牛膝
用于肾阴亏虚，血海不盈之闭经。
左金丸(《丹溪心法》)
黄连　吴茱萸
用于肝火犯胃，胃失和降之妊娠恶阻。
右归丸(《景岳全书》)
熟地　山药　山茱萸　枸杞子　菟丝子　鹿角胶　当归　杜仲　肉桂　制附子
用于肾阳虚弱，冲任虚寒之闭经。
右归饮(《景岳全书》)
熟地　山药　山茱萸　枸杞子　杜仲　炙甘草　肉桂　附子
用于肾阳亏虚，冲任虚寒之闭经。
龙胆泻肝汤(《医宗金鉴》)
龙胆草　黄芩　栀子　泽泻　木通　柴胡　生地　车前子　当归　甘草

用于肝经湿热下注之带下、阴痒、外阴白斑及肝火夹湿上扰清窍之经行头痛。

四妙丸(《全国中药成药处方集》)

苍术　黄柏　牛膝　薏苡仁

用于湿热下注，壅阻胞宫之不孕等。

四逆散(《伤寒论》)

柴胡　炙甘草　枳实　芍药

用于肝气郁结，阳郁不伸之经行情志异常、脏躁等。

四草汤（夏桂成经验方）

鹿衔草　马鞭草　茜草　益母草

用于血热夹瘀，冲任不固之崩漏。

四物汤(《太平惠民和剂局方》)

熟地　当归　川芎　白芍

用于阴血不足，肠腑失润之产后便秘。

四神丸(《证治准绳》)

补骨脂　五味子　煨豆蔻　吴茱萸　生姜　红枣

用于脾肾阳虚，水谷下注之经行泄泻。

归芍六君汤(《太平惠民和剂局方》)

党参　白术　茯苓　甘草　当归　白芍

用于气血不足，血失统摄之月经过多。

归芍地黄汤(《薛氏医案》)

熟地　山药　山茱萸　茯苓　丹皮　泽泻　当归　白芍

用于肝肾阴虚，冲任不充之月经后期、经间期腹痛及冲脉气逆之乳泣。

归肾丸(《景岳全书》)

熟地　山药　山茱萸　茯苓　枸杞子　杜仲　菟丝子　当归

用于肾气亏虚，精血不足之闭经等。一方去山药，加牛膝。

归脾汤(《济生方》)

人参　黄芪　白术　茯神　当归　远志　龙眼肉　酸枣仁　木香　炙甘草　生姜　大枣

用于心脾两虚，血失统摄之月经先期、崩漏、乳衄等。

生化汤(《景岳全书》引钱氏方)

当归　川芎　桃仁　炮姜　炙甘草

用于瘀血阻滞，冲任不通之产后腹痛、产后发热等。

生脉散(《内外伤辨惑论》)

人参　麦冬　五味子

用于气虚阴弱，卫表失固之产后自汗、盗汗。

失笑散(《太平惠民和剂局方》)

蒲黄　五灵脂

用于瘀阻胞宫，新血难安之崩漏等。

仙方活命饮(《校注妇人良方》)

白芷　贝母　防风　赤芍药　生归尾　甘草节　皂角刺（炒）　穿山甲（炙）　天花粉　乳香　没药　金银花　陈皮

用于热毒壅聚，气滞血瘀之乳痈、阴疮等。

附：本方在《证治准绳·疡医》中又名真人活命饮，《医方集解》此方少赤芍一味。

圣愈汤(《兰室秘藏》)

当归　川芎　熟地　白芍　人参　黄芪

用于血虚气弱，血失统摄之月经先期、子宫肌瘤所致月经量多及更年期综合征。

半夏白术天麻汤(《医学心悟》)

半夏　白术　天麻　陈皮　茯苓　炙甘草　蔓荆子　生姜　大枣

用于痰湿交阻，清阳失展之经行眩晕。

加味五淋散(《医宗金鉴》)

黑栀子　赤茯苓　当归　白芍　甘草梢　车前子　黄芩　生地　泽泻　滑石　木通

用于湿热蕴结，膀胱气化不利之产后小便淋痛。

加味归脾汤(《校注妇人良方》)

人参　黄芪　茯神　白术　远志　当归　酸枣仁　龙眼肉　丹皮　山栀　甘草　木香

用于脾虚失摄，肝热迫血之月经过多。

加味生化汤(《女科仙方》)

川芎　当归　黑姜　桃仁　炙甘草　荆芥（炒黑）　大枣

用于血虚夹瘀，风寒侵袭之产后发热。

加味失笑散（江苏省中医院经验方）

当归　赤芍　香附　益母草　失笑散

用于瘀阻冲任，新血难归之经期延长。

加味四妙丸（江苏省中医院经验方）

炒黄柏　制苍术　怀牛膝　薏苡仁　川断　桑寄生　茯苓

用于湿热下注之带下过多、足膝部红肿热痛、下肢痿软无力及下部湿疮等。

加味失笑散(《中医妇科治疗学》)

蒲黄　五灵脂　益母草　南沙参

用于瘀阻胞脉，血不归经之经期延长等。

加味乌药汤(《证治准绳》)

乌药　缩砂仁　木香　延胡索　香附　甘草

用于气机郁滞，冲任失畅之痛经等。

加味地骨皮饮(《医宗金鉴》)

生地　当归　白芍　川芎　牡丹皮　地骨皮　胡黄连

用于阴亏血弱，虚火内炎之经行发热。

加减一阴煎(《景岳全书》)

生地　熟地　白芍　知母　麦冬　甘草　地骨皮

用于阴虚血弱，虚火内灼之月经先期、经期延长、产后发热。

六画

百合固金汤(《医方集解》引赵蕺庵方)

百合　生地　熟地　玄参　麦冬　贝母　当归　白芍　桔梗　甘草

用于肺阴亏虚，肺气上逆之妊娠咳嗽。

百合地黄汤(《金匮要略》)

百合　生地黄汁

用于肝肾阴虚，神不守舍之脏躁。

托里消毒丹(《外科正宗》)

人参　川芎　当归　白芍　白术　黄芪　甘草　茯苓　银花　白芷　皂角刺　桔梗

用于气血不足，脓汁将净之外阴溃疡、乳痈等。

芎归平胃丸（江苏省中医院经验方）

制苍术　茯苓　半夏　川芎　香附　制南星　神曲　当归　羌活　枳实　滑石　陈皮　防风

用于痰湿内蕴，凝聚结块之乳癖。

当归龙荟丸(《景岳全书》)

龙胆草　当归　栀子　黄连　黄芩　黄柏　大黄　芦荟　青黛　木香　麝香

用于肝火亢盛，肠腑积滞之月经不调。

附：《丹溪心法》无青黛。

当归补血汤(《兰室秘藏》)

黄芪　当归

用于气虚失摄，血不归经之月经过多等。

血府逐瘀汤(《医林改错》)

当归　生地　红花　桃仁　牛膝　枳壳　赤芍　柴胡　甘草　桔梗　川芎

用于瘀血阻滞，胞脉不通之月经不调、闭经、经行发热、面部黄褐斑等。

导赤散(《小儿药证直诀》)

生地黄　甘草梢（生）　木通　竹叶

用于心火上炎之经行口糜和心火亢盛，下汲腑阴之妊娠小便淋痛。

防己黄芪汤(《金匮要略》)

防己　黄芪　白术　甘草

用于气虚卫弱，水湿停滞之经行浮肿、羊水过多（子满）。

红藤败酱散（临床验方）

红藤　败酱草　乳香　没药　木香　延胡索　当归　赤芍药　薏苡仁　山楂

用于湿热胶结，气滞血瘀之产后腹痛等。

决津煎(《景岳全书》)

当归　牛膝　熟地　泽泻　乌药

用于肾虚血瘀之痛经。

异功散(《小儿药证直决》)

人参　白术　茯苓　甘草　陈皮

用于脾胃气虚兼气滞证。

七画

坎离既济丹(《沈氏尊生书》)

当归　熟地　生地　山茱萸　牛膝　麦冬　天门冬　白芍　山药　五味子　龟板　知母（盐制）　黄柏（酒制）　黄柏（盐制）　知母（酒制）

用于肝肾阴虚，精血不足之月经后期、月经过少等。

附：《杂病源流犀烛》之坎离既济丹

肉苁蓉　生地黄　麦门冬　山茱萸　枸杞子　五味子　黄柏　当归身　白芍药　天门冬　熟地黄　远志　茯苓　茯神　牡丹皮　酸枣仁　人参　泽泻

杞菊地黄丸(《医级》)

熟地黄　山萸肉　山药　泽泻　茯苓　丹皮　枸杞　菊花

用于肝肾阴亏，虚阳上扰之经行头痛。

两地汤(《傅青主女科》)

生地　玄参　白芍　麦冬　阿胶　地骨皮

用于阴液不足，虚火内灼之月经先期、经间期出血及性早熟等。

苍附导痰丸(《叶天士女科》)

苍术　香附　枳壳　陈皮　茯苓　南星　甘草　姜汁　神曲

用于痰浊内蕴，闭阻胞脉之闭经、不孕等。

抑肝和胃饮（江苏省中医院经验方）

苏叶　黄连　竹茹　陈皮　制半夏

用于肝热犯胃，胃失和降之妊娠恶阻。

连翘散（汤）(《妇人大全良方》)

连翘 升麻 芒硝 玄参 芍药 白蔹 防己 射干 大黄 甘草 杏仁（去皮尖）

用于热毒蕴结，乳脉不通之乳痈。

肠宁汤(《傅青主女科》)

当归 熟地 麦冬 人参 阿胶 山药 川续断 肉桂 甘草

用于气血亏虚，脏腑失荣之产后腹痛。

沙参麦冬汤(《温病条辨》)

沙参 玉竹 生甘草 冬桑叶 生扁豆 天花粉 麦冬

用于阴液亏虚，胎失濡润之羊水过少。

完带汤(《傅青主女科》)

白术 山药 白芍 苍术 车前子 人参 甘草 陈皮 荆芥穗 柴胡

用于脾气不足，带脉失固之带下。

启宫丸(《医方集解》)

半夏 香附 苍术 神曲 茯苓 陈皮 川芎

用于痰湿壅滞，闭阻胞宫之不孕。

补中益气汤(《脾胃论》)

人参 白术 黄芪 当归 甘草 陈皮 升麻 柴胡

用于脾气虚弱、中气下陷之阴挺，气虚血瘀性痛经。

补肾固冲汤（夏桂成经验方）

阿胶 艾叶炭 怀山药 川续断 炒五灵脂 炒蒲黄 鹿角霜 杜仲 补骨脂 炙龟板 炙鳖甲 人参

用于肾虚型经期延长。

补肾育宫汤（夏桂成经验方）

当归 白芍 怀山药 熟地 川续断 菟丝子 紫河车 茺蔚子 炙鳖甲

用于肾虚子宫发育不良者。

补肾化瘀汤(《中医临床妇科学》)

炒当归 赤白芍 怀山药 山萸肉 熟地 丹皮 茯苓 川断 菟丝子 广郁金 贝母 广陈皮 制苍术

用于多囊卵巢综合征属肾虚血瘀者。

补阳参茸汤（夏桂成经验方）

人参 鹿茸 熟地 白芍 怀山药 菟丝子 仙灵脾 肉桂 丹参 川续断 覆盆子 茯苓

用于闭经属阳气虚衰者。

补肾促排卵汤（夏桂成经验方）

炒当归 赤白芍 怀山药 熟地 丹皮 茯苓 山萸肉 川断 菟丝子 鹿角片 五灵脂 红花

用于肾虚之排卵功能不良、月经失调、闭经、崩漏、不孕等。

补肾解郁汤（夏桂成经验方）

当归　赤白芍　山药　山萸肉　熟地　丹皮　茯苓　菟丝子　紫石英　制香附　柴胡　钩藤　山栀

用于肾虚肝郁化火之不孕。

补天五子种玉丹(《中医临床妇科学》)

丹参　赤白芍　山药　山萸肉　熟地　茯苓　川断　菟丝子　杜仲　紫河车　五灵脂　山楂

用于经后中末期阴阳平补，促使进入经间排卵期。

补气固经丸(《妇科玉尺》)

人参　炙草　茯苓　白术　黄芪　砂仁

用于妇人气虚不能摄血，经水来而不止者。

折冲饮(《简明中医妇科学》引张景岳方)

当归　肉桂　川芎　赤白芍　牛膝　延胡索　丹皮　红花

用于肾虚血瘀之痛经。

助阳消癥汤（江苏省中医院经验方）

丹参　赤芍　川断　杜仲　紫石英　广木香　延胡索　五灵脂　生山楂　肉桂　石打穿

用于阳虚血瘀之痛经、子宫肌瘤、子宫腺肌病等。

寿胎丸(《医学衷中参西录》)

菟丝子　桑寄生　川断　阿胶

用于肾虚型胎漏、胎动不安。

八画

苓桂术甘汤(《伤寒论》)

茯苓　桂枝　白术　甘草

用于脾失健运，寒饮停聚之面部黄褐斑。

固本止崩汤(《傅青主女科》)

熟地　白术　当归　黄芪　人参　黑姜

用于气血亏虚，气不摄血之崩漏。

固经丸(《医学入门》)

黄芩　白芍　龟板　黄柏　香附（童便制）　椿根皮

用于阴液不足，湿热迫血之经期延长、月经过多。

易黄汤(《傅青主女科》)

山药　芡实　黄柏　车前子　白果

用于湿热侵袭，损伤带脉之带下。

肾气丸(《金匮要略》)

干地黄　山药　山茱萸　泽泻　茯苓　丹皮　桂枝　附子

用于肾阳亏虚，津失蒸化之产后排尿异常。

知柏地黄丸(《医宗金鉴》)

知母　黄柏　熟地　山药　山茱萸　茯苓　丹皮　泽泻

用于肝肾阴虚，虚火内灼之经行口糜、妊娠小便淋痛、性交痛等。

金铃子散(《素问病机气宜保命集》)

金铃子　延胡索

用于肝气郁结，气郁化热之痛经。

泽兰汤(《妇人大全良方》)

泽兰叶　当归　芍药　甘草

用于瘀阻冲任，水湿不化之经行浮肿。

定经汤(《傅青主女科》)

菟丝子　大熟地　白芍　当归　山药　白茯苓　芥穗　柴胡

用于肝肾阴虚，肝气郁结之月经先后无定期等。

参苓白术散(《太平惠民和剂局方》)

人参　白术　茯苓　甘草　山药　桔梗　莲子肉　薏苡仁　缩砂仁　白扁豆　陈皮

用于脾失健运，气不化津之羊水过少和水谷下注之经行泄泻。

参茸丸(《北京市中药成方选集》)

人参　鹿茸　巴戟天　党参　莲子　白芍　桑寄生　锁阳　山药　木香　乳香　附子　苍术　生地　牛膝　甘草　肉苁蓉　酸枣仁　熟地　香附　杜仲　首乌　牡蛎　麦门冬　续断　肉桂　龙骨　沉香　枸杞子　补骨脂　覆盆子　茯苓　没药　龙眼肉　山茱萸　琥珀　黄芪　红枣　当归　砂仁　远志　橘皮　白术　朱砂

用于气虚血亏，胞脉失养之不孕及乳化乏源之产后缺乳。

参附汤(《妇人大全良方》)

大附子（炮）　大人参

用于阳气暴脱之汗出肢冷、产后血晕及异位妊娠破裂失血者。

附：本方原称加味参附汤。《校注妇人良方》名参附汤，有姜、枣二味。

九画

柏子仁丸(《妇人大全良方》)

柏子仁　牛膝　卷柏　泽兰叶

用于肾虚血亏型闭经、月经量少。

柏子仁丸(《景岳全书》)

柏子仁　牛膝　卷柏　泽兰叶　续断　熟地黄

用于肾精不足，胞脉失养之闭经。

茯菟丹(《太平惠民和剂局方》)

白茯苓　石莲肉　菟丝子　五味子　山药

用于肾气不足，带脉失约之带下。

香砂六君子汤(《小儿药证直诀》)

人参　白术　茯苓　甘草　木香　陈皮　半夏　砂仁

用于脾虚失运，胃失和降之妊娠呕吐。

附：本方同名者较多。《正体类要》无木香，有香附、藿香；《时方歌括》有姜、枣。

复方红藤煎(《中医外科学》)

红藤　紫花地丁　乳香　没药　连翘　银花　丹皮　延胡索　甘草　大黄

用于热毒炽盛，瘀血凝结之孕痈等。

保阴煎(《景岳全书》)

生地　熟地　白芍　山药　续断　黄芩　黄柏　甘草

用于肾阴不足，阴虚火旺之胎漏、胎动不安、恶露不绝等。

胎元饮(《景岳全书》)

人参　当归　杜仲　白芍　熟地　白术　陈皮　炙甘草

用于脾肾两虚，胎元失养之胎漏、胎动不安等。

独活寄生汤(《千金要方》)

独活　秦艽　防风　白芍　杜仲　牛膝　桑寄生　干地黄　当归　茯苓　人参　川芎　甘草　细辛　肉桂

用于气血虚损，风寒侵袭之产后身痛、腰痛。

养荣壮肾汤(《叶氏女科证治》)

当归　川芎　独活　肉桂　防风　杜仲　川续断　桑寄生　生姜

用于肾气不足，风寒侵袭之产后腰痛。

养精种玉汤(《傅青主女科》)

熟地　山茱萸　白芍　当归

用于肝肾不足，胞脉失养之不孕等。

活血润燥生津汤(《医方集解》)

当归　白芍　熟地　天冬　麦冬　瓜蒌　桃仁　红花

用于肺阴亏虚，虚火上炎之经行吐衄。

活络效灵丹(《医学衷中参西录》)

当归　丹参　乳香　没药

用于气滞血瘀，癥瘕内聚之宫外孕未破损者。

宫外孕Ⅰ号方（山西医学院附属第一医院经验方）

丹参　赤芍　桃仁

用于宫外孕早期。

宫外孕Ⅱ号方（山西医学院附属第一医院经验方）

丹参　赤芍　桃仁　莪术　三棱

用于宫外孕未破损者。

宣郁通经汤(《傅青主女科》)

白芍　当归　丹皮　山栀子　白芥子　柴胡　香附　川郁金　黄芩　生甘草

用于血虚肝郁，气郁化火之痛经等。

促经汤(《医统》)

香附　熟地　白芍　莪术　木通　苏木　当归　川芎　红花　桃仁　肉桂　甘草

用于血瘀闭经。

茵陈蒿汤(《伤寒论》)

茵陈蒿　栀子　大黄

用于湿热黄疸属阳黄者。

茵陈五苓散(《金匮要略》)

茵陈蒿　桂枝　茯苓　泽泻　白术　猪苓

用于湿热黄疸，湿重于热，小便不利者。

盆腔炎Ⅰ号方（夏桂成经验方）

金银花　蒲公英　红藤　败酱草　赤芍　丹皮　延胡索　黄柏　生薏苡仁　车前草　广木香　五灵脂

用于盆腔炎发热初期。

盆腔炎Ⅱ号方（夏桂成经验方）

丹参　赤白芍　桃仁　红藤　败酱草　生薏苡仁　三棱　莪术　穿山甲　陈皮　山楂　延胡索　炒枳实　桔梗　皂角刺

用于盆腔炎中后（癥瘕）期。

十画

泰山磐石散(《景岳全书》)

人参　黄芪　当归　续断　黄芩　熟地　川芎　白芍　白术　炙甘草　砂仁　糯米

用于气虚失摄，血虚失濡之滑胎。

桂枝茯苓丸(《金匮要略》)

桂枝　茯苓　赤芍　丹皮　桃仁

用于痰浊瘀血交阻胞宫之癥瘕。

真武汤(《伤寒论》)

茯苓　白术　白芍　生姜　附子

用于脾肾阳虚，水气内停之经行浮肿、子满（羊水过多）等。

逐瘀止血汤(《傅青主女科》)

生地　当归尾　枳壳　大黄　赤芍　龟板　丹皮　桃仁

用于瘀阻胞脉，血不归经之崩漏、经间期出血等。

逍遥散(《太平惠民和剂局方》)

柴胡　当归　白芍　白术　茯苓　甘草　煨姜　薄荷

用于肝郁血虚，脾失健运之月经先后无定期、经前期紧张、不孕症、乳泣等。

逍遥饮(《景岳全书》)

当归　芍药　熟地　枣仁　茯神　远志　陈皮　炙甘草

用于妇人思郁过度，心脾冲任损伤，血气日枯，渐至经脉不调者。

柴胡疏肝散(《景岳全书》)

柴胡　芍药　枳壳　陈皮　甘草　川芎　香附

用于肝气郁结，情怀不畅之性欲低下。

倒经汤（江苏省中医院经验方）

丹参　当归　栀子　赤芍　竹茹　牛膝　泽兰　制香附　茅针花　茺蔚子

用于肝火内灼，迫血妄行之经行吐衄。

健固汤(《傅青主女科》)

人参　巴戟天　白术　白茯苓　薏苡仁

用于脾肾阳虚，水谷不分之经行泄泻。

胶艾汤(《金匮要略》)

阿胶　艾叶　当归　川芎　干地黄　芍药　甘草

用于血虚失濡，冲任不固之崩漏、胎漏、胎动不安、滑胎等。

附：原名芎归胶艾汤。

凉膈散(《太平惠民和剂局方》)

大黄　朴硝　甘草　山栀　薄荷　连翘　黄芩　竹叶

用于肠胃蕴热，熏蒸上窍之经行口糜。

益肾通经汤（江苏省中医院经验方）

柏子仁　熟地　泽兰　当归　赤芍　卷柏　仙灵脾　续断　牛膝　丹参　茺蔚子

用于肾虚失濡，冲任不充之月经后期、闭经等。

调肝汤(《傅青主女科》)

山药　阿胶　当归　白芍　山茱萸　巴戟天　甘草

用于肝肾阴虚，冲任失养之痛经。

通乳丹(《傅青主女科》)
人参　黄芪　当归　麦冬　木通　桔梗　猪蹄
用于气血不足，乳化乏源之产后乳汁不通。
通窍活血汤(《医林改错》)
赤芍　川芎　桃仁　红花　生姜　老葱　红枣　麝香
用于瘀阻头面，经络不畅之经行头痛。
通瘀煎(《景岳全书》)
当归尾　山楂　香附　红花　乌药　青皮　木香　泽泻
用于气滞血瘀，肌肤失养之慢性湿疹及月经不调等。
桃红四物汤(《景岳全书》)
桃仁　红花　当归　熟地　川芎　白芍
用于月经先期，血多有块，色紫稠黏，腹痛等。

十一画

黄芪汤(《经效产宝》)
黄芪　白术　防风　熟地黄　煅牡蛎　白茯苓　麦冬　大枣
用于正气不足，卫表失固之产后自汗。
附：《济阴纲目》之黄芪汤有甘草。
黄芪桂枝五物汤(《金匮要略》)
黄芪　桂枝　芍药　生姜　大枣
用于气血亏虚，肌体失养之产后身痛。
黄连温胆汤(《六因条辨》)
黄连　半夏　陈皮　茯苓　甘草　竹茹　枳实
用于痰浊壅积，上蒙清窍之经行情志异常。
附：《备急千金方》之黄连温胆汤有大枣。
排脓汤(《外科正宗》)
黄芪　当归　金银花　白芷　防风　穿山甲　川续断　瓜蒌仁
用于乳痈、阴疮、孕痈。
萆薢渗湿汤(《疡科心得集》)
萆薢　薏苡仁　黄柏　赤茯苓　丹皮　泽泻　滑石　通草
用于湿热下注之带下、阴痒、淋证等。
脱膜散（江苏省中医院经验方）
肉桂　三棱　莪术　五灵脂
用于瘀阻胞宫，冲任不通之痛经及血不归经之崩漏。

麻仁丸(《经效产宝》)

麻仁　枳壳　人参　大黄

用于腑气虚弱，无力推送之产后便秘及肠腑燥结，胃气下泄之阴吹。

麻子仁丸(《金匮要略》)

麻子仁　芍药　枳实　大黄　厚朴　杏仁　白蜜

本方与麻仁丸主治相同，但药力峻猛。

羚角钩藤汤(《通俗伤寒论》)

羚角片　双钩藤　霜桑叶　京川贝　鲜生地　滁菊花　生白芍　茯神木　生甘草　淡竹茹

用于肝经热盛，热极动风之经行头痛、妊娠高血压综合征等。

清肝止淋汤(《傅青主女科》)

白芍　当归　生地　阿胶　粉丹皮　黄柏　牛膝　香附　红枣　小黑豆

用于肝肾阴虚，热迫血行之经间期出血、经前期漏红等。

清经四物汤(《古今医鉴》)

当归　白芍　生地　川芎　黄连　黄芩　香附　知母　阿胶　艾叶　甘草

用于阴血亏虚，热迫血溢之经行吐衄。

清经散(《傅青主女科》)

丹皮　地骨皮　白芍　大熟地　青蒿　白茯苓　黄柏

用于阴虚内热，虚火灼血之月经先期、性早熟等。

清宫汤(《温病条辨》)

玄参心　连心麦冬　连翘心　竹叶卷心　莲子心　犀角（水牛角代）

用于热伤阴津，邪陷心包之产后发热。

清营汤(《温病条辨》)

玄参　丹参　麦冬　连翘（连心用）　生地黄　黄连　银花　竹叶心

用于热毒炽盛，邪陷心营之产后发热。

清心滋肾汤（夏桂成经验方）

钩藤　莲子心　黄连　紫贝齿　怀山药　山萸肉　太子参　浮小麦　茯苓　合欢皮　熟地

用于阴虚火旺之更年期综合征。

清骨滋肾汤(《傅青主女科》)

地骨皮　丹皮　沙参　麦冬　玄参　五味子　白术　石斛

用于骨蒸夜热。

清热调血汤(《古今医鉴》)

当归　川芎　白芍　生地黄　黄连　香附　桃仁　红花　延胡索　丹皮　莪术

用于妇女气血俱实之经水将来腹痛，乍作乍止。

清解生化汤（夏桂成经验方）

当归　益母草　川芎　炮姜　桃仁　山楂　甘草　银花　连翘　败酱草　贯众

用于血瘀之产褥感染发热。

十二画

琥珀散(《医宗金鉴》)

三棱　莪术　赤芍　当归　刘寄奴　丹皮　熟地　官桂　乌药　延胡索

用于瘀血内结，胞脉不通之痛经。

越鞠二陈汤（江苏省中医院经验方）

苍术　香附　川芎　六曲　山栀　半夏　陈皮　茯苓　甘草

用于肝郁气滞，脾虚痰聚之不孕等。

越鞠丸(《丹溪心法》)

苍术　香附　川芎　六曲　山栀

用于气郁血滞，湿聚食积之经行发热、经行乳胀等。

趁痛散(《妇人大全良方》)

牛膝　甘草　薤白　当归　桂心　白术　黄芪　独活　生姜

用于气血不足，寒凝经络之经行身痛。

散结定痛汤(《傅青主女科》)

当归　川芎　丹皮　益母草　黑芥穗　乳香　山楂　桃仁

用于瘀血内阻，胞脉失畅之产后腹痛。

黑归脾汤(《济生方》)

人参　黄芪　白术　当归　酸枣仁　远志　龙眼肉　茯神　熟地　生姜　大枣

用于气血不足，肌肤失养之外阴白色病变。

痛泻要方(《景岳全书》)

白术　白芍　防风　陈皮

用于木郁土虚，水谷不分之经行腹痛泄泻。

温土毓麟汤(《傅青主女科》)

巴戟天（去心）　覆盆子　白术　人参　怀山药　神曲

用于脾胃虚寒，水谷难化之经前期紧张，及血化乏源，胎失濡养之胎萎不长。

温经汤(《金匮要略》)

桂枝　吴茱萸　当归　芍药　川芎　人参　生姜　麦冬　半夏　丹皮　阿胶　甘草

用于气虚血亏，寒凝冲任之月经过少等。

温经汤(《妇人大全良方》)

当归　川芎　芍药　桂心　莪术　人参　牡丹皮　甘草　牛膝

用于寒凝血瘀，胞脉阻滞之月经后期、闭经等。

温胞汤（饮）（《傅青主女科》）

白术　巴戟天　人参　杜仲　菟丝子　山药　芡实　肉桂　附子　补骨脂

用于肾阳失煦，胞宫虚寒之不孕等。

温肾丸（《妇科玉尺》）

熟地　山萸肉　巴戟天　当归　菟丝子　鹿茸　益智仁　生地黄　杜仲　茯神　山药　远志　川断　蛇床子

用于肾阳虚型不孕。

温经摄血汤（《傅青主女科》）

熟地　白芍　川芎　白术　柴胡　五味子　肉桂　川断

用于血寒性月经后期量多，伴四肢欠温、头晕心慌、胸闷叹气等。

温肾宁心汤（夏桂成经验方）

仙灵脾　仙茅　肉桂　党参　炒白术　连皮茯苓　钩藤　丹皮　紫贝齿　黄连　广木香　川断

用于脾肾阳虚，心肝郁火之更年期综合征。

滋水清肝饮（《医宗己任编》）

熟地　山药　山茱萸　丹皮　茯苓　泽泻　当归　白芍　酸枣仁　栀子　柴胡

用于肝肾阴虚，肝火旺盛之性交痛、乳癖、月经不调等。

滋肾生肝饮（《校注妇人良方》）

熟地黄　山茱萸　山药　泽泻　茯苓　牡丹皮　五味子　柴胡　白术　当归　甘草

用于肝肾阴亏，肝气郁结之经行乳胀。

滋阴养胎方（夏桂成经验方）

当归身　白芍　怀山药　山萸肉　熟地　炒川断　桑寄生　太子参　茯苓　茯神　阿胶　苎麻根　黄连

用于肾阴偏虚之胎漏、胎动不安。

犀角地黄汤（《千金要方》）

犀角　生地黄　芍药　丹皮

用于各种热入血分证。

十三画以上

毓麟珠（《景岳全书》）

人参　白术（土炒）　茯苓　芍药　川芎　炙甘草　当归　熟地　菟丝子　杜仲　鹿角霜　川椒

用于脾肾两虚，冲任失充之不孕及血失统摄之经间期出血等。

膈下逐瘀汤(《医林改错》)

桃仁　红花　当归　川芎　赤芍　丹皮　五灵脂　乌药　延胡索　枳壳　制香附　甘草

用于气滞血瘀，胞脉失养之痛经、经间期腹痛等。

漏芦散(《妇人大全良方》)

漏芦　蛇蜕　瓜蒌

用于痰湿凝滞，乳脉不畅之乳汁不通。

橘半桂苓枳姜汤(《温病条辨》)

橘皮　半夏　桂枝　茯苓　枳实　生姜

用于痰湿下注，气随下陷之阴吹。

薏苡附子败酱散(《金匮要略》)

薏苡仁　附子　败酱草

用于寒湿瘀血互结，腐败成脓之阴肿、盆腔炎等。

震灵丹(《太平惠民和剂局方》)

禹余粮　紫石英　赤石脂　代赭石　乳香　没药　五灵脂　朱砂

用于虚寒瘀阻之崩漏、血尿等。

癫狂梦醒汤(《医林改错》)

桃仁　柴胡　香附　木通　赤芍　半夏　大腹皮　青皮　陈皮　桑白皮　苏子　甘草

用于痰热瘀结之狂证。

□附　二□

夏桂成论文题录

1960　妇女“闭经”的病理机制及其辨证论治．江苏中医药，1960，(11)：9.

1962　也谈阴火并论甘温除热．中医杂志，1962，3 (7)：34.

1963　试论《傅青主女科》的学术思想和治疗特点．中医杂志，1963，4 (5)：25.

1976　控制功能不良性子宫出血的临床体会．新中医，1976，8 (2)：30.

1982　三种不同痛经的辨证施治．江苏中医药，1982，3 (2)：33.

探讨《傅青主女科》调经种子门的肾阴阳论治．北京中医学院学报，1982，5 (4)：15.

经间期出血的证治．南京中医药大学学报（自然科学版），1982，(2)：33.

1983　略论《傅青主产后编》的温补观及生化汤的临床应用．陕西中医学院学报，1983，6 (4)：12.

运用阴阳学说调治月经周期中的疾患．上海中医药杂志，1983，17 (5)：24.

1984　略论《傅青主女科・妊娠小产门》的扶正观及临床应用．陕西中医，1984，5 (5)：6.

1985　试谈《傅青主女科》常用方药的特点．天津中医学院学报，1985，4 (2)：38.

1986　清热八法在妇科临床的应用．南京中医药大学学报（自然科学版），1986，2 (2)：25.

试论《傅青主女科》调理月经周期观．中医药研究杂志，1986，(1)：7.

中医妇科心理治疗的几种方法．江苏中医药，1986，7 (7)：47.

1987　妇女面部黑斑（色素沉着）的辨证论治．天津中医学院学报，1987，6 (1)：19.

试论叶天士论治奇经胞脉的特色．上海中医药杂志，1987，21（4）：42.

更年期综合征的临床研究．陕西中医，1987，8（11）：481.

1988 膜样痛经的证治经验．中华中医药杂志，1988，8（1）：48.

经行吐衄的辨治体会．江苏中医药，1988，9（4）：9.

更年期崩漏辨治特点的体会．中华中医药杂志，1988，3（5）：43.

妇科调脾十法．广西中医药，1988，11（5）：21.

更年期综合征中烘热的辨治．新中医，1988，20（8）：10.

习惯性流产的防治．中医杂志，1988，29（4）：4.

1989 痰湿闭经证治．吉林中医药，1989，9（3）：1.

328 例肾虚不孕症辨治分析．中华中医药杂志，1989，4（5）：13.

乳癖的辨治．浙江中医杂志，1989，（6）：248.

月经周期中分期调治的临床意义．陕西中医，1990，10（8）：357.

1990 运用时相变化规律调治月经周期阴阳盛衰．上海中医杂志，1990，24（3）：3.

掌握时相阴阳规律运用分时分期调周法．江苏中医，1990，11（4）：32.

更年期综合征几个问题之我见．广西中医药，1990，13（4）：26.

辨治妇女免疫性不孕症 50 例．中华中医药杂志，1990，5（6）：43.

1991 补肾调周法治疗不孕症．南京中医药大学学报（自然科学版），1991，7（1）：1.

更年期妇女干燥综合征的辨证施治．江苏中医药，1991，12（4）：13.

妇科出血病证的辨证探讨．天津中医学院学报，1991，10（4）：20.

基础体温在部分妇科疾病中的运用初探．中华中医药杂志，1991，6（5）：20.

辨治青春期崩漏的经验．陕西中医，1991，12（5）：195.

1992 月经周期节律诱导法治疗闭经．广西中医药，1992，15（6）：13.

基础体温在不孕及闭经症中的辨证应用．上海中医药杂志，1992，26（10）：18.

1993 瘀崩之特异性多样性相关性初探．中华中医药杂志，1993，8（3）：14.

治疗经间期出血的几点经验．南京中医药大学学报（自然科学版），1993，9（3）：15.

辨治子宫内膜异位症之我见．天津中医学院学报，1993，12（4）：2.

老年妇科病证的辨治经验．陕西中医，1993，14（6）：257.

1994 用基础体温观察补阳消癥汤治疗子宫内膜异位性不孕症 33 例．新中医，1994，26（1）：41.

1995 阴阳奇偶数律与月经周期演变的关系探讨．南京中医药大学学报（自然科学版），1995，11（2）：4.

辨治子宫内膜异位证的体会．天津中医学院学报，1995，12（4）：2.

胎教学说的初步探讨．南京中医药大学学报（自然科学版），1995，11（5）：8.

功能性痛经重在补肾调周期治未病．湖北中医杂志，1995，17（6）：19.

1996 胎禁初探．天津中医，1996，13（2）：3.

妇科试诊病案数则探析．南京中医学院学报（自然科学版），1996，12（4）：49.

1997 “七、五、三”奇数律与女性生殖机能中阴阳演变的关系．南京中医药大学学报（自然科学版），1997，13（1）：6.

“七、五、三”奇数律与女性生殖生理关系之初探．南京中医药大学学报（自然科学版），1997，13（3）：133.

试探月经周期中圆运动生物钟规律．南京中医药大学学报（自然科学版），1997，13（5）：262.

运用易学思想探讨行经期变化及其调治．江苏中医，1997，18（9）：3.

1998 发展中医妇科学的几点设想．南京中医药大学学报（自然科学版），1998，14（2）：65.

月经周期与调周法．南京中医药大学学报（自然科学版），1998，14（3）：141.

月经周期与调周法（续1）．南京中医药大学学报（自然科学版），1998，14（4）：202.

月经周期与调周法（续2）．南京中医药大学学报（自然科学版），1998，14（5）：266.

月经周期与调周法（续3）．南京中医药大学学报（自然科学版），1998，14（6）：332.

1999 月经周期与调周法（续4）．南京中医药大学学报（自然科学版），1999，15（1）：12.

月经周期与调周法（续5）．南京中医药大学学报（自然科学版），1999，15（2）：75.

月经周期与调周法（续6）．南京中医药大学学报（自然科学版），1999，15（3）：139.

月经周期与调周法（续7）．南京中医药大学学报（自然科学版），1999，15（4）：203.

2000 月周期节律诱导法调理月经周期．南京中医药大学学报（自然科学版），2000，16（1）：11.

再论阴阳奇偶数律与月经周期演变的关系．南京中医药大学学报（自然科学版），2000，16（2）：68.

三论阴阳奇偶数律与月经周期演变的关系．南京中医药大学学报（自然科学版），2000，16（3）：137.

试论7数律在妇科临床上的应用．南京中医药大学学报（自然科学版），2000，16（5）：267.

试论5数律在妇科临床上的应用．南京中医药大学学报（自然科学版），2000，16（6）：333.

2001 试论3数律在妇科临床上的应用．南京中医药大学学报（自然科学版），2001，17（1）：8.

2003 试析六十甲子及其在妇科学中的意义．南京中医药大学学报（自然科学版），2003，19（2）：69.

子午流注气血说及临床应用探析．南京中医药大学学报（自然科学版），2003，19（3）：134.

我对子午流注阴阳盛衰转换的认识．南京中医药大学学报（自然科学版），2003，19（4）：204.

子午流注阴阳转换说的妇科临床应用．南京中医药大学学报（自然科学版），2003，19（5）：261.

子午流注纳甲纳支说的临床应用．南京中医药大学学报（自然科学版），2003，19（6）：324.

2004 五运内含及其与妇科关系．南京中医药大学学报（自然科学版），2004，20（2）：85.

六气演变与妇女病变关系．南京中医药大学学报（自然科学版），2004，20（4）：201.

五运推导法在妇科临床上的应用．南京中医药大学学报（自然科学版），2004，20（5）：269.

2005 概述二十四节与妇女病及其辨治的关系．南京中医药大学学报（自然科学版），2005，21（1）：5.

2006 用动静观指导滋阴补肾调治多囊卵巢综合征．江苏中医药，2006，27（3）：12.

从太极八卦时辰钟结合图探析生殖节律．南京中医药大学学报（自然科学版），2006，22（4）：250.

从太极八卦时辰钟结合图探析生殖节律（续1）．南京中医药大学学报（自然科学版），2006，22（5）：277.

2007 从太极八卦时辰钟结合图探析生殖节律（续2）．南京中医药大学学报（自然科学版），2007，23（1）：1.

从太极八卦时辰钟结合图探析生殖节律（续3）．南京中医药大学学报（自然科学版），2007，23（2）：137.

2009 论经间排卵期的生理、病理及治疗特点（一）．江苏中医药，2009，41（1）：5.

论经间排卵期的生理、病理及治疗特点（二）．江苏中医药，2009，41（2）：16.

论经间排卵期的生理、病理及治疗特点（三）．江苏中医药，2009，41（3）：11.

论经间排卵期的生理、病理及治疗特点（四）．江苏中医药，2009，41（4）：18.

论经间排卵期的生理、病理及治疗特点（五）．江苏中医药，2009，41（5）：21.

论经间排卵期的生理、病理及治疗特点（六）．江苏中医药，2009，41（6）：18.